临床医师诊疗丛书

名誉总主编　夏穗生　黄光英
总　主　编　陈安民　徐永健

急诊临床诊疗指南

第3版

主　编　李树生

U0805939

科学出版社
北　京

内 容 简 介

本书共9篇，包括总论、常见急诊症状、心脏骤停与心肺复苏、危重综合征、急性创伤、急性感染、常见各系统急诊疾病、急性中毒、重症监测与操作技术，并附有常用临床检验正常参考值、急诊科常用药物及抗菌药物的选择应用。

本书内容系统、简明实用，重点突出急诊临床实践部分以及近几年来急危重症救治的一些新理论、新技术和新方法，是临床医师较为理想的工具书，也可供临床研究生、进修医师和医学院校学生在临床工作中使用。

图书在版编目(CIP)数据

急诊临床诊疗指南/李树生主编．—3版．—北京：科学出版社，2013

（临床医师诊疗丛书/陈安民，徐永健总主编）

ISBN 978-7-03-038805-6

Ⅰ. 急… Ⅱ. 李… Ⅲ. 急性病-诊疗-指南 Ⅳ. R459.7-62

中国版本图书馆CIP数据核字(2013)第237893号

责任编辑：戚东桂 郑 红 / 责任校对：鲁 素 邹慧卿

责任印制：吴兆东 / 封面设计：范璧合

科学出版社 出版

北京东黄城根北街16号

邮政编码：100717

http://www.sciencep.com

天津市新科印刷有限公司印刷

科学出版社发行 各地新华书店经销

*

1999年8月第 一 版 开本：787×960 1/32

2013年10月第 三 版 印张：27 1/2

2025年5月第十次印刷 字数：746 000

定价：69.80元

（如有印装质量问题，我社负责调换）

《临床医师诊疗丛书》
编委会

《急诊临床诊疗指南》(第3版)编写人员

主　编　李树生

副主编　白祥军　占成业　钟　强

编　者　(按姓氏笔画排序)

田利华　冉　晓　刘开俊

李永胜　宋先舟　陈　娣

周代星　郑国寿　房明浩

胡　嵩　祝　伟　解翠红

廖忆刘

《临床医师诊疗丛书》第3版前言

《临床医师诊疗丛书》于1999年第一次出版，共32个分册；2005年经过修订增至35个分册。本丛书出版至今，大部分分册累积印数均上万册，获得各方好评，深入人心。

随着近年来医学科学飞速发展，临床上新理论、新技术和新方法不断出现，第2版中的内容已显陈旧，难以全面反映学科发展水平和当前临床现状。因此，根据客观形势的变化情况对本丛书加以修订补充，既是时代迅猛发展的迫切要求，也是学科逐步完善的必经步骤。

此次修订保持了前两版的编写风格，仍是在反映学科最新进展的基础上，侧重疾病的诊断与治疗，坚持“使用方便”的原则。我们对35个分册进行了全面的修改，重点突出临床实践部分以及近几年来疾病诊断与治疗的一些新理论、新技术和新方法（特别是国内外新的诊断与治疗标准的介绍和医学名词的更新）。另外，本次改版新增《重症医学临床诊疗指南》、《医院感染预防与控制指南》、《过敏性疾病诊疗指南》、《临床输血指南》、《临床营养指南》、《创伤外科临床诊疗指南》6个分册，根据学科发展将原《胸心外科疾病诊疗指南》细分为《心血管外科疾病诊疗指南》和《胸外科疾病诊疗指南》，共计42个分册。此次改版还增加了线条图、流程图、影像图和表格等，便于读者理解和记忆。

本丛书十余年来一直受到医学界同仁的广泛支持和帮助，我们再次深表感谢；同时也恳请大家继续关注和喜爱《临床医师诊疗丛书》第3版，并提出宝贵意见，以便我们持续改进。编委会对科学出版社的精心编辑表示衷心感谢。

陈安民　徐永健
华中科技大学同济医学院附属同济医院
2013年4月

《临床医师诊疗丛书》第 2 版前言

《临床医师诊疗丛书》1999 年出版了第 1 版，共 32 个分册，本次对 32 个分册进行了全面的修改，另外增加了《老年疾病诊疗指南》、《临床病理诊断指南》、《临床护理指南》3 个分册。第 2 版共 35 个分册，保持了第 1 版的编写风格，重在临床“使用方便”四字。本次修改过程中，突出了近几年来疾病诊断与治疗的一些新理论、新技术、新方法。

本丛书自出版以来，受到了广大读者的欢迎。各个分册都进行了重印，不少分册多次重印。我们感谢大家对本丛书的厚爱，同时也恳求广大读者再次提出宝贵意见，以便再版时修正。编委会对原总主编夏穗生、黄光英、张良华三位教授对本丛书第 1 版所做出的贡献，对科学出版社的精心编辑一并表示感谢。

陈安民　徐永健

华中科技大学同济医学院附属同济医院

2005 年 5 月

《临床医师诊疗丛书》第1版前言

临床医学参考书籍可谓浩如烟海。从大型的学术专著到简明的临床应用手册，内容和形式层出不穷。然而对大多数工作在临床一线的中青年医师来说，尚缺一类便携式专科参考书。这类书在内容上应介乎前述两类参考书之间，既不像大型学术专著那样从基础到临床，庞杂繁复，查阅不便，又不至于像综合性的临床手册过于简单，不能满足临床诊断治疗细则的需要。有鉴于此，我们组织各临床专业科室的专家编撰了这套《临床医师诊疗丛书》。

同济医科大学建校已近百年，一直是国家卫生部直属重点高等医科院校。同济医院是同济医科大学的附属医院，为卫生部第一批评定的三级甲等医院，也是全国文明窗口十家示范医院之一。我们编撰这套《临床医师诊疗丛书》是以这所综合性大型教学医院多年来不断修订的临床诊疗常规为依据，博采各临床专业专家学者们的经验及心得，集临床医学精髓之大成，以现代性、实用性为特色，面向临床一线专业医师和技术人员。

全书由32个分册组成，包括26个临床医学二、三级专业学科和6个临床诊疗辅助专业分册。各分册结合综合性医院的诊疗常规，自临床的一般性问题到专科性疾病，从病因、病理至诊断、治疗，从常用的诊疗技术到高新专科手术及疗法，层次分明地予以阐述，重点在于实用性强的临床诊断、鉴别诊断及治疗方式、方法。

我们的目的及愿望是既为综合性大型医院提供一套全面系统的诊疗常规参考书，又能为临床主治医师、住院医师、研究生、实习医师奉献一套“新、全、实用”的“口袋”书。

全书编写历经一年，全体参编人员付出了艰辛的劳动，经过科学出版社编辑同志们的精心雕琢，全书各分册得以先后面世，我们谨对上述同仁的勤奋工作致以衷心的谢意。本丛书参编人员达数百人之多，故文笔文风殊难一致；限于编写者的水平，加之时间紧迫，疏误之处在所难免，祈望读者不吝赐教，以便再版时予以订正。

夏穗生　黄光英　张良华
同济医科大学附属同济医院
1998 年 9 月

目　　录

第一篇　总　　论

第二篇　常见急诊症状

第三篇 心脏骤停与心肺复苏

第四篇 危重综合征

第五篇 急性创伤

第六篇　急性感染

第七篇　常见各系统急诊疾病

第八篇　急性中毒

第九篇　重症监测与操作技术

第一篇

总　论

第一章　急诊医学概论

急诊医学(emergency medicine)是医学领域的一门新兴学科,是现代医学迅速发展与现代社会工业发展、城市人口密集、老年人口增多以及天灾人祸不断发生等因素相适应而产生的。研究如何抢救急危患者的生命,到治疗各种常见急性中毒、急性创伤以及某些慢性疾病的突然急剧加重等的病因、发病机制、病理生理、流行病学、诊断学、治疗学,特别是急诊、急救等,是一门新兴跨科性学科,发展十分迅速。

急诊医学是指对所有急、危、重病症的理论与实践研究的一门学科,是一宏观的概念;而急救(firstaid 或 rescue)仅是指对急诊患者的紧急救治而言。所以,急救是从属于急诊医学范畴的一部分。

【急诊医学的范畴与主要病症】

(一) 急诊医学的范畴

1. 院前急救:包括现场急救(first aid)与途中救护。
2. 危重病医学(critical care medicine)。
3. 灾害医学(disaster medicine)。
4. 复苏学(resuscitalogy)。
5. 急诊医疗体系管理学(emergency medical service system)。

（二）急诊的主要病症

1. 危重病症

(1) 心搏呼吸骤停。

(2) 各种类型休克。

(3) 高热、超高热。

(4) 昏迷。

(5) 各种严重创伤、烧伤。

(6) 心血管系统：各类心律失常、急性心肌梗死、急性心功能不全、高血压急症等。

(7) 呼吸系统：大咯血、哮喘持续状态、成人型呼吸窘迫综合征、急性自发性气胸、肺性脑病等。

(8) 消化系统：消化道大出血、急性腹病、肝性脑病等。

(9) 神经系统：脑血管意外、癫痫持续状态、急性脑膜炎、颅内高压综合征等。

(10) 泌尿系统：急性肾功能衰竭、急性肾盂肾炎、尿闭、血尿等。

(11) 血液系统：急性全身性出血性疾病、急性溶血性贫血等。

(12) 多器官系统的功能衰竭：多是继发于某一原发性疾病。

(13) 各种中毒：一氧化碳(CO)中毒、有机磷中毒、安眠药中毒、其他化学药物中毒等。

(14) 意外事故：创伤、电击、溺水、自缢等。

(15) 中暑。

(16) 其他各专科的各种危重急症：如难产、宫外孕、阴道大出血、急性喉梗阻等。

2. 一般急诊：平时，95%的急诊患者并非很危重，但诊断处理不当，也可转变为危重病症，如感染性发热、心绞痛、呕吐、腹泻、哮喘、鼻出血等，故对一般急诊患者均应认真诊治。

【急诊医疗急救体系与医疗急救网】

急诊医疗急救网也可被看作是急诊医疗救护体系的网络。

（一）院前急救

1. 现场急救包括自救与互救。

2. 急救通讯联络系统。

3. 急救指挥系统亦可是急救中心兼任。

4. 交通运送系统：应为陆地、空中、水上的立体系统。

5. 途中救护。

（二）医疗抢救系统

医院抢救系统包括急救站、急救中心、医院急诊科、ICU、急诊手术室、专科病房（图 1-1-1）。

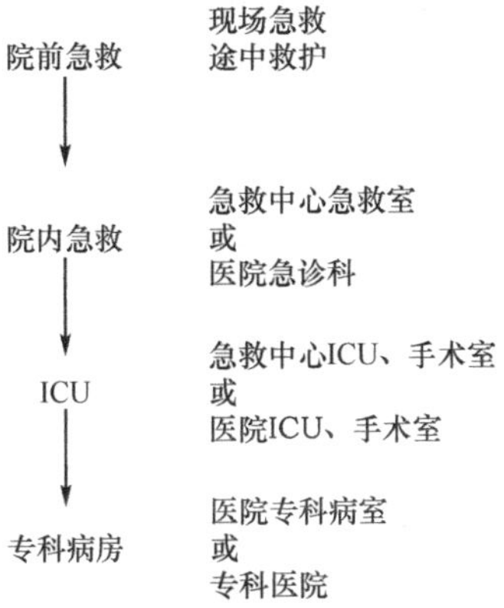

图 1-1-1　急诊医疗急救体系简图

【急诊医疗质量的评估】

（一）服务态度

患者满意度按三级甲等医院的标准达 90% 以上。

（二）业务技术

1. 具有应急抢救能力。

2. 熟练掌握紧急抢救的病种。

3. 能开展新的抢救技术。

（三）质量指标

1. 急诊分诊准确率达 90% ~95% 。

2. 急诊抢救成功率达80%以上。

3. 急性心肌梗死患者死亡率降至10%以下。

4. 首次援救率,即每100例呼救患者中首次援救的例数。首次援救是指危重患者呼救信号发出后,在城市15分钟内或农村在30分钟内救护人员到达现场所进行的第一次援救。

5. 留观患者确诊率过90%。

6. 病案、病程和护理记录及时、准确、完整。

7. 尽量减少差错,杜绝责任事故。

8. 急救器材、药品齐备,完好率100%。

(李树生)

第二章　急诊病史的采集

【急诊病史采集的重要性】

没有正确的诊断，就没有正确的治疗，而正确的诊断是来源于准确的病史和正确的检查。这一经典概括反映了病史的重要性。它不但对平诊患者是如此，对急诊患者的诊治与生命的抢救，尤为重要。

要在急诊患者很短的就诊过程中采集到准确的病史，它不仅反映出急诊医师临床医学知识的广度与深度，更能反映出其临床经验，学术水平和工作态度。病史不仅是一份医疗档案，而且具有一定法律效力。

【急诊病史采集的方法】

采集急诊病史，要求快而准确，但又不要为了采集病史而延误诊断和抢救生命的宝贵时间。因此必须根据病情缓急，用不同方式进行病史采集。通常习惯用以下三种方式。

1. 序贯式：按询问病史→体格检查→辅助检查的程序进行。因此问诊是采集病史的第一步。这种方法适合于一般急诊患者。

2. 并进式：适合于病情较紧急，或患者表现明显痛苦难忍，希望尽快给予诊治。这时如果医师按序贯式进行，患者往往不耐烦回答医师的询问。因此应根据患者的主诉，在立即进行体格检查的同时，询问病史。如急腹症患者，应在进行腹部检查的同时，询问患者：何时起感到何部位疼痛？是绞痛，还是锐痛或胀痛？是阵阵痛，还是持续痛？在询问过程中同时进行腹部的望诊，是否腹部隆起，有无肠形，接着触诊，询问有无压痛，是喜按还是拒按，有无包块，有无固定的压痛点？有无反跳痛？肠音是否正常。这样既完成了腹部的理学检查，有关腹痛的病史特点也已大部获得，患者也易合作。

3. 追记式（后补式）：当病情十分危急，需要紧急抢救生命者，如突然倒地不省人事，急送来诊时已心搏停止，这时医务人员应立即进行徒手心肺复苏术,同时进行气管插管,接人工呼吸机给氧,心电监护,如为室颤应立即除颤,开通静脉通道等高级复苏措施,待患者呼吸心搏恢复,相对稳定后,再向同来家属或同事,邻居详细询问病史,了解起病经过及病史等,系统追记。再补充作必要的体格检查和其他检查,以明确诊断。并将病因治疗与对症治疗结合进行。此方法,也适用于外伤大出血者,医师应尽快压迫止血或缝合止血,待出血止住后再追问外伤经过,及其他内脏检查,排除内出血等,再进行详细记录以完善病史。

【采集急诊病史的要领】

1. 如病情允许,最好请患者自述,取得第一手资料。如患者已不能自述,只有询问其最亲近的在场知情家属,或同事、邻居间接了解病史,力求准确。

2. 询问病史时,应紧紧围绕急诊时的主诉,或患者的主要临床表现进行,并要了解与主诉相关的问题和伴随症状。

3. 了解过去有无类似的发病经历,曾在何处作何诊治,疗效怎样。这对某些疾病如冠心病心绞痛,或慢性心力衰竭急性加重,或慢性胰腺炎、慢性胆囊炎急性加重等均有重要参考意义,可少走许多弯路。但有的也仅只能作为参考,甚至与本次发病毫无关系,应慎重对待,注意鉴别。

4. 了解此次发病前患者的一般情况,如精神、情绪、食欲、活动量是否完全正常,或曾有某些不适,但尚能忍受等。

5. 通过体格检查或辅助检查所获得的资料再重复追问病史,以得反证资料,或补充资料。

【急诊体格检查要领】

除了正确的检查方法外,主要是注意在进行体格检查时将所见病理体征与常见疾病联系分析。

1. 神志清,主诉明确者应注意:

(1) 一般状况不能忽视,如一般急诊、较重急诊,垂危急诊。

(2) 把住五关:体温、脉搏、呼吸、血压、心率心律。

(3) 初次急诊者,应按常规询问病史及系统体格检查。

(4) 体格检查应重点放在与主诉相关的部位。

(5) 可疑阳性体征,应反复检查验证。

(6) 病理体征与主诉不符者,应反复动态检查。

2. 神志不清或昏迷患者,应按各部位系统全面进行体格检查。

(1) 生命体征

1) 体温:①发热,首先判断是否感染考虑,夏季高温通风不良时,考虑是否中暑,如昏迷数天后发热考虑是否脑干损害(中枢热)或继发感染;②体温过低或不升,休克、颅内肿瘤、甲状腺功能减退、肾上腺皮功能减退、镇静药中毒。

2) 脉搏与心搏:①脉弦,可能为动脉硬化、高血压等;②不齐,可能为心脏血管疾病、电解质紊乱等;③过速,可能为心脏病、肺气肿、气胸或休克、内出血或甲亢;④过缓,可能为老年人、病窦综合征、颅内高压、房室传导阻滞等。

3) 呼吸:①深而快,常见于糖尿病酸中毒;②深而慢,常见于休克酸中毒、尿毒症酸中毒;③快而浅,常见于高热、胸外伤、腹膜炎、肺炎、心包炎;④点头呼吸,常见于窒息、呼吸衰竭、临终前呼吸;⑤潮式呼吸,常见于间脑和中脑上部损害或临终前。

4) 血压:①过高,考虑高血压脑病、危象,颅内高压;②过低,考虑脱水、休克、晕厥、肾上腺皮质功能减退。

(2) 各部位体征

1) 气味:①酒味,常见于急性酒精中毒;②大蒜味,常见于DDV 中毒;③肝臭味,常见于肝昏迷;④苹果味,常见于糖尿病酮症酸中毒;⑤尿臭味,常见于尿外渗。

2) 皮肤黏膜:①黄疸,多为黄疸型肝炎、中毒性肝炎、肝昏迷、胆管阻塞、溶血性贫血;②发绀,多为心肺疾患、苯胺或亚硝酸盐中毒;③樱桃红色,多为一氧化碳中毒;④苍白,严重贫血(急性溶血性贫血)、大量内出血性休克、低血糖;⑤潮红,多见于高热、流行性出血热、阿托品中毒;⑥皮肤瘀点,多见于过敏性紫癜、血小板减少性紫癜、流行性脑脊髓膜炎、流行性出血热、败血症;⑦外伤;⑧多汗:多见于甲亢危象、有机磷中毒、低血糖、休克。

3) 头面部:①头部外伤可能头皮下淤血,或头皮血肿,鼻、耳出血常见于颅底骨折。②双侧瞳孔缩小多见于有机磷中毒、安眠药中毒;③双侧瞳孔散大多见于阿托品类中毒或临终前征象;④双侧瞳孔不等大、不等圆可能为脑卒中脑疝形成;⑤眼底视神经乳头水肿,多见颅内高压或脑水肿形成。

4) 胸部:①桶状胸、叩诊反响增强,唇甲发绀、肺部有湿啰音、呼吸音低等提示有严重肺气肿、肺部感染合并肺性脑病;②心律失常可能发生阿斯综合征等。

5) 腹部:肝脾大合并腹水常为肝硬化,腹膨隆、肠音减弱、气过水声,肠鸣音消失,可能为腹膜炎、肠梗阻、肠麻痹所致。

6) 四肢:①肌束震颤见于有机磷中毒,双手扑翼样震颤多为中毒性或代谢性脑病;②杵状指见于慢性心肺疾患;③指甲内有横行白线,可能为重度贫血或重金属中毒;④双下肢凹陷性水肿,多为心、肾、肝疾病晚期,重度营养不良。

7) 神经系统:①脑膜刺激征包括颈强直,Kerning 征、Bruzinski 征阳性,提示脑膜炎可能,如结核性、病毒性、化脓性或虚性(非脑膜炎的全身感染中毒症状,或超高热中暑)。②Babenski 征、Openham 征、Gorden 征均系锥体外系体征,可能为脑干受损。

【实验室检查和特殊检查】

(一) 重要性

急诊患者,特别是危重患者,根据病史及体格检查可能作出初步诊断,甚至确定诊断,而大多数需要作一定的实验检查或特殊检查。这一方面为诊断提出客观的证据,另一方面对完善病史及以后的诊治作参考。

(二) 检查重点

应根据对每一患者诊断的需要有的放矢并按照顺序进行必要的检查(包括实验室检查、心电图、X 线、超声、CT、MRI 等检查),但不应无目的地检查很多项目,这一方面对诊断没有必要,另一方面也可为患者节省不必要的费用。

(三) 对检查结果的评估

1. 大多数急诊辅助检查结果是可信的,可视为诊断疾病的主要依据之一。

2. 有部分急诊患者起病急,就诊很及时,而立即申请的有关检查结果为阴性,这也属正常。因为有些疾病的早期,尚未形成明显病理改变,如这时进行检查,往往结果阴性。但待 24 小时以后,病理改变明显了,这时再检查就可以获得阳性结果。因此,过早检查的阴性结果不能否定可疑的诊断,应动态检查。如中毒性肺炎的X线检查、中毒性细菌性痢疾的大便常规检查、急性脑膜炎的脑脊髓液检查、脑血栓形成的头部CT检查均属此类,应加注意。

3. 有的医师对疾病的诊断,判断错误,当然结果阴性。

4. 有时检测仪器的质量问题或试剂的标准度低,以及操作人员的技术水平与工作态度等因素,都能影响检查结果,甚至发出误导报告,医师应予警惕,不要过分相信与依靠辅助检查结果,如与临床完全不符者,应提出重做。

总之,病史是非常重要的,特别急诊患者病情变化快,有时有些病情难以预测,故病史的完整性、准确性关系到其诊断与治疗或抢救的准确性,万万不可轻视。

【急诊患者的观察记录】

有些急诊患者,不论是已诊断明确者,或是仍不明确或是病情太重不宜搬动转移者,仍需在急诊科边治疗边观察,对这类患者,急诊医生应经常去询问病情,反复检查生命体征,发现病情变化应及时处理并作好记录(注明日期与时间),还要不断对病情进行分析,必要时组织会诊、派专人守护等,对病情的微小变化及所作的一切诊疗等,均应作好记录,这些都是病史的一个组成部分,不可忽视。

（李树生）

附:急诊病史一则

患者　女性　62岁　已婚　家庭妇女　汉族

就诊时间:1998年3月15日6:30pm

病史由患者女儿诉述

主诉:头痛1天,说话不清、不能站立2小时。

现病史:今晨8时诉头痛,尚能坚持忙家务。午餐进食少,下午2时半午睡后起床,站立不稳,又卧床。约4pm诉头晕痛更重,呕吐两次,为胃内容物,吐后又卧床,呻吟,躁动,不时自拳头部,嗜睡状,呼之能应答,但吐词不清,即送来急诊。

既往常有头痛已15年,自服去痛片可止痛,去年5月发现

“高血压”未进行正规治疗。外婆前年因突然“中风”去世。

体格检查:

家人抬来,肥胖体型。一般较重,神志清,答话准,但吐词不清,检查合作,T 36.6℃,P 64 次/分,R 15 次/分,BP 240/136mmHg,双侧瞳孔等大(约 3mm)、等圆、光反应好,伸舌居中,双鼻唇沟对称,颈软。

心尖搏动在胸骨左缘第五肋间锁骨中线上可触及,心率 64 次/分,心律齐、心尖部Ⅱ级收缩期吹风样杂音无传导。两肺呼吸音清晰,未闻及干湿啰音。腹软无压痛,肝脾未触及,肾区无叩击痛。左上下肢活动自如,右上下肢肌力明显减低,右下肢不能上抬,双下肢无水肿。

双膝反射存在,腓肠肌无压痛。

未引出病理反射,Kernig 征(-),Bruzenski 征(-)。

印象:高血压病

并发

高血压脑病

脑出血待排

值班:×××

6:45pm

Rp.

1. 硝苯地平片 10mg 舌下含服 st.
2. 20% 甘露醇溶液 250ml iv. st.
3. 10% 葡萄糖溶液 500ml iv. drip 10~15gtt/min。
4. 呋塞米(速尿)20mg iv. st.
5. 留观,申请头部 CT,向家属交待病情。
6. 请神经科会诊。

神经科会诊意见:

7pm 病史敬悉,体检结果与贵科同,未引出病理反射,高血压脑病可能性大,小量脑出血不能排除,建议行急诊头部 CT,同意贵科目前处理,原则以降压、脱水为主。必要时随时联系。

谢邀

×××

观察记录

15/3-1998	T	P	R	BP(mmHg)	尿量	症状	处理	签字
6:30pm	36.6	64	15	240/134		头晕痛、呕吐、说话不清，右侧肢体轻瘫	硝苯地平片 10mg 舌下含服 20% 甘露醇溶液 250ml iv. st 呋塞米(速尿)20mg iv. st 10% 葡萄糖溶液 500ml	×××
							iv. drip. 10gtt/分	×××
7:30pm		64	15	220/130		神清、躁动	利血平 1mg im. st.	×××
8:30pm		64	15	220/130		呻吟	查心电图：窦性心律 HR64 次/分左室高电压	×××
9:00pm					500ml			×××
9:30pm		64	15	210/128				×××
11:00pm		66	15	210/110		稍安静		×××

续表

15/3-1998	T	P	R	BP(mmHg)	尿量	症状	处理	签字
12:00pm		66		210/110	300ml	稍安静	20% 甘露醇溶液 125ml iv 呋塞米 20mg iv	×××
2:00am		66		210/110		稍安静	门冬氨酸钾镁液 30ml 加入 10% 葡萄糖溶液 500ml 中接上液	×××
4:00am		68		180/110	440ml	安静入睡		×××
5:00am		68		180/110		稍安静		×××
6:00am		68		160/100	320ml	清醒,右肢活动恢复,要求上厕所小便,说话吐词恢复正常	急诊查头部 CT,查血糖、血脂、BUN	×××
10:00am				160/100			CT 报告出来,结果正常,未见出血征象,患者要求带药回家	×××

最后诊断:高血压病,并发高血压脑病

续表

10am 目前血压已降至理想水平,高血压脑病已恢复,同意患者带药回家休息
Rp. 1. 低盐低脂饮食 2. 室内休息 1 周,近期少体力活动 3. 硝苯地平片 10mg×100 用法:10mg　tid 4. 复方卡托普利片 100 片 用法:1 片　tid 5. 如有不适可随时复诊 6. 如自觉尚好,1 周后心血管专家门诊复诊 医师:×××

第二篇

常见急诊症状

第一章 高 热

高热(high fever)是指体温超过39℃,而体温超过40℃称为超高热(hyperpyrexia)。若持续时间超过两周,则称长期高热。

【病因】

1. 急性感染:细菌、病毒、真菌、寄生虫等感染。

2. 免疫系统疾病:风湿病、类风湿关节炎、系统性红斑狼疮、皮肌炎等。

3. 肿瘤:恶性肿瘤,其中以肾癌、白血病和淋巴瘤更为多见。

4. 组织损害:外科手术、溶血、横纹肌溶解和梗死性疾病中可见高热表现。

5. 其他:中暑、脑血管病、血型不合的输血、甲状腺功能亢进危象以及不明原因发热(fever of unknown origin,FUO)等亦引起高热。

【临床表现】

(一) 热型

1. 稽留热:体温恒定地维持在39~40℃及以上的高水平达数周,24小时内体温波动范围不超过1℃。此种热型常见于严重感染,如伤寒、大叶性肺炎以及中枢性发热如中暑、脑出血等。

2. 弛张热:体温常在39℃以上,波动幅度大,24小时内波动范围超过2℃,见于败血症、化脓性炎症、风湿热、重症肺结核、恶性组织细胞病等。

3. 间歇热:体温骤升达高峰后持续数小时,又迅速降至正常,高热期与无热期反复交替出现。常见于间日疟或三日疟,局灶感染等。

4. 波状热:体温逐渐上升达39℃以上,数天后又逐渐降至正常水平,如此反复多次,常见于布氏杆菌感染,恶性淋巴瘤。

5. 周期热:体温升高呈一定周期,或间隔数日、数周。常见于周期热、恶性肿瘤。

(二)伴随症状

发热的伴随症状有利于诊断或鉴别诊断。

1. 寒战:见于败血症、急性肺炎、急性肾盂炎、输血反应、疟疾等。

2. 皮疹:根据皮疹性质、分布、出现日期协助诊断,常见于麻疹、风疹、猩红热等。

3. 出血:发热伴皮肤、黏膜出血可见于重症感染以及某些急性传染病,如流行性出血热、败血症、血液病(如急性白血病)等。

4. 淋巴结肿大:可见于传染性单核细胞增多症、淋巴结核、局限性化脓性感染、白血病、淋巴瘤等。

5. 肝脏肿大:常见疟疾、急性血吸虫病、黑热病、白血病、淋巴瘤、传染性单核细胞增多症等。

6. 黄疸:常见于肝胆疾病、溶血性疾病或中毒性肝损害。

7. 昏迷:先高热的昏迷常见于流行性乙型脑炎、流行性脑脊髓膜炎、中毒性菌痢、中暑等,先昏迷后发热常见于脑出血等。

(三)实验室检查

1. 血常规、尿常规和血生化检查,肥达试验、血沉、ASO、dsDNA等免疫系统检查。

2. 血涂片:查疟原虫、微丝虫蚴、狼疮细胞等。

3. 取血、痰、尿、粪、脓、引流物、脑脊液或骨髓作细菌(包含需氧菌和厌氧菌）或真菌培养以确定病原微生物。

（四）特殊检查

1. X 线、CT、超声波检查、骨髓检查等。

2. 其他检查按病史、体检等进行有关的相应检查，如内镜、相应组织的细胞学检查等。

【治疗】

（一）病因治疗

找出病因，及时治疗。

（二）对症治疗

1. 卧床休息，补充能量，注意维持水、电解质的平衡。

2. 物理降温用冰水敷前额及腹股沟、腋窝等处，或头下置冰袋、冰水灌肠，或 50% 酒精擦浴。

3. 药物降温使用退热栓、口服复方阿司匹林或肌内注射复方氨基比林等，注意虚脱、低血压及其他副作用。

（房明浩）

第二章 急性头痛

急性头痛(acute headache)是急诊科常见的病症之一,其病因多种多样,重者往往威胁到患者的生命,应及时作出诊断和治疗。

【头痛的解剖生理】

(一)颅内对痛觉敏感的三部分结构

颅内对痛觉敏感的结构即血管、脑膜及部分脑神经。

(二)引起头痛的各种刺激

1. 颅内血管受牵引或被伸展:如各种原因致脑水肿,颅内肿瘤均可牵引血管致头痛。

2. 血管扩张:如感染、酒精中毒、一氧化碳中毒和药物所致血管扩张。

3. 脑膜刺激:炎性渗出物、出血等所致。

4. 头颅部肌肉收缩,主要致慢性头痛。

5. 颅内压的改变。

6. 牵涉性头痛:眼、耳、鼻、鼻窦及牙齿疼痛可致头痛。

7. 神经刺激:如肿瘤对含有疼痛觉神经的刺激和压迫。

【头痛的特点】

头痛的特点对诊断及鉴别诊断往往可以提供重要线索。

1. 起病的缓急:复发性慢性头痛多是偏头痛;急性头痛伴有发热,常提示为感染性疾病;突起头痛伴有恶心、呕吐、意识障碍者则提示急性脑血管病的可能;头痛呈进行性加重且伴颅内高压表现者,则可能是颅内占位性病变;不伴颅内高压表现的慢性头痛,多为肌收缩性头痛和鼻源性头痛。

2. 头痛的部位:急性感染性疾病头痛多为全头痛,颅内某一部位的头痛,其部位与病变部位不一定吻合,但多向同侧额部与颞部放射。颈部剧烈疼痛见于流行性脑膜炎、蛛网膜下腔出血等；一侧性头痛见于偏头痛和脑神经痛；其他如眼源性、鼻源性和齿源性头痛较易识别。

3. 头痛的时间与持续时间：丛集性头痛多在夜间发作；鼻窦炎致头痛多发作于凌晨；颅内占位性头痛在早晨加重；眼源性头痛往往在长时间阅读后发生。疼痛持续时间也可提示头痛的性质，如原发性三叉神经痛持续仅数十秒，偏头痛呈周期性发作，持续数小时或 1 ~ 2 天。脑瘤引起的头痛呈慢性进行性加重，神经官能性头痛多为长年累月，有明显的易变性等。

4. 头痛的程度：头痛的程度与疾病的性质不一定平行，与患者对疼痛的敏感性及疾病累及的部位有关。三叉神经痛、偏头痛、蛛网膜下腔出血、颅内感染性疾病的头痛最剧烈。

5. 头痛的性质：大多数头痛无特异性，对诊断无大帮助，特殊性质头痛有：三叉神经痛呈面部阵发性电击样短促剧烈头痛，吞咽神经痛可被吞咽动作诱发和加剧。

6. 头痛的伴随症状：头痛伴剧烈呕吐多为颅内高压的表现；呕吐后疼痛明显减轻者见于偏头痛；头痛伴剧烈眩晕者见于小脑、小脑脑桥角肿瘤、椎基底动脉供血不足等。头痛伴有精神症状者多见于额叶肿瘤。另外，偏头痛可有眼睛闪光、暗点、偏盲等先兆；头痛伴有复视、呕吐及发热的年轻人，提示结核可能；头痛伴视力障碍见于某些眼部病变，如青光眼。慢性加剧性头痛伴视乳头水肿多为颅内占位性病变。

7. 头痛的诱因、加重和缓解因素：丛集性头痛在立位时减轻；腰穿后头痛直立时加重；颈肌急性炎症性头痛可因颈部运动而加剧。头痛患者长期服用麦角和咖啡因制剂，突然停药可产生“撤停性头痛”等。

【常见头痛的诊断和处理】

（一）脑血管病引起的头痛

1. 蛛网膜下腔出血：为突起的炸裂样头痛，以枕部为重，有用力、情绪激动等诱因，为颅内动脉瘤或血管畸形破裂等所致。

诊断依据为：①突起的炸裂样头痛，伴有颅内高压症状或一过性意识障碍。②脑膜刺激征阳性。③腰穿脑脊液呈血性。④CT 或磁共振（MRI）可帮助确立诊断。

治疗:见第七篇第七章五。

2. 高血压性头痛:随着高血压发病率的增加,由此所致头痛日益多见。

诊断依据:①血压高。②颞部或额部胀痛或搏动性头痛,为持续性并逐渐加剧的头痛,可伴有恶心、呕吐等。③血压正常后头痛逐渐缓解。

治疗:见第七篇第二章四。

3. 脑出血

诊断要点:①突发的剧烈头痛,多有高血压病史,伴有恶心、呕吐、二便失禁。②多数患者很快出现不同程度的神志障碍。③体检有偏瘫、失语、偏身感觉障碍等。④CT检查可发现出血灶。

治疗:见第七篇第七章四。

4. 颞动脉炎(巨细胞动脉炎)

诊断依据:①单侧持续性颞部及眼眶周围疼痛,呈搏动性。②颞动脉压痛,搏动较对侧减弱或消失。③多数患者视力障碍。④有低热、肌肉疼痛等全身症状。

治疗:阿司匹林600mg 2~3次/天,泼尼松30~40mg,1次/天。

(二)血管性头痛

1. 偏头痛:是最常见的血管性头痛,表现为反复发作的一侧或双侧头痛,伴有恶心、呕吐等分为以下几型:

(1)典型偏头痛:发作前有典型先兆如眼前闪光、畏光、暗点、偏盲或眩晕耳鸣等,少数还有偏身麻木、轻偏瘫、失语等,持续数分钟至数十分钟,继之出现一侧或双侧搏动性或钻痛性头痛,持续数小时至1~2日,伴恶心、呕吐、面色苍白。

(2)普通型偏头痛:占偏头痛的大多数,无先兆,出现发作性一侧或双侧搏动性或钻痛样头痛,伴恶心、呕吐。

(3)复杂型偏头痛(偏头痛伴有神经症状):包括多种类型①眼肌麻痹型偏头痛:表现为位于前额部、颞部尤其以眼眶周围明显的头痛,头痛缓解时出现该侧眼肌麻痹,数周后恢复。②偏瘫型偏头痛:在偏头痛前出现轻偏瘫或偏身麻木,头痛症状消失后,偏瘫消失。③基底动脉型偏头痛:表现为双侧视觉障碍和感觉异常,伴有意识模糊、眩晕、呕吐、复视、耳鸣、共济失调、构音障碍甚至晕厥,20～40 分钟后出现以颈枕部为主的头痛。

诊断依据:①有以上特征的头痛,有先兆或无先兆;②伴有恶心、呕吐;③体检无特殊阳性体征,CT 或 MRI 正常;④应用麦角胺制剂或其他止痛药有效。

治疗:①地西泮 10mg 肌内注射;索米痛片 2 片口服。②前列腺素抑制剂:布洛芬 200～400mg 3 次/天或布洛芬(fenbid)300ng 2 次/天。③麦角胺:是偏头痛主要治疗药物。酒石酸麦角胺咖啡因(每片含酒石酸麦角胺 1mg,咖啡因 100mg)首次 2 片、不缓解半小时后加 1 片,总量不超过 6 片。④肾上腺皮质激素:对偏头痛持续状态(持续数日不缓解),可能有一定疗效,可用地塞米松 20mg 缓慢静脉推注,不应重复使用。

预防:常用的药物有:①5-羟色胺受体拮抗剂,苯噻啶 0.25mg 3 次/天,6 个月为一疗程,停 3～4 周后用第二疗程。或赛庚啶 2mg,3 次/天。②β 受体拮抗剂:普萘洛尔 10～20mg 次/天 。哮喘、房室传导阻滞、心力衰竭、慢性阻塞性肺疾病禁用,心率<50 次/分慎用。③钙通道阻滞剂:尼莫地平 10mg,3 次/天,或氟桂利嗪(西比林)10mg 每晚一次。

2. 丛集性头痛:又称为组织胺型头痛或 Horton 综合征。

诊断依据:①发作性一侧头痛,呈搏动或钻痛性质,位于眶周或颞顶部,多在一固定时间发作,持续十余分钟至 1～2 小时;②伴同侧眼结膜充血、流泪、眼睑水肿或鼻塞、流涕,有时出现瞳孔缩小、垂睑、睑红等;③头痛一次接一次成串发作,每日一次至数次,断续发作可迁延 3～6 周,间隔时间为一至数年;④麦角胺制剂效果不好,其他止痛剂有效。

治疗:同偏头痛。

(三) 颅内占位性疾病的头痛

脑瘤、硬脑膜下血肿、脑脓肿、及其他占位性病变引起的头痛,在起病时主要是由于占位性病变对邻近疼痛敏感组织的侵犯、压迫所致,后期主要是颅内压增高所致。

诊断依据:①起始为间隙性,继之出现进行性加重的头痛。②颅内高压症状:头痛伴恶心、呕吐、视乳头水肿。③根据占位性病变所在位置不同出现局部定位体征。④头颅 CT 或 MRI 可以确诊。

治疗:①针对颅内高压症状脱水。②根据病情尽早选择手术治疗、化疗或放射治疗。

(四) 颅内感染性疾病的头痛

发热伴剧烈头痛者应想到感染性疾病的可能,各种病因引起的脑膜炎、脑炎常伴有急性头痛,此类头痛在起病前有发热,亦可同时出现,其性质为弥漫性胀痛,搏动样痛或撕裂样疼痛。

1. 脑膜炎

诊断依据:①发热及全身中毒症状。②头痛为弥漫性头痛,起始常以枕部为甚。③伴有颅内高压症时出现恶心、呕吐。④脑膜刺激症阳性。⑤脑脊液呈炎性改变,根据病原不同,其改变也有差异,可因此推断脑膜炎病因。⑥CT 和 MRI 可见脑膜有强化灶。

治疗:见第七篇第七章十。

2. 脑脓肿:患者有耳部或其他部位的化脓病灶,出现颅内高压或某些局限性脑症状时,应考虑脑脓肿可能,脑脓肿的头痛较剧烈,多位于病灶侧。

诊断依据:①全身感染中毒症状,伴头痛发热,其他部位有化脓病灶。②出现头痛、恶心、呕吐和视乳头水肿等颅内高压症状。③神经系统症状如偏瘫、局限性抽搐、共济失调、精神症状等。④腰穿脑脊液压力增高、白细胞增高并出现核左移、糖含量下降。⑤CT、MRI 可见低密度病灶周围强化改变。

治疗:①尽早外科手术治疗。②针对感染菌应用敏感抗生素。③支持治疗。

(五) 低颅压性头痛

诊断依据:①多见于颅脑手术、脑外伤、腰穿术后等。②为急起的剧烈头痛,与体位有关,立位时明显。③多无阳性神经系统体征。④脑脊液压力在 50~70mm H_2O 以下。

治疗:①补液,以低渗液为主,如 5% 葡萄糖盐水 1000~

2000ml/d 静脉滴注。②大量饮水,平卧位休息。③溴吡斯的明 60mg 3 次/天。

（六）慢性硬膜外血肿性头痛

诊断要点:①有脑外伤史;②多在外伤 3 周以后,出现逐渐加剧的头痛;③可有脑膜刺激症,眼底可见视乳头水肿;④可有呕吐,及其他神经系统症状;⑤确诊主要依据 CT 发现硬膜下半月形致密度灶。

治疗:①脱水治疗;②尽早争取手术治疗。

（七）其他疾病引起的头痛

1. 头痛型癫痫

诊断要点:①突发头痛,位于前额,颞部或眼眶处,以跳痛多见。②伴有面色苍白、出汗、呕吐、腹痛、体温改变等自主神经系统功能障碍。③一般止痛剂及缩血管药无效,抗癫痫治疗有效。④伴有其他类型癫痫发作。⑤脑电图有异常改变。

治疗:丙戊酸钠 200 ~ 400mg,3 次/天,或苯妥英钠 300 ~ 600mg,3 次/天。

2. 眼病性头痛:以青光眼、眼底病变等引起的头痛多见。

诊断依据:①头痛伴不同程度的眼痛。②头痛位于眼眶部,也可弥散到整个头部,伴恶心、呕吐。③有视力障碍、眼压增高、结膜充血、瞳孔散大等表现。④应用缩瞳剂头痛可以缓解。

治疗:①缩瞳剂,如 1% 毛果芸香碱,滴眼 3 次/天。0.5% 毒扁豆碱眼膏,1 ~ 2 次/天。②眼科手术治疗。

3. 鼻部疾病引起的头痛:鼻部疾病,特别是鼻旁窦炎症可引起头痛。

诊断依据:①头痛部位与患病鼻窦有关,多位于前额及鼻根附近,清晨和鼻塞时加重。②相应鼻旁窦区有压痛,鼻塞、流涕、鼻腔有脓性分泌物。③受累鼻旁窦引流通畅后头痛减轻。④X 线检查和鼻窦通气试验可确诊。

治疗:①1% 麻黄碱生理盐水滴鼻,3 次/天,加用 3% 的链霉素,滴鼻,3 次/天。②消炎,除链霉素滴鼻外,必要时可用青霉素 800 万 U/天,静脉滴注,加用 0.5% 甲硝唑 200ml,静脉滴注,2 次/天。③头痛重时可口服布洛芬(fenbid)0.3,2 次/天。④必要时应争取手术治疗,以改善引流。

4. 全身感染性疾病:如流行性感冒,疾病、伤寒均可引起急性剧烈头痛。

5. 中毒性疾病:铅、汞、一氧化碳、四乙铅、有机磷等均有不同程度头痛,诊断处理见第八篇。

6. 药物性头痛,主要见于扩血管药,如硝酸甘油、硝普钠、硝苯地平(心痛定)等,停药后多可消失,无需特殊治疗。

(李树生)

第三章 眩　晕

眩晕(vertigo)是多个系统发生病变时所引起的主观感觉障碍,患者感觉到周围物体或自身发生旋转,称为真性眩晕。目前把只有头昏、头重脚轻而无旋转感也称为眩晕。在眩晕发作的同时患者可有平衡失调、站立不稳、指物偏向、眼球震颤、恶心、呕吐、面色苍白、出汗等改变。是常见急诊就诊症状之一。以女性及中老年多见。

【病因和发病机制】

人体对于空间关系的定向感觉或平衡感觉的正常维持有赖于平衡三联和皮质下的整合作用。平衡三联包括视觉、本位觉和静动系统。静-动系统是机体维持平衡和定位机体与外环境关系的主要结构,包括从内耳迷路、前庭神经、前庭神经核、脑干和大脑皮质前庭代表区的整个神经通路。当这一结构的某一部分发生病变或供血不足等情况时,就可产生眩晕。

(一) 前庭系统病变(前庭系统性眩晕)

1. 前庭周围性眩晕:即由内耳前庭至前庭神经颅外段之间病变引起的眩晕。常见于急慢性中耳炎、咽鼓管阻管、耳硬化症、梅尼埃病、晕动症、良性位置性眩晕、听神经瘤、前庭神经元炎等。

2. 中枢性脑性眩晕:包括前庭神经颅内段、前庭神经核及其纤维联系、小脑、大脑等病变引起的眩晕。常见病因有椎基底动脉供血不足,锁骨下动脉盗血综合征,脑桥及小脑血管病、颈性眩晕、偏头痛、脑干脑炎、脑外伤、小脑脓肿、多发生硬化、延髓空洞症、遗传性共济失调、颞叶癫痫等。

(二) 全身性疾病

全身性疾病包括心血管疾病,如高血压病、低血压、颈动脉窦综合征、严重心律失常、病窦综合征、心力衰竭等。还有贫血、真性红细胞增多症、代谢及内分泌疾病、感染中毒性疾病等。

（三）眼部疾病

如视力减退、眼肌不平衡、屈光不正、青光眼等。

（四）头部外伤

头部外伤可引起外伤性眩晕。

（五）神经官能症

神经官能症包括神经衰弱、失眠、焦虑症、更年期综合征等。

【临床表现】

1. 前庭周围性眩晕和中枢性眩晕的区别：见表2-3-1。

表2-3-1　前庭周围性眩晕和中枢性眩晕的区别

	周围性眩晕	中枢性眩晕
性质	旋转性或上下左右摇晃	旋转性或物质向一侧移动
持续时间	发作性、数分钟至数天	呈持续性
程度	重	较轻
眼震	水平性或兼有旋转性	水平、旋转或垂直性中脑以上病变无眼震
眼震与眩晕程度	一致	不一致
闭目难立	倒向眼震慢相侧、与头位有关	方向不定、与头位无关
听觉障碍	伴耳鸣或耳聋	不明显
迷走兴奋反应	明显	较少
中枢神经系统症状和体征	无	常有脑干损害表现
前庭功能试验	无反应或减弱	呈正常反应

2. 常见临床疾病

（1）梅尼埃（Ménière）病：是引起眩晕的常见病，引起眩晕的程度最剧烈，患者多为中年人，大多数是单耳受累。本病以眩晕、耳鸣、耳聋为主要表现。

诊断要点：①反复突然发作的剧烈眩晕，伴耳鸣、听力减退及恶心、呕吐；②发作期间可出现规律性眼球震颤；③有明显的缓解期；④前庭功能试验呈减弱或迟钝；⑤神经系统检查无异常。

（2）位置性眩晕：是指患者的头部处在一定的位置时，便诱发眩晕及眼球震颤的一种症状群，多无耳鸣及听力减退，伴有恶心、呕吐、出汗等自主神经反应，多见于50～60岁女性，多与迷路内或脑部病变有关，对此病患者应进行长期随访和仔细检查。

（3）晕动病：是由于乘坐车船或飞机时，内耳的迷路受到机械性刺激，引起前庭功能紊乱所致。表现为眩晕、恶心、呕吐、面色苍白、出冷汗，多无眼球震颤。以女性多见。

（4）前庭神经元炎：多见于20～50岁，发病前有发热或上呼吸道感染病史。发病突然，表现为眩晕，剧烈时患者可跌倒，伴有恶心、呕吐、无耳鸣及听力障碍，可有自发性眼球震颤，神经系统检查无异常。病期通常持续6周左右，逐渐痊愈，一般不复发。

（5）药物中毒性眩晕，链霉素、卡那霉素、水杨酸制剂及奎宁中毒可出现眩晕，以链霉素所致多见。链霉素中毒一般在用药2～4周发病，患者感觉周围环境上下左右摇动，平衡失调，步态蹒跚，伴有恶心、呕吐、神经性耳聋，一般无眼震，双侧前庭功能明显减退或消失。可遗留永久性听力障碍。

（6）椎基底动脉供血不足：多见于50岁以上患者，因颈椎病，动脉硬化等所致。表现为旋转性或浮动性、摇摆性眩晕、伴有恶心、呕吐、耳鸣等，因脑缺血可有明显神经系统体征，如头痛、视觉障碍、讲话含糊不清、吞咽困难、面神经瘫痪、肢体瘫痪、共济失调、倾倒发作等。部分患者发病与颈部活动有一定关系。可以反复发作，诊断有赖于颈椎X线、经颅多普勒超声（TCD）和椎动脉造影等检查。

（7）听神经瘤：多发生于中年患者，起病缓慢，表现为一侧听力逐渐减退，伴眩晕、耳鸣呈渐进性。当病变累及小脑时则出现共济失调及肌张力减弱，如累及脑干，则出现对侧肢体轻瘫或有锥体束征。X 线头颅平片可见病侧内听道扩大，可伴有骨质破坏。

(8) 延髓外侧综合征[瓦伦贝格(Wallenberg)综合征]，是由小脑后下动脉闭塞所致。多见于中老年人，由于受累部位不同，表现各异。①疑核或舌咽，迷走神经根受累表现为病灶侧软腭及声带麻痹，进食呛咳，吞咽困难；②交叉性感觉障碍，表现为患侧面部痛、温觉消失，见于三叉神经脊核和(或)脊束受损；脊髓丘脑束受累则表现为病灶对侧肢体痛、温觉减弱或消失；③交感神经纤维受累则表现为病灶侧 Horner 征；④前庭神经核或脊髓小脑束受累可出现剧烈眩晕，平衡障碍和眼球震颤。诊断有赖于 CT 或 MRI。

(9) 眩晕性癫痫：多见于 3 ~ 12 岁儿童，表现为突发眩晕，伴面色苍白、出汗。每次发作持续数分钟至数小时，发作时神志清楚，脑电图可出现颞叶癫痫样放电或慢波灶。

(10) 神经官能症：多表现为头内晕胀不适，无典型视物旋转，伴头痛，失眠、记忆减退和乏力等，神经系统检查无特殊，以女性患者多见。

对眩晕患者应根据病史，眩晕发作时的表现，详细的体格检查，包括神经系统的检查，及适当的辅助检查来明确眩晕的病因，针对病因进行治疗。

(李树生)

第四章 晕 厥

晕厥(syncope)是一种多因素引起的一过性广泛脑供血不足而引起的短暂意识丧失,患者因肌张力消失而不能保持正常姿式或跌倒。一般数分钟内恢复意识,无后遗症。

【病因】

晕厥发生的基本原因是脑部一过性急性缺血。维持意识所需要的脑血流量临界值为30ml/(100g脑组织·min),低于此值时可引起大脑功能全面抑制发生晕厥。其常见原因有:

1. 反射性:指体内调整心率和血压的反射弧受损引起的晕厥,即反射性低血压引起的晕厥。常见的有血管迷走性、直立性低血压性、颈动脉窦性、咳嗽性、排尿性、吞咽性、疼痛性等。

2. 心源性:各种心脏疾患引起心排血量急剧减少或停止,如心律失常、机械性阻塞、心肌梗死所致收缩力下降等。

3. 脑源性晕厥:指供应脑部血流的颅内外血管突发部分或完全阻塞,引起暂时性广泛脑缺氧。常是在动脉粥样硬化基础上血流动力学改变或某些其他原因如颈椎病加重脑缺血所致。

4. 其他原因所致晕厥:如过度换气、哭泣、低血糖和低氧血症等引起的晕厥。

【晕厥的临床特点】

(一) 晕厥的一般表现

晕厥发作前多有头昏乏力、面色苍白、出冷汗、恶心、打哈欠等先兆。及时处于卧位可防止发作。以上症状继续发展患者出现黑矇,站立不稳,突然意识丧失而跌倒,可伴短暂抽搐,血压下降,瞳孔散大,偶可有尿失禁。处卧位后,脉搏变有力,面色好转,意识开始恢复,可有头昏,恶心呕吐等不适。

（二）各类晕厥的临床表现

1. 反射性晕厥

（1）血管迷走性晕厥（vasovagal syncope）：最常见，各种刺激致迷走神经兴奋，血管床扩张，心率减慢，血压下降而诱发晕厥。①多有明显诱因如精神刺激、恐惧、见血、晕针、剧痛、饥饿、失眠、通风不良、持久站立等。②多位于站立位，先有头昏、眼花、恶心、面色苍白、出冷汗，腿软等，继之突然意识丧失，血压下降，脉搏缓慢。③取头低位或卧位，意识迅速恢复。

（2）直立性低血压性晕厥（orthostatic hypotensive syncope）：指平卧或蹲位突然站立时血压急剧下降而晕倒，又称体位性低血压晕厥。分为原发性和继发性两种。原发性直立性低血压，常为中年男性，表现为直立性低血压晕厥，伴有阳痿、无汗、尿失禁等自主神经症状，也可有震颤和小脑共济失调等。继发性直立性低血压多是由于生理因素、药物及疾病造成血压调节障碍，如长期卧床，使用氯丙嗪，胍乙啶和硝酸酯类药物，交感神经切除术后，糖尿病性神经病，颈胸段脊髓空洞症，营养不良等。

（3）颈动脉窦性晕厥（carotid sinus syncope）：指因颈动脉窦反射过敏引起的低血压晕厥。多因颈动脉窦受附近病变压迫或牵拉，或某些药物引起颈动脉窦反射异常。一般分三型：①迷走神经型，晕厥发作时心率明显减慢，或有窦房传导阻滞，占34% ~75%；②血管舒张型，反射性血压下降，心率无减慢，5% ~10%；③中枢型，在诱发因子刺激下短暂晕厥，心率与血压均无改变，与一过性脑血管痉挛有关。

（4）排尿性晕厥（micturition syncope）：男性青壮年多见。在排尿过程中或结束时突然意识丧失而晕倒，1 ~2 分钟自行缓解，无先兆。与夜间迷走张力高，体位改变及膀胱收缩引发强烈迷走神经反射有关。

（5）吞咽性晕厥（swalloing syncope）：是由吞咽或咽喉、食管、胃的机械性刺激引起的晕厥。与迷走张力增高有关，常伴有舌咽神经痛和心率减慢。

（6）咳嗽性晕厥（cough syncope）：发病与多种原因有关，

如咳嗽时胸、腹腔压力升高，静脉回流减少，以及脑内压升高，脑血流减少有关。

(7) 仰卧位低血压综合征（lying hypotension syndrom）：见于妊娠后期和腹腔巨大肿瘤者，是由于卧位时下腔静脉受压，静脉回流突然减少所致。表现为低血压、脉搏加快与晕厥，侧卧位症状迅速缓解。

2. 心源性晕厥

(1) 严重心律失常：常见于冠心病、心肌梗死、急性心肌炎，以及药物（奎尼丁、洋地黄等）引起心肌受损等情况，心电图表现为快速或缓慢心率。可伴有抽搐、发绀等。

(2) 机械性阻塞致心排血量减少：如肥厚型梗阻性心肌病、左房黏液瘤、重度主动脉瓣狭窄等均可引起心排血量减少而发生晕厥。其中肥厚梗阻性心肌病和重度主动脉瓣狭窄所致晕厥多在活动和用力时发生，可伴有心绞痛和呼吸困难等。左房黏液瘤多在体位改变如弯腰时发生晕厥，部分有心脏杂音。

(3) 心肌收缩无力：见于大面积心肌梗死、心肌炎、心肌病等所致心排血量减少，可引起晕厥，意味着心肌严重受损。

3. 脑源性晕厥：引起脑源性晕厥的病因有脑动脉硬化症，短暂性脑缺血发作，基底动脉型偏头痛，主动脉弓综合征（无脉症）和延髓性晕厥、颅脑外伤等。晕厥多非其主要表现，常有神经系统的症状和体征。

4. 其他原因所致晕厥：如常见的低血糖、低氧血症、过度换气所致晕厥等。

（三）实验室检查

1. 血液常规检查。

2. 血生化检查：包括血糖、电解质、血气分析、血液流变学。

（四）特殊检查

1. 脑电图：极少情况下可描记到慢波。此检查对鉴别癫痫发作有意义。

2. 经颅超声多普勒检查：了解颅内血管供血状况。

3. 心电图、超声心动图、长程心电图(Holter)等对心源性晕厥诊断可提供依据。

4. X线或CT:如胸片、颈椎片、头部CT等对诊断和鉴别均有帮助。

【诊断】

根据突然发作的短暂意识丧失、不能保持正常姿势而摔倒,伴低血压,数分钟后恢复,无明显后遗症即可诊断晕厥。但应明确其原因,以避免复发。

1. 详细询问病史:如发病诱因,有无用力、体位改变、排尿、咳嗽等,有无心脏、脑血管疾病等。发作过程中表现,如姿势、面色、出汗、血压、脉搏、持续时间、有无抽搐、尿失禁、缓解后有无后遗症等。

2. 进行全面体检:应注意有无心血管系统及神经系统损害的体征。

3. 针对具体情况进行必要的实验室和特殊检查。

【鉴别诊断】

应与以下情况鉴别

1. 眩晕:无意识障碍,是自身或外界环境发生旋转,伴不能睁眼,恶心、呕吐等。

2. 昏迷:是长时间的意识障碍,不会在短时间内恢复。

3. 癔症性昏睡:多有精神刺激等诱因,神志清楚,持续时间较长、无血压、脉搏等改变,暗示治疗有效。

4. 癫痫小发作:无诱因及先兆,发作时间短,一般无跌倒,血压正常,发作时或发作间期脑电图可见典型高幅棘-慢综合波。

5. 癫痫大发作:多有癫痫病史,有强直阵挛性抽搐,伴舌咬伤,尿失禁或其他外伤,血压、脉搏变化多不大,意识恢复较慢,脑电图可发现有棘波、尖波等。

【治疗】

(一)发作时处理

应立即处卧位或低头位,松开颈部衣扣,指压或针刺人中,一般多能缓解,并可适当饮温水。

如患者恢复较慢,基本排除心源性和脑源性晕厥者,可皮下注射0.3~0.6mg肾上腺素或麻黄碱25mg,或50%葡萄糖40~60ml,静脉推注。

(二)病因治疗

1. 反射性晕厥:一般不需用药物治疗。

2. 心源性晕厥:应积极明确病因,由专科进行针对性治疗。

3. 脑源性晕厥:积极治疗原发病。

【预防】

晕厥时跌倒可造成意外损伤,应注意预防其复发,特别是对反射性晕厥患者。如血管迷走性晕厥患者应避免惊吓,长时间站立、紧张等刺激;排尿性晕厥者睡前应少饮水,避免夜间站立排尿,排尿时应保持正常呼吸;直立性低血压晕厥患者起床、站立应缓慢;颈动脉窦性晕厥者应避免穿衣颈过高、过硬衣服等。

(李树生)

第五章 昏 迷

昏迷(coma)是最严重的意识障碍,表现为意识完全丧失,对外界刺激无意识反应。随意运动消失,生理反射减弱或消失,出现病理反射。是临床上常见的急症之一,死亡率高,应及时判断和处理。

【病因】

昏迷的病因一般分为两大类。

(一) 颅内病变

1. 颅内感染性疾病。

2. 脑血管病:脑出血、大面积脑梗死、蛛网膜下脑出血等。

3. 颅内占位性病变。

4. 闭合性颅脑外伤:脑震荡、脑挫裂伤、颅内血肿。

5. 颅内压增高综合征。

6. 癫痫。

(二) 全身性疾病

1. 急性感染性疾病:如流行性乙型脑炎、散发性脑炎、森林脑炎、流行性出血热等病毒性感染,还有立克次体、细菌、寄生虫感染等。

2. 内分泌及代谢障碍性疾病:包括尿毒症性脑病、肝性脑病、肺性脑病、甲状腺危象、糖尿病、低血糖等病因所致的昏迷。

3. 水电解质平衡紊乱:包括稀释性低钠血症、低氯血症性碱中毒、高氯血症性酸中毒。

4. 中毒性疾病:一氧化碳中毒、急性苯中毒、急性硫化氢中毒、急性苯胺中毒、有机磷农药中毒、急性磷化锌中毒及乙醇中毒等。

5. 物理因素及缺氧性损害所致昏迷;热射病、日射病、触电、高原缺氧等。

【发病机制】

昏迷是由于各种病因造成脑的能量代谢障碍、缺氧、缺血或神经递质代谢紊乱等,损害了脑干网状结构上行激活系统,阻断了它的投射功能,不能维持大脑皮质的兴奋状态,或者大脑皮质遭受广泛损害,或以上两者同时遭受损害所致。

【意识障碍的程度】

(一) 意识障碍分级

1. 嗜睡:为早期表现,患者持续处于睡眠状态但能被唤醒,能基本正确回答问题,检查也能配合,停止刺激后即又入睡。

2. 昏睡:只能被较重的痛觉或较响的言语刺激唤醒,回答问题模糊、不完全。刺激停止后又入睡。

3. 浅昏迷:意识丧失对强烈刺激(如压迫眶上缘)有痛苦表情及躲避反应。不能答问。角膜反射、瞳孔对光反射、咳嗽反射、吞咽反射、腱反射及生命体征无明显异常。

4. 深昏迷:自发性动作完全消失,对任何外界刺激均无反应。角膜反射、瞳孔对光反射及腱反射均消失,巴宾斯基征持续阳性,生命体征也常有改变。

(二) 几种特殊类型的意识障碍

1. 去皮质综合征:见于缺氧性脑病,其次为皮质损害较广泛的脑血管病及外伤。表现为无意识的睁眼闭眼,眼球可活动,瞳孔对光反射、角膜反射存在,四肢肌张力增高,病理反射阳性。但患者无自发动作,对外界刺激不能产生有意识的反应,大小便失禁,有觉醒和睡眠周期,保持上肢屈曲,下肢伸性强直状态,称为去皮质强直。

2. 无动性缄默症:又称睁眼昏迷。系脑干上部或丘脑的网状激活系统有损害所致。患者能注视周围人物,貌似觉醒,但不能言语和活动,肌肉松弛,大小便失禁。刺激不能使之清醒。

3. 闭锁综合征:又称去传出状态,见于脑桥基底部受损。患者表现为脑桥以下脑神经及四肢瘫痪,能以眼球上下运动表达意志，意识清楚，但身体不能动，不能言语，常误为昏迷。

【诊断和鉴别诊断】

（一）病史收集的注意点

1. 昏迷起病的缓急：急性起病者多见于脑血管病、外伤和中毒性疾病；亚急性起病见于各种脑炎，脑膜炎、肝性脑病，尿毒症性脑病等；逐渐发生者见于颅内肿瘤和慢性硬膜外血肿；阵发性昏迷多见于肝昏迷。

2. 注意昏迷是突然出现，还是在病程中出现：如以眩晕等为首发症状者，应考虑椎基底动脉供血不足；以剧烈头痛、恶心、呕吐为首发症状者多为急性脑血管病；急性颅内或颅外感染性疾病所致者，昏迷前多先有发热等。

3. 有无外伤、毒物接触史及患者所处的环境：如有无一氧化碳中毒、中暑、电击伤等。

4. 有无引起昏迷的内科疾病：如有无糖尿病、有无肝性脑病、肺性脑病或尿毒症性脑病所致昏迷。

5. 短暂昏迷者应询问癫痫病史。

（二）体格检查

1. 一般体格检查

（1）皮肤：皮肤灼热、干燥见于热射病；皮肤湿润见于低血糖、吗啡类药物中毒等；一氧化碳中毒口唇常为樱红色；皮肤苍白见于尿毒症；皮肤有出血点者应怀疑流行性脑脊髓膜炎；头部外伤者可能为脑外伤昏迷等。

（2）呼吸：呼吸的节律改变和呼出特殊气味的气体可提示昏迷的病因，如出现潮式呼吸提示间脑受损，延髓病变时则可出现深大和节律不规则的共济失调呼吸；酸中毒者呼吸深大。呼出气体带氨味见于尿毒症昏迷；糖尿病昏迷呼出气则带烂苹果味；有大蒜味者见于有机磷农药中毒；肝性昏迷者呼出气和尿液带有“肝臭”味等。

（3）体温：昏迷伴发热多见于各种颅内外感染、脑出血者；昏迷伴体温过低见于休克、低血糖、中毒、甲状腺功能减退、垂体及肾上腺皮质功能减退等。

（4）脉搏：出现感染脉搏多加快；急性颅内压增高时脉搏

缓慢而强有力;有心房纤颤者脉搏不规则,与心率不等,应考虑有脑梗死可能。

(5) 血压:脑出血和高血压脑病者血压常明显高于正常;血压过低则应考虑有感染或失血性休克和心脏疾患的可能。

2. 神经系统体检

(1) 眼症状

1) 眼球:昏迷患者的眼球活动异常或位置异常,可提示脑损害的平面。两眼向下凝视见于丘脑或丘脑底部病变;两眼球向偏瘫对侧凝视则病变在大脑半球,如两眼注视偏瘫侧则病变多在脑干;明显的分离性斜视,提示中脑病变或动眼神经瘫痪;脑干病变还可出现双眼球呈钟摆样活动;自发性眼球浮动提示患者昏迷较浅,脑干功能仍存在;眼球震颤也是昏迷患者常见眼征、水平震颤多发生于前庭器官、前庭神经核、脑干和小脑病变,垂直震颤多提示脑干病变。

2) 瞳孔:双侧瞳孔散大见于多种药物和食物中毒,如巴比妥类、颠茄类、可待因,氰化物、肉毒杆菌中毒等;双侧瞳孔缩小见于氯丙嗪、吗啡类、有机磷农药、水合氯醛等中毒;双侧瞳孔小如针尖,伴高热常见于原发性桥脑出血;两侧瞳孔不等大常提示脑疝形成;一侧瞳孔散大,对光反射消失,伴球结膜水肿和眼球固定,为海绵窦血栓性静脉炎所致;一侧瞳孔缩小,伴眼球内陷和眼裂变窄(霍纳综合征)多提示颈内动脉血栓形成。

3) 眼底检查:应常规进行。视神经乳头水肿提示颅内高压;视网膜水肿,且黄斑部有星芒状渗出物提示尿毒症;糖尿病者则黄斑部有硬性渗出物,眼底有小而圆形出血灶;玻璃体下出血常发生于蛛网膜下腔出血;一侧视乳头水肿,另一侧萎缩提示萎缩侧额叶底部有占位性病变。

(2) 病理反射:主要是脑膜刺激征,包括颈项强直、Kernig征和 Brudzinski 征阳性。多见于脑膜炎、蛛网膜下腔出血和脑出血患者;颈项强直伴有颈痛是早期枕骨大孔疝的表现。深度昏迷者脑膜刺激征可不明显。

(3) 神经系统局灶体征:昏迷患者伴有偏瘫提示颅内局灶神经系统病变,如脑血管病变、颅内感染、颅脑外伤、颅内占位性病变等。深昏迷时由于肌松弛,腱反射不对称多不明显,可将患者双上肢同时拿起后突然放松,偏瘫侧坠落较快;另外偏瘫侧下肢常呈外旋位。四肢痉挛性瘫痪见于高颈段脊髓病和颅脊部病变;双下肢截瘫多见于急性播散性脑脊髓炎、恶性肿瘤颅内或脊髓转移等。

(三)实验室检查

1. 脑脊液检查:蛛网膜下腔出血和脑出血者脑脊液可呈血性;化脓性脑膜炎者脑脊液混浊,白细胞增多,蛋白质升高,糖降低或正常。结核性脑膜炎白细胞增多,且以淋巴细胞为主,蛋白增高,氯化物和糖含量降低。

2. 血生化检查:血尿素氮、肌酐增高,提示尿毒症;血糖增高合并尿酮阳性者多为糖尿病酮症酸中毒昏迷;血糖明显降低应考虑低血糖昏迷;血氨升高见于肝性昏迷患者。

(四)特殊检查

CT或磁共振成像等可帮助确立诊断,特别是对脑出血,占位性病变,感染性引起的昏迷,有决定性意义。

对昏迷患者,应根据病史,体检及必要的辅助检查及时作出诊断,以便及时治疗,挽救患者的生命。

(李树生)

第六章　呼吸困难

呼吸困难(dyspnea)指患者主观上感到空气不足,客观上表现呼吸费力,严重时出现鼻翼扇动、发绀、端坐呼吸,辅助呼吸肌参与呼吸,并可有呼吸频率、深度和节律的异常。目前多认为,呼吸困难主要由于通气的需要量超过呼吸器官的通气能力所致。

【病因】

1. 呼吸器官疾病

(1) 肺炎、肺淤血、肺水肿、广泛性肺纤维化等肺疾病。

(2) 喉、气管等大气道炎症、水肿、肿瘤、异物所致狭窄和梗阻。

(3) 脊髓灰质炎、重症肌无力等神经肌肉疾病。

(4) 胸廓畸形、自发性气胸、大量胸腔积液等胸肺运动障碍疾病。

(5) 高度鼓肠、大量腹水、巨大腹腔肿瘤等膈肌运动受限疾病。

2. 各种心脏疾病并发的重度心功能不全。

3. 尿毒症、糖尿病酮症酸中毒及药物、一氧化碳中毒等。

4. 重度贫血、高铁血红蛋白血症等。

5. 缺氧、二氧化碳潴留、颅内出血、肿瘤压迫、外伤等所致呼吸中枢功能障碍及癔病等神经精神性疾病。

【诊断与鉴别诊断】

(一) 病史

1. 发病缓急,既往有无类似发作,与季节、活动的关系,发作持续时间等。

2. 有否咽痛、咳嗽、咳痰、咯血,有无发热、胸痛或心悸。

3. 有无支气管哮喘、心脏病、肾病、糖尿病等病史,有无过敏及吸烟史等。

4. 以往治疗缓解方法。

（二）呼吸困难的类型

1. 肺源性呼吸困难

（1）吸气性呼吸困难：多见于大气道狭窄和阻塞。典型者有吸气时胸骨上凹、锁骨上凹、肋间肌下陷（三凹征），伴有高调的吸气性哮鸣音。

（2）呼气性呼吸困难：多见于慢性阻塞性肺疾病（COPD）、支气管哮喘、喘息性支气管炎等，由于肺组织弹性减弱或小气道痉挛所致。表现为呼气费力、呼气时间延长，常伴有哮鸣音。

（3）混合性呼吸困难：由于肺部疾病病变广泛，造成呼吸面积减少，换气功能降低所致，表现为呼吸频率增加，吸气和呼气均感到费力。

2. 心源性呼吸困难

（1）端坐呼吸：由于坐位减少静脉回心血量，从而减少肺淤血的程度，并利于膈肌活动，表现为仰卧位呼吸困难加重，患者被迫采取端坐呼吸位。

（2）夜间阵发性呼吸困难：常见于左心功能不全患者，由于迷走神经兴奋性增加，使冠脉收缩，心肌供血不足，同时平卧位使静脉回心血量增加所致，表现为睡眠中感到呼吸困难，被迫坐起。重症者可出现发绀、哮鸣音、双肺啰音、心率加快、咯粉红色泡沫痰，称为“心源性哮喘”（cardiac asthma）。

3. 神经源性呼吸困难：由于脑外伤、脑血管病、脑炎等原因造成呼吸中枢受影响，表现为呼吸深慢，并出现呼吸节律改变。

4. 中毒性呼吸困难：安眠药、吗啡等中毒时，呼吸中枢被抑制，表现为呼吸缓慢或潮式呼吸。酸中毒时酸性代谢产物强烈刺激呼吸中枢，表现为呼吸深而规则，可伴有鼾声，称为酸中毒大呼吸。

5. 血液性呼吸困难：由于重度贫血、高铁血红蛋白血症等造成红细胞携氧量减少，血氧含量降低，表现为呼吸慢而深，心率加快。

6. 精神性呼吸困难：由于情绪激动或紧张造成换气过度，出现呼吸性碱中毒，表现为呼吸频速和表浅，常伴有手足搐搦，患者多述胸闷，深吸气后症状可减轻。

（三）伴随症状

1. 突发呼吸困难伴胸痛，可见于肺梗死、自发性气胸或急性心肌梗死。

2. 呼吸困难伴胸痛、发热，多见于肺炎、胸膜炎、心包炎、心肌梗死等。

3. 呼吸困难伴昏迷，多见于中毒、脑出血、脑肿瘤等。

4. 深大呼吸并呼气有臭味，见于酸中毒或尿毒症。

5. 呼吸进行加快并有顽固性发绀，可见于 ARDS。

6. 端坐呼吸、咳粉红色泡沫痰、肺部干湿啰音，多为急性肺水肿。

（四）实验室检查

1. 血常规、尿常规。

2. 血肌酐、血糖。

3. 血气分析。

4. 毒理学分析。

（五）特殊检查

1. 胸部 X 线检查。

2. 心电图，必要时超声心动图检查。

3. 纤维支气管镜检查。

4. 胸部及头部 CT。

【治疗】

主要针对病因治疗，并酌情进行氧疗。

（占成业）

第七章 发　　绀

发绀(cyanosis)是指血液中还原血红蛋白增多,达到50g/L以上,致使皮肤、黏膜出现弥漫性青紫,但在重度贫血患者,如血红蛋白浓度<50g/L时,即使严重缺氧也不致引起发绀;相反,在红细胞增多的患者,如真性红细胞增多症,稍有缺氧即可出现发绀。广义的发绀还包括少数因异常血红蛋白(如高铁血红蛋白血症)所致青紫。

【病因】

(一) 各种疾病导致缺氧,血还原血红蛋白增高

1. 重症肺炎、大量胸水等胸肺疾病致呼吸功能不全,肺氧合不足。

2. 右→左分流的先天性心脏病分流量超过心排血量1/3。

3. 各种原因所致的呼吸衰竭。

(二) 周围循环障碍

1. 严重休克等微循环障碍。

2. 寒冷致小动脉剧烈收缩、动脉炎血管闭塞等。

3. 心包炎、肺心病右心衰等致体循环淤血。

(三) 异常血红蛋白增高

1. 亚硝酸盐、非那西丁、磺胺、硝基苯、伯胺喹啉等药物中毒产生高铁血红蛋白血症。

2. 先天性高铁血红蛋白血症。

3. 便秘者或服硫化物者肠内大量硫化氢形成,中毒时可发生硫化血红蛋白血症。

(四) 真性红细胞增多症

【诊断要点】

1. 病史:发绀何时开始,持续时间多长,何处最明显;有无化学药物接触史及心肺疾病;有无长期吸烟等。

2. 体检：发绀分布情况、严重程度、局部温度，有无杵状指（趾），有无心肺疾病的体征和循环衰竭的表现等。

3. 实验室及特殊检查：血、尿常规，胸片，肺功能，血气分析，超声心动图，右心导管或选择性心血管造影，血高铁血红蛋白、硫化血红蛋白测定，血抗核抗体、冷凝蛋白检查等。

4. 伴随症状：伴杵状指（趾），多见于先天性心脏病、支气管扩张等；急性发绀伴循环衰竭，多见于休克、急性中毒、心衰急性加重等；发绀伴呼吸困难，常见于ARDS、心衰、肺梗死、气胸等。

5. 发绀的类型：根据病因和发病机制可分为三大类。

（1）中心性发绀：发绀分布于周身皮肤黏膜，皮肤温暖。又可分两种：①肺性发绀：见于各种严重呼吸系统疾病，如呼吸道阻塞、肺实质及间质疾病、胸膜疾病及肺血管疾病（如原发性肺动脉高压）等。其发生机制是肺活量降低、肺泡通气减少、通气/血流比例失调及弥散功能障碍，使肺氧合作用不足。异常血红蛋白所致者也属于此类。②心性混血性发绀：见于有右→左分流的先天性心脏病如法洛四联症。其发生机制是静脉血未经肺氧合即经异常通道分流混入体循环动脉血中。

（2）周围性发绀：发绀见于肢体末梢与下垂部位（如肢端、耳垂、鼻尖），皮温低，经按摩、加温可消失。又可分两种：①淤血性发绀：见于右心衰竭、缩窄性心包炎、局部静脉病变（如上腔静脉综合征、血栓性静脉炎、下肢静脉曲张）等，发生机制是体循环淤血、周围血流缓慢，氧被过多摄取；②缺血性发绀：见于严重休克，或血栓闭塞性脉管炎、雷诺病、肢端发绀症、严重受寒等。前者为心排血量减少，有效循环血容量不足，周围血管收缩，组织血流灌注不足、缺氧；后者是肢体动脉阻塞或小动脉强烈痉挛收缩所致。

（3）混合性发绀：上述两类发绀并存，见于全心衰竭。

【鉴别诊断】

肾上腺皮质功能不全者皮肤黏膜色素沉着，长期吸烟者齿龈色素沉着等均应与发绀相区别。

【治疗】

1. 病因治疗。

2. 改善缺氧。

3. 高铁血红蛋白血症(肠原性青紫)可用亚甲蓝、维生素C静脉注射。

(占成业)

第八章　咯　　血

咯血(hemoptysis)指喉以及喉以下呼吸道或肺组织出血，并经口腔咳出，表现为痰中带血或咯鲜血，大多由呼吸系统和心血管系统疾病引起。咯血量的多少与病情的严重程度并不完全一致，但大咯血必须紧急处理，否则可以致命。

【病因】

咯血最常见的病因是呼吸系统疾病，在我国肺结核仍居首位，其次是支气管扩张、支气管肺癌等。心血管系统疾病亦为常见病因，如二尖瓣狭窄引起的肺淤血、肺水肿及肺栓塞等。

（一）支气管肺疾病

1. 肺结核：多见于青少年，常伴发热、盗汗、疲乏无力等结核中毒症状。浸润型肺结核多为小量咯血或痰中带血；空洞型肺结核极易引起大咯血，尤其是慢性纤维空洞型肺结核。胸片多见浸润阴影或空洞形成。痰结核菌阳性是诊断的可靠依据。

2. 支气管扩张症：多见于青壮年，幼年常有麻疹、百日咳或支气管肺炎史。以咳嗽和大量脓痰为主，间有少量咯血或血痰，也可以间断大量咯血为首发症状(干性支气管扩张症)。病程较长，但全身情况尚好。咳嗽、咳痰常与体位有关，晨起或卧床后咳嗽加剧，痰量增多，痰量多者可达数百毫升。痰液静置后可分为三层：上层为泡沫状黏液，中层为较清的浆液，下层为脓液及细胞碎屑沉渣。体检下肺有固定性湿啰音，伴杵状指(趾)。胸部X线典型表现为肺纹理增粗，呈蜂窝样或卷发样改变。CT或支气管造影可确诊。

3. 支气管肺癌：多见于长期吸烟的中老年人，早期为刺激性咳嗽，持续或间断咳血痰或小量咯血。胸片可见肺门附近或肺野团块状或圆形阴影。痰细胞学、纤支镜检查、支气管及肺病理组织活检可以确诊。

4. 肺脓肿：起病急骤，有寒战、高热、胸痛、气促等症状，咳大量臭味脓痰或脓血痰，大咯血少见。胸部X线检查可见大片浓密阴影和内壁光滑的空洞，常有液平。

5. 急性肺炎：大部分患者起病急骤，有寒战、高热、咳嗽、胸痛、咯血。咯血原因为肺实质处于高度充血状态，小血管通透性增加或发生破裂而致咯血。肺炎球菌肺炎者痰中带血多见，2～3天后转为铁锈色痰。革兰阴性杆菌肺炎痰液呈砖红色或棕红色胶冻样。金黄色葡萄球菌肺炎胸部X线典型表现为多发小脓腔或气囊肿改变。

6. 支气管创伤、异物等。

7. 肺栓塞和肺梗死：多因长期卧床或术后患者下肢深静脉血栓脱落引起。起病急骤，突发胸痛、呼吸困难和咯血。心电图典型改变为$S_IQ_{III}T_{III}$图形。核素灌注扫描可见缺损区，通气扫描正常。

8. 支气管结石：常见刺激性干咳，反复小量咯血。胸片有时可见钙化影。偶可咳出结石。

9. 特发性肺含铁血黄素沉着症：原因不明的反复咯血和继发性贫血。胸片呈弥漫斑点影和肺间质纤维化。痰中含铁血黄素巨噬细胞阳性。常需肺活检确诊。

10. 特发性咯血：经多种检查仍无确切原因，长期随访对健康无影响。需排除其他各种咯血病因。

（二）心血管病

1. 风湿性心脏病二尖瓣狭窄：可引起左心房衰竭，肺静脉及毛细血管内压力明显增高导致不同程度咯血。小量咯血见于肺淤血或肺毛细血管破裂；大咯血见于支气管黏膜下静脉破裂。体检发现心尖部舒张期震颤和隆隆样舒张期杂音。超声心动图有助于明确诊断。

2. 急性左心衰：多有高血压、冠心病、风湿性心脏病等病史。有胸闷、气短、咯粉红色泡沫痰等表现。查体可发现肺部干湿啰音、心尖部舒张期奔马律。利尿、强心、扩血管治疗有效。

（三）全身性疾病

1. 急性传染病：肺出血型钩端螺旋体病、肾综合征出血热等。

2. 风湿病

(1) 肺出血-肾炎综合征(goodpasture syndrome):原因未明的自身免疫疾病,反复咯血和进行性肾功能损害,预后恶劣,多死于肾功能衰竭(肾功衰)。血中可检出抗肾基底膜抗体,胃液和痰中可找到含铁血黄素巨噬细胞。X线胸片呈弥漫性结节或斑片影。

(2) 系统性红斑狼疮、多发性结节性动脉炎等:多伴有发热、皮肤损害,血清免疫学检查多有异常。

3. 血小板减少性紫癜、白血病、血友病或尿毒症等凝血机制障碍性疾病:除咯血外尚有呼吸道以外的出血倾向,如血小板减少性紫癜以皮肤、黏膜出血为主,特别是下肢出血多见;白血病常有齿龈出血、鼻出血、皮肤出血点;血友病患者轻微外伤即可引起持久而严重的出血。病史及血液、骨髓检查,或尿常规、肾功能检查等可确诊。

4. 子宫内膜异位症:咯血与月经周期有关,多发生于女性月经前后。

【诊断】

(一) 病史特点

注意有无肺结核病史、反复咯脓血痰史、心脏病病史等。中老年吸烟男性血痰应警惕支气管肺癌;青少年咯血应注意结核病等。

(二) 依咯血量判断病情和病因

支气管肺癌多为血痰或小量咯血(<100ml/d);肺结核、支气管扩张、二尖瓣狭窄多为中等量咯血(100~300ml/d);大咯血多为支气管动静脉出血(>300ml/d),常见于肺结核空洞、支气管扩张、风湿性心脏病伴重度二尖瓣狭窄等。

(三) 伴随症状和体征

伴发热者多为结核、肺炎、肺脓肿等感染性疾病;伴急性胸痛者多见肺炎、肺梗死,慢性胸痛多见于支气管肺癌等;伴杵状指(趾)可见于支气管肺癌、支气管扩张等。

(四) 特殊检查

1. 胸部X线检查:多数肺疾病常规胸片可发现病变,必要时可行断层摄影。胸肺CT有助于鉴别诊断。

2. 病原学检查:痰培养可检出致病菌。

3. 细胞学检查：对诊断支气管肺癌有重要帮助。

4. 纤支镜检查：可确定出血部位及咯血病因。严重心肺功能损害、大咯血时不宜进行此项检查。

4. 肺血管造影检查：肺动脉造影或选择性支气管动脉造影可明确出血部位，后者还可进行栓塞止血治疗。

5. 其他：心电图、肺核素扫描、MRI 等。

【鉴别诊断】

1. 呕血：为上消化道出血经口吐出，常有上腹不适、恶心症状。吐出物常为暗红血块或咖啡渣液，混有食物残渣，pH 呈酸性。多伴有黑便。有消化性溃疡、肝硬化病史或出血性胃炎病史等。咯血多见于肺结核、支气管扩张、支气管肺癌、风湿性心脏病二尖瓣狭窄等疾病，有胸闷、咽痒等。咯出血液多为鲜红色，混有泡沫痰液，pH 呈碱性，数日后仍痰中带血。

2. 鼻咽口腔出血：口咽鼻腔检查多可发现出血灶。

【治疗】

（一）痰中带血或小量咯血

对症治疗为主。休息，镇静，必要时应用止咳剂（如喷托维林等）和常规止血剂。尽快查明病因，并针对病因治疗。

（二）中量或大咯血

1. 基本治疗：卧床休息，酌情补液，大咯血应及时输血；消除紧张情绪，防治感染及病因治疗等。

2. 药物

（1）垂体后叶素（pituitrin）：可收缩肺小动脉，降低肺静脉压而止血。一般以 10U 溶于 20～30ml 生理盐水，缓慢静注，而后以 10～20U 加入 5% 葡萄糖液 500ml 静脉滴注。高血压、冠心病、孕妇忌用。

（2）其他止血药：如氨甲苯酸（止血芳酸，PAMBA），氨甲环酸（止血环酸，EACA），酚磺乙酸（止血敏，dicynone），卡巴克络（安络血，andrenosen），维生素 K 等均可常规应用。

3. 纤支镜止血：由纤支镜注入止血剂如肾上腺素冷盐水、凝血酶原或纤维蛋白原等。因纤支镜管腔较细不宜用于大咯血止血。

4. 支气管动脉栓塞:大咯血多来自支气管动脉或其分支破裂。此法对不宜手术而保守治疗无效的致命性大咯血有重要意义。先行选择性支气管动脉造影,明确出血部位,注入明胶海绵等栓塞剂。注意防止脊髓损伤。

5. 急诊外科手术:仅用于内科综合治疗无效或有窒息危险的病例,如咯血量>600ml/d,反复咯血且一次咯血量>200ml,曾有咯血窒息史等。对晚期肺癌、非肺疾病性出血、严重肺功能不全者以及无法明确出血部位时,不宜手术。

(三)咯血窒息的防治

1. 咯血窒息原因:常见于出血量过大而来不及咳出;年老、衰弱或应用镇静剂后无力咳嗽或咳嗽反射差而无法咳出;极度紧张致喉痉挛;毁损肺及心肺功能极差者。

2. 临床表现:咯血窒息前感胸闷、气憋显著加重,唇甲发绀,面色苍白,冷汗淋漓,极度烦躁不安,甚至濒死感,随即呼吸浅促或停止。

3. 咯血窒息的救治:关键在于疏通呼吸道,维持肺功能。应立即体位引流,可取头低脚高45°俯卧位,迅速排出积血;用较粗有侧孔的鼻导管插入气道,边进边吸,尽量深达隆突;尽快用硬质镜气管插管,有利吸引和给氧。呼吸停止时应用呼吸兴奋剂和人工呼吸。必要时可行双腔气管插管,将健侧血吸净后,于健侧行机械通气。

(占成业)

第九章　胸　　痛

胸痛(chest pain)是常见急诊症状之一,胸痛的部位、性质、程度有时确能反映出疾病的特征,如典型 AMI,但有时与病情并不完全成正相关。胸痛病因繁多,机制各不相同,有的胸痛发生后不久即可猝死,应特别重视进行鉴别。

【病因】

胸痛病因有以下几大类。

（一）胸腔内器官缺血、缺氧

如急性冠脉综合征(ACS)、肺梗死、严重低血压、严重主动脉瓣狭窄、严重主动脉瓣关闭不全、严重二尖瓣狭窄,或严重肥厚梗阻型心肌病,心肌炎等。严重者可在剧烈胸痛中猝死,是本症病因中最重要的一类。

（二）炎性病变

1. 胸壁炎症

(1) 感染性皮炎、带状疱疹、蜂窝织炎、流行性胸痛、骨髓炎等。

(2) 无菌性肋间神经痛、肋骨软骨炎。

2. 胸腔内炎症:胸膜炎、脓胸、肺炎、心包炎、食管炎、突发自发性气胸。

3、腹腔内炎症:膈下脓肿、高位肝脓肿。

（三）胸腔内占位性病变

纵隔良性囊肿,纵隔肿瘤、肺肿瘤、食管癌、主动脉夹层等。

（四）物理、化学因素刺激

冬季寒冷空气吸入刺激气管炎症部位,有胸骨后疼痛。吸入化学刺激性气体和腐蚀性气体,使气管黏膜受损、反流性食管炎等,均可引起胸骨后疼痛。

（五）自主神经功能失调

如过度换气综合征、贲门痉挛、心脏神经官能症。

（六）其他

皮肌炎、硬皮病、急性粒细胞性白血病等。

【诊断与鉴别】

（一）病史

1. 起病缓急，过去有无类似胸痛史。

2. 胸痛时有无固定伴随症状，如发热、咳嗽、咳痰、咯血、呼吸困难、吞咽困难、恶心、呕吐等。

3. 如何能使胸痛缓解，休息、体位变化、药物等。

4. 有无外伤史。

5. 有无进行性消瘦。

（二）临床表现

1. 胸痛时表情，难以忍受或尚能忍受，有无面色苍白、出汗。

2. 胸痛部位、性质，有无放射，持续时间。

3. 胸痛部位有无皮肤损害，有无红、肿、发热等。

4. 胸痛部位有无压痛。

5. 含服硝酸酯类药物可否缓解，止痛药可否止痛。

6. 血压、呼吸、心率、心律是否正常，心脏有无杂音，肺有无啰音，肺部呼吸音是否正常。

（三）实验室检查

1. 血常规：有无贫血、有无白细胞及中性粒细胞升高，特别注意有无原始粒细胞出现。

2. 血清 ALP、LDH、CPK、肌红蛋白、肌钙蛋白有无升高。

（四）特殊检查

1. X 线检查：对绝大部分胸、肺疾患可以确认，如肺炎、胸膜炎、心包炎、气胸、肺肿瘤；心影大小、形状有助心包、心肌疾病诊断；有无肋骨骨折。必要时加作 CT 或 MRI 检查，准确率更高。

2. 心电图检查：除了解心率、心律外，有无心肌缺血和心肌梗死改变。

3. 腹部B超:有无膈下游离气体及肝脓肿、肝内占位性病变、胆囊、胆道结石等。

【几种急诊常见严重胸痛的疾病】

急性冠脉综合征、急性心包炎、肋间神经痛、肋骨软肋炎、主动脉夹层、急性肺梗死、胸膜炎、自发性气胸、大叶性肺炎、严重主动脉瓣狭窄或关闭不全、急性白血病、心脏神经官能症等。

(李树生)

第十章 心　悸

心悸(palpitation)是指患者自感心跳过快、过缓、过强或不齐或有停跳感等致的心前不适。病因包括生理性和病理性原因两种。

【病因与发病机制】

凡心脏搏动增强、心动过速、心排血量增加,或心律不齐,时快时慢,时强时弱均可引起心悸。

(一) 生理性原因

1. 心搏增强增快:多在活动量增大、精神过度紧张时,也可见于吸烟量多,饮用浓茶、浓咖啡或饮酒后或使用某些药物如咖啡因、麻黄碱、氨茶碱、肾上腺素、阿托品、甲状腺素后。且与个体敏感性有关。

2. 心动过缓:迷走神经张力过高者,或服用减慢心率药物后。

(二) 病理性原因

1. 各种心脏疾病:常见于风心病、高心病、冠心病、心肌炎、心肌病等,特别在心衰时。

2. 引起心输出量增加的其他病变:贫血、高热、心率增快为代偿性,甲状腺功能亢进(甲亢)为基础代谢率增高,耗氧增加致心率增快心搏增强。

3. 心律失常:心动过缓、心律失常。

4. 心脏神经官能症:多因自主神经功能失调,心血管功能紊乱引起。

【临床表现】

单纯心悸而无其他不适症状者极少见,心悸只是疾病的主要临床表现之一,往往伴有其他 1 ~ 2 个以上症状同时出现。

1. 心悸伴胸痛:可见于冠心病、心包炎、心肌炎。

2. 心悸伴发热：可见于风湿热、甲亢、结核病、心包炎、心肌炎、感染性心内膜炎及其他发热性疾病。

3. 心悸伴昏厥、抽搐：可见于房室传导阻滞（高度、三度）、严重病态窦房结综合征、阵发性室性心动过速或短阵心室颤动等。

4. 心悸伴呼吸困难：可见于 AMI、心包炎、心肌炎、心力衰竭、重度贫血、气胸等。

【治疗】

将病因治疗与对症治疗相结合进行。

对心脏神经官能症患者特别要重视将对症治疗与心理治疗相结合。

（李树生）

第十一章 急性腹痛

急性腹痛(acute abdominalgia)具有起病急、病情重和变化快的特点,又称急腹症。是临床常见的急诊症状。

【病因】

(一)腹部脏器疾病

1. 急性炎症:如急性阑尾炎、急性胆囊炎、急性胰腺炎、急性出血坏死性肠炎、急性肠系膜淋巴结炎、急性盆腔炎等。

2. 急性穿孔:如胃、十二指肠穿孔、胆囊穿孔、肠穿孔及外伤性胃肠破裂、膀胱破裂等。

3. 急性管腔梗阻:急性肠梗阻、幽门梗阻、疝、胆道结石、胆道蛔虫、肾与输尿管结石等。

4. 破裂出血:自发性或外伤性肝破裂、脾破裂、腹部动脉破裂及卵巢破裂、异位妊娠破裂或动脉瘤、肝癌破裂等。

5. 急性脏器缺血:包括各种脏器的绞窄性病变和血管栓塞性病变两种。如胃肠扭转、脾扭转,肠系膜血管栓塞、缺血性肠炎、脾梗死等。

6. 其他疾病:如溃疡病活动期、急性胃扩张、急性胃肠炎、痛经等。

(二)腹外脏器疾病

1. 胸部疾病:如急性心肌梗死、心绞痛、急性心包炎,下叶肺炎、胸膜炎,急性食管炎等。

2. 中毒及代谢疾病:糖尿病酮症酸中毒、慢性铅中毒、汞中毒、尿毒症、低钙血症等。

3. 变态反应及结缔组织病:腹型过敏性紫癜、系统性红斑狼疮等。

4. 急性溶血。

5. 神经性疾病:腹型癫痫、神经官能性腹痛。

【临床特点】

1. 急性炎症:一般起病缓慢,腹痛为持续性、且位置固定,局部有腹膜刺激征、并随病变的加重范围逐渐扩大,白细胞计数和中性粒细胞增多,可有体温升高。

2. 急性穿孔:一般发病突然、腹痛剧烈、腹膜炎症可迅速累及全腹,腹膜刺激征明显且范围广泛。腹腔可有游离气体和渗液。

3. 急性管腔梗阻:发病急,腹痛剧烈、阵发性,一般无腹膜刺激征,仅局部压痛或叩击痛。由于梗阻器官不同,肠梗阻可伴随肠蠕动亢进,胆道梗阻可伴黄疸,尿路梗阻可伴血尿。

4. 破裂出血:有外伤史或起病突然,腹痛持续,有广泛的腹膜刺激征和腹腔积液征象,常有急性贫血和失血性休克表现,腹穿可抽出不凝血。腹膜后脏器的破裂出血一般没有明显腹膜刺激征和腹腔积液。

5. 急性脏器缺血:一般起病急骤、腹痛剧烈、为持续性阵发性加重,早期无腹膜刺激征,晚期可因血性渗液或穿孔而出现腹膜炎体征。

6. 其他:一般腹部体征不明显或伴随有其他非腹内脏器病变相应的临床表现。

【诊断及鉴别诊断】

(一) 病史

1. 详细询问患者有无类似发作史、有否外伤及手术史,注意患者年龄、性别及婚姻状况。外伤后应考虑脏器有否破裂、出血;有腹部手术史者应考虑是否发生粘连性肠梗阻;小儿多见肠套叠、疝、肠蛔虫症等;老年人肠梗阻需考虑粪块堵塞、肠道肿瘤;女性下腹痛则要考虑卵巢囊肿蒂扭转、宫外孕破裂、盆腔炎等。

2. 腹痛部位:自觉疼痛部位、固定压痛点和腹肌紧张区三者相符而又最显著的部位相当于病变脏器所在。自觉疼痛部位无固定压痛及腹肌紧张者应考虑内科疾患和腹外疾病。

3. 腹痛的进程、性质和程度:阵发性绞痛常提示空腔脏器痉挛、结石或梗阻,如胆绞痛、肾绞痛、肠绞痛,往往症状重、体征轻。如果伴发炎症则腹痛为持续性;一般炎症性腹痛起病缓慢,而脏器穿孔、破裂则起病急,腹痛剧烈、持续。

4. 腹痛的伴随症状:①发热:先发热、后出现腹痛者应先考虑内科疾病,如肺炎等。反之应考虑腹腔内炎症病变。②呕吐:腹痛起病时的呕吐多为急性胃炎或反射性;如呕吐发生在阵发性腹痛最剧烈时,提示胃肠、胆道或尿路有梗阻;发生于晚期的呕吐,多见于腹膜炎、胃扩张、肠麻痹。③排便:伴腹泻者,常见于肠炎、偶见于阑尾炎;阵发性腹痛伴黏液血便,尤其是小儿,应考虑肠套叠;持续性腹痛伴血样便应考虑肠绞窄、出血坏死性肠炎、肠系膜动脉栓塞;阵发性腹痛而不排便,多为肠梗阻。④腹痛伴血尿:多为泌尿系统疾病。⑤腹痛伴休克:应注意内出血,化脓性胆管炎、胰腺炎、空腔脏器的绞窄坏死、急性心肌梗死等。⑥腹痛伴肿块:应考虑炎症性包块、肿瘤、肠套叠、肠扭转、卵巢囊肿蒂扭转等。⑦腹痛而常需改变体位、喜按者多为内科疾病所致,如肠道或胆道蛔虫。

(二) 体征

1. 一般情况:表情痛苦、蜷曲体位者常提示腹膜刺激;辗转不安者提示泌尿系统结石绞痛发作;面色苍白、心率快、血压下降多提示内出血、或其他原因导致的休克如大面积心梗;黄疸提示胆道疾患。

2. 腹部体征:①有腹膜刺激征者多为腹内脏器的炎症、穿孔、破裂出血、缺血坏死;②腹软无固定压痛点者多为黏膜病变,如胃肠炎等;③压痛、反跳痛、腹肌紧张最明显的部位为病变部位;④老年反应迟钝、腹部体征可能不明显,幼儿腹肌紧张不如成人明显。

3. 直肠指诊:应常规进行。子宫软、子宫直肠陷凹有触痛及不规则包块,可能为宫外孕破裂;直肠内肿物、指套有血,多为癌肿。

4. 腹腔穿刺:抽出不凝血表示腹腔内出血,常见于脾破裂、肝破裂、宫外孕等;抽出脓液为腹腔感染;疑有宫外孕破裂者,可作阴道后穹隆穿刺。对于肠胀气的患者不宜做腹穿。

（三）实验室检查

血红蛋白及血细胞比容逐渐下降提示内出血。白细胞计数及分类可了解感染情况。尿路损伤及结石时尿内有红细胞。

（四）特殊检查

X线检查、B超检查等可提示结石、穿孔、梗阻、腹腔积液等征象。心电图可确诊心肌梗死。

【治疗】

1. 病因治疗：明确诊断的患者，根据病情选择相应的非手术治疗或手术治疗。对于诊断困难的病例，需判断疾病类型：是腹内还是腹外型，是炎症性还是梗阻性，是否需要手术探查。积极行诊断性治疗，密切观察病情变化，并根据进一步的检查结果及病情的演变决定治疗方案及明确诊断。

2. 建立静脉通道。密切观察病情变化。

3. 对症治疗：对于腹痛剧烈，诊断明确者，在不影响观察治疗的情况下可给予镇痛药；对于有水电解质丢失者，适当补充水电解质；有休克者，抗休克治疗。

（胡　岿）

第十二章　恶心与呕吐

恶心是一种可以引起呕吐冲动的胃内不适感，并伴有迷走神经兴奋的症状，如皮肤苍白、流涎、出汗、血压降低及心动过缓等。呕吐是通过胃强力收缩迫使胃内容物(可含小肠内容物)经口排出的病理生理反射。从某种意义上说呕吐是机体的一种保护性作用，它可把对机体有害的物质排出体外，但频繁和剧烈的呕吐，可引起失水、电解质酸碱平衡紊乱和营养障碍。

【常见病因和临床特点】

(一) 中枢性呕吐

1. 颅内压增高：严重脑外伤、脑血管意外、水肿、颅内占位病变、颅内感染等，均可引起脑水肿导致颅内压增高而发生呕吐。呕吐呈喷射性，多不伴有恶心、但伴有剧烈头痛及不同程度的意识障碍。

2. 化学感受器触发区受刺激：这种呕吐常伴有明显的恶心。此见于代谢障碍如酮症酸中毒、代谢性酸中毒、低血钠、低血氯、尿毒症等。内分泌系统疾病，如甲状腺危象、肾上腺危象、早期妊娠。药物作用于此区亦可产生恶心、呕吐。

3. 脑血管运动障碍：如偏头痛可发生严重的恶心、呕吐。

4. 第Ⅷ对脑神经疾病：如梅尼埃病、迷路炎、晕车、晕船等，多伴有眩晕，呕吐较重，亦可为喷射性。小脑后下动脉血栓形成，基底动脉供血不全若累及前庭神经核时，均可发生眩晕及呕吐。

5. 神经性呕吐：其特点为病程较久，多见于青年女性，反复发作，饭后发生多次小量呕吐，呕吐物为食物，常不伴有恶心，呕吐不费力，多有神经官能症症状，呕吐的发生或加重与精神及情绪因素有关。

（二）反射性呕吐

1. 腹部器官疾病

(1) 胃及十二指肠疾病：急性胃炎可引起明显的恶心、呕吐，同时有上腹痛或不适，呕吐后腹痛可缓解。如同时有腹泻则称为急性胃肠炎。慢性胃炎恶心多见，虽可有呕吐但不严重。幽门梗阻时，呕吐重，呕吐物量大，有隔夜食物及酸臭味，不混有胆汁。

(2) 肠道疾病：急性肠炎、急性阑尾炎，皆可引起轻度的恶心、呕吐，急性阑尾炎最早症状为上腹痛、恶心、呕吐，很易与急性胃炎相混。小肠梗阻可发生严重恶心、呕吐，若梗阻的部位在小肠上部，呕吐发生早而且呕吐物量大并混有胆汁。梗阻在小肠下部，因部分肠内容物已在小肠上端吸收，故呕吐物量小但可有粪臭。

(3) 胆道疾病：急慢性胆囊炎、胆石症，皆可引起恶心、呕吐，有明显的右上腹痛，并可发生黄疸、畏寒、发热。

(4) 肝脏疾病：肝炎、肝硬化患者，恶心、呕吐较顽固，同时可伴有黄疸。

(5) 胰腺疾病：急性胰腺炎时，可发生严重的恶心、呕吐，同时有严重上腹痛，可有发热、黄疸及休克现象。

(6) 腹膜疾病：急性腹膜炎时，可出现严重的恶心、呕吐，并有全腹痛。

(7) 尿路结石：肾绞痛发作时，可有恶心、呕吐。

(8) 妇科疾病：宫外孕破裂、卵巢囊肿蒂扭转，可发生恶心、呕吐，但主要为腹痛。

2. 胸部器官疾病：如急性下壁心肌梗死和右心功能不全可引起恶心、呕吐，且有时较顽固。

3. 头部器官疾病：如闭角型青光眼，由于眼压突然升高，经三叉神经的反射作用引起恶心，呕吐。

【伴随症状及意义】

1. 伴腹泻者多见于急性胃肠炎或细菌性食物中毒、霍乱、副霍乱和各种原因的急性中毒。

2. 呕吐大量隔宿食物，且常在晚间发生，提示有幽门梗阻、胃潴留或十二指肠淤滞。

3. 呕吐物多且有粪臭者可见于肠梗阻。

4. 伴右上腹痛及发热、寒战或者黄疸者应考虑胆囊炎或胆石症。

5. 呕吐后上腹痛缓解常见于溃疡病。

6. 伴头痛及喷射性呕吐者常见于颅内高压症或青光眼。

7. 伴眩晕、眼球震颤者,见于前庭器官疾病。

8. 正在应用某些药物如抗菌药物与抗癌药物等,则呕吐可能与药物副作用有关。

9. 已婚育龄妇女伴停经,且呕吐在早晨者应注意早孕。

10. 有肾功能不全、糖尿病、电解质紊乱、甲状腺功能亢进等病史,呕吐伴有明显的恶心者,应考虑尿毒症、酮症酸中毒、低钠、低氯、甲亢危象。

(周代星)

第十三章 急性腹泻

肠黏膜的分泌增多与吸收障碍、肠蠕动过快,引起排便次数增加、粪便稀薄、含有异常成分者,称为腹泻。病程在 2 个月以内者为急性腹泻。

【病因】

1. 肠道感染(病毒、细菌、真菌、寄生虫感染)。

2. 食物中毒(细菌性、生物性、化学性)。

3. 急性全身性感染[急性病毒性肝炎、伤寒、败血症(Sepsis)等]。

4. 变态反应性胃肠病(如变态反应性肠炎、过敏性紫癜)。

5. 药物毒副作用。

6. 消化不良。

7. 内分泌疾病(如甲状腺功能亢进、肾上腺功能减退危象等)。

【发生机制】

1. 肠黏膜分泌增多:感染或中毒时细菌及毒素作用于肠黏膜上皮细胞,使其分泌增多。

2. 肠腔内渗透压升高:高渗饮食或药物快速进入肠道,致肠内渗透压增加,阻碍肠内水分与电解质的吸收。

3. 肠吸收不良:肠管大部切除或吸收不良综合征等导致肠吸收面积减少或黏膜吸收障碍。

4. 肠蠕动过快:肠蠕动增强致肠内食糜停留时间短,未被充分吸收,主要见于肠炎、变态反应性疾病。

【伴随症状】

1. 伴腹痛:如腹痛位于脐周,排便后不缓解,则多为小肠病变。如位于下腹,排便后缓解,则以结肠病变居多。如伴有里急后重,则病变多在乙状结肠下端或直肠。

2. 伴呕吐：多见于急性胃肠炎、急性肝炎、食物中毒等。

3. 伴发热者：多见于急性细菌性痢疾、伤寒、副伤寒、病毒性肠炎、急性血吸虫病等。

4. 伴荨麻疹：见于腹型荨麻疹。

5. 伴重度脱水：见于霍乱及细菌性食物中毒。

6. 伴皮下出血：见于脓毒症、伤寒或副伤寒、过敏性紫癜等。

（周代星）

第十四章 黄 疸

黄疸(jaundice)指胆红素在血中积聚而引起巩膜及皮肤黄染。

黄疸按其病因,分为溶血性黄疸(hematogenous jaundice)、肝细胞性黄疸(hepatocellular jaundice)、胆汁淤积性黄疸(cholestasis jaundice)、先天性非溶血性黄疸(congenital nonhemolytic jaundice),其中以肝细胞性黄疸及胆汁淤积性黄疸常见。

【诊断】

(一)病史

1. 起病的缓急。
2. 症状是否为进行性加重或减轻。
3. 有无皮肤瘙痒、出血点、皮疹。
4. 有无乏力、恶心、呕吐、食欲不振。
5. 有无畏寒、发热。
6. 有无腹痛,并注意腹痛的性质、严重程度及有无放射痛。
7. 尿及粪便的颜色有无改变。
8. 有无贫血的症状。
9. 以往有无类似发作史、肝炎史、服药史、输血史及家族史。

(二)体格检查

除全面体格检查外,应特别注意以下几项。

1. 巩膜及皮肤的颜色,包括黄疸的严重程度,有无贫血体征、皮疹、出血点、有无搔抓痕迹等。
2. 有无蜘蛛痣、肝掌。
3. 腹部有无压痛、肌紧张、反跳痛。
4. 有无 Murphy 征,胆囊是否可以触到。
5. 肝脾是否肿大,肝脾大小、质地、表面是否光滑。
6. 有无腹水征。

（三）辅助检查

1. 一般肝功能检查(表 2-14-1)

表 2-14-1　三种黄疸实验室检查的鉴别

检查项目	溶血性	肝细胞性	梗阻性
间接胆红素	增加	增加	增加
直接胆红素	正常	增加	增加
总胆红素(直接胆红素)	<15%	>30%	>50%
尿胆红素	(-)	(+)	(+)
转氨酶	增加	轻度增加	减少或消失
转肽酶	正常	明显增高	可增高
碱性磷酸酶	正常	增高明显	增高
凝血酶原时间	正常	延长	延长
对维生素 K 反应	(-)	差	好
胆固醇	正常	轻度增加或降低	明显增加
血浆蛋白	正常	白蛋白降低,球蛋白增加	正常

2. 有关病因诊断的检查

(1) 检查溶血性黄疸常用的化验:红细胞形态、破碎红细胞比例、网状细胞计数、血红蛋白尿、G6PD 测定、血红蛋白电泳等。

(2) 检查肝细胞性黄疸常用的化验:病毒性肝炎病毒的抗原抗体测定。

(3) 检查肝癌常用的化验:血清 α-FP、AFU、γ-GT Ⅱ,MXR7 基因测定等。

(4) 检查原发性胆汁性肝硬化的化验:血清抗线粒体抗体。

3. X 线和腔镜检查:胃镜或食管、胃肠道钡剂造影对于发现有无胃底及食管静脉曲张可助诊断肝硬化。X 线检查显示十二指肠肠曲扩大，提示胰头癌可能。经内镜逆行胰胆管造影(endoscopic retrograde cholangio-pancreatography，ERCP)、胆囊造影、经皮经肝穿刺造影也有助于明确病因。

4. 超声波检查：对黄疸病因的诊断是一种简便而易行的方法，特别对于梗阻性黄疸，可判断肝内有无占位病变，有无囊性病变，胆管、胰腺有无异常。

5. 计算机断层摄影(CT)：对黄疸的诊断亦很有帮助，与超声波检查有相互补充的作用。

6. 放射性核素检查：对诊断肝内占位病变、肝脏的大小、上腹部肿物的鉴别皆有帮助。

7. 病理检查：肝穿刺组织细胞学检查对肝实质病变的诊断有帮助，腹腔镜检查，特别对肝外梗阻性黄疸有诊断价值。

【鉴别诊断】

(一) 溶血性黄疸

1. 药物性溶血：常见引起溶血的药物有：安基比林、非那西汀、磺胺药、伯氨喹啉、奎宁等。有口服上述药物史，服药后产生急性或慢性溶血的症状：贫血、黄疸、脾大、血网状红细胞增高。急性大量溶血时，有血红蛋白尿。

2. 各种严重感染：如伤寒、副伤寒、沙门菌感染、链球菌和葡萄球菌感染、大叶肺炎、败血症等，均可引起溶血性黄疸，鉴别可依靠各种原发病的诊断。

3. 疟疾：患者来自疟疾流行区、有周期性(48 小时或 72 小时)，发作性寒战、高热及出大汗，脾大，血涂片找到疟原虫。

4. 遗传性球形细胞增多症：有贫血、黄疸和脾大。鉴别可依靠显微镜下可见红细胞呈球形、红细胞脆性试验呈脆性增高，但抗人球蛋白试验(coombs test)阴性。

5. HELLP 综合征：HELLP 综合征以溶血(hemolysis，H)、肝酶升高(elevated liver enzymes，EL)和血小板减少(low platelets，LP)为特点，是妊娠期高血压疾病的严重并发症，患病孕妇死亡率达到 35%。确诊主要依靠实验室检查。溶血、肝酶升高、低血小板 3 项指标全部达到标准为完全性，其中任 1 项或 2 项异常，未全部达到上述标准的称为部分性 HELLP 综合征。

其他尚须和蚕豆病、免疫性溶血性贫血、输入异型血、新生儿溶血性黄疸等鉴别。

（二）肝细胞性黄疸

1. 病毒性肝炎：有接触史，伴随明显乏力，消化道症状：厌食，恶心、呕吐、食后上腹部饱胀，黄疸，肝大伴压痛，脾大，肝功能明显异常，肝炎病毒标记物（指病毒的特异性抗原和核酸）阳性。必要时可作肝活检，有肝炎病理变化。

2. 药物性肝炎：有应用损害肝脏的药物如雷米封、利福平、他巴唑、甲睾酮、辛可芬、咪康唑和酮康唑等病史、口服上述药物后出现肝炎表现。

3. 酒精性肝炎：有长期酗酒史。禁酒后，肝病症状和肝功能常迅速恢复。肝活检：近中心静脉区可发生肝细胞坏死及纤维组织增生。并有酒精性玻璃样小体（Mallory 小体）。

4. 血吸虫病：来自血吸虫病流行区，并有与疫水接触史。急性血性吸虫病有发热、全身中毒症状、荨麻疹、腹泻、痢疾样便、脾大、血嗜酸粒细胞明显增多。晚期血吸虫病可表现肝硬化、巨脾、腹水等。大便毛蚴孵化阳性，直肠或乙状结肠黏膜压片有血吸虫卵，特异性血清学反应阳性。

5. 妊娠急性脂肪肝：临床表现类似急性重型肝炎，有严重恶心、呕吐、重度黄疸，齿龈、皮肤和消化道出血，嗜睡及昏迷等。本病特点：①发生于妊娠晚期；②病初可有急性上腹痛，血清和尿淀粉酶增高，类似急性胰腺炎；③血清直接胆红素升高，但尿胆红素阴性；④超声波检查可见明显脂肪肝。部分患者发病前有静脉点滴大剂量四环素史。

此外，尚需和感染中毒性肝炎、传染性单核细胞增多症、巨细胞病毒（CMV）肝炎、华支睾吸虫病、狼疮性肝炎鉴别。

（三）梗阻性黄疸

临床表现为梗阻性黄疸时，应进一步鉴别为肝内梗阻性黄疸还是肝外梗阻性黄疸。二者的鉴别，最重要是作 B 超检测，如有肝内、外胆管扩张，则为肝外梗阻性黄疸，否则为肝内梗阻性黄疸。

1. 肝内梗阻性黄疸的常见病因

(1) 淤胆型肝炎:常由肝炎病毒、药物和酒精中毒引起。其特点是黄疸可以较重,但自觉症状较轻,肝功能损害较轻,凝血酶原活动度常在正常范围。肝炎病毒引起者,检测血清肝炎标记物阳性。药物引起者,常有应用损害肝脏的药物史。酒精中毒所致者,可有长期酗酒史。

(2) 原发性胆汁性肝硬化:多见于女性。呈慢性梗阻性黄疸,黄疸时轻时重,但病情趋势呈进行性加重。肝脏及脾脏肿大,有肝硬化表现:门脉高压症、腹水等。可同时伴有其他自身免疫性疾病如干燥综合征、原发性非特异性溃疡性结肠炎。血清抗线粒体抗体阳性。肝活检,组织有胆汁性肝硬化。

(3) 原发性胆汁性胆管炎:多见于男性。呈慢性梗阻性黄疸。作逆行胰胆管造影(ERCP),可见胆管变细、扩张、扭曲和变形等。对皮质激素治疗有较好效果。

2. 肝外梗阻性黄疸:引起这类黄疸的常见疾病如下:

(1) 胰头癌:多见于中、老年人。黄疸呈无痛性,进行性加重。B超除有肝内、外胆管扩张及胆囊肿大等肝外胆管梗阻的表现外,可见胰头增大。X线上消化道钡餐造影:有十二指肠曲扩大,并有十二指肠受压现象。ERCP检查:可有胰头癌表现。

(2) 乏特壶腹(肝胰壶腹)癌:临床表现与胰头癌相似,但大便潜血常阳性。X线上消化道钡餐造影:十二指肠呈“倒3”形,ERCP检查:乏特壶腹部有肿物。

(3) 胆石症:有发作性胆绞痛史。发作时,有右上腹部剧烈绞痛,黄疸、肝功能异常。并发胆管炎时,有寒战、高热。临床易和病毒性肝炎混淆。但胆石症发作停止后,黄疸及肝功能常迅速恢复。B型超声波可见胆管内有结石。

此外,尚需和肝门部位和胆管旁肿物及肿大的淋巴结(癌瘤和结核)压迫胆管引起的梗阻性黄疸、胆总管和肝总管癌、化脓性胆管炎、先天性胆管闭锁、总胆管囊肿等鉴别。

(房明浩)

第十五章 腰 痛

腰痛(osphyalgia)是指各种原因引起的腰部疼痛,涉及下腰部、腰骶、骶髂及臀部,因病因不同而有钝痛、刺痛、牵拉痛、放射痛等。

【病因】

腰痛病因繁多,创伤、炎症、肿瘤和先天性疾患均可包括在内。

(一) 创伤

1. 腰部软组织损伤:腰扭伤、腰肌劳损、腰背筋膜脂肪疝、棘上、棘间韧带损伤、腰3横突综合征、臀上皮神经炎等。

2. 脊柱损伤:骨折和(或)脱位、椎弓崩裂、脊椎滑脱、椎间盘突出。

3. 椎管:陈旧性骨折、脱位、畸形;硬脊膜囊肿。

4. 内脏损伤:肾挫伤、胰腺损伤。

(二) 炎症

1. 腰部软组织炎:纤维织炎、筋膜炎。

2. 脊柱炎症:结核、骨髓炎、强直性脊柱炎、类风湿关节炎。

3. 椎管炎症:蛛网膜炎、神经根炎、硬膜外感染、脊髓炎。

4. 内脏炎症:消化性溃疡(后壁穿透性溃疡)、胰腺炎、肾炎、肾盂肾炎、盆腔炎、上尿路结石并感染。

(三) 肿瘤及类肿瘤

1. 腰部脂肪瘤、纤维瘤、血管瘤等。

2. 脊柱及脊髓血管瘤、转移性肿瘤、嗜伊红肉芽肿、骨巨细胞瘤、脊索瘤、脊髓及神经根肿瘤。

3. 内脏肿瘤:肾肿瘤、胰腺癌、盆腔肿瘤及腹膜后肿瘤等。

【诊断】 根据病史、症状、体征及检查可作出相应诊断。针对相关疾病的特殊及特异性检查有助于准确诊断。依据病变脏器选择有关检查。

1. 内脏有关:行有关脏器功能的各项检查及内脏B超、CT或MRI等。

2. 脊柱系统:行X线检查、神经肌电图、CT、MRI或ECT等。

【鉴别诊断】

1. 非腰部脏器方面的病变所至腰痛的鉴别。

2. 全身性疾病合并腰部病变时的鉴别。

3. 转移性肿瘤原发病变的诊断。

4. 腰部脏器病变的专一性诊断及鉴别。

(郑国寿)

第十六章　便　　血

血液从肛门排出，称为便血。可表现为大便带血，或全为血便，色鲜红、暗红或黑色。

【病因】

1. 肛门及直肠疾病：痔、肛裂、直肠息肉、直肠癌、损伤等。

2. 结肠疾病：细菌性痢疾、阿米巴痢疾、结肠息肉、结肠癌、溃疡性结肠炎等。

3. 小肠疾病：急性出血坏死性肠炎、克罗恩病、小肠肿瘤、小肠憩室、肠结核等。

4. 上消化道出血：消化性溃疡、食管静脉曲张、胃癌、急性胃黏膜病变、食管贲门黏膜撕裂综合征、急性胆道出血、食管癌等。

5. 血管病变：肠系膜、门静脉血管栓塞或血栓形成等。

6. 血液疾病。

7. 急性传染病与寄生虫病：流行性出血热、伤寒与副伤寒、钩端螺旋体病等。

8. 其他：尿毒症，汞、砷、腐蚀剂等中毒。

【诊断】

1 病史询问：①有无遗传性疾病家族史。②既往史中有无近期服药史（如消炎痛、抗凝剂等）。③现病史：详细询问起病的缓急、病程的长短，便血的颜色，出血量多少，与大便的关系，是否混有黏液及脓液。出血部位低，出血量大时颜色鲜红；上消化道及小肠出血时多为黑便，但出血量大时颜色可变红。血液与粪便混合，伴有黏液时，应考虑结肠或直肠病变。排便后滴少量鲜血，无腹痛、消瘦等痔疮可能性大。

2. 伴随症状：①伴急性腹痛，各种肠炎、肠套叠、急性出血坏死性肠炎、胆和胰腺疾病、肠系膜血管栓塞、过敏性紫癜等；

②伴腹泻，各种肠炎如痢疾、霍乱等；③伴发热，急性肠道感染，如伤寒、钩端螺旋体病、出血热等；④伴排便痛，见于外痔肛裂、肛门创伤等；⑤伴呕吐，上消化道疾病、食物中毒等；⑥伴慢性上腹痛，消化性溃疡、胃癌等；⑦伴里急后重，痢疾、直肠炎、直肠癌等；⑧伴腹部包块，肿瘤、肠套叠等；⑨伴身体其他部位出血，血液病、DIC等。黄疸者考虑胆道疾病；有荨麻疹、神经血管性水肿者应考虑过敏性紫癜；口咽部糜烂时应疑腐蚀性毒物中毒。

3. 体检：①全身情况：血压、脉搏变化及发热情况可反映出血量，是否由感染性疾病引起。②腹部检查：有固定包块者应考虑肿瘤可能，炎性包块有压痛，肠套叠时有压痛性可活动包块；腹胀、压痛明显、伴休克者，应考虑肠系膜血管病变；脾大、腹壁静脉怒张、腹水者，应考虑门静脉血栓形成，食管静脉曲张。③肛门指诊：对诊断直肠病变有重要意义。

4. 实验室检查：①粪便检查：注意有无红、白细胞、巨噬细胞、阿米巴滋养体和包囊、寄生虫卵等。②血常规：注意红细胞数及血球压积，白细胞数及分类；出现幼稚白细胞或白细胞减少者，应作骨髓检查；怀疑紫癜者，应作血小板计数检查。③疑有伤寒时，应作伤寒血清凝集反应，血、尿、粪便的细菌培养。

5. 特殊检查：可行钡灌肠、气钡对比造影、小肠造影、纤维结肠镜、乙状结肠镜、直肠镜等，有助于确定出血原因及部位。选择性动脉造影可发现血管畸形及破裂血管并栓塞止血。

【治疗】

对便血的诊断一般应以定位为先，一旦明确病变部位后，治疗应根据病变的性质和出血的缓急作不同处理。

1. 一般治疗：暂禁食或流质、少渣饮食；补充血容量，纠正休克；应用止血剂。

2. 病因治疗：根据病因行有效治疗。

3. 内镜下局部止血、放射介入血管栓塞治疗。

4. 有外科情况或内科治疗无效者，应手术治疗。

（胡　嵩）

第十七章　血　　尿

血尿(hematuria)是指尿液中含有较多的红细胞。若在显微镜下发现红细胞超过3个高倍镜者,称为“镜下血尿”。肉眼能辨识的称为“肉眼血尿”。

【病因】

1. 全身性疾病:如镰状细胞性贫血、白血病、血质不调、疟疾、黄热病等。

2. 生殖、泌尿系统:炎症(占31.4%),肿瘤(占27.9%),结石与异物(占20.0%),特异性感染(结核)(占9.4%)、外伤(占3.8%)、先天性异常、阻塞性尿路病、血管障碍(肾血管闭塞、血管异常)、寄生虫及其他(占7.5%)。

3. 服用药品:乌洛托品、松节油、苯酚(石炭酸)、磺胺类、抗凝血药和环磷酰胺等。

4. 邻近器官的疾病:如阑尾炎、输卵管炎、回肠憩室炎。

5. 其他:如变态反应、情绪障碍、运动后、维生素C缺乏病(坏血病)。

【诊断】

根据尿常规、尿三杯试验、尿分析、尿培养及药敏试验、尿的细胞学检查、静脉尿道造影术,以及成年患者的早期膀胱镜检查、绝大多数可以作出病因诊断。

【鉴别诊断】

1. 无感染,而尿中有管型和蛋白且尿路造影正常者,则需要进行肾病学的检查。

2. 无感染而肾脏影不清晰、肾部分或全部看不见,则需鉴别肾血管是否完整或有无阻塞性尿路病。

3. 有感染而尿路造影照片正常,则需在治疗感染后行膀胱镜检查和膀胱尿道造影。如果其结果正常,则患者需要定期复查并做尿培养。

4. 如果有任何异常存在(肿块、充盈缺损、异物、阻塞性尿路病、细胞学检查阳性)、则需要行全面的泌尿系统检查。

5. 合并腹部疼痛时应与急性阑尾炎、腹内睾丸扭转、急性憩室炎、肠绞痛和主动脉壁间动脉瘤。

【治疗】

1. 对于血尿已诊断明确者,针对病因治疗。

2. 对于血尿病因诊断未确立者,治疗原则如下。

(1) 追踪观察:对青少年血尿患者,应每月作尿检查。对40~50岁以上的血尿患者,除尿检查外,应每年作一次静脉肾盂造影检查;

(2) 对症治疗:①一般治疗:血尿严重时应卧床休息,并给予少量镇静剂,如地西泮(diazepam,安定)等。若有肾绞痛,可合并用解痉剂,如阿托品或山莨菪碱(654-2)等;②止血剂:可用大量维生素C、路丁、安络血等及抗纤溶药物6-氨基己酸、抗血纤溶芳酸等。

(3) 外科治疗:严重大出血,药物治疗无效可采用手术治疗。

(郑国寿)

第十八章　瘫　　痪

瘫痪(paralysis)指随意运动功能减弱或丧失,按其程度分为轻瘫或全瘫,又可称为不全麻痹或麻痹。

【分类】

1. 上运动神经元瘫痪(中枢性瘫痪)是锥体束(皮质脊髓束)受损的结果。

2. 下运动神经元瘫痪(周围性瘫痪)下运动神经元起于脊髓前角或脑神经运动核、经过前根及周围神经到达支配的肌肉。其中任何部位的病变均可引起瘫痪(表2-18-1)。

表2-18-1　上下运动神经元瘫痪的鉴别

	上运动神经元性瘫痪	下运动神经元性瘫痪
肌张力	增强	减退
腱反射	增高或亢进	减弱或消失
病理反射	阳性	阴性
肌萎缩	不明显	明显
肌肉电兴奋性测定	无变性反应	有变性反应
肌电图	无肌纤维震颤,轻瘫时表现干扰曲线	可有肌纤维震颤,轻瘫时表现单个运动单位电位

3. 肌病性瘫痪是神经肌肉接头处和随意肌本身病变所致。

4. 癔症性瘫痪。

【中枢性瘫痪的常见病因及诊断】

(一) 脊髓病变

1. 急性脊髓炎:见第七篇第七章。

2. 视神经脊髓炎:①以15~50岁多见;②起病前有感冒症

状,随后出现一侧视力急剧减退,患侧眼痛,瞳孔散大,光反应消失,眼底检查有视乳头充血、水肿;③继眼症之后出现双下肢麻木,迅速发展至瘫痪,损害平面以下感觉消失,可有大小便失禁或潴留;④脑脊液蛋白增加细胞数增加,椎管腔通畅。

3. 脊髓蛛网膜炎:①急性或亚急性起病,病前有感冒,发热症状;②有神经根性疼痛,运动和感觉障碍比较多样和弥散;③病程波动大,可有缓解和加剧期;④脑脊液蛋白增加,可呈蛋白细胞分离现象,脊髓腔通畅试验呈不完全或完全梗阻。

4. 脊柱结核:①以儿童和青年多见;②起病时有背痛或颈痛或神经根性疼痛,运动受限;③病变以下中枢性瘫痪,深浅感觉脱失,大小便失禁或潴留;④病变椎体有成角畸形或压痛;⑤结核中毒症状;⑥脊柱 X 线有特征性改变或椎旁寒性脓肿。

5. 硬脊膜外脓肿:①病前有其他部位化脓性感染灶,1 ~2 周后出现剧烈背痛;②有高热,全身中毒症状明显;③脊髓受压病征,如瘫痪等;④病变脊柱部位明显压痛;⑤穿刺抽出脓液可以确诊(应避免穿入脊髓腔,造成感染)。

6. 椎管转移癌:①多见于中、老年患者;②早期表现持续剧烈的神经根性疼痛;③迅速出现脊髓横贯性损害表现:瘫痪、病变平面以下深浅感觉脱失,自主神经功能障碍;④晚期脊柱 X 线片可见脊柱骨质破坏。

7. 脊髓外伤:①有外伤史;②外伤后迅速出现截瘫或四肢瘫。

8. 椎管内原发性肿瘤:①剧烈的病灶侧神经根性疼痛;②呈典型或不典型椎体半切损害,即病变同侧肢体中枢性瘫痪,病灶同侧肢体深感觉脱失,病灶对侧浅感觉障碍;③脊柱 X 线,CT、MRI 可见肿瘤征象。

9. 脊髓缺血性疾病:①多发生于脊髓的颈 3 ~4,胸 3 ~4,腰 1 ~2 节;②运动和感觉障碍的平面可不一致,呈相嵌式改变;③易发生劳损和易疲劳的肌肉发生瘫痪或萎缩;④症状在全身循环状态好转时轻,反之则重;⑤脑脊液蛋白含量增加;⑥改善循环治疗有效。

10. 脊髓出血性病变:①起病急骤,部位多在脊髓的颈膨大处；②上肢肌无力，腱反射减弱或消失，继发性肌萎缩；下肢呈中枢性瘫痪；③病变位于胸段或腰段时呈脊髓横贯性损害改变；④脑脊液蛋白增加，当合并有蛛网膜下腔出血时，脑脊液呈血性。

（二）脑干病变

1. 脑干肿瘤：①多见于15岁以下儿童；②缓慢发生交叉性瘫痪：即病灶侧脑神经瘫痪，病灶对侧肢体中枢性瘫痪，且呈进行性加重；③晚期可有颅内高压表现；④脑脊液多正常；⑤全脑造影表现为中脑导水管与第四脑室呈弧形向后上移位。

2. 脑干梗死：①多见于中、老年人；②呈交叉性瘫痪；③多有意识障碍，缄默症对诊断有较大意义；④有高血压动脉硬化或基底动脉供血不足病史。

（三）脑血管性疾病

如短暂性脑缺血发作、脑动脉血栓形成、脑栓塞、脑出血等均可引起瘫痪（详见第七篇第七章）。

（四）颅内肿瘤

①缓慢起病，进行性加重的颅内高压症状：头痛、恶心、呕吐、视乳头水肿；②局灶性神经系统症状；③CT或MRI可见肿瘤征象。

【周围性瘫痪的常见病因及诊断】

1. 脊髓灰质炎（小儿麻痹症）：①小儿多见；②以上呼吸道感染、高热起病；③高热退后迅速出现肢体瘫痪，在24小时内达高峰，多见于一侧或双侧下肢；④瘫痪肢体肌张力减弱，腱反射减弱或消失，早期即出现明显肌萎缩，一般无感觉和括约肌功能障碍。

2. 吉兰-巴雷综合征：见第七篇第七章。

3. 多发性神经炎：①由感染、中毒、内分泌失调和代谢性疾病等引起；②起病初期为指（趾）无力、麻木，逐渐发展到手足活动困难、肌张力下降、肌萎缩、腱反射减弱或消失、轻瘫或全瘫；③四肢末端麻木、刺痛、烧灼感、手套或袜套样感觉减弱或消失；④自主神经功能障碍，皮肤粗糙、脱屑等。

【肌病性瘫痪的常见病因与诊断】

1. 重症肌无力：见第七篇第七章。

2. 周期性麻痹（低钾性软瘫）：见第七篇第七章。

3. 进行性肌营养不良：①儿童多见；②缓慢发生的进行性四肢肌肉无力及萎缩，从近端开始，呈对称性分布；③腱反射减弱或消失，无感觉障碍；④常合并有假性肥大；⑤24 小时尿肌酸含量升高，血清肌酸磷酸激酶升高；肌活检见肌纤维变性、萎缩，并有肥大，肌电图：随意用力表现为低电压干扰型电活动，可见特殊类型的多相电位，持续时间长（5～20ms），电压低（50～300μV），频率高（10～40 次/分）。

4. 多发性肌炎：①多见于 10～50 岁，女性多于男性；②四肢近端肌肉，特别是上肢肌肉进行性无力和萎缩，且无力症状超过萎缩程度，有压痛；③可伴吞咽困难和颈肌无力；④无颅神经损害和感觉障碍；⑤激素治疗有效；⑥肌活检：肌纤维变性，肌纤维和间质有以淋巴细胞为主的细胞浸润；⑦血清肌酸磷酸激酶升高；⑧肌电图：随意用力为低电压干扰型电活动，动作电位时限短。

【癔病性瘫痪】

①以年轻女性多见；②瘫痪发生多有明显精神诱因；③瘫痪非中枢性，也非周围性，感觉缺失与解剖生理不相符；④暗示治疗有效，有类似发作史。

（李树生）

第三篇

心脏骤停与心肺复苏

第一章　心脏骤停

心脏骤停(cardiac arrest,CA)是指某种病因引起未预料到的心脏突然停搏,血液循环完全停止。对这种患者立即采取恢复有效循环,维持呼吸和大脑功能的一系列抢救措施,称心肺复苏(cardiopulmonary resuscitation,CPR)。

【病因】

1. 心脏原因:冠心病为最常见,其次为其他各类心脏疾患。

2. 非心脏原因:包括电击、淹溺、各类中毒、电解质紊乱、缺氧、休克、手术、麻醉意外、心脏导管检查和造影等。

【病理生理】

(一) 各主要脏器对无氧缺血的耐受力

即在正常体温下,心脏骤停后各主要脏器发生不可逆性损伤的时间阈值。

1. 脑、神经系统:大脑 4 ~ 6 分钟,小脑 10 ~ 15 分钟,延髓 20 ~ 30 分钟,交感神经节 60 分钟。

2. 心脏、肾小管:30 分钟。

3. 肝细胞:1 ~ 2 小时。

4. 肺组织:更长。

(二) 心脏骤停后的基本病理生理改变

1. 二氧化碳潴留→呼吸性酸中毒。

2. 缺氧酸性代谢产物蓄积→代谢性酸中毒。

心肺复苏就是要在心脏骤停一旦发生便立即(或争取在4~6分钟)进行初级心肺复苏,有条件同时进行高级心肺复苏,使脑组织得到不至发生不可逆损伤的最低氧供。正确的CPR术可提供正常需氧量的30%以上,能延长大脑耐受缺氧时间的4~6倍(20~30分钟)或更长。

【心脏骤停的诊断】

(一) 临床表现

1. 突然意识丧失、脉搏、心音消失:意识丧失、触不到大动脉搏动(颈动脉、股动脉、桡动脉)是最主要的依据。

2. 呼吸停止:刚停搏数秒至数十秒尚可有抽气式呼吸(或叹气式呼吸),后逐变慢、变浅至停止。

3. 瞳孔散大:除外使用阿托品。

4. 发绀:心搏、呼吸停止即出现。

(二) 心电图

心脏骤停后,心电图所示不外以下三种类型。

1. 心室颤动:约占80%以上。

2. 心室静止:心电图上呈现为一水平直线。

3. 无脉性电活动:缓慢而波幅弱,R波宽的室性自主心律,这时仅有心电活动,但不能引起心肌有效收缩。

第二章 心肺复苏

【心脏骤停的抢救】

在新的心肺复苏指南中进一步强调生命链的重要性，即发现有人倒地并呼之不应后应先呼救，自己或由他人呼叫 120，获取 AED，再开始进行心肺复苏，并尽快开始高级生命支持。

（一）心肺复苏术（cardio pulmonary resuscitation，CPR）

为便于讲述及记忆，人为地将心肺复苏全过程分为三期。

1. 基础生命支持（basic life support，BLS）：即紧急供氧期，主要目的是保证提供最低限度的脑供血。CPR 术可以提供正常血供的 25% ~30% 或以上。

基础生命的支持包括三个步骤，基于循证医学的证据，原 ABC 方案在 2010 年指南中已经更改为 CAB：

步骤 C　建立循环（circulation）促使心脏复跳

（1）拳击心前一下，从 30cm 高度向下拳击，相当于 5J 电能，仅适用于心脏停搏一分钟以内者，因这时心肌缺氧尚不是很严重。如未复跳则立即进行下一步。

（2）胸外心脏按压

按压部位：胸骨下半部（胸骨下角起向上两横指处）。

按压重量：以将患者胸骨下压 5cm，相当于术者上身重量。

按压手法：术者位于患者的右侧，两臂伸直与患者身躯垂直，两肘伸直左掌紧贴于按压区，右手掌紧贴于左手背上，利用术者自己上身重量垂直下压约 5cm（图 3-2-1 和图 3-2-2）。

按压频率：儿童和成人均为 100 次/分，每次下压与放松时间应是 1：1，以便有较多血液回流至心，以利下一次按压有足够血量搏出。

无论单人还是双人操作，胸外心脏按压与人工呼吸的比例均为 30：2，新生儿除外。按压 5 个循环后检查脉搏，时间 5 ~10 秒。

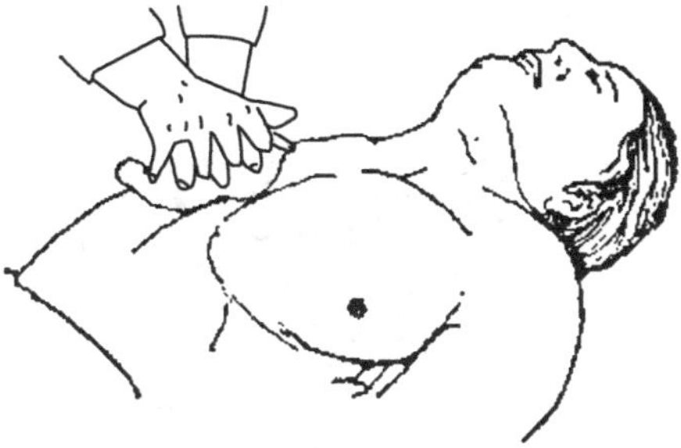

图 3-2-1 胸外按压,两手手指交叉抬起

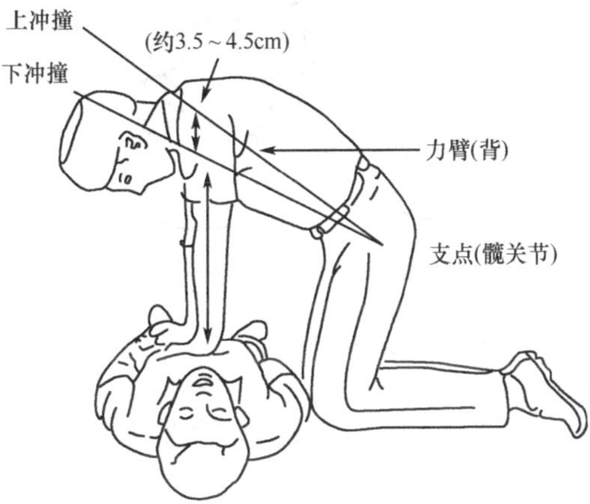

图 3-2-2 胸外按压力量分解图

尽量减少按压中断时间:试验证明给患者立即进行正确胸外心脏按压持续 6 分钟后,测得大脑静脉血氧饱和度为 76% 左右。如为了电击除颤,暂停按压后,血氧饱和度很快降至 20% 。故在按压中如替换救护者,或听心音等均应分秒必争,中止按压不应超过 5 秒,以免加重心脑缺氧。

步骤 A 开放气道(airway control+asessment)

仰头抬颏法(图 3-2-3):患者平卧在平地或硬板上,术者左手将患者头向后仰,右手将患者颏部向上抬,使口腔直轴与气道成直线，以利通气。如舌肌松弛堵塞气道，应用夹舌钳轻夹舌尖，将舌向外拉，使气道通畅。

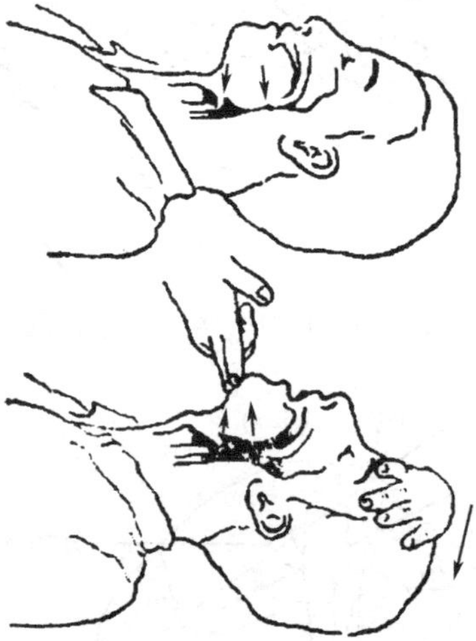

图 3-2-3　仰头抬颏法畅通气道

步骤 B　人工呼吸(breathing)

每次吹气量约 400ml。呼气频率一般为 8～10 次/分。在新的指南中指出，鉴于人工呼吸对复苏效果影响有限和鼓励更多不愿意进行人工呼吸的志愿者参与心肺复苏，在院外进行的 CPR 中可以不进行人工呼吸(图 3-2-4)。

以上 CAB 步骤又叫初级心肺复苏，也叫徒手心肺复苏，既适用于现场急救、途中救护，亦适用于院内紧急急救，为进一步的高级心肺复苏争得时间。

有效胸外心脏按压的指标：每按压一次可触及颈动脉搏动；可测出血压收缩压 60mmHg 左右；心电示波频上出现明显 RS 波。有效循环征象表现为瞳孔缩小、皮肤颜色改善、心搏及自主呼吸恢复。

2. 高级生命支持(advanced life support，ALS)：是紧接上述 CAB 步骤后的进一步抢救措施。其实如患者发生心脏骤停时，

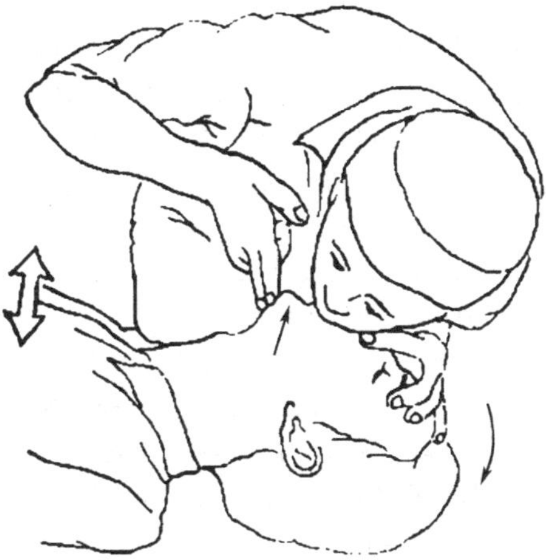

图 3-2-4 口对口人工呼吸

所在地的抢救设备齐全和抢救人员技术力量具备时,则 BLS 与 ALS 应同时分工进行。这样能争取到更多的抢救时间。ALS 包括如下。

(1) 气管插管:越快越好,决不要等口对口吹气无效时再进行。无插管条件时,特别是在现场和转运途中目前建议用球囊面罩替代气管插管,二者同样有效。

(2) 直流电非同步除颤:因心脏骤停 80% 以上为室颤,故一旦发生就应尽早电除颤(操作步骤详见除颤与起搏一章)。电击电能:由于双向波除颤器的普及,一次除颤成功率接近 100% ,为避免时间的延误和心肌损伤,目前统一为 200J 除颤一次。除颤前用药:为了提高除颤成功率,有主张除颤前用药。①如室颤为细颤波,应立即静注 0.1% 肾上腺素(adrenalin)1ml,可使细颤波变成粗颤后,再行电除颤较易成功。

(3) 建立静脉通道:即使在徒手复苏时,也就应迅速建立静脉通道。否则延误用药时间。

(4) 药物除颤与起搏:均在心肺复苏中的用药问题一节中讨论。

(5) 病因治疗:心脏骤停虽大多系慢性心脏疾病引起,病因治疗不易立即奏效,但有些是完全可以在进行 CPR 的同时进行病因治疗而获得较好效果,如低钾血症时即时补钾,高钾血症时用药对抗或促进血清钾转入细胞内,或加速钾排泄,如利尿、紧急血液透析又有机磷、锑剂中毒时,紧急使用阿托品。病毒性心肌炎、风湿性心肌炎使用地塞米松等,都应在进行 CPR 时同时使用,有利心肺复苏成功并得以巩固。

附:胸内心脏挤压(开胸心脏挤压)

开胸胸内心脏挤压的指征:①胸骨或脊柱畸形,影响胸外心脏按压效果者。②心脏病理情况需要者,如心脏压塞。③血胸、气胸患者。④胸外按压或除颤起搏无效时。

胸外心脏按压操作迅速、简便,易掌握,易普及,虽这不是 CPCR 的首选方法。但在作胸外心脏按压时,应作好开胸心脏挤压的一切准备,当按压及除颤,体外起搏无效时,立即作开胸心脏挤压术。

挤压方法:开胸暴露心脏后,术者以拇指固定在胸骨表面作支点,其余四指及掌心托在心脏下后方,并向胸骨方向挤压,即有左右心室腔排空感,四指及掌心放松离开胸骨后,又有明显血液流至心室感。这样挤压手指不易疲劳,且心脏保持了生理位置,不致发生心脏及大血管扭曲,以保证心脑血流最接近正常。

3. 长期生命支持(prolonged life support,PLS):如果患者通过 BLS 和 ALS 心搏已经恢复,其自主呼吸不一定同时恢复,往往在心搏恢复后不等时间恢复。脑功能恢复正常更晚些才能看出。因此需要较长时间的生命支持治疗,以待其完全恢复正常。这就需将患者转入 ICU 或 CCU 继续监护,毫不松懈地进行长期生命支持治疗。

(1) 保持通气,维持供氧:保持中等程度通气,使 $PaCO_2$ 保持在 3.33~4.65kPa(25~35mmHg)。如有喉头水肿及痰液堵塞气道影响通气,应及时作气管切开,以保持通气以利给氧(气管切开后,应按常规作气管切开后护理),使动脉 PaO_2 大于 13.3kPa(100mmHg)。

(2) 保持血压:在保持血容量的基础上,使血压维持在正常高水平,必要时使用适量升压药物,如多巴胺、间羟胺等以保证心、脑、肾组织的血供,又不至增加心脏负荷。

(3) 纠正酸中毒。

(4) 维持水、电解质平衡。

(5) 镇静、抗癫痫:首选地西泮(diazepam,安定,valium)10~20mg 静脉注射,无效可试用苯妥英钠(phenytoin sodium, dilantin)250mg 静脉注射,必要时静脉滴注维持。如无效亦可用 10% 的水合氯醛(chloral hydrate)15ml 保留灌肠。

(6) 皮质激素的应用:脱水中已述及。

(7) 心电图监测和肾功能监测:使用多功能监测仪。定时查血尿素氮、肌酐,注意保护肾功能。

(8) 患者体位:在 BLS 及 ALS 期,患者平卧头部稍低,以利脑血流增加,减轻脑缺氧。但到 PLS 期,则头部和上身应稍抬高,以利头部静脉回流,减轻脑水肿。

(9) 注意营养:可采用鼻饲法或完全胃肠外营养,在监护 48 小时内就应开始,以供给自然能量。

(10) 注意防止压疮及昏迷的常规护理。

(二) 心肺复苏中的用药问题

1. 复苏时应用药物的目的

(1) 提高心肌应激性,促进自主循环恢复。

(2) 增加周围血管阻力,提高主动脉舒张压,以增加冠脉血流量。

(3) 增加脑血流量。

2. 用药途径:复苏用药,过去主要采用心内注射,近年来多主张静脉给药,或者通过髓内针骨髓腔内给药,多选择胫骨上端,在建立静脉通道困难时选择使用。经外周静脉给药后用适当生理盐水推注,起效同样迅速,因此心内注射已不再使用。

3. 复苏药物的合理应用

(1) 起搏药物

盐酸肾上腺素:是心脏复苏的首先药。成人首次 1mg,如无效 3~5 分钟后可重复 1mg。临床研究表明大剂量虽有时对恢复自主循环有效,但并不能改善患者的预后。它主要作用于α受体及β受体,兴奋窦房结使心脏复跳,兴奋心肌使细室颤转变为粗颤,更有利于电除颤。并能升高动脉压,同时扩张冠状动脉,增加冠脉及脑血流。

血管加压素:血管加压素(垂体后叶素)通过作用于血管加压素受体而强烈收缩外周血管,血流动力学效应类似于肾上腺素的α受体作用。临床应用表明其促进自主循环恢复作用类似于肾上腺素,甚至优于前者。常用剂量为40U用盐水或5%葡萄糖50ml稀释后10分钟内静脉推注。

(2)除颤药:在点击3次后如果心室颤动仍未转复可给予胺碘酮300mg静脉推注。

(3)碳酸氢钠的使用:在CPCR中使用碳酸氢钠,近年来趋向"宁可偏酸不宜偏碱",其理由是:①循环呼吸停止时,组织缺血、缺氧、出现酸中毒,而酸碱平衡系统中的呼吸部分,则特征性地出现静脉系统中$PaCO_2$升高,使CO_2从血液易弥散至心肌细胞和脑细胞内,造成心肌功能和大脑功能受抑。此时如再大剂量使用碳酸氢钠,则心脑细胞中CO_2更加增加,功能更加受抑。过多碳酸氢钠还可以导致高渗性代谢性碱中毒,低钾血症而引起心律失常。②心搏骤停后,虽然初期静脉血中CO_2极度升高,但动脉血中增高不显著,形成动静脉CO_2含量分离现象。临床动脉血气分析不能全面反映机体全部CO_2数值与pH。要降低体内蓄积的CO_2和纠正酸中毒只有靠建立有效的人工呼吸,有效的循环,使静脉血迅速返回右心经肺将CO_2排出而减少在体内的蓄积,故不能滥用碳酸氢钠。③碳酸氢钠应用的适当时机是在心脏骤停5~6分钟以后。只要进行口对口人工呼吸,pH常增高,发生呼吸性碱中毒,此时不应给碳酸氢钠。如5~6分钟后仍未复苏,则呼吸性碱中毒逐渐为代谢性酸中毒所取代,待心搏停止10分钟左右,酸性代谢产物增多又尚未能进入心脑细胞内,这时应适当静脉点滴碳酸氢钠,首次以每千克体重,1 mmol/L为宜,5%碳酸氢钠溶液,1ml = 0.6mmol,如60千克体重患者可静脉点滴100ml。再10分钟后重复给首剂的1/2量,以维持动脉血pH在7.25以上即可,而

$PaCO_2$ 在 40mmHg(5.33kPa)以下,最好 30～25mmHg(4～3.33kPa),故碳酸氢钠不宜过多使用。但如明显酸中毒形成,仍应积极纠正酸中毒,否则心脏自主循环不能恢复,血压亦不能维持。

(4) 钙剂与钙拮抗剂的应用:钙剂无助于复苏。现已不主张使用。相反,由于再灌流时细胞内存在钙超载,故主张用钙拮抗剂来对抗,有利于心脑功能恢复。常用钙拮抗剂有硝苯吡啶(nifedipine),利多氟嗪(lidoflazine)及尼莫地平(nimodipine)等。

(三) 脑复苏术(cerebral resuscitation)

脑组织平均重量仅为体重的 2%,但脑总血流量占心排血量的 20%,脑的耗氧量相当静息时全身耗氧量的 20%～25%,脑完全缺氧 10 秒,就可意识丧失;15 秒可以出现数分钟的昏迷;3 分钟可昏迷 24 小时以上,6 分钟则是大脑皮质细胞一般不能生存。可见心肺复苏术一开始,就应注意对脑的保护以利脑复苏。

心肺复苏术中的各个环节均是脑复苏的基本措施,另外针对脑复苏尚有一些必要的措施。

1. 一般措施

(1) 尽量恢复并维持正常或略高于正常水平的动脉压(平均动脉压 12～13kPa)以重新疏通阻塞或停滞的脑毛细血管,维持适度的大脑灌注压和脑血流。但要防止过高血压或过低血压。

(2) 保持中度换气:维持 $PaCO_2$ 在 25～30mmHg(3.3～4kPa)为佳,使脑血管不致扩张,而保持在一定收缩状态,但也不能下降至 25mmHg 以下,以免过度收缩使脑血流减少,反而加重脑缺血。维持满意的氧分压在 100mmHg 以上及 pH 近正常稍偏酸(pH 7.25～7.35)。

(3) 应用糖皮质激素有以下作用:①保持毛细血管通透性和血脑屏障完整性,减轻和防止毛细血管内液体外渗和钾、钠、钙离子的转移,从而减轻脑水肿的进程和渗透性利尿剂的反跳作用。②促进乳酸转化为葡萄糖以供能,并减轻脑内细胞酸中毒。③稳定溶酶体膜,防止与减少脑细胞的自溶和死亡。④可使末梢血管扩张,改善组织灌注,减轻心脏后负荷,增加心排血量。⑤有加强升压药物作用及加强心脏传导的功能。⑥有抗过敏作用,可缓解支气管痉挛及预防心包反应。

制剂应首选地塞米松,因其钠水潴留作用较轻。首剂为每千克体重 1mg,以后每千克体重 0.2mg,每 6 小时静脉注射一次,应尽早使用,一般维持 3～5 天即可减量或停药。

(4) 脑复苏过程中应保持最佳血细胞比容在 30%～35%,水电解质平衡,血糖正常,血浆胶体渗透压大于 25mmHg (3.425kPa)(白蛋白大于 30g/L),血浆渗透压 280～330mmol/L,热量每天 1500～2500kcal(6276～10460kJ)其中蛋白质每天大于 40g。可给全血,白蛋白或氨基酸等。

(5) 控制抽搐或继发性癫痫发作:以降低全身和脑细胞的代谢,减少氧耗和防止加重脑水肿,同时亦能降低或阻断向心脏传导的多种刺激,以防止心脏骤停再次发生。治疗以苯妥英钠最佳,它有减少钾离子向细胞外转移,提高离子泵功能,稳定细胞膜等护脑作用;其次为异戊巴比妥(amobarbital 或 amytal),有降低缺氧后脑细胞花生四烯酸的浓度,并能抑制钙离子向神经细胞内流等优点。

2. 保护性脑复苏措施

(1) 脑降温疗法

1) 脑降温的作用机制:①低温可降低脑细胞代谢,有利于改善脑水肿。细胞代谢率降低后,ATP 的消耗减少,乳酸血症的发展减慢,有利于改善微循环,防止 DIC 的发生,从而减轻脑缺氧性损害。②低温可增加细胞内镁与钙离子竞争,从而减少钙离子进入细胞内,抑制血管平滑肌收缩。防止平滑肌的不可逆性损害。低温时配合使用镁离子,可使耐受缺氧的时间增加,有利于提高脑复苏率。③低温可抑制脑内谷氨酸、精氨酸及甘氨酸等兴奋氨基酸的释放及对神经元的毒性作用。④抑制氧自由基介导的过氧化反应。⑤抑制血栓素 A_2 的产生等。

2) 脑降温指征:①如心脏停搏经抢救恢复自主循环后,患者仍处于昏迷状态则应降温。②若为顽固性室颤,心脏复跳不顺利者,应在抢救复跳过程中同时开始降温,尽量抢在脑水肿形成之前。

3）脑降温方法：以头部为主的选择性低温：①将头部置于特制的冰槽中，再将冰袋或冰块放于头部周围。另外，在两侧颈动脉表面放置冰袋。②电子冰帽装置，临床使用证实，较自制冰帽优越，因为不需用冰，可以调控温度，头部降温均匀。必要时头部降温的同时适当辅以全身降温。

4）低温深度：新近要求脑深部低温达32～34℃，肛温至37℃，两者相差3～5℃。临床与实验证明此温度对呼吸循环影响较少，而脑代谢可明显降低。但如体温低而引起室颤或血压下降时，则只宜单独头部降温，中心体温可以维持正常低水平。

5）降温持续时间：各家主张不一，3～6小时，24～96小时，5～8天不等。应依据心脏停搏至复跳时间的长短，停跳后是否立即进行有效心脏按压和人工呼吸，以及护脑治疗后脑功能恢复情况而定。原则是昏迷不醒，冰帽不撤。新近提出以上常规降温法难以达到脑深部32～34℃的温度，而采用外周动静脉体外循环和热交换器进行血液降温，能满意地维持和控制脑深部温度，但较难普及。如心跳停止时间极短，复跳后神志亦随之清醒可不需要降温。使用冬眠药物，特别是氯丙嗪有抑制ATP酶系统活性的作用，不利于脑功能的恢复。

（2）脱水疗法：脱水疗法是治疗脑水肿的重要措施，必须及早进行，切不要等到脑水肿症状出现后才开始使用。脑水肿的脱水治疗可采用晶体20%甘露醇首次250ml以后120ml每6小时静脉滴注一次，速尿（呋塞米）20～40mg每6小时一次静注，及胶体如白蛋白、血浆，地塞米松20mg静脉注射（首次），以后10mg每6小时一次。脱水用药亦应根据病情轻重掌握药量。

（3）促醒剂：如胞磷胆碱（citicoline）750ng加入10%葡萄糖液100ml中静脉滴注，1次/天，中药醒脑静亦可试用。另外细胞色素C、辅酶A、FDP、ATP等均可使用。

（4）高压氧治疗：近年来证明心脏骤停后自主循环、自主呼吸恢复后、脑的缺氧性损害未能恢复者，用高压氧治疗有效，有条件可以使用。

（5）氧游离基清除剂：心脏停搏后，复苏引起的再灌注损伤,目前认为其主要机制之一是体内氧游离基产生过多,故临床上试用氧游离基清除剂以促进脑复苏。游离基清除剂溶液有甘露醇、右旋糖酐 40、*L*-蛋氨酸、缓血酸胺(THAM)和硫酸镁的混合剂。其他游离基清除剂有、硫喷妥钠、维生素 E、维生素 C、过氧化物歧化酶(SOD)、过氧化氢酶、谷胱甘肽、*L*-蛋氨酸等,但其疗效尚待进一步研究证实。

(6) Fe^{2+}螯合剂:去铁铵能与 Fe^{2+}结合,成为不起作用的化合物,从而阻止了游离 Fe^{2+}对细胞的破坏作用。

(四) 脑功能恢复的评估

脑功能的恢复,取决于抢救是否及时和方法是否准确,在心脏骤停后 2 ~ 4 分钟内进行抢救者,脑复苏可能性大。如能立即有效地坚持抢救,即使心脏复跳时间稍晚,亦有可能复苏,不应轻易放弃抢救。

(五) 脑功能恢复的有效指标

(1) 基本生命体征(包括心率、血压、呼吸、基本反射)在 20 分钟内恢复者提示脑功能和循环恢复良好。

(2) 自主呼吸恢复越快预后越好。

(3) 瞳孔对光反射活跃,角膜、吞咽和咳嗽反射灵敏者预后好。

(4) 出现痛觉反应者预后好。

脑功能恢复的基本顺序大致是,心搏→呼吸→对光反射→角膜反射→吞咽、咳嗽反射→痛觉反应→头动→肢体动→听觉反应→意识恢复。不管上述反应出现迟早,只要在逐渐恢复都有完全脑复苏可能。若心脏复跳晚,脑缺氧时间长,自主呼吸 1 周以上不恢复,瞳孔持续扩大,各种反射均消失,脑电图检查成直线超过 24 小时,在排除深低温及神经系统抑制药影响后,可以参考诊断脑死亡。

(六) 终止 CPR 的指标

终止 CPR 的指征一般至少包括以下两个方面:

1. 脑死亡

(1) 对任何刺激无反应。

(2) 自主呼吸停止。

(3) 脑干反射全部消失(包括瞳孔对光反射、角膜反射、吞咽反射、睫毛反射),如有脑电图检查,脑电活动消失。

2. 心搏停止至开始 CPR 的时间超过 30 分钟,又坚持 CPR 术 30 分钟以上,无任何反应,如有心电图,只见示波屏上呈一直线。

(李树生)

第四篇

危重综合征

第一章 休　　克

休克(shock)是由于不同病因造成人体有效循环血量锐减,组织器官血流灌注不足引起的代谢障碍、细胞受损和脏器功能障碍为特征的综合征。有效循环依赖充足的血容量、有效的心排血量和良好的周围血管张力,其中任何一个因素低下超出人体代偿限度时,即可引发休克。

【病因与分类】

休克病因多,分类尚不统一,本章根据常见病因分六类:①低血容量性休克;②创伤性休克;③感染性休克;④过敏性休克;⑤神经源性休克;⑥心源性休克。

【病理生理】

休克的病理生理改变主要表现在微循环的变化、体液代谢改变和内脏器官的继发性损害三方面。

(一) 微循环的变化

1. 代偿期:即休克早期,又称微循环缺血缺氧期(ischemic anoxia phase),因循环血容量减少,反射性交感神经兴奋,儿茶酚胺类物质分泌增多,使细小动脉和毛细血管前括约肌收缩,血液通过新开放的直接通路和动-静脉短路流经静脉回心,这时外周血压尚正常,但微循环缺血。

2. 失代偿期

(1) 休克中期:又称为微循环淤血缺氧期(stagnate anoxia

phase)，微循环缺血缺氧久后，酸性代谢产物堆积，这时细小动脉和毛细血管前括约肌对儿酚胺类的反应性降低而松弛，致使大量血液流入毛细血管网(微循环)并使之扩张、麻痹，造成血液淤滞，此期循环血量显著减少，血压下降，微循环缺氧更趋严重。

(2) 休克晚期：又称为微循环衰竭期(microcirculation failure phase)。此期血管内皮细胞肿胀，白细胞和血小板黏附，红细胞变形、聚集，加重血液淤滞易导致DIC和(或)多器官功能衰竭。这时的休克称为难治性休克，甚至发展成为不可逆性休克，死亡率极高。

(二) 体液代谢变化

除了各种血管活性物质增加外，肾上腺分泌醛固酮，垂体后叶分泌抗利尿激素，以保留水分，增加血容量。胰高糖素使血糖增高，并加速肝脏和肌内糖原分解。肝灌流不足，乳酸代谢不全，而发生乳酸堆积。

(三) 内脏器官的继发损害

可因微循环障碍而发生细胞变性、坏死和出血而引起功能衰竭。易受累器官多为肾、肝、胃肠、肺、脑、心等。

【临床表现】

1. 休克早期(代偿期)：表现精神紧张或烦躁不安，面色苍白，手足湿冷、过度换气、心率增快、血压正常或稍高，脉压差缩小，尿量正常或减少。

2. 休克期(失代偿期)：表情淡漠，反应迟钝或昏迷，面色苍白或紫绀、出冷汗，脉搏细速或测不出，浅表静脉萎陷，毛细血管充盈时间延长，心率多在100～120次/分，收缩压多在80mmHg(10.67kPa)以下或测不出，脉压差更小，少尿或无尿。当出现皮肤黏膜发绀加重、瘀斑或消化道出血表示病情严重，可能存在DIC(详见DIC章)。如出现进行呼吸困难，血气分析有明显代谢性酸中毒和动脉血氧分压低于60mmHg(8kPa)，一般给氧不能改善呼吸和提高氧分压，需辅助呼吸，这时可能合并ARDS。

【诊断】

1. 病史各种不同病因引起的休克，绝大多数有明确病因可查。感染性休克大多具有感染性疾病或病灶，除中毒性肺炎、中毒性痢疾所致的休克在超急期除休克表现外，原发疾病特点在24小时内尚不明显诊断较为困难外，其他均可根据病史作出病因诊断。

2. 根据休克各期的典型表现，确诊不难。

【休克的监测】

目的是及时掌握病情变化及治疗反应，以便调整治疗方案。

1. 精神状态：主要是反映脑组织的血液灌流状况。意识淡漠或烦躁、头晕、眼花、可能循环血量不足。神志模糊或昏迷，表示休克严重。

2. 肢体温度、色泽：反映体表灌流状况。四肢皮肤苍白、湿冷，轻压指甲或口唇时颜色苍白，松开后恢复红润缓慢，表示休克仍存在。

3. 血压：休克时血压下降，收缩压低于80mmHg，脉压差小于20mmHg。如患者原有高血压，休克时血压突然下降40mmHg以上，尽管仍在正常范围，也应视为低血压表现。

4. 脉率：脉搏改变常在血压下降之前，脉搏细速，触摸不清，表明处于休克状态。脉搏清楚，手足温暖，表明休克好转。

5. 尿量：反映肾脏的灌流，最好留置导尿管，正常为每小时50ml以上，如少于25ml，表示休克仍存在。

6. 休克指数：指脉率/收缩期血压之比值，如比值为0.5，表示无休克；超过1.0～1.5，表示休克存在；在2.0以上，表示休克严重。应排除药物，发热等所致的心跳加快等因素。

7. 中心静脉压：正常值为5～10cmH_2O。如低于5cmH_2O，表示血容量不足；高于15cmH_2O，则表示心功能不全；高于20cmH_2O时，则提示心功能衰竭。

8. 肺嵌压：反应肺循环阻力。正常肺嵌压为6～15mmHg，肺水肿时，肺嵌压超过30mmHg。在补充血容量时，如肺嵌压已升高，而中心静脉压无增高，应避免输液过多引起肺水肿。

9. 心输出量和心脏指数：通过 Swan-Ganz 导管和热稀释法，可测出心排血量和心脏指数，心脏指数正常值为 $(3.20\pm0.21)L/(min \cdot m^2)$。

10. 动脉血气分析：主要反应肺通气、换气功能和酸碱平衡的变化，动脉血 PaO_2 正常值为 75～100mmHg，pH 正常为 7.35～7.45。如 PaO_2 下降至 60mmHg 以下，吸入纯氧后仍无明显改善，常为 ARDS 的信号。如 pH 降低，多为代谢性酸中毒，宜及时纠正。

11. 动脉血乳酸盐测定：正常值为 1～2mmol/L，休克时间越长，血乳酸越高，预后不良。

12. 弥散性血管内凝血检查：血小板计数进行性下降，凝血酶原时间较正常延长 3 秒以上；纤维蛋白原减少至 2g/L 以下，即可确诊。

【休克的治疗】

治疗原则：恢复有效循环血量，保证呼吸道通畅，纠正体液代谢紊乱，消除病因等综合治疗。

（一）一般治疗

1. 体位：头、躯干抬高 20°～30°，以利呼吸，下肢抬高 15°～20°以利血液回心，避免过多搬动。休克期不应坐位或站立小便，以免血压突然过低而发生反射性心脏骤停。

2. 保持体温近正常。

3. 尽快控制活动性出血。

4. 保持呼吸道通畅，维护呼吸功能，创伤患者可适当镇痛。

（二）扩充血容量

建立多条输液通道，可静脉留置套针或静脉切开输液。在输入晶体液的同时，做好输血准备，可选用血浆或血浆代用品。目前国内常用的是新一代羟乙基淀粉（6% 贺斯）。

（三）消除病因

略。

（四）纠正酸碱平衡紊乱

休克患者大多伴有酸中毒，但仍应以血气分析等来确定，如有酸中毒首次可应用5%的碳酸氢钠200ml,2~4小时后是否需要追加用量,视病情而定。在休克早期,部分患者可因过度换气而出现呼吸性酸中毒,因此应动态进行动脉血气分析检查。

（五）血管活性药物和强心药物的应用

1. 多巴胺(dopamine):能兴奋β和α受体,能增加心肌收缩力和增加心输出量,有扩张肾动脉和肠系膜动脉作用,有利于改善重要内脏和肾脏的血供,使用时应注意补充血容量,常用20~40mg加入250~500ml等渗葡萄糖液中静脉滴注,血压回升后,减慢滴速至逐渐停用。

2. 间羟胺(metaraminol,aramine):主要兴奋α受体,可收缩周围血管,增强心肌收缩力,增进脑、肾及冠状动脉血流,常用20~40mg加入5%葡萄糖水250 ~500ml内静脉滴注。

3. 去甲肾上腺素(noradrenaline):主要兴奋α受体,轻度兴奋β受体,使心肌收缩加强,收缩血管以提高外周阻力,以升高血压,一般5mg,加入5%的葡萄糖液500ml中静脉滴注,注意渗漏至血管外,造成组织坏死。去甲肾上腺素在休克早期使用较为恰当,休克中、晚期一般不用。

4. 苄胺唑啉(phentolamine,regitin):为阻滞α受体药物,轻度增加心肌收缩,舒张肾动脉及周围血管,增加冠状动脉流量,作用快,维持时间短。用5~10mg加入5%葡萄糖中,按0.3mg/min静脉滴注。

5. 强心药物:如毛花苷C,在中心静脉压监测下,输液量已足够,但动脉压仍低,而中心静脉压已超过15cmH_2O,应用毛花苷丙0.4mg,缓慢静脉注射,有效时再给维持量。

（六）皮质激素的应用

皮质类固醇激素一般用于过敏性休克、感染性休克和其他严重休克,常用氢化可的松20~50mg/kg或地塞米松0.5~1.5mg/kg,最大可用至3mg/kg,于5%葡萄糖液内静脉滴注。

（七）休克并发DIC的治疗

1. 低分子右旋糖酐:125~250ml内静脉滴注,每6小时一次。

2. 肝素的应用:对亚急性 DIC 效果较好,如溃疡出血,创伤、大手术后,DIC 发展到纤溶亢进,纤维蛋白原<0.5mg/L 时,则不能应用。一般用量 0.5 ~ 1.0mg/kg,加入 10% 100ml 葡萄糖内静脉滴注,一小时滴完,应用时应进行血凝功能监测,一旦出血加重,应停用,并静脉滴注鱼精蛋白中和。

一、低血容量性休克

低血容量性休克(hypovolemic shock)各种原因引起血液或体液大量丢失均可导致低血容量性休克。常见的失血性休克如消化道大出血、肝或脾破裂、宫外孕以及大血管损伤出血,全身血量急速减少 20% ~ 15% 即可出现休克,体液丢失如急性重型胃肠炎,霍乱,肠梗阻弥漫性腹膜炎,大面积烧伤,广泛软组织损伤等均可引起低血容量性休克。

【诊断】

1. 有大出血或大量体液丢失的病史。

2. 有休克的临床表现(包括中心静脉压降低)。

【治疗】

1. 创伤引起大出血和(或)有手术适应证的内脏出血者均应。

(1) 迅速输入平衡盐溶液及全血或血细胞。

(2) 尽快争取手术止血。

2. 食管静脉破裂大出血者,应尽快使用三腔二囊管压迫止血,同时补液或输血。

3. 暂无紧急手术适应证的胃、十二指肠出血:①迅速输入平衡盐溶液或全血。②应用凝血、止血剂。③暂禁食。

4. 以失水为主的休克,除病因治疗外,应迅速补液。

(1) 对低渗性失水者,补液中应给予适量,3% 或 10% 氯化钠溶液。

(2) 对高溶性失水者,应补 5% 葡萄糖糖溶液,直至血容量和电解质恢复正常。

5. 对丧失血浆为主者(如大面积烧伤等)除病因治疗及一般抗休克治疗外,应补充血浆及白蛋白。

另外,休克时间较长有酸中毒者应给适量5%碳酸氢钠溶液,其他均对症处理。

二、创伤性休克

创伤性休克(traumatic shock)多见于严重创伤如多发伤骨折、挤压伤、大手术、大面积烧伤等。其特点:

1. 失血或失血浆过多,血容量减少为主要特点。
2. 严重创伤容易感染,细菌毒素加重休克。
3. 大面积烧伤时可促使心肌抑制因子产生,影响心功能。
4. 多脏器功能衰竭发生率较单纯低血容量性休克高。

【诊断】

1. 主要依据创伤病史及休克的临床表现。
2. 要反复仔细体检,甚至某些特殊检查,以避免遗漏不易发现的损伤部位出血,影响病情及预后。
3. 注意并发症如感染,及多脏器功能损害的诊断。

【治疗】

1. 补充血容量,与低血容量性休克同。近年有人主张静脉滴注7%氯化钠溶液用以吸收组织间液入血管来补充血管内容量,并且获得了较好效果。
2. 根据创伤部位及创伤情况,尽快手术,控制出血。
3. 预防与控制感染。
4. 保护肾、肝、心等主要脏器功能。
5. 其他对症治疗。

三、感染性休克

感染性休克(infective shock)即病原微生物引起的休克。最常见为细菌感染。多见于肺部、胆道、肠道、腹膜、泌尿道、产道的感染以及败血症,大面积烧伤,多部位创伤感染等。细菌内毒素在发病机制上占主要地位,故又称内毒素性休克。前面所述休克的病理生理过程,基本反映了感染性休克的病理生理过程。

【诊断】

感染性休克的诊断一般应符合以下特征。

1. 病史及体格检查往往能发现感染灶的所在部位。

2. 全身炎症反应综合征的临床表现。

3. 收缩压<90mmHg 或较基础水平下降 40mmHg 以上,经积极液体治疗后没有反应,尿量<30ml/h,伴有急性意识障碍等。

4. 血培养和(或)病灶处渗出液培养有致病菌生长。

5. 革兰阴性细菌所致和革兰阳性细菌所致的休克,其临床表现具有一定差别(详见表 4-1-1)。

表 4-1-1 革兰阴性和阳性细菌感染休克的鉴别

	革兰阴性杆菌	革兰阳性细菌
年龄、性别	发育期女性多见	青壮年多见
感染途径	胆道、肠道、泌尿道、产道等	皮肤疖痈等
基础疾病	多数有	多数无
皮肤瘀点	少见	多见
迁延性脓肿	少见	多见
呕吐、腹泻	多见	少见
神经精神症状	躁动、淡漠、嗜睡、昏迷	神志不清
休克、发生时间	早	晚
休克类型	低动力型(冷休克)	高动力型(暖休克)
血压	极低→0	轻中降低
毛细血管充盈试验	时间延长	<2 秒
脉压差	<30mmHg	>30mmHg
皮肤	苍白发绀、湿冷、有花纹	潮红、较暖、干燥
尿量	少尿,<30ml/h	常不出现少尿
心排血量	降低	正常或略高
中心静压	降低	正常

续表

	革兰阴性杆菌	革兰阳性细菌
周围血管阻力	增加	正常或略低
酸中毒	严重	较、中度
病死率	较高	较低

【治疗】

感染性休克的治疗近年取得较大进展，包括积极抗感染治疗和器官支持治疗，但是病死率仍达50%左右。

1. 病因治疗

(1) 清除病灶：有病灶能手术清除者，紧急清除病灶。

(2) 抗生药物：一经确诊为感染性休克应立即抽血送细菌培养及药敏试验，并立即选用抗生素(表4-1-2)。应在急诊就诊3小时内使用广谱抗生素进行治疗，资料证明能改善患者预后。

表4-1-2　感染性休克的抗生素选择

细菌种类	通常选择的抗生素
革兰阳性菌	青霉素、抗葡萄球菌青霉素，氨苄西林、头孢菌素类，庆大霉素，红霉素
革兰阴性菌	氨苄西林，头孢菌素类，喹诺酮类，庆大霉素
厌氧菌	甲硝唑

注：参见抗菌药物的选择应用表。

2. 抗休克治疗

(1) 补充血容量：近年强调感染性休克的液体治疗必须在6小时内达到下列目标(早期目标靶向治疗)：通过补充晶体或胶体液使中心静脉压(CVP)达到8～12mmHg，平均动脉压>65mmHg，尿量>0.5ml/(kg·h)，混合静脉血血氧饱和度(SvO_2)>70%。如果CVP达到8～12mmHg而SvO_2)<70%，可以通过输注浓缩红细胞或使用强心剂(如多巴酚丁胺)来达到上述目标(表4-1-3)。

(2) 血管活性药物(在补充血容量基础上才显效)

1) 血管收缩药:常用的有去甲肾上腺素,血管加压素等。

2) 血管舒张剂:酚妥拉明特别是山莨菪碱或东莨菪碱,阿托品对感染性休克改善微循环更为适用。如山莨菪碱(654-2),0.01～0.03mg/kg,每10～30分钟静注一次直至病情好转,一般6～8次。

3) 正性肌力药:多巴酚丁胺20～40mg加入输液250ml中静脉滴注,能增加心排血量及降低外周阻力。必要时小量毛花苷C 0.2～0.4mg加入10%葡萄糖液40ml中静脉滴注,通常可多巴胺加多巴酚丁胺或间羟胺各20～40mg加入所输液250ml中联合使用更有效。

表4-1-3 中心静脉压与补液关系

中心静脉压	血压	原因	处理原则
低	低	血容量严重不足	充分补液
低	正常	血容量不足	适当补液
高	低	心功能不全或血容量相对过多	给强心药物,纠正酸中毒,舒张血管
高	正常	容量血管过度收缩	舒张血管
正常	低	心功能不全或血容量不足	补液试验*

* 补液试验:取等渗盐水250ml,5～10分钟内经静脉注入,如血压升高而中心静脉压不变,提示血容量不足,如血压不变而中心静脉压升高3～5cmH_2O柱,提示心功能不全。

(3) 小剂量糖皮质激素的应用:对于充分液体复苏后仍需血管活性药物来维持血压的患者可使用小剂量糖皮质激素,如氢化可的松200～300mg/d,分两次静脉使用,持续5～7天。

(4) 积极血糖控制:又称强化胰岛素治疗,对于应激性高血糖患者应使用胰岛素将患者血糖控制在相对正常水平,如150mg/dl左右,也有人建议应控制在正常水平,但是研究表明有发生低血糖的风险。

(5) 防治肾功能衰竭,保护心肺功能,使用呋塞米(速尿)、FDP、ATP、辅酶A、辅酶Q_{10}等。

(6) 如有DIC应使用抗凝治疗(详见第四篇第九章)。

(7) 血液净化治疗。

四、过敏性休克

过敏性休克(allergic shock)是过敏原对过敏体质者产生特异性的速发型全身性变态反应,全身细小血管扩张,通透性增加,血浆外渗致有效血容量不足所致。

【诊断】

1. 有接触或使用致敏物质的病史,常见致敏物质如下。

(1) 抗生素:青霉素、氨苄西林、链霉素等。

(2) 异种血清:各种血清制剂。

(3) 麻醉药:普鲁卡因。

(4) 化学性药物:细胞色素C。

(5) 毒液:毒昆虫刺蜇、毒蛇咬伤等。

2. 即刻出现休克期的临床表现及全身或局部荨麻疹或其他皮疹。或伴喉头痉挛水肿时,出现吸气性呼吸困难。

【治疗】

1. 立即停止使用或清除引起过敏反应的物质。

2. 迅速从皮下或肌内注射0.1%盐酸肾上腺素0.5～1ml,必要时5～10分钟重复一次。

3. 尽早使用糖皮质激素,地塞米松10～20mg静注,或氢化可的松100～200mg加入10%葡萄糖盐水250ml中静脉滴注。

4. 吸氧,保持呼吸道通畅,如喉头水肿呼吸受阻使用肾上腺素及皮质激素后仍未缓解者,紧急时应作气管切开。如有支气管痉挛经上述处理亦未缓解者,应用氨茶碱0.25加入50%葡萄糖液40ml中缓慢静脉注射。

5. 其他抗过敏药如氯苯那敏(扑尔敏)10mg或异丙嗪25mg肌内注射。

6. 必要时使用血管活性药物。

7. 发生呼吸心搏骤停时,按心肺复苏抢救。

五、神经源性休克

神经源性休克(neurological shock)是由于神经调节功能障碍,使阻力血管功能失调,血管张力下降,血管扩张,有效血容量相对不足而致的休克。

【诊断】

1. 常见的致病原因

(1) 药物

1) 麻醉剂:如硫喷妥钠。

2) 神经节阻滞剂过量。

3) 安眠药。

(2) 脊髓麻醉、腰麻、硬膜外麻醉等。

(3) 脑、胸腔、心包、腹腔穿刺或体位性低血压。

(4) 剧烈疼痛和精神创伤。

2. 有休克的临床表现。

【治疗】

1. 吸氧。

2. 迅速注射缩血管药,如间羟胺 20mg 肌内注射,或 20mg 加入 250ml 液中或静脉注射维持。

3. 皮下或肌内注射 0.1% 盐酸肾上腺素 0.3 ~ 0.5ml。必要时 5 ~ 10 分钟重复 1 次。

4. 剧痛者,可用哌替啶(度冷丁)50 ~ 100mg 或吗啡 5 ~ 10mg 肌内注射。

5. 安眠药中毒所致者,迅速彻底洗胃,必要时进行血浆置换。

六、心源性休克

心源性休克详见第四篇第一章和第七篇第二章三。

(李树生)

第二章 呼吸衰竭

呼吸衰竭(respiratory failure)是指各种肺内、外疾病导致肺通气和(或)换气功能障碍,致使人体在静息状态下不能维持有效的气体交换,发生缺氧伴(或不伴)二氧化碳潴留,产生一系列生理功能紊乱与代谢障碍的临床综合征。根据起病缓急可分为急性和慢性两种类型。本章重点介绍急性呼吸衰竭(acute respiratory failure),即原呼吸功能正常,因突发因素导致的呼吸衰竭。机体往往来不及代偿,常可危及生命。

【病因】

1. 急性气道阻塞:急性呼吸道感染、气道过敏、烧伤、异物、创伤是上呼吸道梗阻和急性呼吸衰竭的常见病因。如急性喉炎、喉痉挛、气管异物等。

2. 急性肺病变:各种感染性肺炎、吸入性肺炎(包括胃内容物误吸)、化学性肺炎(氯气、二氧化硫等吸入性中毒)、肺叶或全肺切除术后、溺水等。

3. 急性肺水肿

(1) 各种严重心脏病心力衰竭所致的心源性肺水肿。

(2) 严重感染、中毒、外伤、休克等因素导致的急性呼吸窘迫综合征(ARDS)。

(3) 输液过多、过快引起的肺水肿。

4. 肺血管疾病:如急性肺梗死。

5. 胸壁、胸膜疾病:如大量胸腔积液、严重气胸、胸壁外伤等。

6. 神经肌肉疾病:多发性神经根炎、周期性麻痹、低钾血症等致呼吸肌无力;一氧化碳中毒、安眠药中毒等所致呼吸中枢抑制。

【发病机制】

不同疾病发生呼吸衰竭的机制不同,或多种机制并存。可归纳如下。

1. 肺泡通气不足:产生缺氧和二氧化碳潴留。

2. 通气/血流(V/Q)比例失调。

3. 弥散功能障碍:导致低氧血症。

【诊断】

(一)临床表现

临床表现包括原发疾病表现和缺氧、二氧化碳潴留所致的器官、系统损伤。

1. 呼吸功能紊乱:呼吸频率增快、呼吸困难是最早出现的症状。严重时呼吸抑制。中枢性呼吸衰竭可见呼吸减慢、不规则。

2. 发绀:反映低氧血症。但严重贫血、CO中毒早期缺氧时发绀可不明显。

3. 神经精神症状:急性缺氧和二氧化碳潴留可引起明显头痛,兴奋或抑制,嗜睡,甚至抽搐、昏迷。严重时有脑水肿、球结膜水肿。

4. 心血管系统功能障碍:表现为心律失常、肺动脉高压、右心衰、低血压等。

5. 消化系统症状:应激性溃疡、上消化道出血、肝功能损害等。

6. 肾功能不全:少尿,大多可逆,严重病例发生肾衰竭。

7. 水、电解质紊乱和酸碱失衡:常见类型包括:①呼吸性碱中毒:多见于过度通气;②代谢性碱中毒:多见于不恰当补碱、过多利尿;③呼吸性酸中毒:多见于急性呼吸衰竭伴二氧化碳潴留及慢性呼吸衰竭急性加重;④急性呼吸性酸中毒并代谢性酸中毒;⑤三重酸碱失衡:呼吸性酸中毒合并代谢性碱中毒和代谢性酸中毒,或呼吸性碱中毒合并代谢性碱中毒和代谢性酸中毒。

(二)诊断标准

海平面大气压下、静息条件下呼吸室内空气,排除心内分流情况，动脉血气检查提示：$PaO_2<60mmHg$ 为Ⅰ型呼吸衰竭；伴有 $PaCO_2>50mmHg$，为Ⅱ型呼吸衰竭。

【治疗】

1. 现场抢救：急性呼吸衰竭多突然发生，应在现场及时抢救，防止或缓解严重缺氧和二氧化碳潴留，保护重要脏器功能。如立即清除呼吸道分泌物和异物，呼吸停止时立即进行人工呼吸，有条件应立即气管插管，用简易气囊人工通气。伴心脏停搏时应同时进行有效的胸外心脏按压，为进一步抢救争取时间。

2. 保持呼吸道通畅

(1) 排痰：①清醒者予祛痰剂，如溴己新(brombexine)8～16mg/次，3次/天；或盐酸氨溴索(沐舒坦)，30～60mg/次，3次/天。无力咳痰者可插鼻导管或纤支镜协助吸痰。②已建立人工气道时，气道内应定时滴入生理盐水或雾化吸入，并定时吸痰。③对卧床者及年老体弱者应协助翻身拍背，促使咳痰。④鼓励饮水，适当补液，以利于排痰。

(2) 解痉：有气道痉挛可酌情选用茶碱或β-受体兴奋剂及糖皮质激素。

(3) 人工气道：建立人工气道的适应证包括：①排痰、解痉等措施不能解除气道梗阻；②分泌物多，进行性发绀加重；③呼吸无力，呼吸表浅无效。上述情况下必须作气管插管或气管切开，进行机械通气。

3. 氧疗：根据病情选用鼻导管或鼻面罩给氧。对于呼吸心脏骤停或急性肺炎的肺实变、肺水肿及肺不张致肺内分流增加所引起的缺氧，吸入高浓度氧可缓解缺氧。但给氧浓度>40%的时间不宜过长，以防氧中毒导致肺损伤。给氧时还需注意氧的湿化。Ⅱ型呼吸衰竭一般采用低浓度(<35%)持续给氧，使 $PaO_2>60mmHg$，$SaO_2>90\%$。此类患者给予高浓度氧可抑制缺氧性呼吸反射而导致呼吸停止。

4. 呼吸兴奋剂：可兴奋呼吸中枢，增加通气量，常用于中枢性呼吸衰竭及Ⅱ型呼吸衰竭。常用药物有：尼可刹米(nicoxhamin，可拉明)，1.5g加入10%葡萄糖液250ml静脉滴注；或洛贝林(loberin,山梗菜碱),6mg 加入 10% 葡萄糖液 250ml 静脉滴注。紧急情况下两药均可作静脉推注,1 支/次。新药有:多沙普仑(doxapram),140mg 稀释后静脉滴注;阿米三嗪(almitrine),100mg 稀释后静脉滴注。还可应用纳洛酮(naloxone),先用 0.8mg 加入生理盐水 20ml 静脉注射,后以 2mg 加入生理盐水 100ml 静脉滴注。应用呼吸兴奋剂时必须保持气道通畅,并应予氧疗,还需注意用药禁忌证及肌肉抽搐等不良反应。4～12 小时无效者应改用机械通气。

5. 机械通气:严重缺氧或(和)二氧化碳潴留者经上述措施无效时应尽快进行机械通气。神志清楚且能合作者可用鼻面罩连接呼吸机进行无创机械通气。病情危重、昏迷及气道内大量分泌物不能排出者,应尽快建立人工气道,包括气管插管或气管切开,进行有创机械通气。机械通气方式可选择间歇正压通气(IPPV)、同步间歇指令通气(SIMV)、压力支持通气(PSV)、呼气末正压通气(PEEP)、持续气道正压通气(CPAP)、双水平气道正压通气(BiPAP)、高频振荡通气(HFOV)等。

6. 纠正水、电解质紊乱和酸碱失衡:特别应注意:①急性低氧血症并呼吸性碱中毒,重在纠正缺氧,机械通气不宜过度,一般无需补酸;②二氧化碳潴留致呼吸性酸中毒,重在改善通气,一般不需补碱,仅在 $pH<7.20$ 或合并有代谢性酸中毒时可酌情慎重补碱;③脱水利尿治疗应适当,并注意补充电解质。

7. 防治并发症:抗感染、对症支持治疗等,并应积极治疗原发病。慢性呼吸衰竭急性加重患者兴奋躁动时禁用镇静催眠药物,以免加重二氧化碳潴留,诱发或加重肺性脑病。

8. 上述措施亦适用于慢性呼吸衰竭的治疗。

(占成业)

第三章　急性呼吸窘迫综合征

急性呼吸窘迫综合征(acute respiratory distress syndrome, ARDS)是指在严重感染、休克、创伤等非心源性疾病过程中,肺毛细血管内皮细胞和肺泡上皮细胞损伤造成弥漫性肺间质及肺泡水肿,导致急性低氧性呼吸功能不全或衰竭,临床上表现为进行性低氧血症和呼吸窘迫,肺部影像学上表现为非均一性的渗出性病变。平均死亡率高达50%以上。

【病因】

病因包括直接肺损伤因素和间接肺损伤因素,直接损伤因素引起的ARDS称为内源性ARDS,间接损伤因素引起的ARDS称为外源性ARDS。

1. 直接肺损伤因素(内源性):严重肺部感染、胃内容物误吸、肺挫伤、吸入有毒气体、淹溺等。

2. 间接肺损伤因素(外源性):肺外其他部位严重感染、严重非胸部创伤、休克、急性重症胰腺炎、大量输血、体外循环、DIC等。

ARDS的发病率与致病因素的多少有关,2个以上病因共存时发病率可达85%;亦与致病因素持续作用时间有关,致病因素持续24、48及72小时,ALI/ARDS发病率分别为76%、85%、93%。

【发病机制及病理】

发病机制尚未完全阐明。近年来强调全身炎性反应在发病中起关键作用。各种效应细胞通过释放多种炎性介质造成急性肺损伤。病理特征为肺间质和肺泡水肿、炎性细胞浸润、出血、灶性肺不张及肺泡透明膜形成、终末气道纤维化等。

【病理生理】

广泛肺损伤致肺微循环障碍,毛细血管内皮受损,血管通透性增加,肺间质和肺泡水肿;肺泡Ⅱ型上皮细胞损伤,表面活性物质减少致肺泡群萎陷。上述改变导致氧弥散障碍、肺内分流增加、肺顺应性下降,产生低氧血症及呼吸窘迫。

【诊断】

（一）临床表现

1. 具有肺部感染、创伤、休克、急性重症胰腺炎等原发病表现。

2. 突发进行性呼吸窘迫,呼吸急促,呼吸频率>20 次/分,常规氧疗难以改善。

3. 肺部体征无特异性,急性期双肺可闻及湿啰音,或呼吸音减低。

4. 早期病变以间质性为主,胸部 X 线片常无明显改变。病情进展后,可出现肺实变,表现为双肺野密度增高,透亮度减低,肺纹理增多、增粗,可见弥漫性肺浸润阴影。

5. 无左心功能不全证据,如心脏扩大、PAWP 升高。

（二）诊断标准

目前仍沿用 1994 年欧美联席会议提出的诊断标准。

1. 急性起病,在直接或间接肺损伤后 12～48 小时内发病。

2. 氧合指数(PaO_2/FiO_2)≤200mmHg(不管 PEEP 水平)。

3. X 线胸片显示双肺斑片状阴影。

4. PAWP≤18mmHg,或无左心房压力增高的证据。

PaO_2/FiO_2≤300mmHg 且满足上述其他标准,则诊断为急性肺损伤(acute lung injury,ALI)。

（三）严重度分级

依据 PaO_2/FiO_2 水平初步判断 ARDS 严重程度。

1. 轻度:200mmHg<PaO_2/FiO_2≤300mmHg。

2. 中度:100mmHg<PaO_2/FiO_2≤200mmHg。

3. 重度:PaO_2/FiO_2≤100mmHg。

（四）早期诊断问题

达 ARDS 诊断标准时,病情已相当严重,难以逆转。故凡有发生 ARDS 的高危因素,出现呼吸增快和 PaO_2 进行性下降时,必须警惕本病的可能,应对临床和血气进行密切监测。计算氧合指数有助于早期发现 ARDS,且与肺内分流(Qs/Qt)有较好的相关性。

【鉴别诊断】

1. 心源性肺水肿:有心脏病病史,呼吸困难与体位有关,卧位加重,咳粉红色泡沫痰,啰音多在肺底部,PAWP > 18mmHg,强心、利尿治疗有效。ARDS 的呼吸困难与体位无关,咳稀血水痰、肺部啰音广泛、有高调"爆破音"。PAWP 降低或正常(≤18mmHg),常规给氧难以纠正低氧血症。

2. 重症支气管肺炎。

【治疗】

(一) 积极治疗原发病

如对感染及早选用抗生素进行经验性治疗;对创伤及早清创、止血、固定;对休克进行积极的液体复苏、酌情应用血管活性药物;对急性重症胰腺炎给予禁食、禁水,应用生长抑素、质子泵抑制剂,尽早行血液净化治疗等。

(二) 机械通气

ARDS 低氧血症严重,大多数患者一旦诊断明确,常规氧疗往往难以奏效,机械通气是最主要的呼吸支持手段。

1. 目标:改善低氧血症,PaO_2 60 ~ 80mmHg,SaO_2>90%。

2. 通气策略及方法

(1) 肺保护性通气:①小潮气量:V_T 5 ~ 7ml/kg;②限制气道平台压:≤30 ~ 35cmH_2O;③允许性高碳酸血症:$PaCO_2$<80 ~ 100mmHg,pH>7.20;④最佳 PEEP:静态肺 P-V 曲线低位转折点压力+2cmH_2O,一般 5 ~ 15cmH_2O,既能有利肺泡复张,提高肺顺应性,又能避免气压伤。

(2) 肺开放性通气:即让塌陷的肺泡复张,并在整个呼吸周期保持复张状态,以肺内分流<10% 为理想水平。充分复张塌陷肺泡是纠正低氧血症和保证 PEEP 效应的重要手段。肺复张手法包括控制性肺膨胀、PEEP 递增法及压力控制法,其中控制性肺膨胀最常用,其操作方法为采用压力控制通气,推荐

吸气压 30 ~ 45cmH_2O，持续通气 30 ~ 40s，使塌陷的肺泡充分复张，随后降低气道压进行常规通气。

（三）液体管理

1. 在维持循环稳定，保证器官灌注的前提下，实行限制性液体管理。

2. 利尿和限制补液，液体摄入量<2000ml/d，保持适度的液体负平衡（-1000 ~ -500ml/d），一般维持 PAWP 在 14 ~ 16mmHg。

3. 低蛋白血症是严重感染并发 ARDS 独立危险因素，可使病死率明显增加。对于存在低蛋白血症（ALB<30g/L）得 ARDS 患者，应在补充白蛋白基础上联合应用呋塞米（速尿），维持液体负平衡。

（四）糖皮质激素的应用

1. 对 ARDS 患者不主张常规使用糖皮质激素，因为糖皮质激素既不能预防 ARDS 的发生，对早期 ARDS 亦无治疗作用，ARDS 发病>14 天应用甲泼尼龙可增加病死率。

2. 适应证：对于过敏所致的 ARDS，早期应用糖皮质激素经验性治疗可能有效；感染性休克并发 ARDS，如合并肾上腺皮质功能不全，可应用糖皮质激素。

3. 使用方法：足量、短程，氢化可的松 300 ~ 400mg/d，或地塞米松 20 ~ 40mg/d，连用 2 ~ 3 天，若有效可继续使用，共 5 ~ 7 天。

（五）其他

俯卧位通气、液体通气、一氧化氮（NO）吸入、肺泡表面活性物质的应用等目前临床应用经验不多，确切疗效有待进一步验证，只能作为严重 ARDS 患者常规通气无效时的一种选择。

（占成业）

第四章 心力衰竭

一、急性心力衰竭

急性心力衰竭(acute heart failure)系指因急性的心脏病引起心排血量急骤显著的降低,导致组织器官灌注不足和急性淤血的综合征。临床多见的是急性左心衰竭,表现为急性肺水肿,严重者出现心源性休克。急性右心衰竭见于急性右心室梗死及大块肺栓塞,较少见。本节主要讨论急性左心衰竭。

【病因】

引起急性左心衰竭常见的病因有:

1. 广泛性心肌损害:急性广泛性心肌梗死、急性心肌炎等。

2. 急性心脏后负荷增加:高血压危象、急进型(恶性)高血压、重度主动脉瓣狭窄等。

3. 急性心脏前负荷增加:如补液过多过快、急性乳头肌功能不全、急性乳头肌断裂、急性主动脉瓣反流。

4. 急性机械性心排血受阻:重度二尖瓣狭窄、带蒂左房黏液瘤及左房附壁血栓等。

5. 其他:严重心律失常、机械心脏压塞等。

【病理生理】

1. 急性左心室后向衰竭:左心室排血量急剧下降,左心室舒张末期压力(LVEDP)急剧增高(>2.0kPa,15mmHg),肺嵌压(PCWP)升高(≥2.4kPa,18mmHg),导致肺淤血、肺水肿。PCWP为2.4~2.7kPa(18~20mmHg)表现为轻度肺淤血;2.8~3.3kPa(21~25mmHg)为中度肺淤血;3.5~4.0kPa(26~30mmHg)为重度肺淤血;>4.0kPa(30mmHg)则出现肺水肿。

2. 急性左室前向衰竭:表现为左室排血量急剧下降,表现为血压下降、四肢湿冷、心源性晕厥或心源性休克。可以同时伴有或不伴有左室舒张末期压力升高。

【诊断】

诊断主要依临床表现。

1. 晕厥：主要见于重度二尖瓣或主动脉瓣狭窄、肥厚型梗阻性心肌病、左房黏液瘤等引起的心排血量急剧下降，出现一过性脑缺血。临床表现为短暂性黑矇、晕厥，甚至抽搐。多迅速自行缓解。

2. 心源性休克：详见第七篇第二章三。

3. 急性肺水肿

（1）症状：患者突发严重呼吸困难，以夜间发作多见，端坐呼吸，伴咳嗽，咳白色或粉红色泡沫痰，烦躁不安，大汗淋漓。因心肌梗死所致者可伴有不同程度胸痛。

（2）体征：患者呼吸急促，达30～40次/分钟，吸气时肋间隙和锁骨上窝内陷明显，皮肤湿冷、发绀，起病时双肺多可闻及哮鸣音，随之可闻及湿啰音，心脏听诊可以闻及心尖部舒张期奔马律，P_2亢进，因瓣膜穿孔或腱索断裂、乳头肌功能障碍者可闻及相应杂音。因患者极度紧张，交感神经张力增加，血压多正常或稍增高，如不及时处理，随着病情进展，血压常下降，甚至出现心源性休克。

【鉴别诊断】

急性左心衰竭有时应与支气管哮喘相鉴别，后者一般有反复发作史，出汗和发绀不明显，肺部听诊以哮鸣音为主，一般无湿性啰音。急性左心衰竭时肺底多有湿啰音，严重时咳粉红色泡沫痰，心尖部舒张期奔马律有助于与支气管哮喘鉴别。

【治疗】

（一）一般治疗

1. 患者取坐位，双腿下垂，减少静脉回流。

2. 吸氧，吸入高流量（10～20ml/min）纯氧，使用酒精吸氧以消除肺内泡沫可改善肺泡通气。必要时可给予呼气末正压给氧呼吸。

3. 轮流结扎四肢减少静脉回流以减轻心脏前负荷，可用血压计袖带或橡皮软管，充气压力应低于舒张压10mmHg，以保证动脉供血。不可四肢同时结扎。

（二）药物治疗

1. 吗啡：吗啡可减低交感神经张力，扩张外周小动脉和小静脉，减轻心脏负荷，同时减轻患者的烦躁不安，降低耗氧量。用3～5mg静脉推注，必要时可间隔15～20分钟重复一次，共2～3次。应注意其呼吸抑制的不良反应。有神志障碍和肺部疾患者禁用。

2. 利尿：给予呋塞米（furosemide，速尿）20～40mg静脉推注。

3. 扩管药：硝普钠（nitroprasside）可同时扩张小动脉和小静脉，为首选，可用25～50mg加入10%葡萄糖250ml中，以20～40μg/min速度静脉滴注，每5分钟增加5μg/min，维持量200～300μg/min。次选是硝酸甘油（nitroglycerin）5mg加10%葡萄糖250ml，以5～10μg/min开始，维持量50～100μg/min。

4. 强心剂：因心房纤颤致快速室率引起的急性左心衰竭或左室收缩功能不全者，如扩张型心肌病患者，可选用毛花苷C（cedilanide，西地兰）0.2～0.4mg静脉推注，对平时应用洋地黄者应注意中毒的可能。

5. 氨茶碱（aminophylline）：在心源性哮喘和支气管哮喘不易鉴别时可应用，它有正性肌力，扩张外周血管和利尿作用。可用0.25g加10%葡萄糖20ml，静脉注射。

【预后】

1. 处理不及时者死亡率高。
2. 长期预后取决于原发病因。

（李树生）

二、慢性心力衰竭急性加重期

心力衰竭（heart failure）或充血性心力衰竭（congestive heart failure）是指在静脉回流正常的情况下，由于原发的心脏损害引起心排血量减少，不能满足组织代谢需要的一种综合征，临床上表现为肺循环和(或)体循环淤血和组织血液灌注不足。根据心力衰竭发展的速度分为急性和慢性两种，其中以慢性多见。慢性心力衰竭常因某种诱因而加重。

【病因及诱因】

常见病因为心脏瓣膜疾病，其次为高血压性心脏病、冠状动脉粥样硬化性心脏病、扩张性心脏病等。

慢性心力衰竭急性加重常有其诱因，常见的有：①感染，以呼吸道感染多见，其次为心内感染，全身感染等；②水电解质紊乱，如低钾，特别是下部内低钾，钠潴留，及输液过多等；③心律失常，如快速心房颤动及其他的快速心律性失常；④治疗不当，包括洋地黄过量或用量不足，过度利尿等；⑤合并有其他疾病如甲状腺功能亢进、肺栓塞及贫血等；⑥在妊娠和分娩等情况下心脏负荷加重；⑦其他还有过度劳累，精神压力过重，气候变化等。

【病理生理】

1. 血流动力学改变：由于各种原因引起心输出量减低，心室舒张末期压力增加，同时交感神经系统激活，导致外周阻力增加和终末器官的异常。

2. 神经内分泌改变：心力衰竭时，导致交感神经系统、肾素-血管紧张素系统(RAS)活性增加，血管加压素水平升高，这些改变一方面增强心肌收缩力使心输出量增加，使血管收缩以维持动脉血压保持重要脏器的血流灌注，另一方面也增加外周阻力，并导致水钠潴留，增加心脏负荷。

3. 心室重构：原发性心肌损害和心脏负荷过重使室壁张力增加，导致心室反应性肥大和扩张，心肌细胞和细胞外基质和胶原组成发生改变，即心室重构过程，其结果是心肌收缩速度下降，收缩时间延长，舒张期顺应性下降，心功能下降。

【诊断】

根据临床症状分为左心、右心和全心衰竭，分述如下：

(一) 临床表现

1. 症状

(1) 左心衰竭：左心衰竭的主要症状为呼吸困难，开始表现为劳力性呼吸困难,休息后缓解。左心衰竭者常出现夜间阵发性呼吸困难,伴有咳嗽,咳泡沫样或粉红色泡沫痰,坐起后30分钟左右缓解。重者可发展成急性肺水肿(见急性心力衰竭一节)。因为肺泡和支气管黏膜淤血,患者除咳嗽、咳痰外还可以出现咯血症状。由于心排血量减少,还可有头昏、乏力、尿少等症状。

(2) 右心衰竭:体循环静脉压力增加,脏器淤血、水肿,可出现纳差、恶心、呕吐、腹胀、腹痛和尿少、夜尿增多等症状。

(3) 全心衰竭:左右心衰竭的临床表现同时存在。

2. 体征

(1) 左心衰竭:除原有心脏病的体征,如风湿性心瓣膜病的心脏杂音等外,一般均有心脏增大,心率增快,心尖区可闻及舒张期奔马律,肺动脉瓣区第二心音亢进。两肺底常可闻及湿性啰音,伴有支气管痉挛时可出现哮鸣音或干啰音。重者还可有发绀,低血压等。

(2) 右心衰竭:颈静脉充盈或怒张,肝颈反流征阳性;肝脏肿大并有压痛,晚期形成淤血性肝硬化后,肝颈反流征阳性和压痛不明显,常出现黄疸、腹水等体征。由于水钠潴留和静脉压力增高,身体下垂部位出现水肿,如下肢、腰骶部等。部分患者还可出现胸水或腹水。胸骨左缘第3~4肋间可听到舒张期奔马律,右心显著扩大导致三尖瓣关闭不全时,三尖瓣区可闻及收缩期吹风样杂音,并可有颈静脉收缩期搏动。

(3) 全心衰竭:左右心衰竭的体征均可出现。

(二) 实验室检查

1. 血常规:有感染的情况下血白细胞升高、中性粒细胞增多及贫血等。

2. 生化检查:部分患者存在电解质紊乱,如低钾等。

3. 怀疑甲状腺功能亢进应查T_3、T_4、TSH。

(三) 特殊检查

1. X线检查:有助于发现原发病,左心衰竭时可出现肺淤血,肺间质水肿时在两肺野下部肋膈角处可见密集而短的水平线(Kerley B线),肺泡水肿时肺门阴影呈蝴蝶状,部分患者可见有胸腔积液。

2. 心电图：可表现为左室肥大劳损，右室大等。

3. 超声心动图、放射性核素可用于评价左心室收缩和舒张功能，对原发病的诊断也有帮助。

4. 血流动力学检查：用漂浮导管技术可测定肺毛细血楔嵌压（PCWP）、心排血量（CO）、心脏指数（CI）等。PCWP 正常为 6～12mmHg；>18mmHg 时出现肺淤血；≥30mmHg 时即出现肺水肿。该项检查可用于确立诊断和判断疗效。

根据原有心脏病，并有上述症状和体征，一般可作出诊断。特别应注意心力衰竭加重是否有上面提到的诱因。

【鉴别诊断】

1. 左心衰竭引起的心源性哮喘应与支气管哮喘鉴别，后者常反复发作，肺部以哮鸣音及干性啰音为主，静脉注射氨茶碱后症状明显缓解，哮鸣音消失；前者多见于夜间，坐起后缓解，咳粉红色泡沫痰或听诊有心尖部第三心音奔马律者可肯定诊断。

2. 右心衰竭引起水肿及腹水应与肾性水肿，肝硬化和心包疾病所致，进行鉴别。

【治疗】

（一）治疗目的

纠正血流动力学异常，缓解症状；提高运动耐量，改善患者的生活质量；防止心肌损害进一步加重，降低死亡率。

（二）治疗原则

积极治疗原发病及心力衰竭加重的诱因；稳定心力衰竭的代偿机制，避免失代偿的发生；减轻心脏负荷，增加心排血量。

（三）具体治疗措施

1. 一般治疗：吸氧，卧床休息，适当控制钠盐摄入，但在应用利尿剂时应避免发生低钠血症。

2. 药物治疗

（1）利尿剂：心衰较重，有明显呼吸困难和浮肿者，可用呋塞米 20mg，静脉推注，1～2 次/天；一般患者可用氢氯噻嗪

25mg,2次/天,加用螺内酯(antisterone,安体舒通)20mg,2次/天。应注意以下几点:①避免引起水、电解质平衡紊乱;②根据病情轻重选用药物和调整剂量;③排钾利尿剂与保钾利尿剂合用,单独用排钾利尿剂应补钾。

(2)血管扩张剂:通过扩张血管,减轻心脏前后负荷而改善心功能。适应于中、重度心力衰竭,特别是有瓣膜反流者;对于严重二尖瓣、主动脉狭窄和其他左室流出道梗阻者应慎用;禁用于低血容量和低血压患者。可选择下列制剂:①硝普钠(sodium nitroprusside):同时扩张小动脉和静脉。25mg加10%葡萄糖250ml,开始速度为10μg/min,每5分钟增加5~10μg/min;②硝酸酯类:扩张静脉和肺小动脉。硝酸甘油(nitroglycerin)0.3~0.6mg舌下含服,作用可持续15~30分钟;静脉用5mg加10%葡萄糖250ml滴注,开始量10μg/min,每5分钟增加10μg/min,至维持量50~100μg/min,1~2次/天。心力衰竭缓解后可用二硝酸异山梨醇(isosorbide dinitrate)10mg,3~4次/天,或单硝酸异山梨醇(isosorbide mononitrate)20mg,3次/天维持治疗。硝酸甘油贴剂可用于预防夜间阵发性呼吸困难。③血管紧张素转换酶抑制剂(ACEI):抑制RAS和交感神经系统,有扩张小动脉和静脉作用。常用卡托普利(captopril),开始6.25mg,逐渐增加到25mg,3次/天。或者依那普利(enalapril),初始2.5mg,逐步增加到5mg,1次/天。

(3)增加心肌收缩力:①洋地黄类药物:适应于中重度心力衰竭,特别是心房颤动伴心室率快者。禁用于①预激综合征伴心房颤动。②肥厚性主动脉瓣下狭窄。③甲状腺功能亢进伴快速心房颤动。④二度或三度房室传导阻滞。对肺心病、急性心肌梗死、急性心肌炎等应慎用。

慢性心力衰竭急性加重期多选用快速制剂,常用:①毛花苷C(lanatoside C,西地兰)0.2~0.4mg加10%葡萄糖20ml静脉推注,24小时 总量1~1.6mg;或用毒毛花苷K(strophantin K),0.125~0.25mg加10%葡萄糖20ml静脉推注,1~2次/天。心力衰竭缓解后的维持治疗可用地高辛(digoxin)0.25mg,1次/天,5~7天后可减至0.125mg。②磷酸二酯酶抑制剂:常用的为氨利酮(amrinone),先用0.75mg/kg缓慢静脉注射,继以5~10μg/(kg·min)静脉滴注,用3~5天。此类药物适用于难治性心力衰竭的短期治疗,长期应用有猝死的危险。

(4) 消除诱因:①控制感染:心力衰竭合并感染在临床很多见。可用青霉素800万U静脉滴注,1次/天,用3~5天,或根据细菌培养及药物敏感试验选用抗生素。②纠正电解质紊乱:心力衰竭时低钾,特别是细胞内低钾很常见,其原因包括使用利尿剂、洋地黄制剂、缺氧和低镁等。严重低钾需同时补镁才易纠正。用25%硫酸镁10~20ml+10%葡萄糖250ml+10%氯化钾7ml静脉滴注,1~2次/天,内可加硝酸甘油同时应用。③其他还有控制心律失常,治疗高血压,纠正贫血等。

(5) 消除或限制根本病因:如控制血压,冠心病的介入治疗,手术治疗心脏瓣膜病,治疗甲状腺功能亢进等。

【预后】

心力衰竭预后不佳,心功能Ⅲ级(NYHA),年死亡率在20%,Ⅳ级年死亡率为60%。慢性心力衰竭患者应定期到专科复诊,及时纠正不良因素,避免心力衰竭加重。

(李树生)

第五章　肝性脑病

肝性脑病（hepatic encephalopathy）是严重肝功能障碍和（或）门体静脉分流引起的、以机体代谢紊乱为基础的、中枢神经系统功能紊乱综合征。主要表现为意识障碍、行为异常和昏迷。临床上分为急性和慢性两种类型。

【病因】

慢性肝性脑病多并发于各型肝硬化晚期门体静脉间有侧支循环形成或门静脉高压行门体静脉分流术后；急性肝性脑病多发生于重症病毒性肝炎、药物性肝炎、中毒性肝炎等引起的暴发性肝功能衰竭阶段。

慢性肝性脑病往往有明显的诱因，常见的有上消化道出血、应用大剂量排钾利尿剂、大量放腹水、高蛋白饮食、应用镇静剂及麻醉剂、近期感染、外科手术、血容量减少、电解质酸碱平衡失调、便秘、尿毒症等。

【发病机制】

急性肝性脑病主要由于短期内肝细胞大量坏死、肝功能严重受损、不能清除体内毒性代谢产物引起，又称为内源性肝性脑病。慢性肝性脑病是由于肝硬化失代偿期门体静脉间有侧支循环形成或手术造成门体静脉分流，在某些诱因的作用下，来自肠道内的许多毒性代谢产物未被肝脏充分解毒，经门体静脉分流，进入体循环，造成氨中毒、硫醇增多、芳香族氨基酸增多、支链氨基酸减少、短链脂肪酸增多及γ-氨基丁酸（GABA）增多，血液中增加的这些物质通过血脑屏障进入脑组织内，其结果是干扰脑的能量代谢，正常神经递质生成障碍，假性神经递质（苯乙醇胺、章胺）生成增多，GABA 及其受体亲和力增加，从而影响大脑的正常活动，中枢神经系统受抑制，产生肝性脑病。慢性肝性脑病又称外源性肝性脑病。

【诊断】

（一）病史

有严重肝病史和(或)门体静脉分流史。多数有前述诱发因素。

（二）临床表现

1. 原发肝病的表现：如黄疸、腹水、蜘蛛痣、肝掌、肝臭等。

2. 大脑功能紊乱表现：根据意识障碍程度、神经系统表现、有无扑翼样震颤及脑电图改变，将肝性脑病分为四期：

(1) 前驱期：轻度性格改变和行为异常，如欣快、易激动或淡漠少言、随地大小便等。应答切题，但吐词不清。可有扑翼样震颤，脑电图多正常。

(2) 昏迷前期：以意识错乱，睡眠障碍，行为异常为主，定向力、理解力、计算力均减退、视听幻觉，狂躁。有明显神经系统体征，如肌张力增高、腱反射亢进、踝阵挛、病理反射征阳性。扑翼样震颤明显，脑电图异常。

(3) 昏睡期：以昏睡、木僵及严重精神错乱为主，大部分处于昏睡状态，但呼之能醒。上述神经系统体征更明显，且锥体束征常呈阳性。扑翼样震颤仍可引出、脑电图异常。

(4) 昏迷期：意识完全丧失，呼之不醒。浅昏迷时，对疼痛刺激有反应，腱反射和肌张力仍亢进；深昏迷时，各种反射均消失，瞳孔散大。扑翼样震颤无法引出，脑电图明显异常。

（三）实验室检查

1. 血氨：急性肝性脑病血氨多正常；慢性肝性脑病血氨多明显升高。

2. 肝功能检查：多有明显异常，如转氨酶升高、胆红素升高、白蛋白降低、球蛋白增高，凝血酶原时间延长。

3. 脑电图：前驱期，脑电图多正常；昏迷前期和昏睡期，脑电图节律变慢，出现 θ 波；昏迷期，出现双称对称的高波幅 δ 波。

4. 血清游离氨基酸测定：芳香族氨基酸(色氨酸、苯丙氨酸、酪氨酸、蛋氨酸)含量增高，支链氨基酸(缬氨酸、亮氨酸、异亮氨酸）含量降低。

5. 有条件者可行诱发电位，脑CT、磁共振，特殊智力试验，以利于早期诊断。

根据有严重肝病史、诱发因素、临床表现有意识障碍、行为异常、昏迷、肝功能明显受损及血氨增高，可明确诊断。扑翼样震颤和脑电图异常对诊断有重要参考价值。

【治疗】

由于肝性脑病是多种因素作用的结果，因此治疗宜采取综合性措施。

1. 去除诱因：包括积极控制上消化道出血；慎用排钾利尿剂、镇静剂、含氨药物及对肝脏有明显损害的药物；避免大量放腹水；控制感染；纠正水、电解质酸碱平衡失调。

2. 减少肠内毒物生成和吸收

(1) 饮食：昏迷时应禁食蛋白质，可用葡萄糖及少量脂肪以维持每天热量在5～6.7kJ(1200～1600kcal)。清醒后可适当给予植物蛋白。

(2) 清洁灌肠或导泻：对有肠道积血、积食者，可用白醋50ml加生理盐水100ml，保留灌肠，2次/天；亦可口服或鼻饲50%硫酸镁30～60ml，导泻。

(3) 改变肠内环境：可选用乳果糖或乳梨醇。乳果糖制剂为60%糖浆，剂量为30～120ml/d，分3次口服；或乳梨醇30g/d，分3次口服。均从小剂量开始，以调整至每日排软便2～4次为宜。

(4) 抑制细菌生长：可口服新霉素(neomycin)0.5～1.0g/次，4次/天；或甲硝唑(metronidazole)0.2g，4次/天；或氨苄西林(ampicillin)0.5g/次，4次/天。

3. 促进有毒物质的代谢清除，纠正氨基酸代谢紊乱。

(1) 降氨药物：对门体分流性肝性脑病效果好。①*L*-鸟氨酸-*L*门冬氨酸(OA)：可通过促进体内鸟氨酸循环而降氨，剂量20g/d。②谷氨酸制剂：可根据血钾、血钠(23～46g/d)，谷氨酸钾(12.6～25.2g/d)加入10%葡萄糖500ml中静脉滴注。③精氨酸：10～20g加入10%葡萄糖500ml中静脉滴注，1次/天。

(2) 支链氨基酸:可静脉滴注 14 氨基酸注射液 800,每日 250～500ml。

4. 对症支持治疗:保持呼吸道通畅,防止低血糖,保护脑细胞功能,防治脑水肿与肾功能衰竭,补充维生素 K_1、B 族、C,给予肝细胞生长因子或胎肝细胞悬液,必要时给予新鲜血浆和白蛋白。

5. 其他治疗:包括给予安宫牛黄注射液(醒脑静)、换血、血液透析、胰高糖素-胰岛素疗法等。

(周代星)

第六章　肾功能衰竭

一、急性肾功能衰竭

急性肾功能衰竭(acute renal failure)简称急性肾衰,是由于各种原因引起肾功能急剧、进行性减退而出现的临床综合征。临床主要表现为肾小球滤过率明显降低所致的氮质潴留,以及肾小管重吸收和排泌功能障碍所致的水、电解质和酸碱失衡。根据病因分为肾前性,肾实质性和肾后性三大类。

【病因】

(一) 肾前性急性肾衰

1. 低血容量:主要为细胞外液的丢失,如胃肠道丢失(呕吐、腹泻);皮肤丢失(烧伤、出汗);肾脏丢失(利尿、糖尿病、失盐性肾病);出血;容量转移,水渗漏到第三间隙,如腹膜炎等。

2. 有效血容量减少:由于肾病综合征、肝功能衰竭、败血症、休克、应用血管扩张药或麻醉药所致。

3. 心排血量减少:见于心源性休克、心肌梗死、严重心律失常、充血性心力衰竭、心脏压塞及急性肺梗死等。

4. 肾血管栓塞:由于肾静脉或肾功能的血栓栓塞及动脉粥样硬化斑块所致。

5. 肾血流动力学的自身调节紊乱:由于前列腺素抑制剂、血管紧张素转换酶抑制剂、环孢素的作用所致。

肾前性因素可发展为肾实质性功能衰竭,或重叠于肾实质性因素而加重肾功能损害。

(二) 肾后性急性肾衰

由于各种原因引起的急性尿路梗阻,使梗阻上方的压力增高,甚至发生肾盂积水,肾实质受压致使肾脏功能急剧下降。常见于结石、肿瘤、血块或坏死肾组织、前列腺肥大所致的尿路梗阻,或因肿瘤转移、蔓延或腹膜后纤维化所致的粘连、压迫引起的输尿管梗阻。

(三)肾实质性急性肾衰

由于各种肾实质性疾患所致。

1. 急性肾小管坏死:为急性肾衰的最常见类型,其中大多数为可逆性。常见于下列疾病:

(1) 肾缺血。

(2) 肾毒素:①生物毒,如鱼胆、蛇毒、毒蕈、蜂毒、出血热病毒、细菌内毒素等;②化学毒,如磷化锌、砷、铅、四氯化碳、甲醇等;③抗生素,如氨基糖苷类、四环素、磺胺类等;④环孢素;⑤X 线对比剂。

(3) 色素毒:见于各种原因引起的溶血。

(4) 放疗、化疗反应。

2. 肾小球疾患:各型急进性肾炎、急性肾小球肾炎。

3. 急性肾间质疾患

(1) 过敏性:主要为药物过敏引起,常见有磺胺类、利福平、别嘌醇、吲哚美辛、α-干扰素等。

(2) 感染性:金黄色葡萄球菌、革兰阴性杆菌、霉菌、病毒等直接侵犯肾实质,细菌毒素如白喉杆菌毒素亦可引起肾间质炎症、肾乳头坏死。

(3) 代谢性:如尿酸肾病、高钙血症或高尿钙引起钙质沉积于肾间质。

(4) 肿瘤:多发性骨髓瘤、淋巴瘤和白血病细胞浸润引起急性肾间质病变。

4. 肾小血管炎:见于各种原发或继发性肾小血管的坏死性,过敏性血管炎以及恶性高血压所致的小血管炎,还见于妊娠子痫、胎盘早剥及败血症引起的弥散性血管内凝血。

【发病机制】

不同的病因所致的急性肾衰发病机制各不相同。

【诊断】

一般起病较急,全身症状明显,可分为三型:少尿型、非少尿型、高分解型。

1. 少尿型急性肾衰：以少尿或无尿特点，一般都经过少尿期、多尿期、恢复期三个阶段。

(1) 少尿期：起病数小时或数天后出现少尿(尿量<400ml/d)或无尿(<100ml/d)。完全无尿见于急性肾小管坏死、肾皮质坏死、双侧输尿管梗阻或急进性肾炎。少尿期持续2～3天到3～4周，平均10～14天，超过1月者则考虑肾皮质坏死、肾乳头坏死或原有肾疾患。少尿期氮质蓄积，每日血尿素氮上升约3.6～7.1mmol/L，血肌酐上升44.2～88.4μmol/L。并出现水、盐、酸碱失衡和尿毒症症状。

1) 水潴留和稀释性低钠血症：表现全身浮肿、血压升高。由此所致肺水肿、心力衰竭及脑水肿为主要死因。

2) 高钾血症：血钾超过6.5mmol/L，为少尿期的首位死因。可以表现隐匿，或出现恶心、呕吐、肢麻、烦躁、嗜睡、胸闷、心率减慢，后期出现心脏传导阻滞、室颤。并存低钠、低钙、酸中毒时，高钾血症更为显著。早期血液透析可预防其发生。

3) 低钙血症和高磷血症：由于游离钙不低，少有症状，但纠正酸中毒之前若不补充钙剂，可致低钙性抽搐。

4) 代谢性酸中毒：酸性代谢产物蓄积引起酸中毒，感染及组织破坏加重酸中毒，阴离子间隙增高。表现为恶心、呕吐、疲乏、嗜睡、呼吸深大，重症昏迷致死。酸中毒降低室颤阈值。

5) 尿毒症症状(参见下一节慢性肾功能衰竭)。

(2) 多尿期：进行性尿量增多是肾功能开始恢复的标志之一。进入多尿期后，高分解型的血肌酐和尿素氮仍可上升。多尿一周后，血尿素氮、肌酐下降，尿毒症症状渐改善。尿量可达3000～5000ml/d，大量水及电解质随尿排出，可出现脱水及低钾、低钠血症。此期仍易并发感染，上消化道出血等。多尿期持续1～3周或更长。

(3) 恢复期：自我感觉良好，血尿素氮和肌酐接近正常，尿量逐渐恢复正常。肾小球滤过功能多在3～12个月内恢复正常。部分病例肾小管浓缩功能不全可持续一年以上。少数患者遗留不同程度的肾功能损害，呈慢性肾功能不全或衰竭表现。

2. 非少尿型急性肾衰：此型发生率近年来有增加趋势，高达30%～60 %。其原因在于①对此型的认识提高；②氨基糖苷类抗生素使用增多，所致急性肾小管坏死多呈非少尿型；③早期合理使用利尿剂、多巴胺和甘露醇，增加肾血流起到冲刷作用，尿量不减少，常见病因有使用氨基糖苷类抗生素或对比剂等肾毒性药物、腹部大手术、心脏直视术以及肾移植术后等。起病后肌酐清除率迅速降低，血尿素氮及血肌酐迅速升高，平均尿量在500ml/d以上。本型与少尿型比较化验指标变化轻，并发症发生率低。但本型病死率仍达26%，不少需透析治疗，临床易漏诊，应予以重视。年老体弱、原有肾功能不全的非少尿型者应尽早透析，可降低病死率。

3. 高分解型急性肾衰：并发于广泛组织创伤（大面积外伤、烧伤及挤压伤，大手术）、败血症的急性肾衰，每日血尿素氮及肌酐分别以 >14. 3mmol/L 及 >176. 8μmol/L 的速度递增，称为高分解型急性肾衰。促进蛋白分解的因素除原发病因致组织分解外，还有热量供给不足、肌肉坏死、血肿、胃肠道出血、感染发热、应用皮质激素等。本型血中毒素急剧升高，中毒症状严重。高钾血症及严重的代谢性酸中毒是两个主要死因。神经系统中毒症状突出，表现为嗜睡、昏迷、癫痫发作、反射亢进或减低，肌颤，常并发呼吸道、尿路及创面、皮肤感染，重者发生败血症，常并发脏器衰竭。诊断指标见表4-6-1。

表4-6-1　高分解型与非高分解型急性肾小管坏死的比较

	非高分解及非少尿型	高分解及少尿型
每日血 BUN 升高（mmol/L）	3. 6～7. 1	8. 9～35. 7
每日血 Cr 升高（μmol/L）	44. 2～88. 4	>176. 8
每日血钾升高（mmol/L）	<0. 5	>1. 0
每日血 HCO_3^- 降低（mmol/L）	<1. 0	>2. 0

根据：①有明显引起急性肾功能衰竭的病因；②有上述急性肾功能衰竭的临床表现及实验室检查的结果便可确立诊断。

【鉴别诊断】

1. 慢性肾功能衰竭：我国慢性肾衰多由慢性肾小球肾炎、慢性肾盂肾炎、高血压肾小动脉硬化症、糖尿病肾病、多囊肾、系统性红斑狼疮性肾病引起。常起病隐匿，患者常以慢性尿毒症综合征的某一表现就医，而非急性起病。影像学检查双肾缩小。可以鉴别。

2. 重症急性肾小球肾炎或急进性肾炎：尿蛋白多超过2g/d，多伴血尿、红细胞管型及其他种管型，多有高血压及浮肿。诊断困难者应做肾活检。

3. 急性间质肾炎所致急性肾衰：药物过敏引起者，有发热、皮疹（药物热、药疹）、淋巴结肿大及关节酸痛等症状，血嗜酸性细胞增加、血 IgE 升高、尿中白细胞增多，早期为嗜酸性粒细胞而非中性粒细胞，尿培养无细菌生长，尿蛋白轻微，血尿及红细胞管型少见。如由重症急性肾盂肾炎所致者，多有高热、末梢血白细胞增高，中性粒细胞增多，尿中中性粒细胞增多，出现脓尿及白细胞管型，尿培养常阳性。

4. 肾脏小血管炎所致急性肾衰：呈急性肾炎综合征表现，尿蛋白++～++++ 不等，伴血尿及红细胞管型。继发性血管炎系全身系统疾患，故同时有多种脏器受累之证据；原发性小血管炎 ANCA 试验阳性常可助诊。

5. 双侧肾动脉或肾静脉血栓栓塞所致急性肾衰：经肾动脉或肾静脉造影可确诊。核素肾扫描或肾动态 γ 照相对肾动脉血栓栓塞诊断可提供帮助。

【治疗】

（一）少尿期治疗

重点为调节水、电解质和酸碱平衡，控制氮质潴留，供给足够营养和治疗原发病。

1. 维持水平衡：应以“量出为入”的原则控制液体入量。每日液体入量≤前一日尿量加大便、呕吐、引流液量及伤口的渗出量加500ml（为不显性失水量-内生水量），严密监测体重，血钠和中心静脉压。如每日体重减轻0.3～0.5kg，血钠为140～145mmol/L 中心静脉压正常，补液量适当。

2. 治疗高钾血症：应将血钾控制在 6mmol/L 以下，必须严格限制食物及药物中钾的摄入量，避免输注陈旧库血，积极控制感染。透析疗法是最快捷有效的措施，当血钾≥6.5mmol/L 应及时透析。准备透析前应予以急症处理。

（1）纠正酸中毒：静脉注入或滴注 5% 碳酸氢钠（sodium bicarbonate），按 5ml/kg 可提高 CO_2 结合力 4.5mmol/L 计算所需量，严重酸中毒者由静脉直接推入 60～100ml。

（2）同时静脉注入 10% 葡萄糖酸钙（calcium gluconate）10～20ml 以防低钙抽搐，可拮抗钾对心肌的毒性作用。

（3）25% 葡萄糖 200ml 加胰岛素（insulin）16～20IU 静脉滴注，促进糖元合成使钾进入细胞内，作用可持续 4～6 小时。

（4）补充钠盐亦可使钾进入细胞内，拮抗钾对心肌的毒性作用，作用可维持 1 小时，可予 11.2% 乳酸钠（sodium lactate）40～200ml 静脉注射或予氯化钠液。

（5）口服钠型或钙型离子交换树脂 1g 可交换钾 0.8～1.0mmol，根据血钾水平服树脂 20～60g/d 可有效降低血钾。

3. 营养支持：蛋白质的摄入限制在 0.7～1.0g/（kg · d）之内，主要由富含必需氨基酸的食物组成。补充糖和脂肪，保证足够的热能摄入。不能进食的患者，应静脉输注必需氨基酸和葡萄糖。

4. 透析疗法：在出现并发症之前施行早期预防性透析可减少威胁生命的并发症如感染、出血、昏迷等，透析指征：①急性肺水肿；②高钾血症，血钾在 6.5mmol/L 以上；③高分解代谢状态；④无高分解代谢状态，但无尿 2 天或少尿 4 天以上；⑤二氧化碳结合力在 13mmol/L 以下；⑥血尿素氮 21.4～28.6mmol/L 或血肌酐 442μmol/L 以上；⑦少尿 2 天以上，并伴有：体液过多，如眼结膜水肿、胸腔积液、心音呈奔马律或中心静脉压高于正常，持续呕吐，烦躁或嗜睡，血钾 6mmol/L 以上，心电图疑有高钾等任何一种情况者。

（二）多尿期治疗

治疗重点仍为维持水电解质和酸碱平衡，控制氮质血症，治疗原发病和防止各种并发症。输液量逐渐减少（比出量少

500～1000ml),并尽可能经胃肠道补充,以缩短多尿期。对卧床患者尤应防治肺部和尿路感染,在多尿早期,已施行透析者,仍应继续透析,一般情况明显改善者可试停透析观察。

(三) 恢复期治疗

定期随访肾功能,避免使用对肾不损害的药物。

【预防】

1. 积极治疗原发病,清除诱发因素。

2. 恢复有效循环血容量,积极纠正水、电解质、酸碱失衡:对有感染、创伤、大手术及麻醉者,尤其是老年患者应警惕急性肾小管坏死,快速补液后1～2小时内有尿排出,比重在1.025以上或尿渗透压>660kPa,应继续补液,直至尿量达40ml/h以上,尿比重降至1.015～1.020之间,同时监测中心静脉压。

3. 早期解除肾血管痉挛:休克经扩容后,应用α受体阻滞剂(如酚妥拉明)或β受体兴奋剂[如多巴胺小剂量1～3mg/(kg·min)]或罂粟碱,扩张肾血管,增加肾血流。不适当地使用缩血管剂势必加重肾缺血,促发急性肾小管坏死。

4. 解除肾小管阻塞:血容量恢复,休克纠正后如尿量仍不增加,提示肾细胞受损,有由肾前性氮质血症发展为急性小管坏死的可能。用20%甘露醇125ml静脉滴注,呋塞米80～100mg,每4～6小时静脉滴注一次,有利尿、冲刷肾小管及解除肾小管阻塞的作用。多巴胺与呋塞米合用时利尿效果好。

【预后】

如果应用透析技术,则预后多良好,主要死于原发病和并发症,并发于创伤、败血症者死亡率仍高达40%～80%,约5%可发展为慢性肾功能不全。

(李树生)

二、慢性肾功能衰竭

慢性肾功能衰竭(chronic renal failure),是指各种病因造成的慢性进行性肾实质损害,使肾脏不能维持其基本功能,产生氮质血症，代谢紊乱和多系统受累等一系列症状的综合征，又称为尿毒症（urinaemia）或慢性肾功能不全。其发病率约 50/100 万～100/100 万，预后极差。

【分期】

按照肾小球滤过功能降低的进程，将慢性肾功能不全分三个阶段。

（一）代偿期

内生肌酐清除率（Ccr）>50%，血肌酐<133μmol/L（1.5mg/dl），血尿素氮（BUN）<9mmol/L（25mg/dl），一般无临床症状。

（二）氮质血症期

Ccr 在 25%～50%，血肌酐 133～221μmol/L（1.5～2.5mg/dl）BUN>9mmol/L，轻度贫血，夜尿增多，轻度消化道症状。

（三）尿毒症期

1. 尿毒症早期：Ccr 在 10%～25%，血肌酐为 221～441μmol/L（2.5～5.0mg/dl）有明显消化道症状和贫血，可合并轻度代谢障碍，如酸中毒等多无特殊并发症和明显水盐代谢紊乱。

2. 尿毒症晚期：Ccr<10%，血肌酐>442μmol/L（5mg/dl），明显贫血、消化系统和神经系统症状，合并严重水、盐和酸碱平衡紊乱。

【病因】

1. 各种原发或继发性肾脏疾病导致肾实质进行性损害，如各型慢性肾小球肾炎、慢性肾盂肾炎、肾小管间质疾病。

2. 继发于全身系统性疾病：高血压、肾小动脉硬化、结缔组织疾病，动脉粥样硬化等。糖尿病性肾病也越来越常见。

3. 药物和重金属中毒。

4. 尿路梗阻性肾病，如结石、前列腺肥大、尿路狭窄等。

【发病机制】

慢性肾功能衰竭进行性加重的机制还不清楚，目前有多种学说，如健存肾单位学说，矫枉失衡学说，肾小管高代谢学说等。

【诊断】

诊断主要依据临床表现。

1. 胃肠道表现:是最常见症状,先有食欲不振,上腹饱胀,继而出现恶心、呕吐、腹泻、舌和口腔黏膜溃烂。晚期口腔尿臭味、严重者有上消化道出血。

2. 血液系统表现:贫血是尿毒症必有的症状,其次还有皮下出血、鼻出血、月经过多等出血倾向,部分患者可有粒细胞、淋巴细胞减少,中性粒细胞功能减低,而易于发生感染。

3. 心血管系统表现

(1) 高血压:为原有高血压的加剧或在肾衰过程中发生的高血压,眼底检查可表现为血管痉挛,反光增强或明显出血,渗出等。其发生与水钠潴留和高肾素分泌等有关。

(2) 心力衰竭:表现为水肿、心率增快、呼吸困难、双肺底可以闻及湿性啰音、颈静脉怒张、肝肿大等。其发生与水钠潴留、高血压、尿毒症性心肌病等有关。

(3) 心包炎:约50%患者可发生本症。可有胸痛、心包摩擦、心音遥远、周围静脉压增高等心包炎和心包积液体征。严重者可发生心脏压塞音,出现低血压,脉压差减小,颈静脉怒张等症状。

(4) 动脉粥样硬化:进展迅速,是死亡的主要原因,主要表现为血中三酰甘油和胆固醇升高。

4. 神经精神症状:表现为乏力、失眠、注意力不集中、晚期则出现抑郁、记忆力下降、淡漠、谵妄、幻觉、昏迷等。且晚期常有周围神经受累表现,如麻木、烧灼感,不宁腿综合征、深腱反射减弱或消失、肌无力、感觉障碍、可出现肢体末端袜套样感觉缺失。

5. 呼吸系统症状:有酸中毒时呼吸深大,产生 Kussmaul 呼吸。代谢产物潴留可致尿毒症性支气管炎、肺炎、胸膜炎等。胸腔积液等,出现相应症状、体征。

6. 皮肤症状:皮肤瘙痒、面部色素较深并萎黄,呈尿毒症面容。

7. 肾性骨营养不良:包括肾性佝偻病肾性骨软化症、纤维性骨炎、骨质疏松、骨硬化、转移性钙化等多种。患者可有骨痛、行走不便，骨折等表现。骨活体检查90%以上可发现异常，X线也有相应改变。肾性骨病发生原因与甲状旁腺功能亢进，活性维生素D_3减少、铝积聚等有关。

8. 内分泌失调：如血浆肾素升高、$1,25(OH)_2D_3$降低、血浆红细胞生成素降低和性功能异常等。

9. 代谢失调

(1) 水代谢异常：可以表现为失水或水潴留，前者是由于肾浓缩功能减退而产生夜尿，多尿，加上厌食和恶心、呕吐等所致。后者是由于肾排水能力差，如饮水过多或补液不当，可导致水潴留，产生水肿、高血压，甚至心力衰竭、肺水肿、脑水肿等危及生命。

(2) 钠代谢异常：可以表现为失钠或钠潴留，前者见于以肾小管、间质病变为基础的慢性肾衰，与肾脏不能对尿中氯化钠进行调节有关；后者则是由于摄钠过多，肾脏排泄不能相应增加，而出现水肿加重，心力衰竭等。

(3) 钾代谢异常：主要表现为高钾血症，出现各种心律失常，还有肌无力或麻痹等，严重者可出现心搏骤停。心电图可表现为T波高尖，PR间期迟长及QRS波增宽等。另外酸中毒，输血等均可加重高钾血症。但部分患者也可出现低钾，主要与摄入少和使用利尿剂有关。

(4) 钙、磷、镁代谢障碍：表现为低钙血症，患者可出现抽搐或痉挛。低钙与肾产生$1,25(OH)_2D_3$减少有关。同时出现高磷和高镁血症，血钙磷乘积升高（≥ 70），出现软组织钙化，使血钙进一步降低，高镁血症一般无症状。

(5) 酸中毒：由于肾脏酸性物质排出受阻，肾小管泌氢离子功能减弱，氢、钠交换减少，$NaHCO_3$重吸收下降和肾小管细胞产NH_3减少，共同导致酸中毒，患者出现酸中毒深大呼吸，恶心、呕吐、头痛、甚至昏迷。酸中毒致中枢神经系统代谢紊乱，呼吸和血管运动中枢麻痹可致死。

(6) 蛋白质、糖代谢障碍：表现为血中必需氨基酸水平低，糖耐量异常，胰岛素抵抗，血三酰甘油和低密度脂蛋白水平增加,高尿酸血症等。

(7) 易于并发各种感染,多见肺部尿路感染,甚至产生败血症。

根据病史、贫血、肾性骨病等多系统损害表现,诊断多可确立。确立诊断后还要进一步明确其基础病因和引起肾功能恶化的诱因。常见的诱因有:①感染,最常见;②水盐代谢紊乱;③摄入过多蛋白质,加剧氮质血症;④肾毒性药物,特别是肾毒性抗生素的使用;⑤重度高血压;⑥尿路梗阻;⑦慢性心力衰竭、心律失常等。

【鉴别诊断】

1. 急性肾功能衰竭,贫血症状轻,B 超检查双肾大小正常或增大。而慢性肾衰贫血明显,双肾多缩小,有肾性骨病多提示慢性肾衰竭。仔细询问病史也有一定帮助。

2. 重症肾病综合征,也可有氮质血症,但常有明显低蛋白血症,血尿素氮增高,而肌酐并不与之成比例增高可以帮助诊断。

【治疗】

(一) 饮食治疗

1. 蛋白质摄入:早期尿毒症患者,可给予 0.6g/(kg·d)蛋白质,以富含必需氨基酸(EAA)的蛋白质为主,如鸡蛋、瘦肉、牛奶。磷低于 750mg/d。晚期尿毒症蛋白质应低于 0.38/(kg·d),磷低于 600mg/d。同时注意补充钙和维生素。为避免蛋白质摄入过少,引起营养不良,可补充 EAA,静脉滴注 200~250ml/d,或 0.1~0.2g/(kg·d),分三次口服。

2. 钾、钠、水摄入:①一般不应严格限制钠盐和水摄入,有水肿、高血压、心力衰竭和少尿者除外;②每日尿量>1000ml 者不必限制钾摄入,反之则应限制。

(二) 血管紧张转换酶抑制剂(ACEI)和钙阻滞剂(CCB)

1. ACEI:可降低肾小球内跨毛细血管压,改善残存肾单位的高灌注、高滤过状态,抑制纤维间质细胞肥大、增生,降低高血压、延缓慢性肾衰进展。常用的有卡托普利(captopril)、苯那普利(benazepril)和依那普利(enalapril)。禁用于严重肾功能损害者和一侧肾动脉狭窄,而对侧肾功能也较差者,同时注意高血钾。

2. CCB:可以增加肾钠排泄、减少尿蛋白、降低组织代谢,减少钙盐沉积,保护肾功能,常用的有氨氯地平(amlopipine,络活喜),5~10mg,1次/天。

(三)纠正水、电解质和酸碱平衡紊乱

1. 在有失水,但无严重高血压和心力衰竭者,可缓慢补液,量不宜多;在有明显水、钠潴留,出现严重浮肿、高血压、心力衰竭者应严格控制钠、水摄入,并使用利尿剂,如呋塞米,如达300mg/d仍无效者不必再加量,应及时行透析疗法,无条件时可用2%山梨醇(sorbitol)20~30ml口服。对有明显低钠血症,出现神经精神症状,威胁患者生命者,可用5%氯化钠溶液2.5ml/kg静脉滴注,同时密切监视心功能。

2. 高钾血症:首先要纠正引起高钾的诱因,如酸中毒,药物、钾摄入过多等。如血钾>6.5mmol/L,高钾电图表现和肌无力等时,应紧急处理:①10%葡萄糖酸钙20ml,缓慢静脉推注;②5%碳酸氢钠100ml静脉推注;③10%葡萄糖250ml如胰岛素6~8U静脉滴注;④有条件应作透析治疗。

3. 代谢性酸中毒:二氧化碳结合力(CO_2CP)在13.5mmol/L(30Vol%)以上时,可口服碳酸氢钠1~6g,3次/天。如CO_2CP<13.5mmol/L,有昏迷或酸中毒呼吸时,应静脉补碱,0.5ml/kg碳酸氢钠可提高CO_2CP1mmol/L。将CO_2CP提高到17.1mmol/L即可。补充碳酸氢钠的同时应进低钠饮食。

4. 钙、磷失调:钙磷乘积≥70,可引起软组织钙化,肾功能恶化。可口服活性维生素D_3(骨化三醇,calcitrol)0.25μg/d,2~4周内增至0.5~1μg/d。同时口服葡萄糖酸钙3~6g/d或碳酸钙2g餐后服用以补充钙,减少磷的吸收。

(四)对症处理

1. 恶心、呕吐:甲氧氯普胺(metoclopramide,胃复安)10mg肌内注射或10mg口服2~3次/天,或用氯丙嗪(chlorpromazine)12.5~25mg肌内注射。

2. 高血压：中度以上高血压应限制水、钠摄入，并使用利尿剂。无效时可加用降压药，如普萘洛尔(propranolol)10～30mg，3次/天；硝苯地平(nifedipine)10mg，3～4次/天；甲基多巴(mothyldopa)0.25，2～3次/天，卡托普利12.5～25mg，3次/天；哌唑嗪(prazosine)1～5mg，1～3次/天。严重高血压、高血压脑病或心力衰竭者可用酚妥拉明(phentolamine)0.1～0.2mg/min静脉推注或滴注，也可同硝普钠25mg加5%葡萄糖125～250ml，1～5μg/(kg · min)静脉滴注。必要时行透析治疗。

3. 心力衰竭和心律失常：慢性肾衰心力衰竭处理基本用一般心力衰竭，洋地黄应选用快速短效制剂，以免发生蓄积，有条件可采用透析超滤以消除水、钠潴留，慢性肾衰时心律失常多为酸碱平衡失调、电解质紊乱所致，在纠正上述因素的基础上选用抗心律失常药物治疗。

4. 贫血和出血：血红蛋白低于5g/L者，应予小量多次输血，补充铁剂，如硫酸亚铁(ferrous sulfate)0.3g，3次/天。或定期静脉注射右旋糖酐铁(iron dextran)同时补充叶酸(folic acid)10mg，3次/天。有条件者可用红细胞生成素(erythropo-ietin，rHUEPO)50μg/kg，每周用三次皮下注射，应在补足铁剂的基础上使用。

5. 神经精神症状：抽搐时可使用西地泮(diazepam)10mg静脉或肌内注射，或苯巴比妥0.1g肌内注射。或使用冬眠合剂。

6. 骨病：①控制血磷在1.29～1.78mmol/L(4.5～5.5mg/dl)。磷摄入<0.7～1.0g/d；②补充钙盐，如葡萄糖酸钙1～2g，3次/天；③使用活性维生素D_3制剂，见前述；④必要时可采用甲状腺次全切除。其指征如下：X线检查或骨活检证实为纤维性骨炎、甲状旁腺素水平增高、血钙持续超过2.88～3.0mmol/L(11.5～12.0mg/dl)，有进行性或症状性转移性钙化，血钙磷乘积>75，肾移植后仍有持续的有症状性高钙血症。

(五) 控制感染

使用适当抗生素，但禁用肾毒性药物。

（六）对晚期尿毒症患者的治疗

透析治疗包括腹膜透析和血液透析。

（七）肾脏移植

肾脏移植是恢复肾功能、纠正尿毒症的唯一的方法。

【预后】

慢性肾功能衰竭预后差，多死于代谢紊乱等各种并发症，肾移植成功者，预后良好。

（李树生）

第七章 颅内压增高

颅内压增高或称颅内高压症系指在致病因素的作用下，引起颅腔容积与颅内容物体积之间的平衡失调所致的颅内压持续地超过 $200mmH_2O$(2.0kPa)者，是颅脑创伤、炎症、出血、肿瘤、缺血缺氧及各种中毒等所引起的共有征象。颅内压持续升高可产生脑血流灌注下降、脑水肿、脑组织移位、神经性肺水肿及胃肠功能障碍等一系列生理功能紊乱和病理改变，临床上以头疼痛、呕吐及视神经乳头水肿为主要特征，严重者可出现意识障碍、脑疝综合征以及呼吸抑制而危及生命。依据所致病因的区别可分为两型即弥漫性颅内压增高与局灶性颅内压增高。此外，常常又根据病情发展快慢不同分为三类即急性颅内压增高、亚急性颅内压增高以及慢性颅内压增高。

【病因】

凡造成颅内容物体积相对增加与颅腔容积相对缩小的致病因素均可引起颅内压增高，并产生继发性的病理损害，常见的原因如下。

1. 脑组织体积增大：常见于脑损伤、炎症、缺血缺氧及各种中毒等所致的脑水肿。

2. 脑血流容量增加：多见于①各种脑血管性疾病如动静脉畸形、血管瘤等；②各种类型的恶性高血压症；③各种原因引起的 CO_2 蓄积或碳酸血症等。

3. 脑脊液积聚增多：主要见于各种原因所致脑脊液分泌与吸收功能障碍而引起的交通性与非交通性的脑积水。

4. 颅内占位性病变：常见于颅内血肿、颅内肿瘤、颅内脓肿以及颅内肉芽肿等。

5. 颅腔内容积缩小：一般见于狭颅症、颅底陷入症等。也见于严重而广泛的颅骨凹陷性骨折。

【病理】

病变除可直接破坏颅内压生理调节功能外，常常还可通过占位效应引起颅腔内空间的减少，堵塞脑脊液循环通路而引起脑脊液积聚，脑组织水肿所致的体积增大以及全身情况衰竭等病理损害，使颅腔容积与颅内容物之间的平衡状态发生失调，早期可通过脑脊液量的被置换出颅内与调节脑血流量来代偿，在生理代偿调节超过一定限度时，即导致颅内压增高。当脑血流量调节功能发生障碍，可造成脑组织严重缺血缺氧，加重脑水肿，使脑组织体积进一步增加，颅内压更高，以致形成恶性循环。若未能及时阻断，则可使脑组织移位而出现颅内高压危象，即形成脑疝，终致脑干受压，导致呼吸循环中枢性衰竭。

【诊断】

1. 剧烈头痛与呕吐：头痛常呈进行性加重，继而出现剧烈的呕吐，多不伴有恶心或与进食无关，喷射性呕吐是其典型的表现。头痛和呕吐的程度往往随颅内压增高而逐渐加剧。

2. 视神经乳头水肿：为颅内压增高特征性的体征，并不与颅内压增高同时出现，但多随颅内压增高而进行性加重，早期乳头水肿一般无明显视力障碍，若视神经乳头水肿持续存在，可出现明显的视力减退。

3. 进行性意识障碍：可表现为淡漠、反应迟钝、嗜睡，严重者可出现谵妄、呆滞或昏迷等。常常与颅内压增高的程度有关。

4. 有生命体征改变：早期可出现血压呈升高的趋势，脉搏缓慢，呼吸变慢加深等代偿性表现，提示脑干功能已受到压力的影响；若出现呼吸浅而不规则或呈叹息状乃至呼吸停止，血压下降，脉搏细数，表示中枢已濒于衰竭状态。

5. 出现神经性症状：可出现瞳孔改变、上睑下垂、眼球外展受阻、颈项强直以及假性定位症状等，甚至出现强直性抽搐或颅内高压危象的表现。此外，还可出现复视、阵发性黑矇、猝倒、头皮静脉扩张或头颅进行性增大等。

6. 有关辅助性检查：CT 扫描多提示颅内压增高的病因，如损伤、肿瘤、出血或炎症等；脑血管造影可用于脑血管疾病的检查；腰椎穿刺不仅可作脑脊液化验检查，且尚能同时测量压力；

此外,X 线、磁共振成像等检查手段也有助于提高颅内压增高的病因检出率。

【鉴别诊断】

需注意区别由于神经系统功能障碍引起的头痛与颅内压增高所致的头痛,后者可有视神经乳头水肿,辅助检查多能检出颅内压增高的病因。

【治疗】

(一) 一般治疗

1. 严密观察病情:应卧床休息,头抬高 30°,使身体自然倾斜,保持安静,观测生命体征的变化,密切注意患者瞳孔、意识改变等,有条件时可作持续颅内压监测,随时掌握病情变化。此外,患者不宜用力排便,也不可作高位灌肠,宜用轻缓泻剂疏通大便,以防颅内压骤然增高。

2. 保持呼吸道通畅:避免呼吸不畅,给予氧气吸入,对防治颅内压增高有着重要意义,意识不清或分泌物较多者可作气管切开。

3. 维持出入量平衡:除清醒患者可给予一般饮食外,频繁呕吐者宜暂进食,补充液体时不宜过多,以免加重颅内高压恶化,并注意水、电解质及酸碱平衡。

4. 应用脱水利尿剂:对于症状明显者,可选用高渗脱水剂和利尿脱水剂,有利于减轻脑水肿、降低颅内压等

5. 对症处理:应用抗生素控制颅内感染或防治继发性感染,积极防治神经系统并发症,若有癫痫发作可给予抗癫痫的药物。头痛明显者可用镇痛剂,不宜用吗啡或哌替啶(度冷丁)来止痛。

(二) 病因治疗

依据不同的病因,应积极采取相应措施及时处理,尽可能去除病因,以防止颅内压增高进一步恶化,如颅内占位性病变多考虑手术切除,不能根治者可行部分切除或减压术;脑积水者可行脑脊液分流术;以及采用颅缝再造术治疗狭颅症和颅后窝减压术纠正颅底凹陷症等。若出现颅内压增高引起的急性脑疝时,应作紧急手术处理。近来 γ 刀或 X 刀的应用又为病因治疗增加了新的途径。

(三) 降低颅内压治疗

对于不能完全解除或尚未明确病因的患者,也可采取对症处理措施,以缓解颅内压增高与改善病情。

1. 脱水与激素疗法:为常用的处理措施,可有效地减轻脑水肿,缓解颅内压增高。一般采用静脉或肌内注射高渗脱水剂和利尿脱水剂,同时注射激素药物;若颅内压增高的程度较轻的病例也可选用口服药物。

2. 手术减压疗法:如手术骨窗减压或颞肌下减压术等,也可起到降低颅内压与缓解病情作用,但须依具体情况而慎重选择。

3. 冬眠低温疗法:对降低脑代谢,减少氧耗,防止水肿及缓解颅内压增高等方面均能起到积极的作用,尤其是体表降温。

4. 巴比妥疗法:巴比妥类药物不仅可降低脑代谢,减少氧耗,且还能增强脑对缺氧的耐受性。初次剂量为3~5mg/kg静脉滴注,给药期间应作血中浓度的测定。有效血浓度为25~35mg/L。若颅内压回升时,应增补剂量,可按2~3.5mg/L计算。但须在颅内压、脑电图、心电图及血压的监护下进行。

5. 高压氧疗法:对降低颅内压及改善神经症状均有疗效,尤其适用于缺氧所致的脑水肿的患者,但急性脑损伤病例则禁用。一般氧吸入以2.5~3个大气压为宜。

6. 过度换气疗法:通过控制性过度换气,以致呼吸加深加快,促使 CO_2 从体内排出,可使脑血流量递减,从而导致颅内压相应下降。停止过度换气后其效果可维持数小时。

7. 脑脊液排放疗法:弥漫性颅内压增高患者,可通过腰椎穿刺放液或脑室引流,来达到降低颅内压的目的。每次放液量以颅内压下降0.98kPa(10cm H_2O)为宜,放液速度宜缓慢进行。

【预后】

颅内压增高患者若不能有效去除病因,可进行性加重而出现颅内高压危象,即脑疝综合征,常常压迫脑干而导致中枢性呼吸循环衰竭。

(田利华)

第八章　多器官功能障碍综合征

多器官功能障碍综合征（multiple organ dysfunction syndrome，MODS）指机体遭受严重创伤、休克、重症感染、重大手术等急性损害24小时后，同时或序贯出现两个或两个以上的系统或器官功能障碍或衰竭的临床综合征。

【病因】

1. 严重创伤：严重创伤（创伤严重度评分≥25）者，在有或无感染的情况下均可发生MODS，约占50%。

2. 严重感染：约70%的MODS由感染引起，特别是严重感染如重症急性胰腺炎、腹腔脓肿、化脓性胆管炎、重症肺炎等引起的脓毒症（sepsis）。

3. 休克：尤其是创伤大出血引起的失血性休克和严重感染引起的休克（septic shock）。

4. 重大手术：如胰十二指肠手术、主动脉置换术。

5. 重症急性药物或毒物中毒。

6. 心肺复苏术后。

【诱发因素】

诱因包括休克复苏不充分或延迟复苏、营养不良、持续存在感染病灶、肠道缺血性损伤、持续存在炎症病灶、基础脏器功能失常、糖尿病、年龄≥55岁、长期大量应用糖皮质激素、嗜酒、恶性肿瘤、大量反复输血、使用抑制胃酸药物、高乳酸血症等。

【发病机制】

MODS的发病机制尚未完全阐明，多数学者们认为MODS是全身炎症反应综合征（systemic inflammatory response syndrome，SIRS）进行性加重的结果。组织器官的损伤与微循环障碍、缺血再灌注损伤、炎症细胞激活和炎症介质的异常释放、肠道屏障功能破坏和细菌/毒素移位、二次打击密切相关。

【临床特征】

1. 具有 SIRS 的临床特征：①循环不稳定：炎症介质对心血管系统的作用，机体处于高排低阻的高动力循环状态。②持续高代谢：基础代谢率达正常的 1.5 倍以上、耗能途径异常、对外源性营养底物反应差。③组织细胞缺氧。

2. 其他特征

（1）发生功能障碍的器官通常并不来自直接的损伤。

（2）从原发伤到发生器官衰竭在时间上有一定的间隔。

（3）并非所有的患者都有细菌学证据。

（4）30% 以上患者临床及尸检中无病灶发现。

（5）明确并治疗感染未必能改善患者的存活率。

（6）病理学上缺乏特异性，主要表现为广泛的细胞炎症反应，炎症细胞浸润，组织细胞水肿，器官湿重增加等。

（7）MODS 往往来势凶猛，病情发展急剧，死亡率高。

（8）MODS 虽然凶险，但毕竟是炎症反应，只要能有效控制炎症的发展，有希望逆转，且一旦治愈，一般不会遗留器官损伤的痕迹。

【诊断】

MODS 完整诊断包括病因+SIRS+多器官功能障碍。

SIRS 的诊断标准：（符合下列两项或两项以上者）①T>38℃或<36℃；②HR>90 次/分；③R>20 次/分或 P_aCO_2<32mmHg；④WBC>12×10^9/L 或<4×10^9/L，或幼稚杆状白细胞>10%。依 1995 年全国危重病急救医学学术会议讨论通过的《多器官功能障碍综合征（MODS）病情分期诊断及严重程度标准》（表 4-8-1）。

表 4-8-1　1995 年重修 MODS 病情分期诊断及严重程度标准

受累脏器	诊断依据	评分
外周循环	无血容量不足;MAP≈7. 98kPa(≈60mmHg);尿量≈40ml/h。低血压时间持续 4 小时以上	11
	无血容量不足;MAP<7. 9kPa<60mmHg>6. 65kPa(>50mmHg);尿量<40ml/h,>20ml/h;肢端冷或暖;无意识障碍	2
	无血容量不足;MAP<6. 65kPa(<50mmHg);尿量<20ml/h 肢端湿冷或暖;多有意识恍惚	3
心	心动过速;体温升高 1℃,心率升高 15~20 次/分,心肌酶正常	1
	心动过速;心肌酶(CPK,AST,LDH)异常	2
	室性心动过整,室颤;一至三度房室传导阻滞;心脏停搏	3
肺	呼吸频率 20~25 次/分;吸空气 PaO_2(≤70mmHg),>7. 98kPa(>60mmHg);PaO_2/F_1O_2≥39. 9kPa(≥300mmHg);P(A-a)DO_2($FiO_2$1. 0)3. 33~6. 65kPa(25~50mmHg);X 线胸片正常	1
	(具备 5 项中的 3 项即可确诊)	2
	呼吸频率>28 次/分,吸空气 PaO_2≤7. 98kPa(≤60mmHg),>6. 6kPa(>50mmHg);$PaCO_2$<4. 65kPa(35mmHg);$PaO_2/FiO_2$39. 9kPa(≤300mmHg),>26. 6kPa(>200mmHg);P(A-a)DO_2($FiO_2$1. 0)>13. 3kPa(>100mmHg),<26. 6kPa(<200mmHg);P(A-a)DO_2($fiO_2$1. 0)>13. 3kPa(>100mmHg),<26. 63kPa(200mmHg;X 线胸片示肺泡无实变或实变≤1/2 肺野(具备 6 项中的 3 项即可确诊)	

续表

受累脏器	诊断依据	评分
	呼吸窘迫，呼吸频率>28 次/分钟，吸空气 PaO_2 ≤6.6kPa（≤50mmHg）；$PaCO_2$ >5.98kPa（>45mmHg）；PaO_2/FiO_2 ≤26.6kPa（≤200mmHg）；P（A-a）DO_2（FiO_2 1.0>26.6kPa（>200mmHg）；X 线胸片示肺泡实变≥1/2 肺野，（具备 6 项中的 3 项即可确诊）	3
肾	无血容量不足；尿量≈40ml/h；尿 Na^+ 血肌酐正常	1
	无血容量不足；尿量<40ml/h>20ml/h；利尿剂冲击后尿量可增多；尿 Na^+ 20～30mmol/L（20～30mEq/L）；血肌酐≌176.8mol/L（2.0mg/dl）	2
	无血容量不足；无尿或少尿（<20ml/h；持续 6 小时以上）利尿剂冲击后尿量不增多；尿 Na^+ >40mmol/L（>40mEq/L）；血肌酐>176.8mol/L（>40mEq/L），血肌酐>176.8mol/L（>2.0mg/dl）非少尿肾衰竭；尿量>600ml/24h，但血肌酐>176.8mol/L（>72.0mg/L）尿比重≤1.012	3
肝脏	ALT>正常值 2 倍以上；血清总胆红素>17.1mol/L（<1.0mg/dl），<34.2mol/L（<2.0mg/dl）	1
	ALT>正常值 2 倍以上，血清总胆红素>34.2mol/L（>2.0mg/dl）	2
	肝性脑病	3
胃肠道	腹部胀气，肠鸣音减弱；高度腹部胀气，肠鸣音近于消失，麻痹性肠梗阻；应激性溃疡出血（具备 2 项中 1 项者即可确诊）	1
		2
		3

续表

受累脏器	诊断依据	评分
凝血功能	血小板计数<100×10^9/L,纤维蛋白原正常,PT 及 TT 正常	1
	血小板计数<100×10^9/L,纤维蛋白原≤2.0~4.0g/L,PT 及 TT 比正常值延长≈3s;优球蛋白溶解>2 小时;全身性出血不明显	2
	血小板计数<50×10^9/L;纤维蛋白原<2.0g/L;PT 及 TT 比正常值延长>3s;优球蛋白溶解试验<2 小时;全身性出表现明显	3
脑[△]	兴奋及嗜睡;语言呼唤能睁眼;能交谈,有定向障碍;能听从指令	1
	疼痛刺激能睁眼、不能交谈、语无伦次;疼痛刺激有屈曲或伸展反应	2
	对语言无反应;对疼痛刺激无反应	3
代谢	血糖<3.9mmol/L 或>5.6mmol/L;血 Na^+<135mmol/L 或>145mmol/L;pH<7.35 或>7.45	1
	血糖<3.5mmol/L 或>6.5mmol/L;血 Na^+<130mmol/L 或>150mmol/L;pH<7.20 或>7.50	2
	血糖<2.5mmol/L 或>7.5mmol/L;血 Na^+<125mmol/L 或>155mmol/L;pH<7.10 或>7.55 以上标准均需持续 12 小时以上	3

注:s;秒 min,分;h,小时。△为修改 Glasgow 昏迷评分。

表 4-8-1 应用说明：

1. 每一个 MODS 患者都有多个脏器受累。但受累脏器病情的严重程度不可能完全一致。有的脏器仅是功能受损，有的脏器是衰竭早期，有的是衰竭期。为了清楚地表示严重程度，按评分计算，功能受损期定为 1 分，衰竭早期为 2 分，衰竭期定为 3 分。

2. ①如若两个或两个以上脏器，每个脏器评分都是 1 分，可评定为 MODS 若干脏器功能受损期。②如若两个或两个以上脏器，每个脏器评分都是 2 分，其他脏器都是 1 分，可评定为 MODS 若干脏器衰竭早期伴若干脏器功能受损期。③如若两个或两个以上脏器，每个脏器评分都是 3 分。其他脏器有的是 2 分，有的是 1 分，可评定为 MODS 若干脏器衰竭期伴若干脏器衰竭早期及若干脏器功能受损期。

3. 功能受损期是发生 MODS 的先兆应予特别重视，它是降低病死率的关键。

4. 衰竭早期及衰竭期病性的严重程度不同，作出区分便于不同组别疗效有可比性。

5. MODS 病情分期诊断标准与 APACHE Ⅲ 危重病评分系统结合应用，能较精确地评定病情的严重程度，有助于每个分期病情严重程度的分级及预后判断。

【治疗】

MODS 的治疗重点在于防治致病因素。因目前尚无特异的治疗方法，一旦出现多脏器功能受损，就应尽快采用各种保护器官功能的支持疗法，同时加强代谢支持与调理。

（一）防治病因，控制感染

避免和消除诱发因素是防治 MODS 的关键。控制严重全身感染，对坏死组织的彻底清创，严重感染者，积极引流感染灶，积极送培养，应用有效抗生素。对药物或毒物中毒者及时清除毒物或使用特殊解毒剂。对休克者，快速和充分的复苏，尽快改善微循环，防治缺血再灌注损伤。

（二）改善氧代谢，纠正组织缺氧

非 ARDS 者，维持 $P_aO_2 \geq 80mmHg$，$S_aO_2 > 94\%$；ARDS 者，

$P_aO_2 \geq 60mmHg$ $S_aO_2 > 90\%$ 。心源性休克时，联合应用多巴胺[5～10μg/(kg·min)]及多巴酚丁胺[5～10μg/(kg·min)]可增加心肌收缩力、心排血量和氧输送，增加肾脏及肠系膜血流。感染性休克时，联合应用去甲肾上腺素[2～20(μg/min)]和多巴酚丁胺[5μg/(kg·min)]能有效改善内脏器官血流灌注。

（三）器官功能支持

1. 循环功能支持：①补液、输血维持有效血容量。②应用血管活性药物和强心剂支持心脏有效泵功能。

2. 呼吸功能支持：①保持呼吸道通畅（气管插管或切开）。②机械通气。③纠正酸碱失衡。

3. 肾功能支持：①少尿期：限水、防高钾、抑制高氮质血症、酸中毒，有条件行CRRT(continous renal replacement treatment, CRRT)，可保证水电解质平衡，维持内环境稳定，清除中小分子毒物和炎症介质。②多尿期：由于此期水和电解质大量丢失，体内出现负氮平衡以及低血钾，机体抵抗力极度下降，故治疗重点应为加强支持治疗。③恢复期：以加强营养为主。

4. 防治应激性溃疡：①去除应激因素，维持内环境平衡与稳定，纠正休克及改善微循环。②降低胃内酸度：可用达喜（铝碳酸镁）、硫糖铝、质子泵抑制剂、H_2 受体拮抗剂，但胃内持续碱化可使胃内细菌繁殖和继发吸入性肺炎。③胃肠减压和及早给予胃肠内营养，补充谷氨酰胺，维持肠道绒毛功能，促进肠道机械屏障功能恢复。④应用生长抑素：善宁和施他宁。⑤生大黄灌胃、灌肠，可通腑攻下，促进肠道蠕动。

5. 肝功能支持：补充能量、维生素，能量合剂，维持正常血容量，保证肝组织良好的血液供应，纠正低蛋白血症。必要时人工肝支持系统。

6. 防治DIC：早检查、早治疗，加强局部止血，积极补充血小板、冷沉淀、纤维蛋白原、凝血酶原复合物、维生素 K_1，改善凝血功能。

（四）防治肠道毒素/细菌移位

措施包括：①选择性消化道去污染(selective decontamination of the digestive tract, SDD)预防或清除口咽部、胃肠道携带的致

病菌,保留固有菌群,恢复肠道菌群。药物可用多粘菌素 E、妥布霉素、制霉菌素,选择性抑制需氧菌尤其是 G^- 需氧菌和真菌。②尽早给予肠内营养。③给予微生态制剂。

（五）代谢支持与调理

代谢支持(metabolic support):指为机体提供适当的营养底物以维持细胞代谢的需要,而不是供给较多的营养底物以满足机体营养的需要。目前的治疗策略出现了由营养支持向代谢支持、代谢治疗转变。

具体方法:①非蛋白热卡,一般 20 ~ 30kcal/(kg · d),40% ~ 50% 由脂肪提供,最好使用中、长链脂肪酸;葡萄糖供应量 2.5 ~ 3.0mg/(kg · d)(150 ~ 200g/d)。②提高氮的供应量[0.25 ~ 0.35g/(kg · d)]。③非蛋白热卡与氮的比例<100kcal : 1g。④补充谷氨酰胺[0.3g/(kg · d)]保护肠黏膜的屏障功能。⑤强化胰岛素治疗严格控制危重患者血糖水平在正常范围。⑥注重补充 ω-3 脂肪酸。早期(循环不稳定期)以静脉营养为主,后期循环稳定、胃肠功能恢复,即进行胃肠内营养。

代谢调理(metabolic intervention)的目的在于降低代谢率,促进蛋白质合成。①应用环氧化酶抑制剂:布洛芬、吲哚美辛(消炎痛)等,抑制 PGE_2 的产生,降低代谢率。②应用生长因子(IGF-1)和人类重组生长激素(γ-hGH)促进蛋白质合成。

（六）阻断炎症介质的作用

现已发现众多介质都参与了 MODS 的发病过程。理论上讲,使用炎症介质的阻断剂与拮抗剂可 MODS 发病的中心环节。但目前各种介质的阻断剂或拮抗剂多数都处在实验研究阶段。

总之,MODS 的发病机制尚未完全明了,还缺乏特异的治疗方法。故重点应加强原发病的防治,早发现,在器官功能障碍而未发生衰竭时就及时采取对症、支持疗法。

（周代星）

第九章　弥散性血管内凝血

弥散性血管内凝血(disseminated intravascular coagulation, DIC)是一种获得性临床综合征,以凝血激活引起的微血管血栓形成为特征,可以导致器官功能障碍,导致危重患者预后不良。临床主要表现为严重出血、微血管栓塞、低血压休克以及微血管病性溶血性贫血。DIC 分急性、亚急性和慢性三型,急性型病情凶险应尽早确诊及治疗。

【病因】

诱发 DIC 的病因甚多,最多见为感染性疾病,其次是病理产科、恶性肿瘤和严重创伤(表 4-9-1)。

表 4-9-1　诱发 DIC 的病因

1. 感染	细菌性(葡萄球菌、链球菌、肺炎双球菌、脑膜炎球菌、革兰阴性细菌败血症)、病毒(流行性出血热)、立克次体、寄生虫、真菌、螺旋体等
2. 病理产科	胎盘早期剥离、羊水栓塞、胎盘滞留、中期妊娠流产等
3. 恶性肿瘤	癌(特别是黏蛋白腺癌)、肉瘤、白血病(急性早幼粒细胞白血病)
4. 组织损伤	严重创伤、大手术后(肝、前列腺、胰腺等)、长时间体外循环、骨折(脂肪栓塞)、大面积烧伤等
5. 休克	包括心原性、外伤性、过敏性
6. 其他	毒蛇咬伤、血栓性血小板减少性紫癜、巨大血管瘤、急性出血坏死性胰腺炎、感染性心内膜炎等

【病理生理】

DIC 的基本病理生理过程见图 4-9-1。

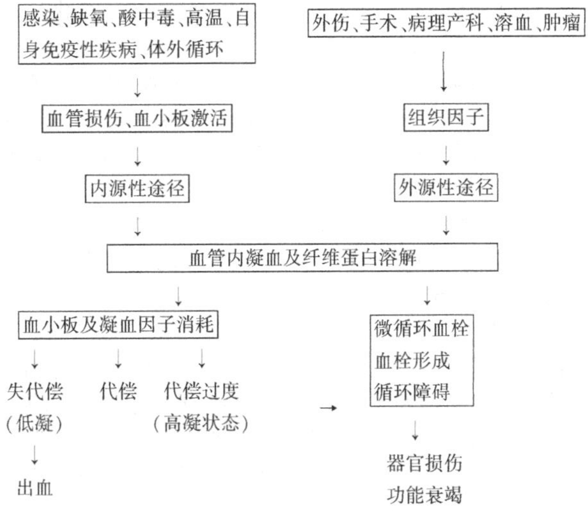

图 4-9-1　DIC 的基本病理生理过程

【诊断】

（一）临床表现

1. 出血：其特点是突然发生的多部位的自发性出血。常为皮肤黏膜出血，伤口及注射部位渗血，产科大量阴道出血，严重者可有肺、胃肠系统、泌尿系统等内脏出血甚至颅脑出血。

2. 微血管栓塞：栓塞症状依栓塞部位、程度而异，皮肤栓塞引起干性坏死，出现指（趾）、鼻、颊及耳部发绀；内脏栓塞最常见于肺、肾、肝、脑和胃肠并出现相应器官的症状和体征。

3. 低血压休克：发病短期内出现低血压、休克，不易用原发病解释。

4. 微血管病性溶血：一般较轻，少数有急性溶血，发作时可有寒战、高热、黄疸、血红蛋白尿等。

（二）实验室检查

1. 血小板<100×10^9/L 或进行性下降。

2. 血浆纤维蛋白原含量<1.5g/L，或进行性下降。

3. 3P 试验阳性或 FDP>20mg/L。

4. 凝血酶原时间缩短或延长 3 秒以上或呈动态变化。

5. 周围血破碎红细胞>2%。

6. 以下实验有助于疑难病例的诊断：①血和尿中检测出纤维蛋白肽 A，则可确定已有高凝血酶血症的存在可早期诊断 DIC；②纤溶酶原含量及活性降低；③AI-Ⅲ含量及活性降低，血浆因子ⅧC 活性<50%。

根据上述临床表现及抗凝治疗有效，结合实验室检查综合分析，如果上述实验室检查 1～5 项有三项以上阳性即可确诊，疑难病例参考第 6 项。

【治疗】

1. 消除诱因、治疗原发病 是治疗 DIC 的根本措施。如积极有效地控制感染，及时清除子宫内容物（残留胎盘，死胎等），抗休克，纠正水电解质紊乱及酸碱失衡等。

2. 支持性止血治疗 包括输注血小板、冷沉淀物（补充纤维蛋白原）、新鲜冻干血浆等。

3. 阻断凝血因子和血小板的激活 DIC 治疗的目的在于最大限度地减少或预防由于过度血液凝固和纤溶亢进导致的血栓形成和出血。当临床上出现血栓形成的表现时，可考虑使用小剂量肝素 50U/kg，静脉滴注，12 小时一次。肝素用于急性 DIC 的效果仍难肯定，尤其对感染引起的 DIC 者。

附：JAAM DIC 评分系统

1. 与 DIC 相关的临床情况

（1）脓毒症/严重感染（任何微生物）。

（2）创伤/烧伤/手术。

（3）血管异常：大血管动脉瘤、巨型血管瘤、血管炎。

（4）严重毒性或免疫反应：蛇咬伤、娱乐毒品、输血反应、移植排斥反应。

（5）恶性肿瘤（骨髓抑制除外）。

（6）病理产科。

（7）与 SIRS 相关的情况：器官破坏（如重症胰腺炎）、严重肝衰竭、缺血/缺氧/休克、中暑/恶性综合征、脂肪栓塞、横纹肌溶解、其他。

(8) 其他。

2. 应该仔细排除的情况

A. 血小板减少

(1) 稀释和分布异常:大量失血和输血、大量输液。

(2) 血小板破坏增加:ITP(特发性血小板减少性紫癜)、TTP(血栓性血小板减少性紫癜)/HUS(溶血性尿毒症综合征)、HIT(肝素诱导的血小板减少)、药物、病毒感染、同种免疫性破坏、APS(抗磷脂综合征)、HELLP、体外循环。

(3) 血小板产生减少:病毒感染、药物、放射、营养缺乏症(维生素 B_{12}、叶酸)、造血障碍、肝脏疾病 HPS(噬血细胞综合征)。

(4) 假性减少:EDTA 依赖性凝集素、血样本抗凝不足。

(5) 其他:体温过低、血管内人工装置。

B. 凝血酶原时间延长:抗凝治疗、血样本抗凝、维生素 K 缺乏、肝硬化、大量失血和输血。

C. FDP 增高:血栓形成、止血和伤口愈合、血肿、胸腔积液、腹水、抗凝血样本、抗纤溶治疗。

D. 其他。

3. SIRS 诊断方法

(1) 体温 > 38℃或 < 36℃。

(2) 心率 > 90 次/分。

(3) 呼吸频率 > 20 次/分或 $PaCO_2$ < 32torr(< 4.3kPa)。

(4) 血白细胞 > 12 000/mm^3(12×10^9/L)或 < 4000/mm^3(4×10^9/L),或未成熟(杆状核)形式占 10%。

4. 诊断评分

SIRS 标准	评分
≥3	1
0~2	0
血小板计数($\times10^9$/L)	
< 80 或 24 小时内减少超过 50%	3
≥80 < 120 或 24 小时内减少超过 30%	1
≥120	0

凝血酶原时间(患者值/正常值)	
≥1.2	1
< 1.2	0
纤维蛋白/纤维蛋白降解产物(mg/L)	
≥25	3
≥10 < 25	1
< 10	0
4分或4分以上	DIC

(钟　强)

第五篇

急性创伤

第一章 创伤急救与救治模式

创伤(trauma)是由外力造成(如跌倒、钝器打击、交通事故、枪弹、运动等),致使机体的头部、颈部、躯干及四肢任何部分造成各种伤害。

现代创伤由于致伤原因多为高能量伤,多发伤发生率高,伤情复杂且严重,病死率高。

创伤急救包含三个环节,院前急救-急诊科-创伤病房/ICU,三个环节须无缝连接,才能具备一个完整的救治流程,达到救治的实效性,如果任何一个环节出现问题,就会丧失"黄金1小时"救治时间,如院内救治多学科会诊常常会延误救治时间,建立创伤救治专业团队,开展一体化救治,是提高救治时效的关键。

1. 创伤急救的工作特点

(1) 变化急骤,时间性强:时间就是生命,及时有效地救治是抢救成功的关键。

(2) 随机性大,可控性小:发生的时间,人数,病种及危重程度等均难以预测。

(3) 损伤范围广,多科交叉:要求医生必须知识渊博(全科医生);参与抢救者必须团结协作,相互支持,积极主动地做好抢救工作。

(4) 抢救工作难度高,涉及面广:急、危、重伤者病情变化大,伤情复杂,短时间做到准确诊断难度高。

(5) 急危重患者的诊治风险大,社会责任重,医务人员应具有高度的责任心和无私的奉献精神。

(6) 基础疾病的存在,现代许多疾病年轻化和表现不明显,使临床早期诊断与治疗存在困难,需要医护工作者对疾病诊断个体化,规避医疗风险。

因此,创伤工作者必须具备全面的医学知识和急救技能,具有较强的综合分析与处理能力和应急救治能力,具有高度的责任心,在危急时刻能够作出决定性治疗。

2. 创伤急救工作思维模式:创伤急救工作不同于平诊,由于患者起病急,病情变化快,常常是来不及作出诊断就发生意外或死亡,因此,医生的思维模式必须由传统的“先诊断后治疗”的模式转换为“先治疗(急救)后诊断再治疗”的模式,也就是对于创伤急危重患者应该优先评估患者是否处于生命紧急状态。如果是则给予紧急的生命支持,然后进一步明确诊断,最后给予决定性治疗。

一、严重创伤的特点与急救模式

1. 严重创伤的主要特点

(1) 致伤因素多,以道路交通伤、暴力伤、坠落伤多见,多为高能量伤。

(2) 病情重,严重多发伤(ISS≥25)发生率高,病死率高。

(3) 多发伤后出现严重的全身应激反应,并发症发生率高,易发生 SIRS,继发严重感染,导致脓毒症或 MODS/MOF,且病死率高。

(4) 休克发生率高,血流动力学不稳定。

(5) 诊断困难、易漏诊和误诊。

(6) 由于多部位损伤,处理时会出现相互矛盾,导致治疗困难。

2. 创伤患者的死亡高峰,特别是多发伤患者有三个死亡高峰。

(1) 第一死亡高峰:于伤后数分钟内即死亡,约占死亡人数的 50%；多死于脑干、高位颈髓、心脏大血管严重损伤。

(2) 第二死亡高峰，出现在伤后 6～8 小时内，约占死亡人数的 30%。如抢救及时，大部分患者可免于死亡，称为“黄金 1 小时”；多死于休克、呼吸功能不全或严重脑损伤。

(3) 第三死亡高峰，出现在伤后数天或数周，约占死亡人数的 20%。多死于感染及其他并发症。

3. 目前创伤急救存在的问题

(1) 多发伤发生率高，涉及多专科，伤势严重来不及抢救。

(2) 专科医师专科化，片面注重本专科问题，缺乏综合急救能力，导致诊断不明、漏诊，或因暂不必要的检查耽误手术时机。

(3) 多科会诊往往耽搁时间、延误诊断。

(4) 多发伤并不是单一损伤的简单叠加，损伤部位数目的增加会成倍增加病死率。

(5) 多发伤后期严重感染、多器官功能不全/衰竭等并发症加重病情，降低生存质量。

4. 严重创伤一体化救治与创伤中心的建设：严重创伤救治需要诊治技术全面的创伤专科医师，或者由创伤救治经验丰富的高年资医师负责，急诊外科医师应注重急救综合救治能力的培养，提高初步诊断和确定性治疗决策能力，早期进行生命评估、确定严重创伤的诊断和急救顺序是减少并发症、提高生存质量，降低病死率的关键。对于严重创伤患者开展创伤院前—急诊外科—手术—创伤 ICU 或病房的一体化救治模式，是提高这类患者抢救成功率、生存率和生存质量的关键。

在我国，创伤急救模式通常是专科化多学科会诊模式，这种模式不利于创伤急救，救治效果差，一体化的创伤中心模式是我们自 1991 年以来开展的主要工作，经过 20 余年的总结，我们觉得此模式值得在国内推广应用，而且我们提出了在中国开展创伤中心的分级建设，推荐创伤分级救治，提高创伤救治成效。

以美国为例，参考美国创伤中心建立的历史和分级制度，就我国如何建立规范化、标准化的创伤中心提出设想。自 1980

年起,为了规范创伤中心应具备的条件,美国外科医师学院(Ameirican College of Surgeon, ACS)开始制定创伤中心分级制度,对不同级别创伤中心应具备的条件制定了统一标准,并组织认证。所有认证3 年有效,3 年后重新进行认证。根据美国外科医师学院的标准,将创伤中心分为Ⅰ～Ⅲ级:Ⅰ级为最高,Ⅲ级为最低。大量临床研究表明,危重创伤患者在Ⅰ级创伤中心救治的存活率明显高于Ⅲ级创伤中心,并且在更高级创伤中心救治的医疗费用更低。

从上述美国创伤中心的分级制度来看,主要有以下特点:①就各不同等级的创伤中心必须具备的救治能力、医疗设施和人员条件,制定了非常详细的规定;②强调高等级的创伤中心不仅要进行创伤救治,还要承担预防、社区宣教、科研和教学任务;③强调不同等级的创伤中心之间应建立制度化联系,以利于患者的转运;④就患者的情况制定了详细的分类标准,指导患者在不同级别创伤中心就诊或转运。

经过近十余年的发展,我国一些医院已建立了一些综合性的创伤中心;创伤救治在各地市级和乡镇医院外科日常工作中也占有重要地位。在此基础上,已具备建立创伤中心的基本条件。参照美国创伤中心分级认证和管理制度,并结合我国人口分布和医疗资源的具体情况,可以建立三级创伤中心,并对各级创伤中心的职责和它们之间的关系作出制度性的规定。

Ⅰ级中心:以创伤救治工作开展较好的三级医院为依托,建立一级创伤中心。一级创伤中心应为创伤患者提供最高水平的救治,开展创伤基本和高级生命支持,急诊复苏(包括心肺复苏、抗休克、气道管理),能在短时间内为患者提供所需的外科学各专科诊疗(包括神经外科、矫形外科、普通外科、心胸外科、泌尿外科等),拥有设备完善的重症监护室;接受下级医院转诊患者;为下级创伤中心提供咨询、会诊、人员培训和技术指导;开展创伤救治的临床与基础研究工作,能承担创伤外科专科医师培训。

Ⅱ级中心:创伤救治工作开展较好的地市级医院为依托,建立二级创伤中心。二级创伤中心应能开展创伤基本和高级生命支持,急诊复苏(包括心肺复苏、抗休克、气道管理),能在短时间内为患者提供所需的外科学各专科诊疗(包括神经外科、矫形外科、普通外科、心胸外科、泌尿外科等),拥有重症监护室;为三级创伤中心提供咨询、会诊和技术指导。二级创伤中心应与一级创伤中心建立制度化联系,就人员培训、转诊患者等达成协议。

Ⅲ级中心:以县级医院和部分技术力量较强、创伤救治工作开展较好的乡镇医院为依托,建立三级创伤中心。三级创伤中心至少应能提供抢救生命所需的必要救治,如生命支持、心肺复苏、气道管理、急救复苏、普通外科治疗和基本重症监护治疗等。与一级或二级创伤中心建立制度化的固定联系,在病情许可的情况下将患者转运至一级或二级创伤中心。希望在不远的将来,能在每个县级医院和乡镇中心卫生院建立三级创伤中心,目标是使创伤患者能在最短时间内得到必要的基本救治和生命支持治疗。

"120"等院前急救与创伤中心同为创伤救治体系的组成部分,其职责不应仅仅是转运患者,应在人员培训、患者病情评估等方面与各创伤中心建立制度化工作联系,定期就工作中存在的问题进行总结和提出改进措施,使院前急救与院内创伤救治衔接得更加紧密。

国内外大量临床实践经验都表明,加强创伤救治体系建设能显著提高救治效率,改善患者预后。由于创伤造成的人口生命损失和社会经济损失已居各种疾病之首,因此,加强创伤救治工作具有重要的社会现实意义。在政府新医疗改革方案中,将加强急诊救治体系建设提到了前所未有的高度,这也给创伤救治工作的发展提供了新机遇和新挑战。

目前国内有多家医院建立起类似一级创伤中心,同济医院是国内建立一体化创伤救治的单位之一,其他如浙大附二院、第三军医大学大坪医院等。

二、创伤患者的现场急救

1. 现场急救的意义:我们常说"时间就是生命",但"时间"在此有三层意义,一是指现场急救的时间,如果一个创伤患者发生呼吸道窘迫或心搏骤停或明显的外周动脉损伤大出血，如不在现场给予紧急抢救措施而选择向医疗单位的运送，只会延误患者的抢救时间，因此现场急救要快；二是在运送过程中的急救与时间，急救车或其他救护工具必须具备急救的设备，才能达到急救的要求，运送过程要短，在一些发达国家，无论陆地或空中救护通常在3～30分钟内；三是送到医院后的急救，医院的高级救治非常重要，医院要有专门的急救小组，才能保证创伤患者到医院后不会因呼叫医生和请会诊而耽误时间，在一些综合性医院，由于学科分得太细，对于一些多发伤和复合伤的患者在处理循序和收治上常常存在矛盾而影响救治的时间。医院内的救治是创伤患者急救的"黄金时间"，通常在数分钟到数小时之内。以往所有的创伤患者，都是先"送"后"救"，忽视了先"救"后"送"这一重要原则。因此，妥善的现场急救，直接关系到患者的安危和预后。

2. 创伤现场急救技术：现场急救技术是每个医护人员和急救人员的基本医疗技术，也应当在各社区医疗点普及，并逐步推广、普及。

最常用的急救技术包括五个方面：徒手心肺复苏术、止血、包扎、固定、搬运。现场急救技术基本要求及时、准确、简单、易行、有效，以便普及。在进行现场急救时，急救人员必须首先掌握与伤员生命相关的呼吸、循环、意识情况及头、颈、胸、腹，然后按优先病情进行急救。

(1) 徒手心肺复苏术(详细见第三篇)

1) 判断意识和呼吸状态：通过呼喊判断是否昏迷，通过刺痛判断昏迷的程度。采用看的方法来判断有无呼吸运动或用面部紧贴患者口鼻感觉有无气流通过；在患者呼吸即将停止之前，多表现明显的呼吸困难，张口或点头呼吸，呼吸急促或深大，明显的三凹征，呼吸暂停。

2) 畅通气道：须取仰卧位，检查口、鼻腔有无异物阻塞(如呕吐物，颅底骨折出血块、草、泥、假牙、舌后坠等情况)，并且要求解开上衣、内衣、衣领，不至于妨碍胸部呼吸运动。畅通气道常用的是仰头举颌法，即左手放于患者额前，右手扶好患者颈部,头慢慢向后仰,对有颈椎骨折者更应特别小心,对有舌根后坠者,可插入口咽通气导管;对有颅底骨折、口腔出血较多者,也可采用侧卧位,以便呕吐物、血液流出,以防误吸,加重呼吸困难,如上述方法无效,特别是喉头水肿的患者,如果无气管内插管条件或插管失败者,可在甲状软骨和环状软骨之间作环甲膜穿刺术或环甲膜切开,此法简便、易行、有效、迅速,应予以掌握。如发现气道内有异物阻塞,可用指抠咽喉法或挤压腹部产生的力量排出。

3)通气:对于呼吸停止的患者,应立即开始建立有效的人工呼吸,最常见的是口对口(鼻)法。

4)判断心跳并建立有效的血循环:当患者心脏停止后,无外周脉搏,在胸前偏左第四肋间,无心脏跳动,无心音,应立即进行有效的胸外心脏按压,恢复循环。

(2)止血

1)出血临床表现 创伤后根据出血量的多少,伤员有头昏、眼花、面色苍白、出冷汗、四肢发凉、呼吸急迫、口唇紫绀、心慌等症状,甚至可陷入休克状态;脑缺血、缺氧重者表现为烦躁不安。

2)出血的种类:根据损伤的血管分为:①动脉出血:血呈鲜红色,压力高,因此呈喷射状,血柱有力,随心脏搏动向外射出,发生在血管近心端的大血管破裂,短时间内可造成大量失血,易危及生命。②静脉出血:血呈暗红色,不间断、均匀、缓慢地向外流出,发生在血管远心端的静脉破裂,危险性较动脉出血小。③毛细血管出血:很微小的血管出血,血液在整个创面外渗,创面上出现许多细小血滴,不易找到血点,常能自己凝固,危险性很小。

根据出血部位的不同主要分为:①外出血:血自创口流出,可以看见,很易辨别。②内出血:体腔和组织间隙的出血,只能根据临床表现及体征来诊断,如胸、腹部损伤后造成的血胸、血腹、腹膜后血肿等。

3)止血方法

A. 一般包扎止血法:创口小的出血,局部可用生理盐水冲洗,然后盖上消毒纱布,用绷带缠紧后包扎即可。如头皮或毛发较多的部位,应剃去毛发,清洗,局部消毒,覆盖消毒敷料包扎止血。

B. 指压止血法:用拇指压住出血的血管上端(近心端),以压闭血管,阻断血流,采用此法救护人员必须熟悉各部位血管出血的压迫点,此法只适用于紧急救护,压迫时间不可能太长。由于血管侧支循环太多,有时只能部分控制出血。常见的压迫止血如下。

面部出血:用拇指压迫下颌角处的面动脉,面部的大出血,往往需压住两侧才能止血。

颞部出血:用拇指在耳前约 1cm 对着颧弓或颞骨用力加压,可将颞浅动脉压住。

颈部出血:在颈根部,气管外侧,摸到跳动的血管就是颈动脉,用大拇指放在跳动处向后、向内压向颈椎横突,可控制因颈动脉损伤所制的出血。

腋窝及肩部出血:在锁骨上凹处向下、向后摸到跳动的锁骨下动脉,用大拇指压住。

前臂出血:上臂肱二头肌内侧用手指压住肱动脉能止住前臂出血。

手掌、手背的出血:一手压在腕关节内侧,通常摸脉搏处即桡动脉部,另一手压在腕关节外侧尺动脉处可止血。

手指出血:把自己的手指压迫手指根部的两侧,可控制指动脉破裂止血。

大腿出血:在大腿根部中间处,稍屈大腿使肌肉松弛,用大拇指向后压住跳动的股动脉,或用手掌垂直压于其上都可以止血。

小腿出血:在腘窝外摸到跳动的即腘动脉,用大拇指用力向后压迫即可止血。

脚部出血:用手紧握踝关节处压住胫动脉可以止血。

C. 填塞止血法:用消毒的急救包、棉垫或消毒纱布,填塞在创口内,再用纱布绷带、三角巾或四头带作适当包扎,松紧度能达到止血的目的为宜。

D. 抬高肢体止血法：抬高出血的肢体为止血的临时应急措施，效果不可靠，尤其动脉出血，常不能达到止血目的。

E. 强屈关节止血法：在肢体关节弯曲处加垫子（纱布卷或棉垫卷）。如放在肘窝、腘窝处，然后用绷带把肢体弯曲起来，使用环形或"8"字形包扎。此法对伤员痛苦较大，不宜首选。

F. 止血带止血法：一般适用于四肢较大的血管出血，采用加压包扎不能有效止血的情况下，才选用止血带。

操作方法：上止血带前，先将受伤的肢体抬高2分钟，使血液尽量回流，或简单的积压软组织或肌肉，然后在扎止血带的局部裹上垫布，第一道绕扎在衬垫，第二道压在第一道上面，并适当勒紧，扎到不出血为上。结扎止血带处必须有明显的标志，注明上止血带的时间，防止时间过长肢体发生缺血性坏死。

注意事项：上止血带要缠在伤口上方，尽量靠近创口，必须要衬垫；上止血带的松紧要合适，应该以出血停止，远端摸不到动脉搏动为合适；上止血带的时间要适当，原则上应尽量缩短，通常每小时放松一次，时间半分钟到5分钟；上止血带的伤员要有明显的标记，说明上止血带的时间和部位；伤员要尽快转送到能彻底止血的医院进行治疗。

（3）包扎

1）包扎带的种类：包扎最常使用的材料是绷带、三角巾和多头带。

2）绷带使用的原则：必须遵行无菌操作的原则，包扎时救护人面向伤员，取适宜的位置，先在创面上全部覆盖消毒纱布，然后使用绷带，包扎松紧适度，以免压迫组织引起局部肿胀，包扎肘部要屈肘包扎，腿要伸直包扎，以保持肢体的功能位置。

3）绷带使用的方法

A. 环形法：将绷带作环形缠绕，第一圈作环绕稍呈斜状，至第二、三圈作环形，此时并将第一圈之斜出一角压于环形圈内，最后将尾端撕成两头打结或用胶布将尾端固定，环形法通用于肢体粗细相等的部位，如胸、腹、四肢等处。

B. 螺旋形法：先按环形法缠绕数圈固定，然后上缠每圈盖住前圈的1/3～2/3成螺旋状，常用于粗细相差不多处。

C. 螺旋反折法:先作螺旋状缠,待到渐粗的地方就每圈把绷带反折一下,盖住前圈的1/3～2/3,这样由下而上的缠绕即成,用于粗细不等的四肢。

D. "8"字绷带:在关节弯曲的上下将绷带由下而上再由上而下成为"8"字形的缠绕。

(4) 固定

1) 固定的材料和注意事项:固定材料可采用合适的夹板(木制或金属)、可塑性或充气性塑料夹板或已经按身体各部位塑好型的高分子固定材料。紧急时可就地取材,但要尽可能选择长短、宽窄适合者,夹板要放在伤部的下方或两侧,固定时至少包扎缠绕两处,最好能固定伤部的上下两个关节,以免受伤部位的移动,硬夹板的上面要铺些棉絮、布条和剪开的衣服布条等作衬垫,以防皮肤压伤。如开放性骨折或合并关节脱位时,应迅速仔细地把创口裹好,再上夹板。在施用绷带固定夹板时,应先缠骨折处下部,以免充血。伤肢用夹板固定后,有时还要与健侧肢体身体绑在一起,用健肢或身体固定患肢,然后转送至医院进一步治疗。

夹板固定后,还应检查是否牢固,松紧是否适度,远端动脉动能否摸到,指(趾)甲如有发凉和呈青紫色,表示绑得太紧,应予放松,但也不能太松而起不到固定作用,骨折固定后应挂上标记,迅速转送。

2) 骨折临时固定法:①上肢骨折固定:临时用木夹板固定,上臂骨折或前臂骨折均可用木夹板固定,使用前有创口者须预先妥善包扎。钢丝夹板可以适应各种形体需要,使用十分方便。钢丝夹板定型后,要裹以棉花软垫,而后用绷带自上而下的缠包伤肢。上臂、前臂骨折均可使用。用绷带包裹后固定伤肢仍需用三角巾悬吊。②下肢骨折的固定:木、钢丝夹板也可像上肢骨折一样固定小腿骨折。小腿有创口者,应妥善包扎后上夹板,天气寒冷季节,要加厚棉花等保温。另外伤肢的骨突处,如足跟、两踝、腓骨头等部位,要加厚软垫,以防摩擦伤或压疮。用木夹板固定小腿骨折,要三块木或钢丝夹板才能妥善固定。充气夹板是用塑料制成圆筒形气囊,于充气情况下可使骨折肢体得到稳定。充气夹板还有对伤肢加压作用，如果是开放伤，这种夹板还有加压止血作用，是大腿骨折的良好临时固定方法，缺点是透气性、吸水性差，炎热天气不宜使用。③脊柱骨折的固定：颈椎骨折的固定：颈后枕部，垫以软垫，头的两旁再用软垫固定，头部用绷带轻轻固定平卧在担架上，这是运输时必需的要求，用钢丝夹板固定颈部，并使钢丝夹板与双肩绑扎固定，这样可以搬运安全；现有的固定材料如颈托在现场急救中方便、快捷。胸腰椎骨折伤员要平卧在垫有软垫的板床上，不宜用高枕，腰椎骨折要在腰部垫以软垫，使伤员感到舒适，没有压迫感，预防压疮。

(5) 搬运：创伤病员及急危重病员在经过现场初步处理后，就需要把伤员从现场送到医疗技术条件较完善的医院，作进一步的检查和治疗。搬运转送工作做得及时正确，可使伤员获得全面检查和及早治疗，减少伤员痛苦，否则会加重病情变化，增加痛苦甚至贻误患者的治疗，造成致残或死亡。搬运转送伤员时，要根据伤员的具体病情选择合适的搬运方法和搬运工具。对脊柱骨折无截瘫的伤员，如果随便抱扶至软担架、动作粗暴，可损伤脊髓造成截瘫。搬运的方法很多，可因地、因时制宜选择合适该伤员的搬运方法。

1) 担架搬运法：这是最常用的搬运方法，它对于转运路途较长，病情较重的病员最为合适。由 3 ~ 4 人合成一组，将患者移上担架。患者头部向后，足部向前，这样后面抬担架的人，可以随时观察患者的变化。

2) 徒手搬运法：分为单人搬运法和双人搬运法，转运过程中，动作要轻巧、敏捷、协调一致、避免震动、减少病员痛苦，对路途较远的病员，则应寻找合适的交通工具。

三、创伤患者急救步骤

1. 紧急生命评估：医护人员初次接触伤员时，应首先迅速对伤员的生命状况进行评估或发现有生命危险的伤员或伤情，评估按 A、B、C、D、E 依次进行。

A. 气道(Airway)：判断气道是否通畅，有无梗阻情况。气道阻塞特征是吸气性呼吸困难,而气道不完全阻塞时在呼吸时则可发出“喉鸣音”,喉咽部较气管更为明显,声音高而尖。严重伤员出现喉鸣音常是生命受到严重威胁的标志。

B. 呼吸(Breathing):判断呼吸能否正常,包括呼吸快慢、困难程度、有无呼吸窘迫及停止、胸廓运动是否对称、有无反常呼吸和端坐呼吸以及发绀等。

C. 循环(Circulation):观测脉率、血压、肤色、毛细血管再充盈时间以及尿量等,是评价机体血流动力和组织器官灌注状态的常用指标。

D. 神经系统状况(Disability):通过观察瞳孔大小及光反应、昏迷评分(GCS)以及是否存在偏瘫或截瘫等手段来迅速评估意识障碍程度,或判断有无神经系统功能损害。

E. 充分显露(Exposure):应在不影响体温过多的情况下,充分显露身体各部,解开伤员的衣领、纽扣以及腰带等,以避免遗漏,有助于抢救的操作和实施。但完毕后应注意保温。

2. 初步应急处理:创伤抢救与生命评估应同时进行,一旦发现有威胁生命的伤情或紧急的问题,应及时给予处理,不能按照常规的先诊断后治疗的方式,更不能一味强调明确诊断而延误抢救时机。依下列步骤解除威胁生命的主要危险因素。

(1) 畅通气道

1) 气道清理:迅速清除鼻、咽、口腔内的血液或血凝块、分泌物、呕吐物、假牙以及其他异物等,对于有活动性出血或分泌物较多者应连续性吸引。

2) 气道控制:①舌后坠所致的阻塞,可用手或舌钳将舌拉起固定,或使两侧下颌角推向或抬起下颌;②无呼吸道保护性反射者,可置口咽或鼻咽导管;③必要时可行气管内插管。

3) 气道开放:通过上述处理仍不能有效改善通气时,应行环甲膜穿刺或气管切开等。

(2) 维持呼吸

1) 解除呼吸功能障碍:①封闭开放创口:胸部开放性创口应立即用压迫敷料封闭。②穿刺排气减压:严重的张力性气胸,紧急时可在第2或第3肋间用粗针穿入排气,必要时可将穿刺针扎带指套活瓣，或接入装有200ml盐水的水封瓶连接。③固定软化胸壁：应及时用大块厚棉垫加压包扎固定；无条件时可用衣物、枕头等代用品压迫包扎于伤侧，紧急时可将伤员作伤侧卧位，以改善呼吸。④胸腔闭式引流：无论是大量血、气胸还是连枷胸或纵隔气肿等严重的胸部创伤，应及时行胸腔闭式引流。⑤心包穿刺抽血：明确心脏压塞后，立即行心包穿刺。

2）尽早给氧支持呼吸：凡重危伤员能自主呼吸无论是胸部创伤性还是非胸部创伤性的伤情，均应常规鼻导管给氧或加压面罩给氧；若仍不能改善呼吸窘迫者，应行气管插管或气管切开，进行控制性给氧。

3）机械辅助或人工呼吸：若缺乏有效的自主呼吸，甚至呼吸骤停，应迅速建立起有效的机械辅助呼吸；如无条件时，应及时进行人工辅助呼吸。

4）应用呼吸兴奋药物：呼吸中枢兴奋剂不宜应用过早，一般在复苏成功1小时后才考虑使用，尤其是在伤员处于自主呼吸已恢复，呼吸仍较浅、过慢或不规则的情况，有助于改善自主呼吸，常用药物有洛贝林、尼可刹米（nikethamide，可拉明）、二甲弗林（dimefine，回苏灵）。

（3）稳定循环

1）扩容补液：①通道方式和部位：迅速建立有效静脉输液通道，依具体情况选择静脉穿刺、静脉切开或中心静脉置管。通道部位最好上肢静脉或颈外静脉，尤其是腹部以下的创伤应避免用下肢静脉部位。②输液种类和比例：输液种类应晶体与胶体液互补兼顾；宜先晶体液，后胶体液，常首选平衡盐液；重度失血患者应在迅速灌注平衡液的同时，输注全血或血浆及血浆代用品。③输注速度和入量：严重失血性休克患者初期输液速度尽可能加快，在未有效控制失血之前，仍应继续加速输液和输血；输入量必需大于失血量。但应警惕大量输液所致的并发症。

2）控制出血：①外出血：多采用局部填塞压迫或加压包扎，止血带法往往是在加压包扎仍不能有效控制出血时，才考虑采用，尤其是四肢大血管破裂能有效地制止出血，但应注明时间和标记。②内出血:多数需要确定性手术止血,院前措施主要是输液、扩容或应用抗休克裤等,同时避免过多检查或转运,尽可能缩短伤后至手术止血时间。

3) 心脏复苏:伤员一旦出现呼吸心搏骤停,应立即进行心肺复苏。

4) 药物应用:创伤急救中一般不宜用血管活性药物来替代补充创伤后出现的血容量不足,尤其是血管收缩剂应当禁忌,必要时在快速足量输血补液同时可过渡性少量使用。血管收缩剂在充分输血补液后、休克表现仍未明显改善,且排除了其他因素,可适当考虑应用,常用多巴胺(dopamine),常量为 20 ~ 40mg 加入 250 ~ 500ml 葡萄糖溶液中。

(4) 包扎固定

1) 覆盖暴露创面:尽量采用无菌绷带或纱布包扎,在无条件时也可用其替代物如干净毛巾、衣服、布块甚至被单等覆盖创面。包扎时注意严密,避免暴露,可稍加压力,尽量不要弄破创面水泡。

2) 避免继发损伤:有内脏脱出或骨折端外露者尽量不要还纳,包扎时注意保护内脏或骨折端,避免干燥、受压或再损伤等。

3) 注意伤口控制:颅脑开放性伤常伴有粉碎性骨折,包扎时注意采取保护性控制措施,以免颅骨骨折片陷入颅内。

4) 限制颈部活动:凡疑有颈椎损伤、颈椎可及骨折畸形或伴有高位截瘫伤员,应采用颈部固定器材或替代物限制其活动。

5) 固定伤残肢体:肢体骨折或大面积软组织伤均应用夹板固定制动,固定范围需包括骨折或伤口上下两个关节。在无条件的情况下,可就地取材或也可将上肢固定于胸壁,下肢固定于对侧健肢。

(5) 药物处理

1) 降低颅压:①脱水剂:常用甘露醇,循环稳定的伤员,可 1 次静脉给予 20% 甘露醇 125 ~ 250ml 或按 1 ~ 3g/kg 计算,宜在 10 ~ 15 分钟内快速滴入。严重脑水肿或颅脑损伤者可采用高渗脱水剂与利尿脱水剂交替使用或联合用药。血容量不足者或者肾功衰的患者多不用,避免加重原发疾病或肾损害。②肾上腺皮质激素:首选地塞米松(dexamethasone),常量可为 10 ~ 20mg 静注。也可早期采用冲击量给药,即首次给予大剂量地塞米松,用量可达到 100mg 以上或按 3 ~ 6mg/kg 计算。

2）缓解疼痛:用量一般不宜过大,如布桂嗪(bucinperazine,强痛定)100mg 或哌替定(pethidine,度冷丁)50 ~ 100mg,应避免短期内重复运用,不能作为常规应急措施,特别是伤情尚未弄清之前,更应慎重或忌用。

3）控制抽搐:①地西泮(diazepam,安定):10mg 静脉注射,必要时,2 ~ 4 小时重复一次。②苯巴比妥钠(phenobarbitalum):0. 2 ~ 0. 4g 稀释静注或肌内注射。③硫喷妥钠(thiopentalum):50 ~ 100mg 稀释后静脉缓慢注射。

注意事项:应用上述药物的前提是患者的呼吸道通畅,而且血流动力学稳定,对未作气管插管或气管切开的伤员,在静注时应警惕喉头痉挛以免发生窒息,严重休克患者应用后会加重低血压状况。

（6）支持措施

1）急救体位:一般就地平卧或卧位制动,尤其是低血容量患者,多置于休克体位,头略放低,下肢宜抬高 15 ~ 30℃;合并有胸部伤者,可采取半卧位;有昏迷或窒息危险的伤员,宜采取侧俯卧位。

2）注意制动:及时给伤员制动,减少其活动或搬运,急救中切勿对患者任意移动,尤忌粗暴搬动或手法操作。

3）避免刺激:一切对伤员产生不良刺激的各种因素,甚至包括言语、情绪及噪声等在创伤急救中对此均应尽量避免。

4）加强保温:伤员不宜暴露过多,特别是在冬季;处于休克的伤员,对患者进行适当的保温,在扩容补液的基础上常能得到意想不到的效果。

3. 迅速确诊分类:在经过初期生命评估、复苏以及应急处理后,应进一步检查确诊或二期评估,以便轻重缓急的进行确定性治疗。

(1) 检查确诊:在简明扼要了解病史的基础上,应全面系统的检查,尽可能做到早期、全面和明确。创伤医务工作者提出了 CRASHPLAN 检诊程序,C 为循环,R 为呼吸,A 为腹部,S 为脊柱脊髓,H 为头部,P 为骨盆,L 为肢体,A 为动脉血管,N 神经系统,以此顺序诊断,可以确定优先检诊部位和避免漏诊。

1) 创伤急救的各项检查均应在不影响抢救生命的原则下进行。

2) 认识创伤的多系统性、整体性,尤其是多发伤或复合伤。

3) 深部或迟发性的损伤,伤后初期表现可不明显,应进行系统观察,或重新判断与评估。

4) 血压下降、心率加快常提示有严重的出血,当患者有血压上升、心率减缓的趋势时多显示有颅内压增高存在。如两者损伤并重时,可为它们综合性表现,甚至短期内可无明显改变。

5) 严重休克也能引起一定程度的意识障碍,合并有颅脑伤时,伤员常缺乏明确主诉,GCS 低分值($\leqslant 8$)是严重颅脑损害的标志。

6) 对意识尚清醒的颅脑伤患者,除注意瞳孔大小、光反应、颈项以及 GCS 评分等检查外,尤其应注意肢体运动及反射检查,常能及时发现隐蔽性的颅内血肿。

7) 伤员自诉或触诊颈椎疼痛以及意识不清者有锁骨以上区域损伤,均应高度怀疑颈椎损伤,在未明显排除骨折和脱位之前应限制其活动或固定。

8) 肺挫伤在伤后初期,X 线平片常无明显改变,重复胸片检查是必要的。凡胸部(尤其胸前区)钝性伤后出现不可解释低血压,均应考虑心肌挫伤可能。

9) 严重意识障碍或昏迷的伤员,多反应迟钝,尤其合并有腹部伤患者,腹壁松弛,往往缺乏相应症状和体征。因此,凡没有明显外出血的低容量休克均应考虑有无胸腹腔内出血。

10) 对肢体损伤检查应注意有无足背动脉、桡动脉等搏动。

(2) 创伤严重度分类:创伤患者应按损伤严重程度进行分类,在尽可能短的时间内被送到相关的医院或专科,进行恰当的治疗。创伤急救可按下列分类处理：

1）轻度伤：生命体征正常，意识清楚，无脏器破裂及内出血，往往体表伤较明显，有多处软组织挫裂伤、肿胀及淤血等，可伴有单纯性小骨折，伤情多无须特殊性治疗或手术者，一般可就地治疗或门诊处理。

2）中度伤：损伤虽较重，但一般无生命危险，其伤情多无需紧急手术，短期内可延迟处理，故这类伤员常有较多的时间作进一步检查确诊，多数伤员仍需住院治疗或对可疑伤情进行连续性观察。

3）重度伤：损伤严重，短时间内多有需紧急手术抢救的损伤，或需及时处理的伤情，须迅速送到手术室或技术设备条件较好的医院进行救治，否则可有生命危险。

4）危重伤：损伤严重威胁伤员的生命，需争分夺秒地进行抢救或紧急救命手术，患者生存往往难以肯定，应积极地进行抢救和强化性治疗。

（3）创伤评分：可区别重危伤员及其伤情，快速衡量严重程度，及时进行分类救治，常用的有：

1）格拉斯哥昏迷评分（Glasgow coma scale，GCS）：GCS 是根据睁眼、语言和运动 3 项检测指标应用评分的方法来估计伤员的意识障碍程度。GCS 评分为三项记分相加，即 E+V+M 记分的之和，分值范围为 3～15 分，其记分标准见表 5-1-1。

表 5-1-1　GCS 昏迷评分

睁眼（E）	语言（V）	运动（M）
4 自动睁眼	5 回答切题	6 能按吩咐动作
3 呼唤睁眼	4 言语不妥	5 对刺痛能定位
2 刺痛睁眼	3 答非所问	4 对刺痛能躲避
1 不睁眼	2 只能发音	3 刺痛肢体屈曲
	1 不能言语	2 刺痛肢体过伸
		1 不能运动（无反应）

意识状态正常者为满分即15分,分值越低、意识障碍越严重,积分<8者多显示脑损害严重,常定为昏迷,其预后不良。按意识障碍的差异将其分值分为三种程度即轻度:13~15分;中度:9~12分;重度:3~8分。

2)创伤评分(trauma score,TS):依据呼吸、循环、中枢神经以及毛细血管充盈状况等五项生理检测指标,应用数字分级方法来评价伤员的生理状态,创伤评分为五项积分相加,即A+B+C+D+E积分的总和,分值范围为1~16分,其积分标准见表5-1-2。

生理状态正常者为16分,分值越少,伤情越严重,积分<12者多显示生理变化明显,常定为重伤标准。按生理改变的不同将其分值分为3种状态即轻微改变:14~16分;明显改变:4~13分;显著改变:1~3分。

3)创伤严重度评分(the injury severity score,ISS):主要适用于多发伤的评定,依据损伤最严重的三个解剖部位检测指标,应用AIS评定分级方法来判断损伤严重程度(详见AIS评分表),ISS评分为3个最高AIS值(MAIS)的平方之和,即$M_1+M_2+M_3$级数平方的相加值,分值范围为1~75分,其AIS评定标准为:

轻度创伤 1

中度创伤 2

重度创伤 3(一般不危及生命)

严重创伤 4(可危及生命,但可能生存)

危重创伤 5(生存不能肯定)

极重创伤 6(最危重,存活可能性极小)

任何一个损伤只要达到AIS=6,ISS就自动确定为75分。分值愈高,伤情越重,死亡率越高。分值大于10者多显示损伤较重,常作为入院的标准,分值大于30者是加强监护的指标,分值大于50者死亡率极高,常作为生存最高值即ISS=50。按损伤程度的区别将其分值分为三种伤情即轻伤:1~15分;重伤:16~24分;严重伤:≥25分。

表 5-1-2　创伤评分(TS)

呼吸(A)		呼吸幅度(B)		收缩压(C)		毛细血管充盈(D)		GCS 总分(E)	
等级	积分	等级	积分	等级	积分	等级	积分	等级	积分
10 ~ 24	4	正常	1	>90	4	正常	2	14 ~ 15	5
25 ~ 35	3	浅	0	70 ~ 90	3	迟缓	1	11 ~ 13	4
>35	2	困难		50 ~ 69	2	无	0	8 ~ 10	3
<10	1			<50	1			5 ~ 7	2
0	0			0	0			3 ~ 4	1

注:GCS 总分为 Glasgow coma scale 评分。

4. 确定性的紧急治疗：在紧急救治以后，应给予确定性的治疗，如紧急手术、液体复苏、呼吸机支持治疗。需要紧急手术的不外乎控制出血、解除压力、控制污染和恢复组织结构的连续性。常见的有清创术；开颅血肿清除去骨瓣减压术；心脏大血管和肺脏的修补术，支气管吻合术；肝脏修补或部分切除术，脾脏修补或切除术，胃肠道修补或切除吻合术，胰腺损伤修补或胰腺体尾切除术或与空肠吻合术等；肾脏修补或部分切除或全切除术，输尿管吻合术，膀胱修补术，尿道会师术；开放骨折的清创术，骨折急诊内固定或外固定术等。

（白祥军）

第二章　各部位创伤

一、颅脑创伤

颅脑创伤(craniocerebral injuries)可分为头皮损伤、颅骨损伤及脑损伤,其中最重要的是脑损伤,它包括脑组织直接受损以及继发性病变如颅内血肿、脑水肿及脑疝等。此外,损伤造成颅内与外界相通者属于开放性颅脑创伤,反之,为闭合性颅脑创伤。

【病因】

1. 直接暴力:①加速性损伤如重物撞击头部(也称冲击部位伤);②减速性损伤如从高处坠跌受伤(也称对冲部位伤);③挤压性损伤如车轮碾压等。

2. 间接暴力:①传递性损伤如足或臀部着地可通过脊椎传递于头部;②挥鞭样损伤如头与躯体突然运动或静止;③压力性损伤如胸部受压所致的急剧高压。

【病理】

1. 脑组织损害:发生一过性的功能障碍或器质性的病变,可伴有蛛网膜下腔出血,严重者可造成弥散性轴索损伤或脑干损害。

2. 颅内压增高:导致脑代谢和循环障碍,加重脑水肿,造成脑组织受压。

3. 脑疝的形成:脑组织发生移位,压迫脑干、脑神经及脑实质等,又进一步加剧颅内压增高,形成恶性循环,导致中枢神经衰竭。

【诊断】

(一)临床表现

1. 外伤病史:于受伤着力点处可查有擦伤、挫伤或裂伤、撕脱伤以及肿胀、淤血斑或血肿以及颌面部损伤等，有些伤员可无伤痕。若头皮裂伤严重伤及颅骨和硬脑膜，使三者均发生破裂，应诊断为开放性颅脑创伤。

2. 意识障碍：可有记忆缺失、神志恍惚、烦躁不安、意识丧失以及对外界刺激反应迟钝或消失，依其程度分为嗜睡、朦胧、浅昏迷以至深昏迷等状态。

3. 局灶征象：可有锥体束征、肢体抽搐或偏瘫、神经缺失及颅神经障碍等。轻者可仅表现为阳性病理反射，若损伤位于非功能区（哑区）可无阳性体征。

4. 瞳孔改变：一侧或双侧瞳孔可发生散大与缩小，或交替性时大时小、变化无常、形态多变以及光反射迟钝或消失；伤侧瞳孔呈迟发性改变者多为脑损伤发生恶化的征兆；两侧瞳孔散大和光反射消失，眼球固定前视是病危征象。

5. 神经症状：常有头痛、头晕、恶心、呕吐、心悸以及烦躁，也可有失眠、耳鸣、畏光或多汗等，还可出现情感障碍，如情绪不稳、表情淡漠、抑郁以及注意力不集中等；严重损伤可出现脑膜刺激征、大小便失禁、强直性抽搐或去大脑强直等，其中剧烈头痛、呕吐常是颅内压增高特征之一。

6. 生命体征：初期可出现血压上升、脉搏缓慢、呼吸加深变慢等，多提示有颅内压增高、颅内血肿及脑疝等；严重脑干损伤还可有血压忽高忽低，呼吸忽快忽慢，心律不规则及中枢性高热等。呼吸浅而不规则或呈叹息状乃至呼吸停止，出现呼吸循环解离，提示伤员已接近中枢性衰竭。

（二）实验室检查

脑脊液可有多量红细胞。

（三）特殊检查

1. X 线检查：可明确有无颅骨骨折，凹陷性骨折需加摄切线位片。

2. CT 与 MRI 检查：可了解颅骨、脑组织受损情况，是否有脑水肿、脑室受压或中线结构移位以及有无颅内血肿等。

【损伤类型】

（一）头皮损伤

除头皮裂伤外，头皮血肿可有皮下、帽状腱膜和骨膜下3种。帽状腱膜下血肿可延及全头部，骨膜下血肿常局限于某一颅骨范围内，多以骨折缝为界。

（二）颅骨损伤

1. 颅盖部骨折：主要靠颅骨X线摄片确诊。

2. 颅底部骨折：主要依靠临床表现①颅前窝骨折：脑脊液鼻漏或溢血、眶周或结膜下广泛瘀斑（熊猫眼征）；②颅中窝骨折：有典型的耳或鼻脑脊液漏或溢血；③颅后窝骨折：多在伤后一段时间内出现乳突部皮下瘀斑（Battle征）。

（三）脑损伤

1. 脑震荡：可有一过性意识障碍、瞳孔变化及生命征紊乱，一般不超过半小时，随后渐减轻或清醒，常伴有不同程度的逆行性遗忘及神经症状。

2. 脑挫裂伤：意识障碍明显，常呈嗜睡、朦胧状态，多数在半小时以上，可有不同程度的局灶征象、神经症状及生命征紊乱，也可发生瞳孔变化。

3. 脑干损伤：多有显著的意识障碍或不同程度的局灶征象及神经症状，一侧或双侧瞳孔常呈交替性或相对性的改变，可出现光反射迟钝或消失，生命体征紊乱，常伴有高热。

4. 弥漫性脑轴索损伤：有原发性昏迷或伴有躁动不安，多数持续时间较长，恢复慢或不完全，少数可有中间清醒期，部分呈去皮质强直状态，无明显定侧定位体征，患者可有瞳孔改变。

5. 颅内血肿：较大血肿可出现渐进性意识障碍，或伴有中间清醒期，瞳孔常呈一侧性迟发性改变；局灶征象和神经症状多较典型，可有生命体征紊乱。依出血部位分为硬膜外血肿、硬膜下血肿、脑内血肿以及脑室出血或血肿等。

（四）损伤分级

Ⅰ级（轻型）：多指单纯脑震荡，昏迷时间常在30分钟以内,可有轻度脑神经症状,神经系统、生命体征和脑脊液检查均无明显异常或改变。

Ⅱ级(中型):主要指轻度脑挫裂伤或颅内小血肿,可合并蛛网膜下腔出血,有或无颅骨骨折,昏迷时间多在6小时以内,脑神经症状明显,可发现有轻度的神经系统阳性体征或生命体征改变。

Ⅲ级(重型):主要包括广泛或严重的脑挫裂伤、脑干损伤、颅内血肿以及严重的颅骨骨折等,昏迷时间在6小时以上,有渐进性意识障碍或伤后再昏迷,神经性症状多较严重,有显著的神经系统阳性体征,生命体征有明显改变。

【治疗】

(一)一般治疗

1. 充分休息:尤其伴有脑损伤者,至少卧床1~2周左右,有耳鼻出血和脑脊液漏者,需头置高位,使引流通畅。在伤后3~5天内应密切观察病情变化。

2. 注意饮食:伤员一般可进食,昏迷或呕吐频繁的患者应禁食,每日可补液1500ml,并注意电解质平衡。

3. 改善脑细胞代谢:应用能量合剂、大量维生素及其他能量药物,常用的药物有ATP、辅酶A、细胞色素、脑活素及胞二磷胆碱等。

4. 应用脱水与激素:神经症状明显或有脑损伤者,应积极采用脱水与激素疗法,常用的方法是20%甘露醇125ml~250ml(成人)间隔6~8小时快速滴入一次,严重者也可与呋塞米(速尿)交替或联合使用。激素宜在水肿前或出现时应用为佳,常用地塞米松20~40mg/d。

5. 对症处理:严重颅脑伤、开放性创口及颅底骨折伴耳鼻漏或出血者应常规应用抗生素和破伤风抗毒素(TAT)。酌情给予止血、镇静或镇痛等药物处理。

(二)局部治疗

1. 头皮创面:对于尚无紧急开颅指征伤员均应及时清理缝合伤口;对于巨大头皮血肿可适当加压包扎,必要时也可穿刺抽吸。有耳鼻出血或脑脊液漏者,严禁堵塞冲洗。

2. 开放创口:原则上应尽早一次性彻底清创,以伤后 6 小时实施最为理想;对 72 小时内的伤口一般仍可进行清创缝合,但有明显感染者,宜扩大骨窗引流。若有开颅指征者则应积极手术探查。

3. 颅骨骨折:单纯线形骨折无特殊处理,骨折若凹陷深达 1cm 以上、面积较大或位于功能区产生压迫症状者应考虑手术整复。颅底骨折所致的脑脊液漏长期不愈者也可采用手术修补。

4. 脑损伤及颅内血肿

(1) 脑挫裂伤一般采用非手术治疗,少数脑组织损伤严重而局限,出现液化坏死合并脑疝征象者,可考虑清除并去骨瓣减压。

(2) 脑干损伤(原发性)治疗与脑挫裂伤相同,若脑干有较大血肿,伤情渐加重时也可考虑开颅清除血肿。

(3) 颅内血肿常依血肿大小、部位及所造成损害程度而定,凡有手术指征者均应积极开颅清除血肿或去骨瓣减压。对暂无手术指征而伤情严重的伤员,应密切观察,在保守治疗的同时,随时做好开颅准备,一旦伤情恶化,应及时手术。

(4) 广泛脑挫裂伤或脑疝晚期合并有严重脑水肿、脑内多发性血肿等可考虑行双侧去骨瓣减压术。

(5) 脑室内出血或血肿若合并脑室扩大者,应行脑室置管引流术。

(6) 较大的颅内积液或颅内积气以及慢性硬膜下血肿,多采用颅骨钻孔引流术。引流出内容物,以促进受压的脑组织膨胀恢复,消除无效腔。

(7) 对具有手术指征又无时间或条件作 CT 检查的伤员,可依据受伤部位、颅骨损伤、瞳孔改变以及神经检查体征等情况及时行钻孔探查术。

5. 开颅手术指征

(1) 患者呈渐进性意识障碍,伤后再昏迷或昏迷逐渐加深者,颅内压监测在 2.7kPa($270mmH_2O$)以上,并呈进行性升高。

(2) 伤后出现一侧迟发性瞳孔散大,对光反射迟钝或消失。

(3) 有局灶性脑损伤征象,尤其出现受伤部位或瞳孔散大的对侧肢体无力或瘫痪,椎体束征阳性。

(4) CT 片示血肿较大(幕上者>40ml,幕下者>10ml),中线结构移位明显,脑室或脑池明显受压。

(三) 重症治疗

1. 保持呼吸道通畅与氧合:及时清理呼吸道的分泌物,昏迷或严重脑干损伤患者宜早期进行气管切开,保证供氧。

2. 维持机体内外环境稳定:可酌情给予输血、血浆及代用品,同时还可进行鼻饲或静脉营养,但须适当限制液体输入量,成人以维持 1500ml 左右为宜。

3. 加强控制脑水肿:除行脱水与激素措施外,也可采取白蛋白与呋塞米(速尿)联合用药,若已行气管插管或气管切开者还可应用过度换气疗法,以降低颅压。

4. 尽早进行冬眠低温疗法:最好在脑水肿发生之前使用,以 32 ~ 34℃ 为宜,疗程 3 ~ 5 天。复温后症状恶化可重复使用,但要注意可能产生的不良反应。

5. 积极防治并发症:昏迷时间较长或严重脑损害的伤员,应精心护理,防止出现肺炎、神经源肺水肿、消化道出血、压疮及泌尿感染等并发症。

【预后】

严重颅内血肿或脑损伤若未能有效处理常常继续恶化发生脑水肿或脑疝,最终导致继发性严重脑干损害,产生中枢神经衰竭而死亡。

(田利华)

二、颌面及颈部创伤

颌面颈部创伤(maxillofacial and cervical injuries)不仅可造成上或下颌骨、颧骨、口腔以及所属区域内的眼、鼻、耳等感觉器官损伤,且也可伤及到颈段的咽、喉、气管、食管、脊椎脊髓以及大血管神经等重要结构。位于颈部下段损伤,血液、气体可进入纵隔或胸腔,形成血气胸及纵隔气肿。此外,颌面部与颅脑又为一整体,并发颅脑损伤也相当多见,常形成不同程度的组合性损伤。

【病因】

1. 锐性暴力:可造成与口腔、咽腔、鼻腔、鼻窦及眼眶间的贯通伤或复杂的开放性损伤与骨折,但较少引起多处损伤;

2. 钝性暴力:常为多部位伤的表现,多与颅脑伤或胸部伤合并存在。

【病理】

常造成软组织破裂或缺损、骨折移位、咽喉水肿、气管受损或受压以及血管破裂所致的口鼻腔内或颈部大出血或血肿等,可产生①呼吸道阻塞,严重者可引起窒息;②失血性休克,常在短期内可危及生命;③眼、鼻、耳及颌面口腔等特殊感觉器官出现不同程度的畸形及功能障碍;④出现颈髓节段以下的感觉、运动及排便功能部分或完全障碍。

【诊断】

(一) 临床表现

1. 外伤病史:可见破损、移位、出血、肿胀及疼痛等表现,常血染满面以致形成颌面颈部变形的外观,易造成伤势严重的假象。

2. 呼吸道阻塞:除口鼻腔内可有血块、血液、分泌物、脱落的牙齿、碎骨片及其他异物等外,还可表现有舌后坠、骨折段或组织下坠及咽喉部水肿与血肿形成,严重者可呼吸浅快,并出现吸气性呼吸困难、烦躁不安、发绀、咯血、皮下气肿及气管移位等,甚至出现窒息,若气管破裂可有气体出入或喘鸣。

3. 活动性出血:口腔、鼻腔、鼻窦、耳道或眼眶等窦腔可有出血,尤其口鼻腔部的大出血多难以控制,面部或颈部出血常可见到"血肉模糊"的外观;大出血多合并有严重的休克。有时可触及局限性血肿,并产生压迫症状。

4. 颈椎损伤:可见本章脊椎及脊髓损伤。

5. 其他表现:可有牙齿咬合、牙齿脱落,上、下颌骨有无骨折,耳鼻外观或是否有耳漏、鼻漏及感觉异常等,多与颌面口腔、耳鼻喉及眼科医生协同检诊。

(二) 特殊检查

依具体情况或部位可选用X线摄片或造影、CT扫描、曲面体层摄影以及喉镜等检查,多能明确损伤情况,并可排除有无合并其他部位伤情。

【损伤类型】

1. 颌面口腔、耳鼻及眼部创伤:依据受伤情况,尽早地与相应专科协助检诊,多能明确诊断。

2. 颈部血管创伤:主要包括颈总动脉、颈内动脉、颈内静脉、椎动脉和颈外动脉与颈内静脉分支等损伤,部分大血管还可发生颈动静脉瘘。除有失血性休克外,局部伤口大量出血或可扪及较大的血肿,远端血管搏动减弱或消失,并可出现类似脑血管意外的神经症状如偏瘫、伤侧不全麻痹及失语等;对于颈部创伤无外出血的复杂血管伤,多需行血管造影、超声检查或放射性核素造影等检查明确诊断。

3. 咽喉部创伤:主要指颈段气管、食管以及咽喉损伤。常有声音嘶哑、咯血或呕血、鼻出血及黏膜下血肿等,严重者还可出现呼吸或吞咽困难、颈部漏气或漏液、皮下气肿、紫绀以及气管或食管与咽喉移位变形等;喘鸣提示喉与气管发生不全性阻塞或破损,若为开放性伤口可有气体的出入声或异物存留。喉镜、电子喉镜、支气管镜、食管镜、食管造影、X线摄片以及CT扫描等均有助于检诊。

4. 颈部神经创伤:主要包括颈神经丛和臂神经丛、膈神经以及部分脑神经(如舌下神经、舌咽神经、三叉神经下颌支等)损伤等。伤后可出现相应的受损征象或功能障碍如口角下垂、舌偏斜、颈部感觉障碍及Horner(霍纳)综合征等。

5. 其他创伤:①颈部异物:有开放伤口或误吸与误咽的病史;②胸导管创伤:有白色的淋巴液从伤口流出;③甲状腺和甲状旁腺创伤:局部出血明显,有淤积时可产生压迫症状,并可发出喉鸣音;④颈椎与颈髓创伤:见本章“六、脊柱及脊髓创伤”。

【治疗】

(一) 一般治疗

一般处理措施与其他部位创伤相同,在救治中需采取下列措施:

1. 颈部制动:任何颈部损伤的伤员,均考虑有颈椎损伤的可能,在未明确排除颈椎损伤之前,应于头颈两侧放置沙袋或替代物制动。

2. 畅通气道:及时解除咽喉部的阻塞物,牵出舌固定以防后坠,或托起下陷的上颌软腭。若咽喉部肿胀、有明显血肿或骨折片及软组织异物等可采用置入口咽管或气管内插管,必要时行气管切开。

3. 有效止血:依具体情况,及时采用指压、包扎、填塞或结扎等措施。

4. 处理创面:尽早清创、正确处理创面,应用抗生素。

(二) 局部治疗

1. 颌面口腔、耳鼻喉及眼科的局部治疗可参见有关分册,或与有关专科协同处理治疗。

2. 颈部手术探查指征

(1) 伤口持续性出血,动脉搏动减弱或消失,进行性扩展或巨大血肿。

(2) 呼吸困难,伤口有气体漏出及皮下气肿,声音发生改变。

(3) 吞咽困难,有咯血、呕血,伤口有唾液溢出。

(4) 有神经性损害如失语、肢体瘫痪等。

(5) 伤口位于颈前区,或枪弹伤对组织损伤严重,伤情复杂变化较快者。

3. 颈部组织结构处理

(1) 血管损伤:遵循一般血管处理原则,依损伤情况进行修复。①严重撕裂或缺损的动脉可采用静脉移植,难以修复的颈内动脉可与颈外动脉作端端吻合,必要时还可作动脉结扎,如可结扎颈外动脉、椎动脉或甲状腺上及下动脉等,颈总动脉和颈内动脉损伤,原则上不能结扎。②静脉伤在必要时均可结扎,但颈内静脉尽可能争取缝合修补,尤其是在双侧颈内静脉同时受损时,应争取修复一侧。③颈部动静脉瘘可按择期手术处理。

(2) 神经损伤:与一般周围神经损伤处理原则相同,条件许可时应争取一期缝合。若不宜于一期修复者,待伤后择期再行手术吻合,一般在伤后3~12周进行。

(3) 咽喉部损伤:彻底清创,不宜切除过多的组织,尽量缝合撕裂的黏膜。①喉腔及气管:常需整复与固定,有黏膜缺损或软骨破碎,应在喉和气管内放置支架,以防狭窄,一般固定6~8周;气管横断者可作端端吻合术,若吻合困难时,可将气管下端缝合于颈前皮肤切口上,形成气管造口,术后均应置引流。②咽部及食管:破裂者应尽量早期给予一期缝合修补,有效引流,并加置鼻胃管作鼻饲;若食管破裂严重不能缝合时,可将食管创缘缝合于颈部皮肤切口上,造成暂时性的外置食管,也需加置鼻胃管作鼻饲;少数污染严重或超过12小时以上者,也可仅在清创后充分引流,同时置管鼻饲或行胃造口术,待伤情稳定后择期作食管重建术。

(4) 其他损伤:①甲状腺体损伤宜及时缝扎止血或严密缝合腺体,以免引起大量出血产生压迫症状;②甲状旁腺分离时,可将其切成小片,置入附近的肌肉组织中,以防甲状旁腺功能不全的合并症;③胸导管破裂可用纱布填塞压迫,无效者也可行手术结扎;④颈椎及颈髓损伤处理可见脊椎及脊髓创伤一节。

(三) 颈部创伤观察治疗

1. 伤员需卧床休息,流质饮食,雾化吸入,必要时可置管鼻饲。严重喉部疼痛可用1%丁卡因作喷雾治疗,但切勿过量,也不宜应用吗啡衍生物止痛。应及时给予大量的抗生素。

2. 除监测生命体征外,应注意有无进行性呼吸困难,声音嘶哑、咯血、意识障碍或喘鸣等。若血肿呈扩展性的肿大,伤口内有气体喷出或外溢吞食的液体,均提示血管、气管或食管等脏器损伤。

3. 注意胸部合并症，尤其是颈部下段创伤，伤后可出现血气胸或纵隔气肿，并可有不断加重的趋势，观察治疗中不应忽视伤情的整体性。

4. 疑有组织结构损伤的患者，应及时针对性作X线、血管或食管造影、CT扫描及各种镜检等检查，避免漏诊，必要时可动态观测。

5. 凡伤员在观察治疗中出现上述紧急探查指征者，均应积极手术治疗。

【预后】

严重的颌面颈部损伤，可导致面部组织毁损，呼吸道阻塞，大量出血或休克以及颈椎、颈髓损伤，甚至可迅速危及伤员的生命。救治康复后的患者，可遗留不同程度的感觉器官功能障碍，咀嚼功能失常、面部畸形及气管或食管狭窄等。

（田利华）

三、胸部创伤

胸部创伤包括胸壁、胸腔内脏器和膈肌直接性损伤以及由此产生的继发性病变如血气胸、纵隔气肿、心脏压塞及连枷胸等。依其胸腔是否与外界相通，又分为开放性胸部创伤和闭合性胸部创伤。

【病因】

1. 直接损伤：直接损伤包括钝性暴力和锐性暴力，前者常由交通事故、高处坠落、重物打击及房屋倒塌等所致，多造成闭合性损伤或非穿通伤。后者则由利器、火器等所致，常引起开放性损伤或穿通伤。

2. 间接损伤：间接损伤常见于胸部前后挤压、高处坠落、腹部砸压以及行进中车速骤减等，通过血管腔及腹腔内压力传导，可导致支气管、心脏、大血管及膈肌等破裂。也可由于爆炸时所产生的高速高压冲击波，导致胸部爆震伤。

【病理】

1. 胸廓运动受限:尤其是反常呼吸运动,可造成通气和换气功能障碍。

2. 胸腔内压失衡:肺脏及纵隔受压、萎陷或移位,引起呼吸循环功能不全。

3. 气体交换障碍:肺挫伤、出血、间质水肿或肺不张,导致氧合不足。

【诊断】

(一) 临床表现

1. 外伤病史:有胸痛、压痛及创面或伤口,若胸壁软化,提示有多根多处肋骨骨折。若伤口胸膜壁层发生破裂,为开放性胸部创伤,但有些伤员可无伤痕。

2. 呼吸障碍:有胸闷、气促、呼吸浅快或呼吸困难等,严重者可出现端坐呼吸、肤色发绀以及呼吸窘迫,可伴有烦躁不安或昏迷。呼吸道常有血液或分泌物,但少量血气胸或单纯肋骨骨折等可无明显症状。

3. 积气积液征:伤侧胸壁饱满,肋间隙增宽,呼吸运动减弱或消失,可触及皮下气肿,严重者可广泛波及颈根部、面部、腹壁及阴囊等;气管、纵隔或心浊音界可移向健侧。若叩诊鼓音,多为气胸;若叩诊浊音,多为血胸;若上胸部为鼓音,下胸部为实音多考虑为血气胸。呼吸音多减弱或消失。

4. 失血性休克:严重者均应考虑有心脏大血管破裂可能。

(二) 特殊检查

1. 胸膜腔或心包穿刺:可有阳性发现。

2. 影像学检查:X 线摄片多能明确有无骨折、损伤类型、积气积液情况及有无肺受压或纵隔移位等。疑有食管破裂,可行食管造影术。疑有肺挫伤者,应重复 X 线胸片检查。B 超、CT 扫描或磁共振成像也可出现损伤征象。

【损伤类型】

(一) 胸壁损伤

1. 胸壁软组织损伤:受伤部位疼痛、肿胀、压痛以及皮肤瘀斑等，部分患者可伴有胸闷、气促等。有软组织破损者，应注意是否累及到胸膜破裂。

2. 肋骨骨折：胸痛可随呼吸咳嗽加剧，骨折处压痛明显，胸廓挤压时加重，可及骨擦感或骨擦音。多根多处骨折可见浮动胸壁，常伴有胸膜损伤。

3. 胸骨骨折：除有肋骨骨折特征外，合并多根肋软骨或肋骨骨折时，前胸壁塌陷或不稳定，可见反常呼吸运动。疑有胸骨骨折者，应摄斜位及侧位 X 线片。

（二）胸膜损伤

1. 创伤性气胸：有胸腔积气征，应作定性判断：①闭合性气胸的伤口气道闭合，临床表现多较稳定或不再加重；②开放性气胸的伤口可听到气体出入声或气道未闭合；③张力性气胸的症状和体征极为显著并呈进行性加重的趋势，伴有广泛而明显的皮下气肿。

2. 创伤性血胸：有胸腔积液征，常伴有失血性休克，X 线片显示伤侧有积液阴影，纵隔向对侧移位，胸穿抽出积血多可明确诊断。若伤情进行性加重，或经治疗后好转又迅速恶化时应考虑有活动性内出血。

3. 纵隔气肿：缺氧症状较气胸显著，于心前区若听到碾轧样爆破音即黑曼（Hamman）征应疑有纵隔气肿，左侧卧位更加明显，颈部常有皮下气肿，若合并张力性气胸则出现更加严重而广泛皮下气肿，X 线片显示纵隔有透明气带。

（三）脏器损伤

1. 肺脏损伤：伤后咯血提示有支气管或肺损伤，临近肺门组织或支气管损伤，出现咯血较早。肺表面组织损伤则咯血出现较晚或可无咯血。肺 X 线片均可见程度不同的阴影，其区别点在于：

（1）肺挫伤诊断主要依据血气分析，PaO_2 明显降低。

（2）肺裂伤和支气管破裂常伴有不同程度血气胸的临床表现。

（3）肺内血肿在 X 线片上可显示有圆球形阴影。

（4）肺爆震伤多有冲击伤病史，常有血性泡沫样分泌物。

(5) 肺内异物依据X线片多能明确诊断。

2. 心脏损伤:前胸壁损伤(尤其心前区)均应警惕有心脏损伤,若见穿透性伤口或伴有休克则有助诊断。常见的有心肌挫伤、心壁血肿、心间隔破裂、心瓣膜伤以及心脏破裂等。在有不能解释的低血压,又无心脏病史,有下列征象者应考虑为心脏损伤:

(1) 心前区疼痛:类似心肌梗死,与呼吸无关,用扩张冠状动脉药不能缓解。

(2) 听心音遥远:可与静脉压增高和动脉压下降构成急性心脏压塞的典型三联征,提示有心脏破损,常伴有心音改变。

(3) 有X线片改变:可见心影扩大、心包饱满、心搏动减弱,正常形态消失。

(4) 心电图异常:有ST段升高,T波低平或倒置,心动过速、心律失常以及心肌缺血和梗死的表现。但有些伤员早期可正常,故疑有心肌损害者应反复多次检查。

(5) 穿刺有积血:心包穿刺抽出积血可确诊为血心包;若伴有心脏压塞症状和体征可诊断为急性心脏压塞征。

(6) 其他检测:心脏酶学检测多有升高,采用锝-99m焦磷酸锡作心脏核素扫描具有诊断价值,宜在1~3天内进行。心脏压塞时中心静脉压可在12cm H_2O以上。

3. 食管损伤:剧烈胸痛是首要主诉,吞咽时加剧,可伴有吞咽困难、声音嘶哑以及上腹疼痛等。常合并有纵隔积液和液气胸体征。X线片显示纵隔阴影增宽或纵隔积气积液征,口服水溶性对比剂和食管镜检查多可明确诊断与部位。

4. 膈肌破裂:缺乏特异性症状和体征,多数伤侧胸部膨隆,纵隔向健侧移位或出现舟状腹等,并可有急腹症及胃肠梗阻的表现。X线、CT和B超检查显示有膈肌升高及腹腔脏器异位的征象,若胸内有液平或变形的肠曲即可确诊,口服或由鼻胃管注入对比剂可显示胃肠位置情况。

5. 大血管损伤:多数X线检查显示纵隔增宽,搏动性包块提示有血肿形成,可见到压迫性改变。彩色B超和磁共振成像检查可助诊断。确诊有赖于手术所见和逆行性动脉造影并能确定部位与类型。除死于大出血外,大血管损伤还可表现为:

(1) 主动脉破裂:可有胸部压迫症状如胸骨后及背部疼痛、呼吸和吞咽困难、声音嘶哑以及霍纳综合征等。若出现心脏压塞提示损伤部位发生在心包内。半数以上可出现假性主动脉缩窄综合征即上肢血压高于下肢,下肢动脉搏动减弱,可伴有截瘫、少尿和肾功能损害等。

(2) 无名动脉损伤:右锁骨下区出现血管杂音并向肩部传导,右上肢血压低于左上肢,右桡动脉搏减弱或消失。

(3) 锁骨下动脉伤:颈根部明显肿胀,桡动脉脉搏减弱或消失及远端肢体缺血。

(4) 腔静脉和肺大血管伤:常有血胸,心包内腔静脉破裂多形成心脏压塞。

6. 气管及支气管损伤:除胸腔积气特征外,颈椎或颅底X线侧位片可显示脊椎前缘有透光带,支气管镜检或造影以及胸腔镜检查有诊断价值。

【治疗】

(一) 一般治疗

除抗休克、抗感染、给氧、止血、镇痛及限制伤员活动等救治措施外,应注意做有效呼吸运动,以防治肺不张和肺部感染。

(二) 局部治疗

1. 胸壁伤口:应尽快清创缝合封闭,战伤或污染严重的伤口可不缝合,用敷料覆盖包扎,再作延迟缝合。

2. 胸廓骨折

(1) 单纯性骨折:主要以镇痛和固定为主,同时积极防治感染等并发症。止痛方法可采用局部封闭、肋间神经阻滞、胶布固定及镇痛剂等。有胸骨错位时可用闭式手法复位或铁丝夹板外固定,也可采用重力牵引法,必要时行手术内固定。

(2) 多发性骨折:对于多根多处骨折所引起的浮动胸壁,根据软化区范围和应用效果,分别采用局部敷料包扎、胸带或肋骨牵引等固定方法。若肋骨错位较大或病情严重者可切开胸壁,断端贯穿不锈钢丝作内固定。

(3) 开放性骨折:尽早进行清创术,并同时作内固定。有胸膜破损时应放置闭式引流,术后加强抗感染治疗。

3. 胸腔积气

(1) 闭合性气胸：气体较多且伴有症状者，可采用胸腔穿刺抽气，或行胸腔闭式引流术，以促使肺膨胀，而气体量较少，症状轻者一般多能自行吸收。

(2) 开放性气胸：在紧急封闭伤口后，及时清创缝合，气体较多时并作胸腔闭式引流术。

(3) 张力性气胸：在迅速排气减压的基础上，即行胸腔闭式引流术，若胸内脏器有严重损伤时应积极考虑剖胸探查。

4. 胸腔积血：小量血胸多可自行吸收，胸穿抽血适用于积血较多的伤员，大量血胸多采用胸腔闭式引流；进行性血胸一经明确应积极手术。若为凝固性血胸，宜早期手术清除血块及积血，最好在停止出血后数日内进行。

5. 脏器损伤

(1) 肺脏损伤：手术适用于经充分排气、排液或对症治疗无效的所有病例，尤其是火器伤；肺爆震伤则尽量减少手术损伤，避免使用乙醚麻醉。

(2) 心脏损伤：有心脏压塞征时，经穿刺抽液情况好转随后又恶化者，应疑有心肌破裂，需紧急手术。对于心脏破裂或穿透伤，应迅速开胸，缝合裂口。

(3) 食管损伤：较大食管破裂应争取在伤后 24 小时内手术，在充分清创基础上作食管破裂一期缝合，对超过 24 小时以上或伴有严重感染者，按破裂部位给予纵隔、颈部及胸腔引流，待炎症消退后再考虑食管修补。

(4) 膈肌破裂：一旦确诊，必须立即手术，还纳疝入的腹腔脏器，修补膈肌裂口，术后放置胸腔闭式引流管，肺膨胀后拔管。

(5) 大血管损伤：凡诊断确立后应立即手术修补，处理上任何延迟都将危及生命，即使大量出血，心搏刚停止也应努力抢救。

(6) 气管及支气管损伤：较大气管、支气管破裂，应早期手术，修补裂口或重建呼吸道。裂口较小而症状轻者，经气管切开或闭式引流，气体渐减少，肺复张良好，可在严密观察下保守治疗。

6. 剖胸探查指征

(1) 胸腔内有活动性出血需手术止血者。

（2）心脏大血管损伤破裂，或心脏压塞穿刺减压无效者。

（3）其他方法难以控制的气胸需手术处理者。

（4）食管破裂穿孔以及膈肌破裂所致的创伤性膈疝。

（5）胸内有较大的异物存留。

（三）心肺损伤治疗

1. 严密观察病情：对未手术指征的伤员，应限制其活动，严格卧床休息。保持呼吸道通畅，及时给氧、镇痛、抗感染、止血、纠酸及抗休克等，持续心电图或血气分析监测，防止心肺功能恶化。

2. 心肺功能支持：

（1）肺挫伤可应用激素，时间不宜过长。严重肺挫伤应限制水和晶体的输入，适量输注白蛋白、血浆或全血。若发生肺水肿或抢救过程中输入大量液体时应给予利尿脱水剂。支气管痉挛时可用支气管扩张剂。

（2）心脏损伤除手术外，主要是药物治疗包括镇静剂、强心剂及抗心律失常的药物等，最好与内科医生共同观察处理。

3. 防治心肺衰竭：对严重呼吸困难和氧分压有下降趋势的伤员可用面罩或鼻导管给氧，一般按 5～8L/min 流量和 40%～60% 浓度为宜，呼吸改善后酌减。若供氧仍不能维持 $PaO_2 \leq$ 8kPa(60mmHg)可考虑使用人工呼吸器。有心衰者应用利尿剂，限制水盐输入并给予强心药物，对严重的窦性心律失常或室性纤颤除一般常用复苏措施外，可配合电复转或与内科医生共同抢救。

【预后】

严重胸腔积气积血、心脏损伤、膈肌破裂及连枷胸等若不能及时抢救，可导致呼吸循环衰竭而威胁生命。严重肺挫伤或肺水肿可发展为 ARDS，常预后不良；少数支气管破裂可发展慢性病例，导致肺不张。食管破裂可发展迅速，形成腐败性脓胸或全身中毒性感染等。

（田利华）

四、腹部创伤

腹部创伤(abdominal injuries)包括腹壁、腹腔内脏器或腹膜后脏器损伤等。脏器损伤又分为空腔脏器损伤与实质脏器损伤,少数可产生大血管、肝外胆管及输尿管等组织结构损伤。腹壁皮肤组织完整者为闭合性腹部创伤,若有组织破坏的伤口为开放性腹部创伤,开放性创伤又依其有无腹膜破裂可分为穿透伤和非穿透伤。

【病因】

1. 钝性暴力:如车祸、坠落、殴击及房屋倒塌等,常引起闭合性腹部损伤。除暴力直接作用外,脏器也可被挤压于脊椎、肋骨等刺伤。此外,机体也可被扭转或突然减速间接受伤,有时也见于对冲伤。

2. 锐性暴力:如火器、利器或投射物等,常引起开放性腹部损伤。

【病理】

1. 腹腔内或腹膜后积血:尤其是实质脏器破裂常引起血腹或腹膜后血肿,可产生不同程度的休克。

2. 继发急性腹腔内感染:多为空腔脏器破裂引起腹膜炎,膀胱腹腔内破裂可产生尿性腹水,严重者可发生脓毒症或全身中毒性表现。

【诊断】

(一)临床表现

1. 有外伤病史:主诉腹痛,若有逐渐加重或范围扩大的趋势应考虑有腹部脏器损伤;受伤局部可有创面和伤口,有时可见皮下瘀斑,但有部分闭合性腹部伤可无伤痕,昏迷伤员常无主诉。

2. 消化道症状:恶心、呕吐、呕血及便血等,可伴有腹式呼吸减弱或消失。

3. 腹膜刺激征:尤其空腔脏器破裂更为典型,腹膜后脏器损伤,压痛多以腰背部为主,腹部则可为深压痛,也可无腹肌紧张与反跳痛。常伴有腹胀或膨隆、肠鸣音减弱或消失、肝浊音界缩小以及移动性浊音等。

4. 腰部疼痛或血尿：多伴有腰肌紧张，叩击痛明显，有时可触及腰、髂或腹部浸润性肿胀或局限性包块，常可出现血性尿液。

5. 失血性休克：早期发生休克是诊断有腹部脏器损伤的重要证据。

（二）实验室检查

可了解腹穿抽出物是否为血性液、消化液、尿液等；肾挫伤可有镜下血尿。

（三）特殊检查

1. 腹腔穿刺或灌洗：腹腔灌洗对少量出血者比诊断性穿刺更为可靠，但均应注意假阳性发生，尤其是伴有骨盆骨折、腹膜后血肿的伤员。

2. B超检查：尤其对实质脏器损伤多可明确有无破裂及腹腔积血等，对气腹、胃肠损伤的诊断也有一定价值。

3. X线检查：可显示膈下有无游离气体、异物及膈肌情况等。

4. 其他检查：CT扫描、选择性腹腔内动脉造影、静脉肾盂造影等可有相应的受损征象。

【损伤类型】

（一）腹壁损伤

症状和体征往往局限于受伤部位，并随着时间推移而有逐渐减轻的趋势。一般不伴有恶心、呕吐等消化道症状和腹膜刺激征象，肠鸣音存在，生命征稳定。若触到不能移动的疼痛性包块可考虑为腹壁血肿。腹壁开放伤口有腹膜破裂，可诊断为穿透性开放伤。任何腹部创伤均应排除有无脏器损伤的可能。

（二）脏器损伤

1. 实质性脏器损伤：失血性休克出现较早而显著，腹穿可抽出不凝血液，B超有较高的诊断率。

(1) 肝脏损伤：肝区叩击痛明显，可有放射到右肩部疼痛或肝浊音界扩大。

(2) 脾脏损伤:脾区叩击痛明显,可出现左肩部疼痛,于深呼吸和头低脚高位时尤为明显(Kocher 征),右侧卧位时于左上腹可有固定性浊音(Ballance 征)。

(3) 肾脏损伤:腰部体征较为明显,肾区有叩击痛,且常伴有血尿,若为全程血尿提示为肾破裂,镜下血尿多考虑为肾挫伤。肾包膜下血肿有显著胀痛,叩击脊肋角时疼痛加剧;严重肾破裂出血,多与腹内脏器损伤不易区别。

(4) 胰腺损伤:腹膜炎体征多较明显,且常出现在伤后一段时间内,可有皮下青紫瘀斑(Collen 征和 Grey Turner 征),腹腔穿刺或灌洗、血清和尿淀粉酶检查有助于明确诊断。

2. 空腔性脏器损伤:腹膜炎体征较为典型,若合并血管破裂可出现循环不稳定或休克,腹穿可抽出消化液、肠道内容物等,X 线平片可显示膈下游离气体。

(1) 胃损伤:胃破裂后有类似于消化性溃疡急性穿孔的表现,插入鼻胃管抽出物可为血性,常伴有肝浊音界缩小或消失,腹壁伤口有时可流出胃内容物。

(2) 十二指肠损伤:常合并周围脏器损伤。①十二指肠球部破裂常与十二指肠溃疡急性穿孔的表现相同。②十二指肠腹膜后段破裂早期症状多不明显,常在伤后一段时间内出现右侧肾区和睾丸疼痛,且呈进行性加重,常伴有高热、呕吐频繁或背侧肾区水肿等,腹部体征轻微和腹腔穿刺灌洗常呈阴性而全身情况逐渐恶化,均应考虑腹膜后十二指肠破裂的可能性,腹部 X 线平片显示肾区有蜂窝状气泡影,口服水溶性照影剂可证实破裂。③十二指肠血肿类似高位肠梗阻表现,肠鸣音可正常或减弱,影像检查有肿物、梗阻等改变。

(3) 小肠损伤:依腹部体征诊断多无困难,但严重肠壁挫伤、血肿、不全撕裂或较小裂口以及远段小肠破裂等,可造成诊断延迟。疑有小肠损伤者应连续性观察。

(4) 结肠损伤:类似小肠损伤,腹穿为粪便样内容物,X 线检查气腹明显,尤其要注意延迟性伤情。

（三）大血管、胆管及输尿管损伤

缺乏典型临床特征，多在术中探查发现，腹穿可抽出积血、胆汁或尿液，急性期影像检查常难以有明确的征象。

1. 大血管损伤：主要包括腹主动脉、下腔静脉、髂动静脉以及肠系膜上、下动脉及其伴行静脉等，除有严重失血性休克外，表现为显著的血腹和腹膜后血肿。前者进行性腹胀或膨隆、移动性浊音及腹膜刺激征较明显；后者症状严重而腹膜刺激征轻微，虽有逐渐加重的持续性腹痛，但不及腰背部明显且可合并瘀斑、肠麻痹等；若有后腹膜破裂，腹膜刺激征多较明显，腹穿抽出血液时常难以区别。

2. 肝外胆管伤：急性腹膜炎体征较为典型，可伴有不同程度的黄胆，术前多难以确诊，腹腔穿刺或灌洗可发现胆汁。

3. 输尿管损伤：多缺乏典型的临床表现，易造成诊断延迟，尿外渗时伤侧腰、腹部或髂部可出现浸润性肿胀或触到局限性肿块，尿液漏入腹腔可出现腹膜炎症状和体征并有尿性腹水，输尿管断裂可有血尿或少尿，甚至无尿等，若穿透性伤口溢出尿液或有尿瘘形成有助诊断。

【治疗】

（一）一般治疗

1. 积极采取输液输血、止血、抗休克、抗感染等措施。

2. 非手术治疗者应卧床休息，限制其活动，严密观察病情以及胃肠减压等。

3. 禁食者应经静脉给予足够的营养，注意维持水、电解质或酸碱平衡。对病情严重而长期不经口进食的伤员可考虑留置胃管或空肠造口术维持营养，也可采用鼻胃管饲要素饮食及全静脉补充营养的方法。

（二）局部治疗

1. 剖腹探查指征

(1) 有明显的腹膜刺激征象，且呈进行性加重趋势。

(2) 腹腔穿刺或腹腔灌洗的结果阳性。

(3) 影像检查显示膈下有游离气体、肾或腰大肌周围积气,腹腔内有脏器损伤或出血的征象以及有胃肠疝入胸腔或腹膜外脏器腔内破裂的表现。

(4) 腹部以外的原因难以解释的持续性低血压,经积极抗休克治疗而伤情仍不见好转或继续恶化者。

(5) 非手术治疗难以控制的消化道出血。

(6) 对未确诊又不能排除腹内脏器损伤的伤员,在观察期间伤情逐渐恶化,血压有进行性下降、体温或白细胞呈上升的趋势者。

2. 脏器损伤处理

(1) 肝损伤:其破裂导致大量出血者均应考虑手术治疗,一般采用缝合修补、清创切除、填塞止血等方法。若仍不能控制出血时可采用肝动脉结扎或肝部分切除术。膈下、肝下和伤处应放置引流管,术后 3 ~ 5 天左右无分泌物时可考虑逐步拔除,合并胆汁外漏者保留时间可延长。

较小的肝破裂或包膜下血肿出血量不大或逐渐停止,或经选择性动脉造影栓塞后,出血得以控制的伤员,可采取非手术治疗,但应密切观察病情变化。

(2) 脾损伤:严重破损合并大出血者,应及时施行脾切除术,也可依破裂情况选用缝合修补以及脾段、半脾和次全脾等脾部分切除术,必要时加作脾动脉结扎。也可采用纤维蛋白粘合破损的脾组织、聚乙醇酸网包裹或脾动脉造影选择性栓塞等止血措施。

脾浅表裂伤若出血量不大,循环状况稳定,无其他腹内脏器合并伤者,可在严密监测下进行保守治疗,至少观察 4 周。

(3) 胰损伤:凡疑有胰腺损伤,有明显腹部症状和体征者,均应积极剖腹探查,及时进行严密止血,彻底清创,充分引流。胰腺断裂者依具体情况进行断面缝闭、胰段切除术以及主胰管吻合或胰腺空肠 Roux-Y 型吻合术等。术后应注意引流管通畅,引流管不宜过早拔出,至少保留 7 ~ 10 天,若引流液过多,应延长引流时间。

(4) 肾损伤:任何肾破裂伴大量出血、有肉眼全程血尿、大量尿外渗以及腹腔有其他脏器损伤者均积极考虑手术探查,根据损伤情况选择肾脏修补术、套包术、部分切除术、肾全切术及肾血管修补或重建术等方式。严重肾挫伤或裂伤伴有明显血尿或继发出血者也可采用肾动脉栓塞术应急止血。

轻型肾挫伤、肾包膜下血肿或表浅性皮质裂伤多采用非手术治疗，除一般性处理外，应绝对卧床 2～3 周，严密观察血尿和伤情变化。若伤情逐渐加重，循环不稳定，肾周血肿继续发展或增大等应及时改用手术治疗。

（5）胃肠损伤：①胃肠道破裂一经明确，原则上应行破裂口缝合修补术，一般不做切除术；但严重毁损或十二指肠胰头部粉碎性破裂不能保留者可选择切除、吻合、贴补、改道、造口或外置等手术方式，以重建消化道。②结肠破裂若在伤后 8 小时内，腹腔污染不重，全身情况好，年龄不大而合并伤较轻者可进行一期缝（吻）合术。反之，则多采用分期手术即先将结肠外置或造口，伤情稳定后再进行造口闭合。③十二指肠壁内血肿可先采取保守治疗，待血肿消失，梗阻解除，多可自愈，若保守治疗无效时可行手术治疗。

3. 血管、胆管及输尿管损伤处理

（1）肝外胆管伤：均需手术治疗，原则上胆管破裂应在 24 小时内作胆管重建，包括胆管破裂进行直接缝合、管壁缺损移植片修补、离断者行端端吻合、管道缺损或胆总管下段损伤可行胆总管十二指肠吻合术或胆总管空肠 Roux-Y 式吻合术等，同时均需内置“T”管引流。胆囊或胆囊管损伤可行胆囊切除。

若伤情危重，吻合条件差或时间过长等无法完成一期修复时，可先插入导管作体外引流，待 3～6 个月后再作修复性手术。

（2）输尿管损伤：早期发现者，应及时进行一期修复，包括损伤部修补、断裂处端端吻合、缺损时输尿管植入膀胱，或吻合于对侧输尿管以及先行肾盂造口等，以恢复输尿管的连续性或暂时性尿流转向。同时留置输尿管支架和彻底引流尿外渗。

伤后在 24 小时以上，组织水肿或伤口污染明显者，宜先行暂时性作肾或肾盂造瘘，待 3 个月后再行手术治疗。

（3）大血管损伤：凡疑有大血管破裂均需积极手术探查，

腹主动脉、肠系膜上动脉、髂总动脉、髂外动脉以及肝静脉或门静脉均不能结扎,若结肠中动脉结扎时,肠系膜下动脉也不能结扎,故均应设法修补或吻合,若有困难时可采用移植片、自体血管或人工血管进行移植重建。

(三)腹膜后血肿治疗

除抗休克、抗感染及快速大量补液等一般处理外,对是否应切开后腹膜探查可从下列情况来考虑:

1. 血肿有无扩展:血肿在短期内不断扩展,可有搏动性时,则应考虑切开后腹膜探查。若为非扩展性、非搏动性的腹膜后血肿可不切开,需严密观察。

2. 血肿所在位置:主要位于胰十二指肠、结肠,或两侧腰大肌、膈角等处者则应考虑切开后腹膜探查。骨盆性引起的腹膜后血肿多暂不切开,若出现循环不稳定且血肿不断扩大或腹膜裂口有持续鲜血流出,也可考虑切开后腹膜探查止血,在出血广泛无法控制时,可考虑双侧髂内动脉结扎。

3. 有无脏器损伤:证实或疑有腹膜后脏器破裂者,均应切开后腹膜手术探查。

4. 肾区周围血肿:多需要根据泌尿系脏器损伤情况来考虑,若肾脏、输尿管或膀胱破损需手术处理者,可考虑切开后腹膜作相应的探查或处理。

【预后】

严重大血管和脏器破裂所致的大出血常可威胁生命,应积极抢救,若消化道内容物流入腹腔可引起化脓性腹膜炎而导致严重后果,常需及时处理。

(田利华)

五、骨盆及会阴部创伤

骨盆和会阴部创伤(injuries of the pelvis and perineum)除骨盆骨折和会阴部创伤外,还包括盆腔内脏器损伤尤其指膀胱、尿道、子宫或直肠及肛管伤等。按性别不同也有男性外生殖器创伤和女性生殖器创伤之分。前者包括阴茎、阴囊及睾丸或精索;后者指外阴、阴道、子宫、输卵管和卵巢等。骨盆骨折可分为两大类即稳定型和不稳定型,后者指骨折累及到骨盆主弓、骨盆环完整性受到破坏且有明显移位者。开放性骨盆骨折多见于火器伤,常合并有盆腔内脏器损伤。

【病因】

1. 直接暴力:①常见于交通事故、挤压撞击、重物砸碾等,多数损伤是通过前后暴力或侧方暴力作用于骨盆部所致,也见于混合性暴力。②生殖器损伤也可由性交、分娩及医源性因素所致。

2. 间接暴力:主要见于肌肉猛烈收缩或高处坠落等,多数暴力是沿身体的纵轴产生垂直剪力所造成的损伤。

【病理】

1. 大量出血:骨折断端、骨盆壁血管或静脉丛、盆腔内脏器及软组织破损可造成严重的腹膜后血肿。

2. 严重感染:尿外渗、大便污染可引起急性盆腔蜂窝组织炎、脓肿形成;若盆腔脏器为腹腔内破裂可导致弥漫性腹膜炎。

【诊断】

(一) 临床表现

1. 外伤病史:于会阴、臀部、大腿、阴茎、阴囊以至下腰腹部等可见有皮下瘀斑、创面或伤口及波动性血肿,若相应区域出现浸润性肿胀提示尿外渗。开放性伤口内显露出骨折线或骨折碎片,可明确骨盆骨折的存在。

2. 疼痛与压痛:常不能站立、坐或行走,翻身、下肢抬高或骨盆挤压和分离试验等均可使骨折处疼痛加剧。

3. 腹膜刺激征:类似于腹腔内脏器损伤,多以下腹部较为明显,可放射至会阴、肛门及下肢,可逐渐加重或有移动性浊音,若合并有腹腔内出血则不易区别。

4. 血尿或排尿障碍:尿道流血、滴血或尿道外口有血迹,会阴部可有血肿或尿外渗现象。膀胱饱胀而不能自动排尿或有尿意而无尿排出,甚至仅排出少量血尿。

5. 失血性休克:凡失血严重或合并腹膜后血肿者均应考

虑有无骨盆骨折,若合并有腹部脏器破裂时常有更为严重的休克表现。

（二）特殊检查

1. 肛诊、腹穿或导尿:肛诊时有触痛、血迹或溢血、骨折片及裂口;腹腔穿刺可抽出积血或尿性腹水;尿管不能插入,有血性尿液以及注射生理盐水有渗漏情况。

2. 影像学检查:X 线平片可明确骨盆骨折的部位、类型及移位情况;膀胱造影可确定有无膀胱破裂或尿道渗漏情况;B 超或 CT 检查也能有助于诊断。

【损伤类型】

1. 骨盆骨折:根据外伤史、局部疼痛、肿胀或瘀斑、髋部或下肢活动受限、骨盆挤压或分离试验阳性以及 X 线平片诊断并不困难。注意区别稳定型和不稳定型骨折。

2. 膀胱破裂:伤后排尿异常或不排尿,导尿时无尿或仅有少量血尿,若经导尿管注射生理盐水,回抽量显著减少有助诊断。膀胱腹膜腔内破裂时,可伴有腹膜刺激征,腹穿可抽出尿性腹水。若为腹膜外破裂则于相应区域、阴囊、大腿上方或臀部等出现疼痛及面团样肿胀。膀胱造影多能明确破损情况。

3. 尿道损伤:局部有疼痛、瘀斑或血肿及尿外渗,外尿道可出现滴血或溢血,导尿管不能插入膀胱是其重要证据。尿道直肠穿通伤可有肛门流血;肛诊有膀胱直肠窝有压痛和丰满感,多为尿道生殖隔以上的尿道损伤;若不能触及前列腺,常为后尿道完全断裂。

4. 直肠损伤:可有下腹疼痛、里急后重感,肛门常有鲜血流出;直肠阴道穿通伤者阴道也可有鲜血流出;直肠膀胱穿通伤者大便带有血性尿液;直肠腹膜腔内破裂者可有腹膜刺激征;直肠会阴破裂者局部常有感染征象。肛诊可触到肠壁血肿、破裂穿孔及刺入骨片等,指套带有血迹。直肠镜检可明确情况。X 线可显示有无骨折、气腹以及腹膜后间歇气泡影等。

5. 男性外生殖器损伤:常有局部剧烈疼痛、皮肤挫伤或撕裂伤、肿大或血肿、阴茎折断或脱位以及睾丸精索挫伤、破裂、脱位或扭转等。但闭合性的睾丸和精索损伤常难以触清睾丸界限,B 超检查有助于明确诊断。

6. 女性生殖器损伤:常有外阴挫裂伤或血肿、阴道破裂以及子宫穿孔。若阴道有多量出血,伴耻区疼痛或子宫有明显触痛应高度疑有子宫破裂,阴道检查或 B 超检查有助于诊断。

【治疗】

(一) 一般治疗

抗休克,纠正代谢紊乱,早期应用抗生素以及止血药物等,同时应及时对症处理和防治并发症。

(二) 局部治疗

1. 骨盆骨折

(1) 稳定型骨折或移位不明显的骨折:一般卧硬板床休息或加用骨盆带包扎固定 6 ~8 周,耻骨联合分离严重者可采用骨盆吊带或交叉悬吊制动。

(2) 骨盆环破裂严重伴明显移位者:应行手法复位或下肢持续骨牵引复位,依据伤情可牵引 8 ~10 周,或采用骨盆外固定架制动。

(3) 若复位不良和有神经损伤者:也可选用切开复位+内固定。

2. 膀胱破裂

(1) 膀胱破裂伴明显尿外渗:一经明确均积极手术治疗,及时止血、修补裂口、引流尿外渗、膀胱造瘘及留置尿管,耻骨后放置引流管。

(2) 腹膜外膀胱破损轻微:若尿外渗不明显,可采用 Foley 尿管持续引流进行保守治疗,也能自行愈合。

3. 尿道损伤

(1) 恢复尿道连续性:①可自行排尿、尿道出血不多者,可不放置尿管;②伤员排尿较困难、尿道出血较多或有明显尿外渗,但能插入导尿管者,则应留置尿管 1 ~2 周;③导尿管不能插入者,应立即手术治疗,前尿道断裂宜尽早行尿道修补术或断端吻合术。后尿道断裂依具体情况可选用尿道修补术、断端吻合术、尿道会师术或仅作耻骨上膀胱造瘘,待 3 ~6 个月后再行尿道手术。

(2) 彻底引流尿外渗:皮下尿外渗可于外渗部位作多处切口并置管引流,膀胱周围间隙尿外渗宜于耻骨后切开置管引流。

(3) 防治尿道狭窄:采用尿道修补术或断端吻合术,可降低尿道狭窄的发生率。注意尿道术后应留置导尿管至少2~3周,定期扩张尿道。

4. 直肠损伤

(1) 明显破裂伴有污染:均应在清创止血后及时缝合修补,加作乙状结肠造口术,使粪流改道,同时放置引流,必要时也可作直肠后骶前间隙引流。

(2) 破裂和污染较轻微:可仅作修补后充分引流,不作造口术。

(3) 直肠肛门毁损严重:在切除损伤的肠段后行永久性乙状结肠造口术。

5. 肛管损伤:除修补损伤外,应用肠线尽量缝合修复撕裂的肛门括约肌,伤口充分引流,术后定期扩肛以防狭窄。严重者应行造口术。

6. 男性外生殖器损伤

(1) 阴茎损伤:①阴茎嵌顿伤应尽早手法复位,以免缺血坏死。②阴茎破裂或折断需早期手术、清创止血及缝合白膜或尿道吻合。③阴茎完全离断应争取行再植术。

(2) 阴囊损伤:阴囊破裂除清创止血外,睾丸挫伤严重而肿硬明显者,可切开白膜减压;睾丸破裂需缝合白膜,完全破裂而失活时行睾丸切除;睾丸脱位或扭转、精索扭转均应尽早复位,可试行手法复位,但多数需手术开放复位,并作睾丸固定。

7. 女性生殖器损伤:多与妇产科医生会诊处理。

(三) 骨盆性腹膜后血肿

在排除腹部或盆腔脏器损伤后,多需保守治疗,不必要的手术反而加重伤员的损害。若伤情许可的情况下,应及时行手法复位和牵引固定,紧急时可采用抗休克裤。也可采用选择性髂内动脉造影及栓塞止血。若经积极抗休克及止血治疗仍无明显改善者,可考虑手术探查,结扎损伤的血管或结扎髂内动脉。

【预后】

骨盆骨折合并大出血所引起的失血性休克是该类伤员的主要死亡原因,直肠内容物或尿外渗如不能及时处理或继发感染,可导致组织坏死、化脓,严重者可发生脓毒血症或急性化脓性腹膜炎,局部坏死后可形成阴道尿道瘘或直肠尿道瘘。

(田利华)

六、脊柱及脊髓创伤

脊柱与脊髓创伤(injuries of the spine and spinalcord)包括椎体、椎体附件骨折或脱位以及相应的脊髓或软组织损伤,一般分为颈椎、胸椎、腰椎及骶尾椎段伤,若损伤累及到脊柱的稳定性、有骨折移位或脱位倾向者,称为不稳定型骨折。脊柱稳定性保持完整、无移位或脱位倾向者则称为稳定型骨折。临床上常依据脊柱骨折脱位是否合并有脊髓损伤又分为单纯型与合并脊髓伤型两类。

【病因】

1. 直接暴力:常见于车祸、打击及火器伤等,多来自脊柱的后方。

2. 间接暴力:常见于高空坠落、重物砸压及交通事故等,损伤暴力作用于头颈、足臀或其他部位,通过纵向传导、杠杆作用或旋转机制而造成脊椎损伤。

3. 牵拉暴力:常见于突然侧弯和前屈由肌肉强烈收缩产生的牵引暴力所致。

【病理】

1. 脊柱稳定性破坏:骨与软组织均损伤,可引起创伤性骨折脱位,导致脊柱连续性破坏而缺乏稳定性。若发生水平断裂,出现脊柱连续性完全中断,其稳定性也完全丧失。

2. 软组织连接破损出血:可造成椎间隙变窄或椎管受压、局部血肿,前纵韧带损伤所形成的血肿可刺激交感神经,反射性地引起腹胀。

3. 脊髓损伤性改变：可发生一过性功能障碍、挫裂伤、部分或完全断裂，椎间孔缩小或变形对脊髓产生压迫，导致局部淤血或水肿，进一步加重脊髓的损害。

【诊断】

（一）临床表现

1. 外伤病史：从高空落下，重物打击头部、颈肩或背部，塌方、翻车及撞车等受伤患者均应警惕本病发生，有时可见相应部位的创面或伤口。

2. 局部表现：常诉局部疼痛，腰背部肌肉痉挛，不能站立或翻身困难，感觉腰部无力；位于颈椎者可有头颈痛，不能活动，常用手扶头部。局部肿胀或瘀斑、压痛或叩击痛以及畸形等，有时可触及皮下血肿。

3. 脊髓症状：可出现受伤节段以下完全性或不全性截瘫，肢体运动、感觉、反射、肛门括约肌或膀胱功能障碍。

4. 节段征象：高位脊髓伤可伴有发热、呼吸障碍以及膈肌麻痹等；胸腰段骨折可出现腹胀、腹痛及腹肌紧张或痉挛，类似急腹症、急性尿潴留或大便秘结等。

（二）特殊检查

脊柱 X 线摄片多能明确有无骨折、骨折类型及移位情况，必要时可增摄斜位片。对疑有脊柱骨折或脊髓损伤患者可行 CT 扫描和磁共振成像（MRI）检查，常能获得清晰解剖图像。脊髓造影、诱发电位、肌电图以及 B 超等检查也有助于诊断。

【损伤类型】

（一）脊椎损伤

1. 节段损伤：损伤发生于颈椎、胸椎、腰椎及骶尾椎的骨折与脱位，依据临床表现、体表标志及 X 线检查，一般多能明确诊断。

2. 椎骨损伤：分为椎体骨折和附件骨折，前者可有压缩型、爆裂型及座带型等类型骨折，以压缩型最为常见；后者常见于关节突骨折、横突骨折或棘突骨折等，严重关节突骨折脱位可形成关节突交锁，易造成脊髓损伤。此外，也可发生椎板与椎弓骨折。

3. 程度损伤：可有单纯性、粉碎性、撕脱性以及骨折脱位等，偶有凹陷性与劈裂性骨折发生。严重椎体损伤可发生压缩或粉碎性骨折、附件关节突骨折或交锁以及多发骨折等。若脊柱的骨与软组织均遭受损伤，可使椎体发生移位倾向而出现骨折脱位。

（二）软组织损伤

1. 椎体连接损伤：①脊柱损伤可使椎间盘、黄韧带被撕裂或挤压至破裂的椎体或椎管内常造成椎间隙变窄或椎管受压。②后纵韧带、棘间韧带、棘上韧带或关节囊等发生撕裂（断）可影响脊柱的稳定性。③多种复合性暴力可导致椎体、前后纵韧带、纤维环、后柱韧带组及附件等水平断裂，即所谓“三柱”的连续性均遭受破坏，可引起严重的脊髓损伤。

2. 肌肉和筋膜损伤：可有不同程度的撕裂，并引起局部出血或血肿，愈合不良可形成瘢痕及粘连，导致脊柱运动障碍和慢性疼痛。前纵韧带及软组织损伤所形成的血肿可刺激交感神经，反射性地引起腹胀。

（三）脊髓损伤

1. 脊髓震荡：伤后出现一过性的脊髓功能障碍，多为不完全性，一般在数分钟、数小时或数日后可大部分恢复，以至完全恢复。

2. 脊髓损害：系指脊髓发生实质性破坏和受压，包括脊髓挫裂伤、部分或完全性横断以及脊髓遭受压迫等，临床上表现为不同程度的脊髓功能障碍。

（四）脊髓损伤节段定位

多依据椎体骨折平面推断出损伤脊髓所在的节段，也可依据感觉障碍平面来推断损伤脊髓所在的节段。脊髓损伤所在的节段常常表现出下列特点：

1. 上颈髓损伤：呼吸障碍较为明显，头、颈及肩部以下躯干出现部分或完全性运动和感觉障碍，并可有病理性反射，四肢多呈现痉挛性瘫痪。

2. 下颈髓损伤:呼吸障碍较轻,运动或感觉障碍多限于肩部以下的躯干,四肢常表现为两上肢麻木无力,呈弛缓性瘫痪,两下肢为痉挛性瘫痪。

3. 胸髓损伤:有与损伤节段相应的感觉障碍平面,两下肢呈痉挛性瘫痪。

4. 腰骶髓损伤:表现为腹股沟以下的感觉障碍,双下肢为弛缓性瘫痪,常有大小便失禁及性功能障碍。

5. 马尾损伤:可有双下肢运动和感觉障碍,多呈弛缓性瘫痪,也可出现大小便或性功能障碍。

(五) 脊髓损伤程度判定

1. 完全性与不完全性脊髓损伤:前者其功能完全丧失,病理反射常较为明显。后者指损伤平面以下出现部分性或不对称性的运动、感觉、括约肌及生理反射等功能障碍,并可有病理反射。

2. 损伤程度分级

A 级(0):损伤平面以下无神经功能。

B 级(1):损伤平面以下有感觉功能,无运动功能。

C 级(2):有肌肉运动,但无功能。

D 级(3):存在有用的肌肉运动。

E 级(4):有使关节运动功能,但较正常弱。

F 级(5):运动和感觉功能正常。

【治疗】

(一) 一般治疗

早期卧硬板床,尽量减少搬运,注意协助翻身,若合并脊髓损伤时,治疗应以脊髓损伤为主,一般措施与其他创伤相同。

(二) 局部治疗

1. 手术适应证

(1) 开放性损伤如椎管贯通伤、盲管伤、切线伤、脊髓周围软组织撕裂及并有异物存留者。

(2) 关节突交锁不能复位,或 X 线显示有关节突跳跃征者。

(3) 截瘫进行性加重,或截瘫平面逐渐上升。

(4) 有明显骨折移位或骨折片突入椎管压迫脊髓者,脑脊液呈部分性或完全性梗阻(Queckenstedt 试验不通畅)者。

(5) 脊柱骨折脱位经整复不满意、感觉有恢复而运动功能无明显改善、疑有黄韧带、椎间盘组织或血肿等挤压脊髓,且脑脊液仍有梗阻者。

(6) 严重骨折脱位,虽已确定脊髓完全横断,但为了恢复脊柱的稳定性及重建双下肢功能。

2. 节段性处理

(1) 颈椎损伤:原则上以牵引复位或固定等非手术疗法为主,严格制动,务必保持局部稳定。早期多采用颅骨牵引制动 4 ~6 周,然后改用颈托、头颈胸石膏、Halo 头环或颈椎固定气圈等制动持续 3 月左右。

对非手术治疗无效,仍有椎管狭窄、脊髓受压或伴有神经症状及椎体不稳定者可酌情考虑切开复位、固定及融合,有人主张早期施行手术,能省时、加强稳定及术后畸形或复发机会少,但手术危险较高。

(2) 胸腰椎损伤:无神经症状者,一般可采取逐步后伸法予以复位,或可用悬吊或两桌法过伸复位,复位满意后也可行石膏背心或石膏腰围固定 8 ~ 10 周,并常规加强腰背肌锻炼。在治疗过程中应避免脊髓再损伤。

对于有手术适应证者,在伤情稳定的基础上,宜及早进行切开复位、椎板减压及植骨融合术,酌情选用哈氏棒(Harrington)、鲁氏棒(Lugue)、椎根钉、钢板及钢丝等做内固定,以 RF 内固定术较为理想。

(3) 骶尾椎损伤:多数骨折移位卧硬板床 2 ~4 周后可下床活动,坐位时应垫以气圈或海绵等,严重者可行手法复位,少数可酌情行切开复位及内固定。骶神经受压者可注射局部封闭,无效时也可采用手术减压。

(三) 脊髓损伤治疗

(1) 减轻脊髓水肿:静脉给予高渗糖、激素及脱水剂等进行脱水治疗,严重者还应注意限制钾盐、钠盐及水的输入量。

(2) 保证呼吸道通畅:尤其有颈髓损伤者,对急性呼吸麻痹需立即急性进行人工机械呼吸，必要时应行气管切开。

(3) 处理胃肠道症状：对严重影响呼吸及饮食的腹胀或急性胃扩张者，应积极采取增加肠蠕动、胃肠减压或肛管排气等措施，有便秘者可给予缓泻剂或灌肠等。

(4) 改善神经代谢：神经代谢辅助药物如三磷酸腺苷、细胞色素 C、辅酶 A 及 B 族维生素等。

(5) 注意饮食营养：截瘫初期应给予高热量、高蛋白质，高维生素易消化的饮食。若腹部症状严重而早期禁食者，可静脉给予血浆或全血、氨基酸等。

(6) 防治并发症：一般可给予预防量抗生素，注意翻身，积极预防压疮，留置尿管，及时防治呼吸道、泌尿系或其他部位感染，加强肢体功能锻炼等。

【预后】

严重颈髓损伤，尤其是上颈髓往往在伤后很快死亡，若脊髓横断或脊髓受压不能尽早解除，其组织发生变性坏死，多不能再生而丧失脊髓功能。

(田利华)

七、四肢创伤

四肢创伤(injuries of extremities)系指双侧上、下肢体及其接合部肩部与髋部的创伤，包括肢体的软组织伤、骨折、关节脱位以及合并的血管、肌腱或神经损伤等。损伤导致皮肤及皮下组织发生破裂，造成骨折端直接或间接地与外界相通称为开放性骨折；反之，称为闭合性骨折。肢体骨折依其是否合并有肌腱、神经或重要血管损伤分为单纯性骨折与复合性骨折。此外，在伤后 3 周以内的骨折或脱位又称为新鲜骨折或脱位；3 周以上者称为陈旧性骨折或脱位。

造成四肢伤的原因除外车祸、碾压、撞击或坠跌等，肌肉的突然强烈收缩也能引起肌肉附着处的骨质断裂而产生骨折或脱位。

肩部创伤

肩部创伤主要包括锁骨、肩胛骨与肱骨上端的骨折与脱位,以及所属区域的臂丛神经、锁骨下动静脉与软组织损伤等。X线平片可确定骨折及脱位的类型。若合并有肢体循环、运动或感觉障碍时,应考虑有血管或神经损伤。

【诊断】

1. 锁骨骨折:好发于锁骨中部1/3,伤员常表现出头偏向患侧,肩部向前下倾斜、健侧手常托住伤肢的特有姿势。

2. 肩胛骨骨折:肩胛体及肩胛冈骨折疼痛肿胀以肩后部为主,多无移位;若肩胛盂及肩胛颈骨折有明显移位时可出现肩峰突出,呈方肩畸形,颇似肩关节脱位,但活动较关节脱位为佳,此时托肘部向上,畸形可消失;喙突骨折则以锁骨下窝疼痛肿胀较为突出,常伴有呼吸或上肢活动时所引起的牵拉性疼痛。

3. 肱骨上端骨折:包括肱骨头、解剖颈、大小结节或外科颈骨折及骨骺分离。它即可单一发生,也可形成不同组合性骨折,临床上常常难以区别。

4. 胸锁关节脱位:两侧胸锁关节不对称,伤侧锁骨缩短,间接暴力多造成前脱位,触诊可及向前突出的锁骨内端;直接暴力常造成后脱位,触诊时胸锁关节部空虚滑脱的锁骨内端可压迫气管、食管及纵隔血管神经等引起呼吸或吞咽困难、静脉扩张及循环障碍等。

5. 肩锁关节脱位:Ⅰ型仅肩锁关节局部肿胀,X线片无阳性发现;Ⅱ型(半脱位)可及高低不平的肩锁关节,按锁骨外端有浮动感,X线片示锁骨外端上移,间隙增宽不超过5mm;Ⅲ型(全脱位)锁骨与肩峰完全分离并显著向上移位而出现台阶状畸形,X线片示锁骨外端明显上移,关节间隙增宽超过5mm以上。

6. 肩关节脱位:外观呈方肩畸形,Dugas征阳性,可合并肱骨上端骨折,尤其多并发肱骨大结节或外科颈骨折,其中以前脱位较为多见。

7. 软组织损伤：除大面积撕脱伤外，主要包括肩袖损伤、肱二头肌断裂或滑脱以及喙突撞击综合征等。肱二头肌损伤常在局部可触及凹陷与相应部位的明显隆起，或活动时可听到弹响声；喙突撞击试验阳性可考虑为喙突撞击综合征；关节造影或关节镜检有助于肩袖断裂的确诊。

【治疗】

除有些移位骨折或骨折脱位需切开内固定外，大多数的肩部骨折或脱位通过非手术疗法常可达到治愈。有血管神经受损征象，经一般治疗处理仍无明显改善或加重者，应及早行手术探查。

1. 无移位骨折：任何部位无移位或移位不明显者，无需整复，仅用三角巾或颈腕带悬吊 3～4 周即可，锁骨骨折还可采用双肩过伸以“∞”字绷带固定，尤其是幼儿的青枝骨折。然后进行功能锻炼。

2. 有移位骨折：宜先采用手法整复+外固定，固定的方法多依具体部位而定。

(1) 锁骨骨折：可用“∞”字形石膏绷带固定或绷带固定，或采用双圈固定法。

(2) 肱骨上端骨折：酌情选用外展架、超关节小夹板、石膏或牵引等进行制动，部分可考虑切开复位+内固定。严重者宜行人工肱骨头置换术。

(3) 肩胛骨骨折：肩胛颈骨折移位明显者，可用外展支架或卧床皮肤牵引，牵引 3～4 周后改用三角巾悬吊患肢；肩峰基底骨折向下移位时，可先用橡皮膏将肩至肘关节向上托起固定，再加以三角巾兜住；向上移位者可采用压迫固定法，必要时卧床，上臂外展 90°，2～3 周后改用三角巾悬吊。

整复困难、并发症状及畸形愈合的移位骨折可行切开复位+内固定，如髓内针、钢板、螺钉、钢板或钢丝等内固定物，骨质缺损不愈合者应同时植骨，若内固定不确实者应辅加外展架外固定或辅助三角巾悬吊等。

3. 无骨折性脱位

(1) 肩关节脱位：需及时行闭合性复位，复位成功后应将上肢置于胸前功能位，用三角巾悬吊 2～3 周。

(2) 肩锁关节脱位：一般采用非手术疗法，如复位后用石膏围腰、压迫带固定或橡皮膏固定等，通常4～6周。完全脱位可行钢针或螺钉内固定，术后再用三角巾或绷带固定4～6周。

(3) 胸锁关节脱位：可采用手法复位或巾钳牵引复位，并以前"∞"字绷带固定，若不能维持可用肩人字石膏固定；切开复位内固定适用于不能闭合复位及有压迫症状的后脱位。

4. 有骨折性脱位：多数情况下随着脱位整复，其骨折也随之得到复位；整复困难时也可行手术复位或内固定，尤其喙突骨折合并肩关节脱位或肩锁关节脱位者，宜先处理脱位，并作相应的固定，喙突骨折无需特殊处理，仅以三角巾悬吊即可。

肱骨及肘部创伤

该部创伤主要包括肱骨骨干、肱骨远端骨折与尺桡近端骨折或脱位以及所属区域的肱动脉、桡神经及软组织损伤等，X线片可确定骨折或脱位的部位与类型。

【诊断】

1. 肱骨干骨折：症状或体征较典型，有桡神经损伤时，呈典型的腕下垂畸形和伸拇、伸掌或指关节运动丧失及感觉障碍等，合并肱动脉损伤可有远端循环障碍表现。

2. 肘关节骨折：包括肱骨远端骨折即肱骨的髁部与髁上部骨折，尺桡骨近端骨折即桡骨头或桡骨颈与尺骨鹰嘴部骨折。该部受伤均应检查桡动脉的搏动或血运状况以及正中、桡、尺神经的功能。

3. 肘关节脱位：肘后空虚，可摸到凹陷处，肘部三点关系完全破坏，常是典型特征。

【治疗】

视骨折部位、类型及具体情况而酌情选择不同的疗法，手术治疗仍然是重要的手段，尤其是在明显伴有血管神经受损时应及时行手术探查。

1. 无移位骨折：一般依具体伤情采用上肢石膏托或石膏管型作功能位固定3～5周即可，肱骨干也可采用小夹板固定。Ⅰ度肱骨髁间骨折虽原则上行上肢石膏或外展架固定，最好在肿胀消退后更换石膏,以防变位。

2. 有移位骨折:①一般骨折可采用手法整复+上肢石膏或小夹板固定,宜辅助外展架制动,尤其是肱骨干骨折。②有明显肿胀或严重移位的骨折也可先行尺骨鹰嘴克氏针牵引,待3~5天后再行上述疗法。也可采用经皮骨穿针外固定支架,尤其是开放性骨折。③闭合复位失败或合有并血管神经损伤者,可考虑行切开复位+内固定术,同时行血管神经探查或相应处理。

3. 肘关节脱位及并发骨折:单纯脱位一般均可达到闭合复位,复位后应制动2~3周;合并骨折者,可先行脱位整复,骨折端多随着复位也基本对位;若整复不成功即行切开复位+内固定术,同时修复损伤的血管神经。

前臂创伤

【诊断】

主要为尺桡骨骨折及其所属区域的血管神经损伤及肌腱断裂等,应注意有无血管、神经及肌腱的并发伤,严重肿胀时应警惕缺血性挛缩等发生。

1. 尺桡骨干骨折:一般诊断多无困难,X线摄片应包括上下关节。

2. 孟氏骨折(Monteggia):为尺骨上1/3骨折合并桡骨小头脱位的一种特殊损伤,常可在肘部皮下扪及到脱位的桡骨小头,检查时应注意桡神经深支有无损伤。

3. 盖氏骨折(Galeazzi):为桡骨下1/3骨折合并尺桡下关节脱位,常表现出骨折处及腕部肿胀、畸形及旋转功能障碍。

4. 尺桡骨远端骨折:系指骨折发生在尺桡骨下端3cm以内,包括科莱斯骨折(Colles)、史密斯骨折(Smith)、巴通骨折(Barton)、恰佛骨折(Chauffeur)、尺或桡骨茎突骨折以及骨骺分离等,其中Colles骨折常可呈典型的餐叉状畸形,Smith骨折多呈锤状畸形;X线片可显示桡骨关节面或尺桡茎突有无骨折、尺桡下关节分离或腕关节脱位等情况。

【治疗】

前臂骨折多数经非手术疗法均可达到目的,而对于手法复位失败者或不稳定型骨折，尤其是双骨折型则多需切开复位+内固定；肌腱断裂者应尽量争取一期缝合，若合并有血管神经损伤应及时处进行修复。

1. 无移位骨折：石膏托或管形、小夹板固定4～6周即可。

2. 有移位骨折：一般可手法复位，用石膏或小夹板固定，并同时对骨间隙予以分离加压定型，必要时也可作手指铁丝夹板牵引。凡闭合复位不能达到要求者或不稳定型骨折如尺桡双骨折均可考虑切开复位+内固定。

3. 伴脱位骨折

(1) 孟氏骨折：宜先整复脱位的桡骨小头，再作尺骨骨折矫正；若手法失败，应尽早行开放复位+内固定。

(2) 盖氏骨折：则先矫正骨折畸形，再行下尺桡关节整复；双骨折型大多需开放复位+内固定。

(3) 巴通骨折：腕关节半脱位状态在牵引下多能复位，同时作骨折矫正；若上述闭合复位不理想或不稳定性骨折可行手术内固定。

髋部创伤

髋部创伤系指髋关节、股骨颈、股骨粗隆部（或转子间）以及局部肌肉、韧带或关节囊的损伤，常见的有髋关节脱位、股骨颈骨折、股骨粗隆部骨折等，既可单独发生，也可同时形成合并性损伤，还可引起髋臼骨折或髋关节中心性脱位等。

【诊断】

局部表现出肿胀、疼痛及功能障碍，患肢常呈屈曲、旋转及缩短畸形，多与损伤的类型相一致，大粗隆顶部可上移至Nalation线之上，Bryant三角底边缩短，有时可扪及到脱位的股骨头，严重损伤时常常难以区分。X线片能确定损伤的部位与类型，以及移位情况，应注意检诊有无坐骨神经及大血管损伤的表现。

【治疗】

除股骨颈骨折宜采用内固定外，多数仍以非手术治疗为主，不能过早负重行走，合并有坐骨神经损伤者多可逐渐恢复，不宜为此早期行手术探查。

1. 无移位骨折：一般可取患肢外展中立位作皮牵引或穿木板鞋6～8周后，可逐渐扶腋杖下床活动，多需4～6个月才可离拐行走，在牵引或骨折愈合过程中，患肢禁止负重，患髋忌做外旋活动。

2. 有移位骨折

(1) 股骨颈移位骨折：内收型或有移位的股骨颈骨折，若无手术禁忌证可首选闭合整复+内固定疗法，即使中间型也以内固定为妥，酌情选用三刃钉、加压螺钉或多针固定等内固定物，2个月后可扶腋杖行走，待骨折愈合无股骨头坏死时才可脱拐行走。若反复施用闭合复位法不能成功复位者，可考虑切开复位，再用内固定。难以愈合骨折可酌情采用截骨或骨移植+内固定，也可行人工股骨头置换术。

(2) 股骨转子间移位骨折：以非手术疗法为主，手法复位纠正至中立位后外展，用Russell皮牵引或胫骨结节骨牵引8～10周，其间应注意防止髋内翻。也可采用手术内固定如滑槽加压螺钉加接骨板或Ender钉固定等。

(3) 髋关节脱位及并发骨折：髋关节脱位应尽早手法整复，复位后行患肢皮牵引4周，8周后开始负重行走，个别手法整复失败者可行切开复位。髋关节中心性脱位宜采用合力牵引，8周后去牵引，12周后负重行走。

髋关节脱位并发骨折原则上仍需先闭合复位，然后再按上述方法矫正骨折，即使合并股骨干骨折仍有在充分麻醉下行手法复位可能。若经整复后骨折片未能随着复位达到理想对合、骨折片较大或难复性脱位，应及时切开复位，同时行骨折复位及内固定。

股骨及膝部创伤

除股骨干骨折外，膝部包括股骨髁部与胫骨髁部骨折，膑骨骨折以及半月板、韧带或其他软组织损伤，偶可发生膝关节脱位或腘动静脉断裂与腓总神经损伤。该部位创伤均应检查足背动脉有无搏动，同时注意足趾的运动与感觉是否异常，并与健侧对比，以确定血管或神经有无损伤。

【诊断】

1. 股骨及股骨髁上骨折:骨折征象常较典型,髁上骨折可出现假关节活动,腘窝血肿或足背动脉消失提示可能有股动脉或腘动脉损伤。

2. 膝关节骨折:包括股骨髁部骨折、胫骨髁部骨折、髌骨骨折。严重创伤多以组合形式发生,除髌骨骨折可扪及分离的骨折块或骨折凹陷外,常需要X线摄片确定其部位或骨折类型。

3. 膝关节脱位:包括膝关节脱位与髌骨脱位,局部多有典型的移位畸形,并可扪及到胫骨上端或移位的髌骨。X线片可显示脱位的类型及是否合并有骨折。

4. 膝关节韧带及半月板损伤:依据抽屉试验、分离试验及旋转稳定试验等临床检查有助于明确诊断,也可借助影像及关节镜确诊。但合并有严重骨折者常难以区别。

【治疗】

视骨折类型、移位程度及损伤情况而在处理上各不相同。若疑有血管损伤者,应及时手术探查;神经损伤则以观察为主,除非完全断裂,一般多留待后期处理;膝关节韧带完全断裂时,应行手术修复,再石膏固定4~6周。

1. 无移位骨折:一般采用伸直位超膝关节夹板、长腿石膏或髋人字石膏固定6~8周,膝部骨折可适当提前,髌骨还可加用护膝圈固定。

2. 有移位骨折

(1) 股骨及股骨髁上骨折

1) 一般可采用持续牵引+局部固定疗法8~12周,3岁以下行Bryant垂直悬吊牵引3~4周;也可在牵引3~4周后改为下肢石膏固定。

2) 股骨髁上骨折其屈曲型或胫骨结节牵引未能达到理想对位者,则可采用股骨髁上牵引。

3) 复位未达到功能要求、多段骨折、股骨干中上1/3横断骨折及合并大血管神经损伤者可行切开复位+内固定治疗,酌情选用髓内钉、钢板螺钉、加压或“L”形钢板螺钉、Ender钉或其他内固定物;也可采用闭合髓内钉或经皮骨穿针等外固定器治疗。

(2) 膝关节骨折:凡手法整复或骨牵引+下肢伸直位石膏疗法未达到理想对位者,应及早行切开复位+内固定术,酌情选用螺钉、骨栓、"L"形钢板、钢丝或其他内固定物。还可采取下列措施:

1) 胫骨髁部骨折可采用针拨复位经皮穿针固定疗法。严重胫骨髁部粉碎性骨折因开放复位与内固定均较困难宜采用平衡式跟骨持续牵引。

2) 髌骨骨折也可采用各种抓髌器固定以及其他外固定器等,严重髌骨粉碎性骨折还可行髌骨切除术。

3) 合并膝关节韧带损伤,原则上应及早修复,对半月板则不宜过多切除。

(3) 膝关节脱位合并骨折:一般经手法整复多能还纳复位,若伴有积血可抽出,然后置于160°位长腿石膏固定6~8周。合并骨折大多关节脱位恢复后也随之还纳,不理想者可行切开复位。

胫腓骨及踝部创伤

除胫腓骨骨干骨折外,踝部还包括骨折、关节脱位、关节分离及韧带损伤,其中踝部骨折系指内踝、外踝及后踝骨折。小腿严重肿胀时,尤其是被轧压者,软组织的损伤可能重于骨的损伤,易引起挤压综合征或骨筋膜室综合征。

【诊断】

1. 胫腓骨骨干骨折:常为开放性骨折,胫骨或腓骨干可单发骨折,也可造成胫腓骨干双骨折,严重时还可发生多段多处骨折,可伴有假关节形成。

2. 踝关节骨折:踝部肿胀,可出现内翻或外翻畸形、皮下瘀斑,有时可触及骨折块,严重者常合并不同程度的踝关节脱位,有时也与严重韧带损伤难以鉴别,常需要行X线摄片以确定骨折类型与脱位情况。

【治疗】

治疗应以非手术疗法为主,不宜滥用手术,负重行走也不宜过早,有踝关节韧带损伤时仍需固定制动,严重者宜行修补术。

1. 无移位骨折:一般可采用小夹板或石膏固定6~8周,有胫腓下关节分离时,在固定塑型时,应注意加压,负重行走宜在伤后10~12周以后。

2. 有移位骨折

(1) 若手法整复可达到理想复位时,以石膏或超踝关节夹板固定。

(2) 胫骨骨折或胫腓骨双骨折则往往需持续跟骨牵引3~4周,或同时加用小夹板固定,在对位满意时再直接改换下肢石膏固定。也可采用经皮骨穿针外固定架,尤其适用于不稳定的多段骨折或开放性感染骨折。

(3) 对于难以用上述方法达到目的胫腓骨骨干或踝部骨折可行切开复位+内固定法,依骨折类型酌情选用Ender钉、“V”形钉、钢板、螺钉或螺钉加接骨板等,内固定不确实者应辅助外固定。

3. 踝关节骨折脱位:手法复位后可用超关节小夹板或“U”形石膏固定6~8周;对于难以整复或难以维持复位的患者可行切开复位+内固定,可选用螺钉或钢针等。

手部与足部创伤

手与足部遭受创伤后可发生骨折、关节脱位、血管神经或肌腱以及软组织损伤等,严重者可造成肢体缺损。

【诊断】

依据局部受损征象、功能检查及X线摄片一般诊断并不困难。值得注意的是有些不严重的骨折、肌腱或神经损伤易被忽视而延误诊治。

【治疗】

作为急诊处理,除按一般清创原则处理创面外,应争取一期修复肌腱,尽可能吻合或修复血管或神经,控制感染,注意断裂处制动,同时应整复、固定骨折与脱位。严重的碾压、捻挫或撕脱性离断肢体则不宜行断肢再植,时间也不宜超过8小时。

1. 手部骨折与脱位：包括指骨、掌骨及腕骨，在处理时应强调：

(1) 手法整复要求准确对位且不能有成角或旋转畸形。

(2) 制动需固定在功能位，应确实可靠，依具体部位酌情选用小夹板、石膏托或管型以及指关节小夹板等外固定器，整复后不稳定骨折需加用牵引以维持整复的位置，如第一掌骨基底骨折脱位(Bennett 骨折)。

(3) 骨折愈合后应早期功能锻炼，未固定的手指在不影响伤指制动情况下尽量活动。

(4) 对手法整复不理想或骨不连接者可采用切开复位+内固定。

2. 足部骨折与脱位：包括趾骨、跖骨、距骨及跟骨等，其处理特点为：

(1) 骨折未明显移位者：仅用石膏托或靴形固定 4 ~6 周即可。

(2) 骨折移位较大者：可在麻醉下行手法整复，然后再用短腿石膏固定 6 ~8 周，对于难以复位者，可进行切开复位+螺钉固定，术后仍需用短腿石膏固定，固定时间应延长。

(3) 跟骨骨折也可采用经皮针拨整复或跟骨牵引，以恢复跟骨结节角，再行石膏靴固定。

【预后】

严重肢体挤压、缺血或骨折易引起骨筋膜室综合征、挤压综合征或脂肪栓塞综合征等并发症，严重者可造成肢体残废，或危及生命。严重的骨折、肌腱及神经损伤或处理不当可引起畸形愈合或骨不连接而影响肢体的功能。

(田利华)

八、大面积皮肤撕脱伤

大面积皮肤撕脱伤是指体表皮肤因受到暴力的作用而造成大片从深筋膜上被撕脱(裂)或潜行剥离，多发生于头皮和四肢，常合并有肌肉、肌腱、神经、血管及骨与关节等深部组织创伤。

【病因】

多为直接性暴力所致,常见于工矿和交通事故如头发被卷入机器内而导致头皮撕脱(裂);肢体被车轮、履带、滚筒或齿轮等碾压而造成大片皮肤甚至整个手、足或肢体皮肤发生撕脱(裂)或潜行剥离。

【病理】

皮肤受创面积较大易造成大量出血及渗血,可发生严重休克,也可因皮肤捻压或挫伤严重而逐渐发生坏死,创面污染严重易继发化脓性感染而导致全身发生中毒性损害。

【诊断】

依据损伤病史、局部创面一般诊断并不困难,但应注意的是闭合性潜行剥脱伤,皮肤表面常保持完整,应检查皮肤是否可从深筋膜上提起,若皮肤有飘浮感则表明皮肤发生潜行剥离。

【损伤类型】

1. 片状撕脱伤:受损皮肤呈大片样撕脱(裂),肌肉、肌腱及血管等深部组织可保持完整或伴有不同程度的挫裂伤,营养皮肤的血管可有广泛断裂,皮肤因血运障碍而丧失活力,易逐渐发生坏死。

2. 套状撕脱伤:受损皮肤连带皮下组织自损伤肢体近端向远端呈“脱袖套”或“脱袜套”样撕脱,深部组织的肌肉、肌腱或血管等多有损伤,皮肤血液供应因常受到严重破坏,其成活往往较为困难。

3. 潜行剥脱伤:受损皮肤多保持完整,可有很小伤口或挫伤,但皮下与深筋膜间有广泛潜行性的剥脱分离,严重者可达整圈肢体,可因皮下血管受损程度而影响血运及皮肤的活力。

【治疗】

1. 一般治疗:输血、输液及抗休克,注意维持水、电解质平衡,加强营养或代谢,可输入白蛋白、氨基酸等。常规注射破伤风抗毒素,应用大量的抗生素。抬高患肢,观察肢体循环及渗出等,继发化脓性感染者应注意切开引流。

2. 局部治疗:严格按照清创原则处理创面,尤应注意辨别或去除失活组织,彻底止血。对皮肤缺损者可采用游离植皮或转移皮瓣闭合创面。闭合性潜行剥脱伤则应依据创面的范围、血运及污染状况来确定对剥离的皮肤处理。血运不佳的宜早期行切除,再行植皮。

3. 皮肤坏死及创面感染治疗:应尽早清除坏死组织,及时处理创面,尤其应注意勤更换敷料,严重者应积极清创,若创面坏死组织较多,一时清创不彻底尚需多次进行,当出现理想的植皮的肉芽创面时,及时行植皮术消灭创面。

【预后】

预后主要决定于早期对创面的处理,若创面未能得到及时、有效的处理,常常引起皮肤坏死、创面感染,严重者可导致脓毒血症、远处器官的损害等而危及生命。

(田利华)

第三章　多部位及特殊创伤

一、多发性创伤

多发伤(multiple injuries)的定义目前国内外尚无明确的统一标准,多指在同一致伤因素作用下,人体同时或相继遭受两个或两个以上的严重损伤。这一概念包括以下三个内容。

1. 损伤由同一致伤因素所引起,主要指机械力所致的损伤,如交通事故、坠落、火器伤。

2. 损伤必须是两个以上。按简明创伤分级(abbreviated injury scale,AIS)标准,人体分为9个解剖部位,多发伤指上述9个解剖部位中有两个以上部位受伤。同一部位内的多个脏器损伤或同一脏器的多处损伤也称多发伤。

3. 损伤必须是严重的,对患者生命构成威胁,需要急诊处理。严重损伤的定量标准一般指损伤严重程度的评分(injury severity score,ISS)$\geqslant 16$。

【病因】

常见的致伤因素有恶性交通事故、自然灾害、矿工事故、战争等。锐器致伤的刺伤、切割伤等;钝器暴力所致的挫伤、挤压伤;切线动力所致的擦伤,撕裂伤等;子弹、弹片等所致的火器伤;高压、高速气浪所致的冲击伤等复杂严重的伤情。

【病理】

严重多发部位伴随着一系列的复杂全身反应,其反应程度除创伤的严重性有关外,尚受到创伤的性质、部位和受伤时情况的影响。所致的病理生理变化见图5-3-1。

【诊断】

多发伤可能发生于身体的任何部位。因此,应在不耽误必要的抢救前提下,采用简便的诊断方法,尽量减少搬动患者,立

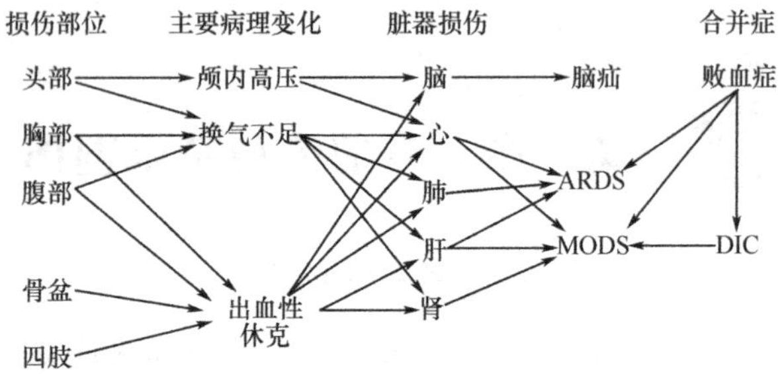

图 5-3-1 多发伤病理生理变化图

即明确有无致命性的损伤。在对一个伤者的诊疗过程中,要求对伤情进行三次评估。

1. 第一次评估

(1) 确定气管是否通畅,有无气道梗阻及梗阻性质和原因。

(2) 判断患者有无自主呼吸及呼吸频率和深度。

(3) 注意明显的出血和隐性出血。

(4) 是否有严重休克征象。

(5) 意识的变化和脊柱、脊髓的损伤体征。

2. 第二次评估:病史采集和全面系统体检,患者经过初期紧急处理后入院。为了不致遗漏重要伤情,可以按照 Freeland 的建议,急诊医生应牢记"CRASH PLAN"二字,以指导检查,即心脏(cardiac)、呼吸(respiratory)、腹部(abdomen)、脊髓(spine)、头颅(head)、骨盆(pelvis)、四肢(limb)、动脉(arteries)、神经(nerves)。详细了解受伤的过程和致伤机制明确余下几个问题:①伤者的全身情况是否稳定? ②患者什么脏器损伤? ③损伤的严重程度。④是否需要和允许进行辅助检查? ⑤采用何种治疗方案:是否紧急手术或急诊手术。根据上述问题随时修正诊断、调整治疗措施。

3. 第三次评估:在伤情允许时,可以选择辅助性诊断技术,如胸腹部穿刺和诊断性腹腔灌洗、内镜检查、血管造影以及 X

线、CT、MRI、B超等诊断方法。也可采用损伤严重程度评分法(ISS)、脏器损伤分级(organ injury scaling,OIS)和格拉斯哥昏迷评分法(Glasgow come scale,GCS)进行判断。

【鉴别诊断】

1. 复合伤:该类型损伤虽也可伤及人体多个部位或脏器,但致伤因素是由于两个以上不同性质的损伤所致。除一般创伤外,常见的还有热力、火器、冲击波及射线等特定性质的致伤因素作用所产生的损伤。

2. 多处伤:其主要区别在于多处伤虽也可遭受同一致伤因素的作用,但系指在同一解剖部位或脏器所发生的两处以上的损伤,如同一肢体的多发骨折及小肠多处破裂等。

【治疗】

(一) 现场急救分检与运送

1. 将伤者安全迅速脱离现场,按战伤救护原则,包扎、止血、固定保持呼吸道通畅。

2. 采用伤员分类国际性标志卡片,即红色表示立即优先紧急处理;黄色表示紧急优先,伤情允许在一定时间内进行处理;绿色表示延期优先,不需紧急处理;黑色表示无救治希望者或死亡者。

3. 根据各地区不同条件采用合适的运输方案。

(二) 院内急救

严重多发伤的抢救必须迅速、准确、有效。危重伤员接诊后必须有一个抢救计划及复苏顺序,将多发伤视为一个整体,根据伤情严重程度制定抢救措施、手术方式和顺序,确定术后是否先由加强治疗室(ICU)收治,对各系统脏器功能监测、治疗与支持。

多发性创伤一体化综合救治程序如图5-3-2:

(1) 对颅脑外伤昏迷者,及时清除口腔血块、呕吐物、痰、分泌物等,舌根后坠者牵出坠下的舌或托起下颌骨,取侧卧位,必要时用呼吸机等。

(2) 对颌面、颈椎或喉部损伤发生呼吸功能障碍者,早期

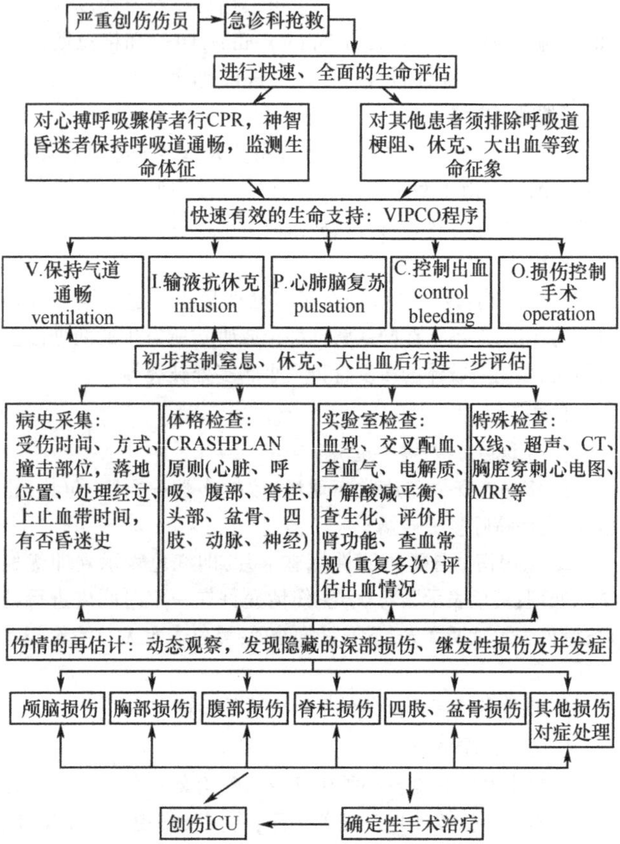

图 5-3-2　严重创伤(多发伤)急救程序

行环甲膜切开术或气管切开术。

(3) 对有胸部外伤、血气胸、高压性气胸者先作胸腔穿刺，伤情需要时作胸腔闭式引流。对开放性气胸立即用凡士林纱布封闭伤口、无菌纱布包扎。

【预后】

伤后早期可因大出血、休克、呼吸障碍等死亡。晚期亦可发生心肺功能不全、SIRS、ARDS、MODS、重症感染和脓毒性休克等严重并发症而危及生命。

（刘开俊）

二、复　合　伤

复合伤(combined injuries)是指人体在同时或相继受到两种或两种以上不同性质的致伤因素作用而发生两种以上的损伤，常伤及身体的多个部位、多个脏器或多个系统，以复合的形式导致人体的损害。常见的有创伤与烧伤的复合伤、创伤与电击伤的复合伤、烧伤与冲击伤的复合伤，火器伤、烧伤与冲击伤的复合伤，放射损伤与非放射损伤的放射复合伤等。临床上又多依其主要损伤的特征来命名，如创伤复合伤、烧伤复合伤或烧冲复合伤等。

【病因】

现代社会复合伤多为机械因素、中毒因素、复合冲击因素或辐射损伤因素及烧伤因素致伤，以及机械性暴力伤并发烧伤、冲击波伤或离子辐射伤等。

【病理】

目前尚未明了，多以一种损伤为主，常决定了复合伤的基本性质、病理过程及伤情特点，不能用各种单一伤简单叠加来解释，常为相互作用所产生的复合效应。

【诊断】

（一）临床表现

1. 多致伤因素：凡有上述多种因素受伤史，均应高度怀疑为复合伤，并详细了解各种致伤因素的性质及受伤环境变化特点，尤其是放射复合伤其受照射的条件及受照剂量等。

2. 创面或伤口：常能间接地推测可能发生的伤情如烧伤创面、火器伤的出入口及创伤所致的破损等。但有些损伤可无明显征象，如冲击伤常有外轻内重，体表可无伤或轻伤，但内脏损伤多较重。

3. 症状和体征：烧伤可见相应的创面，冲击伤则可有相应的内脏伤如听器冲击伤伴有耳鸣、耳聋等，肺冲击伤可伴有胸闷、咳嗽或呼吸困难等，若合并暴力创伤则发生相应部位症状和体征等。

4. 全身性反应：可有不同程度的休克，全身免疫能力低下，伤后感染发生较早、多见，且更为严重，尤其是放射复合伤，常可出现早而严重的贫血、凝血功能障碍以及创面、伤口愈合延缓等。

（二）实验室检查

血常规检查可了解白细胞情况，若白细胞总数增多而淋巴细胞绝对数不减少时，常为烧冲复合伤的表现。放射复合伤可引起红细胞破坏或减少。心肌酶谱检查可判断有无心肌损害，血气分析可了解肺功能状况。

（三）特殊检查

影像学检查多能明确内脏损伤的情况，如 X 线摄片、B 超检查、CT 扫描以及磁共振成像（MRI）等，尤其是心肺检查更为重要。放射损伤对所受剂量可进行物理学测定和生物学测定等。

【鉴别诊断】

鉴别诊断主要与多发伤或不同类型致伤原因相区别，后者虽可伤及到多部位、多系统或多脏器，但系同一致伤因素作用所致。

【治疗】

（一）一般治疗

与一般创伤相同，但应针对致伤因素的特点及伤情发展的不同阶段或时期采取相应的措施或有所侧重处理。

1. 有害气体急性中毒治疗：参见急性中毒有关内容。

2. 抗放射性药物的应用：如胱胺、半胱胺、雌激素、S-2-氨基丙基磷酸以及中草药等。放射损伤一旦确诊应立即给予抗放射性药物，对疑有放射损伤者也可及早给药，同时还可与其他促进造血功能再生的药物合用。

3. 吸入性损伤所致的急性肺水肿的防治：切实保持呼吸道通畅，必要时行气管切开术。针对损伤过程中的热气、热流、有害气体或火焰等所产生的吸入损伤及时处理，可参见本章烧伤部分。

（二）局部治疗

除针对部位损伤程度作紧急抢救和相应的处理外，应尽早消灭创面或伤口，尤其是清除放射性的沾染创面，其处理特点为：

1. 若为沾染放射性创面和伤口，在清洗时应注意先将伤口覆盖，以防止带有放射性物质的冲洗液进入伤口，创口用生理盐水反复冲洗。

2. 对于难以冲洗的创口，可采用清创术来消除沾染，彻底清除坏死组织、血凝块等，一般作延迟缝合。

3. 冲洗后的创面应避免采用有促进放射性物质溶解或吸收的有机溶剂擦拭皮肤，但可用碘酒、乙醇溶液进行术前消毒。

4. 烧伤性创面和伤口可按处理烧伤的原则和方法进行，对深度烧伤后切痂的创面宜用异体皮或替代物覆盖创面，以免加大创面。

（三）全身治疗措施

1. 针对主要致伤病因救治：根据伤情发展不同阶段的主要致伤原因，伤后不同时期的救治应有所侧重。

2. 抗休克补液及脑疝的处理是治疗的必要手段。

3. 手术治疗：复合伤患者伤情危重复杂，一般需紧急手术治疗，应严格掌握手术适应证，合理安排手术的先后顺序，应遵循首先控制对生命威胁最大的创伤的原则来决定手术时机。

4. 积极防治感染：及早妥善处理创面和加强全身抗感染治疗。

5. 保护内脏功能：注意积极预防、治疗 ARDS、MODS、DIC 等。

6. 全身的代谢营养支持治疗。

【预后】

早期防治休克或急性心肺损害是救治的关键，因其常可致伤后数小时内迅速死亡，休克后继发的内脏损害ARF、ARDS、MODS、DIC以及严重感染也可成为致死的主要直接原因。

（刘开俊）

三、火器伤

火器伤（firearm wounds）系指致伤因素为各种火器所致的（枪弹、弹丸或弹片等投射物作用于人体而造成的）特殊性创伤，即“创伤弹道”。依弹道伤口分为四类：①贯通伤：既有入口又有出口；②盲管伤：只有入口而无出口；③切线伤：入口与出口相连而形成浅表的沟槽状；④反跳伤：入口和出口集于同一处。若投射物穿透硬脑膜、硬脊膜、胸膜、腹膜及关节囊等，导致其与外界相通者称为相应部位的开放伤（穿透伤）。

【病因】

各种以火药为动力的武器即火器的投射物均可导致火器伤，如枪、手榴弹、火炮、炸弹及地雷等，投射物即可自身（原发性投射物）直接对人体造成损伤，也可产生继发性投射物（碎石、玻璃、木屑或体内的碎骨片等）导致人体损害，常引起沾染、吸入污物及异物存留等。

【病理】

1. 原发伤道区：为投射物直接损伤各层组织所形成的一个不规则的腔隙（称为原发伤道），其内充有破碎或失活的组织、异物、凝血块及血液和渗出液等。

2. 挫伤区：紧靠原发伤道，为失活组织区。一般在2～3天后出现炎症性分解，组织坏死脱落后形成继发性伤道。

3. 震荡区：挫伤区以外所围绕的组织区域，震荡区的范围大小不一，一般靠近出口或盲管末端的震荡区较入口处小或完全没有。

【诊断】

1. 临床表现：依据火器受伤史、伤道的入口或出口以及受伤部位出现的相应症状和体征多可明确诊断。射入口与射出口的连线或射入口与存留投射物的连线可作为判断受损的组织和脏器的参考伤道。

2. 特殊检查：B 超和 X 线等影像学检查对异物、部位或脏器及骨折等常有定位价值，其他一般创伤检诊手段也有助于伤情判断。

【鉴别诊断】

需与复合伤相鉴别，后者除有火器伤外，同时合并有其他致伤因素，如一般创伤、冲击伤、烧伤及放射损伤等，伤员的受伤史与体内组织伤道有助于区别。

【治疗】

（一）一般治疗

应重视全身抗感染治疗，针对不同的伤情及时给予有效的抗生素和破伤风抗毒素，其他处理措施与一般创伤相同。

（二）局部治疗

与一般创伤治疗方法相同，及时处理相应部位或脏器损伤，尤其应尽早解除危及生命的伤情。创口除按一般清创方法外，早期清创、延期缝合是基本原则。

1. 一般不作初期缝合：常需充分扩大伤口，彻底清除异物、血凝块、死腔和坏死组织等；引流应充分，贯通伤的出入口均应引流，伤道很深者或盲管伤宜作对口引流。伤口一般保持开放不作一期缝合，可作延期处理。

2. 伤口需作延时处理：①一般清创后的伤口若创面新鲜、组织无炎症反应或脓性分泌物等，可在 4 ~ 7 天内缝合创缘，可达到一期缝合；②缝合的伤口也可放置引流物 2 ~ 3 天再拔出，以致延期愈合；③清创后的伤口情况不理想，延迟到 8 天以上缝合（二期缝合），可以达到二期愈合；④较大的伤口多需在控制炎症和肉芽充填后植皮或伤口再处理，使其愈合。

3. 需初期缝合的伤口：①头皮、面部、会阴部、肌腱或神经外露的手部伤、吻合血管后的伤口等应进行初期缝合、软组织覆盖或植皮以尽量闭合伤口；③开放性气胸应封闭胸膜，胸壁肌肉与皮肤作疏松的缝合;④开放性关节伤在仅作关节囊缝合后,需留置引流管并可同时注入抗生素。

4. 可不需作清创伤口:有少数的创口也可不进行清创,只需清洗消毒创面并给予包扎。这些情况为:①入口与出口较小的软组织贯通伤,或较轻的深部组织伤;②较轻的切线伤或多处浅层点状弹片伤;③胸部无严重损伤的小贯通伤。

5. 伤口初期组织处理:初期清创时组织处理特点为:①离断的肌腱与损伤的神经一般不作初期缝合或移植,仅作软组织覆盖后择期手术或重建;②重要的血管可作早期吻合或自体血管移植,同时避免暴露;③初期清创不应作骨移植或内固定,宜采用外固定法;④对于失活的肌肉应及时切除,不要过多摘除碎骨片。

(三)金属异物的处理

原则上机体内所存留的异物是否取出常常要视有无造成功能障碍、脏器损伤以及继发性损害的危险而定,其处理特点为:

1. 若异物存留或深部较小的异物对机体不会造成危害或对功能无明显影响时,不一定要取出异物,不必勉强手术以免失败并增加伤员的痛苦。

2. 位于体表浅层、重要血管或神经旁以及关节囊、椎管或盆腔内的异物应争取早期取出。

3. 对于感染灶内与重要脏器内或附近的异物,应尽可能的及时取出。

4. 异物取出的时机往往依全身情况、技术条件以及设备情况等来决定,只要情况允许应尽早手术。

【预后】

早期清创不彻底,常易产生严重感染等并发症,可造成严重的后果,其他与一般创伤相同。

(刘开俊)

四、冲 击 伤

冲击伤(blast injury)系爆炸物爆炸时所产生的一种超过声速的高压波(即冲击波),直接或间接作用于人体所造成的损伤,可分为气体冲击伤、水下冲击伤及固体冲击伤三类。临床上常表现为多系统、多部位的损伤,内外兼有,外轻内重,伤情复杂,发展迅速,合并有其他创伤时易被其掩盖。此外,爆炸时产生的闪光和热气也可造成一定程度的烧伤。

【病因】

1. 直接冲击伤:冲击波直接作用于人体产生的原发损伤,亦称爆震伤。

2. 间接冲击伤:通过冲击波驱动物体或人体所造成的机械性暴力而继发损伤,如房屋倒塌发生的砸压、掀起石块所致的撞击及人体被抛掷而引起的坠落等。

【病理】

冲击波对具有含气、含液的脏器损伤最为严重,如肺、听器和胃肠等。可造成鼓膜及内脏发生组织渗出水肿、出血,严重者可发生听骨链断离或整个脏器的撕裂或破裂、穿孔,如肺部出现肺水肿或渗出、肺气肿、肺破裂或出血,可并发肋骨骨折、血气胸等;听器出现耳鸣、鼓膜穿孔或听力障碍等,以及其他部位出现骨折、血腹或气腹及颅脑损伤等。

【诊断】

(一) 临床表现

1. 冲击受伤史:应警惕有些伤员初期可有一段相对稳定的代偿期,甚至体表可能完好无损,但不久全身状况恶化,严重者24小时内可发生进行性的呼吸衰竭。若合并明显的外伤时更易忽视其严重的内脏伤。

2. 胸部和听器:有胸痛、胸闷或憋气感、咳嗽、血丝痰或咯血、呼吸困难以及耳鸣、耳痛、耳聋和听力障碍等。严重者可见口鼻部流出泡沫样液体及合并血气胸和肋骨骨折的表现。

3. 其他部位:可同时并发颅脑冲击伤、心脏冲击伤、腹部冲击伤及四肢脊柱冲击伤等，症状和体征多与部位创伤相同，应注意整体性检诊。

（二）特殊检查

与一般创伤相同。

【鉴别诊断】

鉴别诊断主要与复合伤相区别，后者是由两种或两种以上的致伤因素造成的，其中可包括冲击伤如烧冲复合伤、放射复合伤以及火器伤、烧伤与冲击伤合并的复合伤等，详细了解伤员的受伤史有助于诊断。

【治疗】

（一）一般治疗

及时卧床休息，注意保暖，防治休克，给予抗生素和止血剂，避免输注大量的晶体液以及预防或控制感染等。也可适量给予镇痛与镇静剂，宜多次小剂量应用，在治疗过程中应始终注意防治肺水肿，保护心功能。

（二）局部治疗

各部位冲击伤依据损伤情况则按相应部位创伤的治疗措施进行处理，若需手术治疗者，宜及早进行手术探查，处理方法可见各部位创伤有关内容。

（三）心肺冲击伤强化治疗

1. 保持呼吸道通畅：及时吸出分泌物或血性泡沫液，有呼吸困难者保持半卧位，可给予小剂量的阿托品、超声雾化吸入和纤支镜吸痰以减少或清除分泌物，对分泌物较多、气道阻塞严重或有窒息危险者应及时行气管插管或气管切开。伴支气管痉挛时，可作颈部迷走神经封闭，或应用支气管解痉剂如氨茶碱、异丙肾上腺素等。

2. 及时氧疗：一般依氧合情况，可选择鼻管或面罩给氧，浓度以40%~60%为宜，若经吸氧仍不能纠正低 PaO_2，全身情况也未得到有效改善时，可改用机械加压通气，以提高肺泡内压力。最好采用定容型呼吸机，吸入较低浓度的氧（50%以内），通过间歇性正压呼吸（IPPB）来增加通气量。若仍不能改善氧合，提高 PaO_2，宜改用持续正压呼吸治疗（CPPB）。

3. 防治肺水肿：除应用脱水剂外，可静脉滴注高渗葡萄糖溶液或浓缩血浆等；激素可用地塞米松，常量为每日 10mg，或氢化可的松 100～300mg；肺水肿明显时，可吸入经 50% 或 95% 的乙醇溶液湿化过的氧气。

4. 维护心功能：针对引起心功能不全的原因及时给予治疗：①应用强心苷类药物以增强心肌收缩力；②控制输入量及给予利尿剂（如呋塞米或依他尼酸等），以减轻前负荷过重；③若伴有血压不稳定者，可使用多巴胺静脉滴入，当心率低于 110 次/分时也可滴入异丙肾上腺素，常量为 0.2～0.4mg 加入 250ml 液体中。

5. 防治并发症：最好持续监测中心静脉压，以指导液体的出入量，尤其是肺损伤严重、肺水肿征象明显者；有气栓的伤员，可给予高压氧治疗。

【预后】

较轻的冲击伤经休息和对症治疗后，通常在数日内受损症状即可缓解；重度冲击伤常在短期内伤情迅速加重而使全身情况急剧恶化，死于急性呼吸衰竭或急性心力衰竭。

（刘开俊）

五、烧　　伤

烧伤（burn）是由热力所引起的组织损伤的统称。

【病因】

致人体烧伤的常见因子有热水、蒸汽、火焰、电流、放射线、激光、强酸、强碱、热金属等。

【病理】

1. 急性体液渗出期（休克期）：伤后 2～3 小时最为急剧，8 小时达高峰，随后逐渐减缓，至 48 小时恢复，渗出的水肿液开始吸收。

2. 感染期：烧伤水肿吸收开始，感染即上升为主要矛盾，主要是因为烧伤感染创面生理屏障功能破坏,全身抵抗能力下降,渗出物为微生物的良好培养基,回吸收的细菌和毒素进入血液循环可导致全身性感染。

3. 修复期:浅度烧伤多能自行修复,深Ⅱ°靠残存的上皮岛融合修复,Ⅲ°烧伤靠皮肤移植修复。

【伤情判断】

为正确处理烧伤,首先应判断烧伤面积和深度。

(一) 面积的计算

1. 新九分法:为便于记忆,将人体表面积分为11个9%加上1%,构成100%。头颈部为9%(发部、面部、颈部各3%),双上肢为9%×2(双上臂7%、双前臂6%、双手5%),躯干为9%×3(躯干前13%、躯干后13%、会阴1%),双下肢为9%×5+1%(双臀5%、双大腿21%、双小腿13%、双足7%)

儿童头面积较大,而双下肢面积较小。公式校正为:

头颈部(%)=9+(12−年龄)

双上肢9%×2(双上臂7%、双前臂6%、双手5%)

躯干部9%×3(躯干前13%、躯干后13%、会阴1%)

双下肢(%)=9×5+1−(12−年龄)

2. 手掌法:即以伤者手指并拢为体表面积的1%进行计算。

(二) 深度估计

采用三度四分法判断。

Ⅰ°:伤及表皮浅层,生发层健在,再生能力强。局部红肿(又称红斑)、发热、疼痛、烧灼感、无水疱,3～7天痊愈,不留瘢痕。

浅Ⅱ°:伤及表皮的生发层和真皮浅层(乳头层),局部红肿、大水疱、剧痛,水泡破裂后创面渗液多,基底肿胀、发红、皮温高,约2周愈合,不留瘢痕。

深Ⅱ°:伤及真皮深层,小水疱,渗液少,感觉迟钝,基底湿润微红或红、白相间,3～4周痊愈,留有瘢痕。

Ⅲ°:伤及皮肤全层,甚至深达皮下、肌肉、骨骼,创面无水泡,痛觉消失,呈蜡白或焦黄或黑痂,可见树状栓塞的血管。自行愈合困难,需植皮愈合,愈合后有瘢痕,甚至畸形。

（三）烧伤严重性分度

轻度：Ⅱ°烧伤面积9%以下。

中度：Ⅱ°烧伤面积10%～29%，或Ⅲ°烧伤面积不足10%。

重度：总面积30%～49%，或Ⅲ°烧伤面积10%～19%，或Ⅱ°、Ⅲ°烧伤面积不达上述面积，但已发生休克等并发症、呼吸道烧伤或有严重的复合伤。

特重度：总面积50%以上，或Ⅲ°烧伤面积20%以上，或有严重并发症。

【治疗】

（一）一般治疗

1. 现场急救

（1）消除病因：①热烧伤时，伤员身上着火，应迅速脱去衣物，来不及时，立即跳入水中或用水冲洗。肢体烫伤或烧伤可浸泡冷水中10～15分钟，使局部降温，以减轻高温继续损伤。②遇化学烧伤：如强酸或强碱烧伤，迅速大量清水或中和剂冲洗，使酸或碱流失，避免继续损伤组织。③遇电烧伤时，迅速切断电源。如雷、电击伤，心跳呼吸停止，应迅速行心肺复苏，局部损伤应消毒，保持创面干燥。

（2）保护创面：用干净被单包扎创面，防止离开现场途中创面被污染。

（3）镇静止痛：各种原因引起的烧伤患者疼痛都很剧烈，尤其大面积烧伤，应给予止痛药物，如哌替啶50～100mg，肌内注射，以减轻患者痛苦。烦躁者可用镇静药物，常用苯巴比妥0.1肌内注射。

（4）保持呼吸道通畅：对大面积烧伤，尤其炽热浓烟雾的吸入性损伤，应清除呼吸道异物并保持气道通畅，必要时予气管切开、给氧。

2. 创面处理

（1）小面积烧伤：儿童烧伤面积小于5%、成人小于10%的Ⅱ°烧伤且非头面部者，可用消毒液清洗创面，抽尽大小疱的疱液，剪去破溃疱皮，涂擦烧伤膏，包扎或暴露，并全身使用抗生素及破伤风抗毒素，促使创面愈合。可不住院，在门诊换药治疗。

（2）中大面积烧伤：首先必须抗休克，及时进行清创。①清除术：应在麻醉下进行，用生理盐水冲洗创面、皂水清洗周围皮肤，清除异物、剃去毛发、剪去指甲、抽尽水疱液，破溃表皮应剪去，再反复用生理盐水冲洗创面和周围皮肤，然后用0.5%碘伏或0.1%的苯扎溴铵消毒创面，使创面清洁、干燥。②包扎疗法：适用于四肢烧伤。在清创消毒后，用敷料包扎，敷料厚度应为5cm，使之能大量吸收渗液，并减少外来感染。③暴露疗法：适于头面部、颈部、会阴部、大面积烧伤并有温室条件下，也可采用红外线照射来保持暴露下所需温度，同时可促进痂下愈合。创面可涂擦中药烧伤膏、10%磺胺灭脓霜、1%磺胺嘧啶银霜、5%磺胺嘧啶银溶液均可。

（二）药物治疗

1. 防治休克：大面积烧伤应根据烧伤面积和深度作出补液计划，建立静脉补液通道。通常采用国内通用的烧伤补液公式进行补液，成人每烧伤1%的面积，应补1.5ml液体，还要补充人体每天正常的需要量，即基础需要量（表5-3-1）。所以公式为：

（1）补液量：体重×烧伤面积（%）×1.5+每天基础需要量为第1个24小时的量（ml）。

（2）补液种类：在补充的液体中，晶体和胶体按2∶1进行，每天基础需要量则补充5%葡萄糖溶液，晶体为生理盐水或平衡液，胶体为血浆或全血。

表5-3-1 Ⅱ°烧伤的补液量

	第1个24小时			第2个24小时
额外丢失为每1%面积千克（kg）体重补液量	成人 1.5ml	儿童 1.8ml	婴儿 2.0ml	第1个24小时的1/2
晶体∶胶体	中、重度	2∶1	同左	同左
基础需要量（5%葡萄糖溶液）	2000ml	60～80ml/kg	100ml/kg	同左

(3) 补液方法:由于烧伤后 8 小时内渗液多,所以应将总量的 1/2 在第 1 个 24 小时的前 8 小时内输完,总量的另一半液体则在后 16 小时内输完。第 2 个 24 小时应输入第 1 个 24 小时的晶体和胶体总量的一半加上每天基础需要量。第 3 天起静脉补液可减少,口服来补充人体的需要量。补液速度还应根据脉搏、血压、尿量、中心静脉压来进行。

2. 感染的防治:烧伤创面较易感染,尤其大面积烧伤致使机体抵抗力降低和免疫功能低下,容易并发脓毒血症等,所以必须处理好烧伤创面,保持干燥,防止液化、感染,并早期大剂量合理使用抗生素。因创面多为革兰阳性菌和革兰阴性菌感染,所以应首先大剂量使用青霉素。根据创面感染具体情况,可选用氨苄西林、甲硝唑,甚至头孢类药物。还可经常对创面、血液取样行培养及药物敏感试验,根据菌种和敏感药物来调整抗生素。在使用抗生素的同时要注射破伤风抗毒素 1500U,以预防破伤风的发生。

(三) 手术治疗

深度烧伤的创面自然愈合缓慢,甚至很难愈合,在未愈合期间,创面容易发生感染,在抵抗力降低的情况下还可能发生严重并发症。即使愈合,也可因瘢痕的大量增生造成畸形或功能障碍。因此必须积极处理创面,促使早日愈合。

1. 切痂:用于Ⅲ°烧伤。一般在 48 ~ 72 小时开始手术切痂,应达深筋膜。若深部组织已坏死,应一并切除。创面止血后,立即植皮。

2. 削痂:主要用于深Ⅱ°烧伤。多在 3 ~ 5 天内进行,因全身情况稳定,局部坏死组织已明显,削去失活组织,形成新鲜创面,使植皮易于存活。

3. 脱痂:让痂下组织自行溶化,使痂壳与基底分离,约需 2 周,此时痂很容易清除,对基底清洗、换药,待生长出鲜肉芽即可植皮。

目前,国内外已开展早期切痂植皮,在烧伤清创时确定创面皮肤有无血循环,早期清除缺血坏死的组织有利于防治休克和感染。

（四）支持疗法

大面积烧伤患者的机体大大消耗，需设法添加营养，能进食者尽可能给予胃肠饮食，供给高蛋白、高碳水化合物和多种维生素且易消化饮食。不能进食者，应给予静脉营养，可多次少量输血或血浆，也可注射免疫球蛋白等。

（五）对症治疗

大面积烧伤必然给患者带来非常大的痛苦，应尽可能减轻精神和心理负担，烦躁者给予镇静，痛者给止痛药物，缺氧应予给氧。应适量输入5%碳酸氢钠溶液，纠正酸中毒，并碱化尿液，防止肾功能衰竭。若咳嗽多痰，应祛痰化痰、消炎及肺部理疗，防治肺部感染。

（白祥军）

六、冷 伤

冷伤（cold injury）指低温致人体组织的损伤。冷伤分两类，一类为非冻结性冷伤，即冰点以上低温损伤；另一类为冻结性冷伤，即冰点以下低温损伤。冻结性冷伤又分局部性冻伤和全身性冻伤即冻僵。

【病因】

冷伤的主要原因是低温。低温可以是0℃以上或以下的低温。0℃以下低温，多在冰雪地严寒季节致损伤。潮湿和风速也可使局部组织温度低而引起冷伤。

【病理】

局部组织受低温刺激后血管收缩、血液缓滞。当组织温度降至-5℃甚至更低时，低温细胞外液和细胞内液均形成冰晶，已失去组织活性。当组织温度恢复正常时，血管扩张、充血、渗出及血栓形成，冻融后的组织发生坏死。当全身遭低温侵袭时，外周和内在血管发生剧烈收缩，使心脑等重要脏器循环衰竭，组织缺氧，导致呼吸、心跳停止，时间过长可致死亡。

【诊断】

1. 有遭到低温袭击史，如遇暴风雪、雪崩或在低温条件下工作史。

2. 依据局部冻伤的深浅分为四度。

Ⅰ°冻伤：为表皮层损伤，局部轻度肿胀，发红、发热、瘙痒、刺痛，一周后脱屑，愈合后不留瘢痕。

Ⅱ°冻伤：伤及真皮层，患处肿胀明显有水疱，疱液为血清样橙黄色，疼痛、感觉迟钝，2～3周脱痂，愈合后遗留瘢痕。

Ⅲ°冻伤：皮肤全层及皮下组织损伤，皮肤苍白，变为紫黑色，感觉消失，其周红肿、疼痛，有血性水疱，坏死组织结痂脱落形成溃疡面，愈合缓慢，愈合留有瘢痕。

Ⅳ°冻伤：伤及皮肤全层、皮下，甚至深达骨骼组织。损伤组织发生坏死脱落，痊愈后遗留功能障碍或致残。

3. 全身性冻伤（冻僵）：表现为寒战、苍白、疲乏无力、打呵欠，继而肢体僵硬、幻觉或意识模糊，甚至昏迷、心律失常、呼吸抑制，最终心跳、呼吸停止。

【鉴别诊断】

热烧伤和电烧伤：根据局部烧伤深浅表现与冻伤深浅相似，症状和体征也大致相同。治疗均大同小异，但病史不一。

【治疗】

（一）一般治疗

1. 使患者迅速脱离低温环境，转入温室环境中，脱去潮湿衣物，但不可勉强，否则造成继发性损伤。应保持在22～25℃室温中。

2. 增加体内热量：可服用热开水、热饮料或少量白酒。给予高热量、高蛋白和多维生素流质。

3. 快速复温：把患者放置在38～42℃温水中浸浴，持续半小时，使肢端皮肤潮红、体温接近正常。消毒水疱、抽尽疱液后包扎。

4. Ⅰ°～Ⅱ°冻伤：应保温，保持干燥，对水疱抽尽疱液后包扎。

(二) 药物治疗

Ⅱ°以上冻伤应运用抗生素预防局部组织感染。同时应注射破伤风抗毒素1500U,以预防破伤风的发生。还应使用碱性药物纠正酸中毒。也可给予低分子右旋糖酐改善血循环。

(三) 手术治疗

Ⅲ°~Ⅳ°冻伤,待坏死组织界线清楚后给予手术切除植皮。若创面感染,应切开充分引流。若肢体坏疽且中毒症状重,应及时截肢。

(四) 对症治疗

对有呼吸困难者应保持呼吸道通畅并给氧气吸入;局部疼痛给予镇静止痛药物;休克者应予抗休克治疗等。

(白祥军)

第四章　创伤性综合征

一、创伤性窒息

创伤性窒息(traumatic asphyxia)系指胸部或腹上区突然受压后所引起的上半身皮肤和黏膜毛细血管广泛破裂出血而产生的综合病变,常累及到胸、颈及头面等多个部位,临床上以上胸部、颈部或头面部肿胀、皮肤青紫及瘀斑、眼眶周围水肿和结合膜下出血为特征,故又称为“创伤性紫绀综合征”或“挤压性紫绀综合征”。

【病因】

常见于房屋倒塌、车祸时挤压及爆炸物爆炸等,也可在深海潜水、剧烈呕吐、严重哮喘或加压人工呼吸时发生。

【发病机制】

系由于胸腔内压力突然增高和声门反射性紧闭而肺内空气不能外溢的同时作用,迫使上腔静脉内血液逆流冲入无静脉瓣的头、颈静脉所致。

【诊断】

(一) 临床表现

1. 挤压伤史:尤其在受伤过程中有胸部或腹上区突然受压史。

2. 皮肤表现:上胸、颈及头面部均有不同程度的淤血、发绀及出血点,指压可暂退色,常同时合并有肿胀。帽子、帽带或背包带等部位可不出现瘀斑。

3. 眼部改变:眼睑肿胀青紫,眼球稍突出,有结合膜出血或水肿;角膜血管网扩张淤血,呈紫色环形,可有视网膜或视神经出血而引起视力障碍或失明。

4. 胸部征象:常有胸闷、气促或胸部不适感,严重者可出现呼吸困难或窒息，若合并肋骨骨折、血气胸、心肌或肺挫裂伤等则有相应的症状和体征。

5. 神经症状：可有意识丧失、头痛、头晕或烦躁不安等不同程度的意识障碍，严重者可出现脑水肿或颅内高压的表现，甚至发生昏迷。

6. 其他部位：部分伤员可出现鼻或口腔黏膜出血、耳出血、鼓膜破裂及相应的症状；有的可伴有脊髓损伤而产生相应的症状和体征等。

（二）实验室检查

血气分析有助于了解肺组织氧合情况。

（三）特殊检查

X 线片可明确胸部损伤情况，CT 检查可显示有无颅脑严重损害等。

【鉴别诊断】

需与 Purtcher 综合征相鉴别，后者虽也可发生于胸部挤压伤及有眼球出血改变，但查体常无阳性发现，眼部外观多正常。

【治疗】

（一）一般治疗

1. 保持呼吸道通畅：伤员宜取半卧位，并鼓励患者咳嗽、咳痰，呼吸障碍明显者可给予氧气吸入。

2. 维护心肺脑功能：要限制液体的输入量和输液速度，早期适量应用脱水剂及肾上腺皮质激素，也可应用保护相应器官功能的药物和措施。

3. 镇痛或镇静：伤员紧张或疼痛明显时，可考虑适量给予镇痛或镇静的药物，严重者出现烦躁不安、痉挛抽搐时，也可给予冬眠疗法。

4. 防治并发症：应用抗生素及对症处理。

（二）局部治疗

单纯创伤性窒息一般无特殊处理，皮肤黏膜的出血点或瘀斑多在 2～3 周可自行消退，但需严密观察其他合并伤，一旦发现有其他部位伤则按相应的损伤处理。有视神经或视网膜损伤者除应用激素外，可与眼科医生协同治疗。

（三）严重呼吸障碍治疗

严重的肺损伤所导致的呼吸功能障碍者，若一般治疗尚不能维持有效呼吸时，可考虑使用人工机械通气。

【预后】

创伤性窒息经适当的治疗多预后良好，极少数有脑出血或眼出血的患者可遗留有神经系统症状及视力障碍等。

（田利华）

二、骨筋膜室综合征

骨筋膜室综合征（compartment syndrome）系指四肢受伤后发生在骨筋膜室内肌肉和神经因急性严重缺血而早期出现的一组局部综合征，又称为 Volkmann 缺血，依其所在部位不同，又分别称为手部的骨间肌室综合征、前臂的掌与背室综合征小腿的胫前骨筋膜室综合征及臀部的臀大肌与臀中肌室综合征等。病变晚期可发展为挤压综合征。

【病因】

凡能引起骨筋膜室的有效容积缩小、骨筋膜室的内容物增加以及严重的血流障碍等的因素均可致发生，常见于①肢体长时间受压；②医源性因素，如包扎过紧过久、筋膜缺损缝合或缝合过紧；③肌肉因缺血、损伤或渗血渗液等因素所致的严重水肿肿胀；④肢体损伤出血、渗漏的液体等所引起的筋膜室内容物积聚；⑤血管血流可因受压、痉挛、血栓形成及损伤等而被阻断或不畅所引起的缺血。

【病理】

骨筋膜室压力急剧增高可导致局部发生循环障碍，造成肌肉和神经缺血，使毛细血管床扩大、渗透性增强，大量血浆和液体的渗出而形成水肿，使室内压进一步升高，形成缺血-水肿恶性循环，若不能得到有效的控制可发生坏死或坏疽。

【诊断】

（一）临床表现

1. 局部疼痛：早期常出现疼痛及压痛，患肢可广泛受累，甚至被动牵拉手指或足趾也可产生剧烈疼痛。晚期则可减轻或消失。

2. 患肢肿胀：严重而显著，使之变硬而无弹性，皮肤可伴有水疱，但晚期也可不明显或呈圆筒状僵硬。

3. 感觉异常：伤员患处麻木、过敏或迟钝及异样感，晚期则出现感觉消失。

4. 皮肤改变：严重者出现肢体苍白或暗紫色，皮温低，有时呈花斑样，后期可出现皮革样改变。

5. 循环及运动功能障碍：远端肢体动脉搏动减弱或消失，肌力减退或出现功能障碍，晚期则进一步加重而发生坏死。

（二）实验室检查

可有白细胞升高、血沉加速，甚至可出现肌酐、尿素氮或血清钾升高等。

（三）特殊检查

筋膜腔内压测定明显升高，≥4kPa(30mmHg)可确诊。

【鉴别诊断】

1. 挤压伤：有骨筋膜室综合征类似的受伤史及临床表现，常以四肢软组织损伤为主，但局部症状较骨筋膜室综合征轻，一般无全身症状，肾功能正常。

2. 骨折伤肢体：因其包扎或石膏固定多难以鉴别，若诊断有困难时可行彩色B超检查了解血液循环状况或测定组织压有助于明确诊断。

【治疗】

（一）预防治疗

在疑有该综合征发生时，不应将患肢抬高，须置于心脏水平位，全部放松包扎外固定的敷料、夹板或石膏等，宜用骨牵引复位，同时配合全身支持治疗，应用抗生素，可给予肾上腺皮质激素及脱水剂，严密观察伤情变化。

（二）局部治疗

本征出现下列情况者，宜行筋膜室切开减压手术。

1. 缺血在12小时以下，伤情逐渐恶化，肢体远端末梢循环障碍显著。

2. 患肢严重肿胀、疼痛或牵扯痛，按压患室的张力明显增高者及出现明显神经、肌肉功能障碍者。

3. 筋膜室组织测压在4kPa(30mmHg)以上，舒张压与室内压差在1.3～4.0kPa(10～30mmHg)者。

4. 出现肌红蛋白尿等全身中毒症状。

该征一经明确应及时行皮肤和筋膜切开减压术，最好在8小时内进行，最迟不宜超过12小时，切口敞开，3～5天后待肿胀消退再行二期缝合或植皮。对抢救无效者可考虑截肢。

（三）并发症治疗

尤其对休克、酸中毒、心肾功能衰竭及脓毒血症等致命性并发症应积极防治。

【预后】

骨筋膜室综合征常能迅速发展为坏死或坏疽，导致肢体残废。严重的病例可产生致命性并发症而丧失生命。肢体和骨筋膜室缺血若能及时被阻断，可仅表现为骨筋膜室综合征，而无严重功能障碍后遗症；若病情发展到部分组织坏死，经修复后可出现肌肉挛缩和神经功能缺陷，影响肢体功能即形成缺血性肌挛缩。

（田利华）

三、挤压综合征

挤压综合征(crush syndrome)系指人体肌肉丰富的部位(如四肢和躯干部位)长时间受压或其他原因所引起的局部循环障碍而造成肌肉组织发生缺血性坏死，临床上出现以肢体肿胀、肌红蛋白血症、肌红蛋白尿及高血钾为特征的急性肾功能衰竭，由于本综合征多可继发于骨筋膜室综合征，故可合为同一病症范畴。

【病因】

1. 长时间受压或挤压:常见于车祸、爆炸、房屋及建筑物倒塌以及严重的自然灾害如地震、风暴或战争等。

2. 长期固定体位所致的自压:多见于高位断肢再植术后、昏迷状态时所造成的被动体位以及其他异常压迫体位等。

3. 医源性处理不当:四肢骨折不适当的固定、止血带使用不正确及骨筋膜室综合征处理不妥等。

【病理】

肢体和躯干肌肉丰富的部位发生严重肿胀或筋膜室内压增高,造成组织局部循环障碍而导致肌肉缺血、变性或坏死,引起肌红蛋白酸性代谢产物及组织毒素等有害物质的大量释放,导致全身微循环障碍并出现肌红蛋白尿及肾功能损害等。

【诊断】

(一) 临床表现

1. 挤压受伤史:依据上述长期受压病因与时间均应警惕本征的发生。

2. 显著性肿胀:尤其在外部压力解除后出现,且呈进行性加重,常伴有剧烈疼痛,局部皮肤有压痕、变硬、皮下淤血及张力增加,可在其周围形成水疱。

3. 肌红蛋白尿:伤后不久出现棕红色或褐色尿或自述"血尿",应考虑肌红蛋白尿的可能并及时行尿测定,一般在解除压迫后12小时左右较为明显。

4. 肾功能障碍:出现少尿或无尿,甚至尿毒症等急性肾功能衰竭症状,常伴有高血钾症、酸中毒及氮质血症或休克等一系列全身表现。

(二) 实验室检查

1. 肌红蛋白尿试验阳性、尿比重下降,尿常规显示有红细胞、肌红蛋白或色素颗粒管型等及尿潜血试验阳性。

2. 血生化检查可示谷草转氨酶(AST)显著升高、肌酸磷酸激酶(CPK)达1万U以上以及水与电解质紊乱、酸中毒或氮质血症等有肾功能障碍的异常改变。

【鉴别诊断】

1. 挤压伤：以局部症状为主，但比骨筋膜室综合征轻，表现为受压部位明显肿胀，严重者肢端可显苍白色、感觉迟钝，可有麻木表现，有运动障碍，末梢动脉搏动减弱，有时不易触及。可出现肌红蛋白血症和一过性肌红蛋白尿，但很少发生休克、肾功能衰竭等全身性症状，肾功能一般正常。

2. 骨筋膜室综合征：可与挤压综合征视为一个系列病症的不同病理过程，局部症状可较挤压综合征轻，但比挤压伤为重，肢体肌肉可出现缺血性坏死和肌红蛋白反应，一般无肾缺血、高血钾、肾功能障碍及全身反应等。

3. 急性肾功能衰竭：无肌红蛋白尿是其主要的区别点，也是诊断挤压综合征的重要依据，后者肌红蛋白尿多出现在伤处解除压力 24 小时内，于 12 小时左右达到高峰，一般经 1～2 天后尿液可自行转清，尿肌红蛋白试验可呈阴性反应。

【治疗】

（一）一般治疗

1. 减轻挤压损害：尽早解除伤处挤压，有效制动，并将其暴露或给予降温，早期可给予伤肢灌洗，若有骨筋膜室综合征者应及时处理。

2. 维护肾脏功能：凡受压超过 45～60 分钟以上者，可常规服用碱性饮料或静脉给予碳酸氢钠溶液 150ml。酌情给予呋塞米（速尿）或甘露醇，必要时也可应用解除肾血管痉挛的药物，如山莨菪碱(654-2)、多巴胺等。

3. 纠正代谢失调：维持水、电解质及酸碱平衡，有效补充血容量。

4. 防治并发症：应用抗生素及对症处理，减少并发症。

（二）局部治疗

经对症处理后，若受压肢体肿胀、张力仍在不断加重或增高，以及主要神经、血管明显受压，出现明显神经、肌肉功能障碍及远端肢体血液循环障碍者，应及时行切开减张术，早期切开筋膜腔充分减压,清除坏死组织,有效引流。若伤肢损害严重而难以保留,或全身中毒症状严重而危及生命时,应尽早截肢。

(三)急性肾功能衰竭治疗

凡疑有急性肾功能衰竭者均应积极处理和治疗(见急性肾功能衰竭),血液尿素氮、水和钾离子等过多时,应及早采取透析疗法。

【预后】

本征一经发生急性肾功能衰竭若不积极有效处理,可导致死亡。肢体早期若能有效减压、控制感染,创面延迟处理作二期缝合,多可完全恢复功能。

(田利华)

四、脂肪栓塞综合征

脂肪栓塞综合征(fat embolism syndrome,FES)系指发生在严重创伤尤其是骨盆或长骨骨折后,非脂化脂肪栓子进入血流,阻塞体内小血管或毛细血管,产生以突发性的皮肤瘀斑或出血、呼吸系统及脑神经系统症状等为特征的一组综合病症,可分为暴发型(急性)、完全型(亚急性)及不完全型三型。

【病因】

1. 长骨骨折或骨盆骨折:尤以股骨干为主的多发性骨折多见,开放性骨折少见。

2. 严重软组织损伤:见于脂肪肝或脂肪含量丰富的肌肉创伤、胸腹大手术,甚至胸外心脏按压等。

3. 较大骨科手术:见于髓内钉固定术、髋或膝关节置换术等。

4. 某些非创伤性因素:罕见于严重感染、各种中毒、糖尿病及静脉造影等。

【病理】

常于首先累及的肺部血管床内形成脂肪栓塞,通过机体的应激效应产生甘油及游离脂肪酸，导致肺组织发生一系列如毛细血管通透性增加、肺间质水肿及肺泡出血等病理改变，形成化学性肺炎，从而引起肺泡发生换气功能障碍，出现进行性的低氧血症。脂肪栓子还可沉积于脑、肾或皮肤等脏器的血管内造成周身性栓塞而产生相应的继发性病理损害。

【诊断】

（一）临床表现

1. 相关病因史：尤其是有脂肪含量丰富的长骨骨折或骨盆骨折者，若骨折的局部血肿明显、搬运时未进行可靠固定或整复时手法粗暴者也应引起注意。

2. 具有潜伏期：多发生于伤后 24～48 小时内，潜伏期内除动脉血氧降低外，一般无明显症状，暴发型潜伏期短，常在伤后数小时突然发生，1～3 天内迅速死亡，多来不及明确诊断；而不完全型潜伏期则可在 6 天内出现，其症状多不典型。

3. 呼吸系统症状：常有胸闷、发绀、咳嗽、咳痰、呼吸急促及增快等，胸部可闻水泡音。

4. 脑神经症状：常有头痛、烦躁不安、谵妄或昏迷等，也可出现呕吐、复视、尿失禁及自主神经功能紊乱等，但较少有定位体征。

5. 皮肤黏膜出血：可在伤后 4～6 小时就有出血，但多数发生在伤后 24～48 小时，常分布在前胸、颈部、肩前及腋下等，也可见于腹部，眼睑、结合膜及口腔也可有出血点。

6. 其他表现：可有心率增快或急性肾功能衰竭，发热常与脑神经系统症状同时出现，若无其他原因可解释者，应警惕本征的可能。

（二）实验室检查

①早期可出现血红蛋白迅速降低、血小板进行性减少及血沉增快至每小时 70mm/h 以上；②血脂肪酶和游离脂肪酸升高；③凝血物质增加或延长提示脂栓时发生弥漫性血管内凝血；④血气分析可显示有明显的低氧血症；⑤血凝块快速冰冻切片显示有脂肪滴；⑥若累及到肾脏，尿液检查可有脂肪滴。

（三）特殊检查

1. X线检查：示肺纹理增粗，可有网状或片状阴影，典型可呈“暴风雪”样或类似肺水肿改变，或有右心扩大等。

2. 心电图：可呈心肌缺血或急性肺心病改变。

（四）诊断标准

凡有下列主要指标2项以上，或主要指标有1项而次要指标、参考指标有4项以上，可确定为脂肪栓塞综合征；若无主要指标，仅有次要指标1项或参考指标4项以上者，疑有隐性脂肪栓塞综合征。

1. 主要指标：①点状出血；②呼吸系统症状，并有肺部X线表现；③非外伤性的脑神经症状。

2. 次要指标：①动脉血氧分压降低（<8kPa）；②血红蛋白下降（<10g以下）并排除其他失血情况者。

3. 参考指标：①脉搏加快；②发热在38℃以上；③血小板减少；④尿中发现脂肪滴；⑤血沉增快（>70mm/1h末）；⑥血清脂肪酶升高；⑦血中有游离脂肪滴。

【鉴别诊断】

1. 颅脑创伤：意识障碍较脂肪栓塞综合征典型，脑损伤严重者可有局灶性的定位体征，且缺乏皮肤或黏膜出血点，CT或MRI检查可有阳性发现。

2. 创伤性窒息：有胸背部挤压伤史，常伴有胸部受损表现，胸部以上可出现不同程度的淤血、发绀及出血点，并有眼部出血性改变。

3. 严重感染：一般与感染灶有关，常伴有发热，多缺乏皮肤及黏膜出血点。

【治疗】

（一）一般治疗

1. 尽早纠正低血压休克状态，补充有效循环血容量，稳定循环。

2. 早期进行呼吸支持，保持呼吸道通畅，改善呼吸功能。

3. 限制水分的摄入，宜保持水代谢的轻度负平衡状态，纠正酸碱失衡和电解质代谢紊乱，消除体内过多的水分和钠潴留，并可给予白蛋白、血浆等。

4. 保护脑神经功能，除脱水及头部降温外，应注意控制痉挛性抽搐如使用镇静剂或冬眠疗法等，有条件时可进行高压氧舱治疗。

5. 防治并发症，有效维护生命器官的功能，应用抗生素及对症治疗。

6. 应用抗脂栓的药物

（1）低分子右旋糖酐：成人 500～1000ml/d，伴有心衰或肺水肿的患者慎用。

（2）高渗葡萄糖液：单纯高渗葡萄糖液或高渗葡萄糖液与胰岛素合用。

（3）应用肝素：常量为 2500U，每 6～8 小时一次。

（4）抑肽酶：常量为 40 万～100 万 U/d。

（5）利尿剂：20% 甘露醇 250ml+呋塞米（速尿）20mg，每日 2 次静脉滴注。

7. 激素治疗：应用愈早愈好，用量宜大，常用氢化可的松每日 1.0～1.5g 静脉滴注，连续 2～3 天。有人主张用甲泼尼龙 125mg 首次静脉滴注，之后每 6 小时 80mg，连续 3 天。或用氢化可的松在第 1、2 天静脉滴注 500～1000mg，第 3 天再改为 300～500mg，继续用 3 天。

（二）局部治疗

正确妥善处理骨折，有效制动，尤其在搬运过程中，骨折部位应注意妥善固定；依据全身情况和骨折类型及时有效地采用相应的复位固定措施，整复时避免粗暴，外固定要确实。骨折后早期切开复位及内固定，可减少本征的发生率。

（三）肺部治疗

除上述措施外，可采用通气措施进行强化治疗。

1. 供氧通气：依具体情况可进行鼻管或面罩给氧，氧浓度以保持在 40%～50% 为宜，若经上述处理血氧分压仍不能维持在 8.0kPa（60mmmHg）以上，临床症状也无明显改善时，应行气管插管或气管切开,一般维持在 10kPa(80mmHg)以上即可,若出现呼吸衰竭者应行人工机械通气。

2. 加压通气:对重症 FES 患者宜采用定容型呼吸机并施行 PEEP 治疗,维持呼吸道的正压状态,可提高肺部治疗的效果。

3. 高压氧通气:通过呼吸纯氧,可提高血氧张力,增加血氧含量。

【预后】

本征潜伏期越短,预后也越差,患者常常突然发病,迅速发展,病情危重,若不能及时有效救治往往迅速危及生命。

(田利华)

五、髂、股静脉栓塞

髂、股静脉栓塞(ilio-femoral vein embolism)指髂总、髂外到股总静脉的范围内有血栓形成,分为 2 型 3 类,轻型分原发性与继发性 2 类。凡是血栓广泛地累及下肢深静脉系统,同时伴有动脉强烈痉挛者为重型,称为股青肿。

【病因】

手术创伤、手术后卧床、下肢制动、红细胞增多症和伯格病。

【病理】

血流缓慢、静脉壁损伤和高凝状态是静脉血栓形成的三大致病因素。手术创伤可以引起血小板反应性改变,具有强烈抗凝作用的蛋白质 C 减少,造成高凝状态;手术时和手术后卧床,下肢静脉血流缓慢,静脉内血液淤滞,有大量白细胞积聚,在移向内皮细胞和基底膜之间的过程中,能造成内膜损害、激活凝血过程,就可能并发血栓形成。

【诊断】

(一) 临床表现

1. 症状:一侧下肢突发肿胀疼痛、发热,体温达 38.5℃或超过 39℃。临床表现因血栓形成的部位而不同。

2. 体征：最常见的是一侧下肢突发肿胀、青紫，甚或（股青肿时）发绀及足背动脉搏动消失。

（二）实验室及特殊检查

超声波和容积描记法检查可判断下肢主干静脉是否有阻塞；放射性核素检查有利于检出早期的血栓形成；静脉造影能对各个部位的深静脉形态作出确定诊断；静脉测压也有助于诊断。

【鉴别诊断】

1. 下肢静脉曲张：可见表浅曲张之静脉，体位改变时曲张及肿胀减轻，无明显发热。

2. 动脉栓塞：下肢胀痛，以缺血肢体苍白为主。

【治疗】

（一）非手术疗法

包括一般处理，溶栓、抗凝和祛聚疗法。

1. 一般处理：采取卧床休息、抬高患肢、局部湿热敷等措施。当全身症状和局部压痛缓解后（10 天左右），即可穿弹力袜或用弹力绷带后进行轻便活动。

2. 溶栓疗法：病程不超过 72 小时的患者，可给予尿激酶行溶栓治疗。用法：尿激酶 8 万 U/次，加入 5% 葡萄糖溶液 250ml ~ 500ml 中静脉滴注，每日 2 次，共 7 ~ 10 天。必要时，可根据纤维蛋白原和优球蛋白溶解时间测定来调节用量。

3. 抗凝疗法：肝素是优选药物，可静脉注射肝素 10 000 ~ 12 000U。2 小时后，凝血时间应超过 20 分钟，否则须增加肝素的用量。以后每 4 ~ 6 小时 5000U，以维持凝血时间为正常值的 1.5 ~ 2 倍；或在停用肝素前 48 小时开始口服华法林，成人第 1 天 10 ~ 15mg，第 2 天 5mg，维持量 2.5mg，使凝血酶原值保持在 25% 为标准。维持 6 周，高发患者可长达 6 个月。还可用右旋糖酐、阿司匹林、双嘧达莫和丹参等。

（二）手术疗法

原发于髂股静脉血栓而病期不超过 48 小时者，可采用

Fogarty 导管取栓术,术后辅以非手术治疗。

（三）疗效标准和预后

经非手术或手术治疗后肿胀或疼痛减轻,发热减退,活动后肢体无疼痛或肿胀。如髂股静脉血栓向近侧扩大,可累及下肢静脉;血栓脱落,可引起肺栓塞深静脉功能不全是最主要的后遗症。

（田利华）

第五章 咬 螫 伤

一、毒蛇咬伤

毒蛇咬伤(venomous snake bite)是指被蛇咬伤后引起的人体急性中毒性反应。毒蛇咬伤在我国南方,尤其山区较为常见。毒蛇种类很多,主要有蝮蛇、金环蛇、银环蛇、眼镜蛇、竹叶青蛇、五步蛇等。蛇毒主要分为神经毒、血液毒和混合毒三种。

【病理】

毒蛇有两个毒牙和毒腺,毒腺分泌毒液。当毒蛇咬伤人时,毒液通过毒牙的导管注入人体,一般由淋巴吸收并扩散到全身,毒液也可直接注入循环引起全身中毒。

【诊断】

(一)临床表现

1. 有毒蛇咬伤史,仔细检查可见咬伤部位有一对牙痕,其周围明显肿胀。

2. 症状体征:不同的蛇毒产生不同的毒性反应。

(1) 血液毒:竹叶青蛇、蝰蛇、五步蛇等主要是血液毒,可使凝血功能发生障碍,表现为全身性出血倾向。局部出血不止,有血疱、瘀斑、肿胀、剧痛,全身性皮肤黏膜出血、鼻出血、呕血、便血、尿血、咯血、溶血、黄疸、肝功能受损、血红蛋白尿、急性肾功能衰竭,以及心脏中毒性损害,甚至血循环衰竭死亡。

(2) 神经毒:金环蛇、银环蛇具有此种毒,表现为局部症状、体征不明显,仅微痛或麻木,出血少,肿胀轻微。但主要为横纹肌弛缓性瘫痪,表现为眼肌麻痹,如上眼睑下垂、眼花、视物不清、复视、面部肌肉松弛、张口吞咽困难,继之瘫痪向躯干部发展,引起呼吸肌麻痹,有胸闷、呼吸困难,甚至因呼吸运动停止、呼吸衰竭而死亡。

(3) 混合毒:蝮蛇、眼镜蛇具有此种毒,兼两种毒性,不过以某种毒为主,因此表现为两种毒性反应。

(二) 实验室检查

血白细胞计数和中性粒细胞增高、出凝血时间延长、黄疸指数升高、谷丙转氨酶升高及血红蛋白尿和肾功能异常等。

【鉴别诊断】

无毒蛇咬伤:只在人体局部伤处皮肤留下细小的齿痕,轻度疼痛,有的可起小水疱,无全身性反应,无需特殊治疗。

【治疗】

(一) 一般治疗

1. 捆扎伤肢:被毒蛇咬伤后,应尽快用止血带或代用品如绳、布条等捆扎近心端肢体,松紧以阻止蛇毒从淋巴或静脉回流为度。但必须每20分钟至1小时松开1次,2~3分钟后再捆扎。

2. 冲洗伤口:肥皂水擦洗伤口后,再用大量清水冲洗伤口,使蛇毒冲走,防止毒液吸入。

3. 排毒:在局麻下将伤口作"十"字切开,切开皮肤全层深达皮下,或以三棱针在皮肤肿胀处刺破皮肤全层,放低肢体使毒液不断流出体外。也可采用吸奶器或拔火罐方法吸出毒液。

(二) 药物治疗

1. 蛇药片的应用

(1) 口服蛇药片:南通蛇药片,首先服20片,以后每6小时服10片,直至症状缓解。

(2) 局部涂擦蛇药:将南通蛇药片捣碎用水调成糊状,涂擦患肢,范围应超过肿胀部位。

2. 输液排毒:对毒蛇咬伤应及时输入足量液体,以促使毒素从尿液排出。还应加入激素类药物,如地塞米松10~20mg或氢化可的松(hydrocortisone)100~200mg,静脉滴入,以减轻毒性反应。

3. 抗毒血清的应用:有条件者可采用抗毒血清的治疗。首先应判断蛇种类和其毒性,运用特异抗毒蛇血清来中和体内的毒素，如蝮蛇抗毒血清 10ml，用生理盐水 20ml 稀释，缓慢静脉注射。五步蛇抗毒血清 20ml，用生理盐水 40ml 稀释，缓慢静脉注射，用前必须做过敏试验等。

4. 应用抗生素和破伤风抗毒素：毒蛇咬伤人后，应给伤者注射抗生素预防感染，同时还应注射破伤风抗毒素 1500U，以预防破伤风，但也应做皮肤过敏试验，阳性者应脱敏注射。

（三）对症治疗

1. 呼吸困难：应保持呼吸道通畅、给氧，必要时行气管切开，甚至行呼吸机辅助呼吸，呼吸肌麻痹可给予呼吸兴奋药物。

2. 心功能衰竭：应予强心药物如毛花苷 C(lanatoside) 0.4mg 加入葡萄糖溶液 40ml 缓慢静脉注射。

3. 防止和治疗肾衰：碱化尿液，防止血红蛋白沉积在肾小管，用 5% 碳酸氢钠溶液 250ml 静脉滴入。也可用 1% 普鲁卡因溶液 60ml 行肾周封闭。

4. 抗休克治疗：出现休克时，应予补充血容量，进行输血补液等治疗，如在输液内加入氨甲苯酸 0.4g、酚磺乙胺 6g 或立止血 1～2U 肌内注射或静脉给药。

（白祥军）

二、狂 犬 病

狂犬病(rabies)又称恐水症，是由于人体遭动物咬伤而引起的中枢神经系统的急性传染病。本病一旦发病，死亡率极高，因此必须尽早预防。

【病因】

起病者多在被犬、猫、狼等动物咬伤后，狂犬病病毒侵入神经中枢而发病。

【病理】

由于狂犬病病毒对神经组织有很强的亲和力，患病动物咬伤机体后，病毒沿传入神经侵犯中枢神经系统，再沿传出神经进入唾液，从而使唾液具有传染性。侵害中枢神经系统的狂犬病病毒使迷走神经核、舌咽神经核和舌下神经核受损，导致呼吸肌和吞咽肌痉挛而恐水、呼吸和吞咽困难，脑实质和脑膜充血、水肿、微小出血，脑细胞内有内基小体。

【诊断】

（一）临床表现

1. 病史：患狂犬病者均有被病犬、病猫等动物咬伤的病史，潜伏期 15 天至 12 个月，短为 10 天，长达 1 年以上。

2. 症状体征

（1）前驱期：表现为发热、头痛、恶心、呕吐、全身不适，以及伤口疼痛、麻木或蚁走感。

（2）激动期：过度兴奋，烦躁不安、恐惧、发热、多汗、流涎、吞咽和呼吸困难，对水、风、声、光的刺激非常敏感，饮水、见水或听到水声都产生恐惧，故称恐水症。

（3）麻痹期：间歇期，痉挛停止，转为弛缓性瘫痪，下颌下坠、流涎，表现安静，反射消失，呼吸减弱或停止，循环衰竭而死亡。

（二）实验室检查

1. 血白细胞计数和中性粒细胞均轻度升高，尿蛋白、脑脊液蛋白量稍增加。

2. 免疫荧光检查：唾液、角膜和皮肤切片查狂犬病毒抗原阳性。

3. 血清学检查：患病 1 周以上，血中和试验效价升高。接种过狂犬疫苗者，中和抗体效价超过 1∶5000 才有意义。

4. 病犬脑组织中可找到内基小体。

【鉴别诊断】

1. 上呼吸道感染：发热、头痛、乏力、全身不适、食欲较差，与狂犬病前驱期症状有相同之处。

2. 破伤风：有乏力、头晕、头痛、烦躁不安、肌肉强烈收缩、抽搐、流涎、出汗等，有外伤史，为破伤风杆菌引起。狂犬病与之症状有部分相似，但为动物咬伤，致病原因不是细菌而是狂犬病病毒。

【治疗】

（一）一般治疗

首先隔离病人，安置单人暗室病房，避免声、光、水等刺激，患者唾液等污物及其他物品应焚烧，用具应彻底消毒。接触患者要戴口罩、帽子和橡皮手套。

（二）药物治疗

1. 狂犬病疫苗注射：被犬等动物咬伤，应首先注射狂犬疫苗，按第0、3、7、17、30天，肌内注射，每次2ml。

2. 抗狂犬病免疫血清注射：按40IU/kg，一半肌内注射另一半伤口周围注射。注射前应作皮肤敏感试验，阳性者应脱敏注射。

3. 破伤风抗毒素和抗生素的使用：被动物咬伤除注射疫苗、免疫血清外还应肌内注射破伤风抗毒素1500U，也应做皮肤过敏试验，阳性者应脱敏注射。还应给予适量抗生素治疗，预防伤口感染。

4. 发作后的治疗：兴奋期应给足量镇静药物，如地西泮成人20～40mg/d，小儿0.5～1mg/(kg·d)肌内注射或静脉滴注；苯妥英钠成人0.1～0.2g/次，小儿5mg/(kg·次)，肌内注射，8～12小时一次；氯丙嗪成人50～100ml，静脉滴注1～2次/日，也可使用水合氯醛、人工冬眠等药物。

（三）手术治疗

应立即用20%皂水反复擦洗伤口，再用生理盐水冲洗伤口，然后用0.5%碘伏消毒伤口并敞开伤口，不予缝合。

（四）对症治疗

有呼吸困难者应吸痰、给氧，必要时行气管切开，麻痹期应使用呼吸机控制呼吸并输液，注意纠正酸碱失调；不能进食者应予静脉营养。

（白祥军）

三、毒虫螫伤

毒虫螫伤(insect sting)是指由各种昆虫、爬虫(多为蜜蜂、黄蜂、蜈蚣、蝎和毒蜘蛛)螫叮人体所致损伤。昆虫通过口器或尾刺螫伤人体,并注入毒液,引起过敏或毒性反应,严重者可致人死亡。

【病理】

毒虫螫伤人的同时,将毒液注入人体内。各种毒液毒性不同,引起不同的毒性反应;蜂毒含蚁酸、组胺和神经毒,可引起溶血,严重者导致肾功能衰竭,对中枢神经有抑制作用,并引起中毒性肝病。遭群蜂攻击时,被注入较多毒液可致中毒性休克,甚至死亡。蝎毒含神经毒,主要作用于神经系统和心脏,致运动中枢麻痹,可引起死亡。蜈蚣毒液含组胺物质、溶血蛋白质可引起过敏反应。

【诊断】

(一)临床表现

1. 病史:一般有蜂、蝎或蜘蛛等螫伤史。

2. 症状:不同毒虫螫伤的症状不一。

蜂螫伤引起局部灼痛,全身出现荨麻疹,恶心、呕吐,重者呼吸困难,可并发肾小管变性坏死、心律失常、过敏性休克,群蜂螫伤可危及生命。

蝎螫伤局部疼痛、皮疹,全身不适,头痛、恶心、呕吐、流涎、流涕、流泪,心动过速或过缓、血压升高或降低、肌痉挛或抽搐、昏迷,甚至危及生命。

毒蜘蛛螫伤致头昏、乏力、恶心、呕吐、畏寒、发热、胸腹部或背中肌肉僵硬、腹痛、烦躁,严重者呼吸困难,甚至休克、昏迷。

蜈蚣的咬伤局部灼痛,患肢淋巴管及淋巴结发炎,并有头痛、眩晕、恶心、呕吐、发热,严重者可过敏性休克。

3. 体征:螫伤局部表现有红肿、水疱、出血或组织坏死、反应迟钝、肌肉痉挛或抽搐、瞳孔缩小、呼吸困难,甚至昏迷。

(二)实验室检查

白细胞计数偏高,应注意肾功能检查,若肾小管变性坏死,则肾功能减退。

【鉴别诊断】

毒蛇咬伤:有蛇咬伤史。夜间无法判断是蛇咬伤还是毒虫螫伤但局部可见一对毒牙咬伤痕迹,肿胀明显,剧烈疼痛,全身中毒反应重,如恶心、呕吐、视力模糊或复视、心律失常、出血倾向、血压下降及肝肾功能损害,甚至休克、呼吸肌麻痹。

【治疗】

1. 一般治疗:螫伤处发现毒刺应及时拔除,局部用皂液或5% 碳酸氢钠溶液或3% 氨水擦洗,伤口周围用南通蛇药片捣碎用水调成糊状外敷。毒蜘蛛咬伤人体则应在近心端扎止血带,阻止毒液回流,但必须30 分钟至1 小时松止血带1 次,2 ~3 分钟后再扎上止血带。

2. 药物治疗

(1) 口服蛇药片:病情严重者应服用南通蛇药片,首次20片,以后每6 小时服用10 片,直至症状缓解。

(2) 输液排毒:中毒症状较重时,应输入足量液体,以利毒素从尿液排出。液体内还应加入激素类药物,如地塞米松10 ~20mg,或氢化可的松100 ~200mg,既抗过敏又减轻中毒反应。

(3) 抗过敏治疗:毒虫螫伤有过敏者,应给予抗组胺药物和肾上腺皮质激素,严重者给予肾上腺素1mg 皮下注射。若有过敏性休克,应及时抗休克治疗。

3. 手术治疗:毒蜘蛛咬伤,可有神经毒和溶血毒,为阻止毒液回流至全身,除近心端扎止血带外,还应手术行"十"字切开伤口的皮肤,使毒液流出体外,以减少吸收毒素。

4. 对症治疗:局部剧烈疼痛者可选用0.5% 利多卡因溶液或1% 普鲁卡因溶液行局部封闭,也可采用布桂嗪100mg 或哌替啶50mg 肌内注射。对呼吸困难者应解除气道阻塞并予氧气吸入。由于肠痉挛引起腹痛,可予注射阿托品0.5mg,以解除肠痉挛。

(白祥军)

第六篇

急性感染

第一章　一般化脓性感染

一、急性蜂窝织炎

急性蜂窝织炎(acute cellulites)是皮下、筋膜上、肌间隙或深部蜂窝组织的急性弥漫性化脓性炎症。

【病因】

致病菌主要是溶血性链球菌,其次为金黄色葡萄球菌及厌氧性细菌。多于皮肤或软组织损伤后引起感染,也可由邻近感染灶直接扩散或经淋巴、血行扩散所致。

【病理】

当溶血性链球菌感染时,因其产生的透明质酸酶、链激酶的作用,使感染迅速扩散,可能引起败血症。由葡萄球菌引起的蜂窝织炎则容易局限为脓肿。

【诊断】

(一)临床表现

1. 病史:一般都有皮肤或软组织损伤史。

2. 症状:有高热、寒战、头痛、全身无力、食欲不振、局部发热及肿痛等。

3. 体征:表现为炎症区域与正常组织界线不清、深压痛,四肢炎症、功能障碍,局部淋巴结肿大者,皮肤筋膜可能坏死。

(二)实验室检查

血白细胞计数和中性粒细胞数均升高,血培养可能阳性。

【鉴别诊断】

1. 急性淋巴结炎：细菌从原发病灶侵入淋巴管和淋巴结，引起继发炎症，致病菌多为金黄色葡萄球菌及溶血性链球菌。浅层淋巴管炎主要表现皮肤上出现明显的红线，其所属的淋巴结肿大、压痛。全身表现寒战、高热、头痛、乏力。淋巴管炎多发生在四肢而淋巴结炎可在颌下、腋窝或腹股沟部触及。

2. 丹毒：由溶血性链球菌从皮肤黏膜的细小伤口或足癣感染，侵入皮肤或黏膜的网状淋巴管，引起急性皮肤感染。丹毒蔓延很快，多发于下肢和面部，起病急，常有头痛、畏寒、发热；局部呈片状皮疹，稍隆起，色鲜红，压之退色，边界清楚，不化脓、易复发，可导致淋巴水肿，甚至发展为象皮肿。

【治疗】

1. 一般治疗：抬高患肢，注意休息，局部可热敷、理疗。

2. 药物治疗：根据病情轻重采用口服、肌内注射或静脉滴入给药，通常用磺胺、青霉素类药物，也可用庆大霉素，必要时改用头孢菌毒类药物。

3. 手术治疗：经药物治疗和理疗等措施仍不能控制其扩散时，必须切开引流、清除坏死组织和脓液。

4. 对症治疗：局部疼痛时应予止痛，发热时可予物理降温或服退热药物等。

（白祥军）

二、丹　　毒

丹毒(erysipelas)是因β溶血性链球菌侵入皮肤网状淋巴管的急性炎症。

【病因】

本病由β溶血性链球菌经皮肤或黏膜的微小伤口侵入皮肤网状淋巴管而引起。

【病理】

丹毒蔓延很快，很少有组织坏死或化脓，可反复发作，可致淋巴水肿,淋巴管阻塞则皮肤增厚,严重者致象皮肿。

【诊断】

(一) 临床表现

1. 病史:一般有皮肤或黏膜损伤史,也可能有足癣和反复发作史。

2. 症状:全身有寒战、发热、头痛不适、乏力,局部皮肤有灼痛。

3. 体征:局部呈片状红疹,颜色鲜红、中间较淡、边界清楚,略隆起,压之退色,附近淋巴结肿大。

(二) 实验室检查

血白细胞计数和性粒细胞均升高。小腿丹毒可能找到足部皮肤真菌;丝虫致丹毒,有可能在周围血找到丝虫。

【鉴别诊断】

急性蜂窝织炎:为皮下组织、筋膜下、肌肉间隙或深部蜂窝组织急性弥漫性化脓性感染,致病菌主要是溶血性链球菌、金黄色葡萄球菌。病变局部明显红肿,压之不退色,与正常皮肤边界不清楚,病变中央常因缺血而发生坏死。

【治疗】

1. 一般治疗:注意休息,补充营养,小腿丹毒应抬高患肢,局部用50%硫酸镁溶液湿敷或大型超短波治疗。

2. 药物治疗:应采用磺胺类或青霉素类药物。对磺胺、青霉素过敏者,可改用红霉素或卡那霉素等。不管采用何种抗生素,需在全身和局部症状消失后继续用药3~5天,以防复发。通常剂量为青霉素80万U肌内注射,每天2次;或青霉素640万~800万U静脉滴注,每天1次。红霉素1.0g静脉滴注每天1次。

3. 特殊治疗:可采用浅层X线照射,疗效好。也可采用紫外线进行照射。

(白祥军)

三、急性乳腺炎

急性乳腺炎(acute mastitis)是乳腺的急性化脓性感染,多发生于产后哺乳的妇女,尤其多发于初产妇,一般产后 3 ~4 周患病。

【病因】

本病有两方面原因:①乳汁淤积:乳汁淤积有利于入侵的细菌生长繁殖;②细菌的侵入:由于乳头破损,细菌经淋巴管或直接经乳腺管侵入乳腺引起急性炎症。致病菌多为金黄色葡萄球菌。

【病理】

致病菌经乳头破裂处侵入乳汁内淤积并生长繁殖,引起乳腺蜂窝织炎。处理不当或不及时则形成脓肿。表浅脓肿可向外溃破,或穿破乳管自乳头溢脓。深部脓肿也可向外溃破,又可向深部穿至乳房与胸肌之间,形成乳房后脓肿。严重感染可并发败血症。

【诊断】

(一) 临床表现

1. 病史:多发生于哺乳期产妇,尤其是初产妇。一般有乳头破损和乳汁淤积史。

2. 症状体征:患者有寒战、发热、全身不适、食欲减退、乳房胀痛。局部皮肤发红、肿胀、质变硬、压痛明显,脓肿形成后有波动感,可有溃破流脓、患侧腋窝淋巴结肿大等。

(二) 实验室检查

白细胞计数和中性粒细胞均明显升高。脓液可行涂片检查及细菌培养。

(三) 特殊检查

1. 超声检查:B 超检查,于脓肿形成后可显示液平段及脓肿大小和深浅。

2. 穿刺检查:脓肿形成后可在波动明显部位穿刺并抽到脓液。

【鉴别诊断】

炎性乳癌:乳腺皮肤弥漫性变硬及明显毛孔粗大改变,乳头凹陷,体温和白细胞计数在正常范围。无全身中毒症状,B

超显示肿块边界不清、无包膜。细胞学穿刺活检及病理切片检查为癌样改变。经抗感染治疗无效。

【治疗】

（一）一般治疗

乳腺炎时应停止患侧哺乳，用吸乳器吸出乳汁，勿使乳汁淤积。注意休息，加强营养。脓肿形成前可局部热敷，最好理疗，用大型超短波治疗，每天1次，每次10～15分钟，一般1～2个疗程则有明显好转。

（二）药物治疗

1. 抗感染治疗：多选用广谱抗生素或磺胺类药物。

（1）全身用药：常用青霉素80万U肌内注射，每天2次或青霉素640万～800万U静脉滴注每天1次，也可用红霉素1.0～1.2g静脉滴注，每天1次。必要时改用头孢类药物。

（2）局部用药：可用80万～100万U青霉素加入生理盐水40ml，在炎症周围及乳腺底部注射，有利炎症消散。

2. 断乳治疗：当乳腺炎症状严重或乳瘘形成，可终止乳汁分泌，用己烯雌酚1～2mg口服，每天3次，共3天；或苯甲酸雌二醇2mg，肌内注射，每天1次，至乳汁停止分泌为止。

（三）手术治疗

对脓肿形成者应及时予切开引流。

应注意切口方向：①乳晕下脓肿，应沿乳晕边缘作弧形切口；②乳房深部脓肿，因波动不明显，先用粗针头在压痛最明显部位穿刺，抽得脓液，则自乳晕向外成放射状切口，直达脓肿外缘；③乳房后脓肿，应在乳房下缘作弧形切口，将乳腺与胸大肌筋膜分开，切开脓腔，引流脓液，用手指将脓肿间隔分开，以利引流。

（四）对症治疗

按病情可给予止痛、镇静药物。高热应予物理或药物降温。

第二章 特殊感染

一、破 伤 风

破伤风(tetanus)是由破伤风杆菌侵入人体伤口生长繁殖并产生毒素所引起的特异性感染。破伤风杆菌广泛存在于泥土和人畜粪便中,是一种革兰染色阳性厌氧芽胞杆菌,不能侵入正常皮肤和黏膜,故破伤风都发生在伤后。破伤风的发生与细菌毒力、数量有关,伤口的缺氧有利于细菌生长繁殖。

【病因】

破伤风杆菌生长繁殖并产生外毒素,外毒素含痉挛毒素和溶血毒素两种,痉挛毒素主要结合灰质中突触小体膜的神经节苷脂上,使其不能释放抑制性递质,因而运动神经系统失控,引起全身横纹肌阵发生、强直性痉挛和抽搐,重者呼吸肌和膈肌持续痉挛,可致呼吸停止。

【诊断】

(一)临床表现

1. 病史:患者有明显外伤史。破伤风的潜伏期平均为6~10天,短则24小时,或长达20~30天,甚至数月。

2. 症状:患者先有乏力、头晕、头痛、咬肌酸胀、烦躁不安、打呵欠等,以及咀嚼不便、张口困难。病程3~4周。2周后,随病程延长症状逐渐减轻。

3. 体征:肌肉强烈收缩。开始咀嚼不便、张口困难,甚至牙关紧闭,面部呈“苦笑”面貌,颈项强直、“角弓反张”,四肢肌收缩,阵发性肌肉痉挛和抽搐,每次持续数秒或数分钟,此时患者面色青紫、呼吸急促、流涎,头频频后仰、四肢抽搐不止,以及全身大汗淋漓等。

(二)实验室检查

血白细胞计数增高,伤口内分泌物涂片可找到芽胞杆菌,厌氧菌培养阳性。

【鉴别诊断】

1. 化脓性脑膜炎:虽有颈项强直、“角弓反张”,但无阵发性痉挛,有剧烈头痛、高热、喷射状呕吐等,神志有时不清,脑脊液检查有压力增高、白细胞计数增多等。

2. 狂犬病:有被病犬咬伤或猫咬伤史,主要表现恐水症,听见水声或看见水即发生咽肌痉挛、剧痛,喝水不能下咽,大量流涎。

【治疗】

(一) 一般治疗

患者应住隔离病房,保持安静,减少外界刺激,避免强光、噪声刺激,用具应严格消毒。

(二) 药物治疗

1. 中和毒素:入院当天应用破伤风抗毒素,5 万 U 加在 5% 葡萄糖溶液内静脉滴注,以后每天 1 万 ~2 万 U,共 3 ~5 天。有条件时,可一次注射破伤风免疫球蛋白 3000 ~ 6000U,效果更为理想。

2. 控制痉挛

(1) 轻者:可用 10% 水合氯醛溶液 10 ~ 15ml 口服或 30 ~ 40ml 灌肠,每 4 ~16 小时 1 次,苯巴比妥 0. 1 ~0. 2g,肌内注射,每 4 ~6 小时 1 次;地西泮 10 ~20mg 肌内注射或静脉滴注,每 4 ~ 6 小时 1 次。

(2) 较重者:可用氯丙嗪 50 ~ 100mg 加入 5% 葡萄糖溶液 500ml 内静脉滴注,或进行人工冬眠:一般选用冬眠一号,氯丙嗪、异丙嗪各 50mg,哌替啶 100mg 加入 5% 葡萄糖溶液 500ml 内静脉滴注,每 4 ~6 小时 1 次,也可用其 1/3、1/2 量肌内注射,每 4 ~8 小时 1 次。

(3) 严重者:经上述药物仍不能解除痉挛,可选用肌肉松弛剂,如氯化琥珀酰胆碱、旋筒箭毒碱等疗效好,但易引起呼吸肌麻痹,故必须在气管切开和控制呼吸的条件下使用。

3. 抗感染:一般大剂量青霉素,480 万 ~800 万 U 加入 5%

葡萄糖溶液内静脉滴入，可抑制破伤风杆菌，并有助于肺部感染等的预防。

（三）手术治疗

有伤口应彻底清创，扩大伤口，清除坏死组织和异物，并敞开伤口，用3%过氧化氢溶液或1‰高锰酸钾溶液冲洗和湿敷。伤口已愈勿清创。

（四）支持疗法

应给予高热量、高蛋白、足够维生素的易消化饮食，不能进食者，给予鼻饲流质或静脉营养，纠正水、电解质失衡，必要时输血。

（五）对症治疗

由于抽搐频繁，引起呼吸困难、缺氧，应尽早行气管切开、给氧。痰液随时要吸出，以保持呼吸道通畅。有条件时，可进行高压氧疗法。

二、气性坏疽

气性坏疽(gas gangrene)是由梭状芽胞杆菌引起的急性特异性厌氧菌感染。多发生在肌肉丰富的臀部或大腿，表现为全身严重毒性反应和局部组织广泛坏死、积气和恶臭。

【病因】

气性坏疽致病菌为梭状芽胞杆菌属，广泛存在于泥土、人畜粪便中，为革兰阳性杆菌，主要为产气荚膜杆菌、水肿杆菌和腐败杆菌等，经伤口进入人体不一定发病，但在机体抵抗力差和有利于致病菌生长繁殖的缺氧环境下容易致病。

【病理】

致病菌主要停留在伤口内生长繁殖，一般不进入血循环。可产生毒素、胶原酶、透明质酸酶、溶纤维酶和脱氧核糖核酸酶。毒素可引起溶血、肾组织坏死和尿少、血压下降及循环衰竭等；而一些酶能消化组织，使病变迅速扩散、恶化，细菌在伤口的肌层中繁殖，引起组织的糖类和蛋白质分解，产生大量气体，使组织膨胀；蛋白质的分解和明胶液化产生硫化氢，使伤口有恶臭。由于局部缺血，吞噬细胞和抗体不能到达坏死组织，加上各种酶作用，伤口内的组织尤其肌肉组织进一步坏死、腐化，更有利于细菌生长繁殖，使病变更恶化。大量的坏死组织和毒素的吸收，引起严重的毒血症，某些霉素直接损害心、肝和肾，造成局灶性坏死并引起这些器官功能的减退，甚至衰竭。

【诊断】

（一）临床表现

1. 病史：有外伤史，多为肌肉丰富的臂部或大腿外伤。潜伏期一般 1 ~4 天，最短 6 小时。

2. 症状：开始为局部沉重感，以后出现“胀裂样”剧痛，还有头晕、头痛、恶心、呕吐、出冷汗、高热等。

3. 体征：局部肿胀明显、剧烈压痛，皮肤有水疱、有捻发感，伤口内肌肉坏死，呈暗红色或灰色，常有气泡从伤口逸出，伤口有恶臭。全身表现神志淡漠、烦躁不安、谵妄，甚至昏迷，脉搏快；重者血压下降、呼吸急促，还可出现黄疸等。

（二）实验室检查

白细胞计数和中性粒细胞数增加，红细胞和血红蛋白显著降低。分泌物涂片：大量革兰阳性杆菌，白细胞减少。厌氧菌培养阳性。

（三）特殊检查

X 线检查：伤肢组织内显示气体阴影。

【鉴别诊断】

1. 芽胞菌性蜂窝织炎：感染限于皮下组织沿筋膜间隙扩散，不侵犯肌肉，起病缓慢，伤口周围皮肤也有捻发音，但伤口疼痛及全身症状较轻。

2. 厌氧性链球菌蜂窝织炎：发病缓慢，伤口疼痛、肿胀，皮肤颜色改变较轻，虽也有气肿和捻发音，但仅局限于皮下和筋膜间，涂片检查为链球菌。

3. 大肠杆菌性蜂窝织炎：有毒血症状，如高热、谵妄，组织间也可出现气肿，但引流为大肠杆菌特有的稀薄脓液，涂片为革兰阴性杆菌。

【治疗】

1. 一般治疗:患者应住消毒隔离病房,预防交叉感染,换药等的用具一律专用,用过的敷料必须焚烧。

2. 抗菌治疗:大剂量应用青霉素 2000 万 U/d,甲硝唑 1.0g/d,也可选用头孢菌素类药物。

3. 手术治疗:应紧急处理伤口,将病变区作广泛、多处切开,将坏死组织彻底切除,直至正常组织。敞开伤口,用 3% 过氧化氢溶液冲洗伤口,并进行湿敷,经常更换敷料,并严密观察病情变化。一旦中毒严重,为挽救生命,应予截肢,术后伤口不予缝合,并用 3% 过氧化氢溶液湿敷、包扎。

4. 特殊治疗:高压氧疗法。将患者置高压氧舱,使患者血内氧比平时增加 20 倍左右,提高组织含氧量,从而抑制气性坏疽杆菌的生长繁殖,使其停止产生毒素,对治疗气性坏疽效果良好。第 1 日 3 次,第 2、3 日各 2 次,每次 2 小时,间隔 6 ~ 8 小时。

5. 支持疗法:给予高热量、高蛋白、多维生素类饮食,不能进食者应予鼻饲,可多次少量输血,纠正水、电解质代谢失调。

6. 对症治疗:由于局部胀痛剧烈而烦躁不安,应注射止痛和镇静药,如布桂嗪 100mg 或哌替啶 50 ~ 100mg,也可用地西泮 10mg 肌内注射。

第三章 全身性外科感染

在全身性感染中多年来的用词是“毒血症”、“菌血症”、“脓血症”和“败血症”。随着对感染病理生理的进一步认识，当前常用的是全身炎症反应综合征(SIRS)、脓毒症(sepsis)和菌血症(bacteremia)。

脓毒症是有全身性炎症反应表现，如体温、循环、呼吸等明显改变的外科感染的统称。

菌血症是脓毒症中的一种，即血培养检出病原菌者；但其不限于以往多偏向于一过性菌血症的概念，如拔牙、内镜检查时，血液在短时间出现细菌，目前多指临床有明显感染症状的菌血症。

【病因】

导致全身性外科感染的原因是致病菌数量多、毒力强和(或)机体抗感染能力低下。它常继发于严重创伤后的感染和各种化脓性感染，如大面积烧伤创面感染、开放性骨折合并感染、急性弥散性腹膜炎、急性梗阻性化脓性胆管炎等。

肠源性感染(gut derived infection)：肠道是人体中最大的“储菌所”和“内毒素库”。健康情况下，肠黏膜有严密的屏障功能。在严重创伤、烧伤、大手术等危重的患者，肠黏膜屏障功能受损或衰竭时，肠内致病菌和内毒菌可经肠道移位而导致肠源性感染。

全身性感染的常见致病菌有四类。

1. 革兰染色阴性杆菌：当代外科感染中革兰阴性杆菌感染已超越革兰阳性球菌，常见为大肠杆菌、拟杆菌、铜绿假单胞菌、变形杆菌，其次为克雷伯菌、肠杆菌等。这一方面由于抗生素筛选的结果，另外由于创伤所致的坏死组织利于此类细菌繁殖生长；而且肠道内常驻此类细菌，腹腔、泌尿生殖系统与会阴等邻近部位感染常难避免受其污染。此类细菌的主要毒性在于内毒素,有些抗生素虽能杀菌,但对内毒素及其介导的多种炎症介质是无能为力的,因此,由革兰阴性杆菌所致的脓毒症一般比较严重,可出现三低现象(低温、低白细胞、低血压),发生感染性休克者也较多。

2. 革兰染色阳性球菌:较常见的有三种:①金黄葡萄球菌感染常年不减,是因出现多重耐药性的菌株,包括对 β 内酰胺类、氨基糖苷类均耐药,这类菌株还倾向于血液播散,可在体内形成转移性脓肿。有些菌株局部感染也可引起高热、皮疹,甚至休克。②表皮葡萄球菌曾多年被划归"致病菌"。由于易黏附在医用塑料制品如静脉导管等,细菌包埋于黏质中,可逃避机体的防御与抗生素的作用,近年的感染率明显增加。③肠球菌是人体肠道中的常驻菌,可参与各部位的多菌感染,有的肠球菌脓毒症不易找到原发灶。

3. 无芽胞厌氧菌:无芽胞厌氧菌普通细菌培养无法检出,因此被忽略。近代由于厌氧培养技术的提高,发现腹腔脓肿、阑尾脓肿、肛旁脓肿、脓胸、脑脓肿、吸入性肺炎、口腔颌面坏死性炎症、会阴部感染等多含有厌氧菌。厌氧菌感染有 2/3 同时有需氧菌。两类细菌有协同作用,能使坏死组织增多,易于形成脓肿,脓液可有粪臭样恶臭。常见的无芽胞厌氧菌是拟杆菌、梭状杆菌、厌氧葡萄球菌和厌氧链球菌。

4. 真菌:外科真菌感染(fungal infection)中特别应注意白念珠菌、曲霉菌、毛霉菌、新型隐球菌等,属于条件性感染:①在持续应用抗生素情况下,特别是应用广谱抗生素,真菌得以过度生长,成为一般细菌感染后的二重感染;②基础疾病重,加上应用免疫抑制剂、激素等,使免疫功能进一步削弱;③长期留置静脉导管。

【临床表现】

脓毒症主要表现为:①骤起寒战,继以高热可达 40～41℃,或低温,起病急,病情重,发展迅速;②头痛、头晕、恶心、呕吐、腹胀、面色苍白或潮红、出冷汗。神志淡漠或烦躁、谵妄和昏迷;③心率加快、脉搏细速,呼吸急促或困难;④肝、脾可肿大,严重者出现黄疸或皮下出血、瘀斑等。

实验室检查:①白细胞计数明显增高,一般常见可达 $20\times10^9\sim30\times10^9/L$ 以上,或降低、左移、幼稚型增多,出现毒性颗粒;②可有不同程度的酸中毒、氮质血症、溶血,尿中出现蛋白、血细胞、酮体等,有代谢失衡和肝、肾受损征象;③寒战发热时抽血进行细菌培养,较易发现细菌。

如病情发展、感染未能控制,可出现感染性休克及急剧发展为多器官功能不全乃至于衰竭。

脓毒症的临床表现尚因感染致病菌种类的不同存在某些差别,根据临床上常见的致病菌可分为三大类型。

1. 革兰染色阳性细菌脓毒症:主要致病菌是金黄色葡萄球菌,它们的毒素能使周围血管扩张、阻力降低,多见于严重的痈、急性蜂窝织炎、骨与关节化脓性感染等。临床特点:可有或无寒战,发热呈稽留热或弛张热,患者面色潮红,四肢温暖、干燥,多呈谵妄和昏迷;常有皮疹、腹泻、呕吐,可出现转移性脓肿,易并发心肌炎。发生休克的时间较晚,血压下降也较缓慢。

2. 革兰染色阴性杆菌脓毒症:常为大肠杆菌、铜绿假单胞菌、变形杆菌所引起,多见于胆道、尿路、肠道和大面积烧伤感染等。它们的毒素可以引起外周血管收缩、管壁通透性增加、微循环瘀滞,并形成血栓,致细胞缺血、缺氧。临床特点:一般以突发寒战开始,发热可呈间歇热,严重时体温不升或低于正常。患者四肢厥冷、发绀、少尿或无尿。有时白细胞计数增加不明显或反见减少。休克发生早,持续时间长。

3. 真菌性脓毒症:常见致病菌是白色念珠菌。多发生在原有细菌感染经广谱抗生素治疗的基础上。总的说来,临床表现酷似革兰染色阳性杆菌脓毒症。患者突然发生寒战、高热(39.5~40℃),一般情况迅速恶化,出现神志淡漠、嗜睡、血压下降和休克。少数患者尚有消化道出血。周围血象常可呈白血病样反应,出现晚幼粒细胞和中幼粒细胞,白细胞计数可达 $25\times10^9/L$。

【诊断】

根据在原发感染灶的基础上出现典型脓毒症的临床表现,

一般不难作出初步诊断。根据原发感染灶的性质及其脓液性状,结合一些特征性的临床表现和实验室检查结果综合分析,可大致区分致病菌为革兰染色阳性或阴性杆菌。但对原发感染病灶比较隐蔽或临床表现不典型的患者,有时诊断可发生困难。另外,对临床表现如寒战、发热、脉搏细速、低血压、腹胀、黏膜皮肤瘀斑或神志改变不能用原发感染病来解释时,也应提高警惕。对这类患者应密切观察和进一步检查,以免误诊和漏诊。

确定致病菌应作血和脓液的细菌培养,但由于在发生脓毒症前多数患者已经抗菌药物治疗,以至血液培养常得不到阳性结果,故应多次或一天内连续多次且最好在预计将发生寒战、发热前抽血作细菌培养,可提高阳性率。

【治疗】

全身性感染应用综合性治疗,主要是处理原发感染灶、抑制和杀灭致病菌和全身支持疗法。

1. 原发感染灶的处理:首要的是明确感染的原发灶并作及时、彻底的处理,包括清除坏死组织和异物、消灭死腔、脓肿引流等,还要解除相关的病因,如血流障碍、梗阻等因素。如一时找不到原发灶,应进行全面的检查,特别应注意一些潜在的感染源和感染途径,并予以解决。

2. 抗菌药物的应用:常首先采取经验用药,可根据原发感染灶的性质及早联合应用估计有效的两种抗生素,并应用足够剂量。以后根据细菌培养及抗生素敏感试验结果,指导抗菌药物的选用。对真菌性脓毒症应尽量停用广谱抗生素,改用对原来感染有效的窄谱抗生素,并全身应用抗真菌药物。

3. 支持疗法:补充血容量、输注新鲜血、纠正低蛋白血症等。

4. 对症治疗:如控制高热、纠正电解质紊乱和维持酸碱平衡等。

还应对心、肺、肝、肾等重要脏器受累,以及可能原有的糖尿病、肝硬化、尿毒症等同时给予相应的处理。

(白祥军)

第七篇

常见各系统急诊疾病

第一章　呼吸系统急诊

一、急性上呼吸道感染

急性上呼吸道感染(acute upperrespiratory tract infection, URTI)简称上感,为鼻腔、咽或喉部急性炎症的总称,是最常见的呼吸道传染病。常见病原体为病毒,仅少数由细菌引起。全年皆可发病,但以冬春季节高发,通过含有病毒的飞沫或被污染的手和用具传播,多为散发,但可在气候突变时流行。一般病情轻、病程短、预后良好,有时可致严重并发症。

【病因及诱因】

(一) 病因

1. 病毒感染:约占 70% ~ 80% 。常见的有流感病毒、副流感病毒、呼吸道合胞病毒、腺病毒、鼻病毒、艾柯(ECHO)病毒、柯萨奇病毒、麻疹病毒、风疹病毒等。

2. 细菌感染:可直接或继发于病毒感染,约占 20% ~ 30% ,以溶血性链球菌最为多见,其次为流感嗜血杆菌、肺炎链球菌、葡萄球菌等,偶见革兰阴性杆菌。

(二) 诱因

受凉、淋雨、过度紧张或疲劳时机体防御功能下降,病毒侵入及寄存于上呼吸道的细菌迅速繁殖致病。

【诊断】

（一）临床表现

1. 普通感冒（common cold）：成人多由鼻病毒或副流感病毒等引起急性鼻咽部卡他症状，如喷嚏、鼻塞、流清涕，伴咽痒咽痛、干咳、声嘶和呼吸不畅等。体检可见鼻咽黏膜充血、水肿及分泌物增多等。无并发症者1周左右可痊愈。

2. 急性病毒性咽炎：多为鼻病毒、腺病毒、流感病毒等引起。主要表现为咽痒和灼热感，如继发细菌感染时有吞咽疼痛、发热、乏力。查体咽充血、水肿，颌下淋巴结肿大、压痛。

3. 疱疹性咽峡炎：由柯萨奇病毒A引起，夏季多发。多见于儿童，偶见于成人。症状重，发热、咽痛明显。查体咽充血，软腭、腭垂、咽、扁桃体表面灰白色疱疹及浅表溃疡，周围红晕。病程为1周左右。

4. 咽结膜热：由腺病毒、柯萨奇病毒引起。夏季多发，儿童多见。游泳池中可传播。临床表现为发热、咽痛、畏光、流泪、咽及眼结膜明显充血。

5. 急性病毒性喉炎：多由鼻病毒、甲型流感病毒、腺病毒引起。有声嘶、说话困难、咳嗽伴咽喉疼痛及发热等表现。查体见喉部水肿、充血，局部淋巴结肿大触痛，有时可闻及哮鸣音。

6. 急性气管-支气管炎：多由合胞病毒、流感病毒、冠状病毒等引起。有干咳、声嘶、非胸膜性胸骨下疼痛，或有少量黏液痰、发热、乏力等。肺可闻少量干湿啰音。X线胸片可见肺纹增强，无肺部浸润阴影。上述病毒也常致慢性支气管炎急性发作。

7. 化脓性扁桃体炎：多由溶血性链球菌引起，其次为流感嗜血杆菌、肺炎链球菌、葡萄球菌感染所致。常急起高热，明显咽痛。查体见咽充血，扁桃体肿大、充血，表面黄点状脓性渗出物，颌下淋巴结肿大、压痛。

（二）实验室检查

1. 血常规：病毒感染者白细胞正常或降低，淋巴细胞比例升高；细菌感染者白细胞及中性粒细胞增高。

2. 病原学检查：一般情况下不做。必要时行细菌培养、病毒分离鉴定或血清学检查等。

3. X 线胸片：排除肺部感染。

【鉴别诊断】

1. 过敏性鼻炎：骤起鼻痒，连续打喷嚏、流清涕。分泌物中嗜酸粒细胞增多。病程很短。

2. 急性传染病前驱期：麻疹、脊髓灰质炎、脑炎等可先有上感症状。应注意流行情况，并观察病情发展。

【治疗】

1. 对症治疗：病情较重、发热或年老体弱者应卧床休息，忌吸烟，多饮水，保持室内空气流通。如有发热、头痛，可选用解热止痛片如复方阿司匹林、去痛片等口服。咽痛可用消炎喉片含服，局部雾化治疗。鼻塞、流鼻涕可用 1% 麻黄碱滴鼻。咳嗽用止咳化痰剂。

2. 抗感染：有细菌感染用抗生素，如大环内酯类、青霉素类或喹诺酮类等。

3. 中医药：辨证解表。

4. 防治并发症：如不及时治疗可并发急性鼻窦炎、中耳炎或支气管肺炎等，应积极抗感染。少数病例可继发风湿病、肾小球肾炎、心肌炎等，应提高警惕。

（占成业）

二、急性肺炎

急性肺炎（acute pneumonia）是病原微生物或其他因素引起肺实质的急性炎症。根据病因可分为感染性肺炎和非感染性肺炎（如放射性肺炎、化学性肺炎、过敏性肺炎等）；根据解剖结构可分为大叶性（或肺泡性）肺炎、小叶性（支气管）肺炎、间质性肺炎等。本文重点介绍常见的感染性肺炎。

【病因】

1. 细菌性肺炎：约占肺炎的 80% 。常见致病菌有肺炎链球菌、金黄色葡萄球菌、甲型溶血性链球菌等革兰阳性球菌，肺炎克雷伯杆菌、流感嗜血杆菌、大肠埃希菌、铜绿假单胞菌等革兰阴性杆菌，棒状杆菌、梭形杆菌等厌氧菌。

2. 病毒性肺炎：腺病毒、呼吸道合胞病毒、流感病毒、麻疹病毒、巨细胞病毒、单纯疱疹病毒感染。

3. 支原体肺炎：由肺炎支原体引起。

4. 其他：真菌性肺炎多见于白色念珠菌、曲（霉）菌、放线菌等感染；寄生虫性肺炎见于肺包虫、肺吸虫、肺血吸虫等感染；原虫性肺炎主要见于卡氏肺囊虫感染；弓形虫肺炎常见于鼠弓形虫感染；衣原体肺炎见于鹦鹉热等；立克次体肺炎见于Q热等。

【诊断】

（一）临床表现

1. 肺炎链球菌肺炎（pneumococcal pneumonia）

（1）常有受凉、淋雨、疲劳、醉酒、精神刺激、病毒感染等诱因和上感前驱表现。急起寒战、高热，稽留不退，全身酸痛。咳嗽，初起干咳或咳黏液痰，以后咳脓性或铁锈色血痰。病侧有呼吸性胸痛，下叶肺炎可有上腹痛。部分病例恶心、呕吐、腹痛、腹泻，可误为急腹症。重症可有烦躁、谵妄，或嗜睡、昏迷。老年人可无高热而易有意识障碍、休克。

（2）多呼吸浅快，面色绯红，口唇疱疹。肺炎早期可仅为呼吸运动减小、呼吸音减低或胸膜摩擦音。肺实变时有典型的体征，如叩诊浊音、语颤增强、管性呼吸音等。消散期可闻及湿啰音。重症者有发绀、血压下降、神志障碍，甚至休克、DIC。

2. 金黄色葡萄球菌肺炎（staphylococcus aureus pneumonia）

（1）吸入感染者常无基础疾病，或并发于流感之后。急性起病，寒战、高热、大汗，呼吸急促，或有发绀；肌肉、关节酸痛，胸痛。咳嗽，咳黄脓痰或咯血。重者末梢循环衰竭。血行感染者常有皮肤、软组织感染灶、骨髓炎或脓毒症表现。

（2）早期即有发绀，呼吸浅快，全身衰竭。肺部体征不典型，可有呼吸音减低、湿啰音等。并发脓胸、脓气胸时可有相应体征。血行感染者可有原发感染的相应体征和肺外迁徙灶。

3. 革兰阴性杆菌肺炎

（1）多起病急骤，表现为寒战、高热、咳嗽、咳痰、胸痛、呼吸困难。克雷伯杆菌肺炎咳砖红色黏稠胶冻痰;铜绿假单胞菌肺炎咳黄绿脓痰;变形杆菌肺炎咳带血丝的污浊灰黄色痰;大肠埃希菌肺炎有恶心、呕吐、腹痛、腹泻,重症伴感染性休克。

(2) 多有肺实变体征,肺部可闻湿啰音。侵及胸膜时有胸膜摩擦音,脓胸有胸腔积液体征。

4. 肺炎支原体肺炎:起病较慢,表现为畏冷、乏力、头痛、低热或高热,阵发性刺激性呛咳,少量黏液痰,或痰中带血丝。肺部无明显体征,或少量湿啰音。少数病例有鼓膜炎,或颈淋巴结肿大,或皮肤斑丘疹、红斑。

5. 军团菌肺炎:起病稍缓。病初 1 ~2 天低热,以后高热或稽留热。胸痛、咳嗽、咳少量黏液痰,或痰中带血;中毒症状严重,常有消化道症状或神经精神症状;呼吸急促,相对缓脉。有肺实变体征,可闻湿啰音、胸膜摩擦音。

(二) 实验室和特殊检查

1. X 线检查:肺炎链球菌肺炎多为片状浸润影;金葡菌肺炎多为一叶或多叶小片状或结节状浸润影,迅速融成蜂窝状,有多发气囊肿,常并脓胸、脓气胸;克雷伯杆菌肺炎、大肠埃希菌肺炎等多在下叶或多叶病变,可出现多发性肺脓肿;铜绿假单胞菌肺炎起始可为支气管肺炎,进而融成大片阴影,或形成脓肿;军团菌肺炎多为单侧片状浸润影,扩展成一叶或多叶实变,少有脓肿;支原体肺炎初为细网状阴影,后发展为小片阴影或肺段实变。

2. 病原学检查:痰培养、血培养、胸水培养等细菌学检查;冷凝集试验、补体结合试验等诊断支原体肺炎;免疫荧光抗体测定诊断军团菌病。

3. 血常规:金葡菌肺炎白细胞总数及中性粒细胞增高;支原体肺炎、革兰阴性杆菌肺炎等白细胞多不高。

【鉴别诊断】

急性肺炎需与肺结核、肺脓肿、支气管肺癌、支气管扩张、肺梗死等鉴别。

【治疗】

1. 抗感染治疗:原则上应依据药敏试验结果选择抗菌药

物。经验性用药可参考附录之二。

(1) 肺炎球菌肺炎:首选青霉素G(penicillin),轻症160万U/d,分两次肌内注射;重者640~960万U/d,分1~2次静脉滴注;并发脑膜炎、心内膜炎、脓胸等可加大剂量至1200万~2400万U/d,分次静脉滴注。青霉素过敏者可用红霉素1~1.5g/d或用头孢唑啉4~6g/d,分次静脉滴注。疗程一般7~10天。

(2) 金葡菌肺炎:首选耐酶青霉素,如苯唑西林(oxacillin,新青Ⅱ)或氯唑西林(cloxacillin)8~12g/d;青霉素过敏者用头孢唑啉4~6g/d或环丙沙星0.4g/d,静脉滴注;也可选用二代头孢菌素,如头孢美唑(cefmetazol),头孢呋辛钠(zinacef)等。重症病例应与氨基糖苷类药物合用,庆大霉素16万~24万U/d或阿米卡星(丁胺卡那霉素)0.2~0.4g/d,分次静脉滴注;或合用万古霉素0.6~1.2 g/d。疗程一般4~6周以上。多以2种以上药物联合,并轮换应用以进行长程治疗。

(3) 革兰阴性杆菌肺炎:一般选用半合成广谱青霉素或氨基糖苷类药物,也可用环丙沙星。危重症病例常需选用第3代头孢菌素以挽救生命。根据病原菌可参考选择用药。

1) 克雷伯杆菌肺炎:轻症可头孢唑啉与氨基糖苷类合用;中度感染可用头孢呋辛钠或加酶抑制剂的广谱青霉素,如替卡西林钠-克拉维酸钾(timentin)等;重症用第3代头孢菌素如头孢哌酮(cefoperazone)、头孢噻肟(cefotaxime)或头孢曲松(ceftriaxin)。新型青霉素如美西林(mecillin)、替莫西林(cemocillin)有较好抗菌活性。

2) 流感嗜血杆菌肺炎:可用氨苄青霉素(ampicillin)6~8g/d,或与氯霉素合用;或用头孢呋辛钠、头孢克罗(cefaclor)。重症可用头孢曲松。

3) 铜绿假单胞菌肺炎:可选哌拉西林、羧苄西林、磺苄西林、替卡西林、阿洛西林等,合用氨基糖苷类药物或环丙沙星。重症选用头孢哌酮(cefoperazone)、头孢他定(fortum)、头孢磺定(cefsoludin),或合用氨基糖苷类药物;也可直接选用伊米配能(imipenem,泰能)、头孢匹罗(cefpirome)等药物。

(4) 肺炎支原体肺炎：首选红霉素类，也可用四环素类药物。

(5) 军团菌肺炎：首选红霉素类，重症可加利福平。疗程3周左右。

2. 维持水、电解质和酸碱平衡，注意营养支持，必要时应用糖皮质激素和血管活性药物。

3. 缺氧明显时可予氧气吸入。

4. 防治并发症：积极抗休克，防治心衰，脓胸时穿刺或引流排脓。

5. 祛痰，必要时退热等对症处理。

附：休克型肺炎

休克型肺炎又称中毒性肺炎，常因致病菌的毒力过强所致。多有冬春季节气温骤降，或受凉、劳累、醉酒等诱因。急起昏迷、高热或体温不升、休克等特征者，应警惕休克型肺炎可能。

【诊断】

1. 起病急，高热，部分患者体温不升。

2. 迅速出现全身衰竭，面色苍灰，皮肤湿冷，严重者四肢末梢发绀，血压在80/50mmHg以下。

3. 神志障碍，表现为恍惚、烦躁不安、谵妄、嗜睡、昏睡或昏迷。

4. 厌食、恶心、呕吐、腹泻，类似急性胃肠炎；或腹胀，麻痹性肠梗阻；或有肝大、黄疸。

5. 可并发中毒性心肌炎、心衰或心律失常。

6. 血象白细胞增高、核左移，部分病例白细胞不高。

7. 早期肺部体征少或缺如，X线胸片阴性。24小时后X线胸片可出现肺炎征象。

【治疗】

1. 在抗感染治疗的同时迅速纠正休克，包括积极的液体复苏，应用血管活性药物、糖皮质激素，纠正电解质和酸碱失衡。

2. 氧疗，防治心、脑、肾并发症。

(占成业)

三、支气管哮喘急性发作

支气管哮喘(bronchial asthma)简称哮喘,是一种由嗜酸粒细胞、肥大细胞、淋巴细胞等多种炎症细胞和细胞组分参与的气道慢性变应性炎症性疾病(allergic airway inflammation, AAI)。以气道高反应性(broncho-hyperreactivity, BHR)和广泛的可逆性气道阻塞为特征,表现为季节性反复发作的带有哮鸣音的呼气性呼吸困难或顽固性咳嗽。哮喘急性发作或加重指哮喘症状突然出现或进行性加重。哮喘严重发作经常规治疗持续24小时仍不能缓解者称为哮喘持续状态(status asthmaticus)。哮喘持续状态以及发作时即很危重的情况统称重症哮喘(severe asthma),如不采取有效治疗,患者可死于呼吸衰竭。

【病因】

1. 外源性哮喘:尘螨、霉菌、皮毛、花粉、烟雾、刺激性气体、药物等多种致敏原可引起过敏体质者速发性或迟发性哮喘发作。

2. 内源性哮喘:气道感染、吸入冷空气或刺激性气体、药物、运动、情绪激动等均可诱发气道高反应者的哮喘发作。

【诊断】

(一) 临床表现

急性发作表现为不同程度的呼吸困难。

1. 轻度发作仅活动时气短,可平卧。呼吸稍快,无出汗,肺部有中度喘鸣音。

2. 中度发作稍事活动即有气短,喜坐位,伴有出汗、焦虑或烦躁。心率增快,呼吸快而费力,肺部有明显哮鸣音。

3. 重度发作者休息时也有气短,常前倾坐位、烦躁不安、大汗、发绀。呼吸频率>30次/分,辅助呼吸肌活动及胸骨上窝凹陷。常有奇脉,心率明显增快(>120次/分),肺部显著哮鸣音。

4. 极重度发作者上述症状加重,不能讲话,常转入嗜睡或意识模糊,甚至抽搐、昏迷。呼吸肌疲劳,胸腹矛盾运动,心动过缓,呼吸减慢甚至停止。肺部哮鸣音反而减低或不能闻及。

（二）实验室检查

1. 血气分析：轻度时 $PaCO_2$、SaO_2 在正常范围；中度时 SaO_2 下降，但>90%，$PaCO_2$ 正常；重度及极重度发作时 PaO_2<60mmHg，$PaCO_2$>45mmHg，SaO_2<90%。

2. 肺功能：轻度发作者用支气管舒张剂后 PEF（峰流速值）或 $FEV_{1.0}$（1 秒钟用力呼气量/用力肺活量）在 70%~80%；中度为 50%~70%；重度<50%。

3. 血常规：嗜酸粒细胞可增多。合并感染时白细胞总数及中性粒细胞可增多。

4. 痰中可见较多嗜酸粒细胞。血清 IgE 和嗜酸粒细胞阳离子蛋白（ECP）增高。

（三）特殊检查

1. X 线胸片：发作时可见肺气肿征。并发肺部染、肺不张、气胸及纵隔气肿时，胸片可见相应表现。

2. 心电图：无缺血性心脏病表现。

【鉴别诊断】

1. 心性哮喘：常见于高血压、冠心病、重度二尖瓣狭窄等，可咳粉红泡沫痰，两肺有广泛哮鸣音和湿啰音。左心扩大，心率增快，心尖部舒张期奔马律。X 线胸片可见肺水肿表现。强心、扩管、利尿治疗有效。必要时可试用氨茶碱解痉，但忌用肾上腺素。

2. 肺嗜酸粒细胞浸润症：哮喘症状较轻，常有发热，X 线胸片可见多发性、此起彼伏的淡薄斑片浸润阴影。肺活检有助于鉴别诊断。

3. 还需与喘息型支气管炎、支气管肺癌相鉴别。

【治疗】

（一）控制发作

轻度发作可用 β_2 受体激动剂吸入或口服，并口服茶碱；中重度以上发作者可应用糖皮质激素、茶碱静脉滴注及 β_2 受体激动剂吸入等联合用药及综合治疗，尽快控制发作。

1. 糖皮质激素：常规琥珀酸氢化可的松 300~600mg/d，或甲泼尼龙40～160mg/d。水肿者也可用地塞米松30～40mg/d，分次静脉滴注，3～5日或症状控制后减量，改口服泼尼松片及吸入型糖皮质激素。危重病例可先用上述药剂量的1/3～1/2快速静脉滴注，必要时可重复。单用激素不能快速缓解症状，必须与茶碱、β_2受体激动剂合用。大剂量应用时需注意不良反应和禁忌证。

2. 茶碱：氨茶碱首次0.125～0.25g加入40ml葡萄糖缓慢静注或稀释100ml静脉滴注，必要时24小时维持量0.5mg/(kg·h)。症状控制后可改服茶碱控释片。应注意平时所用氨茶碱的剂量及肝、肾功能情况，有条件可监测茶碱的血清浓度。恶心、呕吐、心动过速、心律失常为常见毒性反应，严重时可抽搐甚至猝死。故应慎重用药，掌握禁忌证。

3. β_2受体激动剂：多采用短效β_2受体激动剂喷雾吸入或雾化吸入，如沙丁胺醇(salbutamol，舒喘灵)、叔丁胺醇(terbutalin，喘康速)等，选用其中一种，1～2喷/次，3～4次/天。

4. 抗胆碱药：雾化吸入如溴化异丙托品20～40μg/次，3～4次/天。有口干、尿潴留等不良反应。

5. 气管插管和机械通气：若上述药物无效且病情继续恶化，$PaCO_2$>50mmHg或PaO_2<60mmHg，或出现神志意识障碍、呼吸肌疲劳衰竭、不能耐受的呼吸窘迫、呼吸心跳骤停等，应果断予气管插管并机械辅助或控制呼吸，以挽救生命。

（二）基础治疗

1. 镇静剂：原则上不用，仅在情绪高度紧张、$PaCO_2$偏低病例酌用小剂量镇静剂。机械通气病例可予足量镇静剂，以达到减少呼吸功耗、改善通气的疗效。

2. 维持水、电解质平衡：哮喘持续发作时由于大汗及呼吸道大量水分被排出，应补充足够液体及电解质，一般补液2500～3000ml/d，但对心血管病患者和老年人应注意补液量及速度。补液原则为先快后慢、先盐后糖、见尿补钾。

3. 氧疗：一般鼻导管或面罩给氧。低氧血症应予高流量吸氧，使PaO_2>80mmHg，并注意湿化。若一般给氧低氧血症不能纠正,或 $PaCO_2$ 增高,应行机械通气。

4. 纠正酸中毒:重症者因缺氧常出现代谢性酸中毒,必要时可用5%碳酸氢钠静脉滴注。计算公式为:所需5%碳酸氢钠液(ml)=[正常BE(-3mmol/L)-实测BE(mmol/L)]×0.4×体重(kg)。

5. 祛痰:口服溴己新或氯化铵合剂,也可用雾化吸入促进排痰。对重症者应协助翻身拍背,助引流排痰,必要时用导管吸痰。

6. 抗感染:合理选用抗生素。

7. 病因治疗。

(占成业)

四、气 胸

气胸(pneumothorax)指空气进入胸膜腔造成胸膜腔积气和肺组织压缩,可分为创伤性气胸(traumatic pneumothorax)、人工气胸(artificial pneumothorax)、自发性气胸(spontaneous pneumothorax)。创伤性气胸是由各种胸外伤引起,人工气胸是因诊断或治疗目的人为将空气注入胸膜腔。本节重点介绍自发性气胸。自发性气胸(spontaneous pneumothorax)是在没有创伤或人为因素的情况下,肺组织及脏层胸膜自发性破裂,空气进入胸膜腔引起的胸膜腔积气。以青年男性多发,多为单侧性。

【病因】

(一)特发性气胸

多由肺尖胸膜下微小疱(bleb)或肺大疱(bullae)自发破裂,或先天性肺尖脏层胸膜发育不全,产生胸膜腔积气。临床上以瘦长体型男性青年多见,平时X线胸片常无异常发现。

(二)继发性气胸

1. 慢性气道阻塞:形成胸膜下肺气肿性大疱(emphysematous bullae),在气道压力增高时自发破裂导致胸膜腔积气。多见于长期吸烟、慢性咳嗽的老年人,是慢性阻塞性肺疾病(COPD)的重要并发症。

2. 肺结核病：结核性纤维瘢痕形成，局限性气肿疱破裂或结核空洞破裂等引起。

3. 肺部感染：常见于金葡菌肺炎、真菌性肺炎、肺包虫病、卡氏肺囊虫肺炎等的并发症。

4. 弥漫性肺间质纤维化、肿瘤胸膜转移等引起。

5. 月经性气胸：见于年青女性月经前后。机制不明，可能与子宫内膜异位有关。

6. 其他：机械通气时压力过高等。

【诊断】

（一）临床表现

1. 诱因：部分病例有咳嗽、打喷嚏、举臂、排便等增加胸腹腔压力的动作。

2. 症状轻重与气胸发生快慢、肺组织压缩程度及肺部原发病情况有关。典型者多突发胸痛，性质为锐痛或刺痛，可向腋下、肩臂放射。继而感胸闷，严重者气急。可有刺激性干咳。自发性血气胸时合并面色苍白、心悸、休克等。部分病例胸痛不明显，仅活动后气短。COPD 者可仅表现为气喘加重而易漏诊。

3. 典型体征：肺组织压缩>30% 时，患侧胸廓呼吸运动减弱，肋间隙饱满，叩诊呈鼓音，呼吸音减弱或消失。右侧气胸时肝浊音界消失；左侧气胸时心浊音界消失，可闻及与心搏一致的噼啪音，即 Hamman 征。少量气胸需仔细体检，局部仅叩诊反响增强或呼吸音减弱。大量气胸时常有呼吸增快及气管向健侧偏移。张力性气胸者呼吸困难明显，常在头颈、胸及腹部有皮下气肿的捻发感。严重自发性血气胸者多有心动过速、面色苍白、下胸叩诊呈实音，甚至血压下降等表现。

（二）特殊检查

1. X 线检查：是可靠的确诊方法，并可反映肺组织压缩情况。典型胸片见无肺纹理的透亮积气，内侧被压缩的肺密度增高，其外缘脏层胸膜呈线状。少量气胸时需深吸气胸相或健侧卧位胸相使积气带明显。大量气胸见纵隔影向健侧移位。血气胸发病不久即可见下胸气液平面。并发纵隔气肿、皮下气肿时可见纵隔、皮下积气影。局限性气胸常需侧位胸片证实。

2. 诊断性胸腔穿刺：仅用于病情紧急、无法进行X线检查，或高度怀疑张力性气胸时。注射针刺入胸膜腔后有大量气体外逸即可诊断。由于可能误穿肺大疱反而导致气胸，诊断性穿刺需十分谨慎。如有可能均应作X线检查确诊。

3. 胸腔穿刺测压：可鉴别气胸类型和抽气治疗。按压力变化分三型：①单纯性（闭合型）气胸：胸膜破口较小，随肺萎陷而闭合。抽气后压力不再上升，临床症状减轻。②交通性（开放型）气胸：胸膜裂口开放，空气经裂口任意进出，压力在0cmH_2O左右上下波动，抽气后依然。③张力性（高压型）气胸：胸膜裂口呈单向活瓣，吸气时空气不断进入胸膜腔使压力进行性上升，多为较高正压，抽气后短暂下降，复又上升；肺组织压缩严重，纵隔移位明显；病情危重，可迅速导致死亡。

4. 病因检查：CT、胸腔镜检查等可发现小气肿疱或肺大疱。胸腔造影还可发现胸膜破口，但很少应用。

【鉴别诊断】

1. 急性心肌梗死：左侧自发性气胸胸痛应与急性心肌梗死（AMI）鉴别。后者无气胸征，有心电图、cTNI等心肌坏死标志物的动态变化。

2. 急性胸膜炎：无气胸体征，多有发热，X线检查见胸膜炎或胸腔积液表现。

3. 支气管哮喘发作：肺部有哮鸣音，无气胸体征，但应警惕其并发气胸。

4. 急性肺栓塞：常有下肢深静脉血栓或盆腔静脉炎、骨折、房颤或长期卧床史。体检无气胸征。胸痛同时伴有发热、咯血、呼吸困难。CT、MRI及核素扫描等有助于鉴别。

【治疗】

（一）胸腔排气治疗

解除肺组织压迫，使肺尽早复张。

1. 少量气胸（肺组织压缩30%以下）而症状不重者，可暂不抽气，密切观察，让积气自行吸收。但慢性肺功能不全者少量气胸即可导致明显呼吸困难，并可诱发呼吸衰竭，故肺组织压缩20%也应排气治疗。

2. 中等量以上单纯性气胸应抽气治疗。抽气应<800ml/次，以利胸膜破口愈合。

3. 交通性气胸、张力性气胸应作胸腔闭式引流。

4. 自发性血气胸多为胸膜粘连带撕裂所致，出血量较大时应早开胸手术，结扎出血灶，清除积血。

5. 突发张力性气胸时，可用消毒橡胶指套或安全套剪一瓣形口系于穿刺针尾端，插入胸膜腔进行急救并利于搬运。

（二）对症处理及防治并发症

1. 急性气胸应卧床休息，限制活动。有条件者应吸氧，促进积气吸收。止咳，必要时镇痛。可予抗生素预防感染。

2. 纵隔气肿、皮下气肿等可随气胸好转数日后逐渐吸收。严重者可针头抽气或于胸骨上窝部皮肤切口排气，但需防止感染。

（三）治疗原发病

如COPD的抗感染和排痰治疗等。

（四）手术适应证

适应证主要包括开放性气胸、慢性气胸、复发性气胸、血气胸、双侧气胸以及张力性气胸闭式引流失败等。手术的目的是解除肺不张，降低复发率。

（占成业）

五、纵隔气肿

纵隔气肿(mediastinal emphysema)指在纵隔结缔组织间有气体积聚。自发性者多见于婴儿，发病率为0.4%～1%。其他病因者成人多见。

【病因】

1. 自发性：原因不明。新生儿多有复苏时吸入液体或小支气管炎史。成人多在用力、排便、分娩、剧烈咳嗽、哮喘发作、气道异物等诱发肺泡破裂时发生,尤其在张力性气胸时更易发生。

2. 创伤性:食管、气管的刺伤,胸部闭合性损伤,大气压突然改变,内镜检查致食管、气管、大支气管破裂等。

3. 人工气腹、胃肠穿孔时,气体经后腹膜间隙或膈肌裂孔进入纵隔。

4. 气管切开或颈部手术,气体由切口皮下溢入纵隔。

5. 其他:如呼气末正压机械通气引起气压伤时易发生。

【诊断】

(一) 临床表现

1. 症状:积气少者可无明显症状,积气多者感胸闷、气短不适。部分患者在用力时突发胸骨后剧痛,向两肩和两上肢放射。纵隔积气过多或压力过大时,可有严重呼吸困难、发绀。并发纵隔炎时有寒战、发热等。创伤性纵隔气肿并张力性气胸或出血时,可危及生命。

2. 体征:胸骨上窝、颈部有皮下气肿,重者可扩散至胸部、腹部皮下,有捻发感;心浊音界缩小,半数患者心前区可闻及与心搏同步的噼啪音(Hamman 征),左侧卧位明显。严重者可见颈静脉怒张、脉搏快弱、低血压等。

(二) 特殊检查

1. X 线检查:有确诊价值。后前位胸片见纵隔影增宽,其外缘被气体推移的纵隔胸膜呈线条状,其内为透亮的气带影。侧位胸片见胸骨后增宽的充气影,将纵隔胸膜推移向后呈线状,心脏前缘与胸骨的间距增大,常合并有皮下气肿征。创伤性者可见上纵隔和颈部的深筋膜间隙中条状透亮气影。

2. CT:可确定纵隔气肿范围。心包积气者侧卧时气体在上方,平卧时心包反折处可见气体影。

【鉴别诊断】

纵隔气肿并发心功能不全时,应与急性心肌梗死鉴别。

【治疗】

1. 单纯轻度纵隔气肿经休息、吸氧、对症治疗后,大多可自行吸收。

2. 张力性气胸并发纵隔气肿，应及时作胸腔闭式引流进行排气治疗。

3. 创伤所致者应及时吻合断裂的支气管、气管及食管等。

4. 纵隔气肿严重时，应紧急切开胸骨上窝、锁骨上窝的皮肤，以利于纵隔排气减压。

5. 抗感染、抗休克及对症治疗。

（占成业）

六、急性胸膜炎

急性胸膜炎（acute pleuritis）是胸膜的急性充血、水肿、渗出性炎性病变，多由肺部炎症直接蔓延至胸膜，也可经血行感染发病或由变态反应所致。根据胸膜腔渗液量的多少分为干性（纤维蛋白性）胸膜炎和渗出性（浆液纤维蛋白性）胸膜炎。临床上以结核性胸膜炎最为常见。

【病因】

（一）感染性胸膜炎

多数由肺部感染直接蔓延至胸膜，也有经血行感染者。

1. 结核性胸膜炎：是机体对结核菌高变应状态的胸膜炎症，多见于儿童、青少年，有结核毒性症状和胸腔积液，多数对抗结核药物疗效反应较好，部分病例可发现肺部结核病灶。

2. 细菌性胸膜炎：多见于肺炎链球菌肺炎、金葡菌肺炎及院内感染性肺炎并发的胸膜炎。少量渗出时仅有胸痛；严重化脓感染者胸腔积液量大，可检出致病菌，又称为脓胸。

3. 真菌性胸膜炎：常见于放线菌、白色念珠菌感染。可有胸腔积液。放线菌常累及同侧肋骨、胸壁，形成胸壁脓肿、窦道等。

4. 其他肺炎并发的胸膜炎：病毒、支原体、衣原体等肺炎并发胸膜炎多有少量胸水，随肺炎好转而自行吸收。

5. 寄生虫性胸膜炎：多以胸腔积液为主要表现，胸水嗜酸粒细胞增多,如卫氏并殖吸虫病等。

（二）风湿病伴发的胸膜炎

常见于系统性红斑狼疮(SLE)、类风湿关节炎(RA)等,多有肺间质性病变和全身病变。胸膜炎可为单侧或两侧,多为干性胸膜炎或中等量以下胸腔积液。糖皮质激素治疗有效。

（三）弥漫性间质性肺疾病伴发的胸膜炎

弥漫性间质性肺疾病如矽肺、石棉肺等。常发于肺病变邻近或下胸膜,多为干性胸膜炎,易有局部胸膜粘连。

（四）肿瘤性胸膜炎

胸内、胸外肿瘤直接侵犯胸膜或转移至胸膜所致。以支气管肺癌、乳腺癌、淋巴瘤多见,累及单侧或双侧。常为进行性增长的血性胸腔积液,伴呼吸困难和衰竭。

（五）其他

胆固醇性胸膜炎及乳糜胸、血胸等并发的胸膜炎,膈下感染可有反应性胸膜炎。

【诊断】

（一）临床表现

1. 症状:起病较急,也可缓慢。有不同程度胸痛,多在腋下侧胸部,性质为针刺样痛,咳嗽和吸气时加重。感染性者有畏寒、发热。渗出性胸膜炎随胸腔积液增多感胸闷、活动后气短等,并有原发病表现。

2. 体征:呼吸增快,患侧胸部呼吸动度受限,局部压痛,呼吸音减低,可闻及胸膜摩擦音。胸腔积液时患侧胸部叩诊呈实音,呼吸音消失。还有原发病体征。

（二）特殊检查

1. X线检查:干性胸膜炎病变局限,可无明显变化,或仅见淡薄胸膜反应。典型者可见均匀肺透亮度减低。胸腔积液时见均匀密度增高、上缘外高内低的致密影。

2. 超声检查:确定有无胸腔积液,并行穿刺前定位。

3. 胸腔积液病原学、病因学检查。

4. 各种原发病的检查。

【鉴别诊断】

1. 干性胸膜炎应与带状疱疹、流行性胸痛(epidemic pleurodynia)鉴别。左侧胸膜炎应与心绞痛鉴别。

2. 渗出性胸膜炎应作病因鉴别,明确诊断。

【治疗】

1. 病因治疗:抗感染、抗结核以及对原发病的治疗。

2. 对症治疗:包括止痛、抽取胸腔积液等。

(占成业)

七、肺　栓　塞

肺栓塞(pulmonary embolism,PE)是指各种栓子堵塞肺动脉或其分支后引起的以肺循环障碍为主要表现的临床和病理生理综合征。少数患者肺栓塞后会发生肺出血或坏死,称为肺梗死。引起肺栓塞的栓子有血栓栓子、脂肪栓子、羊水栓子以及空气栓子等,以血栓栓子最为常见,称为肺血栓栓塞症,其栓子常源于下肢深静脉血栓脱落。肺血栓栓塞症的临床表现复杂多样,易于漏诊及误诊,大块肺栓塞常导致患者出现显著的低血压和严重的呼吸困难,并可导致患者猝死。

【病因】

(一)栓子来源

1. 血栓:占82.2%,主要来源于:①深静脉血栓,如髂外静脉、股静脉、深股静脉、腘静脉等下肢静脉,以及卵巢静脉、睾丸静脉、子宫静脉及盆腔静脉丛、下腔静脉;②右心房、右心室的附壁血栓,如风心病、冠心病、心肌病等并发房颤和心衰等。

2. 细菌性栓子:见于感染性心内膜炎、起搏导管感染及骨髓炎等。

3. 癌栓:以肺、胰腺、消化道和生殖系恶性肿瘤易发,白血病、淋巴瘤等也可发生。

4. 脂肪栓:多见于下肢长骨骨折,也见于心肺复苏术后、体外循环术等。

5. 其他：羊水、空气、寄生虫卵及成虫等也是栓子的常见来源。

（二）易患因素和发病条件

1. 年龄：50～65岁发病率最高，致命性发病中约90%的患者在50岁以上。

2. 心脏病：40%病例有心脏病，尤以风心病最多见。

3. 长期卧床、严重创伤、大手术后、静脉曲张、长时间乘车乘飞机等。

4. 肥胖、癌肿、妊娠、口服避孕药。

【诊断】

（一）临床表现

1. 急性肺心病：表现为突发呼吸困难、发绀、濒死感、右心衰竭、低血压、肢端湿冷，见于突然栓塞两肺叶以上的患者。

2. 肺梗死：表现为突发胸痛、呼吸困难、咯血及胸膜摩擦音或胸腔积液。

3. 不能解释的呼吸困难：原因不明的呼吸困难及气促，尤以活动后明显，是肺栓塞最常见的临床表现之一。

4. 慢性反复性肺血栓栓塞症：发病隐匿、进展缓慢的重度肺动脉高压和右心功能不全。

5. 猝死：少部分患者表现为猝死，常见于大块栓子栓塞肺动脉主干。

6. 肺部体征：常出现呼吸急促、发绀、肺部啰音等，也可以在合并肺不张或胸腔积液时出现相应的体征。此外，有相当一部分患者无肺部体征。

7. 循环系统体征：心动过速，严重者出现血压下降甚至休克，颈静脉充盈或异常搏动，肺动脉瓣第二音（P_2）亢进及分裂，三尖瓣区收缩期杂音。

8. 其他体征：可以有发热，多在38.5℃以下，合并感染时可有高热。肺血栓栓塞症的患者常可见下肢深静脉血栓形成的体征。

（二）辅助检查

1. 血气分析：常表现为呼吸性碱中毒伴低氧血症。血气分析正常不能除外诊断。

2. 心电图检查：典型表现为 $S_{I}Q_{III}T_{III}$，电轴右偏。但更多见的是非特异性 ST-T 改变及心律失常等。

3. 胸部 X 线检查：多正常或大致正常。有肺梗死时，可见楔形阴影。有时可见并发肺不张或胸腔积液的表现。

4. 血生化检验：血常规可见中性粒细胞升高，肌酸肌酶、胆红素轻度升高，肌钙蛋白阳性。

5. 超声心动图：对诊断不具特异性，但可以除外其他原因引起的右心室压力升高。偶可见到肺动脉内血栓。

6. D-二聚体：具有较高的敏感性，阴性结果可以除外诊断，而阳性结果则需做更进一步检查。

7. 通气/灌注（V/Q）肺扫描：典型表现为呈肺段分布的灌注缺损，与通气显影不匹配。

8. 螺旋 CT 和电子束 CT 肺血管造影（CTPA）：能够发现肺段以上的肺动脉内栓子。

9. 磁共振肺动脉造影（MRPA）：对肺段以上的肺动脉栓塞敏感性和特异性均较高。

10. 肺动脉造影：是肺栓塞症诊断的金标准，直接征象有肺动脉内对比剂充盈缺损伴或不伴有轨道征的血流阻断；间接征象有肺动脉对比剂流动缓慢，局部低灌注、静脉回流延迟等。

11. 下肢静脉血栓形成的检查

（1）血管超声多普勒检查：常用于检查股静脉、腘静脉和胫后静脉，该方法的准确性为 93%。

（2）静脉造影：常见血流梗阻、侧支循环形成、静脉瓣功能不全、血流逆流入浅静脉及浅静脉代偿性增粗、扭曲等。

【鉴别诊断】

严重肺栓塞应与急性心肌梗死、主动脉夹层、张力性气胸、重症哮喘相鉴别。

【治疗】

(一) 紧急抢救

应对患者的呼吸、心率、血压、血气等进行严密监测。卧床、给氧、止痛,可用吗啡 5 ~ 10mg 皮下或肌内注射,或罂粟碱 30 ~ 60mg 肌内注射或口服。

(二) 抗休克治疗

应用血管活性药物,如去甲肾上腺素、多巴胺等,并适当扩容。最好有床边血流动力学监测。

(三) 抗心衰治疗

肺动脉高压明显而无血压下降者可用硝普钠、硝酸甘油或钙离子拮抗剂等。

(四) 抗凝溶栓治疗

1. 抗凝治疗:用于确诊或高度可疑肺血栓栓塞(PTE)而无抗凝禁忌者。

(1) 普通肝素:2000 ~ 5000 IU 或按 80 IU/kg 静脉注射,后以 18 IU/(kg·h)速度持续静脉滴注,再根据 APTT 或 ACT 调整用量,使 INR 值为 1.5 ~ 2.5。连用 5 ~ 10 天,以后可用口服抗凝药维持。禁忌证为近 2 个月内有脑出血、恶性高血压、肝肾功能不全及活动性出血性疾病等。

(2) 低分子肝素:不能监测 APTT 而肾功能正常者,可用低分子肝素替代肝素,100 IU/(kg·次),皮下注射,1 ~ 2 次/天。

(3) 华法林:肝素或低分子肝素治疗 5 ~ 10 天后,可口服华法林 3 ~ 5mg/d,调整剂量使 INR 值为 2.0 ~ 3.0。

2. 溶栓治疗:在起病 5 ~ 14 天内进行,需右心导管监测血流动力学。

(1) 适应证:① 2 个肺叶以上的大块肺栓塞者;②不论肺动脉血栓栓塞部位及面积大小,只要血流动力学有改变者;③并发休克和低灌注者;④原有心肺疾病的次大块肺血栓栓塞引起循环衰竭者;⑤有呼吸窘迫症状(包括呼吸频率增加,SaO_2 下降等)的肺栓塞患者;⑥有窦性心动过速、心悸等症状的肺血栓栓塞症患者。

(2) 禁忌证：活动性出血、颅内新生物、2个月内有脑卒中史以及近期大手术、创伤、分娩、有创性检查(穿刺)、妊娠、房颤、链球菌感染、出血体质等情况。

(3) 溶栓时机：起病48小时内即开始溶栓治疗可取得最大疗效，但对于那些有症状患者在6～14天内行溶栓治疗仍有一定作用。

(4) 溶栓药物：①尿激酶：20 000 IU/kg 静脉滴注2小时。②链激酶：负荷量250 000IU/kg，静脉注射30分钟，随后以100 000IU/(kg·h)速度静脉注射24小时。③重组组织型纤溶酶原激活剂(rt-PA)：50mg，静脉滴注2小时。

(五) 肺动脉取栓术

用于致命性的肺动脉主干或主要分支堵塞的大面积肺栓塞症。

(六) 下腔静脉放置滤器

适用于有抗凝治疗禁忌证、充分抗凝治疗失败后及高危患者，如进展性深静脉血栓、严重肺动脉高压症。

【预后】

肺栓塞部位、范围和原发病的情况决定预后。约10%肺栓塞者在急性期死亡。

(占成业)

八、慢性肺心病急性加重期

慢性肺心病(chronic pulmonary heart disease)是由于支气管、肺、胸廓及肺血管的慢性病变导致肺循环阻力增加、肺动脉高压，进而引起右心室肥厚、扩大，甚至右心衰竭的心脏病，中老年人多发；临床上常反复因急性呼吸道感染导致呼吸衰竭或右心衰，即急性加重期，以冬春季多发。

【诊断】

(一) 临床表现

1. 多有受凉、劳累、精神刺激、用药不当(如误用镇静剂等)、过敏、创伤等诱因使之急性加重。

2. 原有的慢性肺部疾病表现:如咳嗽、咳痰、气喘、乏力等急性加重,痰变黄脓,或伴心悸、下肢水肿。重症者严重呼吸困难、明显发绀、水肿,甚至有神志恍惚、白天嗜睡、夜间兴奋等意识障碍等。危重者可昏迷、抽搐或痰液阻塞窒息。

3. 查体:有呼吸困难、辅助呼吸肌活动加强、明显发绀、肺气肿征及肺部干、湿啰音。CO_2 潴留明显者面部潮红、皮肤温暖多汗、球结膜充血。心衰者有颈静脉怒张、肝大并有压痛、颜面及下肢浮肿或有腹水。另有心动过速、剑突下搏动、P_2 亢进、三尖瓣区收缩期杂音等体征。

4. 并发肺性脑病、酸碱失衡、电解质紊乱、心律失常、休克、消化道出血、DIC 或气胸等时有相应表现。

(二)实验室检查

1. 动脉血气分析:PaO_2<60mmHg 或(和)$PaCO_2$>50mmHg,或伴有酸碱失衡。

2. X 线胸片:有肺气肿征,伴感染时肺纹粗乱或呈斑点阴影,以及右下肺动脉干增宽≥1.5cm 或右下肺动脉横径/气管横径≥1.07,肺动脉段突出≥3mm,右心室增大等。

3. 心电图:可见肺性 P 波,电轴右偏≥+90°,重度顺钟向转位,肢导低电压,右束支阻滞,Rv_5+Sv_1>1.05mV,V_1 导联 R/S≥1,aVR 导联 R/S 或 R/Q≥1,V_1 ~ V_3 呈 QS、Qr、qr 型(除外心肌梗死)。

4. 痰培养及药敏试验。

5. 血常规、电解质及肝、肾功能检查等。

6. 其他:包括超声心动图、肺阻抗血流图、心向量图等检查。

【鉴别诊断】

1. 冠心病、高血压性心脏病并发心衰:为劳力性或夜间阵发性呼吸困难。体检、心电图、X 线检查、超声心动图均示左心扩大。

2. 风心病并发心衰:可有病变瓣膜区器质性杂音。超声心动图、X 线、心电图有特殊表现。

【治疗】

（一）积极控制感染

原则上应参考痰培养及药敏试验结果选择抗生素。经验用药常选用青霉素或一代头孢菌素加氨基糖苷类药物，中重度感染选用二代头孢菌素加氨基糖苷类或环丙沙星等药物，危重症选用三代头孢菌素，加用氨基糖苷类或喹诺酮类抗生素，极危重者也可用伊米配能，或加氨基糖苷类药。应用广谱抗生素需警惕和防治二重感染。

（二）治疗呼吸衰竭

1. 畅通气道：祛痰、解痉、建立人工气道等。

2. 氧疗。

3. 增加通气：应用呼吸兴奋剂、机械通气等。

（三）治疗心力衰竭

以控制感染、改善呼吸功能为主。对上述治疗无效的重症病例可用抗心衰治疗。

1. 利尿：一般选用中效或轻效利尿剂。应用原则：小剂量、联合使用排钾和保钾利尿剂，短程间歇用药。如 DHCT 25mg/次，1 ~ 3 次/天，联合螺内酯 20mg/次，1 ~ 2 次/天。注意监测尿量和血电解质，防止低氯低钾性代谢性碱中毒和血液浓缩而使痰液不易排出等。

2. 强心：因缺氧和肺心病本身对洋地黄耐受性差，洋地黄应慎用。一般用于感染已控制、呼吸功能改善及利尿剂治疗后仍有右心衰，或合并左心衰及室上性快速性心律失常的病例。应选用作用快、排泄快的制剂，用药剂量为常规剂量的 1/3 ~ 1/2。

3. 扩血管：可选用硝酸甘油、硝普钠、酚妥拉明、硝苯地平、卡托普利等以降低肺动脉压。

（四）防治并发症

1. 纠正酸碱失衡和电解质紊乱

（1）呼吸性酸中毒：见于Ⅱ型呼吸衰竭，应以增加通气为主。

(2) 呼吸性酸中毒并代谢性酸中毒:以纠正缺氧和二氧化碳潴留为主,pH<7.20 时可适当补充 5% $NaHCO_3$,但需防止加重 CO_2 潴留。

(3) 呼吸性酸中毒并代谢性碱中毒:见于Ⅱ型呼吸衰竭时补碱过量,或应用利尿剂、激素而未补钾和氯等。应纠正呼吸衰竭同时补充氯化钾。

(4) 呼吸性碱中毒:见于治疗Ⅱ型呼吸衰竭时 CO_2 排出过快过多和机械支持时过度通气,应调整通气。

2. 肺性脑病的治疗:见本章九。

3. 上消化道出血的防治:呼吸衰竭、酸中毒、重症感染等导致应激性溃疡或胃肠黏膜出血,可常规应用 H_2 受体拮抗剂口服预防。有呕血或便血应输新鲜血,并静脉应用质子泵抑制剂奥美拉唑及其他止血药物,必要时可口服或胃内灌注去甲肾上腺素冰盐水。关键在于纠正缺氧和二氧化碳潴留。

4. 控制心律失常:心律失常常因缺氧、酸碱失衡、电解质紊乱等所致,以室上性心律失常多见,应以纠正缺氧及酸碱失衡、电解质紊乱为主。影响血流动力学的心律失常应进行积极处理。

5. 纠正休克:酸中毒、重症感染、消化道出血、心衰、机械通气压力过高等均可导致休克。应针对原因治疗,必要时可选用去甲肾上腺素、多巴胺等血管活性药物。

6. 防治 DIC:呼吸衰竭、感染、休克等均可致 DIC。处理见第四篇第九章。

(五) 营养支持

患者呼吸功耗增加、摄入不足致免疫力差,感染不易控制;呼吸肌疲劳易致呼吸泵功能衰竭。应常规予高蛋白、高热量、多种维生素、微量元素饮食,一般热量 14.6kcal/(kg·d),必要时用鼻饲或静脉高营养治疗。

(六) 加强护理

密切观察病情变化,监测心肺功能,协助翻身拍背,加强生活护理和心理护理等。

(占成业)

九、肺性脑病

肺性脑病(pulmonary encephalopathy)是慢性支气管、肺、胸疾病发生呼吸衰竭时所致缺氧、二氧化碳潴留而引起精神障碍和神经系统症状的一种综合征,多为呼吸衰竭的表现之一,病死率高,发病机制复杂,常为高碳酸血症和低氧血症等导致脑水肿所致。

【诱因】

慢性呼吸衰竭者合并急性呼吸道感染、严重支气管痉挛、大气道痰液阻塞、不恰当使用安眠药或镇静剂、吸入高浓度氧、电解质紊乱及心力衰竭等。

【诊断】

(一)临床表现

1. 慢性肺心病者多有急性感染或相关诱因。

2. 除原有疾病和心肺功能不全的表现外,早期有头昏、头痛、表情淡漠、神志恍惚、兴奋多语或嗜睡及智力、定向功能障碍等。严重者抽搐、昏迷。

3. 多有面色潮红、皮肤湿暖、球结膜充血、心动过速等二氧化碳潴留征,严重者球结膜水肿、瞳孔缩小,腱反射减弱,锥体束征阳性。瞳孔不等大提示脑疝形成。

(二)实验室检查

动脉血气:pH 降低、PCO_2升高等呼吸性酸中毒改变。

【鉴别诊断】

需注意与脑血管疾病、代谢性碱中毒、感染中毒性脑病及水、电解质和酸碱失衡等相鉴别。

【治疗】

1. 去除诱因:积极控制感染,可用三代头孢菌素;避免使用镇静剂和长时间高浓度氧疗;防治电解质、酸碱平衡衡紊乱等。

2. 积极改善通气,纠正缺氧和二氧化碳潴留:除一般措施外,还应强调:①肺性脑病可使用呼吸兴奋剂,并应持续 72 小时以上。如尼可刹米 0.375g×4 支、洛贝林 3mg×4 支,稀释为

250～500ml 静脉滴注。目前主张用多沙普仑(doxapram)140mg,稀释后静脉滴注;或阿米三嗪(almitrine)100mg,稀释后静脉滴注;还可应用纳洛酮(naloxone),先用 0.8mg 加入生理盐水 20ml 静脉注射,后以 2mg 加入生理盐水 100ml 静脉滴注。任何呼吸兴奋剂使用 72 小时仍无效则应停用。②常规治疗无效时,应果断建立人工气道,进行机械通气,确保 CO_2 排出和低血氧迅速纠正。

3. 防治脑水肿

(1) 糖皮质激素:可降低颅内压、减轻脑水肿。常用地塞米松 10～30mg/d。疗程 3～5 天。

(2) 脱水:仅用于脑水肿或脑疝者。主张短期小剂量使用,如 20% 甘露醇 125ml/次,快速静脉滴注,1～2 次/天。根据心脏、尿量情况加用利尿剂、强心剂。注意警惕脱水、利尿不当导致的血液浓缩和电解质紊乱。

4. 积极进行支持疗法。

(占成业)

第二章　循环系统急诊

一、心　绞　痛

心绞痛(angina pectoris)是冠状动脉供血不足,心肌急剧、暂时缺血与缺氧所致的临床综合征。主要临床特点为胸骨后压榨性疼痛,可向胸前区左上臂放射,多发生于劳动或情绪激动时,持续数分钟,休息或含服硝酸酯类制剂可缓解。

【病因与诱因】

1. 冠状动脉粥样硬化致冠脉血流减少,为心绞痛最常见和主要病因。

2. 主动脉瓣狭窄或关闭不全、肥厚型心肌病、风湿性冠状动脉炎、先天性冠状动脉畸形、梅毒性主动脉炎、低血压等亦可致冠脉血供减少而发生心绞痛。

3. 劳累、情绪激动、饱餐、受寒等常为心绞痛的诱因。

【发病机制】

上述病因使冠状动脉血流量不能满足心肌代谢的需要时,引起心肌急剧、暂时缺血缺氧时,即产生心绞痛。在冠脉供血减少的情况下如增加心肌耗氧的诱因,更易加重心肌氧的供需矛盾而易诱发心绞痛。

产生疼痛的直接因素是心肌在缺氧情况下,心肌内积聚过多的代谢产物如乳酸、丙酮酸、磷酸等酸性物质和多肽类物质,刺激心脏自主神经的传入纤维末梢,经第1～5胸交感神经节和相应脊髓根传至大脑产生疼痛感觉。这种疼痛亦反映与自主神经传入水平相同的脊髓段的神经所分布的皮肤区域,即胸骨后与左前臂内侧。

病理解剖显示,发生心绞痛的冠心病患者的冠状动脉主支管腔显著狭窄达横切面的75%以上,另有约5%～10%的心绞痛患者其冠状动脉主要分支无明显病变,其心肌缺血缺氧可能与交感神经过度活跃、儿茶酚胺分泌过多或心肌代谢异常引起冠状动脉痉挛有关。

【诊断】

（一）临床表现

1. 症状:主要症状为发作性胸骨后疼痛。

(1) 部位:主要在胸骨体上段或中段之后可波及心前区手掌大小范围,甚至整个胸前区,常向左肩左臂内侧放射直至无名指小指或颈、咽、下颌部。

(2) 性质:常为压迫感、发闷或紧缩感、濒死恐惧感,有的人出冷汗、面色苍白,发作时患者不自觉地停止原来的活动,直至症状缓解。

(3) 诱因:体力劳动、情绪激动(愤怒、焦急、过度兴奋等)、饱餐、寒冷、吸烟、心动过速、休克均可为诱因。

(4) 持续时间:疼痛出现后逐渐加重持续 3 ~5 分钟,典型心绞痛很少超过 15 分钟,含服硝酸甘油可在几分钟内缓解。可一日发作数次,亦可数日、数月发作一次。

2. 体征:除原有瓣膜病变体征外,一般无异常体征。心绞痛发作时常见表情焦虑、出冷汗、血压升高、心率加快,有时出现第四或第三心音奔马律;可有暂时性心尖部收缩期杂音,为乳头肌缺血以致功能失调引起的二尖瓣关闭不全所致。

（二）实验室检查

实验室血液生化检查无特殊异常,血清心肌酶在正常范围。

（三）特殊检查

1. X 线检查无特殊异常。

2. 心电图检查

(1) 静息时的心电图:约半数患者在正常范围,也可能有陈旧性心肌梗死改变,或非特异性 ST-T 异常。有时有房室或束支阻滞或室性房性早搏,均非心绞痛特征。

(2) 心绞痛发作时心电图:绝大多数患者可出现暂时性缺

血型(水平型)ST 段下移、T 波低平或倒置,发作缓解后恢复,这些可看作心绞痛的典型心电图改变。

(3) 24 小时心电图连续监测:如监测中发现有 ST 段缺血性改变,且与当时活动量及症状相一致,提示为心绞痛。如 ST-T 有缺血性改变,但患者无症状,则称无痛性心肌缺血。

(4) 心电图运动负荷试验:最常用为平板运动试验,其次为踏车运动试验,了解运动时是否有心电图明显缺血性改变。

3. 放射性核素检查:显示心肌缺血部位。

4. 冠状动脉造影:显示冠状动脉狭窄部位和程度。

心电图负荷试验,冠状动脉造影检查,均不适于心绞痛发作时。

5. 试验性治疗:临床可疑心绞痛,在发作时立即舌下含服硝酸甘油 0.3 ~0.6mg,心前区疼痛立即缓解者是为心绞痛。

因此,根据以上典型疼痛、舌下含服硝酸甘油显效,加上发作时心电图 R 波为主导联中 ST 段、T 波改变(变异型心绞痛者则有关导联 ST 段上抬,疼痛缓解时恢复)可确诊。复杂病例含服硝酸甘油不能缓解者,可在发作缓解期作心电图负荷试验或放射性核素检查,必要时作冠状动脉造影以助诊断。

(四) 心绞痛的分型诊断

参照世界卫生组织的“缺血性心脏病的命名及诊断标准”国内归类如下。

劳累性心绞痛　其特点是疼痛由体力劳动、情绪激动或其他足以增加心肌需氧量的情况所诱发,休息或舌下含服硝酸甘油后可迅速缓解。包括:

1. 稳定型心绞痛:即发作时疼痛性质、诱因、持续或间隔时间、含服硝酸甘油后缓解时间均相对稳定。

2. 初发型心绞痛:初次发生的心绞痛时间未超过 1 个月,或稳定型心绞痛,稳定已 1 个月或数月后再发心绞痛,时间未超过 1 个月者。

3. 恶化型心绞痛:原为稳定型心绞痛,在 3 个月内疼痛的频率、程度、时限、诱因经常变动且进行性恶化,可发展成心肌梗死或猝死,亦可逐渐恢复成稳定型。

自发性心绞痛 其特点为疼痛发生与体力或脑力活动引起心肌需氧量增加无明显关系,与冠脉血流储备减少有关。疼痛程度较重,时限较长,不易用含服硝酸甘油所缓解。包括:

1. 卧位型心绞痛:疼痛多在平卧位休息时发生,不易为硝酸甘油所缓解,可发展成 AMI 或猝死。

2. 变异型心绞痛(variant angina pectoris):心绞痛发作时心电图显示有关导联的 ST 段抬高,与之相对应的导联则 ST 段可压低,疼痛缓解后 ST 段恢复原位。此为冠状动脉痉挛所致,患者迟早会发生心肌梗死。

3. 急性冠状动脉功能不全:亦称中间综合征。疼痛在休息或睡眠时发生,历时较长,可达 30 分钟到 1 小时以上,但无心肌梗死的客观证据,常为心肌梗死的前奏。

4. 梗死后心绞痛:是急性心肌梗死发生后 1 个月内又出现的心绞痛。这是由于一部分尚未完全坏死的心肌处于严重缺血状态下又发生心绞痛,随时有再发生梗死的可能。

近年有“不稳定型心绞痛”一词,是指劳累性稳定型心绞痛与心肌梗死之间的中间状态,包括除劳累性稳定型心绞痛以外的上述所有类型的心绞痛,且包括冠脉成形术后心绞痛与冠脉旁路术后心绞痛。

【鉴别诊断】

首先要应与 AMI 进行鉴别,另外应与心脏神经官能症、肌间神经痛、食管病变、溃疡病、颈椎病等鉴别。

【预后】

心绞痛患者大多能生存多年,但有发生 AMI 和猝死的危险,不稳定型心绞痛更易发生,有室性心律失常或传导阻滞者预后较差,但决定预后的主要因素为冠状动脉狭窄程度、范围及心功能。

【治疗】

(一) 发作时的治疗

1. 立即停止体力活动并休息,一般患者即可缓解。

2. 药物治疗

(1) 硝酸酯类制剂:①能扩张冠状动脉,增加冠脉血流量。

②降低心脏前后负荷，减少心肌氧耗。

硝酸甘油（nitroglycerin）0.3～0.6mg 舌下含服，约 90% 的患者 1～2 分钟内起效而迅速缓解，半小时后作用消失。如未见效，注意药片是否溶解或久置失效。常见不良反应有头昏、头胀痛、头部搏动感，面红、心悸，偶有血压下降，第一次使用时，最好患者平卧。长期反复应用可产生耐药性，停药 10 天以上再服用又可显效。

硝酸异山梨酯（isosorbide dinitrate）5～10mg 舌下含服，2～5 分钟起效，维持 2～3 小时，新近有供喷雾用制剂，不良反应与硝酸甘油类同。

亚硝酸异戊酯（amyl nitrite）为极易气化的液体，每安瓿 0.2ml，用时以手拍或纱布包裹敲碎，立即盖于鼻部吸入。作用快而短，约 10～15 秒内开始起效，数分钟即消失。作用及不良反应与硝酸甘油同，降血压作用更明显，宜慎用。

（2）中药：芳香理气类药物制剂，如麝香保心丸、冠心苏合丸、心宝等，亦以舌下含服为佳。

（二）缓解期治疗

急性发作及紧急处理后疼痛缓解，但仍应坚持治疗，以防再发或减少、减轻再发。

治疗原则：避免已知诱因，调节饮食，减轻精神负担，保持心情舒畅，适度体力活动，辅以药疗。

不稳定型心绞痛应休息一段时间。缓解期用常用药物及针对易患因素进行治疗。

1. 有高脂血症者应使用降脂药物

（1）高胆固醇血症：可选用洛伐他汀（美降脂）、辛伐他汀（舒降脂）、普伐他汀（普拉固）。

（2）高三酰甘油血症：可选用立平脂、脂必妥、鱼油降脂丸、山楂果等。

2. 有糖尿病者治疗糖尿病。

3. 改善微循环及血液高凝状态可选用激肽酶、复方丹参滴丸、银杏叶制剂、小剂量阿司匹林、丹参注射液等。可用丹参、红花、三七、川芎等煎剂。

4. 有高血压病者应降压治疗。

（三）抗心绞痛药物

1. 硝酸酯类制剂:硝酸异山梨酯,5～10mg,3次/天;单硝酸异山梨酯(isosorbide mononitrate)20mg,2次/天。

2. β受体阻滞剂:美托洛尔(metoprolol,美多心安)12.5～50mg,1～2次/天,阿替洛尔(atenolol,氨酰心安)6.25～25mg,1～2次/天。

使用β受体阻滞剂首次剂量应小,以了解患者的敏感性,老年人剂量应小,以免发生严重心动过缓,有支气管哮喘者忌用,明显心力衰竭忌用或小剂量与地高辛合用。

3. 钙拮抗剂:地尔硫䓬(diltiazem,硫氮䓬酮);银杏叶制剂如天保宁、舒血宁、银杏口服液等,亦具钙拮抗和抗血小板聚集作用。

以上药物可单独使用,各类不同作用机制药可以联合使用,但不应同一类联合使用,有的钙拮抗剂如维拉帕米不应与β受体阻滞剂合用。

上述治疗无效时可考虑作经皮腔内冠状动脉成形术或冠状动脉旁路移植术。

（李树生）

二、急性冠脉综合征

急性冠脉综合征(acute coronar syndrome,ACS)指冠心病中的急性发病类型,是由于冠状动脉粥样斑块表面纤维帽出现破溃后,血小板黏附并结合纤维蛋白原,激活凝血系统形成血栓,造成冠状动脉不同程度阻塞所致;包含不稳定型心绞痛、非ST段抬高心肌梗死(non-ST segment elevation myocardial infarction,NSTEMI)和ST段抬高心肌梗死(ST segment elevation myocardial infarction,STEMI),是心源性猝死的最主要原因。

急性心肌梗死

急性心肌梗死(acute myocardial infarction,AMI)是指冠状

动脉血供急剧减少或中断，使相关心肌发生缺血性坏死。主要临床表现为持久性胸骨后疼痛，心电图及血清心肌酶呈典型AMI的进行性改变。心律失常、心力衰竭、心源休克为本病的严重的临床表现。

【病因】

1. 冠状动脉粥样硬化，在此基础上发生血栓形成，或粥样斑块破裂出血。

2. 偶为冠状动脉痉挛、栓塞、炎症、先天性畸形致冠状动脉口阻塞。

3. 亦偶可因严重休克、脱水、急性大出血、外科手术或严重心律失常等致心排血量骤降、冠状动脉灌注锐减引起。饱餐、过分激动、寒冷常可为本病的诱因。

【病理】

1. 冠状动脉病变：冠状动脉有弥漫性粥样硬化斑块，至少1支，多数2支，也可3～4支受累，使管腔狭窄达75%以上或完全闭塞，大多有血栓形成。因冠状动脉痉挛引起管腔狭窄者，有的患者可无粥样硬化病变。

2. 心肌病变：冠状动脉闭塞后20～30分钟，只有少数心肌坏死，1～12小时内，大部分心肌呈凝固性坏死，心肌间质充血、水肿并伴有多量炎性细胞浸润。随后坏死心肌纤维逐渐溶解，形成肌溶灶，坏死组织1～2周开始吸收，逐渐有肉芽组织形成，并逐渐纤维化，6～8周形成瘢痕而愈合。

【诊断】

（一）症状

1. 先兆症状：约50%～80%的患者发病前数日或数周有乏力、胸部不适，活动时心悸、气急、有新发心绞痛或原有心绞痛加重、发作较频、持续时间较长且服用硝酸酯类药物疗效差，心绞痛时可伴恶心、呕吐、大汗等。

2. 发病时症状

(1) 心前区疼痛：是典型AMI的突出症状，疼痛部位多在胸骨后，亦可在整个心前区，呈紧缩感、压榨感、窒息濒死感。患者烦躁不安、冷汗、恐惧状。疼痛可向下颌、颈部、肩背部、左臂部放射，且含服硝酸甘油片等不能缓解，持续时间可数小时至数天。少数患者疼痛部位在上腹部剑突下，常易误诊为胃炎、胃穿孔、急性胰腺炎。少数患者疼痛较轻，亦有不感疼痛者，称为无痛性心肌梗死，如心内膜下心肌梗死。这些非典型的 AMI，常易见于老年人，应特别警惕。

（2）胃肠道症状：疼痛剧烈时常伴恶心、呕吐、上腹胀气、呃逆，此为迷走神经受坏死心肌刺激及心排血量降低、组织灌注不足有关。

（3）心律失常：见于 75%～95% 的 AMI 患者，多发生在发病后的 24 小时内，亦可延至病后 1～2 周。常伴乏力、心悸、头昏、晕厥等症状。前壁 AMI 易发生室性早搏（成对出现）或短阵室速，亦可为多源性或 R-on-T，严重者可突发室速甚至室颤而猝死。下壁 AMI 易发生窦性心动过缓或传导阻滞，如同时伴有室性心律失常者提示病情严重，预后较差。

（4）心力衰竭：AMI 引起的心力衰竭称为泵衰竭，主要为急性左心衰竭，可在起病最初几天内发生，或在疼痛、休克好转阶段出现，为心脏舒缩功能显著减弱或不协调所致，发生率约为 32%～48%。患者可出现呼吸困难、咳嗽、发绀、烦躁等症状，严重者可发生急性肺水肿，随后可出现右心衰表现。右室梗死时可一开始即出现右心衰竭表现。如肺水肿与心源性休克同时出现，则病情更为严重。老年人突起不明原因的急性左心衰竭常是急性心肌梗死的首发临床表现。

（5）低血压和休克：疼痛时常伴有血压下降，这不一定是休克。但如疼痛缓解而收缩压仍低于 80mmHg（10.67kPa），且有烦躁不安、面色苍白、皮肤湿冷、脉细而快、大汗淋漓，尿量每小时<20ml，神智迟钝甚至晕厥者，则为休克表现。多发生在起病数小时至 1 周内，约见于本病 20% 的患者，为心肌广泛（40% 以上）坏死、心排血量急剧下降所致，系心源性休克，因神经反射引起的周围血管扩张属次要因素，有些患者伴有血容量不足。老年人不明原因的大汗、肢冷、血压明显下降，也常是急性心肌梗死的首发临床表现，均应提高警惕。

(6) 全身症状：有发热，体温一般在 38℃左右，很少超过 39℃，持续约 1 周。

（二）体征

AMI 患者缺乏非常特殊的体征，以下特点应结合症状分析。

1. 心脏体征：心脏浊音界可轻度至中度增大，心率多增快，少数减慢，心尖区第一心音减弱，可出现第四心音（心房性）奔马律，少数有第三心音（心室性）奔马律；约 10%～20% 患者在起病 2～3 天出现心包摩擦音，为反应性纤维素性心包炎所致；如发生二尖瓣乳头肌功能失调或断裂，则心尖区可出现粗糙的收缩期杂音或伴收缩中晚期喀喇音。

2. 血压：除早期血压可增高外，几乎所有患者都有血压降低。起病前有高血压者，血压可降至正常或更低，无高血压者可降至正常以下，且难以恢复到起病前水平。

另外可有与心律失常、休克、心力衰竭有关的其他相应的体征。

（三）心电图检查

AMI 的特殊性改变如下：

1. 有 Q 波 AMI 的改变特点：①病理性 Q 波（即 Q 波宽>0.04 秒，深超过同导联主波的 1/4）。70%～80% 的病理性 Q 波在病情稳定后仍永久存在。②ST 段抬高，呈弓背向上，可与 T 波形成单向曲线，数日后可回到基线水平；急性期经溶栓治疗再通后可迅速下降至近基线水平。③T 波改变，在 AMI 超急期出现高大而不对称的 T 波，以后 T 波开始降低至倒置，常呈冠状 T，在起病 2～3 周内最显著，以后可以恢复正常。

2. 无 Q 波 AMI 的改变特点：①无病理性 Q 波；②有普遍的 ST 段压低≥0.1mV（但除外 aVR、V_1 导联）；③T 波倒置，可持续 1～2 天以上，但始终不出现病理性 Q 波。

3. AMI 部位的心电图定位见表 7-2-1。

表 7-2-1 急性心肌梗死部位的心电图定位

AMI 部位	出现典型心电图改变的主要导联
左室梗死	
前间壁	$V_{1\sim3}$
前壁	$V_{3\sim5}$
前侧壁	$V_{5\sim7}$
高侧壁	Ⅰ、aVL
正后壁	$V_{7\sim9}$($V_1 \sim V_2$ 出现 Q 波)
广泛前壁	$V_{1\sim5}$
下壁(隔面)	Ⅱ、Ⅲ、aVF
下侧壁	Ⅱ、Ⅲ、aVF、$V_{5\sim7}$
右室梗死	
(1) 单纯右室梗死少见	
(2) 右室梗死常合并下后壁梗死	
(3) V_{4R} ST 上抬>1mm	
(4) ST_{V_1} 上抬>ST_{V_2}(参考)	
(5) $V_{3R} \sim V_{5R}$ 呈 QS 型(参考)	
(2)、(3)为诊断的主要条件	

(四) 实验室检查

1. 起病 24~48 小时后,白细胞可增至 $10\times10^9 \sim 20\times10^9$/L,中性粒细胞增多;血沉增快,可持续 1~3 周,起病数小时后至 2 日内血中游离脂肪酸增高。

2. 血清心肌酶含量增高:肌酸磷酸激酶(CPK)起病 6 小时内开始升高,24 小时达到高峰,3~4 日可恢复正常;谷草转氨酶(GOT)及乳酸脱氢酶(LDH)相对应的时间为 6~12 小时、8~10 小时和 24~48 小时、2~3 日,3~6 日、1~2 周。

CPK-MB、CPK-MB 亚型及 LDH-1 对 AMI 诊断的敏感性、特异性均较高,是诊断 AMI 的重要依据。

3. 血肌红蛋白测定：其高峰较心肌酶出现早、恢复亦较慢是其特点。

4. 血液中心肌肌钙蛋白 cTn 测定：对 AMI 的敏感性特异性均很高，现已在临床应用，特别在急诊室对疑 AMI 者可使用，操作简便、出结果快，但试剂昂贵。

必要时可作放射性核素检查、超声心动图检查、心电向量图检查，均有助诊断。

根据上述典型的临床表现及心电图和心肌酶谱的动态观察，对绝大多数 AMI 的诊断并不困难。对老年人突然不明原因地发生较持久的上腹痛、胸闷或突然发生严重的心律失常或休克或心力衰竭者均应考虑 AMI 的诊断，特别是无 Q 波的 AMI。近年来由于条件的改善，患者在症状发生后立即就医，上述实验室检查也可能出现阴性结果，应进行动态检查。

（五）急性心肌梗死的标准

当临床上发现急性心肌缺血伴有心肌坏死的证据时，就应当使用心肌梗死这一术语。因此，只要符合下列任何一条标准，就应诊断心肌梗死。

· 检测到心肌标志物（尤其是肌钙蛋白[cTn]）升高，至少又一次超出正常参考值上限（URL）的第 99% 百分位值，同时至少伴有下列一项证据：

· 心肌缺血的症状。

· 新发的或推测新发的显著 ST-T 改变或新出现的左束支传导阻滞（LBBB）。

· 心电图出现病理性 Q 波。

· 影像学检查发现新发的心肌丢失或新发的节段性室壁运动异常。

· 冠脉造影或尸检发现冠脉内存在新鲜血栓。

· 心源性死亡，伴有心肌缺血的症状，并伴有推定为新发的心肌缺血 ECG 改变或新出现的 LBBB，但死亡之前未能获取血液标本或血液中心肌标志物尚未开始升高。

· 经皮冠脉介入治疗（PCI）相关 MI 定义为：基线 cTn 值正常（≤99% URL）的患者，PCI 术后升高超过 99% URL 的 5 倍；

若基线水平升高且保持稳定或处于下降期,则术后 cTn 较基线值升高>20% 。此外,尚需具备以下任何一项:①心肌缺血的症状;②新发现的心肌缺血 ECG 改变;③血管造影结果与 PCI 并发症相吻合;④影像学检查显示新发的心肌丢失或新发的节段性室壁运动异常。

·在心肌缺血时冠脉造影或尸检发现支架血栓形成,并伴有心肌标志物升高和(或)下降,至少有一次数值超过 99% URL,即可界定为支架内血栓相关性 MI。

·冠脉搭桥(CABG)相关性 MI 定义为:基线 cTn 值正常(≤99% URL)的患者,手术后心肌标志物超过 99% URL 的 10 倍。此外,尚需有以下任何一项表现:①新出现的病理性 Q 波或新出现的 LBBB;②冠脉造影发现新的桥血管或自身冠脉闭塞;③影像学检查显示新出现的心肌丢失或新发的节段性室壁运动异常。

(六) 陈旧性心肌梗死的标准

符合下列任何一条标准,即可诊断陈旧性心肌梗死:

·伴或不伴症状的病理性 Q 波,同时排除了非缺血性病因。

·影像学检查发现局部心肌丢失的表现如室壁变薄并丧失收缩功能,同时排除非缺血性病因。

·病理检查发现陈旧性心肌梗死。

【鉴别诊断】

应注意与以下病症鉴别:

(1) 心绞痛:鉴别要点见表 7-2-2。

(2) 急性心包炎:鉴别要点见表 7-2-3。

(3) 急性肺动脉栓塞:可有胸痛、咯血、呼吸困难和休克,并有右心负荷急剧增加表现,如发绀、P_2 亢进、颈静脉充盈、肝肿大、下肢水肿等。应注意与右室梗死鉴别,后者不咯血、心电图为右室梗死图形、血清心肌酶明显升高等可与之区别。

(4) 急腹症:急性胰腺炎、溃疡病、急性胆囊炎、胆石症,均上腹疼痛,可伴休克。但仔细询问病史、体格检查、心电图检查、B 超检查、血清心肌酶和血尿淀粉酶测定等可以鉴别。

(5) 主动脉夹层:起病急、胸痛剧烈,向背、肋腹、腰和下肢放射,可有下肢暂时性瘫痪、偏瘫和主动脉瓣关闭不全表现。胸部 X 线平片、"B 超"、CT、MRI 综合结果提示,主动脉影增宽或呈块影可以确诊,并且心电图非 AMI 样改变,亦无血清心肌酶升高,可以鉴别。

表 7-2-2 心绞痛与急性心肌梗死的鉴别

鉴别要点	心绞痛	急性心肌梗死
疼痛		
部位	胸骨上、中段之后方	相似,可较低或上腹部
性质	压榨感或紧缩感	相似,更严重有濒死感
诱因	劳累、情绪激动、受寒或饱餐后	可有、可无
时限	短,1~5 分钟多在 15 分钟以内	长,数小时或 1~2 天
频率	频繁发作	不频发
硝酸甘油疗效	显著缓解	作用不显
气喘或肺水肿	极少	常有
血压	升高或无显著改变	常低、甚至休克
心包摩擦音	无	可有(多在起病 2~3 天出现)
坏死物质吸收的表现		
发热	无	可有
白细胞升高	无	常有
血沉增快	无	常有
心电图变化	无或仅有短暂性 ST 段和 T 波变化	有特征性和动态性变化
血清心肌酶增高	无	明显

表 7-2-3 急性心包炎与急性心肌梗死的鉴别

鉴别要点	急性心包炎早期 尤其非特异性心包炎	AMI
疼痛		
部位	整个心前区	胸骨中下段后或剑突下
性质	剧痛但非紧缩感	剧痛,有紧缩感或窒息濒死感
与咳嗽呼吸关系	咳嗽、呼吸时加重	不明显
心包摩擦音	痛重时可闻及明显心包摩擦音,痛减轻或消失时摩擦音消失	痛重时无心包摩擦音,2~3 天痛减轻时少数可有
心电图	除aVR 外,其余导联均可有 ST 抬高,弓背向下,无 Q 波	梗死部位 ST 呈弓背向上抬高并可与 T 波形成单向曲线,有病理性 Q 波
血清酶	通常正常	均明显升高

【治疗】

(一) 治疗目标

总的目标是迅速改善紧急症状,防止严重心律失常、心力衰竭、心源性休克,抢救梗死区边缘带,缩小梗死面积。防止梗死面积扩大,降低死亡率,有利远期预后。

(二) 治疗原则

1. 降低心肌氧耗量:如镇静、止痛、减轻心脏负荷、降低心肌兴奋性。

2. 增加心肌氧供:如吸氧、溶栓、扩管、PTCA。

3. 保护心肌细胞:如使用 ATP、CoA、CoQ10 、细胞色素 c、FDP、含镁极化液。

4. 尽量避免使用增加心肌氧耗的药物,如强心苷。

5. 及时纠正心律失常、心力衰竭、心源性休克。

6. 急诊科就地紧急处理，待病情相对稳定后收入 CCU 或 ICU。

（三）具体治疗措施

1. 监护和一般处置

（1）镇静：①将患者安置在安静床位后，医务人员要言行镇定、敏捷，诊疗措施严谨、有力，观察、检查病情细致、态度亲切，诊断先不一定让患者知道，待病情稳定后谨慎告之，防止紧张与恐惧，使其有信心配合治疗。②做好家属及亲友工作，不要在患者面前表现出惊慌失措，谢绝不必要的探视，使患者有个良好治疗环境与安全感。③地西泮（安定）10mg 静脉注射，即用。

（2）吸氧：2～4L/min。

（3）监测：安置心电图、血压、血气多功能监测仪。

（4）进行 AMI 常规护理。

2. 解除疼痛

（1）疼痛较重具濒死感者：立即予吗啡（morphine）5mg 皮下注射，或 3～5mg 静脉注射，15 分钟后仍不止痛可重复使用，重复静脉给药时吗啡量为 2mg；或用哌替啶 50～100mg 肌内注射，15 分钟无效可重复使用。使用吗啡或哌替啶时最好配以阿托品 0.15mg 以避免前者可能引起冠脉痉挛的副作用。使用上述两药均应注意心动过缓、血压下降及呼吸受抑等副作用的发生。

（2）疼痛较轻者可予口服或静脉滴注罂粟碱，口服量为 0.03～0.06g，每 6 小时一次，静脉滴注量 24 小时不超过 0.24g。

（3）硝酸甘油 5mg，加入 5%～10% 葡萄糖液 250ml 静脉滴注，可减轻心脏前后负荷，减少心肌氧耗及增加冠脉血流量，可使疼痛明显减轻及心功能得到保护。

（4）β 受体阻滞剂，能降低心肌氧耗，尤其前壁梗死伴交感神经功能兴奋者适用。美托洛尔每次 12.5～50mg，1～2 次/天或氨酰心安每次 6.25～25mg，1～2 次/天口服。但如有心动过缓、传导阻滞及心功能不全者慎用。

(5) 地尔硫䓬(合心爽):30mg/次,3 次/天。对减少再梗死及顽固性心绞痛疗效肯定。

(6) 伴有高血压者,可同时口服复方卡托普利每次 1 ~ 2 片,3 次/天。

(7) 中药:冠心苏合丸、麝香保心丸、复方丹参滴丸等舌下含服均有一定止痛作用。

以上各类药物可以单用,亦可联合使用,以能迅速止痛且不出现不能耐受的副作用为原则。

3. 溶栓治疗

(1) 溶栓目的:使新鲜血栓得以溶解,让阻塞的冠脉得到早期、充分、持续再通,从而增加氧供、抢救边缘带、缩小梗死面积,这是近 20 多年来治疗 AMI 的一大重要进展,必须争分夺秒地进行(以下 AMI 溶栓疗法参考方案为中华心血管病杂志编委会于 1996 年 7 月修订,为目前国内大多医院参考使用)。

(2) 适应证

1) 持续性胸痛≥半小时,含服硝酸甘油症状不缓解。

2) 相邻两个或更多导联 ST 段抬高肢体导联>0.1mV、胸导>0.2mV。

3) 发病≤6 小时者。

4) 若患者来院时已是发病后 6 ~ 12 小时,心电图 ST 段抬高明显伴有或不伴有严重胸痛者仍可溶栓。

5) 年龄≤70 岁,对 70 岁以上的高龄 AMI 患者,应根据梗死范围、患者一般状态及有无高血压、糖尿病等因素,因人而异,慎重选择。

(3) 禁忌证

1) 两周内有活动性出血(胃肠道溃疡、咯血等),做过内脏手术、活体组织检查、有创伤的心肺复苏术,不能实施压迫的血管穿刺以及有外伤史者。

2) 高血压病患者经治疗后在溶栓前血压仍≥160/100mmHg(21.33/13.33kPa)者。

3) 高度怀疑有夹层动脉瘤者。

4) 有脑出血或蛛网膜下腔出血史,>6 小时至半年内有缺血性脑卒中(包括 TIA)史。

5) 有出血性视网膜病史。

6) 各种血液病、出血性疾病或有出血倾向者。

7) 严重的肝、肾功能障碍或恶性肿瘤等患者。

(4) 溶栓步骤:溶栓前检查血常规、血小板计数、出血和凝血时间及血型。

1) 即刻口服水溶性阿司匹林 0.15 ~ 0.3g,以后每日 0.15 ~ 0.3g,3 ~ 5 天后改服 50 ~ 150mg,出院后长期服用小剂量阿司匹林。

2) 静脉用药种类及方法

A. 尿激酶(UK):150 万 IU(约 2.2 万 IU/kg)用 10ml 生理盐水溶解,再加入 5% ~ 10% 葡萄糖液 100ml 中,30 分钟内静脉滴入。尿激酶滴完后 12 小时,皮下注射肝素 7500U,每 12 小时一次,持续 3 ~ 5 日。

B. 链激酶(SK)或重组链激酶(rSK):150 万 U 用 10ml 生理盐水溶解,再加入 5% ~ 10% 葡萄糖液 100ml 中,60 分钟内静脉滴入。

C. 重组组织型纤溶酶原激活剂(rt-PA):用 rt-PA 前先给予肝素 5000U 静脉滴注,同时按下述方法应用 rt-PA。

D. 国际习用加速给药法:15mg 静脉推注,0.75mg/kg(不超过 50mg)30 分钟内静脉滴注,0.5mg/kg(不超过 35mg)60 分钟内静脉滴注,总量≤100mg。

E. 国内试用小剂量法:8mg 静脉推注,42mg 于 90 分钟内静脉滴注,总量为 50mg。

rt-PA 滴毕后应用肝素每小时 700 ~ 1000U,静脉滴注 48 小时,监测 APTT 维持在 60 ~ 80 秒,以后皮下注射肝素 7500U,每 12 小时一次,持续 3 ~ 5 日。

(5) 监测项目

1) 症状及体征:经常询问患者胸痛有无减轻以及减轻的程度,仔细观察皮肤、黏膜、咳痰、呕吐物及尿中有无出血征象。

2) 心电图记录:溶栓前应做 18 导联心电图,溶栓开始后 3 小时内每半小时复查一次 12 导联心电图(正后壁、右室梗死仍做 18 导联心电图)，以后定时做全套心电图，导联电极位置应严格固定。

3）用肝素者需监测凝血时间：可用 Lee White 三管法，正常为 4～12 分钟；或 KPTT 法，正常为 35～45 秒。

4）发病后 6、8、10、12、16、20 小时查 CK、CKMB。

（6）冠状动脉再通的临床指征

1）直接指征：冠状动脉造影观察血管再通情况，依据 TIMI 分级，达到Ⅱ、Ⅲ级者表明血管再通。

2）间接指征：①心电图抬高的 ST 段在输注溶栓剂开始 2 小时后，在抬高最显著的导联 ST 段迅速回降≥50%。②胸前自输入溶栓剂开始 2～3 小时内基本消失。③输入溶栓剂后 2～3 小时内，出现加速性室性自主心律，房室或束支阻滞突然改善或消失，或者下壁梗死患者出现一过性窦性心动过缓、窦房阻滞，伴有或不伴有低血压。④血清 CK-MB 酶峰提前在发病 14 小时以内或 CK 16 小时以内。

具备上述 4 项中 2 项或以上者考虑再通，但第 2 与第 3 项组合不能判为再通，对发病后 6～12 小时溶栓者暂时应用上述间接指征(第 4 条不适用)。

（7）溶栓治疗的并发症

1）出血：①轻度出血：皮肤、黏膜出血，肉眼及显微镜下血尿，或小量咯血、呕血等(穿刺或注射部位少量瘀斑不作为并发症)。②重度出血：大量咯血、消化道大出血或腹膜后出血等引起失血性低血压或休克，需要输血。③危及生命部位的出血：颅内、蛛网膜下腔、纵隔内或心包出血。

2）再灌注性心律失常，注意其对血流动力学的影响。

3）一过性低血压及其他的过敏反应(多见于 SK 或 rSK)等。

（8）梗死相关冠状动脉再通后 1 周内再闭塞指征

1）再度发生胸痛，持续≥半小时，含服硝酸甘油片不能缓解。

2）ST 段再度抬高。

3）血清 CK-MB 酶水平再度升高。

上述三项中具备两项者考虑冠脉再闭塞，若无明显出血现象，可考虑再次应用溶栓药物，剂量根据情况而定，但 SK 或

rSK 不能重复用,可改用其他溶栓剂。

(9) 疗效估价

1) 心肌梗死范围:①急性早期 ST 段抬高的导联 R 波未消失,提示尚有存活心肌。②随着病程的进展,异常 Q 波导联数未增加,提示梗死区无扩展。

2) 溶栓后住院期并发症发生率(5 周内):①急性肺水肿,具明显的临床症状或 X 线征象。②心源性休克。③严重的心律失常:室性心动过速、心室纤颤、束支传导阻滞或三度房室传导阻滞。④室壁瘤。⑤室间隔穿孔、乳头肌断裂、游离壁破裂。

3) 心功能状态与左室重塑(remodeling):①X 线远达片观察心影大小及形态、肺淤血及心胸比值。②超声心动图和(或)核素心血池检查:观察有无左室扩张、室壁运动异常、室壁瘤、心室收缩和(或)舒张功能异常等。

4) 病死率及随访观察:①住院病死率(5 周)及死因(心脏性死亡或非心脏性死亡)。②长期随访,每半年全面复查一次(包括心功能检测、登记劳动能力和活动量、心绞痛和再梗死情况、对死亡者做死因调查)。

二级预防和溶栓后心肌缺血评估,以及进一步的介入,如 PTCA 或冠状动脉旁路术(CABG)等治疗的必要性选择,在随访期中定期进行。

近年来有使用激光溶解血栓的疗法,但国内尚未很好开展。

经皮腔内冠状动脉成形术(PTCA)多用在经溶栓治疗冠状动脉再通后又再堵塞或仍重度狭窄者,可紧急施行本法扩张病变血管。

(四) 保护心肌细胞,促进心肌代谢

1. 能量合剂

5%葡萄糖溶液	250ml	静脉滴注,1次/天,共14天
三磷腺苷	40mg	
Co-A	100U	
细胞色素c	30mg	
肌苷酸钠	400mg	
维生素B_6	100mg	

2. 1,6 磷酸果糖(FDP):10g 溶于稀释液中,15 分钟滴完,2 次/天,共 7 天。

3. 含镁极化液:可促进心肌摄取和代谢葡萄糖,使 K^+ 进入细胞内,恢复细胞膜极化状态,以利心肌恢复正常收缩,防止与减少心律失常发生,并促使心电图上 ST 段回到等电位线上。

10% 葡萄糖液　250 ~ 500ml
胰岛素　4 ~ 8U
门冬氨酸钾镁液　30 ~ 60ml
（以上）静脉滴注 1 次/天,共 7 天

4. 低分子右旋糖酐:能减轻红细胞聚集、降低血黏度、改善微循灌流。一般用低分子右旋糖酐 250 ~ 500ml 静脉滴注,1 次/天,2 周为一疗程。

(五) 纠正心律失常

1. 前壁心肌梗死易发生室性早搏或室性心动过速,一旦出现应立即用利多卡因 50 ~ 100mg 静脉注射,每 5 ~ 10 分钟可重复使用,直至早搏消失或室速纠正,或总量已达 300mg 时改成每 500ml 5% 葡萄糖液中加入利多卡因 500mg,以 1 ~ 2ml/min 速度维持,如输液过多,可每 250ml 液中加入 500mg,但滴注速度应减至 0.5 ~ 1ml/min。情况稳定后,改用美西律 150mg 或普鲁卡因胺 250 ~ 500mg 或妥尼卡 600mg 每 6 小时一次,口服维持。

2. 如发生心室颤动,应尽快采用非同步直流电除颤。起始功率 200J,无效可重复一次或增大能量,但最大不应超过 360J。如室性心动过速,先用利多卡因,无效时,应及早应用同步直流电复律,功率应较除颤小,起始 50 ~ 100J。

3. 对缓慢心率失常,如严重窦性心动过缓,一度Ⅱ型 AVB、三度 AVB 有明显血流动力学失常时,可用阿托品 0.5 ~ 1mg 肌内注射,或 1 ~ 2mg 加入 100 ~ 200ml 液中静脉滴注,使心率能增至 60 次/分左右即可。无效时亦可使用异丙肾上腺素 0.5 ~ 1mg 加入 250ml 液中静脉滴注,速度不宜过快,以免诱发室性心律失常。以上药物无效时,可采用体外经皮无创起搏器。无效时,进行有创心内膜下临时起搏,7 天后仍不能恢复正常窦性心律者,应安置永久人工心脏起搏器。

（六）治疗心力衰竭

详见第四篇第四章。

（七）控制休克

AMI 绝大多数为左室梗死，结合病情，灵活采用以上方法综合紧急处理（详见下一节）。

右心室梗死的处理与左心室梗死有所不同。右心室梗死引起右心衰竭伴低血压，在无左心衰竭时，治疗以扩容为主，24 小时内静脉输液量明显增多，可多达 3 ~ 6L/24 小时，直至低血压纠正，或肺毛细血管楔压达 15 ~ 18mmHg（2.0 ~ 2.4kPa）标准。如仍未纠正可用强心苷，不宜使用利尿剂。但单纯右心室梗死临床极少见，如伴有左室梗死则输液应特别谨慎。经以上紧急处理待病情相对稳定，即可收入 CCU 或 ICU 继续治疗，并应注意以下几方面：

（1）继续稳定患者情绪，头 7 天绝对卧床，保持安静。

（2）常规监测基本生命体征：T、P、R、BP、HR，至少 1 周。

（3）心电监测至少 5 ~ 7 天，特别应警惕 1 ~ 3 天内可能发生的原发性室颤。一旦发生，立即行电击除颤。

（4）每天检测血气、电解质及水盐代谢，第一天输注钠盐不应超过 4.5g，清淡易消化饮食，每次量不宜过多，记录 24 小时出入水量，保持大便通畅，对三天未排便者，应注意通便。

（5）第 24 小时、48 小时、72 小时及第 7 天、第 14 天复查血清心肌酶。

（6）有心力衰竭、休克者应安置 Swan-Gaze 导管进行血流动力学监测。

（7）最早起床时间：应依据梗死面积大小、病情恢复快慢、病程中有无心律失常、心力衰竭、休克等严重症状及其他并发症而定，活动量只能逐步增加，依次为床上→床边→室内→室外，以不出现劳累、心慌、心前区疼痛等症状为原则。一般 6 ~ 8 周后可室外散步。

（8）出院后，忌吸烟、酗酒，维持低盐低脂饮食，适当进行体力活动，避免紧张。长期服用小剂量阿司匹林、β 阻滞剂、转换酶抑制剂、长效硝酸酯类药及中药活血化瘀药等有利巩固疗效及防止再梗死发生。

(李树生)

三、心源性休克

心源性休克(cardiogenic shock)是心脏泵血功能衰竭或充盈障碍,致心排血量过低,使各主要器官和周围组织灌注不足而产生一系列代谢和功能障碍的综合征;最常见的原因为急性心肌梗死(AMI)。

【病因】

(1) 急性心肌梗死是本症最常见的病因。

(2) 其他原因有急性心肌炎、各型心肌病、严重心瓣膜病、严重心律失常、心脏压塞、室间隔穿孔、乳头肌及腱索断裂、巨大心房黏液瘤、心脏手术后、张力性气胸、肺栓塞等。

【发病机制】

发生心源性休克的主要机制为心脏收缩功能低下、泵衰竭或心排血受阻、左室容量负荷过重、左室充盈锐减;或由心脏压塞、左室舒张受限、回心血量受阻致心排血量锐减等血流动力学障碍所致。就常见的AMI而言,梗死面积至少占心肌的40%以上才易发生休克。

【诊断】

(一) 病史

绝大多数心源性休克继发于AMI,故有典型AMI的症状和心电图及心肌酶学动态变化。由其他病因引起血流动力学改变致休克者,均有原发病的典型病史及症状、体征和有关特殊检查特点。

(二) 临床表现

AMI致心源性休克时,主要为周围循环衰竭及心功能衰竭的表现。

1. 休克可发生在 AMI 发病的 1 至数小时或 1 周内。

2. 患者感心慌、气促、躁动不安或表情淡漠、呆滞、端坐呼吸、口唇及肢端发绀、发凉、肤色苍白、皮肤湿冷甚至大汗，重者嗜睡甚至昏迷。

3. 血压下降，收缩压<80mmHg，如原为高血压者，收缩压较先前下降>40mmHg；老年人以不明原因的大汗、肢冷和低血压为首发症状。

4. 脉细速、心率快、心音低，可有奔马律或律不整，如新出现胸骨左缘明显响亮收缩期杂音，可能为乳头肌断裂或间隔穿孔，如杂音伴有震颤，更多为间隔穿孔。两肺底可闻湿性啰音，如伴右心衰竭则有颈静怒张、肝肿大、肝颈征阳性。如以上症状发展过快，表现为急性心脏压塞征时，则应考虑室壁穿破的可能。

5. 尿量<20ml/h。

（三）实验室检查

1. 应常规进行血、尿常规及血电解质、肾功能、血气、血 pH 检测。

2. 常规 12 导心电图检查及持续心电图、血压、血气监测。

3. AMI 患者应动态检测心肌酶谱。

4. 休克原因不明时，应常规行 X 线胸片检查。

（四）血流动力学监测

有条件的应常规通过 Swan-Ganz 导管作血流动力学及心功能监测。

1. 休克时心排血量（CO）常低于 2. 5L/min，心脏指数（CI）低于 2. 0L/（min · m^2）。

2. 左心室梗死患者肺毛细血管楔压（PCWP）可升至 25 ~ 30mmHg，严重者可达 40 ~ 45mmHg。右心室梗死、肺栓塞、心脏压塞时右房压（RAP）均升高。

结合病史，根据上述周围循环衰竭的临床表现及血压的下降与尿量<20ml/h 便可诊断，如能测得 CI<2. 0h/（min · m^2）、PCWP>18mmHg 则更支持诊断。

【鉴别诊断】

通过掌握临床特点、心电图、X线胸片和心肌酶谱检查确定AMI并不很困难,如在此基础上发生休克多为心源性休克,AMI病程中因大量出汗也可伴有低血容量因素,如考虑这为主要原因则快速(10分钟内)静脉滴注低分子右旋糖酐或生理盐水100ml,血压可以上升,而心率不增快、PCWP不升高,提示多为血容量不足,反之血压无上升,而心率增快、PCWP升高,则以心泵衰竭为主。至于单纯低血容量性休克则有明显引起血容量减少病因而无其他心脏原发疾病,不难鉴别。

其他如感染性休克、过敏性休克等原因的休克详见休克章。

【治疗】

以AMI致心源性休克的治疗为例。治疗目的是提高心排血量、降低心室充盈压、维持适当血压。

(一) AMI的常规治疗

镇静、止痛、给氧、溶栓、抗凝、扩血管、护能照常进行。

(二) 针对休克的治疗

分析休克是纯属心源性,或尚有周围血管舒缩功能障碍,或伴有血容量不足等因素存在,分别处理。

1. 补充血容量:如估计患者出汗较多或伴呕吐等可致血容量不足时,或PCWP低者,用低分子右旋糖酐或5%葡萄糖盐水100ml快速静脉滴入(10分钟内滴完)。这时如血压上升、收缩压100~120mmHg而心率不增快,提示血容量不足,适当增加补液使血压稳定而PCWP在15~18mmHg时,调整补液速度及量。

2. 应用血管活性药:如补充血容量后血压仍不升,而肺楔压与心排血量正常时,提示周围血管张力不足,应当使用升压药。

(1) 多巴胺(dopamine):10~30mg加入5%葡萄糖液100ml中静脉滴注,以10~20μg/(kg·min)为度,刺激α受体,从而提高血压。最高剂量不超过20μg/(kg·min)。

(2) 多巴酚丁胺(dobutamine):用量同多巴胺,其对心脏的正性肌力作用较多巴胺强。

3. 纠正酸中毒:常用5%的碳酸氢钠溶液。

4. 可用主动脉内气囊反搏术。

(李树生)

四、高血压急诊

以往的文献和教科书中曾出现过的有关高血压急症的术语有:高血压急症、高血压危象、重症高血压危象、高血压脑病、恶性高血压、急进型高血压。不同的作者所给的定义以及包含的内容有所不同,有些甚至比较混乱。1997年美国高血压预防、检测、评价和治疗的全国联合委员会第六次报告(JNC6)和最近公布的第七次报告(JNC7)对高血压急症和亚急症(hytertensive emergencies and hytertensive urgencies)的定义简单明了。

(一) 高血压急症

高血压急症(hypertensive emergencies)是指原发性或继发性高血压患者在某些诱因作用下,血压突然和显著升高(一般超过180/120mmHg),同时伴有进行性心、脑、肾等重要靶器官功能不全的表现。

高血压急症的定义并不明确包括血压的绝对水平,高血压急症也可见于并不太显著的血压升高,如原来血压正常的妊娠期妇女、某些急性肾小球肾炎患者等;并发急性肺水肿、主动脉夹层动脉瘤、心肌梗死者,即使血压仅为中度升高,也应视为高血压急症。如果收缩压>220mmHg和(或)舒张压>140mmHg时,无论有无症状均应诊断为高血压急症。

高血压急症包括:

1. 高血压脑病。

2. 急进型/恶性高血压有心、脑、肾、眼底损害。

3. 严重高血压出现急性并发症

(1) 脑血管病:脑出血、蛛网膜下腔出血、急性动脉粥样硬化血栓性脑梗死。

(2) 快速进行性肾功能衰竭。

(3) 心脏疾病:急性左心衰竭、急性心肌梗死、不稳定型心绞痛、急性主动脉夹层。

(4) 子痫或妊娠期严重高血压。

(5) 儿茶酚胺过高分泌状态:嗜铬细胞瘤危象、食物或药物(酪胺)与单胺氧化酶抑制剂相互作用、少数严重撤药综合征(如可乐定等撤药后)。

(6) 冠状动脉搭桥术后高血压。

(7) 头部损伤。

(二) 高血压亚急症

高血压亚急症(hypertensive urgencies)是指血压显著升高但不伴靶器官损害,患者可以有血压明显升高造成的症状,如头痛、胸闷、鼻出血和烦躁不安等。相当多数的患者有服药顺从性不好或治疗不足。高血压亚急症主要包括:

(1) 急进型/恶性高血压未出现急性并发症。

(2) 高血压Ⅲ期(视乳头水肿、进行性其他靶器官损害)。

(3) 先兆子痫。

(4) 急性全身性血管炎合并严重高血压。

(5) 与外科有关的高血压:需即刻手术的严重高血压、严重围手术期高血压、肾移植后严重高血压。

(6) 高血压严重鼻出血。

(7) 撤药综合征。

(8) 药物诱发高血压:过量拟交感神经药物、α 受体激动剂和非选择性 β 受体阻滞剂相互作用。

(9) 慢性脊髓损伤伴发作性严重高血压(自律性过高反射综合征)。

【常见类型】

(一) 高血压脑病

高血压脑病(hypertensive encephalopathy)是指在高血压病程中发生急性血液循环障碍引起脑水肿和颅内压增高而产生的一系列临床表现。任何类型的高血压只要血压显著升高,均可引起高血压脑病，并常伴发剧烈头痛和神志改变，有时会出现肢体活动障碍。随着血压得到迅速而及时的控制，高血压脑病可以完全恢复正常，但如处理不当可留下后遗症，甚至导致死亡。本病为高血压病程中的严重并发症，也是内科常见急症之一。

临床表现

1. 常因过度劳累、紧张和情绪激动所诱发。

2. 血压突然升高：在原有高血压的基础上，血压短时间内升高到200～260/140～180mmHg。

3. 颅内压增高和局限性脑组织损害的表现：如剧烈头痛、呕吐、黑矇、抽搐、意识障碍和一过性偏瘫等。

4. 有效控制血压及脱水治疗后症状、体征缓解及消失：随着迅速有效的治疗（控制血压、脱水治疗）使颅内脑组织水肿减轻后，上述症状、体征在数小时后消失，不遗留脑损害后遗症。

5. 眼底变化：视网膜动脉呈弥漫性或局限性强烈痉挛、硬化，视乳头水肿、渗出等。

6. 脑电图检查：可出现局限性异常或双侧同步锐慢波，常因为脑水肿而出现广泛性慢波。

7. 脑脊液检查：压力明显升高，镜检仅见红细胞或白细胞，蛋白质含量稍增加（一般不作脑脊液检查，以防因颅压过高发生脑疝）。

8. 头颅CT检查：无出血或缺血性改变。

（二）急进型恶性高血压

急进型高血压（accelerated hypertension）是指高血压发病过程中由于某种诱因使血压骤然上升而引起一系列的神经-血管加压效应，继而出现某些脏器功能的严重障碍；通常其舒张压大于140mmHg，眼底检查示视网膜出血或渗出（Keith-Wagerener眼底分级Ⅲ级），如不及时治疗可迅速转为恶性高血压。恶性高血压指急进型高血压出现视乳头水肿（Keith-Wagerener眼底分级Ⅳ级），常伴有严重肾功能损害，若不积极降压治疗则患者很快死亡。急进型高血压是恶性高血压的前驱，二者的病理改变、临床表现、治疗及预后甚相似，是高血压病发展过程中的两个不同阶段。恶性高血压的特点是周围血管阻力和舒张压均显著增高,病情进展迅速,若不积极治疗多数患者在半年内死亡。

临床表现

1. 多见于中青年患者:80% 患者年龄在 30 岁左右,男性多于女性。

2. 血压显著升高:血压常持续在 200/130mmHg(26.6/17.3kPa),其中舒张压增高更为明显,多持续在 130mmHg(17.3kPa)以上。

3. 症状多而明显:头痛者占 70%,且较剧烈,还有胸闷、气短、恶心、呕吐、多尿和夜尿等症状,严重阶段可发生 DIC。

4. 眼底改变:视网膜有渗出、出血,视乳头水肿。

5. 实验室检查:几乎所有患者尿内可出现红细胞或蛋白质(++~+++),血清肌酐增高者占 69%,还常有低钙血症,重症患者可出现代谢性酸中毒。溶血性贫血发生率约为 41%。由于肾小动脉内弥漫性、纤维素样改变,动脉堵塞、痉挛,可造成严重肾缺血、肾素活性增高,继而出现继发性醛固酮增多症,半数患者血钾降低,使病情迅速恶化。

6. 超声心动图:室间隔和左室壁对称性肥厚,主动脉内径增宽,左室舒张功能、收缩功能异常。

7. 免疫学检查:抗核抗体、抗 α_1-肾上腺素能受体抗体、抗血管紧张素Ⅱ受体抗体的检测对本病的诊断具有重要意义。

8. 肾组织活检:可发现肾脏组织及血管的病理变化。

9. 预后差:一般病程少于 2 年,多死于急性肾功能衰竭,少数死于脑卒中、心肌梗死或心力衰竭。由于新的抗高血压药物的不断问世,该病的治疗效果好转,病程有延长趋势。

(三)高血压脑卒中

高血压引起脑部的血液循环障碍、突然发病,并且很快达到高峰的感觉、运动或智能障碍等神经功能损害称为脑卒中。高血压脑卒中包括短暂性脑缺血发作(TIA)、脑出血、蛛网膜下腔出血和脑梗死。出血性脑卒中和缺血性脑卒中的临床鉴别见表 7-2-4。

表 7-2-4　出血性脑卒中和缺血性脑卒中的临床鉴别要点

临床鉴别要点	出血性卒中		缺血性卒中	
	脑出血	蛛网膜下腔出血	脑血栓	脑栓塞
发病年龄	中老年(50～60岁)	不定	老年(60岁以上)	青壮年
发病情况	活动、激动时	活动、激动时	安静、休息时	不定
发病缓急	急(分钟、小时)	急(分钟)	较缓(小时、日)	最急(秒、分钟)
头痛、呕吐	常有，早期呕吐	剧烈头痛	多无	多无
意识障碍	常有，进行性加重	无或有谵妄	多无或较轻	多无或较轻
局灶体征(偏瘫、失语、脑神经麻痹等)	常有，但患者意识不清，不能口述或不易检查	常无，或偶有轻偏瘫及动眼神经麻痹	明显，常成为患者主诉	明显，常成为患者主诉
脑膜刺激征	偶有	明显	多无	多无
TIA史	少见	无	多见	无
高血压病史	常见	无	有或无	无
常见病因	高血压	动脉瘤或AVM破裂	动脉粥样硬化	瓣膜病
CT	脑内高密度区	蛛网膜下腔或脑室内高密度区	脑内低密度区	脑内低密度区
MRI	T_1WI脑内高信号区 T_2WI脑内高信号区	T_1WI蛛网膜下腔或脑室内高信号区	T_1WI低信号区 T_2WI稍高信号区	T_1WI低信号区 T_2WI稍高信号区
DSA	可见破裂的血管		可见阻塞的血管	可见阻塞的血管

(四) 高血压急性左心衰竭

长期的高血压病引起心脏器质性改变,左心室肥厚、扩张,当舒张功能减退,左室舒张末期容量、室壁张力增加,导致肺循环淤血、肺毛细血管通透性增加时,临床上出现心力衰竭,主要是左心衰竭(晚期也可表现为全心衰竭)。

临床表现

1. 有长期高血压病史,血压明显升高或急剧升高。

2. 突发的呼吸困难、端坐呼吸、躁动不安、大汗淋漓,有窒息感。

3. 发绀、咳粉红色泡沫痰。

4. 两肺布满干、湿啰音,心率增快,心尖部可闻及奔马律。

(五) 主动脉夹层

高血压是主动脉夹层最常见的致病因素,约 70%~87% 的主动脉夹层是因为高血压所致,近半数 A 型和几乎全部 B 型主动脉夹层患者有高血压史,急性发作时多有血压升高。长期高血压可引起平滑肌细胞肥大、变性及中层坏死,主动脉壁应力增加,导致中层弹力纤维断裂。详见本章十一。

(六) 嗜铬细胞瘤危象

嗜铬细胞瘤是起源于肾上腺髓质、交感神经节或其他部位的嗜铬组织的肿瘤。由于肿瘤细胞持续或间歇地分泌、释放过量的儿茶酚胺类物质(主要是去甲肾上腺素和肾上腺素),引起以血压持续或阵发性升高为主要表现的综合征。

临床表现

1. 多见于年轻人,高血压常在应激时升高,如精神刺激、过度劳累等。因体位改变或受到挤压等原因使肿瘤突然分泌大量肾上腺素和去甲肾上腺素,可使血压急剧升高,可达 200~300/110~180mmHg(40/27.4kPa)。

2. 典型发作者血压常突然升至 250~300/100~180mmHg,绝大多数患者两次发作间血压是持续升高的,发作时进一步升高,且波动大。

3. 交感神经兴奋症状:心悸、出汗、面色苍白、呕吐、心率增快。

4. 苄胺唑啉试验阳性。

5. 血浆和尿儿茶酚胺及其代谢产物均升高:血浆去甲肾上腺素水平>2000pg/ml、肾上腺素>200pg/ml 有诊断意义。尿中排泄的香草基杏仁酸(VMA)明显增多,每 24 小时超过 9mg(正常时为 6mg)。

6. B 超、CT、MRI、ECT 等检查可以定位诊断。

(七) 妊娠高血压综合征(简称妊高征)

妊高征是妊娠期特有的疾病,常于妊娠 20 周后出现高血压、水肿和蛋白尿,严重者可发生抽搐,甚至导致母婴死亡;其病因尚未明了,是孕产妇及围生儿死亡的重要原因之一。我国妊高征科研协作组调查 370 万人,发现妊高征平均发病率为 9.2%,其中轻度、中度、先兆子痫和子痫的发病率分别为 4.7%、2.6%、1.7% 和 0.2%。

重度妊高征(先兆子痫和子痫)的临床表现

1. 先兆子痫:血压 160/110mmHg(21.3/14.6kPa),尿蛋白++~++++,24 小时尿蛋白定量≥5g,伴水肿及头痛等症状,三项中有一项者。

2. 子痫:妊高征患者出现抽搐和昏迷。

【治疗】

(一) 高血压急症的治疗原则

一般情况下,初始阶段(数分钟到 1 小时内)血压控制的目标为平均动脉压的降低幅度不超过治疗前水平的 25%。在随后的 2 ~ 6 小时内将血压降至较安全水平,一般为 160/100mmHg 左右,如果可耐受这样的血压水平且临床情况稳定,在以后 24 ~48 小时逐步降低血压达到正常水平。降压时需充分考虑到患者的年龄、病程、血压升高的程度、靶器官损害和合并的临床状况,因人而异地制定具体的方案。

(二) 高血压亚急症的治疗原则

对高血压亚急症患者可在 24 ~ 48 小时将血压缓慢降至 160/100mmHg。没有证据说明此种情况下紧急降压治疗可以改善预后。许多高血压亚急症患者可通过口服降压药控制,如钙通道阻滞剂、转换酶抑制剂、血管紧张素受体阻滞剂、α受体阻滞剂、β受体阻滞剂,还可根据情况应用袢利尿剂。初始治疗可以在门诊或急诊室,用药后观察5~6小时。2~3天后门诊调整剂量,此后可应用长效制剂控制至最终的靶目标血压。具有高危因素的高血压亚急症如伴有心血管疾病的患者可以住院治疗。

（三）降压紧急度

降压紧急度是指根据高血压急症所伴随的临床靶器官损害情况不同,血压的"安全水平"以及需要将血压降至"安全水平"的紧急程度也不同

1. 紧急度15~30分钟——主动脉夹层:在保证脏器足够灌注的前提下迅速降压,使血压维持在尽可能低的水平,同时控制心率。首选静脉给药为β阻滞剂如艾司洛尔,同时给予硝普钠,其目标血压比其他急症低许多。高血压伴主动脉夹层首期降压目标值将血压降至理想水平,即在30分钟内使收缩压低于120mmHg,同时积极准备手术或介入治疗。

2. 降压紧急度<1小时——急性冠脉综合征、急性心力衰竭及肺水肿、儿茶酚胺危象

（1）急性冠状动脉综合征

1）降压目标:尽快将血压降至正常。

2）药物选择:硝酸甘油、艾司洛尔、拉贝洛尔、非诺多泮、尼卡地平等。

（2）急性心力衰竭肺水肿

1）降压目标:降至正常甚至更低。

2）药物选择:硝普钠、硝酸甘油、依那普利拉、非诺多泮等。

（3）儿茶酚胺危象

1）降压目标:降至正常。

2）药物选择:酚妥拉明、尼卡地平、维拉帕米、拉贝洛尔、非诺多泮等。若选用硝普钠,一定要在补充血容量基础上应用,防止发生低血压。应避免单独运用β受体阻滞剂,原因是阻断β受体诱发的血管扩张以后,α受体缩血管活性会占优

势，导致进一步的血压升高。

3. 降压紧急度<12 小时——围手术期高血压、妊娠高血压

（1）围手术期高血压：处理的关键是要判断产生血压高的原因并去除诱因（如疼痛、低氧血症、高碳酸血症、憋尿、血容量过多、血容量过低、持续呕吐及焦虑等），去除诱因后血压仍高者，要降压处理。

1）降压目标：使血压降至正常。

2）药物选择：艾司洛尔、拉贝洛尔、乌拉地尔、硝酸甘油、硝普钠、钙拮抗剂（尼卡地平、维拉帕米）等。

（2）妊娠高血压

1）降压目标：降至正常或接近正常。当孕妇 SBP>170～180mmHg 或 DBP>105～110mmHg 时，应静脉用降压药物，在分娩前保证 DBP>90mmHg，DBP<90mmHg 会增加胎儿死亡风险。

2）药物选择：硫酸镁、甲基多巴及肼屈嗪是较好的选择，在监护条件下可选用拉贝洛尔、尼卡地平。硝普钠因给胎儿带来不利影响，一般不作为一线药，仅在肼屈嗪和甲基多巴抵抗时才考虑使用。禁止钙拮抗剂与硫酸镁合用，因为二者联合阻滞钙离子通道，有神经肌-肉阻断、抑制心肌和低血压反应。

4. 降压紧急度 24～48 小时——急性肾功能衰竭

1）降压目标：降至正常。

2）药物选择：首选非诺多泮，尚可选用乌拉地尔、拉贝洛尔、尼卡地平等。

5. 降压紧急度 6～48 小时——脑卒中：对于脑卒中患者是否需要降压治疗目前仍存在较大争议。

（1）缺血性脑卒中

1）降压目标：当 SBP>220mmHg 或 DBP>120mmHg 时，需降压治疗；准备溶栓治疗的患者血压应控制在 SBP<185mmHg 或 DBP<110mmHg 水平。国内一般主张 SBP>200mmHg 或 DBP>110mmHg 时，应予降压治疗，但降压速度不应过快。

2）药物选择：拉贝洛尔、尼卡地平、乌拉地尔、非诺多泮、硝普钠等。

（2）出血性脑卒中：在 SBP≥200mmHg，DBP≥110mmhg 时方考虑应用降压药物。

1）降压目标：MAP 维持在 130mmHg 左右。

2）药物选择：乌拉地尔、非诺多泮、尼卡地平、拉贝洛尔等，要避免血压下降幅度过大，同时应脱水治疗降低颅内压。

（四）常用药物

1. 硝普钠：硝普钠是一种起效快、持续时间短的强效静脉用降压药。静脉滴注数秒内起效，作用持续仅 1～2 分钟，血浆半衰期 3～4 分钟，停止注射后血压在 1～10 分钟内迅速回到治疗前水平。起始剂量 0.25μg/(kg · min)，其后每隔 5 分钟增加一定剂量，直至达到血压目标值。可用剂量 0.25～10μg/(kg · min)，是高血压急症伴急性肺水肿、严重心功能衰竭、主动脉夹层的首选药物之一。

长期大剂量使用或患者存在肝、肾功能不全时，易发生氰化物中毒。

硝普钠应慎用或禁用于下列情况：

（1）高血压脑病、脑出血、蛛网膜下腔出血：因本品可通过血脑屏障使颅内压进一步增高，影响脑血流灌注，加剧上述病情，故有颅内压增高者一般不予应用。

（2）高血压伴急性肾功能衰竭、肾移植性高血压、HE 伴严重肝功能损害等：因本品在体内与巯基结合后分解为氰化物与一氧化氮，氰化物被肝脏代谢为硫氰酸盐，全部经肾脏排出；故肝、肾功能不全患者易发生氰化物或硫氰酸盐中毒。

（3）甲状腺功能减退和孕妇：因硫氰酸盐可抑制甲状腺对碘的摄取，加重甲状腺功能减退，且可通过胎盘诱发胎儿硫氰酸盐中毒和酸中毒。

2. 硝酸甘油：静脉滴注 2～5 分钟起效，停止用药作用持续时间 5～10 分钟，可用剂量 5～100μg/min；副作用有头痛、恶心呕吐、心动过速等。由于硝酸甘油是有效的扩静脉药物，只有在大剂量时才有扩动脉作用，能引起低血压和反射性心动过速，在脑、肾灌注存在损害时，静脉使用硝酸甘油可能有害。其主要用于治疗合并急性冠状动脉综合征、急性左心衰竭肺水肿、冠脉搭桥术和大的肺内短路的 HE 时。

3. 乌拉地尔：乌拉地尔主要通过阻断突触后膜 α_1 受体而扩张血管，还可以通过激活中枢 5-羟色胺-1A 受体，降低延髓心血管调节中枢交感神经冲动发放。乌拉地尔扩张静脉的作用大于动脉，并能降低肾血管阻力，对心率无明显影响；其降压平稳、效果显著，有减轻心脏负荷、降低心肌耗氧量、改善心搏出量和心排血量、降低肺动脉压和增加肾血流量等优点，且安全性好，无体位性低血压、反射性心动过速等不良反应，不增加颅内压，不干扰糖、脂肪代谢，肾功能不全可以使用。乌拉地尔适用于大多数临床类型的高血压急症患者，孕妇、哺乳期禁用。用法：12.5～25mg 稀释于 20ml 生理盐水中静脉注射，监测血压变化，降压效果通常在 5 分钟内显示；若在 10 分钟内效果不够满意，可重复静脉注射，最大剂量不超过 75mg；继以 100～400μg/min 持续静脉滴注，或者 2～8μg/(kg·min) 持续泵入，用药时间一般不超过 7 天。

4. 艾司洛尔：艾司洛尔是高选择性的短效 β 阻滞剂，经红细胞水解，不依赖于肝、肾功能代谢。静脉注射 60 秒内起效，作用持续 10～20 分钟。适用于除合并心力衰竭肺水肿以外的大多数临床类型的 HE，尤其是围手术期高血压。副作用有乏力、低血压、心动过缓、多汗等。用法：首次负荷量 500μg/kg 于 1 分钟内注射，接着 25～50μg/(kg·min) 持续静脉滴注，可以每 10～20 分钟增加 25μg/(kg·min)，直至血压满意控制，最大剂量可达 300μg/(kg·min)。

5. 拉贝洛尔：拉贝洛尔是联合的 α 和 β 肾上腺素受体拮抗剂，静脉用药 α 和 β 阻滞的比例为 1∶7，多数在肝脏代谢，代谢产物无活性。与纯粹的 β 阻滞剂不同的是，拉贝洛尔不降低心排血量，心率多保持不变或轻微下降，可降低外周血管阻力，脑、肾和冠状动脉血流保持不变；脂溶性差，很少通过胎盘；适用于除合并心力衰竭肺水肿以外的大多数临床类型的高血压急症。副作用有恶心、乏力、支气管痉挛、心动过缓、直立性低血压等。静脉注射 2～5 分钟起效，5～15 分钟达高峰，作用持续 2～6 小时。用法：首次静脉注射 20mg，接着 20～80mg/10

分钟静脉注射，或者从 2mg/min 开始静脉滴注，最大累计剂量 24 小时内 300mg，达到血压目标值后改口服。

6. 非诺多泮：非诺多泮是一种选择性多巴胺 1（DA1）受体激动剂。只作用于 DA1 受体，不存在 α_1 和 β_1 肾上腺素受体激动作用及其激活带来的副作用，肾血管扩张的作用比多巴胺强 10 倍。它作用于近端和远端肾小管的 DA1 受体，抑制钠的重吸收，起到利钠和利尿的作用。它在肝脏迅速代谢，不依赖细胞色素 P-450 酶，仅有 4% 未经代谢排出，代谢产物无活性。由于本品具有降低肾脏血管阻力、增加肾脏血流量、促进尿钠排泄以及利尿等优点，同时，对无高血压的正常人和肾功能不全患者均有肾脏保护作用，与硝普钠相比，不会出现冠状动脉和脑部的窃血现象以及硫氰酸盐的毒性，非诺多泮已成为治疗各种临床类型的高血压急症首选药物之一，尤其是伴有肾功能损害者的首选药物；静脉滴注开始时可出现头痛、面红、心动过速等副作用，随后消失；可增加眼内压，青光眼患者禁用。静脉滴注 5 分钟内起效，15 分钟达到最大效果，作用持续 30～60 分钟。可用剂量为 0.1～0.6μg/（kg·min）。

7. 尼卡地平：尼卡地平是二氢吡啶类钙拮抗剂，由于结构的改变，其水溶性比硝苯地平强 100 倍，使得尼卡地平能够制成注射剂。副作用有头痛、恶心、呕吐、面红、反射性心动过速等。研究显示，静脉应用尼卡地平与硝普钠一样有效，但尼卡地平能够减轻心脏和脑缺血，对有缺血症状的患者更为有利。因其可能诱发反射性心动过速，在治疗合并冠心病的 HE 时宜加用 β 受体阻滞剂。静脉滴注 5～10 分钟起效，作用持续 1～4 小时（长时间使用后持续时间可超过 12 小时），起始剂量为 5.0mg/h（可用剂量是 5～15mg/h），然后渐增加至达到预期治疗效果。一旦血压稳定于预期水平，一般不需要进一步调整药物剂量。

8. 酚妥拉明：酚妥拉明为 α 受体阻滞药，最适用于循环儿茶酚胺增高的高血压危象，特别是嗜铬细胞瘤患者。用药方法：5～10mg 加入 10% 葡萄糖溶液 20ml 内缓慢静脉注射，1～2 分钟即产生降压效果。待血压下降后，改用 10～20mg 酚妥拉明加入10%葡萄糖溶液250ml内以每分钟20～30滴速度滴注，维持降压效果，由于本药引起心动过速，故对伴冠心病者慎用。

9. 其他

(1) 硫酸镁(magnesium sulfat)：适用于重症妊高征治疗。25%硫酸镁10～20ml溶于10%葡萄糖液中缓慢静脉注射。

(2) 镇静药：镇静药对高血压危象患者可能起到稳定情绪、使降压药物发挥更好的疗效的作用。常用地西泮(diazepam，安定)10mg静脉注射或苯巴比妥(phenobarbital)100mg肌内注射；也可用10%水合氯醛(chloral hydrate)15～20ml加水50ml稀释后保留灌肠，对有抽搐的患者效果较好。

(3) 脱水药：对高血压危象有脑水肿者，用甘露醇(mannital)120～250ml静脉注射，6～8小时一次，有心、肾功能不全者应慎用。

(4) 强心药、利尿药：高血压伴急性左心衰竭时，强心药及利尿药的应用详见第四篇第四章。

(5) 血液透析：恶性高血压肾功能明显受损者，必要时可用血液透析治疗尿毒症。

(6) 手术治疗：嗜铬细胞瘤和主动脉夹层应选择相应手术治疗。

(解翠红)

五、感染性心内膜炎

感染性心内膜炎(infective endocarditis，IE)是指微生物感染心室壁内膜、心瓣膜或邻近大动脉内膜所引起的炎症，可伴赘生物形成。传统的分类依据病情和病程将IE分为急性和亚急性感染性心内膜炎，并可分为自体瓣膜心内膜炎、人工瓣膜心内膜炎和静脉药瘾者心内膜炎。发热、进行性贫血、皮肤黏膜出血点、心脏杂音、脏器栓塞症状等为主要临床表现。血培养为可靠诊断依据。

【流行病学】

以往大多数IE发生于有器质性心脏病(风湿性心脏病、先天性心脏病)的患者,随着风湿性心脏病发病率的降低,风湿性瓣膜病相关IE发病率不断下降。目前,无器质性心脏病发生IE呈增加趋势,尤其见于接受长时间经静脉治疗、静脉注射麻醉药成瘾、由药物或疾病引起免疫功能抑制、退行性瓣膜钙化、人工瓣膜置换术后的患者。

【病因】

近年来,由于普遍地使用广谱抗生素,致病菌种已明显改变,葡萄球菌居首位,链球菌已退至第二位,其次为肠球菌。

随着经皮、血管内、胃肠道、泌尿生殖道的手术操作增多,以及糖尿病、长期血液透析、静脉吸毒者的增多,金黄色葡萄球菌、肠球菌、表皮葡萄球菌、革兰阴性菌或真菌感染比例明显增高。

污染的人工瓣膜、缝合材料、器械和手是引起人造瓣膜心内膜炎的重要原因。

急性感染性心内膜炎多由毒力较强的病原体感染所致,金黄色葡萄球菌占50%以上,少数由肺炎链球菌、淋球菌、A族链球菌和流感嗜血杆菌等所致,主要累及正常瓣膜。

亚急性感染性心内膜炎在抗生素应用于临床之前,80%为非溶血性链球菌引起,主要为草绿色链球菌的感染,易发生在器质性心脏病。

真菌性心内膜炎多见于心脏手术和静脉注射麻醉药物成瘾者中。长期应用抗生素或激素、免疫抑制剂、静脉导管输给高营养液等均可增加真菌感染的机会,其中以念珠菌属、曲霉菌属和组织胞浆菌较多见。

【发病机制】

1. 瓣膜内皮细胞受损:正常瓣膜内皮细胞能抵抗循环中的细菌黏附,防止感染形成。血液湍流、导管损伤、炎症及瓣膜退行性变引起瓣膜内皮损伤、内皮下基质蛋白暴露、组织因子释放、纤维蛋白及血小板沉积,均有利于细菌黏附和感染。

2. 短暂菌血症:各种感染、皮肤黏膜的创伤、手术和器械操作(如口腔科操作、纤维内镜检查)等,均可导致暂时性菌血症。循环中的细菌如定居在无菌性赘生物上,感染性心内膜炎即可发生。

3. 病原微生物和宿主防御:IE 的常见病原体包括金黄色葡萄球菌、链球菌属和肠球菌属,它们均有黏附损伤瓣膜、改变局部凝血活性、局部增殖能力,并具备多种表面抗原决定簇,对宿主损伤瓣膜表达的基质蛋白具有黏附作用,黏附后的病原微生物对宿主防御可能产生耐受现象。

【病理】

本病的基本病理改变是赘生物形成并附着在心瓣膜游离缘,由血小板、纤维蛋白、红细胞、白细胞和感染病原体沉着而构成。赘生物底部在心内膜可有炎症反应和灶性坏死,可致瓣叶破损、穿孔,甚至乳头肌和腱索断裂引起瓣膜关闭不全。本病的赘生物大而脆,容易破碎、脱落,随体循环血流播散到身体各处产生栓塞,尤以大脑、肾、脾和肢体动脉为多,引起相应脏器的梗死或脓肿。栓塞阻碍血流,或使血管壁破坏、管壁囊性扩张形成细菌性动脉瘤。

持续性菌血症刺激细胞和体液介导的免疫系统,引起微血管炎;循环中的免疫复合物沉积于肾小球基膜上,可引起肾小球肾炎。

【临床表现】

1. 发热:最常见的症状,见于 95% 以上患者。急性感染性心内膜炎起病往往突然,高热、寒战,全身毒血症症状明显。亚急性感染性心内膜炎大多数起病缓慢、隐匿,热型多变,以不规则者为最多,可为间歇型或弛张型,体温大多在 37.5 ~39℃,伴有畏寒、出汗、全身不适、疲倦、体重减轻等。

2. 进行性贫血:多见于亚急性患者。

3. 心脏杂音:见于 80% ~85% 患者,最具特征的是新出现的病理性杂音或原有杂音的改变。瓣膜损害所致的新的或增强的杂音主要为关闭不全的杂音,尤其以主动脉瓣关闭不全多见,杂音性质的改变往往由于贫血、心动过速、瓣膜穿孔等所致。

4. 周围体征:包括皮肤和黏膜瘀点、指和趾甲下线状出血、Roth 斑、Osler 结节、Janeway 损害,多为非特异性,可能与微血管炎或微血栓有关,目前已不多见。

5. 脾大:常见于亚急性型。

6. 杵状指和趾:仅见于少数亚急性型,无特异性。

7. 栓塞症状:赘生物脱落所致脏器栓塞,如肾、脾、脑栓塞,少数有周围动脉、冠状动脉、视网膜中心动脉栓塞,三尖瓣或肺动脉瓣的赘生物可导致肺梗死,因而出现相应的症状和体征。

8. 难治性心力衰竭:是本病的首要致死原因,由于瓣膜关闭不全或心肌受损而致左、右心室功能不全。

9. 迁移性脓肿:多见于急性患者。

10. 细菌性动脉瘤:多见于亚急性者,受累动脉依次为近端主动脉、脑、内脏和四肢,一般见于病程晚期。

11. 肾:受侵犯表现为血尿、蛋白尿及细菌尿。

【实验室检查】

1. 血培养及药敏试验:是诊断菌血症和感染性心内膜炎的最重要方法。急性患者应在应用抗生素前 1 ~ 2 小时内抽取 2 ~ 3 个血标本,亚急性者在应用抗生素前 24 小时采集 3 ~ 4 个血标本。已用过抗生素者,停药 2 ~ 7 天后再重复采血。本病的菌血症为持续性,无需在体温升高时采血。每次取血应更换静脉穿刺的部位,皮肤应严格消毒。每次取血 10 ~ 15ml,常规应作需氧和厌氧菌培养。在人造瓣膜置换、较长时间留置静脉插管、导尿管或有药瘾者,应加做真菌培养。两次以上血培养为同一菌株生长可以确诊。

2. 一般化验检查:红细胞和血红蛋白降低,偶可见溶血现象,白细胞计数在无并发症的患者可正常或轻度增高,有时可见核左移。血沉大多增快。肉眼血尿提示肾梗死。红细胞管型和大量蛋白尿提示弥漫性肾小球性肾炎。

3. 血清免疫学检查:25% 的患者有高丙种球蛋白血症,80% 的患者出现循环中免疫复合物(CIC)阳性。

4. 心电图:一般无特异性。在并发栓塞性心肌梗死、心包炎时可显示特征性改变。在伴有室间隔脓肿或瓣环脓肿时可出现不完全性或完全性房室传导阻滞，或束支传导阻滞和室性早搏。

5. 放射影像学检查：胸部 X 线检查对并发心力衰竭、肺炎、主动脉细菌性动脉瘤、肺梗死的诊断有帮助。CT、MRI 有助于诊断脑梗死、脓肿、出血和主动脉瓣周脓肿。

6. 超声心动图：经胸超声检查可诊断出 50%～70% 的赘生物，经食管超声检查的敏感性可高达 95% 以上，能探测出直径 <5mm 的赘生物、瓣膜破坏的程度或穿孔、腱索断裂、室间隔、瓣膜或瓣脓肿、主动脉细菌性动脉瘤、化脓性心包炎等。如果超声心动图发现赘生物、瓣周并发症等支持心内膜炎的证据，可帮助明确 IE 诊断。

【诊断】

虽然感染性心内膜炎的“经典”临床表现已不十分常见，而且有些症状和体征在病程晚期才出现，加之患者多曾接受抗生素治疗和细菌学检查技术上的受限，给早期诊断带来困难，但临床上凡遇到有下列表现的患者应怀疑本病的可能：①器质性心脏病患者出现原因不明发热 1 周以上；②新出现的心脏杂音，或原有杂音性质发生明显改变；③动脉栓塞症而无原因解释；④原因不明的心力衰竭；⑤心脏手术后伴持续性发热超过 1 周。

改良 Duke 标准

主要标准

1. 血培养阳性（符合下列至少一项标准）

（1）两次血培养获得同样的典型微生物，如草绿色链球菌、牛链球菌、HACEK（嗜血杆菌、放线杆菌、人心杆菌、艾肯菌、金氏杆菌属）组菌；或在无原发病灶下，培养出金黄色葡萄球菌或肠球菌。

（2）所有送检的 3 个或 4 个或更多的标本中，全部或大部阳性，且第 1 个标本与末个标本间隔至少 1 小时以上。

（3）伯纳特立克次体一次血培养阳性或第一相免疫球蛋白 G（IgG）抗体滴度>1：800。

2. 心内膜受累的证据(符合以下至少一项标准)

(1) 超声心动图异常(赘生物、脓肿、人工瓣膜裂开)。

(2) 新发瓣膜反流。

次要标准

(1) 易感因素:易患 IE 的心脏病变、静脉药物成瘾者。

(2) 发热:体温≥38℃。

(3) 血管征象:主要动脉栓塞、化脓性肺栓塞、细菌性动脉瘤、颅内出血、结膜出血、Janeway 结。

(4) 免疫性征象:肾小球肾炎、Olser 结、Roth 斑、类风湿因子阳性等。

(5) 微生物证据:血培养阳性但不满足以上的主要标准或与感染性心内膜炎一致的急性细菌感染的血清学证据。

确诊 IE 符合 2 项主要标准或 1 项主要标准+3 项次要标准或 5 项次要标准。

右心 IE 的诊断标准

主要标准

(1) 超声心动图证实三尖瓣和(或)肺动脉瓣有赘生物。

(2) 发热和感染征象。

次要标准

(1) 血培养阳性。

(2) 肺栓塞表现。

(3) 短期内三尖瓣或肺动脉瓣区出现杂音。

(4) 缺乏全身栓塞证据。

确诊右心 IE 符合 2 项主要标准或 1 项主要标准+3 项次要标准。

【鉴别诊断】

急性者,应与金黄色葡萄球菌、淋球菌、肺炎链球菌和革兰阴性细菌所致败血症鉴别。亚急性者,应与风湿热、伤寒、结核、肿瘤、结缔组织疾病、左房黏液瘤等鉴别。

【治疗】

1. 抗生素治疗:为最重要的治疗措施,宜选用杀菌性抗生素,原则上应早期、大剂量、长疗程静脉给药,一般4~6周,如血培养持续阳性、有并发症者疗程可延长至8周以上,尽可能完全杀灭深藏于赘生物内的致病菌。

急性者选用针对金黄色葡萄球菌、链球菌和革兰阴性杆菌均有效的广谱抗生素,亚急性者选用针对大多数链球菌(包括肠球菌)的抗生素,一般情况下选用青霉素、氨苄西林、头孢曲松或万古霉素,并常合用氨基糖苷类抗生素。已分离出病原微生物时,应根据致病微生物对药物的敏感程度选择抗微生物药物。临床出现耐甲氧西林葡萄球菌(MRSA)与耐万古霉素性葡萄球菌,可选用利奈唑胺。

2. 感染性心内膜炎病原治疗:见表7-2-5。

表7-2-5　感染性心内膜炎病原治疗

病原	抗菌药	
	首选	替代用药
草绿色链球菌	青霉素+庆大霉素	头孢唑啉+庆大霉素
肠球菌属	青霉素或氨苄西林+庆大霉素	万古霉素+氨糖苷类
甲氨西林敏感葡萄球菌	苯唑西+庆大霉素	头孢唑啉+庆大霉素
甲氨西林耐药葡萄球菌	万古霉素+磷霉素或利福平	万古霉素+氨基糖苷类
革兰阴性杆菌	哌拉西林+氨基糖苷类	第三代头孢菌素或β内酰胺类/β内酰胺酶抑制剂+氨基糖苷类
真菌	两性霉素B+氟胞嘧啶	无可靠代替用药

3. 手术治疗:对于抗生素治疗预期疗效不佳的高危患者,应考虑早期手术干预。早期手术旨在通过切除感染物、引流脓肿和修复受损组织,避免心衰进行性恶化和不可逆性瓣膜结构

破坏,预防栓塞事件。但在疾病活动期进行手术的风险很大,因此须掌握适应证,尽早请心外科医师会诊,为患者确定最佳治疗方案。

【预防】

预防性使用抗生素的有效性缺乏科学证据,预防IE的最有效措施是良好的口腔卫生习惯和定期的牙科检查,在任何静脉导管插入或其他有创性操作过程中都必须严格无菌操作。预防性使用抗生素预防IE应较以往减少,仅限于有易患因素如人工瓣膜置换术后、IE史、体-肺循环分流术后、心脏瓣膜病和先天性心脏病、免疫缺陷疾病的患者。

(周代星)

六、心 肌 炎

心肌炎(myocarditis)是指心脏本身的炎性病变,尸检中出现率约5%。引起心肌炎的病因甚多,如病毒、细菌、立克次体、真菌等病原微生物,药物、毒物中毒,放射线照射损害,某些全身性疾病的心脏炎性反应,如风湿热、类风湿、红斑狼疮、皮肌炎、结节病等。本节主要述及急性病毒性心肌炎(acute viralmyocarditis)。

【病因与发病机制】

过去所谓的特发性心肌炎现多认为是病毒感染所致,故又称为病毒性心肌炎(其病毒多为Coxsachi A或B、ECHO、脊髓灰质炎,流感和疱疹病毒等,尤以Coxsachi B病毒引起的最多)。

各种病毒引起心肌炎的机制大体可分三方面:①病毒直接侵犯心肌,以及对心肌内小血管的损伤;②由病毒毒素对心肌的损伤;③由免疫机制产生的心肌损伤。

【诊断】

(一)临床表现

1. 症状

(1) 全身感冒样症状:发病前1~2周,患者先有发热,多为低热，全身倦怠，食欲减退、恶心、持续数天或 1 ~ 2 周即出现心脏症状。

(2) 心脏症状：轻者无明显症状，一般主诉胸闷、心悸、心前区不适，活动耐力差，心慌；重者出现心力衰竭症状或因心律失常引起相关症状，如黑矇、晕厥等。少数患者可发生猝死。

2. 体征：一般精神较差，体温正常或低热，心率正常或增快且与低热不平衡，心音低钝，可有各种心律失常，可闻奔马律及收缩期吹风样杂音，如同时侵犯心包可闻心包摩擦音。有心衰时可出现相应心衰体征。

（二）实验室检查

1. 血常规中白细胞计数中度增多，血沉增快。

2. 从咽拭子、血液、粪便、心包液及（或）心肌组织中分离出病毒是诊断病毒性心肌炎的直接证据，动态测定血清中病毒中和抗体滴度，恢复期滴度较急性期增高 4 倍以上时，是诊断病毒性心肌炎的又一证据。

3. 血清心肌酶谱变化，急性期可有 CK、CK-MB 、LDH 增高。

4. 血清抗心肌抗体滴度升高。

（三）特殊检查

1. 心肌活检：急性期一般不进行此项检查，如需要检查时显微镜下可见非特异性细胞浸润、心肌细胞溶解、心肌灶性坏死。

2. 心电图检查：①心率增快多为窦性心动过速，R 波波幅低；②T 波低平或倒置，合并有心包炎时可有全导联 ST 段轻度弓背向下的抬高；③可出现各种心律失常，如室性早搏、房室传导阻滞、室性心动过速、心室颤动等。

【鉴别诊断】

(1) 风湿性心肌炎：风湿性心肌炎是风湿热的表现之一，常与心内膜炎、心包炎同时存在，称全心炎，此外尚有关节炎、舞蹈病、皮下结节、环形红斑，除血沉显著增快外尚有抗“O”滴度增高等特点可以鉴别。

(2) 其他疾病所致的心肌炎，除有心肌炎的表现外，更有其他疾病的特殊临床表现,不难鉴别。药物、毒物中毒所致的中毒性心肌炎有药物中毒史及其他特有中毒症状更易鉴别。

(3) 扩张型心肌病:心脏普遍增大。本病呈慢性经过,无明显急性期,患者多出现心力衰竭症状才就诊,而急性病毒性心肌炎起病较急,有较明确的发病过程,故急性期不难鉴别。但如急性期未能治疗发展到慢性,则与扩张型心肌病难以鉴别,也有认为扩张型心肌病是由心肌炎演变而来之说。

【治疗】

急性病毒性心肌炎尚无特效治疗,但大多数经一般非特异性治疗后多能恢复。

1. 卧床充分休息,尽量减少体力活动,以减轻心脏负担,一般需休息3个月或更长,直至临床症状消失、心肌酶谱正常、血沉及心电图正常。

2. 改善心肌细胞代谢的药物

(1) 维生素C:3g加入5%~10%葡萄糖液250ml中静脉滴注,1次/天,共15天。

(2) 维生素B_1 20mg,3次/天。

(3) 能量合剂:三磷酸腺苷(ATP)20~40mg,辅酶A50~100U,细胞色素c 15~30mg(先皮试),门冬氨酸钾镁20~30ml,加入5%~10%葡萄糖液250ml中静脉滴注,1次/天,共15天。

(4) 辅酶Q_{10}:10mg,3次/天。

(5) 1,6二磷酸果糖(fructose-1,6-diphosphate,FDP)5g用50ml稀释液溶解后快速静脉滴注,1~2次/天。

3. 抗病毒药物(疗效不肯定)

(1) 金刚胺(amantadine)100mg,2次/天。

(2) 吗啉胍(moroxydine)100~200mg,3次/天。

4. 肾上腺皮质激素:只有在全身中毒作用明显或心电图上出现传导阻滞时方可短期使用。

(李树生)

七、心　肌　病

心肌病(cardiomyopathy)是一组病因不明的心肌疾病。世界卫生组织建议将其分扩张型、肥厚型、限制型和未定型四类,占心血管病住院患者的0.6%~4.3%。

扩张型心肌病

扩张型心肌病(dilated cardiomyopathy)主因心脏收缩期泵血功能障碍致心腔逐渐扩张,临床以充血性心力衰竭为主要表现,常伴有心律失常,病死率较高。

【病因】

确切病因尚不清楚。

【诊断】

(一) 临床表现

1. 症状:起病缓慢,常因劳累后出现心慌、气急,甚至端坐呼吸、浮肿等心力衰竭症状出现而就诊。

2. 体征:主要表现为全心衰竭的体征,如发绀、呼吸困难、颈静脉怒张、心界扩大、心尖收缩期杂音(可闻及奔马律或心律不齐)肝肿大、下肢浮肿等,由于出现各种心律异常,故少数患者可发生猝死。

(二) 特殊检查

1. 胸部X线检查:心影增大,心胸比多在60%以上,肺淤血。

2. 心电图:可见各种心律失常,多为心房颤动,以及各型传导阻滞,低电压。R波低及病理性Q波,为心肌广泛纤维化的结果。

3. 超声心动图:各房室均可扩张,以左室扩张最显著,左室流出道扩大,室间隔、左室后壁运动减弱,左室射血分数下降。

根据上述不明原因的心力衰竭症状与体征,结合X线普大的心影及超声心动图各房室腔的扩大,在排除了常见的冠心病、高血压心脏病、风湿性心脏病以及酒精性心肌病、甲状腺功能减退、代谢疾病等特异性心肌病后便可诊断。

【鉴别诊断】

1. 常见于各种心脏病后期全心衰竭时，而各常见心脏病均有其常见的病因特点可查，临床表现也有特异性。

2. 克山病：心影为普大型，起病慢，心腔扩大与本病同。但克山病是发生在克山病流行区，有其病因可查。

【治疗和预后】

本病的病程长短不一，充血性心力衰竭出现频度较高，无特效治疗，预后较差。死亡原因多为心力衰竭或严重心律失常。

具体治疗主要针对心力衰竭。

1. 小剂量强心苷：①如毛花苷 C(lanatoside C，西地兰)0.2～0.4mg 加入 10% 葡萄糖液 40ml 中缓慢静注，一日不超过 0.4mg；②地高辛(digoxin)0.125～0.25mg，1 次/天。

2. 扩血管药：能降低外周阻力及肺动脉压：①复方卡托普利(captopril co.)1～2 片，3 次/天；②硝苯地平(nifedipine)10mg，3 次/天。

3. 小剂量 β 受体阻滞剂减少心肌氧耗，但心衰时需与强心苷合用；①美托洛尔 6.25～12.5mg，1～2 次/天；②或阿替洛尔 6.25～12.5mg，1～2 次/天。剂量可逐渐增加。

4. 其他：辅酶 Q_{10} 10mg，3 次/天；FDP 2 片，3 次/天。

5. 浮肿明显者应用利尿剂。

肥厚型心肌病

肥厚型心肌病(hypertrophic cardiomyopathy)是以心肌的非对称性肥厚、心室腔变小为特征，以左心室血液充盈受阻、舒张期顺应性下降为基本特征的原因未明的心肌病，根据有无左室流出道梗阻，又可分梗阻性肥厚型与非梗阻性肥厚型心肌病，前者主动脉瓣下部室间隔明显肥厚，曾称为特发性肥厚型主动脉瓣下狭窄(idiopathic hypertrophic subaotic stenosis，IHSS)。

【病因】

病因未明，有家族史者约占 1/3，被认为是常染色体显性遗传性疾病。儿茶酚胺代谢异常、高血压、高强度运动等均可是本病发病的促进因素。

【诊断】

（一）临床表现

1. 症状

(1) 许多患者有心悸、劳力性胸痛和呼吸困难,有流出道梗阻的患者可有站立、劳力时或运动时眩晕、晕厥或发生心脏骤停至猝死。

(2) 部分患者平时可完全无自觉症状,或症状轻微未予重视,而体检中发现或猝死后尸检才证实。

2. 体征:心脏轻度增大,能听到第四心音,心尖部常可听到收缩期杂音。流出道梗阻者,可在胸骨左缘 3 ~ 4 肋间听到较粗糙的喷射性收缩期杂音。

（二）特殊检查

1. X 线检查:如无心力衰竭,心影增大不明显。

2. 心电图:最常见为左室肥大、ST-T 改变,$V_{3、4}$ 常为巨大倒置 T 波。病理性 Q 波在Ⅱ、Ⅲ、aVF、aVL 或 $V_{3、4}$ 出现为本病的一个特征。有时 R_{V_1} 增高,R/S 比增大。心尖肥厚型患者的心前区导联出现巨大倒置 T 波。

3. 超声心动图:对本病诊断有重要意义,可显示室间隔的非对称性肥厚,舒张期室间隔厚度与左室后壁之比大于 1.3,间隔运动低下。有梗阻的病例可具室间隔流出道部分向左室内突出,二尖瓣前叶在收缩期向前方运动,主动脉瓣在收缩期呈半闭锁状态。

根据以上症状、体征及心电图,特别是超声心动图特点,急诊一般可以诊断,如以后能进行心肌活检,其特点更有助诊断。

【鉴别诊断】

1. 冠心病:仅凭临床表现,年长者有时难与冠心病区别,但典型的超声心动图特点可以鉴别。

2. 主动脉瓣狭窄:临床表现不易鉴别,但超声心动图可以鉴别,主动脉瓣狭窄表现只是瓣口狭窄,心肌如有肥厚是对称性的。

【治疗】

本病病因不明故无特效治疗,主要为对症治疗。

1. 治疗原则是弛缓肥厚的心肌,防止心动过速及维持正常窦性心律,减轻左室流出道狭窄,以及抗室性心律失常。

2. 具体措施

(1) 避免剧烈运动,有症状出现后应减轻体力活动。

(2) 低盐饮食,减少钠潴留。

(3) β 阻滞剂的应用:普萘洛尔(propranolol) 10mg,3 次/天,可逐渐增量至 120mg/d,能减弱心肌收缩力减轻流出道心肌收缩而致的狭窄。

(4) 硝酸异山梨醇酯(isosorbide dinitrate,消心痛):扩张静脉系统,减少回心血量,减弱心肌收缩力。

(5) 钙通道阻滞剂:减低心肌收缩力,对改善肥厚梗阻型心肌病劳力时左心室流出道梗阻有效,如地尔硫䓬缓释片 90mg ,1 次/天,或硝苯地平缓释片(拜新同)30mg,1 次/天。

【预后】

除发生心力衰竭外,不少病例因恶性心律失常而发生猝死,故患本病后,特别要防止紧张激动、体力活动过度等。

限制型心肌病

限制型心肌病(restrictive cardiomyopathy)的主要特征是心室舒张时充盈受阻,是因心内膜及心内膜下有数毫米的纤维性增厚,使心室扩张明显受限而发生的一系列临床表现。本病少见故从略。

(李树生)

八、心律失常

室上性心动过速

室上性心动过速(简称室上速)是指发生、起源和传导涉及心室水平以上的一类心律失常,因折返是其主要的发生机制,故有突发突止、心室率规则的特点,频率常在 150 ~ 250 次/分,临床上常称为阵发性室上性心动过速（paroxysmal supraventricular tachicardia, PSVT）。

【分类】

PSVT 根据其发生机制可分为以下三类：

（一）折返激动所致室上速

1. 窦房结折返性心动过速（SANRT）：SANRT 又称为阵发性窦性心动过速，其中窦房结和周围心房组织构成折返环，心房与心室激动次序与窦性心律一致，心电图与窦性心动过速相似。发生率占 PSVT 的 5%～10%。

2. 房内折返性心动过速（ANRT）：ANRT 中，折返环由心房肌的某一部分组成，心房肌纤维化和缺血导致的电生理不均一性是其发生的基础。

3. 房室结折返性心动过速（AVNRT）：AVNRT 最常见，约占 PSVT 的 50%。房室结内存在两条（快径又称 β 径，传导速度快而不应期长，慢径又称 α 径，传导速度慢而不应期短）或多条传导通路是 AVNRT 发生的基础。一般根据 AVNRT 的折返方向将其分为两类：①慢-快型最常见（占 90%），由慢径前传，快径逆传。②快-慢型较少见，由快径前传，慢径逆传。

4. 房室折返性心动过速（AVRT）：AVRT 占 PSVT 的 40%～50%，在心房和心室之间存在着另一条与房室交界区并行的房室旁路是 AVRT 发生的基础，其折返环路包括心房、房室结、心室传导系统、心室和房室旁路。一般根据 AVRT 的折返方向将其分为两类：①顺向型约占 AVRT 的 90%，折返激动按心房-房室结-心室传导系统-心室-房室旁路-心房的顺序进行。②逆向型较少见，折返的方向按心房-房室旁路-心室-心室传导系统-房室结或另一条房室旁路-心房。

（二）自律性增高所致室上速

自律性房性心动过速（AAT）

AAT 较少见，多发生于器质性心脏病患者，在缺血、缺氧、洋地黄中毒和低血钾等情况下，心房肌细胞 4 期除极化加速，引发快速性心律失常。发作时心率逐渐增快，终止时逐渐减慢。

（三）触发激动所致室上速

多源性房性心动过速（MAT）

MAT 较少见，为房内多源异位兴奋灶发放冲动，产生触发激动所致；多见于严重肺部疾病、呼吸衰竭、电解质及酸碱平衡紊乱等情况。

【病因】

（1）非器质性心脏病患者多见。

（2）器质性心脏病，如风心病、冠心病、肺心病等。

（3）预激综合征（WPW）。

（4）洋地黄中毒、低钾、甲亢等。

【诊断】

（一）临床表现

1. 症状

（1）绝大多数患者有突然发作的心悸，阵发性发作为其特点，突发突止，发作时间维持数秒或持续数周不等。

（2）症状的严重程度与发作时的心室率、持续时间和基础心脏病有关，如心室率快，持续时间长，患者可出现血压下降、休克等表现；如原有器质性心脏病，则可诱发心绞痛、急性左心衰竭、晕厥等，严重时由于脑供血不足引起脑梗死等。

2. 体征

（1）心率多在 150～220 次/分，节律整齐，脉搏细速，若同时伴有房室传导阻滞，心室律可不规则。刺激迷走神经可使室上速终止或心室率减慢。

（2）心率过快时，心搏量减少，可使血压下降。

（二）心电图基本特征

（1）心动过速发作时有突发、突止的特点。

（2）频率一般在 150～220 次/分，节律快而规则。

（3）QRS 形态一般正常（伴有束支阻滞或室内差异传导时可呈宽 QRS 波）（图 7-2-1）。

【鉴别诊断】

PSVT 的 QRS 波一般正常，若 QRS 波宽大畸形，应与室性

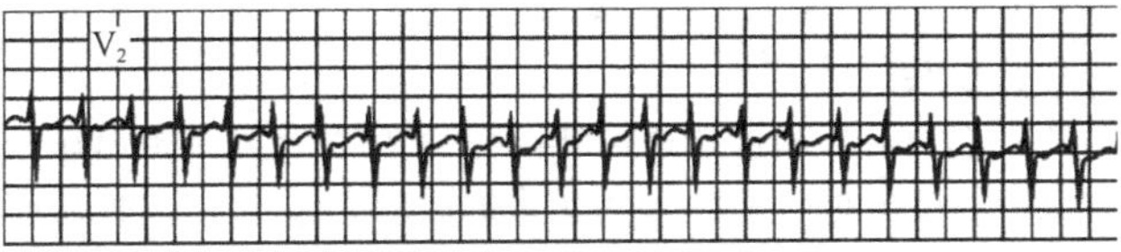

图 7-2-1　阵发性室上性心动过速

心动过速鉴别,根据是否有房室分离、心室夺获、室性融合波、心动过速发作前的心电图和心动过速时的 QRS 波形态等,可对两者进行鉴别(详见室性心动过速)。

【治疗】

(一) 刺激迷走神经

这种方法简便、易行,往往最先采用。其中以颈动脉窦按压和 Valsalva 动作效果较好。压迫眼球可能导致视网膜剥离,目前已较少采用。经常发作的患者常自行引吐或蹲踞憋气试图终止发作。通过上述动作,能终止部分室上速或减慢心室率。

(二) 药物治疗

1. 三磷酸腺苷(ATP):用量为 10mg,1 ~ 3 秒内快速静脉推注,3 ~ 5 分钟后若无效,可重复使用 1 次。长期服用洋地黄者慎用,心绞痛、支气管哮喘、慢性肺气肿、病窦综合征患者禁用。

2. 维拉帕米(verapamil):首剂 5mg,稀释后缓慢静脉注射,如未转复,10 分钟后可再用 5mg,总量不超过 15mg/d。病窦综合征患者禁用。

3. 普罗帕酮(propafenone,心律平)首剂 70mg,稀释后缓慢静脉注射,如未转复,10 ~ 15 分钟后可重复注射,总量不超过 210mg/d。支气管哮喘患者慎用,重度心力衰竭、病窦综合征患者禁用。

4. 洋地黄:毛花苷 C 0.4mg,稀释后缓慢静脉注射,对 PSVT 伴心力衰竭患者列为首选。WPW 患者慎用。

5. 胺碘酮:首剂 150mg,稀释后缓慢静脉注射(10 分钟),如需重复使用,应间隔 30 分钟,用药过程中警惕低血压。

6. 升压药:现在临床上很少使用。

(三) 电复律

1. 食管心房起搏超速抑制:给予程序刺激延长折返途径中某一段组织的不应期,使再传来的激动无法如期通过,从而中止发作。食管心房起搏超速抑制的方法为从患者鼻孔插入电极导管,成人插入深度为 35 ~ 40cm。选择食管心电图上房波振幅最高的部位进行程序刺激,容易夺获心房,达到治疗的目的。

2. 同步直流电复律:当刺激迷走神经、药物治疗和食管心房起搏治疗无效或室上速发作时,或者患者出现急性左心衰竭、低血压和心绞痛等危及生命需要立即处理时方可考虑。

(四) 根治方法

导管射频消融治疗的适应证包括:

1. 具有前传功能的房室旁路,旁路的有效不应期<270毫秒。

2. 逆向型房室折返性心动过速。

3. 折返性室上性心动过速频繁发作,或发作少但发作时出现危及生命的并发症以及药物难以终止者。

4. 从事特殊职业者,如飞行员、高空作业者等。

心房扑动

心房扑动(atrial flutter,简称房扑)是一种快速而规则的房性异位节律,频率 300 次/分,多为阵发性,为一种不稳定的心律失常,常进展为心房颤动。

【病因】

多见于器质性心脏病,如二尖瓣狭窄、高血压性心脏病、冠心病、甲状腺功能亢进、心肌病、心力衰竭、慢性肺源性心脏病等。

【诊断】

(一) 临床表现

1. 症状

(1) 心房扑动的心室率不快者,患者可无症状。

(2) 心室率较快时可有心悸、气促、心绞痛等症状,甚至可发生心力衰竭和低血压。

2. 体征

(1) 心房率300次/分,可见快速的颈静脉搏动。当房室传导比例发生改变时,第一心音强度亦随之变化。

(2) 按摩颈动脉窦能使房扑的心室率突然减慢,停止按摩后又恢复至原先心室率水平。

(二) 心电图基本特征

1. 正常P波消失,代之连续的大锯齿状扑动波(F波),F波多数在Ⅱ、Ⅲ、aVF导联中清晰可见;F波间无等电位线,波幅大小一致,间隔规则,频率多为250～350次/分。

2. 心室律规则或不规则,取决于房室传导比例是否恒定。以固定房室比例(2∶1或4∶1)下传,则心室律规律。

3. QRS波时限一般不增宽,当出现室内差异性传导或原先有束支传导阻滞时,QRS波群增宽、形态异常(图7-2-2)。

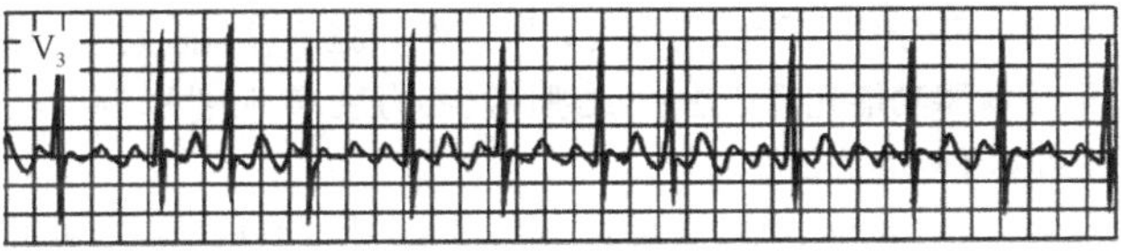

图7-2-2　心房扑动

【治疗】

(一) 病因治疗

积极治疗引起房扑的病因和诱因,终止或减少房扑发作。

(二) 恢复窦性心律

1. 经胸同步直流电复律方法简单,通常应用50J或100J,一次成功率接近100%,并且无明显危害,必须注意复律前禁用洋地黄类药物。

2. 经食管快速心房起搏是转复房扑的有效措施,起搏方式有分级递增刺激和固定频率刺激两种。

3. 药物复律:抗心律失常药物转复房扑的成功率并不高,

但有助于减慢心室率。可以通过静脉给予洋地黄类、钙通道阻滞剂、β受体阻滞剂减慢心室率，而后再使用ⅠC类（普罗帕酮）或ⅠA类（奎尼丁）药物复律，无效时可使用Ⅲ类药物。

（三）控制心室率

可以通过给予洋地黄类、钙通道阻滞剂、β受体阻滞剂减慢心室率。

（四）预防复发

对非急性病因所致房扑复律后常需药物预防复发，服药时间不应短于3个月。对顽固性房扑患者可使用射频消融治疗。

心房颤动

心房颤动（atrial fibrillation，房颤）是心房出现不协调、不规则、快而细小的乱颤。临床上将心房颤动分为急性心房颤动和慢性心房颤动。急性心房颤动指24～48小时内发生的房颤。慢性心房颤动又分为阵发性、持续性和永久性三种类型。

【病因】

1. 多见于器质性心脏病，如风湿性心脏病、高血压性心脏病、甲状腺功能亢进心脏病、心肌病、心力衰竭、慢性肺源性心脏病以及冠心病等。

2. 急性缺氧、电解质紊乱、情绪激动、急性酒精中毒等可引起心房颤动。

3. 特发性。

【诊断】

（一）临床表现

1. 症状

（1）轻者可有心悸、胸闷、气促等不适。

（2）重者上述症状明显加重，甚至发生急性心力衰竭、心绞痛、晕厥等。

（3）体循环栓塞是房颤的重要临床表现，以脑梗死最常见。

2. 体征：第一心音强弱不等，心室律绝对不规则，脉搏短绌。

（二）心电图基本特征

1. 正常P波消失，代以大小不等、形状各异的颤动波

(f 波), V_1 导联最明显;心房 f 波的频率为 350 ~ 600 次/分。

2. 心室律绝对不规则。

3. QRS 波一般不增宽(图 7-2-3)。

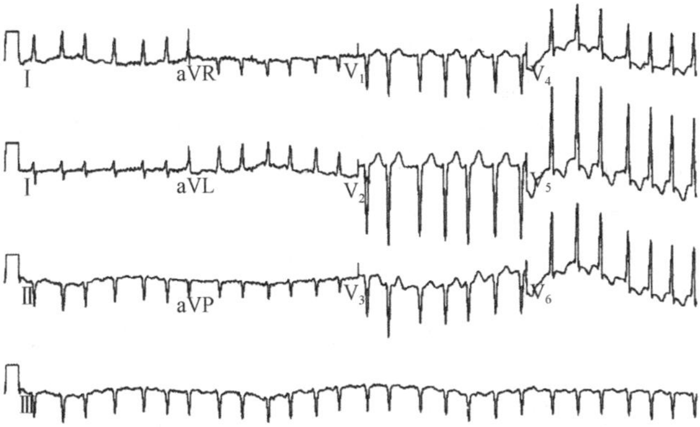

图 7-2-3　心房颤动伴快速心室率

【治疗】

(一) 病因治疗

积极治疗引起房颤的病因和诱因,终止或减少房颤发作。如对心包炎、心肌炎、甲亢、二尖瓣狭窄等病因的及时治疗和纠正。

(二) 房颤的复律

1. 复律适应证:①房颤时间在一年以内;②瓣膜病变轻或行二尖瓣手术后 2 ~ 3 周房颤仍存在;③甲亢已控制或其他诱发因素已去除;④超声心动图示左房内径<45mm,左房内无附壁血栓;⑤心脏无明显增大(心胸比<50%)。

2. 电复律:较安全。单向波直流电复律一般从 200J 开始,最大可达 360J。

3. 药物复律

(1) 奎尼丁:用法为第一天首剂 0.2 g,以后每 2 小时 0.2g,共 5 次;若未转复,第二天 0.3g,每 2 小时一次,共 5 次,第三天 0.4g,每 2 小时一次,共 5 次,总量不超过 2.0g;如仍不能转复则停止使用。因该方法可能产生严重的并发症，故目前较少应用。

（2）胺碘酮：每次 0.2g 口服，3 次/天，10 ~ 14 天可转复。其后 0.1 ~ 0.2g/d 维持。对心房颤动的转复率高、副作用小、促心律失常作用少见，临床应用越来越普遍。

（三）控制心室率

1. 洋地黄：毛花苷 C 0.4mg 稀释后缓慢静脉注射，对心房颤动伴快速心室率伴心力衰竭患者列为首选。洋地黄中毒和房颤合并预激综合征时禁用。

2. 维拉帕米（verapamil）：首剂 5mg 稀释后缓慢静脉注射，必要时可再重复一次。房颤合并预激综合征时禁用。

3. 胺碘酮：首剂 150mg 稀释后缓慢静脉注射（10 分钟），必要时可再重复一次。

4. β 受体阻滞剂控制心室率，房颤合并预激综合征时禁用。

（四）抗凝治疗

首选华法林，宜从小剂量开始，并定期复查 INR（international normalized rate，国际标准化比值），使 INR 维持在 2.0 ~ 3.0 左右。对于不宜使用抗凝剂者，可应用较大剂量阿司匹林。

危险性室性早搏

危险性室性早搏是容易导致室性心动过速和（或）心室颤动的室性早搏（ventricular premature beats）。

【病因】

1. 多见于器质性心脏病，如冠心病、心肌炎、心肌病、高血压性心脏病等，室性早搏是其最常见的心律失常。

2. 药物中毒：洋地黄、奎尼丁及三环类抗抑郁药物中毒。

3. 其他：电解质紊乱、心脏手术、麻醉等。

【诊断】

（一）临床表现

1. 症状

（1）大多数患者可无明显症状，仅仅是在体检时才发现有早搏。

(2) 心悸是最常见的主诉，早搏频发时可产生颈部跳动感、头晕、头痛等。

(3) 严重时可引起心绞痛、低血压、晕厥等。

2. 体征：听诊可发现心律不齐，有提前出现的早搏，其后有较长时间的停搏；第一心音强弱不等，脉搏减弱或消失。

（二）心电图基本特征

1. 提前出现的 QRS-T 波前无 P 波或无相关的 P 波。

2. 提前出现的 QRS 形态宽大畸形，时限通常>0.12 秒，T 波方向多与 QRS 的主波方向相反。

3. 代偿间歇完全(图 7-2-4)。

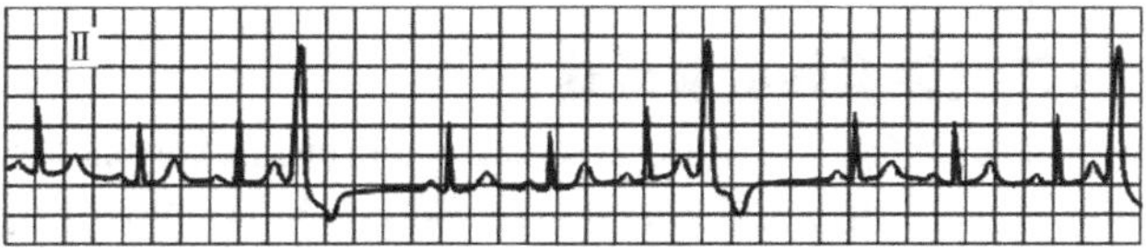

图 7-2-4　室性早搏

【治疗】

（一）病因治疗

积极治疗引起室性早搏的病因和诱因，如洋地黄中毒、低氧血症、冠心病、高血压性心脏病、心肌病等。

（二）药物治疗

1. 胺碘酮：150mg 加入液体中缓慢静脉滴注；其后，每次 0.2g 口服，3 次/天。对于心功能极差的患者，胺碘酮可明显减少室性早搏患者的猝死率。

2. 利多卡因(lidocaine)：首选药，50mg 静脉注射，5～10 分钟后可重复注射，总量不超过 300mg。有效后以 1～3mg/min 静脉维持。在缺血性心脏病合并室性早搏效果好。

3. 普罗帕酮(propafenone，心律平)：首剂 70mg 稀释后缓慢静脉注射，10～15 分钟后可重复注射 1 次；其后，140mg 加入液体中缓慢静脉滴注维持。稳定后每次 150mg 口服，3～4 次/天。

4. 普萘洛尔(propranolol,心得安):多适用于紧张、焦虑等无器质性心脏病或室性早搏出现时症状明显者。10mg 口服,3~4 次/天。

5. 美西律(mexiletine,慢心律):适用于无器质性心脏病或室性早搏出现时症状明显者。0.1~0.2g 口服,3~4 次/天。

6. 其他:苯妥英钠和钾盐主要用于洋地黄中毒所致室性早搏。

(三) 射频消融治疗

射频消融可治疗室性早搏,适应证:①药物治疗无效或效果不佳;②单形性室性早搏不伴有其他心律失常;③无明显的器质性心脏病的证据。

阵发性室性心动过速

阵发性室性心动过速(paroxysmal ventricular tachycardia)是指起源于希氏束分叉以下的传导系统或心室肌的快速心律失常,是频率超过 100 次/分、连续 3 个或 3 个以上的心室自发性除极活动,或程序刺激时至少连续 6 个室性早搏,在 30 秒内自行终止的室速。

【病因】

1. 各种器质性心脏病:原发性心肌病、冠心病、心肌炎、高血压性心脏病、心瓣膜病、先天性心脏病、二尖瓣脱垂综合征等,前两者多见。

2. 代谢紊乱:低钾血症、低镁血症、酸中毒、缺氧等电解质紊乱和酸碱平衡紊乱等,如有器质性心脏病则更易发生室性心动过速。

3. 毒物和药物:抗心律失常药物具有致心律失常作用,特别是Ⅰ类和Ⅲ类抗心律失常药物,其他如三环类抗抑郁药、拟交感胺药、红霉素、抗组胺药等均有导致室性心律失常的副作用。

4. 心脏的刺激:心脏外科手术、心导管术、冠脉造影术等对心脏的直接机械刺激可诱发室性心动过速,心脏电生理检查的程序电刺激也可诱发室性心动过速。

【诊断】

（一）临床表现

1. 症状

（1）部分患者可无明显症状。

（2）多数患者有心悸、乏力、头昏、黑矇晕厥等。

（3）少数患者还可出现低血压、心功能不全和心绞痛，甚至猝死。

2. 体征：心率在 150～200 次/分，节律规则，第一心音强弱不等，颈静脉搏动强弱不一，在发生房室分离时可出现大炮波，血压轻度下降。

（二）心电图基本特征

1. 频率多在 140～200 次/分，节律可稍不齐。

2. QRS 波群宽大畸形，时限通常>0.12 秒。

3. 房室分离。

4. 心室夺获或室性融合波。

5. 突发突止。

6. 室性心动过速的 QRS 波形态与不发作时室性早搏的 QRS 波形态一致（图 7-2-5）。

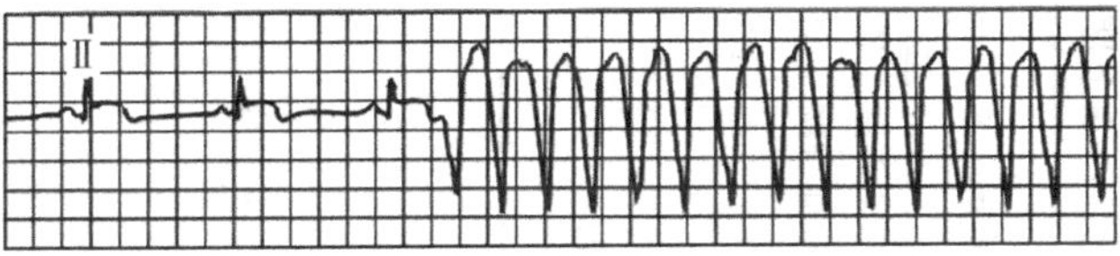

图 7-2-5 阵发性室性心动过速

【鉴别诊断】

鉴别诊断见表 7-2-6。

【治疗】

（一）治疗原发病及去除诱因

在治疗室性心动过速时积极处理原发病，消除室性心动过速的诱因，如大面积心肌梗死、低钾血症、低镁血症、酸中毒、缺氧等。

表 7-2-6 阵发性室速与室上速合并室内差异传导、束支传导阻滞、预激的鉴别诊断

鉴别点	阵发性室速	室上速合并下列情况		
		室内差异传导	束支传导阻滞	典型预激症候群
QRS 形态	畸形宽大,可见心室夺获或室性融合波	多呈右束支传导阻滞图形	呈典型束支传导阻滞图形	起始部可见预激波,PR 时限缩短
QRS 时限	>0.12 秒	>0.12 秒且<0.14 秒	>0.12 秒	<0.12 秒
RR 间期	可稍不匀齐	绝对规则	绝对规则	绝对规则
阵速发作前后 QRS 形态	可见室性早搏	可见室上性早搏	呈典型束支阻滞图形	呈典型预激综合征波形

（二）终止发作

1. 胺碘酮：胺碘酮对各种类型的室速均有一定疗效，致心律失常作用小，并且无负性肌力作用，已成为临床上治疗室性心动过速最常用的药物。对伴有充血性心力衰竭以及血流动力学不稳定的室速，胺碘酮为首选药物。150mg，10分钟内静脉推注，然后以1mg/min静脉滴注6小时，之后改为0.5mg/min，每日最大剂量2g。

2. 利多卡因(lidocaine)是治疗室性心动过速的二线药物，能有效终止急性心肌缺血和梗死所并发的室性心动过速。50mg静脉注射，5～10分钟后可重复注射，总量不超过300mg，有效后以1～3mg/min静脉维持。在缺血性心脏病合并室性早搏效果好。

3. 普罗帕酮(propafenone，心律平)1.0～1.5mg/kg，5～7分钟内缓慢静脉注射，无效时15分钟后可加用35mg，必要时以1mg/min维持，总量不超过280mg。

4. 其他：普鲁卡因酰胺、溴苄胺、美西律、恩卡尼、氟卡尼等对室性心动过速也有较好的疗效。

5. 药物治疗无效或出现严重的血流动力学障碍时，可紧急直流电复律。单向波200J同步电复律，如无效可逐步增加到360J。

（三）预防复发

1. 药物治疗：同终止发作的药物。

2. 植入型心律转复除颤器(ICD)：对药物以及消融治疗无效者或反复发作、伴血流动力学障碍者，均可安装ICD。

特发性室性心动过速

特发性室性心动过速(idiopathic ventricular tachycardia)是指发生在无明确器质性心脏病者的室性心动过速。

【分类】

1. 特发性左室源性室速：由触发活动、折返机制引起，多起源于左室间隔下部。

2. 特发性右室源性室速：由触发活动引起，多起源于右室流出道。

【诊断】

（一）临床表现

1. 多见于年青人。

2. 因发作时对血流动力影响小,大多无症状,少数有心悸、头晕等不适。

3. 体格检查:常规心电图、超声心动图、运动试验、冠脉造影、心肌活检等检查均未见明显异常。

4. 运动、心房调搏或外源性儿茶酚胺可诱发。

（二）心电图特征

1. 非持续性特发性室速

（1）运动和外源性儿茶酚胺可诱发。

（2）短阵发作,每次发作时间<30 秒,自行终止。

（3）发作时 QRS 波呈左束支阻滞图形,电轴右偏。

（4）心室率 170 ~250 次/分。

（5）发作间期可见同型室早。

2. 持续性特发性室速

（1）心房或心室调搏可诱发。

（2）发作时间>30 秒,不可自行终止,多需药物干预。

（3）发作时 QRS 波呈右束支阻滞图形,电轴左偏。

（4）心室率 150 ~200 次/分。

（5）发作间期多无早搏。

【治疗】

（一）药物治疗

1. 维拉帕米:对特发性左室源性室速有效,5mg 加入液体中缓慢静脉注射,无效时重复 1 次。

2. 普萘洛尔:1 ~3mg 加入液体中缓慢静脉注射,控制后口服维持。

3. 普罗帕酮、胺碘酮、腺苷也有很好的效果,尤适用于难治病例。

（二）射频消融

对药物治疗难以控制者,可考虑根治其发作。

尖端扭转型室性心动过速

尖端扭转型室性心动过速(torsade de pointes, TdP)是介于一般室速和室颤之间的一种多形性室速,发作时 QRS 波群极性和振幅围绕等电位线呈时相性变化,常并发于长 QT 间期综合征。

【分类】

1. 肾上腺素能依赖型。
2. 间歇依赖型。
3. 中间型。

【病因】

(一) 肾上腺素能依赖型

临床少见,多见于先天性长 QT 间期综合征。

1. Jervell and Lange-Neilsen 综合征:常染色体隐性遗传伴先天性神经性耳聋。

2. Romano-Ward 综合征:常染色体显性遗传不伴耳聋。

3. 不典型肾上腺素能依赖型长 QT 间期综合征,见于二尖瓣脱垂、颅内出血及外科手术影响自主神经系统。

(二) 间歇依赖型

1. 药物

(1) 抗心律失常药物:ⅠA 类奎尼丁、Ⅱ类索他洛尔、Ⅲ类胺碘酮、Ⅳ类双苯吡乙胺等。

(2) 抗精神失常药:吩噻嗪及三环或四环类抗抑郁药。

(3) 大环内酯类抗生素如红霉素。

2. 电解质紊乱:低血钾、低血镁。

3. 严重心动过缓:房室传导阻滞、病窦综合征。

4. 营养不良。

5. 有机磷中毒。

(三) 中间型

【诊断】

(一) 临床表现

1. 轻症者仅有头晕、心悸等。

2. 严重者可以晕厥，甚至发生室颤致死亡。

（二）心电图特征

心电图特征见图 7-2-6。

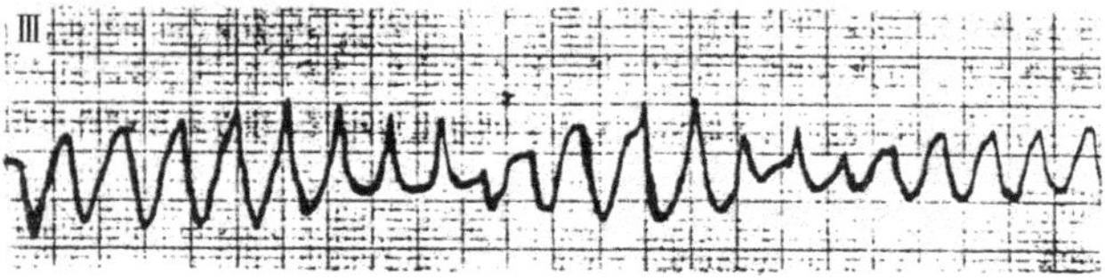

图 7-2-6 尖端扭转型室性心动过速

1. QT 间期延长型

（1）QT 间期延长（≥0.60 秒），T 波或 U 波增宽。

（2）发作时 QRS 波呈时相快、尖端围绕等电位线扭转改变（扭转型室速）。

（3）多由一个联律间距较长（>500 毫秒或更长）的室早诱发，易于复发。

（4）发作数秒至 10 秒，可自行终止。

（5）短阵发作时心率>150 次/分或更快。

（6）如不及时治疗，最终导致心室扑动与心室颤动。

2. QT 期间正常型

（1）发作时为扭转型室速。

（2）QT 间期正常

（3）室早联律间距不长。

（4）起搏治疗或预防发作无效。

（5）刺激交感神经可加重病情。

（6）Ⅰa 类抗心律失常药物明显有效。

3. 联律间期极短型

（1）发作时呈尖端扭转型室速（图 7-2-6），频率快，反复发作，自行终止。

（2）室早的联律极短（280～320 毫秒），常在 ST 段终末或 T 波起始部，QT 间期及 U 波形态正常。

（3）注射阿托品后发作持续时间及早搏数量均增加，β 受体阻滞剂、I 类抗心律失常药及胺碘酮通常无效；维拉帕米显效。

【治疗】

（一）药物治疗

1. 肾上腺素能依赖型

（1）首选足量 β 受体阻滞剂，普萘洛尔 10～30mg，3 次/天。

（2）单用 β 受体阻滞剂无效时可加用苯妥英钠或苯巴比妥。

（3）禁用儿茶酚胺类。

2. 间歇依赖型

（1）异丙肾上腺素 0.5～1.0mg 加入液体中缓慢静脉滴注，提高心率，缩短 QT 间期。

（2）禁用 I A 类、Ⅲ类抗心律失常药。

3. 硫酸镁：可用于各种类型，尤适用于伴发心肌梗死、心绞痛及高血压患者，25% 硫酸镁 8ml 稀释至 40ml 缓慢静脉推注，其后 8～10mg/min，静脉滴注维持。

（二）电学治疗

心房、心室起搏，直流电复律，埋藏式自动心脏复律除颤器等方法可使用。

（三）手术治疗

可行左侧颈胸交感神经节切除术。

心室扑动与心室颤动

心室扑动（ventricular flutter）是心脏快而微弱的无效收缩，不能持久，要么很快恢复，要么转为室颤而导致死亡。心室颤动（ventricular fibrillation）是心脏停搏前的短暂征象，是各部位心室肌不协调的乱颤。

【病因】

1. 各种器质性心脏病：如原发性心肌病、冠心病、心肌炎等。

2. 代谢紊乱：低钾血症、高钾血症。

3. 房室传导阻滞等缓慢型心律失常。

4. 心脏外科手术、触电或中毒等。

【诊断】

（一）临床表现

意识丧失、肢体抽搐、大动脉搏动消失、血压测不出，继而呼吸停止、发绀、瞳孔散大。

（二）心电图基本特征

1. 心室扑动：见图 7-2-7。

（1）匀齐而连续的粗大波动。

（2）频率 150～250 次/分。

（3）QRS 与 ST-T 无法辨认。

2. 心室颤动：见图 7-2-8。

（1）混乱波动，形状、振幅不规则。

（2）频率 250～500 次/分。

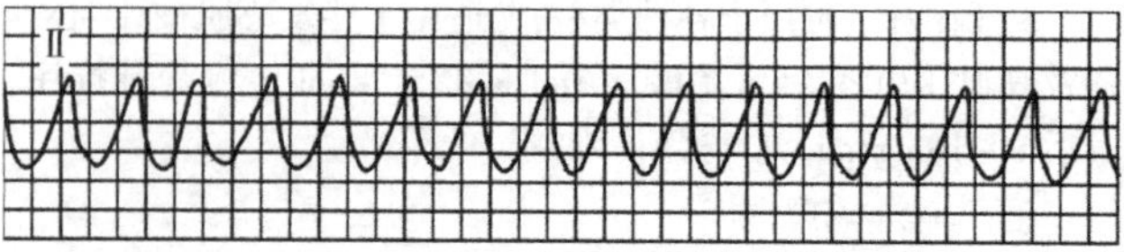

图 7-2-7　心室扑动

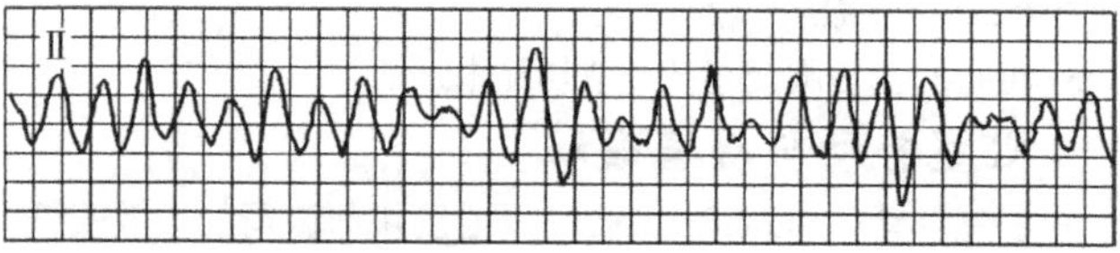

图 7-2-8　心室颤动

【治疗】

（一）急救处理

首先给予一次电除颤后立即开始 CPR，但若无可立即用除颤装置，需马上给予高质量的持续 CPR，准备好除颤仪后给予电除颤。电除颤后立即给予 5 个循环的 CPR，在不影响胸外按压的明显中断和电除颤延迟情况下开始气管插管、建立静脉通路。

（二）常用药物

1. 肾上腺素(adrenaline)：1mg 静脉注射，3～5 分钟可重复使用。

2. 胺碘酮：CPR、2～3 次除颤或给予肾上腺素或血管加压素，VF/无脉性 VT 仍持续，可考虑给予胺碘酮。用药方法：初始剂量为 300mg 溶于 20～30ml 生理盐水或葡萄糖溶液内静脉推注或骨髓腔内推注；对反复或顽固性 VF 或 VT 患者应在初始用药剂量后，再增加 150 mg 剂量静脉推注，随后按 1mg/min 的速度静脉滴注 6 小时，再减量至 0.5mg/min，每日最大剂量不超过 2 g。

（三）电除颤

成人给予 360J(单向波除颤仪)或 200J(双向波除颤仪)电除颤。对于 ICU 内室颤，从心室颤动到给予电击时间不应超过 3 分钟。

（四）病因治疗

应注意改善心肌供血，急性心肌梗死应注意缩小梗死面积，纠正电解质紊乱等。

（五）预防复发

室颤之前常有某些“先兆性”心律失常的发生，如频发室性早搏、多源性室性早搏、R-on-T 等征象，应视病情给予抗心律失常的药物治疗。

病态窦房结综合征

病态窦房结综合征是指窦房结及其周围组织器质性病变或功能性障碍所形成的起搏和传导功能异而常产生的缓慢性和(或)快速性心律失常。临床表现有三种：窦性心动过缓(持续性)、窦房传导阻滞及慢快综合征。

【病因】

1. 冠状动脉粥样硬化性心脏病是最主要的病因。
2. 窦房结退行性病变是次要病因。
3. 心肌炎、心肌病等。
4. 迷走神经功能亢进、颈动脉窦过敏综合征等。

5. 药物如β受体阻滞剂、钙拮抗剂和其他抗心律失常药物及电解质紊乱等导致。

6. 其他。

【诊断】

(一) 临床表现

1. 起病隐匿,进展缓慢,部分患者可以无任何症状。

2. 严重时可引起头晕、黑矇、晕厥、心绞痛、心力衰竭等。

(二) 心电图基本特征

1. 严重的窦性心动过缓,心率少于50次/分。

2. 窦性停搏和(或)窦房阻滞。

3. 心动过缓与心动过速交替出现。

4. 逸搏心律。

(三) 其他检查

1. 阿托品试验:静注阿托品1～2mg,注射30分钟内,窦性心律不能增快到90次/分和(或)出现窦房阻滞、交界性心律、室上性心动过速为阳性。

2. 固有心率:药物完全阻断自主神经系统对心脏的支配,测定窦房结发放冲动的频率。病窦综合征患者固有心率在80次/分以下。

3. 心房调搏:窦房结恢复时间>1500毫秒,窦房传导时间>180毫秒。

【治疗】

(一) 病因治疗

改善心肌缺血等。

(二) 药物治疗

1. 阿托品:可消除迷走神经对房室结的抑制,增加心率,0.5～1mg静脉推注,3～5分钟后可重复使用,总剂量为0.04mg/(kg·d)。

2. 异丙基肾上腺素、β受体激动剂,有正性肌力和正性频率作用,提高心率的作用强于阿托品,2～10μg/min,根据心率和节律调整。

（三）起搏治疗

消除诱因，给予药物后心率不增快、仍有心排血量不足或心功能不全的症状时，宜经皮静脉穿刺送入起搏导管，留置于右心室心尖部（偶有在右心房临时起搏），进行起搏。临床起搏一般不超过7天，病情好转；若超过2周仍不缓解，则应考虑安置永久心脏起搏器。

起搏治疗不仅可用于临时的抢救，而且为长期治疗的唯一有效手段。永久起搏的适应证为：

1. 慢性病态窦房结综合征伴有晕厥或阿-斯综合征发作者。

2. 慢性病态窦房结综合征因心动过缓伴心力衰竭或心绞痛者。

3. 慢性病态窦房结综合征合并二度Ⅱ型房室传导阻滞者。

（四）心动过缓基础上治疗心动过速

宜在植入心脏起搏器后使用抗心律失常药物。

房室传导阻滞

房室传导阻滞（AVB）是指心电冲动从心房向心室的传导过程中出现传导延迟、部分或全部阻断的现象。

【病因】

1. 心脏疾病：如冠心病、心肌炎、心肌病。

2. 药物中毒、电解质紊乱。

3. 先天性房室传导阻滞。

4. 传导系统或心肌退行性变。

5. 外伤、心脏手术以及放射治疗等均可导致房室传导阻滞。

【诊断】

（一）临床表现

1. 一度房室传导阻滞常无症状，无体征，第一心音可变低钝。

2. 二度Ⅰ型房室传导阻滞可自觉心搏脱漏，偶有心悸、乏力。二度Ⅱ型房室传导阻滞，心室脱漏频繁时常感疲乏、头昏、胸闷、晕厥和心慌气短，且可在短期内发展到三度房室传导阻滞。第一心音可强弱不等。

3. 三度房室传导阻滞病变进展快，心室自主心律未建立，出现心室停搏时可发生晕厥。心律规则，第一心音强弱不等，偶有大炮音，脉压差增大。

（二）心电图基本特征

1. 一度房室传导阻滞：心电图主要表现为PR间期延长（图7-2-9）。

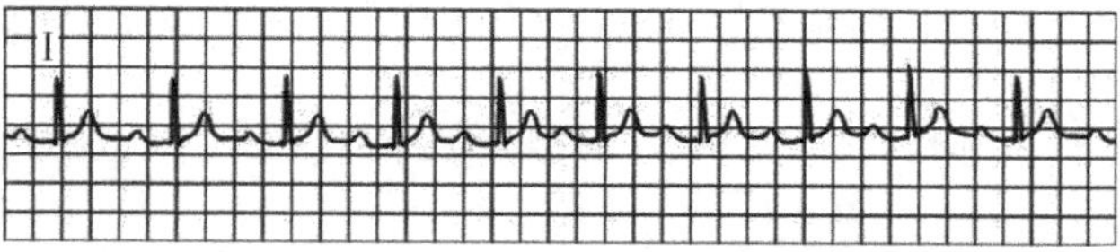

图7-2-9　一度房室传导阻滞

2. 二度房室传导阻滞：心电图主要表现为部分P波后QRS波脱漏，分两种类型：

（1）二度Ⅰ型房室传导阻滞（Morbiz Ⅰ型）：表现为P波规律地出现，PR间期逐渐延长（通常每次延长的绝对增加值多呈递减），直到一个P波后脱漏一个QRS波群，漏搏后传导阻滞得到一定恢复，PR间期又趋缩短，之后又复逐渐延长，如此周而复始地出现，亦称为文氏现象（Wenckebach phenomenon）（图7-2-10）。

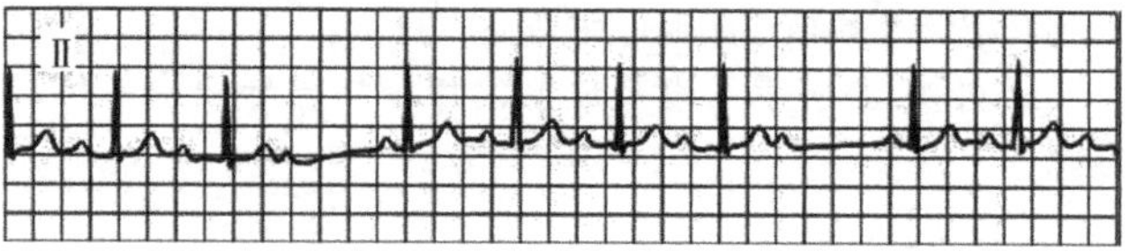

图7-2-10　二度Ⅰ型房室传导阻滞

（2）二度Ⅱ型房室传导阻滞（Morbiz Ⅱ型）：表现为PR间期恒定（正常或延长），部分P波后无QRS波群（图7-2-11）。

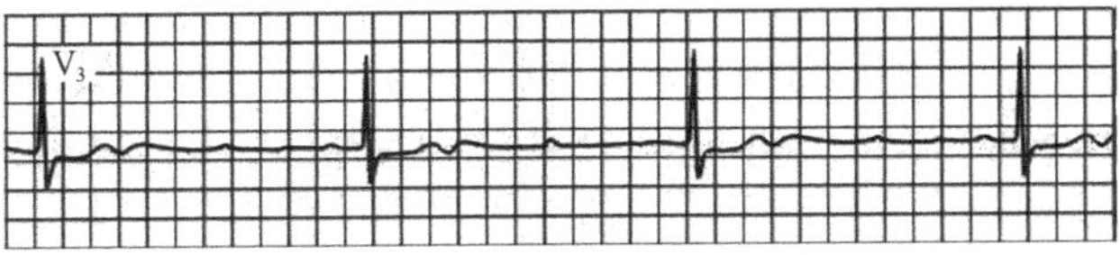

图 7-2-11　二度Ⅱ型房室传导阻滞

3. 三度房室传导阻滞：又称完全性房室传导阻滞。P 波与 QRS 波毫无关系（PR 间期不固定），心房率快于心室率（图 7-2-12）。

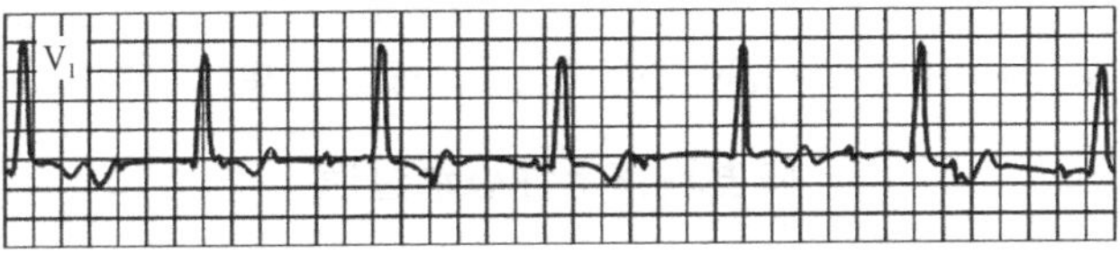

图 7-2-12　三度房室传导阻滞

4. 希氏束图可精确估计房室阻滞部位。

（1）心房内阻滞：P-A 周期>60 毫秒，而 A-H、H 和 H-V 间期正常。

（2）房室结内阻滞；A-H 延长>150 毫秒，而 H-V 间期、P-A 间期正常。

（3）希氏束内阻滞：H-H 间期延长>25 毫秒。

（4）束支阻滞：H-V 间期延长>60 毫秒。

【治疗】

（一）病因治疗

积极治疗原发病，清除诱因。

（二）药物治疗

一度房室传导阻滞和二度Ⅰ型房室传导阻滞心室率不过慢者，无需作处理。二度Ⅱ型房室传导阻滞和三度房室传导阻滞出现血流动力学障碍时，必须给予紧急治疗。

1. 阿托品：可消除迷走神经对房室结的抑制，增加心率，0.5 ~ 1mg 静脉推注，3 ~ 5 分钟后可重复使用，总剂量为

0.04mg/(kg · d)。

2. 异丙基肾上腺素、β受体激动剂有正性肌力和正性频率作用,提高心率的作用强于阿托品,1mg 异丙肾上腺素加入 500ml 液体中静脉滴注,2～10μg/min,根据心率和节律调整。

（三）起搏治疗

植入心脏起搏器,提高心率。房室传导阻滞的起搏治疗包括临时起搏器和永久性起搏器植入。

预激综合征伴快速性心律失常

预激综合征(preecitation syndrome)所产生的各种快速性心律失常由心房与心室之间存在异常传导通路即附加束所致,如阵发性室上性心动过速、心房扑动或心房颤动,甚至心室颤动。

阵发性室上性心动过速

（一）类型

1. 顺传型房室折返性心动过速。

2. 逆向型房室折返性心动过速。

3. 结室旁路折返性心动过速。

（二）临床表现

多见于心脏正常者,反复阵发性发作,其症状、体征取决于心室率对血流动力学影响程度。若心室率较快,对血流动力学影响较大时,常出现心悸、气短、胸闷等症状,严重或原有器质性心脏病者易致心力衰竭、休克,甚至心室颤动、猝死。

（三）心电图

1. 顺传型房室折返性心动过速

(1) 心率 150～240 次/分。

(2) 诱发心动过速的心搏常无 PR 间期延长。

(3) Ⅱ、Ⅲ、aVF 导联的 QRS 波后间有逆行 P 波,P′R>PR′间期说明室房传导比房室传导快,Ⅰ导联 P 波倒置常是左侧隐性旁路的特征。

(4) 常伴有旁路同侧的功能性束支传导阻滞。

(5) 可伴有 QRS 波群电压交替和(或)周期长短交替。

2. 逆向型房室折返性心动过速

(1) 宽 QRS 波心动过速。

(2) 逆行 P 波,但难以见到,若能发现 P 波,则 P 形 QRS 波群为 1:1 比例(这一点有助于与室速鉴别)。

3. 结室旁路折返性心动过速

(1) 心室率多在 150~270 次/分。

(2) 心电轴在 0°~75°。

(3) QRS 波时限小于 0.15 秒。

(4) Ⅰ导联呈 R 型,V_1 导联呈 rS 或 QS 型,胸前导联从 V_4 开始由负转向正。

快速心房颤动

(一) 临床表现

1. 突然心悸、胸闷、乏力、头晕。

2. 心室率 180~280 次/分,心律不规则。

3. 重症者可有低血压、休克、心力衰竭,甚至猝死。

(二) 心电图特点

1. P 波消失,为 f 波取代。

2. 频率 200~300 次/分。

3. RR 间期绝对不规则。

4. QRS 波宽大畸形>0.12 秒,QRS 波主波与 T 波反向。

5. QRS 波起始可见 δ 波。

(三) 治疗

1. 利多卡因(lidocaine):可以抑制房室旁路的传导。

2. 普罗帕酮:可以抑制房室旁路的传导,故可降低预激合并心房颤动的心室率,但对心房颤动的转复作用较差。

3. 胺碘酮:延长房室旁路的有效不应期,降低预激合并心房颤动的心室率。

4. 同步直流电复律:对预激合并心房颤动同样是安全而有效的方法。

(祝 伟)

九、急性心脏压塞

急性心脏压塞(acute pericardial tomponade)又称为心包填塞,是因心包腔内积聚的液体(血、脓液或渗出液)太多太快,导致其腔内压力急骤升高而引起的急性心脏压迫综合征。

【病因和发病机制】

引起急性心脏压塞多为心脏手术后渗血、心外伤性出血、各种原因引起的急性心包炎产生的渗出液及感染引起的心包腔积脓等,均可对心脏产生急性压迫。

心包腔由壁层和脏层组成。急性炎症时,在两层间产生渗出液,内含纤维蛋白、白细胞及少许内皮细胞。渗出液也可为脓性或血性。通常包膜下肌层有不同程度和范围大小不同的炎性变化。渗液一般数周至数月吸收,但也可发生壁层和脏层粘连、增厚。心包腔积血、积脓均演变为壁层和脏层粘连增厚,使心脏舒张受限。

【诊断】

(一)临床表现

1. 有胸部外伤、心脏手术或各种原因引起的急性心包炎病史。

2. 症状:心前区疼痛、胸闷、呼吸困难,甚至发绀、烦躁不安、干咳,感染性心包炎有畏寒、发热等。

3. 体征:脉搏细弱、奇脉、颈静脉怒张、心尖部搏动减弱或消失、心浊音界增大,心音低弱、遥远,心律失常、血压下降、脉压差小。腹部叩诊有移动性浊音。下肢浮肿,肝肿大。

(二)实验室检查

感染时白细胞计数和中性粒细胞均升高,血沉加快,血红蛋白和红细胞减少。肿瘤引起者,心包穿刺抽液可查到肿瘤细胞。

(三)特殊检查

1. X线检查:显示心脏向两侧扩大,呈烧瓶样改变;透视下心脏增大,搏动微弱,但肺野清晰。

2. 超声心动图检查:可探及大量心包腔积液。

3. 心电图：窦性心动过速，低电压，T 波低平甚至倒置，严重者出现 QRS 电交替。

4. 核素扫描：心脏为正常大小。

5. 中心静脉压升高。

6. 心包穿刺：抽到液体，则可作出明确诊断。

【鉴别诊断】

应与急性心包炎病因类型相鉴别，通过心包穿刺，将抽出的液体进行实验室各种检查，如细菌培养、渗液的细胞分类、找肿瘤细胞等。也可做心包组织活检寻找病因。

【治疗】

（一）一般治疗

卧床休息，避免受凉。对有呼吸困难者应予吸氧。心前区疼痛给予镇痛药物，休克时应输液或输血抗休克治疗，但水肿不能使用利尿药，否则降低心排血量，导致血压进一步降低。还应注意，心包积液压迫心脏，但并非心脏收缩功能异常，因而不宜使用洋地黄等强心药物。

（二）心包腔穿刺

临床上出现血流动力学障碍，如静脉压升高、脉压差小、心动过速或低血压及 X 线胸片或 B 超示中等量以上积液，是进行心包穿刺的指征。抽出心包腔渗液、血液或脓液，以解除心脏的压迫症状。

1. 心前区心包穿刺术：在左第 5 肋间隙距胸骨缘约 2cm 处，穿刺针沿第 6 肋上缘从下向上后刺入心包腔。

2. 剑突下心包穿刺术：在剑突与左第 7 肋软骨交界处的下方进针，针与腹壁成 30°～40°角，从下向上刺入心包腔。

（三）手术治疗

1. 心包开窗引流。

2. 开胸清除心包腔积血和血块。

（四）药物治疗

应根据病因采取有效治疗措施。对感染性心包炎除全身使用大剂量、有效的抗生素外，还可在心包穿刺抽完积液后注入适量抗生素溶液。对结核性心包炎应较长时间积极使用抗结核药物。对肿瘤性心包炎应配合化疗、放疗等方法治疗。

（廖忆刘）

十、急性心包炎

急性心包炎（acute pericarditis）为心包脏层和壁层的急性炎症反应，由感染、自身免疫、物理、化学等因素引起，常为某种疾病表现的一部分或并发症，亦可单独发生。炎症反应常累及心包下表层心肌，少数严重者可累及深部心肌。

【病因】

1. 特发性。

2. 感染性：细菌（包括结核杆菌）、病毒、真菌、寄生虫、立克次体等。

3. 肿瘤：原发性和继发性。

4. 自身免疫性：风湿热、系统性红斑狼疮、结节性多动脉炎、心肌损伤后综合征等。

5. 内分泌、代谢性：尿毒症、黏液性水肿等。

6. 邻近器官疾病：急性心肌梗死、胸膜炎等。

7. 其他：放射性、药物性、先天性异常等。

【病理】

根据病理，急性心包炎可分为急性纤维蛋白性心包炎和渗出性心包炎（心包积液），前者主要在心包壁层和脏层之间产生由纤维蛋白沉积和多核白细胞聚集及少许内皮细胞组成的黏稠液体，后者根据积液的性质可分浆液纤维蛋白性、浆液血性或化脓性等，病程通常呈现从纤维蛋白性经过心包积液至心包腔闭塞的一系列过程。

【诊断】

1. 急性纤维蛋白性心包炎

（1）症状：胸痛是其特征性症状，疼痛常位于胸骨后和心前区，为急性锐痛，可向颈部、双肩、双臂放射，有时可达上腹部，前俯坐位时减轻，伴胸膜炎时吸气时加重，亦可为沉重的压榨样胸骨后疼痛，轻者仅有胸闷。

（2）体征：心包摩擦音常是其唯一或最重要的体征，亦存在于心包脏层和壁层发生粘连时，它是一种粗糙的、抓刮样表浅声音，由心房收缩、心室收缩及心室舒张时一个或几个成分组成，与呼吸无关，不在心音之后出现，而是盖过心音并与之重叠，较心音更接近耳边，以胸骨左缘第 3、4 肋间最响，听诊器胸件加压或取前倾坐位摩擦音更强。

（3）特殊检查

1）心电图：常规导联中(除 aVR 外)皆有 ST 抬高，呈弓背向下型，几天后回复到基线，继之 T 波呈对称性倒置，无病理性 Q 波，但极早期心电图可正常。

2）X 线检查：心影可正常或为原发病心影改变。

3）超声心动图：渗液超过 15ml 或心包增厚时可见液性暗区或心包增厚等异常。

2. 渗出性心包炎

（1）症状：呼吸困难是心包积液最突出的症状，通常为呼吸浅速而费力，可能为胸痛或急性支气管受压所致。当大量心包积液或心脏压塞时，由于肺淤血、肺或支气管受压可出现明显呼吸困难。

（2）体征：大量积液时，心尖搏动视诊难以发现，但可扪及，位于心浊音界左缘内侧，心脏绝对浊音界向两侧扩大并随体位变化，心音遥远，常伴心动过速。左肩胛下可出现浊音及支气管呼吸音(Ewart 征)，少数人在胸骨左缘第 3、4 肋间可听到舒张早期额外音(心包叩击音)。急性心脏压塞时临床表现从轻度循环血流动力学异常直至循环衰竭。

（3）特殊检查

1）心电图：T 波倒置、肢导 QRS 呈低电压，有电交替现象。

2）X 线检查：当渗液量大于 250ml 时可见心影向两侧扩大呈球形、锥状烧瓶形，随体位改变而改变。

3）超声心动图：是诊断心包积液的最可靠的方法，M 型及二维超声心动图均可见左室后壁和心包之间或心前区的无回声区即液性暗区。

4）心包穿刺和心包积液分析：用于解除心脏压塞或对渗液进行生物化学、细菌学、组织学检查以明确病因诊断。

5）必要时进行心脏核素扫描、心脏 CT 和 MRI、心导管检查或心血管造影及心包活检。

【鉴别诊断】

根据以上症状和体征及 X 线、ECG、心脏 B 超等检查，绝大多数可确诊，更重要的是结合临床作结核菌素试验，心包积液常规、生化检查和细菌、组织学检查等，以明确病因诊断。

1. 剧烈胸痛者应与急性心肌梗死鉴别：①疼痛与呼吸及体位有关；②心电图无病理性 Q 波，ST 段虽在多数导联中抬高但无相应导联相应压低且呈弓背向下型。

2. 呼吸困难、心脏增大、静脉淤血者应与心衰鉴别：①吸气时颈静脉扩张，有心包积液的体征及 X 线改变；②ECG 有低电压、T 波改变及电交替等。必要时行心脏 B 超、放射性核素扫描进一步确诊。

【治疗】

（一）解除心脏压塞

包括心包穿刺、心包引流术及心包切开术。急性心脏压塞时，心包穿刺抽液是解除压迫症状的有效措施。

（二）原发疾病的病因治疗

1. 病毒性心包炎：包括直接缓解症状、预防并发症、清除病毒等。对明确病毒感染者，给予特殊抗病毒治疗，包括静脉注射免疫球蛋白。

2. 结核性心包炎应早期抗痨治疗，用药原则是早期、足量、全程、联合用药（详见结核病章），直至病情被控制一年左右再停药。可同时应用皮质类固醇激素 1 ~ 6 周，当积液心影不缩小或虽缩小但静脉压升高时，应行心包切除。

3. 脓性心包炎的治疗原则：足量、有效的抗生素治疗，常持续至感染控制后 2 周；反复心包穿刺排脓和心包内注射抗生素，疗效不佳时及早行心包切开引流。

4. 肿瘤性心包炎：主要为手术治疗，亦可向心包注射抗癌药物。

5. 尿毒症性心包炎：出现在未透析患者的浆液性渗液用吲哚美辛和皮质类固醇治疗常有效，出现在透析患者则可能与透析不充分有关，应加强透析治疗。

6. 风湿性急性心包炎是风湿活动的表现，应加强水杨酸盐及（或）肾上腺皮质类固醇药物治疗。

（三）对症治疗

胸痛者可用阿司匹林 0.5，3 次/天，吲哚美辛 25～50mg，3 次/天或布桂嗪（bucinperazine，强痛定）100mg 肌内注射，必要时可用吗啡（morphine）3～5mg 皮下注射或哌替啶（pethidine）50～100mg 肌内注射。

【预后】

本病的预后取决于原发病，大多数心包炎可愈，结核性心包炎病程较长，少数患者演变为慢性缩窄性心包炎。

（钟　强）

十一、主动脉夹层动脉瘤

主动脉夹层（aortic dissection）是指主动脉腔内的血液通过内膜的破口进入主动脉壁中层而形成夹层血肿并沿着主动脉壁延伸分离。过去曾称本病为主动脉夹层动脉瘤（aortic dissection aneurysm），但本病并非由于主动脉壁的扩张，且病理机制、临床表现及治疗等都与主动脉瘤有很大的不同，故现在多改称为主动脉夹层血肿（aortic dissection hematoma）或主动脉夹层分离，简称主动脉夹层。

主动脉夹层比较少见，但并非罕见，且发病率有逐年上升趋势，是比腹主动脉瘤更常见的引起主动脉破裂的原因，也是主动脉疾病中危险程度最高的。

主动脉夹层大多起病突然，一般有剧烈疼痛、休克和压迫症状，心脏压塞、大量出血、恶性高血压、严重主动脉瓣反流及心肌、中枢神经和肾脏的持续性缺血是致命并发症。临床表现取决于主动脉夹层的部位、范围、程度、主动脉分支病变、有无主动脉瓣关闭不全以及有无血管破裂等,因此本病临床表现复杂多变,漏诊、误诊的病例并不少见。

【病因】

正常成人的主动脉壁非常坚固,可承受亿万次的心跳,使动脉壁裂开需500mmHg(66.7kPa)以上的压力。主动脉强度依赖于中层,因此,动脉壁缺陷,尤其中层的薄弱、缺陷,是发生主动脉夹层的先决条件。下列多种因素与主动脉夹层的发病有关:

1. 高血压病:高血压是主动脉夹层最常见的致病因素,约70%~87%的主动脉夹层是因为高血压所致。长期高血压可引起平滑肌细胞肥大、变性及中层坏死,主动脉壁应力增加,导致中层弹力纤维断裂。

2. 糖尿病:慢性糖尿病最终导致动脉粥样硬化。

3. 马方综合征:马方(Marfan)综合征占主动脉夹层的6%~9%,是由于主动脉囊性中层坏死所致;也见于Ehlers-Danlos综合征。

其他许多原因也可引起主动脉夹层。40岁以下妇女发生主动脉夹层者有1/2以上在妊娠期,发病多数在孕晚期,原因不明。先天性心血管疾病(如二叶式主动脉瓣、主动脉缩窄、主动脉发育不全等)、梅毒性主动脉炎等可以引起主动脉夹层。外伤和主动脉内气囊反搏、误将造影药注入动脉内膜下等医源性因素也可引起主动脉夹层分离。

【分型】

1965年,De Bakey根据病变的部位将主动脉夹层分为三型:Ⅰ型夹层起自升主动脉并超过主动脉弓延至降主动脉,此型最为常见;Ⅱ型病变局限于升主动脉,多见于马方综合征;Ⅲ型起自降主动脉并向远端延伸。

近年来多采用Daily和Miller提出的分类,根据病变是否累及升主动脉而将主动脉夹层分为两型:凡升主动脉受累者为A型(包括De BakeyⅠ型和Ⅱ型),约占2/3;病变在左锁骨下动脉远端开口(不累及升主动脉)为B型(即De BakeyⅢ型),

约占 1/3。

解剖分类法将本病分为近端(A 型)和远端(B 型)。

根据发病后生存时间的长短,主动脉夹层可分为急性期(发病 24 ~ 48 小时内)、亚急性期(发病后生存数天至 6 周)和慢性期(发病后生存在 6 周以上)。

【诊断】

(一) 临床表现

1. 男性发病率为女性的 2 倍,30 ~ 70 岁发病率最高。

2. 突然剧烈疼痛:疼痛部位多在胸部、背部,疼痛的部位可提示病变的部位,有助于分型诊断。疼痛部位随夹层波及范围的不同而扩展,这是本病特点之一。疼痛的强度更具有特征性,疼痛剧烈,难以忍受,起病后即达高峰,刀割样、撕裂样尖锐性疼痛,有窒息感甚至为濒死的极度恐惧感。常用剂量的强镇痛药(如吗啡等)往往不能完全缓解疼痛。

3. 休克:患者因剧痛而有休克外貌,焦虑不安、大汗淋漓、面色苍白、皮肤湿冷、心率加速,但血压常与休克表现并不平行,血压下降不明显或者增高。

4. 主动脉夹层:可以波及多个系统、器官,并引起相应临床表现。

出现循环系统症状和体征多见于 A 型夹层分离患者。主动脉瓣关闭不全是 A 型主动脉夹层的重要特征,体检发现在主动脉瓣区突然出现舒张期杂音以及脉压增宽、水冲脉等周围血管征。夹层破裂入心包腔可引起急性心脏压塞。夹层血肿波及冠状动脉时发生急性心肌梗死,约见于 1% ~ 2% 的病例。本病常在发病后数小时出现周围动脉阻塞征象,因此需要反复检查颈、肱、桡或股动脉。一侧脉搏减弱或消失、两上肢血压明显差异、上下肢血压差变小都反映动脉堵塞。病变部位有血管杂音、震颤,有时胸锁关节处出现搏动或在胸骨上窝可触到搏动性肿块。

主动脉夹层可影响颈动脉或椎动脉,引起偏瘫、失明、失语、神志改变甚至昏迷等;影响肋间动脉可引起截瘫;压迫喉返神经则出现声嘶;压迫颈交感神经节可引起 Horner 综合征;扩展到髂动脉则引起周围神经缺血性坏死，肢体麻木、感觉丧失、肌张力减弱或完全麻痹等。

夹层病变如在腹主动脉及其大分支，患者可出现各种腹部症状和体征，多为上腹痛、恶心、呕吐等。

主动脉夹层波及肾动脉可出现腰部或肋脊角处疼痛，肾脏急性缺血可引起急性肾功能衰竭或肾性高血压等。

夹层出血破入胸腔可引起胸腔积血，并引起胸痛、呼吸困难、咳嗽或咯血等，伴有出血性休克。

（二）特殊检查

1. 心电图：主动脉夹层无特异性的心电图改变，但常规心电图检查对胸痛的诊断和鉴别诊断却是必须的和重要的。

2. X线：主动脉增宽、主动脉弓有局限性隆起、双主动脉影等。

3. 主动脉造影：可直接观察主动脉的情况。常见的造影征象包括主动脉真腔压缩、主动脉壁增厚、内膜瓣征、主动脉双腔等。

4. 超声心动图：升主动脉明显增宽，可观察到夹层假腔的存在。经食管超声心动图克服了经胸超声心动图的局限性，成像质量高，适用于主动脉夹层的检查。

5. CT：增强CT扫描可显示呈极薄的低密度线的内膜瓣，此系诊断主动脉夹层最特异性征象之一。

6. MRI：安全无创，可生成高质量的三维图像，因此特别适用于主动脉夹层的诊断。

本病的诊断要点：疼痛的特点表现为初发即为撕裂样剧痛；临床上虽有休克表现，但血压可不下降，在发病早期甚至反而升高；突然出现主动脉瓣关闭不全、急腹症或神经系统障碍，同时伴有血管阻塞征象；在主动脉夹层病变部位触及搏动性肿块，或有血管杂音伴有震颤；两侧动脉搏动强弱不一，甚至一侧搏动消失，或两臂血压有明显差别；胸部X线平片显示进行性主动脉增宽等；本病确诊有赖于影像学技术（超声心动图、CT、MRI、主动脉造影）。

【鉴别诊断】

1. 急性心肌梗死:急性心肌梗死疼痛一般逐渐递增,疼痛部位局限在胸骨后或向颈部及左臂放射,吗啡止痛疗效较好,心电图示典型的坏死Q波及ST-T波动态改变,并有心肌坏死血清标记物的动态演变过程。

2. 急腹症:主动脉夹层分离波及腹主动脉或其大分支时可产生各种急腹症的临床表现,需要与肠系膜动脉栓塞、急性胰腺炎、急性胆绞痛、肾绞痛、消化性溃疡穿孔或肠梗阻等鉴别。

3. 急性肺栓塞:急性肺栓塞临床表现为突然胸痛、与肺部体征不相称的呼吸困难、咳嗽、咯血、发绀和休克等类似主动脉夹层的症状。但急性肺栓塞多见于长期卧床、手术或分娩后以及心力衰竭患者。肺动脉高压体征、心电图和X线检查可初步诊断,肺灌注扫描和选择性肺动脉造影可确诊。

【治疗】

治疗主动脉夹层的目的是终止动脉中层的继续分离,防止主动脉破裂等致命性并发症。迅速诊断和处理是治疗成功的关键。凡高度怀疑或诊断为主动脉夹层,即应住院加强监护治疗。密切监测患者的血压、尿量、神志及神经系统体征,建立足够大的静脉通路,尽量避免股动脉穿刺和采血。对于血流动力学稳定的患者,无创血压监测已足够;对于休克或心力衰竭的患者,应及时采取有创方法监测中心静脉压、肺动脉嵌压、心排血量等。

(一)内科治疗

内科治疗主要适用于无并发症的B型主动脉夹层分离、病情稳定的慢性主动脉夹层、病情稳定的孤立的主动脉弓夹层。

1. 止痛:可用吗啡(morphine)5~10mg或哌替啶(pethidine,杜冷丁)50~100mg肌内注射以及镇静药。

2. 降压:对合并有高血压的患者,采用普萘洛尔静脉间歇给药与硝普钠静脉滴注联合使用是较理想方案。需紧急降低血压时,硝普钠非常有效,开始剂量为25~50μg/min,以后根据血压反应调整速度。即使血压正常,降压也是有益的。治疗目标是使收缩压控制在 100 ~ 120mmHg(13.3 ~ 16.0kPa),平均压 60 ~ 70mmHg 或能保持心、脑、肾等重要脏器灌注的最低水平,心率 60 ~ 75 次/分。

3. 其他:如主动脉夹层发生出血而表现为低血压,需要快速纠正休克。如夹层分离引起急性心肌梗死,禁用溶栓药物。

（二）手术治疗

急性 A 型主动脉夹层应首选手术治疗。B 型患者一旦发生下列情况,也应及时手术:重要脏器损害进行性加重、主动脉破裂或接近破裂(如囊状主动脉瘤形成)、主动脉瓣反流、逆行进展至升主动脉。马方综合征发生主动脉夹层,无论 A 型或 B 型均需手术治疗。所有病情稳定的慢性主动脉夹层患者除非发生并发症,否则都采用药物治疗。

应在诊断确立、患者一般情况基本稳定时立即手术。

（三）血管内导管介入治疗

近年来发展起来的血管内导管介入治疗克服了药物治疗和外科治疗的一些不足,具有创伤小、恢复快的优点,多数患者能够耐受。

【预后】

既往多数病例在起病后数小时至数天内死亡。近年来由于诊断、治疗技术取得的巨大进展,本病的预后有很大改善。

（解翠红）

第三章　消化系统急诊

一、急 性 胃 炎

急性胃炎(acute gastritis)是指由各种原因引起的胃黏膜急性炎症,以单纯性和糜烂性两种最常见。

【病因】

1. 药物:最常见的是非甾体抗炎药,如阿司匹林、吲哚美辛等;其他有肾上腺皮质激素、抗肿瘤化疗药、洋地黄、氨茶碱、铁剂等。

2. 应激因素:如严重创伤、休克、大手术、大面积烧伤、脓毒症、中枢神经系统肿瘤等。

3. 酒精刺激。

4. 物理刺激:如过冷、过热、过于粗糙的食物。

5. 各种细菌和病毒感染。

6. 胆汁反流。

7. 胃机械性及放射性损伤。

8. 胃黏膜急性缺血。

【病理】

急性单纯性胃炎以胃黏膜充血、水肿、黏液分泌增多为主,伴有点状出血或轻度糜烂,表面覆有灰黄色渗出物,黏膜内中性粒细胞浸润。

急性糜烂性胃炎以胃底或胃体黏膜多发性糜烂和浅小溃疡为主,伴点片状出血。镜下可见糜烂处胃黏膜上皮坏死脱落,大量的中性粒细胞和单核细胞浸润,腺体因出血、水肿而歪曲。

【诊断】

(一) 临床表现

1. 症状:最常见症状是上腹不适、疼痛、恶心、呕吐、食欲减退。食物中毒引起的急性胃炎与急性肠炎共存,伴有腹泻、发热、脱水、电解质紊乱,甚至低血压。由药物和应激因素引起的急性糜烂性胃炎常表现为呕血和(或)黑粪,一般量少,呈间歇性,可自止;有时也可发生大出血。但并非所有急性胃炎患者均出现症状。

2. 体征:大多数患者仅有上腹或脐周压痛及肠鸣音亢进。

(二) 实验室检查

1. 血常规:因感染或细菌毒素引起者,白细胞总数及分类增高。

2. 粪便常规及潜血:合并急性肠炎时,肉眼观察粪便呈稀水样,无脓血,仅少许黏液、不消化食物。镜检有少许白细胞。若出血时,粪潜血阳性。

(三) 特殊检查

急诊胃镜检查:一般在出血后 24 ~ 48 小时内进行。胃镜下可见黏膜多发性糜烂面或浅小溃疡,黏膜表面有新鲜出血或陈旧性血痂,黏膜水肿。

大多数急性胃炎可根据病因、临床表现做出诊断,急诊胃镜检查有助于确诊。

【鉴别诊断】

1. 以上腹痛、恶心、呕吐为主者应与急性阑尾炎早期、急性胆囊炎、急性胰腺炎相鉴别。

急性胃炎鉴别要点为:①明确诱因;②腹痛位于上腹或脐周,无腹膜刺激征,Murphy 征阴性;③莨菪类解痉药物能缓解腹痛;④血淀粉酶正常;⑤B 超检查胆囊不肿大,无结石影;⑥胃镜下有特征性改变,黏膜充血、水肿;⑦短期内可痊愈。

2. 有上消化道出血者,应与溃疡病、食管静脉曲张、胃癌相鉴别。

鉴别的主要依据为急诊胃镜检查。

【治疗】

(一) 急性单纯性胃炎

1. 去除病因,卧床休息。

2. 饮食剧烈呕吐者暂禁食 1～2 餐,随后可给予流质或半流质。

3. 对症处理:对腹痛者应予解痉剂,如山莨菪碱 10mg,3 次/日,或溴丙胺太林(普鲁苯辛)15mg,3 次/日;剧痛者,可肌内注射山莨菪碱 10mg 或阿托品 0.5mg。呕吐者,可给予甲氧氯普胺(胃复安)10mg,3 次/日,或多潘立酮(吗叮啉)10mg,3 次/日;呕吐剧烈者可肌内注射甲氧氯普胺 10mg。伴腹泻者可给予思密达 3.0g,3 次/日,或洛哌丁胺(易蒙停)2mg,3～4 次/日,同时给予小檗碱(黄连素)0.3g,3 次/日,或诺氟沙星 0.1～0.2g,3 次/日。有脱水和电解质紊乱时,宜静脉滴注平衡盐或 5% 葡萄糖生理盐水。

(二) 急性糜烂性胃炎

1. 积极治疗原发病。

2. 有可能发生急性糜烂性胃炎者,可采取预防措施,服用制酸剂、H_2 受体拮抗剂、H^+泵抑制剂或胃黏膜保护剂。制酸剂可用氢氧化铝凝胶 10～20ml,3 次/日;H_2 受体拮抗剂有西咪替丁 0.2～0.4g,餐后及睡前各服 1 次,或雷尼替丁 0.15g,早晚各服 1 次或 0.3g,睡前 1 次;或法莫替丁 20mg,早晚各服 1 次。H^+泵抑制剂奥美拉唑 20 mg 早晚各服 1 次。胃黏膜保护剂有硫糖铝,1. 0g,4 次/日,餐前半小时及睡前服用;枸橼酸铋钾,0. 12g,4 次/日,餐前半小时及睡前服用。

3. 若发生急性出血,可静脉滴注 H_2 受体阻滞剂或 H^+泵抑制剂,必要时应用生长抑素善宁和施他宁抑制胃酸分泌,减少出血。

(周代星)

二、急性胃扩张

急性胃扩张(acute dilatation of stomach)是指短期内胃内积聚大量气体和液体,胃壁张力减退、自发排气减压过程发生障碍,从而引起胃和十二指肠上段高度扩张而致的一种综合征。

本症大都发生于腹部手术后，也可发生于慢性消耗性疾病长期卧床的患者。

【病因和发病机制】

神经刺激致胃动力学改变，如手术、麻醉、过度牵拉；腹膜后血肿或引流物、炎症的刺激；自主神经病变；暴饮暴食后胃壁过度扩张；毒血症以及缺钾为主的电解质紊乱等都可引起胃壁肌肉麻痹，发生胃扩张。

上述原因引起胃扩张，扩张的胃又向下压迫，使小肠系膜及肠系膜上动脉压迫十二指肠横部于脊柱及腹主动脉之间，又增加了机械性梗阻的因素；胃十二指肠内容物刺激黏膜分泌更多的液体，进一步加重了胃十二指肠的麻痹和扩张。随着胃扩张的加剧，胃壁变薄质脆，甚至坏死穿孔，同时，大量液体丧失导致水、电解质及酸碱平衡紊乱，甚至周围循环衰竭。

【诊断】

1. 临床表现：主要表现为上腹膨胀和大量溢出性呕吐及脱水和电解质紊乱。腹胀为麻痹性，腹痛多不明显。呕吐为频繁的、不自主的、无力的呕吐，多混有胆汁，呕吐后腹胀不减。

体检可见腹部膨胀，以左上腹为显；有轻度压痛，肠鸣音减弱或消失，胃区有振水音。可因水、电解质丢失而出现全身表现，甚至休克、昏迷。若并发胃穿孔或急性胃黏膜撕裂，则可出现腹膜炎或上消化道大出血。

2. 实验室检查：可有水、电解质及酸碱平衡紊乱表现。

3. X线检查：腹部平片可见膨大的胃泡及胃区宽大的液平面。钡餐检查可见胃扩大、胃排空迟缓甚至完全潴留。

4. 胃肠减压试验：放置胃管后，常见大量气体和液体溢出。

【鉴别诊断】

1. 急性腹膜炎：有腹膜刺激征，常伴发热；无极度胃扩张表现。

2. 肠梗阻：以阵发性腹痛为主要症状，呕吐多呈喷射状，晚期有肛门排便排气停止。X线立位片可见多个液平面。

3. 良性幽门梗阻：可有溃疡病史和症状，一般不会出现血流动力学改变。

4. 急性胃炎：腹胀不显著，呕吐后腹痛减轻。

5. 急性胃扭转：伴剧烈腹痛，呕吐量少，不含胆汁，胃管不能进入胃内。X线检查见扩大胃影，钡剂不能进入胃腔。

根据特征性呕吐、胃腔扩大及X线检查的特殊表现可诊断急性胃扩张。

【治疗】

急性胃扩张一旦发生，自愈的机会很少，如不及时治疗，患者几乎都将死亡；需积极采取综合治疗措施。

1. 抽吸和冲洗：将胃内的液体和气体完全抽空，以后每隔半小时用温盐水灌洗，直至24～48小时后胃的情况恢复正常为止；并予禁食、持续胃肠减压。病情好转24小时后，可于胃管内注入少量液体，如无潴留，方可少量进食。

2. 纠正血容量不足及水、电解质和酸碱平衡紊乱。

3. 位置疗法：经常改变体位，以减轻扩张胃对十二指肠的压迫。

4. 手术治疗指征：①饱餐后胃内容物无法吸出；②保守治疗8～12小时无效；③有十二指肠梗阻因素存在；④合并胃穿孔或大量胃出血者；⑤胃功能长期不恢复，稍进食即扩张潴留，静脉长期营养不能维持者。手术以选用简单有效的方法为原则，如胃腔冲洗、胃造瘘或不同范围的胃部分切除术。

（胡　岩）

三、消化道出血

消化道出血是急诊科常见的严重的疾病之一，是以呕血和便血为主要临床表现的一种疾病。消化道包括食管、胃、十二指肠、空肠、回肠、盲肠、结肠及直肠。绝大多数学者认为屈氏（Teritz）韧带以上的食管、胃、十二指肠部位出血称为上消化道出血，Teritz韧带以下的空肠、回肠、盲肠、结肠及直肠部位出血称为下消化道出血。但也有人将食管、胃、十二指肠、空肠上段及胆道的出血统称为上消化道出血。消化道急性出血的死亡率约10%，其中60岁以上者占30%~50%。

【病因】

（一）上消化道出血病因

上消化道出血的病因随不同国家和地区而有所不同，在我国主要有以下几种：

1. 食管疾病：食管炎、食管癌、食管贲门黏膜撕裂症、器械检查或异物引起的损伤等。

2. 胃、十二指肠疾病：消化性溃疡、出血性胃炎、胃黏膜脱垂、胃癌等。

3. 胃肠吻合术后的胃肠溃疡和吻合口溃疡。

4. 门静脉高压症：食管、胃底曲张静脉破裂出血是肝硬化门静脉高压患者上消化道出血的最主要原因，约占该类患者上消化道出血原因的50%~70%。据文献报道，食管曲张静脉破裂出血约占全部上消化道大出血的10%，在儿童患有肝外型门静脉高压症引起的食管曲张静脉破裂出血约占全部上消化道出血病因的95%。应该注意的是，门静脉高压症时的曲张静脉虽多见于食管和胃底，但也可见于消化道的其他部位，尤其是十二指肠及上部小肠的异位曲张静脉破裂，这种类型的曲张静脉一旦破裂出血，可造成临床诊断及治疗上的极大困难。门静脉高压症曲张静脉破裂出血常很突然，且量大而凶猛，临床表现为大量呕吐鲜血，是危及生命的上消化道出血中最常见原因。

5. 上消化道邻近脏器或组织的疾病

（1）胆道出血：胆道感染、创伤、胆管或胆囊结石、胆道蛔虫病、胆管或胆囊癌、肝癌等。

（2）胰腺疾病累及十二指肠：胰腺脓肿、胰腺癌等。

（3）胸或腹主动脉瘤破入消化道。

（4）纵隔肿瘤或脓肿破入食管。

6. 全身性疾病：血液病、尿毒症、结缔组织病等。

（二）下消化道出血病因

1. 肛管疾病：痔、肛裂、肛瘘。

2. 小肠疾病：急性出血坏死性肠炎、肠结核、克罗恩病、空肠憩室炎、肠套叠、血管瘤、血管畸形等。

3. 结肠疾病：细菌性痢疾、慢性非特异性溃疡性结肠炎、憩室、息肉等。

4. 直肠疾病：直肠损伤、肿瘤、邻近恶性肿瘤或脓肿侵入直肠。

5. 血管性疾病：近年来，随着纤维内镜及选择性腹腔动脉造影技术的应用，血管疾患所引起的下消化道出血逐渐增多，包括肠系膜动脉栓塞、肠血管畸形、肠壁血管瘤、动静脉瘘、缺血性结肠炎及先天性毛细血管扩张症等。

【诊断】

(一) 先驱症状和既往史

详细询问患者出血前的症状及既往史，对作出消化道出血的正确诊断有一定帮助。如呕血前有溃疡病的上腹部疼痛或不适史，应考虑消化道溃疡病出血可能；有酗酒、肝炎病史者需注意有无肝硬化门静脉高压所致食管、胃底曲张静脉破裂出血；若出血前患者有严重创伤、感染、大面积烧伤、脑血管意外等疾病，应考虑由应激性溃疡引起的出血；以往有腹部大血管手术者应考虑主动脉肠瘘等。

(二) 临床表现

消化道出血的临床表现取决于出血的速度和出血量的多少，而出血的部位高低、出血的原因则是次要的。

1. 呕血：急性上消化道大量出血多表现为呕血，呕血颜色可呈鲜红或黑色，此取决于出血速度和血液在胃内停留时间，在胃内停留时间短，表现为呕鲜红血液，在胃内停留的时间长，经胃液、肠液的作用则呕出的血为咖啡色或棕褐色。

2. 黑粪或柏油样便：尽管出血部位在上消化道，但如果肠蠕动快，出血量较大时，也可为紫红色血便。在右半结肠出血则粪便为暗红色；左半结肠及直肠出血时，粪便颜色为鲜红色。但空肠和右半结肠小量慢性出血也可为黑粪。极小量的慢性出血也可仅表现为粪潜血阳性。

3. 出血性周围循环衰竭表现：消化道大量出血可引起急性周围循环衰竭，表现为头昏、心悸、恶心、口渴、黑朦或晕厥，皮肤苍白、湿冷，病人可出现烦躁不安、反应迟钝、意识模糊等休克样表现，若处理不当或不及时可出现一系列休克后的并发症，见第四篇第一章。

4. 氮质血症：可分为肠源性、肾性和肾前性氮质血症，其中肠源性是由于血红蛋白分解产物在肠道被吸收所致；肾前性则是由于周围循环衰竭，肾血流减少，肾小球滤过率低引起氮质潴留；如出血性休克持续时间较长，可出现肾小管坏死，造成肾性氮质血症。

5. 发热：大量出血后，多数病人在24小时内常出现低热，与循环衰竭、贫血、血红蛋白分解吸收等有关。

（三）出血量的估计

上消化道出血量达20ml时，粪便潜血试验可呈阳性；出血达30～50ml时可表现为黑粪。严重性出血（指3小时内输血1500ml才能纠正其休克）又可分为大量出血（massive bleeding），即指每小时需输血300ml才能稳定其血压者；最大量出血（major hemorrhage）即指经输血1000ml后血红蛋白仍低于100g/L者。

持续性出血指在24小时内2次胃镜所见均为活动性出血，出血持续在60小时以上，输血3000ml才能稳定其循环者；再发性出血指2次出血时间相距至少1～7天者。

（四）出血部位

临床上消化道不同部位的出血各有其特点，对消化道出血的诊断有所帮助。①食管胃底曲张静脉破裂出血的病情急，出血凶猛，出血量可达500～1000ml，临床主要表现为呕血，色暗红，短期内可反复呕血，同时常伴有便血，常可导致失血性休克；②溃疡病、出血性胃炎引起的胃、十二指肠出血主要也是呕血，色较鲜红，一般较少超过500ml，也可伴有血便；③球部以下的出血，如胆道出血，出血量在500ml以下者，以便血为主，较少发生休克，且在1～2周后再出血。

（五）实验室检查

血常规、出凝血时间、血尿素氮、肝功能等的监测有助于消化道出血的诊断,以及对出血量的估计。

(六)特殊检查

1. X线钡剂检查:仅适用于出血停止后36～48小时及病情稳定者,原因是在急性出血期做此类检查可促使出血和休克的发生。这种检查包括食管吞钡、钡餐、钡灌肠X线检查及气钡双重造影等。

2. 内镜检查:纤维胃镜检查是诊断上消化道出血的重要手段,并可直接观察到出血病变,准确率可高达90%。结肠镜检查也可在出血时进行,适用于鉴别下消化道出血的诊断,如溃疡性结肠炎、结肠癌等。

3. 血管造影:选择性血管造影对急、慢性消化道出血的诊断和治疗具有重要意义,一般在有活动性出血情况下进行。可根据脏器不同选择腹腔动脉、肠系膜动脉或门静脉造影。

4. 放射性核素显像:静脉注射^{99m}Tc胶体后作腹部扫描,出血者可见标记物从血管溢出。

根据病史,如消化性溃疡长期规律性腹上区疼痛史、肝硬化史、服用抗炎止痛类药物史等,以及相应的体征,必要时辅助适当的检查方法,诊断一般不难确立。

【鉴别诊断】

1. 其他原因引起的休克:如果上消化道出血引起急性周围循环衰竭的征象先于呕血和黑粪出现,就要与中毒性休克、过敏性休克、心源性休克、腹腔脏器破裂出血所致出血性休克等相鉴别,有时甚至需要进行急诊内镜检查或行直肠指检。

2. 上消化道出血引起的呕血、黑粪应与鼻出血、拔牙或扁桃体切除后出血被咽下引起的呕血、黑粪等相区别,还应与各种原因引起的咯血相鉴别,详见第二篇第八章。

3. 口服禽畜血液、骨炭、铋剂和某些中药也可引起粪便发黑,有时要与上消化道出血引起的黑粪鉴别。

【治疗】

随着各种止血疗法的进展,有不少患者可通过非手术治疗达到止血的目的。但在行非手术治疗的同时必须严密观察病情,待出血稳定后要及时作相关辅助检查,明确诊断和作出根本性治疗。

（一）一般治疗

卧床休息，记录血压、脉搏、出血量、每小时尿量；保持呼吸道通畅，避免呕血时引起窒息。大量出血者应禁食。

（二）补充血容量

血红蛋白<90g/L、收缩压低于12kPa(90mmHg)者，应立即输入足够的平衡盐液，老年患者应注意输液量和速度，以免引起肺水肿。及时补充浓缩红细胞并根据患者检验结果适当补充血浆、血小板等。

（三）上消化道大出血的止血处理

1. 胃灌洗：有呕血者应安放胃管，连续用生理盐水灌洗，直到胃液清亮为止，这种方法本身虽无止血作用，但可清除胃内血凝块及残渣，使胃恢复张力，间接起到止血作用。有人主张用冰盐水加去甲肾上腺素灌洗，使血管收缩、血流减少、抑制胃酸分泌、降低出血部位纤维蛋白溶解酶活力而达到止血目的，但患者特别是老年患者用过多的冷盐水灌洗可造成体温下降、上腹部疼痛不适，甚至有诱发心律失常的危险，应予注意。

2. 口服止血剂：去甲肾上腺素8mg加入冰盐水150ml分次口服，但不适于老年人，原因上述。还可口服凝血酶、立止血、孟氏液等。

3. 中和及抑制胃酸分泌：制酸剂及H_2受体拮抗剂的联合应用，对预防和治疗溃疡病及急性胃黏膜糜烂引起的出血有明显的临床效果，如氢氧化铝凝胶30～50ml经胃管注入，甲氰咪胍400mg加入生理盐水溶液250ml中静脉滴注，或奥美拉唑(omeprazole)40mg静脉推注等。

4. 内镜直视下止血：①在内镜直视下局部用药，如纤维蛋白酶3U溶于30ml生理盐水中，局部喷洒，此种方法对出血量在1000ml以下者的有效率可达93.3%；②直视下高频电灼血管止血等。

5. 食管曲张静脉破裂出血的急诊非外科手术治疗

(1) 气囊压迫：是一种有效的止血方法，近期止血率达

90%。但有呼吸道阻塞、食管壁缺血坏死、吸入性肺炎等并发症者应尽量避免使用。

(2) 药物治疗:以降低门静脉压力为目的,减少出血量。①血管加压素及其衍生物,如垂体后叶素以0.4U/min速度静脉滴注,可降低门静脉压力85%,止血有效率为50%~70%;②生长抑素及其衍生物,如奥曲肽(善得定,sandostatin)可降低门静脉压12.5%~16.7%,止血成功率为70%~87%;先用100μg静脉缓慢推注,继以2.5μg/h静脉滴注;③血管扩张剂,一般与血管加压素合用,常用的有硝酸甘油(nitroglycerin)5mg加入10%葡萄糖溶液500ml中静脉滴注。近年来还有人在胃黏膜病变出血的治疗中应用前列腺素,可收到抑制胃酸分泌和保护黏膜细胞活性的作用。

(3) 内镜下硬化剂注射和圈扎术:此法既可控制急性出血,又可治疗食管静脉曲张。

(4) 经皮肝穿刺胃冠状静脉栓塞止血:此法操作复杂,较少采用。适用于食管胃底曲张静脉破裂出血用加压素或气囊填塞止血失败者。

6. 维持水电解质的平衡。

(四) 下消化道出血的处理

下消化道出血一般不像上消化道出血那么凶险,可先进行详细的检查,可确定诊断后再决定治疗方案。由此可见,下消化道出血关键是诊断。

1. 卧床休息,禁食,监测血压、脉搏、出血量、每小时尿量。

2. 止血治疗和血管加压素应用:见上消化道出血治疗。

3. 内镜下止血治疗:是下消化道出血的首选疗法,可在局部应用5%孟氏液、去甲肾上腺素、凝血酶等,也可行电凝术或激光治疗。

4. 选择性血管造影并行栓塞治疗:适用于药物治疗无效者。

(五) 手术治疗

1. 食管胃底曲张静脉破裂出血:采用非手术治疗仍不能控制出血者,应行紧急曲张静脉结扎术等手术治疗。

2. 溃疡病出血：上消化道出血持续超过48小时仍不能停止，24小时内输血1500ml仍不能纠正血容量、血压不稳定，保守治疗期间发生再出血者，内镜下发现有活动性出血情况等应尽早外科手术治疗。

（宋先舟）

四、上消化道穿孔

上消化道穿孔（upper-gastrointestinal perforation）是腹部外科最常见的急诊之一，其中以胃十二指肠溃疡急性穿孔最为常见。

【病因】

1. 消化性溃疡穿孔：活动期的溃疡侵蚀和穿透胃壁或十二指肠壁全层致穿孔，好发于胃窦部、胃小弯和十二指肠球部前壁。穿孔的早期，胃肠液及内容物进入腹腔引起急性化学性腹膜炎，随后继发细菌性腹膜炎。

2. 外伤性破裂。

3. 病理性空腔脏器穿孔：胆囊坏疽穿孔、绞窄性肠坏死穿孔、胃癌穿孔、肠伤寒穿孔等。

【诊断】

（一）临床表现

1. 相应疾病病史或外伤史：胃十二指肠溃疡穿孔多有溃疡病病史，约10%患者无溃疡病病史。

2. 消化性溃疡穿孔的特征性症状为突发腹上区持续性剧痛并很快蔓延至全腹。其他病理性穿孔则多表现为原疾病腹痛的突然加剧。胃后壁穿孔因网膜囊的作用，腹痛可局限在上腹部。有时穿孔后十二指肠内容物可沿结肠旁沟下流，表现为右侧腹的腹膜刺激症状。

3. 休克症状：剧烈腹膜刺激可引起神经反射性休克，病程后期可出现现感染性休克表现。

4. 体检：痛苦表情，腹屈体位，腹式呼吸减弱或消失；全腹压痛并强直性肌紧张，可有肝浊音界消失或缩小，腹腔积液多者可有移动性浊音；肠鸣音减弱或消失。

5. 直肠指检：盆腔有脓性液体积聚时，直肠前凹饱满及有触痛。

（二）实验室检查

血白细胞计数明显增高，中性粒细胞比例升高；病程后期可见核左移及中毒颗粒；可有低钾、低钠、脱水、酸中毒。

（三）特殊检查

1. X 线检查：约 80% 病例腹部立位平片可见膈下游离气体。

2. 超声检查：B 型超声波可显示腹腔内有不等量积液。

3. 腹部 CT：可提示腹腔积液及明显气腹征。

4. 诊断性腹腔穿刺：约 30% 的病例可抽得混浊或脓性液体，必要时可作胆色素定性、淀粉酶测定及细菌学检查。

5. 腹腔镜检查：既可以明确诊断，又可以进行治疗。

【鉴别诊断】

1. 急性胰腺炎：疼痛偏于左腹上区，早期腹膜炎体征不明显，检查时没有气腹征，血清淀粉酶超过 500 苏氏单位。

2. 胆囊炎：疼痛位于右腹上区，Murphy 征阳性，B 超可发现胆囊炎征象，X 线片无膈下游离气体。

3. 阑尾炎穿孔：固定疼痛及压痛最明显点在右下腹区，多形成右下腹区局限性腹膜炎体征，无气腹征。

4. 肠系膜动脉栓塞：多见于有左心瓣膜病、心内膜炎及心房纤颤患者，腹穿抽出血性液体，无气腹征。

【治疗】

（一）非手术治疗

1. 禁食及胃肠减压。

2. 抗生素：大剂量应用广谱抗生素，并应注重对厌氧菌感染的治疗。

3. 支持疗法：维持水电解质及酸碱平衡，营养治疗。

4. 其他：适当给氧；未休克者应取半卧位，使腹腔液体流至盆腔,有利炎症局限,同时减轻中毒症状;适当应用镇静止痛药物,但腹痛原因不明时,不应轻易用强力止痛药物,以免掩盖腹部体征致诊断失误。

非手术治疗是手术疗法的准备及补充,但在下列情况下可坚持保守治疗:①患者情况危重,不能耐受手术者;②空腹穿孔,腹腔渗出较少,估计易于局限或自行封闭穿孔者;③病程已超过48小时,并有局限趋势者;④病因不明,症状、体征不重,全身情况较好,保守治疗有效者。

(二)手术治疗

手术治疗的目的在于:①除去病因,胃、十二指肠穿孔予以修补或胃大部切除术,胆囊穿孔予以胆囊切除或胆囊造瘘,脏器破裂应予修补或切除等;②清除脓液;③放置引流。

(胡 嵩)

五、幽门梗阻

幽门梗阻(pyloric obstruction)是溃疡病常见的并发症之一,多见于十二指肠溃疡,发生率为10%。

【病因】

1. 幽门管溃疡、十二指肠溃疡活动期、幽门炎性充血水肿及反射性幽门痉挛。

2. 胃十二指肠溃疡长期反复发作及修复,瘢痕收缩引起狭窄。

3. 幽门部癌肿合并胃出口梗阻:病程日久的幽门梗阻可引起胃潴留、胃壁肥厚、胃腔扩大和胃黏膜炎症水肿、糜烂及一系列营养、水电解质和酸碱平衡紊乱,如营养不良、低蛋白血症、贫血、低钾性代谢性碱中毒等。

【诊断】

(一)临床表现

1. 有长期消化性溃疡或其他相应病史。

2. 典型症状为朝食暮吐、呕吐宿食;呕吐物为大量胃内容物，不含胆汁，并有酸臭味；呕吐后腹胀缓解，多有自行设法诱吐以求减轻症状者；以炎性水肿为主要原因者呕吐次数较频繁。

3. 营养不良与贫血。

4. 体征：腹上区隆起，可见胃型及蠕动波，可有脱水征。

（二）实验室检查

可有贫血、低钠、低钾性碱中毒、低蛋白血症等。

（三）特殊检查

X线钡餐示胃潴留、胃扩张，可有溃疡龛影、十二指肠壶腹部变形或肿瘤充盈缺损等；胃镜检查可明确梗阻的原因及性质。

【鉴别诊断】

肠系膜上血管压迫综合征、环状胰腺、十二指肠肿瘤等可引起类似慢性幽门梗阻的症状，应注意鉴别。

【治疗】

1. 纠正水、电解质及酸碱平衡紊乱。

2. 持续、有效的胃肠减压。

3. 全身支持治疗，改善营养状况。

4. 由痉挛和水肿引起的梗阻经上述处理后可解除。如为瘢痕性梗阻，则经上述处理改善症状后，应手术治疗解除梗阻及根治溃疡。最常用的手术方式是胃大部分切除术。但对年龄大、身体情况差、胃酸分泌不高的患者，也可只行单纯胃-空肠吻合术及幽门成形术，迷走神经切断+胃窦切除术也可选用。

（胡　嵩）

六、肠　梗　阻

任何原因引起的肠内容物通过障碍统称为肠梗阻（intestinal obstruction），按原因可分为机械性肠梗阻、动力性肠梗阻和血运性肠梗阻；按肠壁血循环可分为单纯性肠梗阻和绞窄性肠梗阻；按梗阻的程度可分为完全性和不完全性肠梗阻；

按梗阻的部位可分为高位和低位肠梗阻；按发病缓急可分为急性和慢性肠梗阻，还有一种闭袢性肠梗阻。急性肠梗阻死亡率为5%~10%。

【病理】

肠梗阻发生后，首先梗阻上段肠管蠕动增强，麻痹性肠梗阻则减弱；随后在梗阻以上部位出现大量积液和积气，肠管扩张；继之肠壁血循环出现障碍，细菌和毒素可以渗透至腹腔内，严重者，可因肠壁缺血坏死而致穿孔。此外，由于体液的丢失，可导致严重脱水、电解质紊乱、酸中毒；最终导致感染中毒性休克、多器官功能损害甚至死亡。

【诊断】

（一）临床表现

1. 腹痛：麻痹性肠梗阻腹痛为持续性胀痛，机械性肠梗阻表现为阵发性绞痛；腹痛发作时有肠鸣音亢进或气过水声，有时可见肠型及蠕动波；若腹痛变为持续性且药物不能缓解时，应考虑有肠绞窄的可能，此时可有腹膜炎体征。

2. 呕吐：早期为反射性呕吐，呕出物为胃内容物，其后的呕吐与梗阻部位及程度有关，高位肠梗阻呕吐出现早且频繁，为胃内容物及消化液，低位肠梗阻呕吐出现晚或不明显，呕出物有臭味，患者可有不同程度脱水征。

3. 腹胀：腹胀程度与梗阻部位有关，高位梗阻腹胀不显，低位梗阻及麻痹性肠梗阻腹胀明显，闭袢性肠梗阻可出现不对称的腹胀。

4. 肛门停止排气和排便：但在高位肠梗阻或不全性肠梗阻可有少量排气、排便，有些绞窄性肠梗阻可出现血性黏液便。

5. 绞窄性肠梗阻：可出现体温升高、血压下降、脉搏细速表现，腹穿抽吸可有血性液。

（二）实验室检查

梗阻早期无明显异常，晚期可因水、电解质及酸碱平衡紊乱出现相应表现，绞窄性肠梗阻可有白细胞升高。

（三）特殊检查

肠梗阻的气液平面是其特有的X线表现，病情允许时，钡灌肠检查及小肠造影可进一步了解肠梗阻情况。B超有助于了解肠管蠕动、积液、扩张情况,判断梗阻的性质和部位、原因。CT扫描可有一些阳性发现。

【鉴别诊断】

不典型肠梗阻须注意与腹部或腹部以外急性疾病加以区别。

1. 其他绞痛性疾病如胆系或泌尿系结石症。

2. 某些炎性疾病如急性胰腺炎、急性胆囊炎、急性阑尾炎及急性胃肠炎。

3. 某些脏器扭转性疾病如急性胃扭转。

【治疗】

肠梗阻的处理包括:①纠正水、电解质、酸碱平衡失调;②补充循环血量;③降低肠内张力;④使用抗生素防治感染;⑤解除梗阻原因,恢复肠道通畅;⑥手术处理肠绞窄。

(一)一般治疗

1. 禁食,胃肠减压。

2. 液体治疗:可根据脱水程度、尿量及尿比重、血细胞比容,血电解质、二氧化碳结合力及血气分析等调整输液量和性质,纠正脱水、电解质和酸碱平衡紊乱。

3. 预防感染:应用广谱抗生素。

4. 营养支持治疗。

5. 应用镇静、解痉剂等一般对症处理。

(二)手术治疗

机械性肠梗阻无绞窄者在严密观察下经非手术治疗48小时无好转时应行手术治疗。绞窄性肠梗阻经紧急准备后应尽早手术。结肠梗阻应及早手术。只有手术才能解除病因者如先天性小肠闭锁、肠肿瘤等,以及经多次非手术治疗缓解但仍有复发可能者应手术治疗。

术中根据具体情况、针对不同病因采用相应手术方式,如粘连松解术、肠排列术、肠切除肠吻合术、肠切开取异物术、肠套叠及肠扭转复位术、或梗阻近端与远端行短路吻合术。如患者全身情况差,不能耐受较长时间手术,应作肠造瘘或肠外置术,待以后再行二期手术。应注意,切除坏死肠管前要仔细判断肠管有无生机。

术后应继续进行胃肠减压,防止肠腔积气,避免吻合口裂开。

粘连性肠梗阻

粘连性肠梗阻(adhesive ileus)是各类肠梗阻中最常见的一种,是肠粘连或腹腔内粘连带引起肠腔狭窄所致的肠梗阻。

【诊断】

在诊断肠梗阻的同时,有以下情况者可提示为粘连性肠梗阻:

1. 以往有慢性肠梗阻症状和多次急性发作病史。
2. 有腹腔内感染病史或放射线损伤史。
3. 有腹腔手术史或创伤史。

【鉴别诊断】

1. 术后肠麻痹:肠麻痹多在术后 3~4 天即消失而开始排气排便,而粘连性肠梗阻往往在这个时期以后才发生,已有的肛门排气排便又停止,并伴有腹痛及肠鸣音亢进。

2. 假性肠梗阻:虽有腹痛、腹胀、呕吐,但 X 线平片看不到小肠充气表现,而粘连性肠梗阻则有小肠充气及阶梯状液平,此外假性肠梗阻常无肠鸣音亢进或气过水声表现。

【治疗】

治疗粘连性肠梗阻重要的是区别单纯性还是绞窄性、是完全性还是不完全性。对单纯性、不完全性和术后早期发生的肠梗阻,一般多采用非手术治疗。对非手术治疗不见好转甚至病情加重,或疑为绞窄性肠梗阻者,手术应尽早进行。对反复频繁发作的粘连性肠梗阻也应考虑手术治疗。

根据不同情况采用不同的手术方式。

1. 粘连松解术:先松解与腹壁的粘连,再松解肠管间的粘连。从外围向中心、从简单到复杂来松解。

2. 肠切除术、肠造瘘术和短路术:在术中发现肠管坏死、系膜血管损伤、肠管血循环障碍、肠管因瘢痕收缩明显狭窄、粘连团无法松解者,应行肠切除肠吻合术。对患者病情危重、情况差者可行肠造瘘术。当粘连肠管无法切除时,可行肠管短路术。

3. 肠排列术:当大部分或全部小肠粘连行松解术后,为防止复发,可考虑行小肠排列术。

肠套叠

一段肠管套入与其相连的肠管腔内称为肠套叠(intussusception of intestine),易导致绞窄性肠梗阻。

【病因】

病因尚不清楚,可能与饮食刺激、局部解剖、回肠末端集合淋巴小结增殖、肥厚及病毒感染有关。

1. 原发性肠套叠:占婴幼儿肠套叠的90%~95%。

2. 继发性肠套叠:多继发于肠肿瘤、息肉、憩室等病变基础上。肿瘤是成人肠套叠的最常见原因之一。

【发病机制】

肠管的蠕动是一种全面协调的动力活动。若远端肠管过于松弛而近端收缩突然增强,整个近端肠管连同它的系膜就可进入远侧肠腔内构成肠套叠。偶可因强烈的逆蠕动使远端肠管套入近端肠管内。肠套叠发生后,由于套叠口的环状狭窄,既可造成肠梗阻,又可使肠系膜受压,故易于发生肠绞窄。

【诊断】

(一) 临床表现

1. 三大典型临床表现:腹痛、黏液血便和腹部肿块。腹痛多为剧烈阵发性发作,血便多呈果酱样;肿块多为腊肠形,且有一定活动度。

2. 肠梗阻的一般表现。

(二) 特殊检查

1. 低压空气灌肠或钡灌肠X线检查:可见套叠头部的肿块影。对晚期腹胀明显或已有腹膜炎征象者,该检查为禁忌。

2. B超检查可见套叠头部肿块横切面呈典型的“靶形”

征。纤维结肠镜检查可见套叠头部形似充血肿胀的子宫颈。

【治疗】

1. 空气钡灌肠复位法：一般空气压力先在 8.0kPa(60mmHg)左右，经肛管注入结肠内，如在透视下证明不能复位，则继续注气加压至 10.7kPa(80mmHg)左右，直至复位成功。成功率在 80% 以上，复发率为 8%～12%。

2. 手术治疗：在灌肠复位失败，或病程超过 48 小时，或疑有肠坏死，或灌肠后出现腹膜炎体征及全身情况恶化者，均应手术治疗。成人肠套叠首选手术治疗。空肠-胃套叠必须尽早手术。手术方法：①开腹手法复位；②切除部分肠管：如肠管坏死、有肿瘤或息肉等者。

肠扭转

肠扭转(volvulus)是一段肠袢沿其系膜长轴旋转而造成的闭袢型绞窄性肠梗阻，最常见的扭转部位是小肠，其次为乙状结肠。

【病因】

1. 解剖因素：①肠管游离并有较大活动度；②肠系膜较长；③固定肠系膜根部的跨度较小。

2. 物理因素：肠管充满内容物或肿瘤等，致其重量增加。

3. 机械因素：患者体位突然变动或强烈的肠蠕动。

这三方面的因素常共同使肠袢发生扭转。

【诊断】

(一) 临床表现

1. 多有暴饮暴食后做屈体体力劳动史，老年人多有便秘史。

2. 除急性肠梗阻症状外，常有绞窄性肠梗阻特征。因发病急，肠梗阻的症状可能还未有充分表现。

3. 小肠扭转腹痛剧烈并向腰背部放射，呕吐频繁，腹胀不明显或局限于一处，可见肠型和蠕动波，有腹膜刺激征时表明有肠坏死可能。乙状结肠扭转症状不如小肠扭转突出，常可见明显腹胀，腹部不对称膨隆，腹膜刺激征不明显，多见于老年男性。盲肠扭转好发于20~40岁，表现为突发右下腹剧痛、剧烈呕吐、腹胀、便闭，腹胀常局限于右侧腹。

（二）特殊检查

小肠扭转时X线检查可见有空回肠换位，排列成多种形式的小跨度卷曲肠袢。乙状结肠扭转时可见极度扩张的马蹄铁状乙状结肠袢，扭转部位钡剂受阻，尖端呈鸟嘴状。盲肠扭转时可见一巨大肠袢，内有宽大液平，末端回肠可充满气体并可异常地位于盲肠右侧。

【治疗】

一般应及时手术治疗：①单纯复位及肠减压术；②肠切除术。

非手术疗法仅适用于全身情况好、无腹膜刺激征、无肠坏死征象的早期肠扭转，必须在严密观察下进行。方法有颠簸疗法、腹部按摩复位等，以及肠梗阻一般治疗。乙状结肠扭转早期可在乙状结肠镜或纤维结肠镜明视下，将肛管通过扭转部进行减压，减压后扭转复位的可能性为76%~92%。

（胡　嵩）

七、急性阑尾炎

急性阑尾炎（acute appendicitis）是阑尾腔由各种原因引起梗阻和细菌侵入阑尾壁而形成的感染，是最常见的外科急腹症之一，据统计约占外科住院病人的10%~15%，多见于青壮年，男性多于女性。在老年或小儿，由于此时的其他急腹症比阑尾炎的发病率高，且阑尾炎缺乏特殊征象，给临床诊断带来困难；但此类阑尾炎若不能及时作出正确诊断有易延误治疗、并发症增多等风险。

【病因和发病机制】

1. 神经反射学说：在精神紧张、生活环境改变等影响下，自主神经系统功能紊乱，使阑尾的肌肉与血管发生痉挛，造成血运障碍，进而发生淤血，有利于细菌的生长繁殖，终致阑尾炎。

2. 阑尾腔梗阻学说：阑尾为一细长而管腔狭窄的盲管，容易发生引流不畅和梗阻，据统计，70%～80% 的急性阑尾炎都有不同程度的梗阻因素。常见的原因有：①粪石梗阻；②阑尾的曲折、扭转使阑尾引流不畅；③阑尾腔狭窄；④寄生虫堵塞管腔；⑤异物的刺激等。

3. 细菌感染学说：正常情况下肠道内有一定数量的寄生菌，由某种原因引起机体抵抗能力下降，致使阑尾腔内的病菌侵入管壁引起阑尾炎。常见病菌为大肠杆菌、厌氧菌。

4. 依据急性阑尾炎的病理生理特点可分为急性单纯性、蜂窝织炎性或称化脓性、坏疽性阑尾炎及阑尾周围脓肿四种类型。

【诊断】

（一）临床表现

1. 腹痛：腹痛是急性阑尾炎的早期主要症状，开始较轻，随后逐渐加重。典型的腹痛是早期上腹部或脐周疼痛，部分病例可有阵发性加剧；几小时或十几小时后转移至右下腹呈局限性腹痛，变为持续性疼痛，临床上将这种腹痛称为转移性右下腹疼痛。

2. 胃肠道症状：可有食欲减退、恶心、呕吐。少数病人在腹痛出现后有便秘或腹泻。

3. 全身症状：可有发热、头晕头痛、乏力等。

4. 体征

（1）压痛：压痛点在右下腹麦氏点或附近，相当于阑尾的部位。

（2）若合并有局限性腹膜炎可出现肌紧张，但现在不主张用反跳痛这一体征来判断有无局限性腹膜炎，原因是反跳痛检查时受累的范围较大，不易确定病变的具体部位，现在主张用叩击痛来代替反跳痛检查。

（3）结肠充气试验、腰大肌试验、闭孔肌试验可呈阳性，可用以判断阑尾的位置。

（4）直肠指诊：用于诊断可疑的病例。对部位较低的盆腔内阑尾炎，指诊时在直肠右侧壁有触痛或触及包块。

（二）实验室检查

白细胞计数及中性粒细胞增高。

（三）特殊检查

B 型超声检查对急性阑尾炎的诊断有重要的帮助，已广泛应用于临床，特别是彩色超声波的应用，它可显示阑尾壁有无充血、水肿及阑尾的位置与形态。X 线、CT 检查对阑尾炎的诊断也有一定的帮助。

【鉴别诊断】

1. 溃疡病穿孔：详细询问病史很重要，多有消化性溃疡病史，发病突然，发热不明显，腹痛从上腹部开始迅速蔓延至全腹，呈持续性剧痛，且有明显的腹膜刺激征。X 线检查 80% 的患者有气腹。

2. 右输尿管结石：多为突发性绞痛，且向会阴部或大腿内侧放射，腹部体征和剧痛症状不一致，有肾区叩击痛、尿频、尿痛或肉眼血尿等症状。

3. 节段性肠炎（Crohn 病）：右下腹疼痛较轻，病情进展较慢，腹部体检压痛范围广，无明显局限性压痛点。有时须与结核性腹膜炎及少见的伤寒肠穿孔相鉴别。

4. 黄体破裂：对女性腹痛患者应详细询问月经史，腹痛多发生在排卵期或月经中期以后，腹痛发生突然，胃肠道症状不明显，必要时可作后穹隆穿刺或 B 型超声波检查。有时还须与异位妊娠、盆腔感染性疾病相鉴别。

【治疗】

阑尾炎一经诊断明确，若无手术禁忌证，原则上应及早行阑尾切除术，原因是虽有部分阑尾炎经保守治疗可以痊愈，但有部分阑尾炎在保守治疗过程中可能发展至阑尾坏死、穿孔，形成腹膜炎，使手术并发症及死亡率远较未穿孔时多。

1. 非手术治疗：遇下列情况时，可先采取非手术治疗。

（1）发病已有 3 ~ 4 天，右下腹已形成局限性肿块而炎症无扩展趋势。

（2）诊断不明确。

(3) 伴有其他全身性疾病不宜手术者。

根据病情适当控制饮食,卧床休息。主要针对革兰阴性杆菌和厌氧菌选用广谱抗菌药物,如头孢菌素类加甲硝唑。保守治疗过程中,应密切观察病情变化,一般在用药24～48小时后炎症应逐渐消退,如效果不明显或炎症发展应及时手术。

2. 手术治疗:阑尾切除术。单纯性阑尾炎术前不需特殊准备。阑尾穿孔合并弥漫性腹膜炎时术前应输液、抗炎、置胃管行肠胃减压等。手术方式一般采用右下腹麦氏切口,在诊断不明确时,可采用右下腹直肌旁切口。手术后配合应用抗生素。

3. 腹腔镜治疗:用腹腔镜行阑尾切除术只有近十几年的历史,尽管它有减少术后疼痛、降低切口的感染发生率、对患者损伤小并有较好的美容效果等优点,但也存在如临床费用太高等许多缺点,目前在临床上尚未得到外科医生的首肯,大多数患者仍采取手术切除阑尾。

(宋先舟)

八、胆道蛔虫病

胆道蛔虫病(biliary ascariasis)是由于肠道蛔虫上窜钻入胆道引起,是肠道蛔虫病的严重并发症,好发于儿童及青少年,农村尤为多见。近年来由于人们的生活水平、卫生水平、文化水平的提高,发病率明显下降,但在某些贫穷、生活卫生条件差的地区仍较常见,危害着当地人们的健康。

【病因和发病机制】

蛔虫的虫卵自带虫人的肠道随粪便排出,然后又随被其污染的食物进入本人或另一人的肠道,在肠内发育为成虫。一般情况下,蛔虫寄生在人体小肠中下段内,当寄生环境发生变化时,如肠道功能紊乱、饥饿、高热、饮食不节、胃酸降低等,蛔虫可上行达胃或十二指肠内,如Oddi括约肌功能失调,有钻空习性的蛔虫即可钻入胆道内致病。蛔虫进入胆管后因机械性刺激可引起Oddi括约肌强烈痉挛诱发胆绞痛,当并发胆管感染时，可发展成急性梗阻性化脓性胆管炎；若进入肝内胆管可形成肝脓肿；蛔虫在胆管内死亡后，其残骸和虫卵在胆道内沉积，形成胆囊及胆管结石；少数可引起胆道出血；若钻入胆囊内可形成胆囊穿孔。

【诊断】

（一）临床表现

1. 有肠道蛔虫病史，或最近有饥饿、饱食、腹泻，或服驱虫药不当等。

2. 突发上腹部剧烈的阵发性绞痛。腹痛多在饭后或夜间发生，有“心窝部”钻顶感；伴有恶心、呕吐，呕吐剧烈者可呕出蛔虫；疼痛缓解后如常人；合并感染、胰腺炎时有畏寒、发热、黄疸、淀粉酶升高等相应症状。

3. 体检：剧烈的上腹部阵发性绞痛与轻微的腹部体征不相称，只是剑突偏右上方有深压痛，极少有腹膜刺激征。这种症状非常剧烈而腹部体征十分轻微的特点常是临床诊断此病的重要依据。

（二）实验室检查

实验室检查亦无明显异常。有的患者白细胞计数轻度升高，嗜酸粒细胞计数增加。大便常规检查可找到蛔虫卵。

（三）特殊检查

B 超检查和 X 线造影检查可协助诊断，有时可提示有蛔虫条痕。

【鉴别诊断】

1. 溃疡病穿孔：有溃疡病病史，多数无呕吐蛔虫史，突发上腹部剧痛，短时间内蔓延至全腹，有明显的腹膜刺激症状，X 线检查有膈下游离气体。

2. 急性胆囊炎和胆石症：多有长期反复发作腹上区疼痛史，右上腹部有压痛，Murphy 征阳性，可有肌紧张，部分患者可扪及到肿大的胆囊。B 超检查有助于鉴别。

3. 急性胰腺炎：腹痛偏左腹上区，腹部压痛及肌紧张明显，血淀粉酶升高，伴有不同程度的低血压。B 超或 CT 检查有助于鉴别。

【治疗】

本病以非手术治疗为主，仅在非手术治疗无效或出现严重并发症时才考虑手术治疗。

1. 非手术治疗

(1) 禁饮食、解痉镇痛：可用阿托品 0.5mg 或山莨菪碱(654-2)10mg 肌内注射，必要时可选用哌替啶肌内注射。

(2) 利胆驱虫：发作时可服用乌梅汤、30% 的硫酸镁溶液等，或经胃管注入氧气也可达到驱虫和镇痛的目的。驱虫最好在症状缓解期进行，可服用驱虫灵等。

(3) 抗感染、纠正电解质与酸碱平衡的紊乱等。

(4) ERCP 取虫：检查时若发现蛔虫有部分在胆道外，可用取石钳将虫体取出。

2. 手术治疗：胆道蛔虫病采取手术治疗的目的是清除蛔虫和结石，充分引流胆管，缓解炎症的发展。

(1) 手术指征：①经积极治疗 5～7 天以上，症状无缓解或反而加重者；②进入胆管内的蛔虫较多，难用非手术疗法治愈，或蛔虫与结石并存者；③胆囊蛔虫病(蛔虫经胆囊管钻入胆囊致病)；④合并严重并发症，如重症型胆管炎、急性坏死性胰腺炎、肝脓肿等。

(2) 手术方式：无合并症者可采用胆总管探查取虫及 T 管引流；有合并症者应根据患者情况选用适当术式。手术中和手术后均采用驱虫治疗，以预防复发。

(宋先舟)

九、急性胆囊炎

急性胆囊炎(acute cholecystitis)系由于胆囊管梗阻、细菌感染、化学性刺激、血管因素所引起的急性胆囊炎性疾病，是胆道疾病中最常见的急腹症，发病率约占外科急腹症的第 2 位，常见于 40～60 岁成人，女性居多。根据胆囊内有无结石，将胆囊炎分为结石性和非结石性胆囊炎;约 80%～95% 的患者属于结石性胆囊炎,非结石性胆囊炎较少见。

【病因】

1. 胆囊颈或胆囊管梗阻,使胆囊排泄障碍,导致胆囊内压增高、胆囊黏膜受损、局部释放炎症因子,如溶血卵磷脂、磷脂酶 A 及前列腺素等,引起急性炎症。在胆囊管梗阻中约 80%～95% 是由胆囊结石引起,其他原因有胆囊管扭转、狭窄等。

2. 致病菌入侵:在胆囊管梗阻时,胆囊黏膜以至肌层可有不同程度的炎症性改变,细菌可通过下列途径进入胆囊:①直接经淋巴管侵入胆囊壁;②从十二指肠经胆总管上行感染,最常见于胆道蛔虫带菌进入胆管,造成胆管梗阻和感染;③经门静脉进入肝脏,并随胆汁分泌进入胆囊;④败血症的患者,细菌由肝动脉进入胆囊,此途径少见。绝大多数致病菌是通过胆道进入胆汁引起胆囊炎。入侵的细菌以大肠杆菌最为常见,其次为梭形芽胞杆菌、肠球菌、产气杆菌、沙门杆菌、肺炎链球菌等。

3. 化学刺激:多为严重创伤、大手术后胆囊功能紊乱、胆汁淤滞、胆盐浓度增高致胆囊黏膜受损而致病。

4. 血管因素:在有慢性血管性疾病的基础上,遇到急性血容量不足时,可导致胆囊急性缺血、胆囊功能紊乱、胆囊黏膜受损而致病。

5. 其他因素:如创伤、大手术等的应激状态及 TPN 性胆囊炎(长期全胃肠外营养,使胆囊长期处于“废用性”不收缩状态,胆汁长期淤积、浓缩的胆盐对黏膜长期刺激引起炎症)。

【病理】

根据急性胆囊炎的病理发展过程可分为:

1. 急性单纯性胆囊炎:病变起始时胆囊管梗阻,胆囊肿大、内压升高,黏膜充血、水肿,渗出增多,但炎症只在黏膜层,此时为急性单纯性胆囊炎。

2. 急性化脓性胆囊炎:在急性单纯性胆囊炎的基础上,梗阻仍未解除或炎症未控制,病变波及胆囊壁全层,出现胆囊壁增厚,黏膜可发生溃疡,血管明显充血、扩张,炎性细胞弥漫浸润,浆膜面纤维素和脓性分泌物渗出,形成急性化脓性胆囊炎。

3. 急性坏疽性胆囊炎:形成急性化脓性胆囊炎后,病因仍未解除,胆囊内压力继续增高,胆囊壁张力增高,血管受压导致血液循环障碍,引起胆囊壁组织一处或多处发生坏死,胆囊颈部或底部出现穿孔,成为坏疽穿孔性胆囊炎。

【诊断】

(一) 临床表现

1. 发病率:在急性结石性胆囊炎中女性多见,50 岁前男女比为 1∶3,50 岁以后为 1∶1.5;而在急性非结石性胆囊炎中男性多见,其比例为 1.5∶1。

2. 诱因及发病时间:发病前多有进食油腻食物、情绪波动、生活不规律等生活史,且多在夜间发作。

3. 典型临床表现:右上腹或上腹剧烈绞痛、胀痛,阵发性加剧,疼痛常放射至右肩及右背部,伴有恶心、呕吐、食欲减退等消化道症状,合并感染化脓时伴有高热。急性非结石性胆囊炎的临床表现不甚典型,但基本相似。急性胆囊炎病人很少出现黄疸,或有轻度黄疸。若由胆囊管结石引起的胆囊炎,同时压迫胆总管,引起胆总管填塞;或结石嵌入肝总管引起胆管炎或黄疸,称为 Mirizzi 综合征,表现为反复发作的胆囊炎、胆管炎及梗阻性黄疸。

4. 体征:早期可有右上腹的压痛或叩痛。胆囊化脓坏疽时可扪及肿大的胆囊,并出现肌紧张等腹膜炎体征;或有包块、Murphy 征阳性。

(二) 实验室检查

白细胞计数及中性粒细胞增高,血清转氨酶和血清总胆红素可轻度升高。合并有胰腺炎时血尿淀粉酶增高。

(三) 特殊检查

B 超检查是首选的诊断方法,可发现胆囊肿大,囊壁水肿、增厚及胆囊结石。CT、MRI 可获得与 B 超类似的结果。^{99m}Tc-EHIDA 检查可帮助诊断有无胆道梗阻。

【鉴别诊断】

1. 急性胰腺炎:本病腹痛较剧烈,常伴有轻度的休克。腹痛部位偏左上腹,血清淀粉酶升高。

2. 胃十二指肠溃疡穿孔:多有溃疡病史,腹痛较剧烈,明显的腹膜刺激征,肠鸣音消失。X线检查有气腹。

3. 病毒性肝炎:腹痛较轻,黄疸明显,有乏力、食欲不振、低热等前驱症状。体检肝大,肝功能明显异常。

4. 还应与高位阑尾炎、右下肺炎、胸膜炎等疾病相鉴别。

【治疗】

(一) 非手术治疗

急性单纯性胆囊炎在做好充分的术前准备后可采用非手术治疗。

1. 禁食、胃肠减压。

2. 解痉、镇痛:一般可给予布桂嗪(bucinperazine,强痛定)100mg,肌内注射;阿托品(atropine)0.5mg或山莨菪碱(anisodamine,654-2)10mg,肌内注射。

3. 抗生素应用:选用青霉素类、头孢类或氨基糖苷类与甲硝唑联合应用。

4. 输液、维持电解质及酸碱平衡。

(二) 手术治疗

手术治疗急性胆囊炎目前有两种观点:

1. 早期手术:在经过纠正电解质及酸碱平衡紊乱、抗生素应用后即可手术,其理由是:①发病72小时内。理由是局部虽有充血水肿,但周围粘连较少,手术操作相对容易;②有些患者虽经非手术治疗病情能够缓解,但会在短期内复发;③早期手术明显减轻患者痛苦及经济负担;④可降低术后并发症和死亡率。

2. 姑息治疗后再手术:①患者经过充分准备后耐受手术的能力加强;②胆囊组织充血水肿已消退,解剖关系清楚,手术精确性和安全性提高;③手术成功率高,避免再次手术;④术后并发症和死亡率明显降低。

3. 我们的观点是急性胆囊炎后尽量采取姑息治疗一段时间后再手术。但若出现下列情况之一时应急诊手术:①经非手术治疗无效且病情恶化者;②有胆囊穿孔、弥漫性腹膜炎、急性化脓性胆管炎、急性坏死性胰腺炎等并发症者；③全身中毒症状明显，有神志淡漠或烦躁、寒战高热及外周血白细胞计数明显升高者；④老年患者诊断明确、症状加重迅速者。

4. 手术方式：①胆囊切开取石造口术：本术式适用于病情危急、局部炎症充血水肿、粘连严重、解剖不清者，以及手术技术条件差，不能胜任胆囊切除术者；②胆囊切除术：凡急性化脓性、坏疽性、梗阻性胆囊炎、胆囊穿孔等均应行胆囊切除术。

（宋先舟）

十、急性梗阻性化脓性胆管炎

急性梗阻性化脓性胆管炎（acute obstructive suppurative cholangitis，AOSC）是由于结石、蛔虫、肿瘤或胆管狭窄等原因所造成的急性胆管完全梗阻并继发化脓性感染，是胆道感染疾病中最严重的类型，亦称为急性重症胆管炎（acute cholangitis of severe type，ACST），常合并败血症、感染性休克、肝脓肿、胆道出血和多器官功能障碍，死亡率很高，约占 4.5%～43.5%。此病是胆道感染中最严重的类型，约占胆道感染的 10%～20%，在我国较多见。

【病因和发病机制】

急性梗阻性化脓性胆管炎的病因以胆道结石、狭窄所造成的梗阻最为常见（76.0%～88.5%），其次为胆管蛔虫（22.6%～26.6%）和胆管狭窄（8.7%～11.0%）等。梗阻的部位可在肝内和（或）肝外，以胆总管下端最多见。造成化脓性感染的致病菌几乎均是肠道细菌逆行进入胆道所致，常见的致病菌有大肠杆菌、变形杆菌、产气杆菌、铜绿假单胞菌等，厌氧菌也较多见。基本的病理变化是各种原因引起胆管完全梗阻和胆管内化脓性感染。当胆管完全梗阻后，管腔内压升高，细菌可经淋巴管、血运及逆行进入胆道而造成感染。在全身情况差的情况下（尤其是反复发作的胆道炎症时），肠道黏膜屏障受损，出现肠道菌群移位，大量的细菌可由门静脉进入胆道，若肝 Kupffer 细胞清除功能障碍，细菌即可由肝直接进入胆汁而造成胆管感染。如果胆道梗阻不能及时解除，管腔内的压力会继续增高，当管腔内压升高到3.92kPa（40cmH_2O）以上时，肝胆汁分泌功能完全停止，胆管内充满白色高压脓液。胆管内压力增高可破坏肝细胞的连接部位，致使胆汁中的细菌和毒素逆行进入肝窦产生严重的脓毒血症、感染性休克、多器官功能衰竭。

【诊断】

（一）临床表现

1. AOSC多见于老年人，男女比例为1∶2。一般有长期反复发作的胆道病史和胆道手术史。患者常有暴饮暴食、进食油腻食物等诱因。

2. 本病起病急，病情进展快，除具有一般胆道感染的典型症状夏科（Charcot）三联症（上腹绞痛、寒战高热、黄疸）的表现外，还可出现感染性休克和中枢神经系统受抑制表现，即Reynolds五联症，亦统称AOSC五联症，是诊断AOSC不可缺少的诊断依据。

AOSC初期即出现畏寒、发热，随后出现明显、持续高热。疼痛依梗阻部位而异，肝外梗阻者明显，肝内梗阻者较轻。绝大多数有明显的黄疸。神经系统症状主要有神志淡漠、嗜睡、神志不清、昏迷。绞痛患者常出现恶心、呕吐。

3. 体检：急性病容，烦躁不安、皮肤潮红、呼吸加快，严重时可出现呼吸急促、脉搏快、血压下降或休克、发绀、神志不清、高热，右上腹区和剑突下有明显压痛，腹肌紧张，腹膜刺激征明显及肝区叩痛，梗阻发生于胆总管下段时，可扪及肿大的胆囊和肝脏。

（二）实验室检查

外周血常规检查常见白细胞计数和中性粒细胞明显升高，有中毒颗粒；肝功能检查可有ALT升高；血气分析可示代谢性酸中毒等；血培养可有细菌生长。

（三）特殊检查

B超是诊断AOSC的主要辅助检查方法，可发现肝、胆囊肿大,胆管扩张,胆总管和肝内胆管结石等。

(四) AOSC的诊断标准

急性胆管炎患者出现休克(收缩压9.3kPa)或有下列两项以上症状者即可诊断:①精神症状;②脉搏120次/分以上;③白细胞计数大于20×10^9/L;④体温高于39℃或低于36℃;⑤胆汁为脓性,有胆管内压力升高;⑥血培养细菌阳性。

【鉴别诊断】

本病应与大叶肺炎、肝脓肿、急性胰腺炎等鉴别。

【治疗】

(一) 非手术治疗

非手术治疗既是治疗手段,又可作为术前准备,主要包括以下内容:

1. 抗感染措施:胆道感染的细菌主要是大肠杆菌和厌氧菌,一般联合使用足量、有效的广谱抗生素,多采用抗革兰阴性杆菌抗生素与抗球菌及厌氧菌抗生素合用,如头孢类、氨基糖苷类及甲硝唑等的联合应用。

2. 全身支持疗法:①纠正水、电解质及酸碱平衡紊乱;②补充大量维生素。

3. 抗休克措施:有感染性休克时,应及时输液、输血,恢复血容量,改善和保证重要组织器官的良好灌注和氧供等。首选多巴胺,若升压药无效,如无禁忌可用大剂量阿托品或654-2静脉输入以改善微循环。

4. 对症处理:包括解痉镇痛、胃肠减压、降温、吸氧,必要时应用激素等。

非手术治疗时间一般应控制在6小时内。对于病情较轻者,经过短期积极治疗后,如病情好转可在密切观察下继续治疗。如病情严重或治疗后病情继续恶化者,应紧急手术治疗。

(二) 手术治疗

1. 手术治疗的目的是解除胆道梗阻,通畅引流感染的胆汁,降低胆道压力,使细菌和毒素停止进入血循环,使胆管炎症逐渐缓解。

2. 手术原则:手术要简单有效,力求解除梗阻。

3. 手术方式是胆管切开减压和胆总管引流术。

4. 手术时机的选择:①有夏科三联症,血压平稳,在经过大剂量抗生素抗炎治疗及其他严格非手术治疗24小时后症状未缓解者,行急诊手术;②有夏科三联症,体温高于39℃,血压不稳定,重度黄疸,肝区叩击痛明显者,适当术前准备后行胆道引流;③体温超过40℃,伴有血压下降或休克、神志淡漠者应在积极抗休克的同时行胆道引流术。

(宋先舟)

十一、急性胰腺炎

急性胰腺炎(acute pancreatitis)是一种较常见的急腹症,典型的临床表现是胰腺炎性病变造成腹痛和血、尿中的淀粉酶升高;也是一种病变差异极大的疾病,可从不治自愈到发病后数小时内死亡。胰腺发生炎性病变后不仅可引起胰腺本身及胰周的炎性肿胀、渗出、坏死,而且常导致全身重要脏器功能的改变,致使对急性胰腺炎的诊断与治疗仍存在许多急需解决的问题。因此,要求临床医生对急性胰腺炎的知识要有足够的了解,才能做出正确的诊断和治疗,降低死亡率。

【病因和发病机制】

急性胰腺炎的病因比较复杂,主要与胆道疾病和乙醇中毒有关。

1. 胆道疾病:①胆石病;②胆道感染;③胆道蛔虫病;④其他。任何因素引起的乏特壶腹部梗阻、胆汁逆流进入胰管,胆石排出时造成Oddi括约肌麻痹性弛缓,导致十二指肠内容物反流到胰管,均可引起胰管引流不畅,导致胰腺炎。据统计,约有40%以上的胰腺炎是胆道疾病引起的。

2. 饮食因素:约有20%患者的发病与暴饮暴食、过量饮酒有关,原因是进食高脂餐后,胰腺分泌旺盛,胰液酶成分增加及蛋白质沉积,Oddi括约肌功能紊乱及十二指肠乳头水肿,即可诱发胰腺炎。

3. 精神因素：大约 1% 左右的患者与此因素有关。

4. 感染：腮腺炎等病毒经血液、淋巴管进入胰腺致病。

5. 其他：创伤、高脂血症、高钙血症、胰腺缺血以及某些药物也可致病。

6. 大约 5% ~ 10% 的急性胰腺炎致病原因不明，又称为特发性胰腺炎。

上述各种原因通常使胰管内压力升高，造成胰液外溢、胰酶被激活，发生"自身消化"而致病。最近的研究表明，在急性胰腺炎的发生过程中，许多炎症介质的释放起很大作用，特别是 IL-1、IL-6 和 TNF-α 等炎症介质的快速释放与胰腺炎症的程度密切相关。大量胰酶进入血液可导致肝、肾、心、脑等器官的损害，引起多器官功能不全综合征。

【病理】

急性胰腺炎的基本病理改变是胰腺程度不同的水肿、出血和坏死。根据胰腺的不同病理特点，将急性胰腺炎分为：

（1）急性水肿性胰腺炎：病变大多局限于胰体、尾部。病变的胰腺肿大、变硬，被膜紧张，少数患者可见被膜下脂肪散在坏死或有皂化斑。镜下见间质充血、水肿并有炎性细胞浸润，或伴有轻度出血和局灶性坏死。

（2）急性出血坏死性胰腺炎：病变以广泛的胰腺坏死、出血为特征。病变胰腺肿大、质软，出血呈暗红色，严重者胰腺变黑，分叶结构模糊。胰周组织可见散在的黄白色皂化斑或小块状脂肪坏死灶。镜下见胰腺组织呈大片凝固坏死，间质小血管壁也有坏死。坏死胰腺以局部纤维化而痊愈或转变为慢性胰腺炎。晚期坏死性胰腺组织合并感染，形成胰腺脓肿，其主要致病菌为革兰阴性杆菌，与肠道菌群移位有关。

【诊断】

（一）临床表现

1. 患者常有胆囊炎、胆石症、胆道蛔虫病、十二指肠炎等病史，或饱餐、过量饮酒和精神刺激等因素。

2. 一般会出现恶心、呕吐等消化道症状，且呕吐后腹痛不缓解，呕吐物为十二指肠内容物。

3. 突发性上腹部持续疼痛，伴有阵发性加剧，疼痛常常放射至背部。体检：上腹部有明显压痛、肌紧张等腹膜刺激征，肠鸣音减弱或消失。腹胀明显，其原因主要是胰腺炎的大量渗出及产生炎症反应造成肠麻痹所致。少数病人可有左腰部有青紫色斑（Grey-Turner 征），脐周也可呈青紫色改变（Cullen 征）。

4. 严重的患者出现休克、肾功能衰竭、心律失常，甚至突然死亡。

5. 其他：少数患者可出现消化道出血、呼吸急促、手足抽搐、黄疸、发热等症状。

（二）实验室检查

1. 胰酶测定：血清和尿淀粉酶测定是急性胰腺炎最重要也是最有价值的诊断标准。血清淀粉酶在发病 1 ~ 2 小时即开始升高，24 小时达到高峰，1 ~ 2 天恢复正常。尿淀粉酶在发病 12 ~ 24 小时开始升高，下降缓慢，可持续 1 ~ 2 周或更长。淀粉酶的测值越高，诊断的正确率越高。但淀粉酶值的高低与病变的轻重程度并不一定成正比，如大约 10% 的急性坏死性胰腺炎患者血清淀粉酶可无明显升高。

2. 其他检查：如淀粉酶清除率与肌酐清除率的比值、外周血白细胞计数、血清脂肪酶、血钙等指标的实验室检查均对急性胰腺炎的诊断有一定的帮助。

（三）特殊检查

1. 腹部 X 线平片：显示横结肠、胃十二指肠明显扩张、充气，还可见结肠中断征，表明有肠麻痹征象；网膜囊内渗出液积聚、左膈肌升高、左侧胸腔积液、左肺下叶不张等，反映膈肌周围及腹膜后有炎性病变。腹部 X 线检查的影像学征象对诊断急性胰腺炎有帮助，但缺乏特异性，是辅助性的诊断指标。

2. B 超：B 超可显示胰腺的形态学改变。在水肿型胰腺炎时，B 超可以显示胰腺体积增大，胰腺实质内回声不均；在进行出血坏死性胰腺炎时，B 超显示胰腺明显肿大，胰腺密度不均匀，有点状或小片状低密度区，边缘轮廓不规则，胰周可见渗液积聚，常可发现胆囊或胆管结石等，对急性胰腺炎的诊断有一定的帮助。但B超在诊断急性胰腺炎的准确率时常受许多因素的影响:①受局部充气肠袢的遮盖影响;②医生经验与检查的准确率很有大关系,限制了临床的应用。但因B超简单易行又无创伤仍是临床上诊断急性胰腺炎的常规检查。

3. CT:CT扫描可清晰显示胰腺的形态学改变。急性水肿性胰腺炎时,胰腺轻度肿大,边缘模糊,胰腺实质内密度稍有不均匀;出血坏死性胰腺炎时,胰腺明显肿大,密度不均匀,有点状或小片状低密度影,胰腺包膜增厚,胰周脂肪组织因坏死而呈现絮状密度影。CT还可显示胰周的渗出、积液、胰周组织水肿,是近年来被广泛接受的敏感的诊断急性胰腺炎的方法,并对其治疗方案的选择很有帮助。

【鉴别诊断】

1. 胃十二指肠溃疡穿孔:80%左右的患者有溃疡病史,突发上腹部剧烈疼痛,很快蔓延至全腹,有明显的腹膜刺激征,肠鸣音减弱或消失,肝浊音界缩小或消失,X线检查80%可见膈下游离气体。

2. 急性胆囊炎、胆石病:上腹部绞痛、阵发性加剧,Murphy征阳性。B超提示胆囊肿大,囊壁水肿、增厚,多数有胆囊结石。

3. 急性肠梗阻:阵发性腹部绞痛,呕吐频繁,可见肠型及蠕动波,肠鸣音音调高亢。X线检查见肠内气液平面。

4. 心绞痛:胸闷,胸痛向颈部和左上臂放射,腹部无体征,心电图异常。

【治疗】

急性胰腺炎的治疗目的是使胰腺自我消化的炎症过程减轻或停止,控制临床症状,为下一步治疗创造条件。急性胰腺炎的治疗不仅取决于急性胰腺炎的病理变化,还需要根据治疗后的临床反应情况调整治疗方案。主要治疗方法有非手术治疗和手术治疗,但90%的病例可通过非手术治疗达到治疗目的。

(一) 非手术治疗

尽量抑制胰腺分泌,即“胰腺休息疗法”,防止感染及

MODS 的发生。

1. 禁食和胃肠减压：目的是消除食物和胃酸刺激十二指肠分泌胰泌素、胆囊收缩素等，降低各种胰酶对胰腺的“自身消化”作用，使胰腺处于“休眠状态”，从而使胰腺的急性炎症消退。

2. 输液：维持水和电解质平衡，及时纠正代谢性酸中毒。

3. 解痉、镇痛：常用镇痛剂如杜冷丁、吗啡等，但吗啡可使 Oddi 括约肌痉挛，不利于胰液引流，建议用哌替啶，与阿托品（atropine）、654-2 等解痉药物合用，可获得更满意的效果。

4. 抑制胰腺分泌及抗胰酶疗法：抗胆碱类药物可抑制胃酸及胰液的分泌，并能缓解 Oddi 括约肌痉挛。如 654-2 和阿托品等，有抑制胰腺分泌作用，但引起口干、呼吸道分泌物变稠，不利于排痰。H_2 受体阻滞剂如西咪替丁（cimetidine）可抑制胃酸以减少胰液分泌。近年来能有效抑制胰腺分泌功能、普遍应用于临床的药物如善宁（sandostatin）、施他宁（stilamin）等。

5. 预防和治疗感染：目的是预防和防止肠道菌群移位致感染，一般给予能渗透进胰腺组织的广谱抗菌药，如环丙沙星、甲硝唑、头孢类抗生素等。

6. 全胃肠道外营养（TPN）：轻度急性胰腺炎经过上述处理后，症状多可减轻，只需要短暂禁食，营养问题不大，不需要 TPN。但重症胰腺炎的患者不但要长期禁食，而且机体处于高分解代谢状态，代谢率可高于正常的 20%～30%，再加上大量渗出，患者多处于负氮平衡状态，特别是重症胰腺炎的患者手术后急需 TPN 补充各种营养物质，此时，不管 TPN 是否刺激胰液的分泌，它仍是治疗重症急性胰腺炎中的基本措施之一。

7. 中药治疗：对恢复肠道功能和减少肠道菌群移位有一定的疗效。可通过胃管给药，注入后夹管 2 小时，常用复方清胰汤加减：银花、黄芩、生大黄等。

8. 腹腔灌洗：对腹腔内有大量渗出液者可作腹腔灌洗，使腹腔内大量含有胰酶和毒素物质的液体稀释并排出体外。

（二）手术治疗

急性胰腺炎发展至出血、坏死阶段时，死亡率很高，可达

30%~60%，此时，手术治疗是使患者有生存机会的唯一手段。

1. 手术适应证：①来势凶猛、病情发展快、伴有多器官功能损害，虽经积极抢救，病情继续恶化者；②胰腺坏死继发感染者；③合并胆道疾病者；④胰腺及胰周出现脓肿者；⑤不能排除其他外科疾病者。

2. 手术时机：由于从急性水肿性胰腺炎演变为出血坏死性胰腺炎的过程无明确的分界线，有时难以掌握手术时机。早期手术不一定必要，但延误手术又会增加死亡率。因此我们认为：何时手术应在严密观察病情的情况下，根据患者的具体情况、病史及临床表现，结合影像学资料，必要时还需经腹胰腺细针穿刺行细菌培养来决定手术的时机。

3. 手术方式：原则是清除坏死组织及充分引流。具体手术方式取决于胰腺病变程度及有无其他合并症。①对虽经积极治疗，但多脏器功能不全难以纠正及病情恶化者，主要的手术方式为剖腹后吸尽腹腔内及腹膜后大量含酶和毒素的液体，放置引流管，作术后灌洗用；②胰腺坏死感染：剖腹后清除坏死组织及含有坏死组织碎片的稠厚脓液，脓腔内置多根引流管，部分创口敞开以便术后充分引流和清除继续坏死的组织。对此类胰腺炎还需行胃造口及空肠造口，以利于胃肠减压和肠内营养支持；③胰周脓肿：常需作左侧或右侧腰肋部斜切口，切开腹膜引流，以防脓液污染腹腔；④胆源性胰腺炎：可分为两种情况，第一种情况，胆源性胰腺炎不伴有胆道梗阻者，先行积极非手术治疗，待病情稳定后择期作胆道手术。第二种情况，胆源性胰腺炎合并胆道梗阻或胆道感染严重者，应该早期急诊手术，在解除胆道梗阻、引流胆道的同时依病情作胆囊切除及网膜囊切开行胰腺区引流。

（宋先舟）

十二、急性出血性肠炎

急性出血性肠炎（acute hemorrhagic enteritis）是一种局限于小肠的急性出血坏死性炎症，故又称为急性出血坏死性肠炎。

病变主要在空肠或回肠，各年龄段均可累及，但好发于儿童及青少年，夏秋季节发病率高，常为急腹症，病势凶险，死亡率高。

【病因和病理】

急性出血性肠炎的确切病因尚不清楚，近年来认为是由于产生β毒素的C型魏氏杆菌或肠道内缺乏足够破坏β毒素的胰蛋白酶所引起。病变肠管常呈节段性肠壁充血、水肿、炎性细胞浸润、广泛出血、坏死和溃疡，甚至肠穿孔，所以也可称节段性出血坏死性肠炎。镜下见肠黏膜下大片出血、坏死、水肿，毛细血管扩张、充血，淋巴细胞、中性粒细胞浸润等。扩张的肠管内充满暗红色性液体和坏死物质，腹腔内可有血性渗液。

【诊断】

（一）临床表现

1. 儿童与青少年多见，夏秋季多发。

2. 起病急，一般无前驱症状，开始腹部阵发性绞痛、腹胀，逐渐加重，伴有发热、恶心、呕吐、水样腹泻和腥臭血便。根据发病情况可分为：①腹泻型，以黏液血液为主，伴腹痛；②出血型，淡红或紫黑色血便，严重者伴有休克；③梗阻型，阵发性腹痛，伴有腹胀、呕吐。

3. 体检：有脱水征、发热、腹胀、右腹上区压痛，肠坏死或穿孔者有腹膜刺激征、肠鸣音减弱。严重者可出现中毒性休克。

（二）实验室检查

外周血白细胞计数增高，常有血小板减少、血红蛋白降低、大便隐血试验阳性。

（三）特殊检查

腹部X线平片示小肠增厚、肠痉挛和腔狭窄，梗阻者可见多个小液平面。腹腔穿刺如为血性腹腔积液则表示有肠坏死可能。

【鉴别诊断】

1. 肠套叠：多见于婴幼儿，腹痛、果酱样大便，可扪及腹部包块。

2. Crohn病：主要为年轻人，多数患者呈慢性表现，腹痛、腹泻、消瘦、贫血等,症状时轻时重,缺乏特异性。

3. 还需与细菌性痢疾、肠伤寒、肠梗阻等鉴别。

【治疗】

(一) 非手术治疗

适用于一般病例,主要包括:①维持内环境稳定,纠正水、电解质与酸碱紊乱;②禁食、胃肠减压;③应用广谱抗生素和甲硝唑以控制肠道细菌特别是厌氧菌的生长;④防止脓毒血症及中毒性休克;⑤给予静脉营养,既可保证营养供应,又可使肠道得到休息。

(二) 手术治疗

1. 适应证:①有明显腹膜炎表现,或腹腔穿刺有脓性或血性渗液,疑有肠坏死或穿孔;②不能控制的肠道大出血;③肠梗阻症状经非手术治疗不能缓解,反而加重;④经积极非手术治疗全身中毒症状进一步加重,局部体征无好转;⑤诊断不明显者。

2. 手术方式:①肠管无坏死穿孔者,可用0.25%普鲁卡因溶液于肠系膜根部局封;②有肠坏死、穿孔、出血,但病变局限者可行肠切除吻合术;③病变广泛、污染严重,可切除病变严重的部分肠段并作肠造口术。

(宋先舟)

十三、肠系膜血管缺血性疾病

因肠系膜血管急性闭塞或反射性收缩、痉挛,造成肠管血循环障碍,导致肠管急性缺血、坏死;其中以肠系膜动脉,特别是肠系膜上动脉多见,其次为肠系膜静脉;多见于老年人。这类疾病临床上相对少见,近年来随人口老龄化,发病率有增高趋势,常因认识不足而误诊,一旦发生广泛性肠坏死,预后极差,死亡率可高达90%。

【病因和病理】

1. 肠系膜上动脉栓塞:栓子来源于心肌梗死后的附壁血

栓、心瓣膜病、心房纤颤、心内膜炎等。

2. 肠系膜上动脉血栓形成:多在动脉硬化性阻塞或狭窄的基础上发生,常累及整个肠系膜上动脉。

3. 肠系膜上静脉血栓形成:多继发于腹腔感染、肝硬化门静脉高压致血流淤滞、真性红细胞增多症、高凝状态和外伤或手术造成的血管损伤等,其病理改变为受累肠管因血运障碍导致肠管缺血、坏死而溃破穿孔,大量血性液体渗出,表现为血运性肠梗阻。

【诊断】

(一) 肠系膜上动脉栓塞和血栓形成

1. 临床表现:①发病急,特点是严重的症状与轻微的体征不相称。②突发剧烈的腹痛、恶心及频繁呕吐。③腹平软,可有轻度压痛,肠鸣音活跃或正常。④若血管闭塞范围广泛,可并发休克、腹膜刺激征、呕血和便血,且腹腔穿刺可抽出血性液体。

2. 实验室检查:外周血白细胞计数明显升高,可达 10×10^9 ~ 20×10^9/L 或以上。

3. 特殊检查:X 线表现受累肠管中度扩张、胀气,晚期可有大量腹腔积液。选择性动脉造影对诊断有重要意义。

(二) 肠系膜上静脉血栓形成

1. 临床表现:①有腹部不适、便秘或腹泻等前驱症状。②数日后可突发剧烈腹痛,持续性呕吐、呕血、便血。③体检:腹胀、压痛、肠鸣音减弱,腹穿可抽出血性液体。

2. 实验室检查:外周血白细胞增高,大便隐血试验阳性。

3. 特殊检查:X 线显示受累肠管扩张。

【治疗】

1. 非手术治疗:①早期应用广谱抗生素予以抗感染,所选抗生素应覆盖厌氧菌和革兰阴性菌;②积极纠正电解质紊乱及酸碱失衡,同时积极抗休克治疗;③适当应用抗凝药物及扩张血管药物等。

2. 手术治疗:肠系膜上动脉栓塞可行取栓术,血栓形成可行血栓内膜切除或肠系膜上动脉-腹主动脉“搭桥”手术,如果已有肠坏死则应行肠切除术;肠系膜上静脉血栓形成需实施肠切除术,切除范围应包括全部有静脉血栓形成的肠系膜。

(宋先舟)

十四、腹腔脓肿

腹腔脓肿是急性弥漫性腹膜炎、腹腔脏器损伤或腹部手术后的并发症,是腹腔内的脓液局限化,脓液未被吸收,为邻近脏器、肠系膜或大网膜及其之间的粘连所包围,形成腹腔脓肿。本病可发生于腹内任何部位,临床上以膈下脓肿和盆腔脓肿最为常见,肠间隙脓肿亦较常见。

膈下脓肿是指发生于膈肌之下、横结肠及其系膜以上间隙的脓肿。肝脏及其附着的韧带又将膈下间隙(膈肌之下、横结肠及其系膜之上的间隙)分为右肝上间隙、右肝下间隙、左肝上间隙、左肝下前间隙和左肝下后间隙(即小网膜囊)五个部分。

【病因与病理】

大多数膈下脓肿是继发于腹腔内脏器化脓性感染、空腔脏器穿孔所致的弥漫性细菌性腹膜炎,少数为腹部手术后的并发症。约 1/3 的膈下脓肿继发于急性阑尾炎穿孔、胃十二指肠溃疡病穿孔所致的细菌性腹膜炎,因此膈下脓肿以右侧膈下多见。致病菌主要来自胃肠道,且多为需氧菌和厌氧菌的混合感染。需氧菌多为大肠杆菌、链球菌、变形杆菌,厌氧菌则以类杆菌和厌氧球菌多见。

【诊断】

(一) 临床表现

1. 病史:大多数膈下脓肿有急、慢性腹膜炎,腹部外伤或腹部手术病史,多在原发病逐渐好转后又出现感染中毒的症状。

2. 症状:①全身症状有发热、畏寒、乏力、盗汗、厌食、脉细速和极度衰弱等;②腹部症状为约 40% 的膈下脓肿有明显的腹部表现,主要见于肝下间隙脓肿;主要为上腹部疼痛,体检时可见上腹部压痛和肌紧张,有时可扪及包块;③胸部症状:多见于肝上间隙脓肿,约50%的膈下脓肿有明显的患侧下胸部疼痛,可放射至同侧肩背部,深呼吸或咳嗽时症状加重,脓肿刺激膈肌可引起呃逆。体检时可见患侧胸部呼吸运动减弱、肋间隙饱满、局部皮温较高,后期可出现凹陷性水肿、肝浊音界抬高、患侧肺底呼吸音减弱。有时可扪及被推下的肝脏。

（二）实验室检查

外周血常规检查示白细胞计数及中性粒细胞比例明显增高。

（三）特殊检查

1. X线检查:X线透视患侧膈肌升高、活动受限或消失,肋膈角可有积液,有时膈下可见气液面;左侧者可见胃受压移位。X线片显示胸膜反应、胸腔积液、肺下叶部分不张等影像学征象,有助于膈下脓肿的诊断和定位。

2. B超检查:具有经济、简单、准确率高等优点,除可帮助确定脓肿部位、大小和数目外,还可在B超指引下行诊断性穿刺或置管引流。需要提出的是,穿刺阴性者不能排除有脓肿的可能,同时B超有时会受到肠气体的干扰而影响检查。

3. CT检查:对膈下脓肿的诊断和定位准确率较高,并可较好地显示脓肿的范围及其与周围组织脏器的关系,临床价值较B超为佳,但费用较高。

4. 放射性核素扫描可鉴别是肝脓肿还是膈下脓肿。

【鉴别诊断】

1. 脓胸:多为肺炎或其他肺病的并发症,胸部检查可发现下胸部叩诊呈浊音,呼吸音减弱、消失,X线胸片显示弧形液面可以诊断。

2. 还需要与肝脓肿等鉴别。

【治疗】

膈下脓肿的治疗应视其病程、脓肿大小及部位等因素而定。

1. 感染早期脓肿尚未充分形成时应采用广谱抗生素、加强营养等治疗为主的非手术疗法,感染有可能得到控制或消退。若经非手术治疗数周后患者仍高热,或脓肿已形成,则应采取手术治疗。

2. 经皮脓肿穿刺抽脓或置管引流术:在B超或CT定位引导下,可进行脓腔穿刺并可放置引流管充分引流;优点是手术创伤小,可在局麻下进行,一般不会污染腹腔,引流效果好等。适应证:与体表贴近的、局限的单房脓肿。

3. 手术切开引流:穿刺抽脓或引流无效者,且脓肿较大或呈多房性者,应尽早做手术切开引流术。依据脓肿部位可分别采用经腹前壁切口(前肋缘下部)、后腰部及经侧胸壁切口。

十五、盆腔脓肿

盆腔脓肿位于直肠膀胱陷凹或直肠子宫陷凹。盆腔脓肿多继发于各种原因所致的弥漫性或局限性腹膜炎,是由于腹腔炎性渗出或脓液积聚于盆腔而形成。急性阑尾炎穿孔是最常见原因,女性生殖系统感染所致盆腔炎也是常见原因,直肠损伤并感染后也可引起盆腔脓肿。

【诊断】

(一)临床表现

由于盆腔腹膜面积小,吸收毒素的能力差,因此导致盆腔脓肿形成后所引起的局部症状明显而全身中毒症状较轻。

1. 病史:多有腹腔手术、腹膜炎、外伤史。

2. 症状:常有典型的直肠或膀胱刺激症状,有发热、下腹部坠胀感、大便次数增多而量少、里急后重、尿频、尿急等。

3. 体征:腹部检查多无阳性体征或仅有耻区轻度压痛。直肠指检肛管括约肌松弛,直肠前壁可触及包块,有触痛或有波动感。

(二)实验室检查

外周血常规检查示白细胞计数及中性粒细胞比例明显升高。

(三)特殊检查

1. B超或CT检查可提供确诊的依据。

2. 后穹隆穿刺或直肠前壁穿刺可确诊。

【治疗】

1. 非手术治疗：脓肿形成初期，特别是小脓肿可进行热水坐浴，会阴理疗及选用适当抗菌药物，如青霉素、甲硝唑（metronidazole）等静脉滴注。

2. 手术治疗：脓肿较大、症状较重、经一般治疗无效，或糖尿病患者应经直肠前壁或后穹隆先穿刺证实后切开引流，并置引流管于脓腔内引流。

（宋先舟）

十六、细菌性肝脓肿

细菌性肝脓肿（bacterial liver abscess）是因化脓性细菌感染侵入肝脏，在肝脏内形成脓肿。肝脓肿为常见疾病，脓肿为单发或多发性病灶，可向邻近组织器官侵袭引起相应组织器官的炎症或脓肿，除肝损害外，还可并发心、肾损害及中毒性休克，死亡率高。

【病因】

1. 胆道逆行感染：因胆石症或蛔虫梗阻，引起化脓性胆管炎，炎症逆行到肝脏所致。致病菌多为大肠杆菌、铜绿假单胞菌或变形杆菌。

2. 经肝动脉感染：机体内化脓性病灶，如疖、痈、中耳炎或骨髓炎的细菌均可由血循环经肝动脉进入肝脏。致病菌多为金黄色葡萄球菌。

3. 由门静脉进入肝脏的肠炎、菌痢、坏疽性阑尾炎或痔感染等，可经门静脉至肝脏而感染。

4. 肝脏的开放或闭合性损伤可直接致肝脏感染，或肝脏局部组织损伤或血肿继发性感染。

5. 隐源性肝脓肿：往往找不到原因。

【病理】

细菌性单个肝脓肿，体积可能较大，也可能较小，也可为多发性肝脓肿，脓肿可穿破腹腔形成急性腹膜炎、膈下脓肿，也可穿破膈肌形成脓胸、肺脓肿等。

【诊断】

（一）临床表现

1. 病史：机体内有化脓性感染病灶，特别是腹腔脏器感染，如胆系、肠道感染和坏疽性阑尾炎等。

2. 症状：一旦肝脓肿形成，则出现肝区疼痛、寒战、高热、恶心、呕吐及右肩疼痛等。

3. 体征：肝区叩击痛，脓肿表浅则右上腹肌紧张、触痛、肝肿大，严重者有巩膜黄染。

（二）实验室检查

白细胞计数和中性粒细胞明显上升，ALT 升高，低蛋白血症。

（三）特殊检查

1. X 线：右侧膈肌升高、活动受限，肝脏阴影增大，有局限性隆起，可有右胸腔少量积液、右下肺叶不张、膈下有气液平面等。

2. 超声检查：B 超可显示肝脓肿数量、部位、大小及距肝表面深度。

3. CT 检查：可见肝内低密度病灶。

4. 肝动脉造影：对直径小于 2cm 的小脓肿有诊断价值。

5. 诊断性穿刺：在 B 超引导下对脓肿进行穿刺，抽出脓液即可确诊，同时可做脓液培养。

【鉴别诊断】

1. 阿米巴肝脓肿：继发于阿米巴痢疾，起病缓慢，病程较长，阿米巴抗体阳性，检查患者大便可找阿米巴滋养体，脓肿多在肝右叶、单发、体积较大，脓液呈褐色，无臭味。血细菌培养阴性。

2. 右膈下脓肿：常为上腹部术后或化脓性腹膜炎引起的继发感染，表现寒战、高热、右肩部放射性疼痛，深呼吸加重，局部触痛，右下胸部叩击痛；X 线检查右侧膈肌升高、运动减弱，有时可见气液面。B 型超声波检查可发现液平段。

3. 胆道感染：多有右腹上部疼痛，有时寒战、发热、恶心、呕吐,可出现黄疸,胆囊区压痛,肝脏无明显压痛。X 线检查膈肌不升高、运动不受限。B 超检查肝区无液平段。

4. 肝癌:早期无任何不适,但较晚期有肝区疼痛,触及肝脏肿大、质硬、表面高低不平,无明显压痛,血清甲胎蛋白(AFP)测定阳性,血清 γ-谷氨酰肽酶、碱性磷酸酶和乳酸脱氢酶同工酶高于正常。B 型超声检查可显示肿瘤大小、部位、形态。CT 检查可查出直径 2cm 左右大小肝癌。X 线检查可见右膈肌抬高、活动受限或局限性隆起,肝阴影扩大。诊断性穿刺细胞学检查有诊断意义,可在 B 型超声引导下进行,但有出血、肿瘤破裂或致癌细胞转移的危险。

【治疗】

1. 抗感染治疗:因肝脓肿多为大肠杆菌、金黄色葡萄球菌和厌氧菌所致,所以首先对不同类细菌应使用氨苄西林、头孢菌素类有效抗生素及甲硝唑等,再根据细菌培养及抗生素敏感试验结果调整抗生素。

2. 手术治疗:①对于单个大的脓肿或脓肿已穿破形成腹膜炎者,应及时经腹切开引流;②对肝右后叶脓肿,可经腹膜外切开引流,经右侧第 12 肋骨床切口,在腹膜外用手指钝性分离至脓肿并切开引流;③对慢性厚壁脓肿,可采用肝叶连同脓肿灶一并切除。

3. 穿刺引流:适宜单个较大脓肿,在 B 型超声引导下穿刺,抽尽脓液,同时可注入抗生素溶液,持续引流冲洗。

4. 支持疗法:给予充分营养,纠正水电解质失调,可多次少量输血或血浆,对不能进食或进食较少者可给予静脉营养。

(白祥军)

第四章　泌尿、生殖系统急诊

泌尿系统主管机体尿液的生成和排泄功能，由肾、输尿管、膀胱、尿道及有关的血管、神经等组成。肾不仅是人体主要的排泄器官，也是一个重要的内分泌器官，肾的生理功能主要是排泄代谢产物及调节水、电解质和酸碱平衡，维持机体内环境稳定。本章主要讨论急诊常见的泌尿系统疾病。

一、急性肾小球肾炎

急性肾小球肾炎简称急性肾炎，是以急性肾炎综合征为主要临床表现的一组疾病，其特点为急性起病，患者出现血尿、蛋白尿、水肿和高血压，并可伴有一过性氮质血症。多见于链球菌感染后，而其他细菌、病毒及寄生虫感染亦可引起。本节主要介绍链球菌感染后急性肾小球肾炎。

【病因和发病机制】

本病常因β溶血性链球菌"致肾炎菌株"(常见为A组12型等)感染所致，常见于上呼吸道感染(多为扁桃体炎)、猩红热、皮肤感染(多为脓疱疮)等链球菌感染后。本病主要是由感染所诱发的免疫反应引起，通过循环免疫复合物沉积于肾小球致病，感染的严重程度与急性肾炎的发生和病变轻重并不完全一致。

【病理】

肾脏体积可较正常增大，病变主要累及肾小球。病变类型为毛细血管内增生性肾小球肾炎。光镜下通常为弥漫性肾小球病变，以内皮细胞及系膜细胞增生为主要表现，增生和浸润的细胞可压迫毛细血管袢使管腔狭窄或闭塞；肾小管病变多不明显。免疫病理检查可见IgG及C3呈粗颗粒状沿毛细血管壁和(或)系膜区沉积。电镜检查可见肾小球上皮细胞下有驼峰状大块电子致密物沉积。

【临床表现和实验室检查】

急性肾炎多见于儿童，男性多于女性。通常于前驱感染后1～3周（平均10天左右）起病，呼吸道感染者的潜伏期较皮肤感染者短。本病起病较急，病情轻重不一，典型者呈急性肾炎综合征表现，重症者可发生急性肾衰竭。本病大多预后良好，常可在数月内临床自愈。

本病典型者具有以下表现：

1. 尿异常：几乎全部患者均有肾小球源性血尿，约30%患者可有肉眼血尿，常为起病首发症状和患者就诊原因；可伴有轻、中度蛋白尿。尿沉渣除红细胞外，可有颗粒管型和红细胞管型等。

2. 水肿：80%以上患者均有水肿，常为起病的初发表现，典型表现为晨起眼睑水肿或伴有下肢轻度可凹性水肿，少数严重者可波及全身。

3. 高血压：约80%患者出现一过性轻、中度高血压，常与其钠水潴留有关，利尿后血压可逐渐恢复正常。少数患者可出现严重高血压，甚至高血压脑病。

4. 肾功能异常：患者起病早期可因肾小球滤过率下降、钠水潴留而尿量减少（常在400～700ml/d），肾功能可一过性受损，表现为轻度氮质血症。多于1～2周后尿量渐增，肾功能于利尿后数日可逐渐恢复正常，仅有极少数患者可表现为急性肾衰竭。

5. 充血性心力衰竭：常发生在急性肾炎综合征期，水钠严重潴留和高血压为重要的诱发因素。患者可有颈静脉怒张、奔马律和肺水肿症状，常需紧急处理。老年患者发生率较高（可达40%），儿童患者少见（<5%）。

6. 免疫学检查异常：起病初期血清C3及总补体下降，8周内渐恢复正常，对诊断本病意义很大。患者血清抗链球菌溶血素“O”滴度可升高，提示近期内曾有过链球菌感染。另外，部分患者起病早期循环免疫复合物及血清冷球蛋白可呈阳性。

【诊断和鉴别诊断】

链球菌感染后1～3周发生血尿、蛋白尿、水肿和高血压，甚至少尿及氮质血症等急性肾炎综合征表现，伴血清C3下降，病情于发病8周内逐渐减轻到完全恢复正常者，即可临床诊断为急性肾炎。若肾小球滤过率进行性下降或病情于2个月尚未见全面好转者应及时做肾活检，以明确诊断。

（一）以急性肾炎综合征起病的肾小球疾病

1. 其他病原体感染后急性肾炎：许多细菌、病毒及寄生虫感染均可引起急性肾炎。目前较常见于多种病毒（如水痘-带状疱疹病毒、EB病毒、流感病毒等）感染极期或感染后3～5天发病，病毒感染后急性肾炎多数临床表现较轻，常不伴血清补体降低，少有水肿和高血压，肾功能一般正常，临床过程自限。

2. 系膜毛细血管性肾小球肾炎：临床上除表现急性肾炎综合征外，经常伴肾病综合征，病变持续无自愈倾向。多数患者有持续性低补体血症，8周内不恢复。

3. 系膜增生性肾小球肾炎（IgA肾病及非IgA系膜增生性肾小球肾炎）：部分患者有前驱感染可呈现急性肾炎综合征，患者血清C3一般正常，病情无自愈倾向。IgA肾病患者疾病潜伏期短，可在感染后数小时至数日内出现肉眼血尿，血尿可反复发作，部分患者血清IgA升高。

（二）急进性肾小球肾炎

起病过程与急性肾炎相似，但除急性肾炎综合征外，多以早期出现少尿、无尿，肾功能急剧恶化为特征。重症急性肾炎呈现急性肾衰竭者与该病相鉴别困难时，应及时作肾活检以明确诊断。

（三）系统性疾病肾脏受累

系统性红斑狼疮肾炎及过敏性紫癜肾炎等可呈现急性肾炎综合征；此外，细菌性心内膜炎肾损害、原发性冷球蛋白血症肾损害、血管炎肾损害等也可表现为低补体血症和（或）急性肾炎综合征，可根据其他系统受累的典型临床表现和实验室检查鉴别。

当临床诊断困难时，急性肾炎综合征患者需考虑进行肾活检以明确诊断、指导治疗。

【治疗】

本病治疗以休息及对症治疗为主。急性肾衰竭病例应予透析，待其自然恢复。本病为自限性疾病，不宜应用糖皮质激素及细胞毒药物。

1. 一般治疗：急性期应卧床休息，待肉眼血尿消失、水肿消退及血压恢复正常后逐步增加活动量。急性期应予低盐（每日3g以下）饮食。肾功能正常者不需限制蛋白质入量，但氮质血症时应限制蛋白质摄入，并以优质动物蛋白为主。明显少尿者应限制液体入量。

2. 治疗感染灶：主张病初注射青霉素10～14天（过敏者可用大环内酯类抗生素），对反复发作的慢性扁桃体炎，待病情稳定后（尿蛋白少于+，尿沉渣红细胞少于10个/HP）可考虑做扁桃体摘除。

3. 对症治疗：包括利尿消肿、降血压，以预防心脑合并症的发生。休息、低盐和利尿后高血压控制仍不满意时，可加用降压药物。

4. 透析治疗：少数发生急性肾衰竭而有透析指征时，应及时给予透析治疗以帮助患者渡过急性期。

5. 中医药治疗：中医治疗往往采用祛风利水、清热解毒、凉血止血等治疗法则，常用方剂有越婢加术汤、麻黄连翘赤小豆汤等。

二、急进性肾小球肾炎

急进性肾小球肾炎（rapidly progressive glomer ulonephritis，RPGN）是以急性肾炎综合征、肾功能急剧恶化、多在早期出现少尿性急性肾衰竭为临床特征，病理类型为新月体性肾小球肾炎的一组疾病。

【病因和发病机制】

由多种原因所致的一组疾病，包括：①原发性急进性肾小球肾炎;②继发于全身性疾病(如系统性红斑狼疮肾炎)的急进性肾小球肾炎;③在原发性肾小球病(如系膜毛细血管性肾小球肾炎)的基础上形成广泛新月体,即病理类型转化而来的新月体性肾小球肾炎。本文着重讨论原发性急进性肾小球肾炎(以下简称急进性肾炎)。

根据免疫病理将 RPGN 分为三型:Ⅰ型又称抗肾小球基底膜型肾小球肾炎,Ⅱ型又称免疫复合物型,Ⅲ型为少免疫复合物型,50%~80% 该型患者为原发性小血管炎肾损害,肾脏可为首发甚至唯一受累器官或与其他系统损害并存。RPGN 患者约半数以上有上呼吸道感染的前驱病史,其中少数为典型的链球菌感染,其他多为病毒感染。接触某些有机化学溶剂、碳氢化合物如汽油,与 RPGN 发病有较密切的关系。RPGN 的诱发因素包括吸烟、吸毒、接触碳氢化合物等。

【病理】

肾脏体积常较正常增大。病理类型为新月体性肾小球肾炎。光镜下通常以广泛(50% 以上)的肾小球囊腔内有大新月体形成(占肾小球囊腔 50% 以上)为主要特征,病变早期为细胞新月体,后期为纤维新月体。免疫病理学检查是分型的主要依据。

【临床表现和实验室检查】

患者可有前驱呼吸道感染,起病多较急,病情急剧进展。以急性肾炎综合征为主要表现(起病急、血尿、蛋白尿、尿少、水肿、高血压),多在早期出现少尿或无尿,进行性肾功能恶化并发展成尿毒症,常伴有中度贫血。Ⅱ型患者约半数可伴肾病综合征,Ⅲ型患者常有不明原因的发热、乏力、关节痛或咯血等系统性血管炎的表现。

免疫学检查异常主要有抗 GBM 抗体阳性(Ⅰ型)、ANCA 阳性(Ⅲ型)。此外,Ⅱ型患者的血循环免疫复合物及冷球蛋白可呈阳性,并可伴血清 C3 降低。

B 超等影像学检查常显示双肾增大。

【诊断和鉴别诊断】

凡急性肾炎综合征伴肾功能急剧恶化,无论是否已达到少尿性急性肾衰竭，应疑及本病并及时进行肾活检。若病理证实为新月体性肾小球肾炎，根据临床和实验室检查能除外系统性疾病，诊断可成立。

原发性急进性肾炎应与下列疾病鉴别：

（一）引起少尿性急性肾衰竭的非肾小球病

1. 急性肾小管坏死：常有明确的肾缺血（如休克、脱水）或肾毒性药物（如肾毒性抗生素）或肾小管堵塞（如血管内溶血）等诱因，临床上肾小管损害为主（尿钠增加、低比重尿及低渗透压尿），一般无急性肾炎综合征表现。

2. 急性过敏性间质性肾炎：常有明确的用药史及部分患者有药物过敏反应（低热、皮疹等）、血和尿嗜酸粒细胞增加等，可资鉴别，必要时依靠肾活检确诊。

3. 梗阻性肾病患者常突发或急骤出现无尿，但无急性肾炎综合征表现，B 超、膀胱镜检查或逆行尿路造影可证实尿路梗阻的存在。

（二）引起急进性肾炎综合征的其他肾小球病

1. 继发性急进性肾炎：肺出血-肾炎综合征（Goodpasture 综合征）、系统性红斑狼疮肾炎、过敏性紫癜肾炎均可引起新月体性肾小球肾炎，依据系统受累的临床表现和实验室特异检查，鉴别诊断一般不难。

2. 原发性肾小球病：有的病理改变并无新月体形成，但病变较重和（或）持续，临床上可呈现急进性肾炎综合征，如重症毛细血管内增生性肾小球肾炎或重症系膜毛细血管性肾小球肾炎等。临床上鉴别常较为困难，常需做肾活检协助诊断。

【治疗】

治疗包括针对急性免疫介导性炎症病变的强化治疗以及针对肾脏病变后果（如钠水潴留、高血压、尿毒症及感染等）的对症治疗两方面，尤其强调在早期作出病因诊断和免疫病理分型的基础上尽快进行强化治疗。

1. 强化疗法

(1) 强化血浆置换疗法是应用血浆置换机分离患者的血

浆和血细胞,弃去血浆以等量正常人的血浆(或血浆白蛋白)和患者血细胞重新输入体内。通常每日或隔日 1 次,每次置换血浆 2 ~ 4L,直到血清抗体(如抗 GBM 抗体、ANCA)或免疫复合物转阴、病情好转,一般需置换约 6 ~ 10 次左右。本疗法需配合糖皮质激素[口服泼尼松 1mg/(kg · d),2 ~ 3 个月后渐减]及细胞毒药物[环磷酰胺 2 ~ 3mg/(kg · d)口服,累积量一般不超过 8g],以防止在机体大量丢失免疫球蛋白后有害抗体大量合成而造成"反跳"。本疗法适用于各型急进性肾炎,但主要适用于Ⅰ型;对于 Goodpasture 综合征和原发性小血管炎所致急进性肾炎(Ⅲ型)伴有威胁生命的肺出血作用较为肯定、迅速,应首选。

(2) 甲泼尼龙冲击伴环磷酰胺治疗为强化治疗之一。甲泼尼龙 0.5 ~ 1.0g 溶于 5% 葡萄糖溶液中静脉滴注,每日或隔日 1 次,3 次为一疗程。必要时间隔 3 ~ 5 天可进行下一疗程,一般不超过 3 个疗程。甲泼尼龙冲击疗法也需辅以泼尼松及环磷酰胺常规口服治疗,方法同前;或用环磷酰胺冲击疗法(0.8 ~ 1g 溶于 5% 葡萄糖溶液中静脉点滴,每月 1 次)替代常规口服,可减少环磷酰胺的毒副作用。本疗法主要适用于Ⅱ、Ⅲ型,Ⅰ型疗效较差。

2. 替代治疗:凡急性肾衰竭已达透析指征者应及时透析。对强化治疗无效的晚期病例或肾功能已无法逆转者,则有赖于长期维持透析。肾移植应在病情静止半年(Ⅰ型、Ⅲ型患者血中抗 GBM 抗体、ANCA 需转阴)后进行。

3. 对钠水潴留、高血压及感染等需积极采取相应的治疗措施。

三、IgA 肾病

IgA 肾病(IgA nephropathy)指肾小球系膜区以 IgA 或 IgA 沉积为主的原发性肾小球病。IgA 肾病是肾小球源性血尿最常见的病因,是我国最常见的肾小球疾病,并成为终末期肾脏病重要的病因之一。

【发病机制】

不少 IgA 肾病患者常在呼吸道或消化道感染后发病或出现肉眼血尿，故以往强调黏膜免疫与 IgA 肾病发病机制相关。近年的研究证实，IgA 肾病患者血清中 IgA 较正常人显著增高，并有自发聚合倾向形成多聚 IgAt，或与抗结构异常 IgA 的自身抗体形成 IgAt IC，进而沉积在肾小球系膜区，诱导系膜细胞分泌炎症因子、活化补体，导致 IgA 肾病病理改变和临床症状。

【病理】

IgA 肾病病理变化多种多样，可涉及增生性肾小球肾炎几乎所有的病理类型，病变程度可轻重不一，主要病理类型为系膜增生性肾小球肾炎。免疫荧光以 IgA 为主呈颗粒样或团块样在系膜区或伴毛细血管壁分布，常伴有 C3 沉积，一般无 C1、C4 沉积。电镜下可见电子致密物主要沉积于系膜区，有时呈巨大团块样，具有重要辅助诊断价值。

【临床表现】

本病好发于青少年，男性多见，可包括原发性肾小球病的各种临床表现，但几乎所有患者均有血尿。起病前多有感染，常为上呼吸道感染（咽炎、扁桃体炎），其次为消化道、肺部和泌尿道感染。部分患者常在上呼吸道感染后（24～72 小时，偶可更短）出现突发性肉眼血尿，持续数小时至数日。肉眼血尿发作后，尿红细胞可消失，也可转为镜下血尿；少数患者肉眼血尿可反复发作。更常见的另一类患者起病隐匿，主要表现为无症状性尿异常，呈持续性或间发性镜下血尿，可伴或不伴轻度蛋白尿；其中少数患者病程中可有间发性肉眼血尿；伴或不伴轻度蛋白尿的无症状血尿，无水肿、高血压和肾功能减退者，临床称为无症状性血尿和（或）蛋白尿（也称隐匿性肾炎），约占 IgA 肾病发病时的 60%～70%。10%～15% 的患者呈现血尿、蛋白尿、高血压、尿量减少、轻度水肿等急性肾炎综合征的表现。少数 IgA 肾病患者（<5%）可合并急性肾衰竭（ARF），常需透析治疗。从 IgA 肾病诊断确立后每年约有 1%～2% 的患者发展为尿毒症。IgA 肾病已成为终末期肾脏病（ESRD）重要的病因之一。

【实验室检查】

尿沉渣检查常显示尿红细胞增多，相差显微镜显示变形红细胞为主，提示肾小球源性血尿，但有时可见到混合性血尿。尿蛋白可阴性，少数患者呈大量蛋白尿(>3.5g/d)。多次查血IgA升高者可达30%～50%。

【诊断和鉴别诊断】

本病诊断依靠肾活检标本的免疫病理学检查，即肾小球系膜区或伴毛细血管壁IgA为主的免疫球蛋白呈颗粒样或团块样沉积。诊断原发性IgA肾病时，必须排除肝硬化、过敏性紫癜等所致继发性IgA沉积的疾病后方可成立。

【鉴别诊断】

(一) 链球菌感染后急性肾小球肾炎

应与呈现急性肾炎综合征的IgA肾病相鉴别，前者潜伏期长，有自愈倾向；后者潜伏期短，病情反复，并结合实验室检查(如血IgA、C3、ASC)可与其鉴别。

(二) 薄基底膜肾病

常为持续性镜下血尿，常有阳性血尿家族史，肾脏免疫病理显示IgA阴性，电镜下弥漫性肾小球基底膜变薄。一般不难鉴别。

(三) 继发性IgA沉积为主的肾小球病

1. 过敏性紫癜肾炎：肾脏病理及免疫病理与IgA肾病相同，但前者常有典型的肾外表现，如皮肤紫癜、关节肿痛、腹痛和黑便等，可鉴别。

2. 慢性酒精性肝硬化：50%～90%的酒精性肝硬化患者肾组织可显示以IgA为主的免疫球蛋白沉积，但仅很少数患者有肾脏受累的临床表现。与IgA肾病鉴别主要依据肝硬化存在。

【治疗与预后】

IgA肾病是肾脏免疫病理相同，但临床表现、病理改变和预后变异甚大的原发性肾小球病，其治疗则应根据不同的临床、病理综合给予合理治疗。

1. 单纯性血尿或(和)轻微蛋白尿：一般无特殊治疗，避免劳累、预防感冒和避免使用肾毒性药物。对于扁桃体反复感染者应做手术摘除,可减少肉眼血尿发生,降低血 IgA 水平,部分患者可减少尿蛋白。但手术应在感染控制后和病情稳定情况下进行。此类患者一般预后较好,肾功能可望较长期地维持在正常范围。

2. 大量蛋白尿(>3.5g/d)或肾病综合征:肾功能正常、病理改变轻微者,单独给予糖皮质激素常可得到缓解、肾功能稳定。肾功能受损、病变活动者则需激素及细胞毒药物联合应用。如病理变化重者疗效较差。大量蛋白尿长期得不到控制者,常进展至慢性肾衰竭,预后较差。

3. 急进性肾小球肾炎:肾活检病理学检查显示以 IgA 沉积为主的新月体性肾炎或伴毛细血管袢坏死,临床上常呈肾功能急剧恶化。这类患者应按急进性肾炎治疗,如病理显示主要为细胞性新月体者应予强化治疗(甲泼尼龙冲击治疗、环磷酰胺冲击治疗等),若患者已达到透析指征,应配合透析治疗。这类患者预后差,多数患者肾功能不能恢复。

4. 慢性肾小球肾炎:可参照一般慢性肾炎治疗原则,以延缓肾功能恶化为主要治疗目的。合并高血压者(包括恶性高血压),积极控制高血压对保护肾功能极为重要。尿蛋白>1g/d、肾功能正常者,可应用 ACEI 或 ARB;尿蛋白>2g/d、轻度肾功能不全、病理显示活动性病变为主,可试用糖皮质激素或加细胞毒药物,以期延缓肾功能不全进展。但血肌酐>265μmol/L(3mg/dl)、病理呈慢性病变时,应按慢性肾衰竭处理,一般不主张再积极应用糖皮质激素或加细胞毒药物、ACEI 或 ARB 治疗。

四、急性间质性肾炎

急性间质性肾炎(acute interstitial nephritis, AIN)又称为急性肾小管-间质肾炎,是一组以肾间质炎性细胞浸润及肾小管变性为主要病理表现的急性肾脏病。据病因可分为药物过敏性 AIN、感染相关性 AIN 及病因不明的特发性 AIN。本文着重讨论药物过敏性 AIN。

【病因和发病机制】

能引起 AIN 的药物很多,以抗生素、磺胺类及非甾体抗炎药最常见。药物(半抗原)与机体组织蛋白(载体)结合,诱发机体超敏反应(包括细胞及体液免疫反应),导致肾小管-间质炎症。由非甾体抗炎药引起者,还能同时导致肾小球微小病变病。

【病理】

光镜检查可见肾间质水肿、弥漫性淋巴细胞及单核细胞浸润、散在嗜酸粒细胞浸润,并偶见肉芽肿。肾小管上皮细胞呈严重空泡及颗粒变性,刷毛缘脱落,管腔扩张。肾小球及肾血管正常,免疫荧光检查多阴性。电镜除进一步证实光镜所见外,在非甾体抗炎药引起肾小球微小病变病时,还可见肾小球脏层上皮细胞足突广泛消失。

【临床表现】

1. 全身过敏表现:常见药疹、药物热及外周血嗜酸粒细胞增多,有时还可见关节痛或淋巴结肿大;而由非甾体抗炎药引起者全身过敏表现常不明显。

2. 尿化验异常:常出现无菌性白细胞尿(可伴白细胞管型,早期还可发现嗜酸粒细胞尿)、血尿及蛋白尿。蛋白尿多为轻度,但是非甾体抗炎药引起肾小球微小病变病时,却可出现大量蛋白尿(>3. 5g/d)乃至肾病综合征。

3. 肾功能损害:常出现少尿或非少尿性急性肾衰竭,并常因肾小管功能损害出现肾性糖尿、低比重尿及低渗透压尿。

【诊断】

典型病例有:①近期用药史;②药物过敏表现;③尿检异常;④肾小管及肾小球功能损害。一般认为有上述表现中前两条,再加上后两条中任何一条,即可临床诊断本病。但是,非典型病例(尤其是由非甾体抗炎药致病者)常无第二条,必须依靠肾穿刺病理检查确诊。

【治疗】

1. 停用致敏药物:去除过敏原后,多数轻症病例即可自行缓解。

2. 免疫抑制治疗：重症病例宜服用糖皮质激素（如泼尼松每日 30 ~ 40mg，病情好转后逐渐减量，共服 2 ~ 3 个月），能加快疾病缓解。很少需要并用细胞毒药物。

3. 透析治疗：急性肾衰竭者应及时进行透析治疗。

（李永胜）

五、急性尿路感染

尿路感染（urinary tract infection，UTI）简称尿感，是指各种病原微生物在尿路中生长、繁殖而引起的尿路感染性疾病，多见于育龄期妇女、老年人和免疫力低下及尿路畸形者。本节主要叙述由细菌感染所引起的尿路感染。

根据感染发生部位可分为上尿路感染和下尿路感染，前者系指肾盂肾炎（pyelone-phritis），后者主要指尿道炎、膀胱炎。根据有无尿路功能或结构的异常又可分为复杂性和非复杂性尿感。

【病因和发病机制】

（一）病原微生物

革兰阴性杆菌为尿路感染最常见致病菌，其中以大肠埃希菌最为常见，约占全部尿路感染的 80% ~ 90%，其次为变形杆菌、克雷伯杆菌，约 5% ~ 10% 的尿路感染由革兰阳性细菌引起。此外，结核分枝杆菌、衣原体、真菌等也可导致尿路感染。

（二）发病机制

1. 感染途径

（1）上行感染：病原菌经由尿道上行至膀胱，甚至输尿管、肾盂引起的感染称为上行感染，约占尿路感染的 95%。

（2）血行感染：指病原菌通过血运到达肾脏和尿路其他部位引起的感染，不足 3%。

（3）直接感染：泌尿系统周围器官、组织发生感染时，病原菌偶可直接侵入到泌尿系统导致感染。

（4）淋巴道感染：盆腔和下腹部的器官感染时，病原菌可从淋巴道感染泌尿系统，但罕见。

2. 机体防御功能特别是尿路的局部自身防御功能下降。

3. 易感因素：①尿路梗阻；②膀胱输尿管反流；③机体免疫力低下；④神经源性膀胱；⑤妊娠；⑥性别和性活动；⑦医源性因素；⑧泌尿系统结构异常；⑨细菌的致病力。

急性肾盂肾炎

【诊断】

（一）主要临床表现

急性肾盂肾炎可发生于各年龄段，育龄女性最多见。临床表现与感染程度有关，通常起病较急。

1. 全身症状：发热、寒战、头痛、全身酸痛、恶心、呕吐等，体温多在38.0℃以上，多为弛张热，也可呈稽留热或间歇热。部分患者出现革兰阴性杆菌败血症。

2. 泌尿系统症状：尿频、尿急、尿痛、排尿困难、下腹部疼痛、腰痛等。腰痛程度不一，多为钝痛或酸痛。部分患者下尿路症状不典型或缺如。

3. 体格检查：除发热、心动过速和全身肌肉压痛外，还可发现一侧或两侧肋脊角或输尿管点压痛和（或）肾区叩击痛。

（二）并发症

尿路感染如能及时治疗，并发症很少；但伴有糖尿病和（或）存在复杂因素的肾盂肾炎未及时治疗或治疗不当可出现下列并发症：

1. 肾乳头坏死：指肾乳头及其邻近肾髓质缺血性坏死，常发生于伴有糖尿病或尿路梗阻的肾盂肾炎，为其严重并发症。主要表现为寒战、高热、剧烈腰痛或腹痛和血尿等，可同时伴发革兰阴性杆菌败血症和（或）急性肾衰竭。当有坏死组织脱落从尿中排出，阻塞输尿管时可发生肾绞痛。静脉肾盂造影（IVP）可见肾乳头区有特征性“环形”征。宜积极治疗原发病，加强抗菌药物应用等。

2. 肾周围脓肿：为严重肾盂肾炎直接扩展而致，多有糖尿病、尿路结石等易感因素。致病菌常为革兰阴性杆菌，尤其是大肠埃希菌。除原有症状加剧外,常出现明显的单侧腰痛,且在向健侧弯腰时疼痛加剧。超声波、X线腹部平片、CT等检查有助于诊断。治疗主要是加强抗感染治疗和(或)局部切开引流。

(三)主要诊断要点

急性起病,可有或无尿频、尿急、尿痛,常有腰痛、肋脊角压痛或(和)叩痛及全身感染症状如寒战、发热、头痛、恶心、呕吐、血白细胞升高等。血培养可能阳性,清洁中段尿细菌培养菌落计数对确定菌尿有重要意义:$>10^5$/ml为阳性,$<10^4$/ml为污染,$10^4\sim10^5$/ml需复查或结合临床综合考虑。因球菌繁殖慢,故$>10^3$即有诊断意义。常见致病菌为大肠杆菌,其次为变形杆菌、克雷伯杆菌等。

(四)鉴别诊断要点

1. 发热性疾病:流感、伤寒、疟疾、败血症等与全身症状突出的肾盂肾炎表现相似,应详细询问病史,注意泌尿系统表现,特别是尿液检查,如尿白细胞和细菌学检查阳性,则支持急性肾盂肾炎的诊断。

2. 腹部器官疾病:易与以腹痛和消化系统症状伴发热及血白细胞增高的肾盂肾炎混淆,应警惕急性胃肠炎、阑尾炎、附件炎等。此时详细询问病史、及时进行尿液化验有助于鉴别。

3. 区别上下尿路感染:一般有发热等全身症状和腰痛、肾区叩痛等提示上尿路感染,但仅凭临床表现来分辨上、下尿路感染并不可靠。通常尿沉渣中找到白细胞管型或抗体包裹细菌阳性支持上尿路感染;必要时作膀胱冲洗灭菌法尿培养,如灭菌前后菌落数相似提示上尿路感染,灭菌后尿菌减少,则支持下尿路感染;3天短程抗菌治疗有效者提示下尿路感染,如复发则多为肾盂肾炎。

【治疗】

急性肾盂肾炎抗菌治疗最重要,症状明显者,留取尿常规和细菌学检查标本后立即使用抗生素。一般首选对革兰阴性杆菌敏感,而且在尿液和血液浓度均较高的杀菌性抗生素。注意多饮水以增加尿量,促进细菌和炎性分泌物排出。给予高维生素、高热量、易消化饮食，症状明显时应卧床休息、静脉补液。

1. 轻型：宜口服抗菌药物 14 天，常用抗生素如复方磺胺甲基异噁唑 1.0g，2 次/天，氧氟沙星 0.2g，3 次/天，环丙沙星 0.25g，2 次/天，或氨苄西林、阿莫西林等某单一药物口服，首选喹诺酮类。

2. 较严重者（常伴发热、肋脊角痛、血白细胞升高等）：应肌内或静脉注射抗生素，如氨基糖苷类抗生素和头孢菌素类及阿莫西林等。

3. 重症（全身症状明显，用上述药物治疗 3 ~ 4 天，尿菌仍不能阴转且症状加重）：需住院治疗，应静脉给药。常用药物，如氨苄西林 1.0 ~ 2.0g，q4h；头孢噻肟钠 2.0g，q8h；头孢曲松钠 1.0 ~ 2.0g，q12h；左氧氟沙星 0.5g，1 次/天。必要时联合用药。氨基糖苷类抗生素肾毒性大，应慎用。经过上述治疗若好转，可于热退后继续用药 3 天再改为口服抗生素，完成 2 周疗程。一般经上述抗菌处理，症状于 24 小时后即可好转，若 72 小时仍无效或加重者应换药或联合用药，同时参考药敏试验，结合临床调整。经此治疗，仍有持续发热者，应注意肾盂肾炎并发症，如肾盂积脓、肾周脓肿、感染中毒症等。停药后 1 周和 1 个月再复查尿常规和尿菌一次，两项检查均为阴性者，方可认为临床治愈。在随访复查尿细菌持续阳性和复发者，则认为是治疗失败。应根据尿感的部位和类型给予相应的处理。

急性膀胱炎

【诊断】

（一）临床表现

急性膀胱炎占尿路感染的 60% 以上，可突然发生或缓慢发生，排尿时尿道有烧灼痛、尿频，往往伴尿急，严重时类似尿失禁，尿频尿急常特别明显，每小时可达 5 ~ 6 次以上，每次尿量不多，甚至只有几滴，排尿终末可有下腹部疼痛。尿液混浊，有腐败臭味，有脓细胞，有时出现血尿，常在终末期明显。耻骨上膀胱区有轻度压痛。部分患者可见轻度腰痛、发热，但体温常不超过 38.0℃。炎症病变局限于膀胱黏膜时，常无发热及血中白细胞增多,全身症状轻微或缺如,部分患者有疲乏感。急性膀胱炎病程较短,如及时治疗,症状多在1周左右消失。

（二）辅助检查

1. 实验室检查:血象正常,或有白细胞轻度升高。尿液分析常有脓尿或菌尿,有时可发现肉眼血尿或镜下血尿。尿培养可发现致病菌。如没有其他泌尿系统疾病,血清肌酐和血尿素氮均正常。

2. X线检查:如果怀疑有肾脏感染或其他泌尿生殖道异常,这时须作X线检查。对变形杆菌感染的患者,如治疗效果差或根本无疗效者,应作X线检查,确定是否合并有尿路结石。

3. 器械检查:出血明显时,须作膀胱镜检查,但必须在感染急性期后或在感染得到充分治疗后进行。

4. 亚硝酸盐还原试验:大肠埃希菌等革兰阴性细菌可使尿内硝酸盐还原为亚硝酸盐,此法诊断尿路感染的敏感性在70%以上,特异性在90%以上,一般无假阳性,但球菌感染可出现假阴性。该方法可作为尿感的过筛试验。

（三）鉴别诊断

同急性肾盂肾炎,对不典型尿路感染要与下列疾病鉴别:

1. 尿道综合征:常见于女性,患者有尿频、尿急、尿痛及排尿不适等尿路刺激症状,但多次检查均无真性细菌尿。部分人可能由于逼尿肌与膀胱括约肌功能不协调、妇科或肛周疾病、神经焦虑等引起,也可能是由衣原体等非细菌感染造成。

2. 肾结核:本病膀胱刺激症状更为明显,一般抗生素治疗无效,尿沉渣可找到抗酸杆菌,尿培养结核分枝杆菌阳性,而普通细菌培养为阴性。静脉肾盂造影可发现肾实质虫蚀样缺损等表现。部分患者伴有肾外结核,抗结核治疗有效,可资鉴别。但要注意肾结核常可能与尿路感染并存,尿路感染经抗生素治疗后,仍残留有尿路感染症状或尿沉渣异常者,应高度注意肾结核的可能性。

【治疗】

（一）一般治疗

急性期注意休息、多饮水、勤排尿。膀胱刺激症状和血尿明显者,可口服碳酸氢钠片 1g,每日 3 次,以碱化尿液、缓解症状、抑制细菌生长、避免形成血凝块,对应用磺胺类抗菌药者还可以增强药物的抗菌活性并避免尿路结晶形成。尿路感染反复发作者应积极寻找病因,及时祛除诱发因素。

（二）抗感染治疗

1. 单剂量疗法:常用磺胺甲基异噁唑 2.0g、甲氧苄啶 0.4g、碳酸氢钠 1.0g,1 次顿服(简称 STS 单剂);氧氟沙星 0.4g,一次顿服;阿莫西林,3.0g,一次顿服。

2. 短疗程疗法:目前更推荐此法,与单剂量疗法相比,短疗程疗法更有效,耐药性并无增高;可减少复发,增加治愈率。可选用磺胺类、喹诺酮类、半合成青霉素或头孢类等药物,任选一种药物,连用 3 天,约 90% 的患者可治愈。

停服抗生素 7 天后,需进行尿细菌定量培养,如结果阴性表示急性细菌性膀胱炎已治愈;如仍有真性细菌尿,应继续给予 2 周抗生素治疗。

对于妊娠妇女、老年患者、糖尿病患者、机体免疫力低下及男性患者不宜使用单剂量及短程疗法,应采用较长疗程。

急性尿道炎

急性尿道炎是非常常见的一种生殖感染疾病,由于致病菌不同也被分为很多种类的尿道炎。不同种类的尿道炎也有不同的发病原因。急性尿道炎可以分为一般的细菌性尿道炎、淋菌性尿道炎和非淋菌性尿道炎。

【临床表现】

急性尿道炎在男患者中的主要症状是有较多尿道分泌物,病初为黏液性,渐渐变为脓性,在女患者中尿道分泌物独特。无论男女,排尿时尿道均有烧灼痛、尿频和尿急,重者可发生尿道痉挛。尿液检查有脓细胞和红细胞。部分患者仅在清晨第一次排尿时可见在尿道口附有少量浆液性分泌物。尿道炎可直接蔓延到膀胱或前列腺而引发膀胱炎或前列腺炎,可并发尿道旁脓肿,脓肿可穿破阴茎皮肤成为尿道瘘。在尿道炎症愈合过程中,纤维化则可引发尿道狭窄。

【诊断】

1. 尿道刺激症状。

2. 尿道口红肿、有脓性分泌物，沿尿道可有压痛。

3. 尿中有多量红细胞、白细胞，尿三杯试验第一杯尿明显不正常。

4. 尿道分泌物涂片染色检查或细菌培养有致病菌，可以与淋菌性尿道炎鉴别。

【鉴别诊断】

1. 急性膀胱炎主要表现为尿频、尿急、尿痛等膀胱刺激症状。但膀胱炎患者主要以排尿终末疼痛为主，中段尿培养有细菌生长。

2. 急性肾盂肾炎主要表现为突发性尿频、尿急、尿痛等尿路刺激症状。常伴腰痛及畏寒、发热等症状，体检有肾区叩击痛。尿液常规检查有脓细胞。

3. 急性前列腺炎也表现为尿频、尿急与尿痛。但前列腺炎有会阴部不适、排尿困难及发热等；直肠指检发现前列腺增大伴压痛。

4. 淋菌性尿道炎也表现为尿频、尿急与尿痛，尿道口亦有红肿，有稀薄或脓性分泌物。患者常有不洁性交史，尿道分泌物涂片检查见淋球菌（革兰染色阴性双球菌），可明确诊断。

5. 膀胱结核也表现为尿频、尿急、尿痛及尿中发现脓细胞。常有泌尿系结核病史，且尿抗酸染色可发现抗酸杆菌。

6. 滴虫性尿道炎也表现为尿频、尿急与尿道烧灼样疼痛并痒感，尿道分泌物中可找到滴虫。

【治疗】

1. 大量饮水，使尿量增加，排尿时可冲洗尿道分泌物。

2. 使用镇静、止痛、解痉药物，减轻疼痛。

3. 注意休息，急性期短期内避免性生活。

4. 抗生素治疗（诺氟沙星）：根据细菌培养和药敏试验选择有效抗生素。患者若有尿路刺激症状，经常规抗菌治疗无效，且除外有复杂因素存在时，应考虑为支原体、衣原体或病毒感染，可首先使用四环素治疗。对四环素若有耐药性，则可改用红霉素、甲基红霉素或罗红霉素等。若经上述治疗仍无效，则可能为急性尿道综合征。

妊娠期急性尿路感染

妊娠期尿路感染宜选用毒性小的抗菌药物，如阿莫西林、呋喃妥因或头孢菌素类等。孕妇的急性膀胱炎治疗时间一般为3~7天。孕妇急性肾盂肾炎应静脉滴注抗生素治疗，可用半合成广谱青霉素或第三代头孢菌素，疗程为2周。反复发生尿感者，可用呋喃妥因行长程低剂量抑菌治疗。

对于妊娠期无症状性菌尿应予治疗，根据药敏结果选择有效抗生素，主张短疗程用药，如治疗后复发，可选长程低剂量抑菌疗法。

（李永胜）

六、肾小管酸中毒

因远端肾小管管腔与管周液间氢离子（H^+）梯度建立障碍，或（和）近端肾小管对碳酸氢盐离子（HCO_3^-）重吸收障碍导致的酸中毒，即为肾小管酸中毒（renal tubular acidosis，RTA）。

依据病变部位及发病机制，至少能将RTA区分为近端RTA、低血钾型远端RTA及高血钾型远端RTA。

低血钾型远端肾小管酸中毒

此型RTA最常见，又称为经典型远端RTA或Ⅰ型RTA。

【临床表现】

1. 高血氯性代谢性酸中毒：患者尿中可滴定酸及铵离子（NH_4^+）减少，尿液不能酸化至pH<5.5，血pH下降，血清氯离子（Cl^-）增高，但是阴离子间隙（AG）正常，此与其他代谢性酸中毒不同。

2. 低钾血症：管腔内H^+减少，从而钾离子（K^+）替代H^+与钠离子（Na^+）交换，使K^+从尿中大量排出，导致低钾血症。重症可引起低钾性麻痹、心律失常及低钾性肾病（呈现多尿及尿浓缩功能障碍）。

3. 钙磷代谢障碍：酸中毒能抑制肾小管对钙的重吸收，并使 $1,25(OH)_2D_3$ 生成减少，因此患者出现高尿钙、低血钙，进而继发甲状旁腺功能亢进，导致高尿磷、低血磷。严重的钙磷代谢紊乱常引起骨病（骨痛、骨质疏松及骨畸形）、肾结石及肾钙化。

【诊断】

出现 AG 正常的高血氯性代谢性酸中毒、低钾血症，化验尿中可滴定酸或（和）NH_4^+ 减少，尿 pH>5.5，远端 RTA 诊断即成立。如出现低血钙、低血磷、骨病、肾结石或肾钙化，则更支持诊断。对不完全性远端 RTA 患者，可进行氯化铵负荷试验（有肝病者可用氯化钙代替），若获阳性结果（尿 pH 不能降至 5.5 以下）则本病成立。

【治疗】

病因明确的继发性远端 RTA 应设法去除病因。针对 RTA 应予下列对症治疗：

1. 纠正酸中毒：应补充碱剂，常用枸橼酸合剂（枸橼酸 100g，枸橼酸钠 100g，加水至 1000ml），此合剂除补碱外，尚能减少肾结石及钙化形成。亦可服用碳酸氢钠。

2. 补充钾盐：常口服枸橼酸钾。

3. 防治肾结石、肾钙化及骨病：服枸橼酸合剂后，尿钙将主要以枸橼酸钙形式排出，其溶解度高，可预防肾结石及钙化。对已发生严重骨病而无肾钙化的患者，可小心应用钙剂及骨化三醇[$1,25(OH)_2D_3$]治疗。

近端肾小管酸中毒

此型 RTA 也较常见，又称Ⅱ型 RTA。

【临床表现】

与远端 RTA 比较，它有如下特点：①虽均为 AG 正常的高血氯性代谢性酸中毒，但是化验尿液可滴定酸及 NH_4^+ 正常，HCO_3^- 增多。而且，由于尿液仍能在远端肾小管酸化，故尿 pH 常在 5.5 以下。②低钾血症常较明显，而低钙血症及低磷血症远比远端 RTA 轻，极少出现肾结石及肾钙化。

【诊断】

出现 AG 正常的高血氯性代谢性酸中毒、低钾血症，化验尿中 HCO_3^- 增多，近端 RTA 诊断即成立。对疑诊病例可做碳酸氢盐重吸收试验，患者口服或静脉滴注碳酸氢钠后，HCO_3^- 排泄分数>15% 即可诊断。

【治疗】

能进行病因治疗者应予治疗。纠正酸中毒及补充钾盐与治疗远端 RTA 相似，但是碳酸氢钠用量要大（6 ~ 12g/d）。重症病例尚可配合服用小剂量氢氯噻嗪，以增强近端肾小管 HCO_3^- 重吸收。

高血钾型远端肾小管酸中毒

此型 RTA 较少见，又称Ⅳ型 RTA。

【临床表现】

临床上本病以 AG 正常的高血氯性代谢性酸中毒及高钾血症为主要特征，其酸中毒及高血钾严重度与肾功能不全严重度不成比例。由于远端肾小管泌 H^+ 障碍，故尿 NH_4^+ 减少，尿 pH>5.5。

【诊断】

轻、中度肾功能不全患者出现 AG 正常的高血氯性代谢性酸中毒及高钾血症，化验尿 NH_4^+ 减少，诊断即可成立。

【治疗】

除病因治疗外，针对此型 RTA 应予如下措施：

（1）纠正酸中毒：服用碳酸氢钠。纠正酸中毒亦将有助于降低高血钾。

（2）降低高血钾：应进低钾饮食，口服离子交换树脂，并口服利尿剂呋塞米（furosemide）。出现严重高血钾（>6.5mmol/L）时应及时进行透析治疗。

（3）肾上腺盐皮质激素治疗：可口服氟氢可的松（fludrocortisone），低醛固酮血症患者每日服 0.1mg，而肾小管抗醛固酮患者应每日服 0.3 ~0.5mg。

（李永胜）

七、急性肾小管坏死

急性肾衰竭(acute renal failure,ARF)是由各种原因引起的肾功能在短时间内(几小时至几周)突然下降而出现的氮质废物滞留和尿量减少综合征。肾功能下降可发生在原来无肾脏病的患者,也可发生在慢性肾脏病(chronic kidney disease,CKD)患者。ARF 主要表现为氮质废物血肌酐(Cr)和尿素氮(BUN)升高,水、电解质和酸碱平衡紊乱,以及全身各系统并发症。常伴有少尿(<400ml/d),但也可以无少尿表现。

【病因和分类】

ARF 有广义和狭义之分,广义的 ARF 可分为肾前性、肾性和肾后性三类。狭义的 ARF 是指急性肾小管坏死(acue tubular necrosis,ATN)。

1. 肾前性 ARF 的常见病因包括血容量减少(如各种原因的液体丢失和出血)、有效动脉血容量减少和肾内血流动力学改变等。

2. 肾后性 ARF 的特征是急性尿路梗阻,梗阻可发生在尿路从肾盂到尿道的任一水平。

3. 肾性 ARF 有肾实质损伤,常见的是肾缺血或肾毒性物质(包括外源性毒素,如生物毒素、化学毒素、抗菌药物、对比剂等,内源性毒素如血红蛋白、肌红蛋白等)损伤肾小管上皮细胞(如 ATN)。

以下主要以急性肾小管坏死(ATN)为代表进行叙述。

【发病机制】

不同病因、不同程度的急性肾小管坏死(ATN)可以有不同的始动因素和持续发展因素。肾前性 ARF 是肾灌注减少导致血流动力学介导的肾小球滤过率(GFR)降低,并无明显的肾实质损伤。如果肾灌注量减少能在 6 小时内得到纠正,则血流动力学损害可以逆转,肾功能也可迅速恢复。若低灌注持续时间较长,则可发生 ARF。

ATN 的发病机制仍未完全阐明,涉及肾血流动力学改变、肾毒素或肾缺血-再灌注所致肾小管上皮细胞损伤及上皮细胞脱落、管型形成和肾小管腔阻塞等。缺血性 ARF 也被称为一种炎症性疾病，肾缺血可通过炎症反应直接使血管内皮细胞受损，也可通过小管细胞产生炎症介质等使内皮细胞受损，炎症反应导致肾组织的进一步损伤、GFR 下降。

【临床表现】

急性肾小管坏死是肾性 ARF 最常见的类型，通常按其病因分为缺血性和肾毒性，但临床上常为多因素，如发生在危重疾病时，它包括了脓毒病、肾脏低灌注和肾毒性药物等因素。

典型临床病程可分为三期。

（一）起始期

此期患者常遭受一些已知 ATN 的病因，例如低血压、缺血、脓毒血症和肾毒素等，但尚未发生明显的肾实质损伤，在此阶段 ARF 是可预防的。但随着肾小管上皮细胞发生明显损伤，GFR 突然下降，临床上 ARF 综合征的表现变得明显，则进入维持期。

（二）维持期

维持期又称少尿期。典型者为 7～14 天，但也可短至几天、长至 4～6 周。肾小球滤过率保持在低水平。许多患者可出现少尿（<400ml/d），但也有些患者可没有少尿，尿量在 400ml/d 以上，称为非少尿型 ARF，其病情大多较轻，预后较好。然而，不论尿量是否减少，随着肾功能减退，临床上均可出现尿毒症的一系列表现。

1. ARF 的全身并发症

（1）消化系统症状：食欲减退、恶心、呕吐、腹胀、腹泻等，严重者可发生消化道出血。

（2）呼吸系统症状：除感染的并发症外，因过度容量负荷，尚可出现呼吸困难、咳嗽、憋气、胸痛等症状。

（3）循环系统症状：多因尿少和未控制饮水，以致体液过多，出现高血压及心力衰竭、肺水肿表现；因毒素滞留、电解质紊乱、贫血及酸中毒引起各种心律失常及心肌病变。

（4）神经系统症状：出现意识障碍、躁动、谵妄、抽搐、昏迷等尿毒症脑病症状。

(5) 血液系统症状:可有出血倾向及轻度贫血现象。

感染是 ARF 另一常见而严重的并发症。在急性肾衰竭同时或在疾病发展过程中还可合并多个脏器衰竭,此类患者病死率可高达 70%。

2. 水、电解质和酸碱平衡紊乱可表现为:①代谢性酸中毒;②高钾血症:除排泄钾减少外,酸中毒、组织分解过快也是主要原因。在严重创伤、烧伤等所致横纹肌溶解(rhabdomyolysis)引起的 ARF,有时每日血钾可上升 1.0~2.0mmol/L 以上;③低钠血症:主要是由水潴留引起的稀释性低钠。

(三) 恢复期

肾小管细胞再生、修复,肾小管完整性恢复。肾小球滤过率逐渐回复正常或接近正常范围。少尿型患者开始出现利尿,可有多尿表现,在不使用利尿剂的情况下,每日尿量可达 3000~5000ml 或更多。通常持续 1~3 周,继而逐渐恢复。与肾小球滤过率相比,肾小管上皮细胞功能(溶质和水的重吸收)的恢复相对延迟,常需数月后才能恢复。

【实验室检查】

1. 血液检查:可有轻度贫血及血肌酐和尿素氮进行性上升,血肌酐每日平均增加≥44.2μmol/L。血清钾浓度常大于 5.5mmol/L。血 pH 常低于 7.35,碳酸氢根离子浓度多低于 20mmol/L,血清钠浓度正常或偏低,血钙降低,血磷升高。

肾前性少尿时血浆 BUN/Cr 不成比例增加,可达 20∶1 或更高。BUN/Cr 比值增加应注意排除消化道出血及其他应激伴有的尿素氮产生增多的情况。而急性肾小管坏死患者因肾小管重吸收尿素氮的能力下降,该比值小于(10~15)∶1。

2. 尿液检查:尿蛋白多为±~+,尿沉渣检查可见肾小管上皮细胞、上皮细胞管型和颗粒管型;尿比重降低多在 1.015 以下;尿渗透浓度低于 350mmol/L,尿与血渗透浓度之比低于 1.1;尿钠含量增高,多在 20~60mmol/L,肾衰指数和滤过钠分数常大于 1。

3. 影像学检查:尿路超声显像对排除尿路梗阻很有帮助。

必要时 CT、逆行性或下行性肾盂造影、CT 血管造影、MRI 或放射性核素检查对检查血管有无阻塞有帮助，但要明确诊断仍需行肾血管造影。

4. 肾活检：在排除了肾前性及肾后性原因后，没有明确致病原因（肾缺血或肾毒素）的 ARF 都有肾活检指征。

【诊断】

急性肾衰竭一般是基于血肌酐的绝对或相对值的变化诊断，根据 2011 年 KDIGO 对于急性肾衰竭的临床实践指南，符合下面任意一条即可考虑急性肾功能损害：

1. 48 小时内血清肌酐升高大于 0.3mg/dl（26.5μmol/L）。

2. 已知或推测血肌酐在过去 1 周的时间内比基线水平升高 1.5 倍。

3. 尿量在 6 小时内少于 0.5ml/（kg · h）。

根据原发病因、肾功能急速进行性减退，结合相应临床表现和实验室检查，对 ATN 一般不难作出诊断。

【鉴别诊断】

1. ATN 与肾前性少尿鉴别：发病前有容量不足、体液丢失等病史，体检发现皮肤和黏膜干燥、低血压、颈静脉充盈不明显者，应首先考虑肾前性少尿，可试用输液（5% 葡萄糖溶液 200 ~ 250ml）和注射袢利尿药（呋塞米 40 ~ 100mg），以观察输液后循环系统负荷情况。如果补足血容量后血压恢复正常，尿量增加，则支持肾前性少尿的诊断。低血压时间长，特别是老年人伴心功能欠佳时，补液后无尿量增多者应怀疑肾前性氮质血症已过渡为 ATN。

2. ATN 与肾后性尿路梗阻鉴别：有结石、肿瘤或前列腺肥大病史患者，突发完全无尿或间歇性无尿，肾绞痛、胁腹或下腹部疼痛，肾区叩击痛阳性；如膀胱出口处梗阻，则膀胱区因积尿而膨胀，叩诊呈浊音均提示存在尿路梗阻的可能。超声显像和 X 线检查等可帮助确诊。

3. ATN 与其他肾性 ARF 鉴别：肾性 ARF 可见于急进性肾小球肾炎、急性间质性肾炎等，以及全身性疾病的肾损害如狼疮肾炎、过敏性紫癜性肾炎等。肾病综合征有时亦可引起

ARF。此外，系统性血管炎、血栓性微血管病如溶血尿毒症综合征、恶性高血压及产后 ARF 等也会引起。ARF 通常根据各种疾病所具有的特殊病史、临床表现、化验异常及对药物治疗的反应可作出鉴别诊断。肾活检常可帮助鉴别。

【治疗】

ARF 的治疗包括非透析治疗和透析治疗。

1. 纠正可逆的病因：早期干预治疗 ARF 首先要纠正可逆的病因。对于各种严重外伤、心力衰竭、急性失血等都应进行相关治疗，包括输血、等渗盐水扩容，处理血容量不足、休克和感染等。停用影响肾灌注或肾毒性的药物。

2. 维持体液平衡：每日补液量应为显性失液量加上非显性失液量减去内生水量。由于非显性失液量和内生水量估计常有困难，因此每日大致的进液量可按前一日尿量加 500ml 计算。发热患者只要体重不增加可增加进液量。

没有循证医学证据表明应用小剂量多巴胺[0.5～2μg/(kg·min)]在预防或治疗 ARF 上有效，加之使用小剂量多巴胺也会增加包括心律失常、心肌缺血、肠缺血(伴革兰阴性菌菌血症发生增加)等危险，故临床上已不推荐使用。

在容量控制治疗中应用袢利尿药可能会增加尿量，从而有助于清除体内过多的液体。但在一项大剂量呋塞米的随机、双盲、安慰剂对照的多中心试验中证实它对已发生的、需透析的 ARF 患者生存率和肾功能恢复无效。因此，当使用后尿量并不增加时，应停止使用以防止不良反应发生。

3. 饮食和营养：ARF 患者每日所需能量应为每千克体重 147kJ(35kcal)，主要由碳水化合物和脂肪供应；蛋白质的摄入量应限制为 0.8g/(kg·d)，对于有高分解代谢或营养不良以及接受透析的患者蛋白质摄入量可放宽。尽可能地减少钠、钾、氯的摄入量。不能口服的患者需静脉营养补充必需氨基酸及葡萄糖。

4. 高钾血症：血钾超过 6.5mmol/L，心电图表现为 QRS 波增宽等明显的变化时，应予以紧急处理，包括：①钙剂(10% 葡萄糖酸钙 10～20ml)稀释后缓慢静脉(5 分钟)注射；②11.2%

乳酸钠或5%碳酸氢钠100～200ml静脉滴注，以纠正酸中毒并同时促进钾离子向细胞内流动；③50%葡萄糖溶液50～100ml加普通胰岛素6～12U缓慢地静脉注射，可促进糖原合成，使钾离子向细胞内移动；④口服离子交换（降钾）树脂（15～30g，每日3次）。以上措施无效或为高分解代谢型ATN的高钾血症患者，透析是最有效的治疗。

5. 代谢性酸中毒：应及时治疗，如HCO_3^-低于15mmol/L，可选用5%碳酸氢钠100～250ml静脉滴注。对于严重酸中毒患者，应立即开始透析。

6. 感染：感染是常见并发症，也是死亡的主要原因之一，应尽早使用抗生素。根据细菌培养和药物敏感试验选用对肾无毒性或毒性低的药物，并按肌酐清除率调整用药剂量。

7. 对脓毒血症合并急性肾衰竭患者的一些干预性治疗：包括针对存在的血管内皮细胞损伤、肾小球内微血栓的抗凝；维持平均动脉血压≥65mmHg，维持血细胞比容≥30%，严格控制血糖；在脓毒血症难治性休克患者适度应用糖皮质激素及尽可能缩短机械通气时间，均为降低脓毒血症ARF死亡率的治疗措施。

8. 透析疗法：明显的尿毒症综合征，包括心包炎和严重脑病、高钾血症、严重代谢性酸中毒、容量负荷过重对利尿药治疗无效者都是透析治疗指征。早期进行透析者存活率似较高，故重症患者倾向于早期进行透析，其优点是：①对容量负荷过重者可清除体内过多的水分；②清除尿毒症毒素；③纠正高钾血症和代谢性酸中毒以稳定机体的内环境；④有助于液体、热量、蛋白质及其他营养物质的摄入；⑤有利于肾损伤细胞的修复和再生。

ARF的透析治疗可选择腹膜透析（PD）、间歇性血液透析（IHD）或连续性肾脏替代治疗（CRRT）。血液透析的优点是代谢废物的清除率高、治疗时间短，但易有心血管功能不稳定和症状性低血压，且需要应用抗凝药，对有出血倾向的患者增加治疗的风险。CRRT包括连续性动静脉血液滤过（CAVH）和连续性静静脉血液滤过（CVVH）等一系列方法，适用于多器官功能衰竭患者,具有血流动力学稳定,可保证静脉内高营养的优点。至今尚无足够资料提示 IHD 更好还是 CRRT 更好,但在血流动力学不稳定的患者使用 CRRT 较为安全。

9. 多尿的治疗:多尿开始时,仍应维持水、电解质和酸碱平衡,控制氮质血症和防止各种并发症。已施行透析的患者,仍应继续透析。多尿期 1 周左右后可见血肌酐和尿素氮水平逐渐降至正常范围,饮食中蛋白质摄入量可逐渐增加,并逐渐减少透析频率直至停止透析。

（李永胜）

八、肾周围脓肿及肾积脓

肾周围脓肿(nephrapostasis)及炎症是肾痈、肾表面脓肿直接感染肾周疏松组织,蔓延迅速,且肾周围炎并脓肿沿腰大肌向下蔓延,亦可因细菌自淋巴管蔓延至肾周引起,血行感染极少见。

肾积脓(pyonephrosis)指肾实质感染引起广泛化脓性破坏,或尿路梗阻后肾盂肾盏感染化脓而成为一个含脓液的囊腔。

【病因】

1. 致病菌从身体任何部位的感染病灶,如皮肤疖、痈及中耳炎、扁桃体炎等,经血行传播至肾周或由附近病灶的淋巴管道传播至肾周,少见的还有邻近器官炎症直接传播,如阑尾脓肿、盆腔化脓性炎症等是肾周围炎及脓肿的主要病因。

2. 非特异性肾盂肾炎感染、特异性肾结核感染发展及尿路梗阻肾积水后感染是肾积脓的主要病因。

3. 血源性所致者,致病菌以金葡菌为主;邻近组织蔓延而来者除球菌外,大肠杆菌、铜绿假单胞菌、产气杆菌及变形杆菌均可为致病菌。

【诊断】

(一) 临床表现

1. 症状:急性起病,患侧腰部剧烈胀痛、高热(体温达 39℃

以上)、消瘦、贫血。

2. 体征:患侧腰部压痛、肌紧张,可触及肿块,肾区可有叩击痛,患侧肢体不能伸展。

(二) 实验室检查

血常规有白细胞及中性粒细胞升高、血红蛋白减少。尿常规可找到脓细胞。

(三) 特殊检查

1. B 超检查:早期脓肿部位呈低回声实质性包块,逐渐形成厚壁的液性暗区,其中可见散在的强回声光点,较大脓肿可压迫肾脏移位或有肾轴位改变。

2. X 线腹部平片:可见患肾外形模糊、膈肌抬高、腰大肌阴影消失、脊柱凹向患侧。

【鉴别诊断】

1. 高热并膀胱刺激症状须与急性肾盂肾炎鉴别。

2. 由邻近脏器炎症蔓延时须与单纯性邻近脏器炎症鉴别。

3. 右侧肾积脓须与急性化脓性胆囊炎鉴别。

【治疗】

1. 一般治疗:绝对卧床休息,给予高热量饮食、肾区热敷。

2. 抗菌治疗:可应用青霉素、氨苄西林、红霉素,亦可选用头孢菌素类及丁胺卡那霉素等。

3. 支持治疗:给予能量合剂,复方氨基酸或人血白蛋白等,亦可适当输新鲜血。

4. 手术治疗:经以上正规治疗 3 天体温不下降、症状无改善时应及早在 B 超引导下穿刺引流或切开引流,或行病肾切除术。

(郑国寿)

九、泌尿系统结石

泌尿系统结石(urolithiasis)是最常见的泌尿外科疾病之一。结石存在于肾和输尿管的称为上尿路结石,存在于膀胱内及尿道内的称为下尿路结石。

【病因】

1. 全身性因素:如高血钙和高尿钙症、新陈代谢紊乱、尿液中酸碱度改变及抑制晶体形成物质含量减少、维生素缺乏和营养不良等。

2. 泌尿系统因素:解剖变异和(或)尿路梗阻、泌尿系感染等。

3. 气候与地理条件:热带、干燥地区或水质中含钙高的地区,由于尿液浓缩和含钙增加,容易形成结石。

4. 饮食和营养:如维生素 A 不足,使尿路上皮变形,“核心”增加,尿中镁离子和枸橼酸缺乏容易使钙质沉淀形成结石。

【病理】

1. 尿路结石可在肾和膀胱内形成。绝大多数输尿管和尿道结石是肾脏或膀胱结石在排出过程中停留在该处所至。结石可引起泌尿系统直接损伤、梗阻、感染和恶性变。

2. 肾盏和肾盂结石梗阻时可引起肾盏积液或积脓及肾盂积水,结石排泄过程中可引起绞痛及血尿,继发感染时可引起肾及膀胱感染。急性梗阻解除后可无肾损害;慢性梗阻或不全梗阻可致肾实质萎缩、肾脏受损而影响肾功能。

3. 结石在肾盂或膀胱内偶可引起癌变,多为鳞状上皮癌。

【诊断】

(一) 临床表现

1. 尿中有排结石史。

2. 症状:疼痛和血尿。疼痛有隐痛、钝痛及突发绞痛,血尿则有镜下血尿、肉眼血尿,约 20% ~ 25% 患者在疼痛发作时可以无血尿。

3. 体征:患侧肾区叩击痛,肾积水时可有肾脏肿大、压痛,输尿管走行点和耻区可有压痛,直肠指诊可触及膀胱结石。

(二) 实验室检查

1. 合并感染时可有血白细胞总数及中性粒细胞增高,尿常规可有红细胞及管型。

2. 内分泌及代谢疾病所致可有高尿钙及高尿酸、草酸含量增高等。

3. 肾功能检查可有不同程度的损害。

（三）特殊检查

1. 放射学检查：X 线腹部平片及分泌性造影可见结石阴影。

2. 超声检查：B 超检查时可有肾结石及肾积水。

3. CT 检查可发现 X 线平片不能发现之结石。

4. 输尿管肾镜检查。

【鉴别诊断】

1. 疼痛须与阑尾炎、腹膜炎、消化性溃疡穿孔及妇科疾病相鉴别。

2. 血尿时须与肾病及急性膀胱炎相鉴别。

3. 肾结石时须与胆石症相鉴别。

【治疗】

（一）对症治疗

疼痛时给予镇静、止痛及解痉药以缓解肾绞痛。常用哌替啶 50mg，或加阿托品 0.5mg 或山莨菪碱（654-2）10mg，肌内注射，亦可用 0.25%～0.5% 普鲁卡因 60～80ml 作患侧肾囊封闭止痛；应用抗生素预防及控制感染，补液及纠正水盐酸碱平衡紊乱。

（二）非手术治疗

患者可大量饮水、适当运动，及时迅速控制泌尿系感染，亦可服用中药排石及针灸治疗。

（三）手术治疗

1. 非开放手术治疗

（1）输尿管或肾镜取石或碎石术。

（2）经皮肾镜取石或碎石术。

（3）体外冲击波碎石术。

2. 开放手术治疗

（1）结石取出术：对非手术难以去除的结石可行肾盂、肾窦、输尿管及膀胱切开取石。

(2) 部分肾或单侧肾切除术。

(3) 亦可采用解除病因的各种手术如肾盂成形、甲状旁腺探查切除或肾、肾盂尿液转流术。

(郑国寿)

十、急性睾丸炎

急性睾丸炎(acute testitis)是睾丸的一种急性感染性炎症。大多数睾丸炎是附睾炎直接蔓延的结果(睾丸附睾炎),血行传播也是一条重要的感染途径。常见化脓性致病菌为葡萄球菌、链球菌、大肠杆菌、肺炎链球菌和铜绿假单胞菌。

【病因】

1. 前列腺炎、尿道炎或长期留置导尿管时细菌可经射精管逆行蔓延至附睾,引起急性炎症。

2. 前列腺切除术或经尿道前列腺电切后细菌亦可逆行感染引起附睾及睾丸炎。

3. 全身性感染或急性腮腺炎时可同时引起睾丸炎。

【病理】

睾丸肿大,鞘膜积液,睾丸实质极度紧张,切面有局灶性坏死、多核白细胞浸润,曲细精管上皮细胞破坏,睾丸化脓。可有脓性精液,并发附睾炎时同时有附睾硬结或脓肿。

【诊断】

(一) 临床表现

1. 症状:轻者只有睾丸的轻度肿大,重者睾丸肿大明显,伴有全身不适、高热及白细胞数上升等全身中毒症状,亦可在腮腺炎病后 4 ~6 天发病,多见于单侧。

2. 体征:一侧或双侧睾丸肿大,有明显压痛,与附睾界限不清。有时继发急性睾丸鞘膜积液。

(二) 实验室检查

外周血白细胞总数及中性粒细胞增高,尿常规正常或偶有蛋白,或镜下血尿。前列腺液或精液检查呈脓性。

【鉴别诊断】

须与睾丸结核、睾丸扭转及睾丸肿瘤相鉴别。采用钼靶 X 线睾丸摄片或放射性核素^{99m}Tc 作睾丸扫描或超声检查睾丸血流可作鉴别。

【治疗】

1. 一般治疗：适当休息，局部热敷，托起阴囊，应用止痛药等。

2. 抗菌药物治疗：可选用复方磺胺甲噁唑、诺氟沙星口服，亦可注射青霉素、头孢菌素类等抗生素。

3. 应用己烯雌酚、可的松等激素类药物可降低体温、减轻疼痛及睾丸肿胀等症状。

4. 已形成睾丸脓肿者应切开引流，睾丸严重破坏时应行睾丸切除术。

（郑国寿）

十一、急性淋病性尿道炎

急性淋病性尿道炎是由淋病双球菌引起的尿道黏膜急性化脓性炎症，通常通过性交传播。

【病因】

感染细菌为淋病双球菌，多数因不洁性交而感染；此外，生活用具的密切接触也可传染。偶可因尿道无菌操作不严引起。

【病理】

尿道黏膜苍白、红肿，炎症重时有黏膜糜烂及溃疡，尿道分泌物为黏脓性。

【诊断】

（一）临床表现

1. 症状：有尿频、尿急等膀胱刺激症，有尿道外口疼痛、会阴部胀痛，排尿时加重。

2. 体征：尿道外口红肿、边缘外翻，有脓性分泌物覆盖，腹股沟淋巴结急性肿大。

（二）实验室检查

尿常规有脓细胞，尿道分泌物涂片及培养可见淋病双球菌，尿三杯试验可见第一杯最混浊。

【鉴别诊断】

须与非淋菌性尿道炎相鉴别，有膀胱刺激症时须与急性膀胱炎鉴别。

【治疗】

1. 一般治疗：适当休息、饮水、保持外阴部清洁、禁止性生活，要求性伴侣同时检查治疗。

2. 抗菌治疗：选用青霉素或用头孢曲松钠治疗，在症状及尿常规检查正常后再继续用药 1 ~ 2 周，才可停药。患者对青霉素过敏可使用磺胺嘧啶、氧氟沙星等。

（郑国寿）

十二、急性尿潴留

急性尿潴留（acute retention of urine）是指骤发的不能排尿。自觉症状有自耻骨不适感至极度疼痛等。

【病因】

1. 机械性因素：膀胱颈部和尿道的任何梗阻性病变都可引起急性尿潴留，如前列腺增生、癌、急性前列腺炎、脓肿及梗死、尿道狭窄、外伤、异物、阴道积血积水并处女膜闭锁、包茎、膀胱内肿瘤及出血堵塞等。

2. 动力性因素：神经肌肉性膀胱功能障碍、麻醉及手术后，中枢及周围神经系损伤、炎症、肿瘤，各种松弛平滑肌的药物，如阿托品、普鲁本辛、山莨菪碱等。

【诊断】

（一）临床表现

1. 症状：可先有排尿滴沥及膀胱区疼痛，或急性不能排尿。

2. 体征：膀胱区膨隆，可触及或叩出明显膨胀的膀胱。

（二）实验室检查

B 超可有膀胱大及潴留的尿液。

【鉴别诊断】

突发的不能排尿及膀胱区膨胀痛可诊断。小儿及神志不清有时须与膀胱区包块相鉴别。

【治疗】

1. 解除病因,恢复排尿。一时病因不明或梗阻不能解除时,可行尿液引流。如导尿术、耻骨上膀胱穿刺及造瘘术和针灸、穴位治疗。

2. 补充水盐及适当抗菌治疗。

(郑国寿)

第五章　血液系统急诊

一、急性白血病

急性白血病(acute leukemia)是造血系统的一种恶性肿瘤。一方面,骨髓中异常原始及早期幼稚细胞急剧增生,正常造血受抑制;另一方面,白血病细胞积聚在外周血中并浸润各器官、组织。临床表现为贫血、出血、继发感染发热和肝、脾、淋巴结肿大。根据白血病细胞的系别,可分为急性淋巴细胞白血病(急淋)和急性非淋巴细胞白血病(急非淋)两大类。

【病因】

病因尚不完全清楚,与许多因素有关。其中病毒感染可能是主要因素,此外尚与遗传、放射线、化学毒物及药物影响有关。

【诊断】

(一)临床表现

1. 贫血:往往是首起表现,发展快,呈进行性加重,表现为苍白、乏力、头晕、心悸等。

2. 感染:半数患者以发热为早期表现。低热可能为白血病本身表现,较高热往往提示继发感染,以口腔炎、咽峡炎、肺部感染、肛周炎、肛旁脓肿常见。各种致病菌甚至条件致病菌均可引起严重感染,易发生脓毒症死亡。

3. 出血:以出血为早期表现者近40%。出血的主要原因是血小板减少,常表现为皮肤瘀点、瘀斑和牙龈出血、鼻出血,女性月经过多,严重时有消化道、泌尿道、颅内出血或DIC,以及眼底出血。

4. 器官组织浸润的表现:①骨骼浸润:可有胸骨下段压痛、叩痛、关节骨骼疼痛;②肝、脾、淋巴结肿大,急淋白血病较多见;③齿龈增生、肿胀,大多见于急单、急粒单白血病;④皮肤浸润:局部皮肤隆起改变,呈紫红色或类似皮下结节;⑤眼部浸润:粒细胞肉瘤,以眼眶部位最常见,常累及骨膜,可引起眼球突出、复视、失明;⑥中枢神经系统白血病:常表现为头痛、头晕,重者呕吐、颈项强直,甚至抽搐、昏迷等;⑦ 睾丸受浸润:无痛性睾丸肿大,多为一侧性,多见于急淋白血病,常是白血病髓外复发的根源。

(二) 实验室检查

1. 血象

(1) 血红蛋白及红细胞中度或重度减少。

(2) 多数患者白细胞计数增高(20×10^9 ~ 50×10^9/L),称为高白细胞性白血病。亦有不少患者白细胞计数正常或减少,称为白细胞不增多性白血病。具有诊断价值的是血涂片中见到大量原始和幼稚细胞。

(3) 血小板明显减少。

2. 骨髓象:多数病例骨髓象有核细胞显著增多,主要是白血病性的原始和幼稚细胞。正常的幼红细胞和巨核细胞减少。约有10%急性髓细胞白血病骨髓增生低下,称为低增生性急性白血病。原始细胞形态异常(急粒和急单白血病细胞胞浆中可见到Auer小体),正常细胞被抑制。

根据临床表现、血象和骨髓象特点诊断一般不难,关键是进一步确定类型,是否并发中枢神经系统白血病和睾丸白血病,以便制订治疗方案和判断预后。

附:急性白血病分型诊断标准(1986年,中国)

(一) 急性非淋巴细胞白血病分型

1. M1(急性粒细胞白血病未分化型):未分化原粒细胞(Ⅰ型+Ⅱ型)占骨髓非幼红细胞的90%以上,早幼粒细胞很少,中幼粒细胞以下阶段没有或罕见。

2. M2(急性粒细胞白血病部分分化型)分为以下两种:

(1) M2a:原粒细胞(Ⅰ型+Ⅱ型)占骨髓非红系细胞的30%~89%,单核细胞<20%,早幼粒细胞以下阶段>10%。

(2) M2b:骨髓中原始及早幼粒细胞明显增多,以异常的中性中幼粒细胞增生为主,其胞核常有核仁,有明显的核浆发育不平衡,此类细胞>30%。

3. M3(急性早幼粒细胞白血病):骨髓中以多颗粒的早幼粒细胞为主,此类细胞在非红系细胞中≥30%。

(1) M3a(粗颗粒型):嗜苯胺蓝颗粒粗大、密集或融合。

(2) M3b(细颗粒型):嗜苯胺蓝颗粒密集而细小。

4. M4(急性粒-单核细胞白血病):按粒系和单核细胞系形态不同,可包括下列四种类型:

(1) M4a:原始和早幼粒细胞增生为主,原、幼稚单核和单核细胞≥20%(非红系细胞)。

(2) M4b:原、幼稚单核细胞增生为主,原始和早幼粒细胞>20%(非红系细胞)。

(3) M4c:原始细胞既具粒细胞系,又具有单核细胞系形态特征者>30%(非红系细胞)。

(4) M4EO:除上述特征外,还有粗大而圆的嗜酸颗粒及着色较深的嗜碱颗粒,占5%~30%(非红系细胞)。

5. M5(急性单核细胞白血病) 分为以下两种亚型:

(1) M5a:未分化型。骨髓中原单核、非红系细胞中原单核(Ⅰ型+Ⅱ型)≥80%(非红系细胞)。

(2) M5b:部分分化型。骨髓中原始和幼稚单核细胞(非红系细胞)>30%,原单核细胞(Ⅰ型+Ⅱ型)<80%。

6. M6(急性红白血病):骨髓中幼红细胞>50%,且带有形态学异常,骨髓非红细胞系原粒细胞(或原始+幼稚单核细胞)Ⅰ型+Ⅱ型>30%;血片中原粒细胞或原单核细胞>5%,骨髓非红系细胞中原粒细胞或原始+幼稚单核细胞>20%。

7. M7(急性巨核细胞白血病):骨髓中原始巨核细胞≥30%。

(二) 急性淋巴细胞白血病分型

共分如下3型

L1　原始和幼淋巴细胞以小细胞(直径≤12μm)为主。

L2　原始和幼淋巴细胞以大细胞(直径>12μm)为主。

L3 原始和幼淋巴细胞以大细胞为主，大小较一致，细胞内有明显空泡，胞浆嗜碱性、染色深。

【鉴别诊断】

1. 骨髓增生异常综合征(MDS)：该疾患中难治性贫血伴原始细胞增多(RAEB)和难治性贫血伴原始细胞增多转变(RAEB-T)型常有全血细胞减少，明显贫血、出血或感染，可伴肝、脾肿大，可转变为急性白血病，但骨髓中原始细胞不超过30%，骨髓活检至少有两个细胞系列病态造血，有相对特异性。

2. 类白血病反应：严重感染可出现类白血病反应，白细胞明显增多。但一般可找到感染病灶，抗感染治疗有效。一般无贫血和血小板减少。骨髓检查无异常增多的原始细胞。

3. 再障及特发性血小板减少性紫癜：易与白细胞不增多性白血病相混淆，骨髓象检查可明确诊断。

4. 传染性单核细胞增多症：血象可出现异形淋巴细胞，但形态与原始细胞不同，另外血清中嗜异性抗体效价逐渐升高，病程短，可自愈，可与之鉴别。

【治疗】

(一) 支持治疗

1. 防治感染：放疗化疗后正常粒细胞恢复较慢，易发生各种感染。粒细胞减少者应输注白细胞悬液或升白细胞药物如粒细胞-巨噬细胞集落刺激因子(GM-CSF)等。如发生感染时应及时使用抗生素治疗。病原菌不明时，应先使用广谱抗生素，必要时可以使用静脉用丙种球蛋白。

2. 纠正贫血：对有严重贫血者可输注浓集红细胞，出现自身免疫性溶血时加用糖皮质激素类药物。

3. 控制出血：输注血小板悬液，维持在 30×10^9/L 左右，发生 DIC 时(如 M3)予以肝素并补充凝血因子治疗。原发性纤溶出血可补充纤维蛋白原并应用抗纤溶治疗，同时予局部止血等治疗。

4. 尿酸性肾病的防治：因大量白细胞破坏引起血尿酸升高，可致少尿、无尿甚至急性肾衰竭，应多饮水，并予别嘌呤醇10mg/次，3 次/天。

（二）化疗

1. 目的：迅速、尽快地杀灭白血病细胞，使机体正常造血恢复达到完全缓解，以便有条件者进行骨髓移植。

2. 具体治疗措施详见本套书血液病分册。

（三）骨髓移植

对化疗取得初次完全缓解的病例如有合适供体（或自体）可考虑进行异体（或自体）骨髓移植。一般年龄在50岁以下，完全缓解6个月以上。

（钟　强）

二、过敏性紫癜

过敏性紫癜（allergic purpura）是一种常见的变态反应性血管炎疾病，以非血小板减少性紫癜、腹痛、关节炎、肾炎为临床特征，也称为Henoch-Schönlein紫癜（HSP）。本病主要见于儿童及青少年，发病以冬春季为多。

【病因】

直接病因往往很难确定，常与以下因素有关：

1. 感染：细菌性感染，特别是β溶血性链球菌所致的上呼吸道感染多见，其次为病毒及寄生虫感染。

2. 食物中异性蛋白质：多见于鱼、蟹、虾、蛋、牛乳等食品。

3. 药物：如抗生素、磺胺类、异烟肼、解热镇痛药等，以及昆虫叮咬、接触花粉、接种疫苗等。

【发病机制】

上述致敏因素使敏感体质者机体产生变态反应，继而引起血管壁炎症反应。除少数患者与食物过敏、虫咬、药物等有直接联系外，大多数病例查不出接触的具体抗原。本病的主要病理变化为血管炎，引起抗原抗体复合物反应，免疫复合物沉积于血管壁或肾小球基底膜，激活补体损害毛细血管、小动脉，引起广泛的毛细血管炎、坏死性小动脉炎，使毛细血管通透性增加、脆性增高，导致皮下组织、黏膜及内脏器官出血和水肿。也有人认为与大量 IgE 吸附在肥大细胞膜上,致其释放生物活性物质有关。

【诊断】

(一) 临床表现

1. 病史:本病主要见于儿童及青少年,起病前 1～3 周常有上呼吸道感染史或服用特殊食物、药物史。

2. 症状及体征:常以皮肤紫癜为首症,多见于肢体,尤其下肢伸侧,呈对称性,分批出现,可反复发作。紫癜特点为紫红色,高出皮肤表面,有时融合成片,重者可融合成大泡,中心可有出血性坏死。紫癜前后可有关节痛、腹痛、腰痛和血尿、黑便等。

(二) 临床分型

1. 紫癜型:皮肤反复出现瘀点、瘀斑,最多见于双下肢及臀部,对称分布、分批出现,微痒,少数病例可伴眼睑、口唇、手足等局限性血管性水肿。

2. 关节型:(Schonlein 紫癜):紫癜出现前后有关节酸痛或肿胀,多见于膝、踝关节,可呈游走性,可有积液,但愈后无后遗症。

3. 腹型(Henoch 紫癜):腹痛呈发作性胀痛或持续性钝痛,位于脐周及下腹部,可伴恶心、呕吐、腹泻、便血,一般无肌紧张及反跳痛,少数患者可诱发肠套叠。

4. 肾型(紫癜性肾炎):表现为血尿、蛋白尿、管型尿,常伴高血压或水肿,可分四种类型:①迁延型肾炎;②肾病综合征;③慢性肾小球肾炎;④急进型肾炎,个别可发生尿毒症。

5. 混合型:具有两种以上类型的特点。

(三) 实验室检查

1. 血小板计数、出血时间、凝血时间正常。

2. 毛细血管脆性试验(束臂试验)阳性。

3. 细菌感染时血象增高,肾脏受累时可出现血尿、蛋白尿或管型尿,甚至肾功能异常。

有消化道症状者大多大便潜血试验阳性。

（四）病理检查

受累部位皮肤组织可见较均一的过敏性血管炎，毛细血管后小静脉有大量白细胞浸润、纤维样坏死和红细胞渗出，血管壁可有灶性坏死、上皮细胞增殖。

根据皮肤紫癜，结合毛细血管脆性试验阳性而血小板、出血及凝血时间正常，诊断并不困难，但以关节、腹部和肾脏症状为首发症状者易误诊为急性风湿性关节炎、急腹症和急性肾小球肾炎。

【鉴别诊断】

1. 急腹症：过敏性紫癜（腹型）在皮肤紫癜出现前常有脐周及下腹发作性绞痛及持续性钝痛，易误诊为外科急腹症。过敏性紫癜常有相关病史，腹痛时无肌紧张及反跳痛与外科急腹症不同，但诱发肠套叠时可出现相应的症状和体征，应谨慎鉴别。

2. 风湿性关节炎：在皮肤紫癜出现前难与本病鉴别，但当皮肤紫癜出现后则鉴别不难，关节型紫癜无关节畸形。

3. 肾炎：主要依据肾组织活检及依靠病史和皮肤紫癜改变与肾炎鉴别。

【治疗】

（一）病因防治

应尽可能找出过敏原，避免接触或消除病因，如避免用过敏性食物、药物及控制感染、驱除寄生虫等。

（二）抗过敏治疗

1. 抗组织胺药物和钙剂：主要用于荨麻疹或血管神经性水肿者。常用药物有苯海拉明（diphenhydramine）20mg 肌内注射，1～2 次/天；氯苯那敏（chlorphemamine）口服，4mg，3 次/天；异丙嗪（promethazine）25～50mg 肌内注射。

2. 肾上腺皮质激素：对胃肠道血管炎和重型过敏性紫癜有一定效果，常用泼尼松（prednisone acetate）0.5～1mg/（kg·d），分次口服，总疗程 2～3 周。

3. 免疫抑制剂：适用于肾型患者，常用硫唑嘌呤（azathio-

prine)2～3mg/(kg·d)或环磷酰胺(cyclophosphamide) 2～3mg/(kg·d),服用数周或数月,用药期间密切观察血象变化及其他不良反应。

4. 其他:腹痛时可用阿托品或山莨菪碱(anisodamine)解痉止痛;维生素C、路丁等能增加毛细血管抵抗力,降低渗透性及脆性。

【预后】

大部分儿童病例通常在2周内恢复,部分患者可复发。约2%的患者发展为终末期肾炎,预后较差。

(钟 强)

三、特发性血小板减少性紫癜

特发性血小板减少性紫癜(idiopathic thrombocytopenic purpura,ITP)又称为特发性自体免疫性血小板减少性紫癜(idiopathic autoimmune thrombocytopenic purpura,IATP),系以血小板减少和出血为主要特征的出血性疾病。本病发病主要由于自身抗体与血小板结合,引起血小板生成期缩短。临床上分急性型和慢性型,两型在年龄、病因、发病机制和预后方面均各不相同。

【病因和发病机制】

1. 免疫因素:ITP的发病机制与血小板特异性自身抗体有关。急性型多发生在病毒感染后,被认为是一种自然免疫防卫反应引起的免疫复合物病,细菌感染、药物等亦可引起;慢性型是一组自身免疫病。

2. 肝和脾的作用:①血小板滞留于脾;②脾脏能产生血小板特异性IgG;③肝破坏受抗体作用较重的血小板。

3. 其他:雌激素可增加脾脏对血小板的吞噬和破坏作用;抗血小板抗体与巨核细胞上的相关抗原结合,损害巨核细胞对血小板的生成。

【诊断】

（一）临床表现

1. 急性型

（1）病史：起病急骤，多见于儿童，秋冬季多发，起病前1～3周常有呼吸道病毒或细菌感染史。

（2）症状与体征：出血常较重，轻者出现皮肤黏膜瘀点、鼻出血、牙龈出血、女性月经过多，重者可见大片皮肤瘀斑，口腔、舌面可见血泡，破后渗血不止，血肿或消化道、泌尿道出血，偶有视网膜出血，颅内出血可危及生命。急性型病情多为自限性，一般4～6周，95%的病例可自行缓解。

2. 慢性型

（1）病史：起病隐袭，成人多见，尤以中青年女性多见。

（2）症状与体征：可有皮肤瘀点、瘀斑，女性患者可有月经过多、贫血，很少有口腔血泡、血肿及消化道、泌尿道出血。急性发作时症状加重，亦可致颅内出血。慢性型呈反复发作过程，自发性缓解少见，即使缓解也不完全。

（二）实验室检查

（1）血小板计数：急性型常低于$20\times10^9/L$，慢性型可轻度减少（$Plt<80\times10^9/L$）、中度减少（$Plt<50\times10^9/L$）和重度减少（$Plt<20\times10^9/L$）。

（2）骨髓检查：骨髓中巨核细胞数正常或增多，有血小板形成的巨核细胞减少。急性型幼稚型巨核细胞增多。慢性型颗粒巨核细胞增多，可有空泡和退行性变。

（3）其他：血小板寿命缩短，急性型仅1～6小时，慢性型2～4天，出血时间延长，血块回缩不佳，束臂试验阳性。血小板相关抗体（PA IgG、PA IgM、PA IgA）、血小板相关补体（PAC3）、免疫复合物常增高。

（三）诊断标准

（1）多次化验检查血小板减少。

（2）脾脏不增大或仅轻度增大。

（3）骨髓检查有巨核细胞增多或正常，有成熟障碍。

(4) 具有下列 5 项中任何一项者:①泼尼松治疗有效;②切脾治疗有效;③血小板相关 IgG(PA IgG)增多;④血小板相关 C3(PAC3)增多;⑤血小板寿命测定缩短。

(5) 排除继发性血小板减少性紫癜。

【治疗】

(一) 紧急治疗

有严重黏膜出血或颅内出血,或疑有颅内出血、血小板计数<10×10^9/L 者应紧急治疗。

1. 输血小板:成人 10 ~ 20 单位/次,有效作用为 1 ~ 3 天。

2. 静脉输注大剂量丙种球蛋白(IVIG):0.4g/(kg · d),连用 5 天。

3. 血浆置换:短期内血浆交换,每日 3 升,3 次以上,适用于无法控制的出血或采用各种治疗无效时。

4. 静脉滴注甲泼尼龙:1g/d,在 30 分钟内静脉滴注,连续 3 天后改泼尼松口服 1 ~ 2mg/kg 或 30 ~ 60mg/d,待血小板恢复正常或接近正常后逐渐减量,维持量 5 ~ 10mg/d,维持治疗约 3 ~ 6 个月。

5. 脾切除:出血持续存在并威胁生命时应当紧急切脾,是抢救颅内出血患者、降低 ITP 死亡率的迅速而有效的治疗方法。

(二) 慢性 ITP 的治疗

略。

(钟 强)

四、急性再生障碍性贫血

急性再生障碍性贫血(acute aplastic anemia)简称急性再障,亦称重型再障Ⅰ型,是由多种原因引起骨髓造血功能衰竭、出现全血细胞减少的一组综合病症,可为原发或继发,发病急骤,临床表现为体表或内脏出血、继发感染、发热、进行性贫血。

【病因】

（一）药物及化学物质

1. 细胞毒类药物：氮芥类、环磷酰胺、甲氨蝶呤、6 巯嘌呤、阿糖胞苷、柔红霉素等。

2. 抗菌药：氯霉素、异烟肼等。

3. 解热镇痛药：保泰松、阿司匹林、安乃近、美散痛等。

4. 抗甲状腺药及抗糖尿病药：甲（丙）硫氧嘧啶、甲亢平、甲苯磺丁脲、氯磺丙脲等。

5. 工业毒物：苯等。

（二）物理因素

X 线、γ 射线等。

（三）病毒感染

风疹病毒、EB 病毒、人类微小病毒 B_{19}、丙肝病毒等。

【诊断】

（一）病史

有损伤骨髓造血因素存在，如药物、化学、物理因素和病毒感染等。

（二）临床表现

1. 起病急骤，常表现严重出血和感染、发热来诊，随病程延长出现进行性贫血。

2. 常发生严重的皮肤、黏膜出血，呼吸道、消化道出血多见，多数病例有眼底出血，严重时有颅内出血。

3. 感染发热以肺炎、败血症常见，感染不易控制。

（三）实验室检查

1. 血象：全血细胞减少。①血红蛋白和红细胞多显著减少；②网织红细胞明显减少，<0.5% 甚至为 0；③白细胞明显减少，一般 $1.0\times10^9 \sim 2.0\times10^9/L$，中性粒细胞显著减少，$<0.5\times10^9/L$，淋巴细胞对增多，多在 60% 以上，有时可达 90% 以上；④血小板明显减少，一般 $10\times10^9 \sim 20\times10^9/L$，严重病例常 $<10\times10^9/L$。

2. 骨髓象：①增生减低或重度减低；②粒、红二系细胞均明显减少，淋细胞相对增多，可达 0.08 以上；③粒细胞系中以成熟粒细胞最多见，形态大致正常；④红系以晚幼红最多见，成熟红细胞形态无明显异常；⑤巨核细胞明显减少，除个别病例外，多不见巨核细胞；⑥浆细胞、组织嗜碱细胞、网状细胞等非造血细胞增多。

3. 骨髓活检：红髓脂肪变，几乎全呈脂肪髓，造血组织测量<24%，平均为 1%（正常 50.3%）。

根据临床表现、血象、骨髓象、典型病史一般不难诊断。

【鉴别诊断】

1. 阵发性睡眠血红蛋白尿（PNH）不发作型（再障型）：该病临床出血较轻，网织红细胞绝对值高于正常值，外周血中可发现有核红细胞，骨髓红系增生，尿含铁血黄素阳性以及酸溶血（Ham）试验可呈阳性，中性粒细胞碱性磷酸酶活力正常或降低，与再障不同。

2. 骨髓增生异常综合征（MDS）中难治性贫血（RA）型：本病三系细胞减少，但骨髓病态造血，可见红细胞巨幼样变，核浆发育不平衡，可见淋巴样巨核细胞，粒细胞系幼稚细胞常不减少，不同于再障。

3. 急性白血病：白细胞不增高易误为再障。但白血病常有肝、脾、淋巴结肿大、胸骨压痛，骨髓中原始或幼稚细胞增多可与再障鉴别。

【治疗】

1. 继发再障应去除病因。

2. 支持治疗：当白细胞 $<2\times10^9/L$ 或中性粒细胞 $<0.5\times10^9/L$ 时，有条件应安置在无菌层流病房治疗，加强口腔等护理，忌用影响造血及血小板功能的药物及输血等。

3. 并发症治疗

（1）粒细胞严重减少并发感染：应予以强力抗感染治疗，选用头孢三代抗生素等。

（2）严重内脏出血、颅内出血者应早输血小板悬液，成分输血前宜作 HLA 配型，以免产生抗血小板及抗白细胞抗体。

4. 尽早进行骨髓、胚肝移植或抗淋巴细胞球蛋白（ALG）

等免疫抑制剂治疗。

（钟　强）

五、急性溶血性贫血

溶血性贫血(hemolytic anemia)是由于红细胞破坏速率增加(寿命缩短)并超过骨髓造血的代偿能力所发生的一类贫血。根据溶血的场所,可分血管内溶血和血管外溶血;根据病因可分为遗传性溶血和获得性溶血。急性溶血多为血管内溶血,血管外溶血多为慢性溶血。急性溶血导致急性严重贫血,若不及时处理可危及生命。

【病因】

1. 红细胞内在缺陷:主要是遗传性的红细胞膜、酶和血红蛋白中珠蛋白肽链的异常,常见有:①遗传性球形细胞增多症;②异常血红蛋白病;③海洋性贫血及葡萄糖-6-磷酸脱氢酶缺乏症等。还有获得性红细胞酶缺陷所致的溶血病即阵发性睡眠性血红蛋白尿(PNH)。

2. 红细胞外部因素异常:包括免疫性因素、物理和创伤性因素、化学因素、生物因素等非免疫因素。常见有:①自身免疫性溶血性贫血;②化学毒物或药物性溶血、心脏瓣膜置换术后或微血管病;③溶血性病原体感染、脾功能亢进;④血型不合的输血反应。

【诊断】

(一)病史

急性溶血常突然发病,溶血前可有服药、误将酒精静脉输入、生吃新鲜蚕豆、感染或输注血型不合的血液等病史。血型不合的输血反应最严重的是 ABO 血型不合,可迅速发生,也可见于 Rh 血型不合,一般发生在第二次输血时,较轻。

(二)临床表现

1. 症状:急性溶血可有严重的腰背及四肢酸痛,伴头痛、呕吐、寒战,随后高热,尿呈酱油色或红葡萄酒色,严重者可出现休克及少尿、无尿等急性肾功能衰竭表现。

2. 体征：可有高热、面色苍白和黄疸，严重者血压下降。

（三）实验室检查

1. 红细胞破坏增加：①血红蛋白下降；②血清游离胆红素增高；③尿中尿胆原增多呈强阳性而尿胆红素阴性，粪胆原增加；④血清结合珠蛋白减少（<0.7g/L）或消失；⑤血浆游离血红蛋白增高（>50mg/L），出现血红蛋白尿（尿隐血试验阳性）、含铁血黄素尿（Rous 试验阳性）；⑥血涂片见红细胞畸形，破碎血细胞增多（>2%）；⑦红细胞寿命缩短，是确定溶血最可靠的证据，用^{51}Cr标记红细胞，测定红细胞半寿期（$T_{1/2}$）正常为25～32天，溶血时常小于15天。

2. 红细胞代偿增生：①外周血网织红细胞增多（常>0.5%）；②外周血涂片中大红细胞增多，出现幼红细胞；③骨髓幼红细胞明显增生，粒红比例倒置。

诊断首先要明确有无溶血，主要根据病史、临床表现和肯定溶血的实验室检查确定，明确溶血后则应确定其病因诊断以便治疗。有肯定的化学品、药物、物理因素等接触史或有关感染史，病因诊断并不难，无明显病史则需作确定病因的有关检查。

【治疗】

1. 去除病因和诱因：有蚕豆病家族史或发作史者均应禁食生熟蚕豆；有服药史或感染史者应停服有关药物，积极控制感染；输血后急性溶血者应立即中止输血；伴发于其他疾病者应积极治疗原发病。

2. 肾上腺糖皮质激素：对免疫性溶血性贫血有效，对少数PNH患者有效，对其他类型溶血基本无效，一般用泼尼松30～60mg/d，待血红蛋白升至正常后逐渐减量，维持量5～10mg/d持续3～6个月，严重者以地塞米松10～20mg，1次/天，静脉滴注，平稳后改口服。

3. 免疫抑制剂治疗：对糖皮质激素反应不佳时，可加用环磷酰胺或硫唑嘌呤50mg，2次/天。

4. 脾切除：适用于异常红细胞主要在脾脏破坏者，如遗传性球形红细胞增多症，或需较大剂量激素维持的自身免疫性溶血性贫血及轻度或中度不稳定血红蛋白病。

5. 输血：虽可暂时改善患者症状，但由于血浆中含有溶血必需的补体成分等可加重溶血，故目前主张采用洗涤红细胞输注。输血指征应严格掌握。

6. 并发症治疗：针对休克、急性肾功能衰竭、电解质紊乱如高血钾、酸中毒等进行相应紧急处理。

（钟　强）

六、血　友　病

血友病（hemophilia）是一组缺乏凝血因子Ⅷ（血友病 A）或Ⅸ（血友病 B）所引起的性联隐性遗传性疾病。本病常见于男性，血友病 A 的发病率约 6 倍于血友病 B。欧美国家的发病率约为 5～10/10 万人口；一般估计我国的发病率约为 4～6/10 万人口。

【遗传学特点与发病机制】

血友病 A 为典型的性联隐性遗传，缺陷的基因（因子Ⅷ基因）位于 X 染色体上，在 FⅧ基因缺陷的男性患者表现出血友病的症状。女性携带者本身不表现出血友病的症状。由于男血友病患者的 Y 染色体正常故其儿子不会患血友病，而其所有女儿将成为 FⅧ基因缺陷的携带者。女性携带者可将缺陷的 FⅧ等位基因传递给她的儿子和女儿，故通常男性发病，女性传递。血友病 A 的凝血异常主要是由于因子Ⅷ凝血活性部分（FⅧ：C）异常，导致内源性凝血途径障碍。血友病 B 患者存在因子Ⅸ（FⅨ）基因突变，导致 FⅨ功能异常和活性缺乏，也是性联隐性遗传。

【诊断】

（一）病史

本病多为男性患者，有家族史并符合性联隐性遗传规律，自幼有出血倾向，轻微外伤或小手术后严重出血。

（二）出血

出血特征为容易反复出血、不易止血。常见皮肤黏膜出血、深部组织血肿、关节腔反复出血（较微损伤后或自发出血）并可出现相应的压迫症状和并发症如组织坏死等，可引起关节畸形。重型可引起血尿、消化道出血、咯血等。出血程度与血浆凝血因子活性（浓度）有关。

（三）实验室检查

1. 出血时间、血小板计数与形态、PT、TT、血管性血友病因子相关抗原（vWF：Ag）均正常。

2. 活化部分凝血活酶时间（APTT）与白陶土部分凝血活酶时间（KPTT）延长，凝血活酶生成不良。

3. 凝血活酶生成时间纠正试验见表 7-5-1。

4. 浆 FⅧ：C 及 FⅨ：C 活性（浓度）测定：FⅧ：C 减少是确诊血友病及其分型的主要依据。

根据病史、出血的临床表现及实验室检查，尤其是 APTT、凝血活酶生成试验及纠正试验即可诊断，凝血因子测定则可确诊。

表 7-5-1　凝血活酶生成时间纠正试验

	血友病 A	血友病 B	因子Ⅺ缺乏
患者血浆	延长	延长	延长
患者血浆+正常吸附血浆	纠正	不纠正	纠正
患者血浆+正常血清	不纠正	纠正	纠正

注：正常血清不含因子Ⅰ、Ⅴ、Ⅷ。正常吸附血浆不含Ⅱ、Ⅶ、Ⅸ、Ⅹ因子。

【鉴别诊断】

1. 血友病 A、B 的鉴别：略。

2. 血管性血友病（vWD）：vWD 为常染色体显性遗传，出血以鼻、齿龈、子宫、胃肠道和泌尿道为主，且随年龄增长出血症状减轻。实验室检查：①出血时间延长；②血小板黏附性降低；③血浆中 vWF 缺乏或减少，虽然 FⅧ：C 也可减少但不如血友病 A 严重。

3. 循环中存在抗 FⅧ：C 抗体：①抗 FⅧ：C 抗体产生于某些反复接受抗血友病球蛋白（HHG）治疗患者；②存在于某些

疾病时，如 SLE、类风湿关节炎、恶性肿瘤等；③实验室检查：APTT（KPTT）延长，FⅧ:C 降低，APTT 延长加等量正常血浆不能纠正时提示有抗 FⅧ:C 抗体存在。

【治疗】

1. 一般治疗：局部皮肤黏膜压迫止血，深部组织血肿和关节出血应卧床休息，避免负重和活动或加压包扎，反复关节出血者肢体应置于功能位。

2. 补充凝血因子：这是控制血友病出血最有效的措施，目的是将患者血浆因子提高到止血水平，常用的有：①新鲜血浆，无条件者亦可输入全血。输入 1000ml 新鲜血浆可使 FⅧ的活性提高到正常的 20%～26%；②因子Ⅷ浓缩剂、冷沉淀物、冻干人凝血酶原复合物（含因子Ⅱ、Ⅶ、Ⅸ、Ⅹ，适用于血友病 B）。1U FⅧ或 FⅨ相当于 1ml 正常人新鲜血浆所含浓度，每千克体重输入 1U 可提高活性 2%（注意输注后的 FⅨ约 50% 弥散致血管外，弥散半衰期约 5 小时，FⅨ的回收率约为 50%），由于 FⅧ生物半衰期 8～12 小时，FⅨ为 18～24 小时，故 FⅧ需连续输注或至少 2 次/天，FⅨ可 2 次/天。对于血友病 A，轻度关节出血、血肿，血浆 FⅧ要求提高到 10%～20%，重度提高到 20%～40%，对威胁生命的中枢神经系统出血、大手术要提高到 >50% 并持续 2 周；对于血友病 B 有严重出血或外科手术史初始剂量为 30～60U/kg，提高活性到 25% 以上。新近临床已采用热处理冻干因子 FⅧ浓缩物及克隆纯化因子Ⅷ，血友病 B 已开始基因治疗。

3. DDAVP：是一种人工合成的抗利尿激素的同类物质，静脉注射后可使 FⅧ:C 增加。0.3～0.5μg/kg，用 30ml 生理盐水稀释后 20 分钟内静脉滴注完毕，12 小时重复 1 次，用于轻型血友病 A 患者。

4. 抗纤溶药物：抗纤溶药物可保护已形成的血凝块不溶解。常用氨基己酸 4～6g/次静脉滴注，最大不超过 25g/d；或止血芳酸 0.1～0.3g/次，静脉滴注，不超过 0.6g/d。

（钟 强）

第六章　内分泌及代谢疾病急诊

一、糖尿病酮症酸中毒

糖尿病酮症酸中毒(diabetic ketoacidosis,DKA)是由于体内胰岛素缺乏、胰岛素拮抗激素增加引起糖和脂肪代谢紊乱,以高血糖、高酮血症和代谢性酸中毒为主要改变的临床综合征,是糖尿病(diabetic mellitus,DM)最常见的急性并发症,也是内科常见危象之一。

【病因与诱因】

本症以1型糖尿病患者多见,2型糖尿病在一定诱因下也可发生。常见诱因有:①各种感染;②各种应激状态,如外伤、手术、麻醉、分娩、急性脑血管病、AMI等;③胰岛素停用或减量;④饮食失调,进食含糖或脂肪过多的食物,或进食碳水化合物过少(<100g/d);⑤精神紧张、创伤、过度劳累;⑥伴有拮抗胰岛素的激素分泌过多,如肢端肥大症、皮质醇增多症或大量应用糖皮质激素、高血糖素、拟交感神经活性药物等;⑦部分患者找不到诱因。

【诊断】

(一)病史与诱因

有糖尿病史以及上述发病诱因。

(二)临床表现

早期患者原有糖尿病症状加重如乏力、口渴、多饮、多尿、疲倦加重;继而食欲减退、极度口渴、恶心、呕吐、尿量显著增加,常伴头痛、烦躁、嗜睡、呼吸深快、呼气中含有烂苹果味。后期呈严重失水征、皮肤弹性差、眼球下陷、脉细速、血压下降、四肢厥冷,终至昏迷。少数患者可出现急性腹痛(呈弥漫性腹痛),有时易误诊为急腹症。

（三）实验室检查

1. 血常规：有感染时血细胞总数及中性粒细胞升高。血液浓缩时，血红蛋白及红细胞升高。

2. 血糖与尿糖：血糖多数为16.7～33.3mmol/L，有时可达55.5mmol/L以上。如超过33.3mmol/L，应考虑同时伴有高渗性高血糖状态或有肾功能障碍。尿糖强阳性，当肾糖阈升高时，尿糖减少甚至阴性。可有蛋白尿和管型。

3. 血酮体：血酮体增高，大于4.8mmol/L有诊断意义。DKA时纠正酮症常比纠正高血糖缓慢。

4. 尿酮体：当肾功能正常时，尿酮呈强阳性，但当尿中以β-羟丁酸为主时易漏诊。若血pH降低而尿酮、血酮增加不明显者尚需注意有乳酸酸中毒可能。

5. 血pH测定：代偿期正常，失代偿期<7.35，CO_2结合力降低。

根据以往有糖尿病病史，或虽糖尿病病史不详，但发病有多饮、多尿，伴失水征、意识障碍，血糖、尿糖升高及血酮体升高，尿酮体阳性等特点，即可确诊。

【鉴别诊断】

1. 低血糖昏迷：无口渴、多饮、多尿，查血糖明显低于正常，尿糖阴性是其特点，不难鉴别，但是否糖尿病患者在治疗中使用降糖药物过量，应通过病史来判断。

2. 高渗性非酮症糖尿病昏迷：见下节。

3. 乳酸性酸中毒：多见于50岁以上2型DM患者，在使用双胍类降糖药过程中或在DKA时伴发。如酸中毒严重而酮症相对较轻，血酮增高不明显，应想到本症，应测定血浆乳酸，当>2.9mmol/L，属可疑，>5.0mmol/L有诊断意义。

4. 急性脑血管病：单纯急性脑血管病除有偏瘫的定位体征外，血糖、尿糖正常或仅轻微升高，酮体多正常。但如原有糖尿病伴发脑血管病时，是否并发酮症酸中毒，亦应测检血糖、尿糖及尿酮体是否异常升高。

【治疗】

DKA的治疗原则是补充胰岛素、补液、纠正电解质紊乱、消除诱因和防治并发症。

1. 补液：迅速输液以恢复有效循环血容量是抢救 DKA 的关键，如无心功能不全，开始 2 小时内输入 1000～2000ml 液体，以后 4 小时内再滴注 1000～2000ml，第一个 24 小时内总量可达 4000～5000ml，严重失水者为 6000～8000ml。整个输液中均应密切注意有无左心功能不全表现。输液通常用生理盐水，当血糖降至≤13.9mmol/L 时，用 5% 葡萄糖盐水或 5% 葡萄糖液，有利防止低血糖反应。如输液前已有低血压或休克，快速输液不能提高血压时，应输入适量胶体溶液及采取其他抗休克措施。

2. 胰岛素治疗：目的是尽快恢复机体的正常代谢，抑制脂肪过多的分解、酮体生成及糖原分解，促进全身组织对葡萄糖的利用。一般按 0.1U/(kg · h) 或 4～6U/h 的速度用微量输液泵或胰岛素泵给药，或另开辟输液途径加于生理盐水中静脉滴注，以保证胰岛素剂量的稳定。糖尿病酮症酸中毒时，胰岛素治疗应持续至酮体消失而不是血糖下降。血糖下降过快可补充葡萄糖，但酮体转阴后要及时且大幅度减少胰岛素用量，减至 2～3U/h。使血糖下降至 13.9mmol/L 并维持。

3. 纠酸：对中度酸中毒，一般经以上补液及胰岛素治疗即可，不必补碱。当 pH<7.1 或 CO_2 结合力<6.7mmol/L，或 HCO_3^- <5mmol/L，可给予 5% 碳酸氢钠 84ml，1～2 小时后复查血 pH 及 CO_2 结合力，如 pH>7.1、CO_2 结合力达 13.5mmol/L 或 HCO_3^- >10mmol/L，可停止补碱。

4. 补钾：补钾很重要，特别要注意不同时期的补钾。①如治疗前血钾低于正常，则开始治疗时即应补钾，头 2～4 小时内，每小时补氯化钾 1～1.5g；②如治疗前血钾正常，每小时尿量>40ml，可在输液及应用 RI 的同时开始补钾；若每小时尿量<30ml，宜暂缓补钾；③如治疗前血钾高于正常，应暂缓补钾。经输液、RI 应用 4 小时后，根据血钾、尿量再适当补钾。待病情恢复、患者清醒，再继续口服钾数天，直至血钾稳定在正常范围。

5. 去除诱因和防治并发症：感染是最常见的诱因，如并发感染，应给予有效的抗生素积极控制感染。应同时防治休克、心衰、脑水肿、肾衰竭等并发症。

（陈 娣）

二、糖尿病非酮症高渗性昏迷

糖尿病非酮症高渗性昏迷（hyperosmolar nonketotic diabetic coma）简称高渗性昏迷，是另一种较少见但预后非常严重的糖尿病急性并发症，几乎是成年DM，尤其是老年DM特有的并发症，临床主要表现有口渴、多尿、脱水、进行性意识障碍以至昏迷，血糖显著升高，但血酮体仅轻度升高或正常，易并发多器官功能衰竭，病死率可达40%。

【病因与发病机制】

病因尚不很清楚，主要诱因有感染、脑血管病、严重肾脏病变、血液或腹膜透析、应用利尿剂或糖皮质激素过程中，或疾病早期因口渴而饮用大量含糖饮料，甚至输入葡萄糖液而诱发或促使病情恶化。

多数本症患者原不知患有糖尿病，或仅有轻微糖尿病症状，在上述任何一种诱因作用下，糖代谢紊乱加重，使血糖升高，又因常伴有肾脏病变致尿糖排出减少，血糖进一步升高。因渗透性利尿以及发热、呕吐、腹泻等因素造成失水多于失盐，低血容量引起继发性醛固酮分泌增多，导致血钠增高。以上病理生理改变引起高血糖、高血钠、高血浆渗透压以及低血容量和细胞内脱水；老年人因有脑动脉硬化，常以神经精神症状为突出表现；又因患者胰岛尚有一定分泌功能，尚能抑制过多的脂肪分解，故不出现或仅有轻度酮症。

【诊断】

（一）临床表现

1. 有或无糖尿病史，可找到有上述一种或几种诱因存在。

2. 起病时常常先有多饮、多尿、食欲减退、恶心、呕吐和软弱无力。

3. 重度脱水或处于休克状态，而尿量不但不少甚或多尿

(渗透性利尿所致)。

4. 神经精神症状:进行性意识障碍、嗜睡,局部抽搐或癫痫样大发作、幻视、失语,严重者昏迷。

（二）实验室检查

1. 高血糖:常高达33.3mmol/L(600mg/dl)以上。

2. 高血钠:常高达145mmol/L以上,有时高达180mmol/L。

3. 高血浆渗透压:血浆渗透压显著增高可高达330～460mmol/L,一般在350mmol/L以上(正常值280～310mmol/L,>320mmol/L有诊断意义)。

4. 尿酮体(-),或(±～+)。

【鉴别诊断】

主要应与DKA鉴别,DKA血、尿酮体明显升高。

【治疗】

治疗原则是积极补液、小剂量胰岛素治疗,以恢复血容量、纠正脱水和高渗状态;纠正糖及代谢紊乱;消除诱因,防治并发症,降低病死率。

1. 补液:补液扩容、纠正高渗透压为本症处理的关键。补液量大,一般一天4000～5000ml,严重失水者可6000～8000ml,若原有心肾功能不全者,补液时应借助中心静脉压监测。另外亦可采用经胃途径补充适量水分,从而可减少静脉输入量。补液速度开始可5～15ml/min,2小时内输入1000～2000ml,几乎所有本症都有明显高渗状态,只要血压正常,开始以低渗(0.45%～0.60%)盐水较好,用量一般在1000ml以下,一旦血浆渗透压下降至330mmol/L时改为生理盐水;若患者有循环衰竭,宜开始即用等渗盐水。

2. 胰岛素(RI)治疗:本症对RI敏感,故用量不宜过大,首次剂量3～5U左右,每2小时测血糖1次,及时调整RI剂量,若血糖已降至16.7mmol/L(3g/L),改用5%葡萄糖液500ml加RI 6～8U维持,以免发生低血糖。

3. 纠正电解质紊乱及对症处理:补钾补磷、纠酸及对诱因的处理和重要器官功能衰竭的防治均与DKA相同。

(陈 娣)

三、低血糖症

低血糖症(hypoglycemia)是血糖浓度低于正常的一种临床现象,成人血糖低于2.8mmol/L(0.5g/L)时,即认为是血糖过低,其临床症状个体差异甚大,病因较多,常见为胰岛素瘤。

【病因】

本症病因较多,主要病因如下:

1. 胰岛素过多:常见为胰岛素瘤,或为糖尿病使用降糖药物超过所需要量。

2. 反应性低血糖:原因不明的功能性低血糖症,见于早期糖尿病、婴幼儿期低血糖症。

3. 对抗胰岛素的内分泌激素不足:肾上腺皮质功能减退、垂体前叶功能减退、胰岛A细胞减退。

4. 肝脏疾病:重症肝炎、肝硬化,以及肝癌晚期、慢性淤血肝等。

5. 中毒:乙醇、荔枝中毒及水杨酸中毒、磺胺中毒等。

【诊断】

(一) 临床表现

1. 交感神经兴奋症状:由于血糖下降刺激肾上腺激素大量释放,常表现为交感神经过度兴奋的症状,包括心慌、心悸、饥饿、软弱、手足颤抖、皮肤苍白、出汗、心率增快、血压轻度升高。以上症状多发生在血糖下降较快时,血糖下降缓慢者这些症状可不明显,而只表现脑功能障碍症状。

2. 脑功能障碍:是低血糖最突出的症状,因脑细胞对低糖的耐受力极低。轻者精神不集中、思维和语言迟钝,稍重时有头晕、视物不清、步态不稳、嗜睡、幻觉、躁动、易怒、行为怪异等精神失常表现,严重时有肌肉颤动及运动障碍,甚至癫痫样抽搐、瘫痪,最后昏迷。查体体温降低、肌张力低下、瞳孔对光反射消失。

3. 及时进食或注射高渗糖可缓解症状。

(二) 实验室检查

1. 低血糖:急查血糖,发作时血糖低于2.8mmol/L(50mg/

dl)。供糖使血糖升高、低血糖症状缓解。

2. 胰岛素不适当地分泌过多：①正常人空腹血浆胰岛素(放免法)在 172pmol/L 以下，胰岛素瘤患者可达 717～1434pmol/L；②胰岛素释放修正指数：

血浆胰岛素(μU/ml)×100＝血浆葡萄糖−30(mg/ml)

正常此指数<50μU/ml，如>85μU/ml 为胰岛素瘤。

3. 肿瘤定位：腹部 B 超及 CT、MRI 检查均有助肿瘤定位。

根据以上临床表现再测定血糖过低和血浆胰岛素过高加上 B 超、CT、MRI 定位证据，则诊断便可确立。

【鉴别诊断】

1. 胰岛外肿瘤所致低血糖：如原发性肝癌晚期、肺癌、肾上腺癌、纤维瘤或纤维肉瘤等。引起低血糖的原因可能由于癌瘤分泌胰岛素样生长因子或癌瘤对葡萄糖利用过度有关。鉴别要点为血浆胰岛素不高，且有原发癌瘤的临床表现，可助鉴别。

2. 其他内分泌腺所致的低血糖：多见于垂体前叶或肾上腺皮质功能减退，各有其原发病特有的临床表现。

3. 肝病所致的低血糖：有明显肝病证据。

4. 精神异常和癫痫：血糖不低，血浆胰岛素水平不高，注射葡萄糖不能缓解便可鉴别。

【治疗】

1. 低血糖发作时的治疗：轻者经进食糖水或糖果，重者静脉注射 50% 葡萄糖液 60～100ml，低血糖症状可即缓解，严重者尚需继续静脉滴注 5%～10% 葡萄糖液直至患者能进食，必要时可加氢化考的松 100mg 于输液中滴入，或胰升血糖素 1～2mg 肌内注射。

2. 病因治疗：手术摘除肿瘤。

(陈 娣)

四、甲状腺功能亢进危象

甲状腺功能亢进危象(thyrotoxic crisis)是甲状腺功能亢进

的严重并发症，可危及生命，简称甲亢危象。临床特征为发热、严重的甲状腺毒症、心血管症状、中枢神经系统功能紊乱及胃肠道症状和体征。

【病因】

①感染；②各种外科手术；③神经、精神因素；④放射性^{131}I治疗中少数可出现危象；⑤挤压甲状腺过度；⑥突然停用抗甲亢药物；⑦洋地黄中毒；⑧代谢异常：如糖尿病酮症酸中毒、高渗性昏迷以及胰岛素引起的低血糖等。

【发病机制】

详细机制不明，较多学者认为与以下因素有关：

(1) 单位时间内甲状腺激素合成、分泌过多。

(2) 甲状腺手术时挤压甲状腺，使甲状腺素释放过多。

(3) 肾上腺皮质功能减退：甲亢患者糖皮质激素代谢加速、肾上腺皮质负担过重，日久其功能低下，甚至衰竭。用糖皮质激素治疗有效，故推测甲亢危象的发生与肾上腺皮质功能减退有关。

【诊断】

（一）临床表现

1. 发热：多数患者有高热、超高热、皮肤湿润发红、多汗。

2. 心血管症状：早期出现与体温不成比例的心动过速，心率每分钟在120～200次，最高可达300次，这是与感染等其他疾病的重要鉴别点之一；血压升高，脉压差增大，可有周围血管征，心前区搏动明显；可有各种心律失常出现，如房性或室性早搏、室上性心动过速、心房扑动、心房纤颤、传导阻滞等。晚期心功能急剧恶化，出现肺水肿、心力衰竭，继而血压下降、休克而死亡，多发生在原有甲状腺功能亢进心脏病患者。

3. 神经精神症状：烦躁不安、焦虑、恐惧感、幻觉、震颤，严重者谵妄、惊厥、昏迷，且有恶病质表现。

4. 胃肠道症状：食欲减退、恶心、呕吐、腹泻，加上多汗甚至脱水，有的伴有黄疸及肝功能异常。

（二）实验室检查

1. 当临床怀疑甲状腺危象时，游离T_4和TSH明显降低或测不到,应诊断危象发生。在 T_3 型甲状腺功能亢进的患者,TSH 明显降低或测不到,游离 T_4 正常或偏低,需测定总 T_3 或游离 T_3 来确定,其浓度明显高于正常时,也应高度怀疑发生甲亢危象。

2. 血常规:白细胞升高,淋巴细胞可有增多。伴有感染时,有时白细胞总数可能正常,但分类有核左移现象。

3. 离子测定:可有低钾血症、轻度高钙血症、低钠血症或高钠血症。

4. 血糖可增高或降低,肝功能有异常,胆固醇降低。

【治疗】

1. 吸氧:视病情而定。

2. 镇静剂的应用:地西泮(安定)10mg 静脉注射,或苯巴比妥钠 0.1g 肌内注射,或 10% 水合氯醛 10~15ml 保留灌肠,以上三种药可交替使用。

3. 积极物理降温:冰袋冷敷、酒精擦浴、冷生理盐水保留灌肠。

4. 纠正水电解质紊乱:5% 葡萄糖生理盐水,24 小时内可输入 2000~3000ml,适当补钾。

5. 快速抑制 T_3、T_4 合成:丙基硫氧嘧啶,首剂 600mg 口服以后 200mg 每 8 小时一次,或他巴唑(tabazol)首剂 60mg 口服,以后 20mg 3 次/天。待危象消除改用常规用量。

6. 阻止甲状腺激素的释放:服用上述抗甲亢药后 1~2 小时,用复方碘溶液首剂 30~60 滴;以后 5~10 滴,3 次/天。或用碘化钠 0.5~1.0g 加入 5% 葡萄糖盐水 500~1000ml 中静脉滴注 12~24 小时,病情好转、危象消除即停用。

7. 降低周围组织对甲状腺素反应:可用 β 肾上腺素受体阻滞剂如普萘洛尔 20~30mg 每 8 小时一次或美多心安 50~100mg 每 8 小时一次。危象消除后改成常规维持量。

8. 拮抗应激:降低机体反应,减轻甲状腺素的毒性作用,可每日用氢化可的松 100~200mg 或地塞米松 10~20mg 待危象解除后停用或仅用地塞米松 0.75mg,3 次/天,维持数日后逐渐停用。

9. 如有感染，应使用抗生素控制感染。

（陈　娣）

五、甲状腺功能减退危象

甲状腺功能减退危象（hypothyroid crisis）简称甲减危象，是甲状腺功能减退引起明显黏液性水肿又未能得到合理治疗昏迷者，故又称为黏液性水肿昏迷（myxedema-coma），几乎全部发生在严寒冬季，如未及时治疗，预后极差，死亡率达50%。

【病因与诱因】

病因不明。寒冷、感染、创伤、手术、麻醉、镇静安眠药等常为发病诱因。

【诊断】

（一）临床表现

1. 多数患者有甲减病史，临床有黏液性水肿的特征性表现。

2. 低体温：80%以上的本病患者有明显体温降低，当降至34℃以下时，以测量肛温为最准确，患者十分畏冷。

3. 神经精神障碍症状：多数患者昏迷逐渐形成，开始呈嗜睡状态，异常安静、不说话，严重者呈木僵状态，数日内即可深昏迷，呼吸微弱、无自主运动、肌张力松弛、腱反射消失及Babinski征阳性，约1/4的病例昏迷前可有癫痫样大发作。

（二）实验室检查

1. 血清T_3、T_4降低及或TSH明显增高为最敏感和特异指标。垂体或下丘脑病变引起的继发性甲状腺功能减退，TSH降低或测不到。

2. 血清Na^+、Cl^-降低，血清K^+降低、正常或稍高。

3. 血气分析：PCO_2增高、PO_2降低。

（三）辅助检查

1. 心电图：可有窦性心动过缓、肢导低电压、T波低平或倒置等改变。

2. X 线胸片：心包积液可致心影扩大。

【治疗】

1. 给氧，保持呼吸道通畅，必要时使用人工呼吸机。

2. 甲状腺激素替代治疗：首先给予左甲状腺素（levothyl-roxine，LT_4），昏迷患者应静脉滴注，首剂 LT_4 100～200μg 静脉滴注，以后每天 50μg 静脉滴注，待患者心率、血压、体温及精神状态改善到神智清晰时可改用干甲状腺片（powdered thyroid）剂口服，每 4～6 小时一次，每次 20～30mg，病情稳定后改成维持量 60～120mg/d，分次口服，终身服用。

3. 糖皮质激素：甲减昏迷时皮质醇每天 200～300mg 静脉滴注，待病情好转后迅速减量至停用。

4. 其他治疗

（1）注意保暖，但不必加温。一般支持治疗。

（2）在患者稀释性低钠血症时，不应补过量液体。

（3）预防与控制感染。

【预后】

及时发现和积极治疗甲状腺功能减退是预防危象发生的关键，甲状腺功能减退一旦发生危象，死亡率较高。

（陈 娣）

六、急性肾上腺（皮质）危象

急性肾上腺危象（acute adrenal crisis）是指由各种原因引起的急性肾上腺皮质功能衰竭状态。起病急骤，临床主要表现有发热、极度乏力、恶心、呕吐、休克和昏迷等，如不及时抢救常可导致死亡。

【病因】

1. 急性肾上腺皮质受损、破坏

（1）严重感染：如严重败血症全身出血兼有肾上腺出血，以脑膜炎双球菌败血症为典型代表（华-弗综合征）。

(2) 各种出血性疾病。

(3) 其他:受伤静脉血栓形成,如肾部受伤后引起双侧肾上腺血栓形成导致肾上腺皮质功能衰竭。

2. 肾上腺切除术后:双侧肾上腺全切、次全切或单侧肿瘤切除而对侧肾上腺萎缩或可因术前、术中处理不周,或术后皮质激素替代治疗不够而导致危象发生。

3. 原有慢性肾上腺皮质功能减退(Addison's disease)在某种诱因如感染、创伤、手术、呕吐、腹泻、分娩等应激状态下,或长期应用皮质激素而突然中断或减量过快均可诱发危象,且为最常见的原因。

【诊断】

(一) 病史

急性肾上腺皮质危象一定具有上述病因中的任何一种才有可能导致肾上腺皮质功能衰竭,故仔细询问病史、掌握原发病在诊断上至关重要。

(二) 危象的主要临床表现

1. 有原发病的各种临床表现(因原发病不同故表现也可随之不同)。

2. 危象主要有软弱无力→嗜睡→低血压→休克→昏迷。

(三) 实验室检查

1. 24 小时尿 17-羟固醇:17-羟固醇明显降低,血中 ACTH 明显升高。

2. 血皮质醇降低,<10μg/dl 应高度怀疑本症。

3. 血生化检查:低血糖、低血钠、高血钾、氮质血症等。

主要依靠上述可能的原发病史、临床特点及实验室特殊检查的结果确诊。

【鉴别诊断】

(1) 垂体前叶功减退危象:见下节。

(2) 一般感染中毒性休克,虽可有感染史及休克、昏迷等中毒性表现,但无内分泌改变,更无糖皮质激素严重缺乏的依据。

(3) 其他:低血糖症,详见前文低血糖症一节,无糖皮质激素严重缺乏依据。

【治疗】

1. 皮质激素治疗：开始 2～4 小时内迅速将氢化可的松(hydrocortisone)100mg 加入 250ml 10% 葡萄糖液中，静脉滴注。以后可每 4～8 小时滴注氢化可的松 100mg，第一个 24 小时内总量约 400mg，第 2～3 天减至 300mg，如病情好转，继续减至 100～200mg/d，当患者呕吐停止、血压恢复、神志清晰后，可改成口服，如醋酸氢化可的松 20～40mg，3～4 次/天，待病情稳定逐渐减量至每天 37.5mg 早上 8 时前服 25mg，下午 4 时服 12.5mg 作为生理替代治疗，长期使用。

2. 补液：5% 葡萄糖盐水，第 1～2 天每天 2000～3000ml，并注意电解质平衡。

3. 抗休克：补液后不能升高血压者应注意纠正酸中毒。必要时使用血管活性药物(详见第四篇第一章)。

4. 积极治疗感染和其他诱因。

5. 对症治疗。

(陈　娣)

七、垂体前叶功能减退危象

垂体前叶功能减退危象的原因甚多，最常见的是肿瘤和分娩时大出血、垂体前叶缺血性坏死引起的希恩(Sheehan)综合征，在某种诱因作用下，易发生垂体前叶功能减退危象(anterior pituitary insufficiency crisis)，主要表现为肾上腺皮质及甲状腺功能极度低下症状。

【病因与发病机制】

首先有垂体前叶功能减退的病因。

(1) 垂体、鞍区肿瘤或鞍区转移瘤。

(2) 垂体缺血或梗死性疾病：如希恩病、垂体瘤卒中、糖尿病性垂体坏死及外伤致垂体断裂。

(3) 暴发性疾病引起的 DIC。

(4) 浸润性疾病：如类肉瘤、嗜酸性肉芽肿、白血病、淋巴瘤、自身免疫性垂体炎。

(5) 先天性垂体缺如。

(6) 垂体放射治疗后的放射性损伤。

以上常见的为垂体肿瘤及希恩病，在此基础上遇感染、手术、麻醉、消化道大出血、心衰、中风、抗精神病药或中断原来替代治疗，以及寒冷、饥饿、过度劳累、精神应激等诱因时，因肾上腺皮质功能及甲状腺功能不能适应更高的需求，以至发生功能衰竭而出现危象。

【诊断】

(一) 临床表现

1. 有垂体前叶功能不足表现，如皮肤干燥、肤色苍白，腋毛、阴毛脱落，其他全身毛发亦稀少，面容胖肿。希恩综合征患者有分娩时大出血史，以及产后无乳、闭经史，肿瘤引起者可头痛、视野视力受损，或有尿崩症。

2. 危象发生时有以下一种或几种表现：

(1) 低血糖昏迷：多发生在饥饿时，因肾上腺皮质激素及甲状腺素不足、糖原异生减少、肝糖原储备不足，对自身分泌的胰岛素极敏感，易发生低血糖症状，重者致昏迷。

(2) 高热昏迷：多因感染时缺乏糖皮质激素而体温剧升，可高达40℃以上，脉率加快，有时因体温中枢受损，可伴中枢性高热、休克。

(3) 低体温昏迷：多在冬季因寒冷诱发，体温多在35℃以下，皮肤苍白、干冷、脉率慢而弱，全身衰弱甚至昏迷，与甲状腺素缺乏、代谢低下有关。

(4) 水中毒昏迷：水负荷的利尿作用减退，入水过多致血液稀释，血象常升高，原有低血钠者更易发生，表现为全身无力、恶心、呕吐，脑细胞水肿时精神错乱、嗜睡、意识模糊、抽搐甚至昏迷。

(5) 失钠性昏迷：机体储钠能力减低，伴胃肠功能紊乱、感染等更易发生，可有明显失钠、血容量不足、周围循环衰竭和休克。患者有恶心、呕吐、头痛、头昏、精神错乱、昏迷，如补甲状腺素过量,使代谢增高,从而对肾上腺皮质激素需要量增加,更加重肾上腺皮质功能不足而引起危象。

(6) 垂体切除术后昏迷:术前已有肾上腺皮质功能不全,手术中受到损伤打击,更易发生功能不全及水电解质紊乱,术后昏迷可持续数日、数周。

(7) 垂体卒中昏迷。

(二) 实验室检查

1. 靶腺激素水平低下:①甲状腺激素之 T_3、T_4、γT_3 低下;②肾上腺皮质激素:皮质醇降低,尿游离皮质醇及皮质醇代谢产物17-羟固醇降低;③性激素:睾酮、雌二醇降低。

2. 垂体激素减少:生长激素(GH)、促肾上腺皮质激素(ACTH)、促甲状腺激素(LH)、促性腺激素(FSH)均低。

3. 肿瘤定位检查:下丘脑及垂体部位X线、CT扫描、MRI检查以及血管造影可能发现局部肿瘤。

【鉴别诊断】

1. 原发性靶腺功能减退:特别有多发性靶腺功能原发性减退时容易混淆,但原发性靶腺激素减低时,其对垂体的反馈抑制减弱,垂体相应促激素明显升高;而继发于垂体病变的靶腺功能减退时,除靶腺激素低下外,垂体相应促激素亦低。

2. 低血糖昏迷:糖尿病患者用胰岛素或口服降糖药物治疗过程中,用药量过大,或未及时进食,易发生低血糖昏迷;胰岛素瘤患者空腹时也易发生低血糖昏迷。但此两类均有特殊的病史,且无甲状腺及肾上腺皮质功能减退等的特殊临床表现及血、尿激素的改变,X线、CT、MRI等检查均无蝶鞍病理损害的影像学特点。

【治疗】

(1) 补充血容量,纠正低血糖:根据血糖和失水情况适量补充10%葡萄糖液或5%葡萄糖生理盐水,必要时先静脉注射50%葡萄糖40～60ml。

(2) 肾上腺皮质激素:应尽早足量应用,可先静脉注射氢化可的松(hydrocortisone)25～50mg,以后每500ml液中100mg

静脉滴注,24 小时内给足 300～400mg,约 1 周后待病情稳定改为口服维持,同垂体卒中。

如以甲状腺功能不良为主要表现的低体温昏迷者,氢化可的松 100mg/d 即可,如过量,则甲状腺功能受抑制,可使昏迷加重。

(3) 甲状腺激素治疗:主要用于低体温昏迷者,以增加代谢率、提高体温。首选三碘甲状腺原氨酸,首次鼻饲 20～30μg,以后同量每 6 小时一次,可迅速提高代谢率而产热。使用干甲状腺片,40mg/6～8 小时,应在先使用肾上腺皮质激素基础上,或与之同时使用,以免诱发急性肾上腺皮质功能衰竭。

(4) 积极抑制各种诱因和并发症。

(5) 保暖,但不需要体表加温,以免引起血管扩张,反而散热增加。

(6) 禁用镇静剂。

(7) 有水中毒者,氢化可的松可加 50% 葡萄糖液缓慢静脉注射或鼻饲以减少补液量。

(8) 危象缓解后,糖皮质激素及甲状腺素应长期替代治疗。肿瘤者行手术治疗。

【预防】

(1) 加强产前检查,减少分娩合并症,严防产时产后大出血。如有大出血者,产后要定期健康检查,以早期发现垂体功能不足,及时进行替代治疗。

(2) 已有垂体功能不足者,应早期使用替代治疗,避免各种发生危象的诱因。

(3) 需手术治疗的患者,术前应适当增加肾皮质激素及甲状腺素的用量。

(陈　娣)

八、垂体卒中

垂体卒中(piluitary apoplexy)是指垂体瘤内突然大量出血、坏死或出血性梗死,使瘤体突然增大、压迫周围组织而引起的临床综合征。

【病因与发病机制】

1. 垂体腺瘤:血管丰富呈窦状,管壁薄而脆,可有透明变性及纤维化,易于破裂。

2. 垂体瘤过度生长引起血供不足且压迫自身血管,引起梗死时,常致肿瘤坏死、出血。

3. 肿瘤向侧方生长,压迫海绵窦及颈内动脉,引起脑缺氧和静脉回流障碍,在咳嗽、排便用力情况下,加重垂体区血液循环障碍,引起瘤内缺血或静脉破裂。

4. 垂体瘤放疗时,放射线易破坏肿瘤血管内膜导致肿瘤发生缺血和坏死。绒毛膜促性腺激素和溴隐亭等药物可引起肿瘤血管扩张、闭塞而导致瘤出血、坏死。另外,应用肝素等抗凝药物、脑血管造影、腰穿时均有可能诱发垂体卒中。

【诊断】

有垂体瘤病史突然发生颅内受损定位症状。

(一)临床表现

1. 鞍隔受压或蛛网膜下腔出血时,有头痛、呕吐、失明、眼底视乳头水肿,脑膜刺激征阳性。

2. 下丘脑受累时可出现精神症状,意识障碍、高热、多饮、多尿、糖尿等。

3. 压迫视神经通路可致视力急剧下降,甚至黑矇。

4. 海绵窦和颈内动脉受压可造成偏瘫、失语、眼肌麻痹。

5. 三叉神经麻痹是垂体卒中最常见的症状。

(二)实验室检查

脑脊液检查:脑脊液压力增高,可呈血性。

(三)特殊检查

头部 CT 扫描可见鞍区低密度灶,其周边呈环状强化灶,是垂体卒中的典型表现。

【鉴别诊断】

(1)向鞍区发展的动脉瘤破裂:其症状更为严重,发展更迅速且大多伴有昏迷。个别情况垂体瘤与动脉瘤并存,或手术切除垂体瘤时发生动脉瘤破裂而诊断有困难时，应做脑血管造影检查，可明确是否为动脉瘤破裂。

(2) 鞍区脊索瘤：可突然出血，但因常有骨质破坏及多组脑神经损害，可与垂体卒中鉴别。

(3) 鞍区脑膜瘤：也有视物障碍和蛛网膜下腔出血，但病程长和颅内高压症状明显。

【治疗】

1. 一般治疗

(1) 头痛剧烈时应用脱水剂降低颅内压，用20%甘露醇，首次250ml静脉注射，以后每4～6小时一次，每次125ml。

(2) 使用止血剂。

(3) 抗生素预防继发感染。

(4) 记录出入水量，监测电解质及血气分析，防止脑水肿加重及发生心力衰竭和急性肾功能不全。

2. 肾上腺皮质激素的应用：应尽早应用，以补充因垂体受压、ACTH突然下降发生的急性肾上腺皮质功能不足，以预防及治疗低血糖昏迷、休克等。还可减轻脑水肿，改善视力。糖皮质激素还可在垂体卒中手术前、术中及术后使用。

用法：氢化可的松200～300mg/d，静脉滴注。

3. 手术治疗：危重垂体卒中经肾上腺皮质激素治疗血压平稳后可考虑手术治疗。严重神志障碍及视力受损较重者应尽早手术，以清除出血及坏死组织、切除肿瘤，视力可得以改善或恢复。视力可否恢复不在于视神经的受压程度，而决定于受压的时间，故应尽早手术。不能手术者，可在X线定位下，行蝶窦穿刺术，抽吸血液以减压。

4. 对老年及轻症患者，应先采用药物保守治疗。虽然持续时间较长，也有可能恢复。自发缓解病例，有可能再发。

5. 对垂体功能减退者，应使用靶腺激素长期替代治疗。

6. 禁止对垂体部位行放射治疗，不但疗效不好，且可诱发再次卒中，加重视力损害。

（陈　娣）

九、嗜铬细胞瘤

嗜铬细胞瘤(pheochromocytoma)起源于肾上腺髓质、交感神经节或其他部位的嗜铬组织。这种瘤体持续地或间断地释放大量儿茶酚胺,引起持续性或阵发性高血压和多个器官功能及代谢紊乱。如能及早治疗,大多可以治愈,但严重者病情凶险、变化多端,当突然血压急剧升高时,发生高血压危象(也称嗜铬细胞瘤危象);也可突然发生心搏骤停,导致猝死。本病男性居多,以20~50岁最为多见。

【病理】

1. 瘤体的分布:约80%~90%位于肾上腺髓质内,多为一侧,少数为双侧。位于肾上腺外者,多位于腹腔内,多见于腹膜后、腹主动脉旁,其他位于肾门处、肾上腺上极或下极、肝门处、肝及下腔静脉之间、近胰头处、髂窝或近髂血管处、卵巢内、膀胱内、肛门后;亦可见于胸腔内(后纵隔、脊柱旁、心脏内)、颈部及颅内。少数嗜铬细胞瘤为多发性,多见于儿童及家族性患者。

2. 肉眼及显微镜下所见:瘤体多为圆形。最大数千克,最小仅1g多,多在100g以下。瘤体切面呈粉红、淡黄、棕黄或杂色,常有散在性斑点或出血、坏死及部分囊性变。显微镜下瘤细胞常排列成扭曲的条索状或细胞巢,偶呈腺泡样。瘤细胞与微血管紧密相接,故分泌物易进入血液。

3. 约10%的嗜铬细胞瘤为恶性,难用形态学特点鉴别,一般认为胞膜有浸润,肌层血管内瘤栓形成。正常无嗜铬组织处,如淋巴结,肝、骨、肌、肺等处出现此类瘤细胞多为恶性。

【诊断】

(一)临床表现

主要是由于瘤细胞释放大量儿茶酚胺作用于肾上腺素受体所致,以心血管系统症状为主要表现,高血压为最主要症状,有阵发性与持续性两型,后者亦可有阵发性加剧,故在高血压急症中常需鉴别。

1. 阵发性高血压型

(1) 高血压的阵发性为本型的特征性表现。平时血压可正常,发作时,血压骤然升至 26.6～34/17～24kPa(200～300/130～180mmHg)。

(2) 发作重时呈高血压危象表现,如剧烈头痛、面色苍白、大汗淋漓、心前区或上腹部紧缩感、心前区疼痛、心动过速、心律失常、焦虑、恐惧、恶心、呕吐、视力模糊、复视。亦可发生急性左心衰或脑血管意外,但当释放儿茶酚胺类物质终止后,血压可自行恢复,上述症状亦随之缓解。

(3) 发作原因:主要因瘤体细胞间断地释放较多的儿茶酚胺类物质如去甲肾上腺素等,并同时进入血循环所致。发作时间最短数秒,一般数分钟,长者可 1～2 小时,偶可持续 24 小时以上,发作频率不一,可一日数次,或可数月一次。随病情进展,发作渐频,时间渐长,一部分为持续性,阵发性加剧。

(4) 发作诱因,如情绪激动、体位改变、吸烟、创伤、排尿或排便、灌肠、按压瘤体部位、腹膜后充气造影、麻醉诱导期、外科手术时对瘤体牵拉、移位等均可诱发发作,甚至在术中发生反射性心脏骤停。

2. 持续性高血压型:持续性高血压可由阵发性高血压型演变而成,亦可一开始即为持续型,此型易被误诊为原发性高血压。但对持续性高血压患者常伴畏冷、低热、心悸、心动过速、心律失常、头痛、烦躁、焦虑、逐渐消瘦,站立时易发生低血压,或血压波动大,应考虑本病此型的可能,尤其儿童和青年在排除甲亢后更应考虑本病。

有些青少年病情呈恶性高血压表现,舒张压高于 17kPa(130mmHg),眼底损害、视神经萎缩可致失明,亦可发生氮质血症、心力衰竭或高血压脑病。这时应在作相应辅助检查排除了嗜铬细胞瘤后才可考虑恶性高血压的诊断。

3. 高血压与低血压交替出现型:嗜铬细胞瘤的另一型特征为高血压与低血压交替出现,有的患者在 1 分钟至数分钟内间隔交替出现血压迅速上升和降低;或发生低血压和晕厥,其原因可能是末梢血管在过量儿茶酚胺的作用下强烈收缩,这一方面使血压升高，另一方面毛细血管通透性增加，血浆蛋白渗漏，血容量减少，结果血压下降；然后又反射性地引起儿茶酚胺分泌增多，血压又迅速上升，随后血容量又减少，血压再次下降，如此反复发生，则血压上升及下降交替出现，此型少见。

（二）实验室检查

1. 尿儿茶酚胺测定：24小时尿儿茶酚胺总排出量明显增高达100～200mg或以上，有诊断意义。

2. 尿儿茶酚胺代谢产物（VMA）定量测定高于正常2倍有诊断意义，特别是发作时升高明显，不发作时近正常，更具诊断意义。

3. 酚妥拉明（phentolamine，regitin）试验：血压升高时静脉注射酚妥拉明5mg，每30秒测量血压一次，如2～4分钟内血压下降>30mmHg时为阳性。

4. ECT检查（放射性核素扫描）：肿瘤部位对放射性核素吸收最多，故显影最强，不但肾上腺病灶部位可以显出，肾上腺外病灶部位亦可显出，理论上是诊断本病较好的方法。

5. ^{131}I间位碘苄胍（MIBG）显像诊断小肿瘤和肾上腺外肿瘤、多发性嗜酪细胞瘤及嗜铬细胞癌转移癌，其准确性更好，定位明确定，可说是肾上腺外嗜铬细胞瘤的最好诊断方法。

6. CT与MRI检查：有较大意义，阳性率高，但小肿瘤及肾上腺外肿瘤可靠性较差。

【鉴别诊断】

根据以上的临床表现及辅助检查特点，诊断本病还是比较容易的，因其他高血压没有上述检查这些特征。但有一个称为肾上腺髓质增生的疾病，从临床表现及辅助检查特点看均很相似，血压也有持续性增高发作性加剧的特点，B超、CT、MRI可见的是肾上腺增生，而不是肿瘤，多为双侧，发作性高血压没有嗜铬细胞瘤那么凶险。手术作肾上腺髓质大部切除可以缓解，降压药物治疗较有效，故也有人认为它是嗜铬细胞瘤的前期表现。两者治疗相似。

【治疗】

大多数嗜铬细胞瘤为良性，手术切除可根治。未进行手术前需用药物治疗控制血压。

（一）药物治疗

1. 紧急治疗：适用于血压很高，患者出现心慌、心悸、大汗、头痛、眩晕、恶心、呕吐等症状时。选用酚妥拉明，系 α_1、α_2 受体阻滞剂，有血管舒张作用，静脉给药作用快，适合本病急用。

2. 用量与用法：应急时可静脉注射 5mg，如无效于 15 分钟后重复用 5mg。血压下降后可在 5% 葡萄糖溶液 250ml 中加入 10～20mg 缓慢滴注以维持血压在理想水平，待血压稳定后逐缓慢减量，改口服药维持血压。

3. 副作用：可有直立性低血压、鼻塞、瘙痒、恶心、呕吐等。

（二）维持治疗

1. 哌唑嗪（prazosin）为选择性突触后 α_1 受体阻滞剂，能松弛血管平滑肌产生降压效用。它不能影响 α_2 受体，不引起反射性心动过速，也不增加肾素分泌，口服半小时起效，1～2 小时血浓达高峰，作用维持 6～10 小时，即能扩张小动脉和小静脉，更适用于嗜铬细胞瘤患者。

1. 用量与用法：开始口服 0.5～1mg，如无不适，第二天可 1～2mg，2～3 次/天，以后可逐渐增量至 2～10mg，2 次/天维持使用。

2. 副作用：初次服用后，可有恶心、眩晕、头痛、嗜睡、体位性低血压，称首剂现象，如初次只服 0.5mg，睡前服用可避免。

2. 美托洛尔（metoprolol，betaloc）：为选择性 β_1 受体阻滞剂，无内在拟交感活性，可减慢心率，减弱心肌收缩力，减少心排血量，立位及卧位均可降低血压，与哌唑嗪联合使用更适于嗜铬细胞瘤降压。

1. 用量与用法：口服个体差异大，故剂量需个体化。一般与哌唑嗪合用时，开始用量 50mg，2 次/天，或 100mg，1 次/天。必需时增至 100mg，每日两次，口服一小时后起效，作用持续 3～6 小时以上。

2. 注意：①常有胃部不适、眩晕、头痛、倦怠、失眠；②伴哮喘患者不宜使用大剂量，最好上述剂量的 1/4～1/3 量；③伴糖尿病者慎用；④二、三度房室传导阻滞、严重窦性心动过缓及心力衰竭患者禁用。

如发生嗜铬细胞瘤危象，按高血压危象处理（见高血压急诊章）。

（三）手术治疗

摘除瘤体，注意防止术中可能发生的意外。

（陈　娣）

第七章 神经系统急诊

一、短暂性脑缺血发作

短暂性脑缺血发作（transient ischemic attack，TIA）是指颈动脉或椎基底动脉系统一过性供血不足，引起供血区局灶性神经功能障碍，出现相应的症状和体征。一般症状在5分钟内即达高峰，持续5～20分钟，最长不超过24小时，可反复发作。

【病因】

关于TIA发生有多种假说：①微栓塞，来自颈外动脉的这些易碎的微血栓，随血液进入脑中形成微血栓，出现局部缺血症状，但因栓子很小，又易破裂，或因栓塞远端血管缺血扩张使栓子向更远端移动，以致血供恢复，症状消失。②血流动力学改变，如动脉因粥样硬化病变、狭窄或闭塞，靠侧支循环供血，血压低时，出现一过性缺血发作。③颈部动脉受压等。

【诊断】

TIA发作的临床特点：①50～70岁多见，多发于男性；②发作持续时间短，一般5～20分钟；③可反复发作；④发作后症状完全消失，一般不遗留神经功能缺损。其临床表现根据受累部位各不相同。

1. 颈动脉系统TIA：发作性一侧肢体或单肢体轻瘫、失语则为主侧半球病变所致，颈内动脉系统TIA还可出现偏身感觉障碍或偏盲。

2. 椎基底动脉系统TIA：常出现阵发性眩晕，伴恶心、呕吐、视力障碍、复视、共济失调、眼震、平衡失调、吞咽困难及交叉瘫等多种症状。少数患者可有猝倒发作，多在突然转动头部时出现双下肢无力倒地，意识清楚，可立即站起来。还有一种较少见的TIA发作，即短暂性全面遗忘症，患者突然出现短暂性记忆障碍,其他如语言、书写等能力良好。

TIA 诊断主要根据病史,为预防发作应检查病因,如是否有高血压、高血脂症、心脏病,可行经颅多普勒脑血流及颈椎片等检查,必要时可做头部 CT、磁共振成像(MRI)或血管造影检查。

【鉴别诊断】

应注意与以下疾病进行鉴别:

1. 局限性癫痫:一般表现为肢体抽搐或发麻,持续时间仅几秒钟至数分钟,多自一处开始,再向周围扩展,脑电图多有异常。

2. 梅尼埃病:与 TIA 相似,表现为发作性眩晕、恶心、呕吐,但发作时间多超过 24 小时,伴耳鸣和听力减退。体检除眼震外无其他体征。

【治疗】

TIA 应被视为发生卒中的危险因素,频繁发作者应积极治疗。

(一) 针对病因治疗

积极寻找 TIA 病因,针对病因进行治疗。

(二) 药物治疗

1. 脑血管扩张剂及扩容剂:倍定司汀 20mg 加 5% 葡萄糖溶液 500ml 或低分子右旋糖酐 500ml 静脉滴注,其他可用维脑路通、血栓通等。

2. 抗血小板聚集剂:可减少微血栓形成,可选用阿司匹林(aspirine)80mg,1 次/天;天宝宁 3 片,3 次/天;噻氯匹啶(ticlopidine,抵克力得)250mg,1 ~ 2 次/天,应注意出血并发症及复查血象。

3. 抗凝治疗:对发作频繁、程度重者,如无抗凝治疗禁忌,应进行抗凝治疗。可用肝素(heparin)50mg 静脉推注后,用肝素 50mg 加 5% 葡萄糖溶液或生理盐水 500ml 静脉滴注维持 24 ~ 48 小时,48 小时后改为口服双香豆素等。应注意出血症状。国内较少用。

4. 钙拮抗剂：有扩张血管、防止脑动脉痉挛作用。可用尼莫地平（nimodipine）20～40mg，3 次/天；尼卡地平（nicardipine）20～40mg，3 次/天；盐酸氟桂利嗪（flunarizine，sibelium，西比灵）5mg，每晚一次。

（李树生）

二、脑血栓形成

脑血栓形成（cerebral thrombosis）是常见的缺血性脑血管病，其发生是由于脑动脉在动脉粥样硬化、管腔狭窄的基础上形成血栓，造成局部脑血流中断，脑组织缺血、坏死。常见的症状有偏瘫、失语、感觉障碍等。

【病因】

本病最常见病因是动脉粥样硬化，在粥样斑块破裂的基础上，血小板及纤维素等在局部黏附、聚集形成血栓。其他少见病因还有各种动脉炎，如结核性、化脓性、梅毒性、钩端螺旋体感染、结缔组织病以及真性红细胞增多症、先天性血管畸形等。

【病理】

脑组织缺血 6 小时内改变不明显，继续缺血则中心部分发生软化、脑组织肿胀、灰白质界线不清，如缺血范围大、肿胀明显时，可引起脑组织移位，形成脑疝。显微镜下见脑组织结构破坏，神经及胶质细胞坏死，2～3 天后脑组织液化，神经细胞消失，星形细胞增生，这一期称为软化期，3～4 周后局部胶质细胞、胶质纤维及毛细血管增生，形成瘢痕，称为恢复期。少数梗死区由于血流丰富，在再灌流时可出血，称为出血性梗死。

【诊断】

（一）临床表现

1. 症状：起病前多有前驱症状，表现为头痛、眩晕、短暂性肢体麻木、无力、语言障碍，部分患者有短暂性脑缺血发作病史；起病缓慢，多于清晨或夜间醒来发现偏瘫、失语等。

2. 体征：依受累血管不同出现相应的临床表现。

(1) 大脑中动脉:占 43%,大脑中动脉主干闭塞表现为对侧偏瘫、偏身感觉障碍和同向偏盲。优势半球受累则有失语、失写等,严重者有昏迷。皮质支分支闭塞所致之偏瘫、偏身感觉障碍以上肢及面部为主,也可有失语。深穿支闭塞表现为对侧偏瘫,可有失语,大部分无感觉障碍和偏盲。

(2) 颈内动脉:占 29%,若闭塞发生在眼动脉分支之前,颅底动脉环血流正常,可不出现任何症状,否则可出现对侧偏瘫、偏身感觉障碍及对侧同向偏盲,部分还可出现 Horner 征。

(3) 椎基底动脉:占 14%,表现为交叉瘫、共济失调、眩晕、复视、构音障碍等。基底动脉主干闭塞引起四肢瘫痪、延髓麻痹,常死亡。脑桥基底部受累则表现为闭锁综合征:意识清楚,呈四肢瘫、双侧面瘫、不能言语,能以眼球上下活动表达意思。内听动脉闭塞引起同侧听力减退、耳鸣、眩晕。

(4) 大脑后动脉:占 9%,表现为对侧同向性偏盲及一过性视力障碍,优势半球受累时有失语、失读、失写等。深穿支闭塞则表现为对侧偏身感觉障碍,伴对侧自发性疼痛,一过性偏瘫或轻偏瘫;还有锥体外系症状如舞蹈、手足徐动等称为丘脑综合征。

(5) 大脑前动脉:闭塞在前交通支后引起额叶受累,表现为对侧下肢运动及感觉障碍,部分有尿失禁。深穿支闭塞表现为对侧中枢性面、舌瘫及上肢轻瘫。双侧大脑前动脉受累则可出现淡漠、欣快等精神症状及双侧脑性瘫痪。

(6) 小脑下后动脉:表现为发音障碍、吞咽困难,病变侧面部感觉减退,对侧半身痛、温觉减退,同侧 Horner 征,共济失调,咽反射减弱或消失,还可有眩晕、逆向眼球震颤。

(二) 临床类型

1. 完全型:起病 6 小时内病情达高峰,表现为完全性偏瘫,甚至昏迷。

2. 进展型:症状逐渐发展,呈阶梯式加重,持续 6 小时至数天。

3. 缓慢进展型:起病 2 周后症状仍进展,与脑灌注不足有关。

4. 可逆性脑缺血发作(可逆性缺血性,神经功能损害):缺血症状在24～72小时恢复,最长可持续3周,无后遗症。

（三）实验室及其他检查

1. 脑脊液:多数正常,脑水肿明显时其压力增加,出血性梗死时可呈血性。

2. 脑电图:双侧不对称,病灶侧出现慢波。

3. CT扫描:6小时内多无改变,24小时后可发现低密度梗死灶。

4. MRI检查:意义同CT扫描,可发现CT显示不佳的脑干病灶。

5. 脑血管造影:可显示血栓形成的部位。

6. 经颅多普勒超声(TCD):可发现局部血流异常。

根据中年以后发病,有高血压及动脉硬化病史,多在睡眠中或安静休息时发病,症状在数小时或更长时间内逐渐加重,患者意识清楚,而偏瘫、失语等局灶神经系统体征明显,结合CT检查等多可确立诊断。

【鉴别诊断】

应与以下疾病鉴别:

1. 脑出血:起病危急,伴头痛、恶心、呕吐和不同程度意识障碍,多数血压高,结合CT检查一般不难鉴别。

2. 脑栓塞:起病急骤,症状重,有栓子来源,如有心房纤颤、感染性心内膜炎、心肌梗死、外伤史等时,应考虑脑栓塞。

3. 颅内占位性病变:如颅内肿瘤、脑脓肿,也可有偏瘫、失语等,但多有颅内高压症状,脑脊液及CT检查可以确定诊断。

【治疗】

（一）治疗目的

挽救和保护患者的脑功能,尽量恢复和提高患者的生活质量。

（二）治疗原则

调整血压,防治并发症,防止血栓进展,减少梗死范围,减轻脑水肿,防治脑疝。

（三）具体治疗措施

1. 急性期

（1）一般处理：卧床休息，防治压疮、肺部感染，保持水，电解质平衡，必要时鼻饲补充高热量、丰富维生素饮食。

（2）调整血压：血压应维持在发病前水平或稍高，一般不用降压药，血压低时可适当补液和用多巴胺等药物。

（3）溶栓治疗：适用于发病6小时以内和进展型患者。经CT证实无出血灶，患者无近期手术或出血素质。我国常用药物为尿激酶（urokinase），2万~3万单位加生理盐水20ml，静脉注射，1次/天，用5~10天。或用2万~10万单位，用生理盐水溶解后加入5%葡萄糖溶液200ml中静脉滴注，1次/天，用5~10天。近年有的医院用50万~150万单位冲击疗法，取得了较好疗效。治疗过程中应监测出、凝血时间及凝血酶原时间，其他溶栓药还有链激酶（streptokinase）、组织型纤溶酶原激活物（t-PA）和重组组织型纤溶酶激活物（rt-pA）。

（4）抗凝疗法：因并发症多、疗效不肯定，已不常用。

（5）防治脑水肿：常用20%甘露醇（mannital）125~250ml静脉滴注，1~2次/天，用7~10天，肾功能不良者慎用。复方甘油维持时间较长，用500ml静脉滴注，1~2次/天。病情严重者可加用地塞米松以稳定细胞膜、清除自由基，用量为10~20mg静脉推注，用3~5天，注意诱发感染和消化道出血。

（6）血管扩张剂：一般认为只可用于小面积梗死患者，或发病3周以上病情已稳定者，不宜用于出血性梗死、脑水肿和颅内高压明显者及血压下降者。常用的有：①维脑路通400~800mg加5%葡萄糖溶液500ml静脉滴注，1次/天，用20~30天。②盐酸罂粟碱60~60mg加5%葡萄糖溶液500ml静脉滴注，1次/天，用2~3周。③口服制剂有：倍他司汀（betahistine，培他定）8mg/次，3次/天；舒血宁1~2片/天，3次/天。

（7）抗血小板聚集药：阿司匹林（aspirine）肠溶片80~100mg，1次/天；双嘧达莫（dipydridamole，潘生丁）50mg/次，3次/天，可与阿司匹林合用。噻氯匹啶（ticlopidine）是目前国外常见的作用优于阿司匹林的抗血小板药物，250mg/次，1~2

次/天，出血并发症较多。

(8) 钙拮抗剂。

(9) 高压氧治疗：可以促进神经细胞恢复。

(10) 急诊手术骨瓣减压和坏死脑组织吸出术，对脑积水者可行脑室引流术。

2. 恢复期：渡过急性期之后，患者应积极进行康复治疗，对瘫痪肢体进行被动运动、按摩等，恢复肢体运动功能。失语者应加强语言训练。总之应尽量提高生存者的生活质量和生活自理能力。

【预后】

急性期约 5%～14% 死亡，存活者残废率提高，完全恢复者较少。对生存者，如有高血压、糖尿病等应积极进行针对治疗，并定期随诊，预防复发。

（李树生）

三、脑　栓　塞

各种栓子（血液中异常的固体、液体、气体）随血流进入脑动脉，造成局部血流中断，供血区脑组织缺血、坏死和功能障碍，称为脑栓塞。

【病因】

栓子来源于以下几种原因：①心源性栓子是最常见的原因，如各种心脏病合并心房颤动之左房附壁血栓脱落、细菌感染性心内膜炎的赘生物脱落、心肌梗死时附壁栓子脱落均可发生脑栓塞。②非心源性：包括大血管动脉粥样斑块和附着血栓脱落、长骨骨折脂肪栓塞、癌细胞栓塞、空气栓塞和各种感染性脓栓等。③来源不明者。

【病理】

栓塞多位于颈内动脉系统，如大脑中动脉，其他少见，其病理改变基本与脑血栓形成相似。但栓塞可引起广泛脑血管痉挛，因此小栓塞可引起大面积脑组织坏死。出血性梗死较多见。栓塞可呈多发性，并可在一段时间内反复发作，形成不同时期的梗死灶。炎性栓子可形成脑炎、脑脓肿等改变。脂肪栓塞者毛细血管内可见脂肪球,周围呈环状出血。

【诊断】

（一）临床表现

1. 症状

（1）主要是原发病如心脏病、感染性疾病、外伤等的症状。

（2）脑栓塞症状:发病急,症状以秒计出现,大血管栓塞者多迅速昏迷。气体栓塞开始可出现头痛、眩晕、恶心、定向障碍等,继之可出现双目失明、呼吸困难等症状。脂肪栓塞一般先引起肺栓塞,可先出现呼吸困难、咳嗽、咯血等症状,栓子进入脑部后,则出现谵妄、定向障碍、头痛等。部分患者可出现癫痫发作。

2. 体征:局限性神经功能障碍在数秒或数分钟内达高峰,常见的有偏瘫、失语、偏身感觉障碍及偏盲。各区域栓塞体征可见上节脑血栓形成。除神经系统体征外,还有各种原发病体征,如心脏杂音、骨折、感染灶等。

（二）实验室检查

1. 脑脊液:一般正常,有出血性梗死或有继发脑炎等改变时,可呈相应改变。脂肪栓塞时还可有脂肪球。

2. 尿液检查:脂肪栓塞时可见脂肪球,感染性心内膜炎时可有血尿。

（三）特殊检查

1. CT 检查:可发现局部低密度梗死灶,可明确是多发还是单发,低密度灶中出现高密度灶时提示有出血。

2. 胸部 X 线检查:了解心脏情况及有无肺部感染、癌肿等。

3. 心电图:可发现心肌梗死等。

4. 超声心动图:可明确是否有附壁血栓及瓣膜有无赘生物等。

对急骤发病的偏瘫、偏身感觉障碍、偏盲、一过性意识障碍、抽搐等,或其他神经系统局灶症状,有心脏异常的体征和症状或长骨骨折等栓子来源,CT 扫描发现低密度灶,一般不难确立诊断。对栓子来源不明确者,应注意查找。

【鉴别诊断】

对中老年患者应注意与脑血栓形成和脑出血鉴别,伴有抽搐者应与癫痫发作鉴别,查找栓子来源是鉴别的关键。

【治疗】

1. 治疗目的与脑血栓形相同。

2. 治疗原则:改善脑循环,减轻脑水肿,减少梗死范围。

3. 具体治疗措施

(1) 脑栓塞治疗基本与脑血栓形成相同,应注意以下几点:

1) 心源性脑栓塞者补液时应考虑到心脏负荷能力。为了防止产生新的栓塞,应加强抗凝及抗血小板疗法。在出血性梗死和由感染性心内膜炎所致者禁用溶栓治疗。

2) 感染性栓塞应积极抗感染治疗:如感染性心内膜炎者可用青霉素 G(peniciline G)1200 万 ~ 2000 万 U/d,分 2 ~ 3 次,静脉滴注,用 4 ~ 6 周。

3) 脂肪栓塞者除按脑梗死治疗外,可选用肝素 10 ~ 50mg,6 ~ 8 小时一次,或用氢化可的松或 5% 碳酸氢钠(sodium bicarbonate)溶液 250ml 静脉滴注,有助于脂滴溶解。

(2) 积极治疗原发病。

【预后】

急性期死亡率为 5% ~ 15% ,半数以上可复发,后遗症多。存活者应定期随诊,积极治疗原发病,并对可疑栓子来源进行监测和治疗,以免复发。

(李树生)

四、脑　出　血

脑出血(cerebral hemorrhage)是指非外伤性脑实质内出血,占脑卒中的 20% ~ 30% ,是我国常见的脑血管病,起病急,病残、病死率高。

【病因】

常见的病因为高血压合并动脉硬化或粥样硬化，其他有先天性脑血管畸形、动脉瘤、血液病、抗凝或溶栓治疗、脑动脉炎、脑底异常血管网、类淀粉样血管病、恶性肿瘤侵害脑血管等。

【病理】

80%脑出血位于大脑半球，其次为脑干、小脑、脑室等。动脉多可见明显粥样硬化改变，出血灶及周围脑组织水肿，颅内压增高明显时，脑组织发生移位形成脑疝，常是患者死亡的主要原因。

【诊断】

（一）临床表现

本病多见于50岁以上高血压患者，多有情绪激动、用力等诱因。症状进展快，在数分钟至数小时达高峰，根据出血部位的不同表现各异。

1. 一般表现

（1）头痛、恶心、呕吐：起病多为突发头痛，多位于患侧，伴有恶心、呕吐，出血量大时，可呈喷射状呕吐，有时会并发消化道出血，呕吐物呈咖啡渣样。

（2）不同程度意识障碍：轻者仅表现为躁动不安、嗜睡或意识模糊，重者常迅速呈昏迷状态。

2. 不同部位出血的症状和体征

（1）基底节区出血：①起病急，常有诱因；②有头痛、呕吐，出血灶对侧不同程度偏瘫；③意识障碍，甚至昏迷；④双侧眼球向病灶侧凝视、病灶侧瞳孔散大则指示有小脑幕疝形成；⑤脑膜刺激征阳性；⑥出血量大、破入脑室或损伤丘脑下部及脑干者，可出现去大脑强直或四肢弛缓性瘫痪以及中枢性高热等。

（2）脑叶出血，或称为皮质下白质出血：①急起头痛、恶心、呕吐；②脑膜刺激征阳性；③与各脑叶相应的局灶症状和体征，如偏盲或象限盲，局限型癫痫及单瘫等；④重者可出现昏迷。

（3）脑干出血，主要见于脑桥：①急起深度昏迷，出血量少时可意识清楚;② 出现一侧脑桥受损体征,如面、展神经交叉瘫,双眼向病灶对侧凝视;③重者双侧脑桥受损,呈弛缓性四肢瘫痪,甚至去大脑强直;④高热,双侧瞳孔缩小呈针尖样,呼吸不规则。

(4) 小脑出血:①轻者表现为突发眩晕,呕吐频繁,枕部疼痛,病变侧共济失调,眼球震颤;②重者颅内压增高明显,昏迷,常因枕骨大孔疝死亡。

(5) 脑室出血:①轻者表现为头痛、呕吐、颈项强直,Kernig征阳性,神志清楚或有一过性意识障碍;②重者表现为突发昏迷,瞳孔极度缩小,两眼分离斜视,四肢呈弛缓性瘫痪,可有去大脑强直、呼吸深大、高热,多迅速死亡。

(二) 实验室检查

脑脊液检查:无 CT 而又不能根据临床症状作出诊断者,在无明显颅内高压的情况下可谨慎行腰穿检查,脑出血者脑脊液压力增高,多呈血性。小脑出血和有颅内高压者禁止做腰穿,以免加重病情,甚至引起脑疝。

(三) 特殊检查

1. 头部 CT 扫描:为首选检查,可以发现高密度出血灶及其部位、大小。

2. 磁共振成像(MRI):对于脑干内小血肿或出血灶已和脑组织等密度时,MRI 比 CT 更可靠。

3. 脑血管造影:在怀疑脑血管畸形、脑动脉瘤或脑底异常血管网引起出血者可采用。

50 岁以上高血压患者,突发头痛、恶心、呕吐,有偏瘫、失语等局灶神经系统体征,结合 CT 或 MRI 等检查多可确诊,必要时可做腰穿检查。

【鉴别诊断】

神经系统局灶体征不明显者应与下列疾病相鉴别:

1. 糖尿病:有糖尿病症状,血糖升高,尿糖、尿酮体阳性,四肢腱反射减低。

2. 药物、CO 中毒:有服药史或 CO 接触史,神经系统体征不明显。

3. 尿毒症:有肾功能不全病史,血尿素氮和肌酐显著升高。

4. 外伤性颅内血肿:有外伤史,CT 检查可见颅内或硬膜下血肿。

【治疗】

(一) 治疗目的

挽救患者生命,尽量提高患者生活质量。

(二) 治疗原则

镇静,防止继续出血;抗脑水肿,降低颅内压;调整血压,改善循环;防止并发症。

(三) 具体治疗措施

1. 一般治疗:避免长途搬运,平卧位,昏迷者将头偏向一侧,保持呼吸道通畅,防止呕吐窒息;留置导尿,防止压疮,予高热量、高维生素饮食,必要时进行鼻饲。

2. 药物治疗

(1) 脱水、降低颅内压:用 20% 甘露醇(mannitol)125 ~ 250ml 静脉滴注,3 ~4 次/天,用 3 ~5 天,病情稳定后可用 10% 复方甘油 500ml 静脉滴注,1 ~2 次/天;起病初期可加用地塞米松 10 ~20mg 加入脱水剂中静脉滴注,对有出血及感染者慎用。必要时可加用呋塞米(fursemide,速尿、lasix)20 ~40mg 静脉推注,1 次/天,但应防止引起电解质紊乱。

(2) 降压治疗:脑出血者一般血压都比较高,这在颅内压高时对保证脑组织供血是有益的,一般不应使用降压药物;当收缩压超过 200mmHg 时,可使用温和降压药物如呋塞米 20mg 静脉推注,或 25% 硫酸镁(magnesium sulfate) 20 ~40ml 静脉滴注。血压应控制在稍高于发病前的水平。

(3) 一般不主张使用止血药,在有消化道出血时可用,详见下节蛛网膜下腔出血。

(4) 人工冬眠及头部低温疗法:适应于烦躁不安、高热或抽搐发作者。方法:头部置冰帽中,采用 1 号冬眠合剂:氯丙嗪(chlorpromazime = wintermine = 冬眠灵)50mg+异丙嗪 50mg+哌替啶(杜冷丁,dolantin)100mg,1/3 ~ 1/4 量肌内注射,3 ~4 次/

天,用1~2周,应注意血压和呼吸。

(5)为预防肺炎和尿道感染,可用青霉素800万~1000万单位静脉滴注,每日一次,或根据细菌培养及药物敏感试验选用抗生素治疗。

3. 手术治疗适应证:①小脑血肿>10ml、直径>3cm者;血肿>20ml或有脑干受压征应紧急手术清除血肿,否则随时可因发生脑疝而死亡。②壳核出血血肿>50ml,或颅内高压明显有形成脑疝危险者。③丘脑出血血肿>10ml,病情恶化者。④对重症原发脑室出血或丘脑内侧出血且血液大量破入脑室者可行脑室引流治疗。

【预后】

决定于出血部位、出血量及是否有合并症。轻者经治疗可好转甚至康复,重者常死于脑疝或合并症。有高血压病者应积极控制血压,并定期复查。怀疑脑血管畸形、脑动脉瘤者应进一步明确诊断,争取彻底手术治疗。

(李树生)

五、蛛网膜下腔出血

蛛网膜下腔出血(subarachnoid hemorrhage,SAH)是各种原因出血的血液流入蛛网膜下腔的统称,分自发性和外伤性两类。自发性又分原发性和继发性两种,前者指各种原因引起的软脑膜血管破裂,血液流入蛛网膜下腔者;后者指脑实质内出血,血液穿透脑组织进入蛛网膜下腔者;一般所谓SAH均指原发性SAH。

【病因和病理】

常见病因为原发性先天性动脉瘤、脑血管畸形和高血压脑动脉硬化症,少见的有脑底异常血管网症、各种动脉炎、肿瘤、血液病、抗凝治疗并发症等。进入蛛网膜下腔的血液主要沉积在脑底部各脑池中,脑膜可有轻度炎症反应,可产生粘连。大量积血可致脑脊液循环受阻,约半数患者产生急性梗阻性脑积水，因蛛网膜颗粒发生粘连可产生长期积水。出血还可刺激血管或因白细胞破坏释放多种缩血管物质引起血管痉挛，甚至并发脑梗死。

【诊断】

（一）临床表现

1. 病史特点：突然发病，多有情绪激动、用力屏气、排便等诱因。

2. 症状：首发症状为急性的头痛、呕吐、面色苍白、冷汗，可伴一过性意识障碍、呼吸停止，少数呈昏迷状。部分患者还可出现抽搐、眩晕、精神症状。

3. 体征

（1）脑膜刺激征（+），多于1～2天出现。

（2）部分可见一侧动眼神经麻痹，或一侧肢体轻瘫、感觉障碍、失语等。

（3）眼底检查：25%可见玻璃体膜下片状出血，约10%～20%可见视乳头水肿。

（二）实验室检查

脑脊液检查随着CT的普及也很少采用，表现为压力高，呈均匀一致血性，镜检见大量红细胞。该检查有引起病情加重，甚至脑疝的危险。

（三）特殊检查

1. CT扫描可发现脑沟脑池内高密度灶，有时可明确出血原因，是目前的主要检查确诊手段。

2. 脑血管造影或数字减影主要用于明确病因。

【鉴别诊断】

1. 其他原因脑内出血：如原发性脑室出血、小脑出血等也可有与SAH相似的表现，CT多可以鉴别。

2. 各种脑膜炎：起病缓，开始即有发热，脑脊液检查可以鉴别。

【治疗】

（一）一般治疗

1. 绝对静卧，避免长途转运。

2. 防止紧张、便秘、咳嗽,应常规用镇静、止咳、缓泻剂。

(二) 药物治疗

1. 控制高血压。

2. 镇痛:如布桂嗪(bucinnazine,强痛定)100mg 肌内注射,或哌替啶(pertidine,杜冷丁,dolantin)50 ~ 100mg 肌内注射。

3. 冬眠疗法:可对抗 SAH 全身应激反应,保护脑组织,用法为氯丙嗪(chlorpromazine)50mg 加异丙嗪(promethazine)50mg 加哌替啶 50 ~ 100mg,每次 1/4 量肌内注射,6 ~ 8 小时一次。

4. 抗纤维蛋白溶解剂的应用:①6-氨基己酸(EACA)4 ~ 6g,静脉滴注,15 ~ 30 分钟滴完,继以 0.5 ~ 1.0g/h 静脉滴注,7 ~ 10 天;②止血芳酸(PAMBA) 100 ~ 200mg 静脉滴注,2 ~ 3 次/天;③氨甲环酸(tranexamic acid,止血环酸)250 ~ 500mg 静脉滴注,1 ~ 2 次/天。

5. 对昏迷者应注意水、电解质平衡,防止吸入性肺炎、压疮等。可预防性应用青霉素等抗生素。

6. 解痉:可用尼莫地平(nimodipine)20 ~ 40mg,3 次/天。

7. 脱水:常用 25% 甘露醇 250ml 静脉滴注,3 ~ 4 次/天,用 3 ~ 5 天。

(李树生)

六、急性脊髓炎

急性脊髓炎(acute myelitis)是指一组急性起病、非特异性局限于数个节段的急性横贯性脊髓炎;多数于感染或疫苗接种后发病,表现为病变水平以下肢体瘫痪,各种感觉缺失,膀胱、直肠和自主神经功能障碍。如病变迅速上升波及颈段和延髓,称为上升性脊髓炎;如脊髓内同时有两个以上散在病灶,则称为播散性脊髓炎。

【病因】

多数病因不明,多继发于感染、疫苗接种或中毒等多种因素。

【病理】

一般以胸3～5节段最常受累,肉眼可见受累部位软膜充血、脊髓肿胀甚至软化、灰白质分界不清及点状出血。镜下可见软膜、脊髓血管扩张、充血,血管周围以淋巴和浆细胞浸润为主并水肿,神经细胞肿胀,尼氏小体溶解。白质内髓鞘脱失和轴索变性,大量吞噬细胞和胶质细胞增生。

【诊断】

(一) 临床表现

1. 病史特点

(1) 急性或亚急性起病。

(2) 青壮年多见,病前数天或1～2周有上呼吸道感染或疫苗接种史。常有受凉、过度劳累或外伤等诱因。

2. 症状

(1) 表现为急起的胸段根痛或背痛,数小时或1～2天后即出现病变平面以下横贯性脊髓损伤症状,如肢体瘫痪、感觉缺失和直肠、膀胱括约肌功能障碍。

(2) 上升性脊髓炎起病急骤,表现为感觉障碍平面数小时或1～2天内上升到颈髓水平,瘫痪迅速由下肢扩展到上肢或延髓支配肌群,出现吞咽、构音困难及呼吸肌麻痹。

3. 体征

(1) 病变多发于胸段,急性期表现为双下肢弛缓性瘫痪、腱反射消失,引不出病理反射,尿潴留,称为脊髓休克期,这一期持续2～4周或更长。病变在胸8～11则可检出脐孔(Beever)征:患者仰卧位用力抬头时,检查者稍用力压迫其前额,脐孔因被腹直肌上半部分牵拉而向上移动。

(2) 病变平面以下各种感觉消失,其上缘可出现感觉过敏带。

(3) 损害平面以下还可以出现无汗或少汗、皮肤营养障碍如水肿、干燥脱屑、指甲变脆、足底皲裂等其他自主神经功能损害症状。

(4) 如无合并症,3～4周病情开始恢复,表现为瘫痪肢体张力增加,肌力开始恢复,多从远端开始。腱反射逐渐恢复,并出现病理反射,感觉障碍平面下降。多在3~6个月左右恢复正常。部分患者可有不同程度后遗症。

(二)实验室检查

1. 血常规:急性期外周血白细胞正常或增高。

2. 脑脊液:腰穿脑脊液压力不高,白细胞正常或轻度增高(20×10^6~200×10^6/L),以淋巴细胞为主。脑脊液蛋白含量轻度增高,0.5~1.2g/L,但在有脊髓腔梗阻时可达2g/L以上。糖、氯化物含量多正常。

【鉴别诊断】

急性脊髓炎应与以下疾病鉴别:

1. 急性硬脊膜外脓肿:表现为发病前身体其他部位有化脓性病灶,伴有高热,全身中毒症状明显。其症状为背痛或双下肢疼痛,相应脊髓部位剧烈压痛及叩击痛,局部硬脊膜外穿刺可见脓液。外周血白细胞增加,脑脊液蛋白含量增加明显,脊髓腔因脓肿压迫而梗阻。CT扫描和磁共振成像可帮助诊断。

2. 脊髓结核:表现为有结核中毒症状,如乏力、低热、盗汗、消瘦等。病变局部叩痛明显,脊柱的棘突常明显突起或出现后凸成角畸形。脊柱X线片或CT可发现椎体破坏、椎间隙变窄,侧位片可见椎体呈楔状塌陷、脊柱变形或椎旁寒性脓肿。

3. 脊柱转移性肿瘤:多见于老年人,有原发病灶存在,背痛明显,X线或CT扫描可见椎体遭肿瘤破坏灶。

4. 脊髓出血:这类患者有外伤史,有剧烈的背痛,腰穿脑脊液呈血性,且有椎管梗阻现象,CT扫描可发现局部血肿形成的高密度影像。

【治疗】

1. 一般治疗:给予高热量、高蛋白质、高维生素饮食,加强护理,防止压疮和堕积性肺炎,尽早对肢体进行被动运动和按摩,防止挛缩畸形和足下垂。尿潴留者按无菌操作导尿,定时放尿并行膀胱冲洗,以预防感染。

2. 急性期治疗

(1)糖皮质激素:氢化可的松(hydrocortisone)100~200mg

或地塞米松 10～20mg，静脉滴注，每天一次，用 7～10 天，如病情稳定，可改为泼尼松口服，并逐渐减量至停药。

(2) 为预防肺炎和尿路感染可选用适当的抗生素，一般应根据药物敏感试验结果选用，如青霉素、甲硝唑等。

(3) 神经细胞营养药：可用维生素 B_1 100mg，肌内注射，每日一次，维生素 B_{12} 100～500μg，肌内注射，每日一次，维生素 B_6 100mg，肌内注射，每日一次；或 10mg 口服，3 次/天。此外还可应用三磷酸腺苷、辅酶 A、胞二磷胆碱等。

(4) 有条件者可进行高压氧治疗，以减轻急性期脊髓水肿，挽救部分受可逆性损害的神经细胞。

（李树生）

七、吉兰-巴雷综合征

吉兰-巴雷综合征（即格林-巴利综合征，Guillain-Barre syndrome，GBS）又称为急性炎症性脱髓鞘性多发性神经根神经病，以周围神经系统炎症性广泛脱髓鞘为特征，是一种原因未明、发展迅速、导致全身性瘫痪的疾病。本病可发生于世界各地，以青壮年和儿童多见。

【病因】

GBS 病因不明。多数患者有上呼吸道或胃肠道感染等前驱症状，目前认为 GBS 与空肠弯曲菌性肠炎有关。

【病理】

本病特征性改变为神经内膜小血管炎性细胞浸润，相邻部位的节段性脱髓鞘，2～3 周后出现 Schwann 细胞增生。轴索及中枢神经系统一般不受累。

【诊断】

（一）临床表现

1. 症状

(1) 多数患者起病前 1～4 周有上呼吸道或消化道感染症状，少数有疫苗接种史。

(2) 首发症状为四肢对称性无力，以四肢远端为重，多见于下肢。

(3) 运动障碍多由下肢向上肢、由远端向近端或由近端向远端发展，或远近同时受累。

(4) 多汗、皮肤潮红。

2. 体征

(1) 四肢呈弛缓性瘫痪，腱反射减弱或消失，病理反射阴性。

(2) 脑神经和呼吸肌受累者可出现面瘫、吞咽困难、进食呛咳、呼吸困难等，偶可因延髓呼吸中枢受损而出现中枢性呼吸衰竭。

(3) 感觉异常可见于四肢远端，也可出现手套、袜套形感觉减退。

(4) 手足肿胀及皮肤营养障碍，直立性低血压或血压增高，心动过速或严重节律紊乱可致猝死。

(二) 临床分型

1. 周围神经型：以脊神经损害为主，四肢呈对称性弛缓性瘫，重者可有呼吸肌麻痹。

2. 脑神经型：损害多对脑神经，可有轻微肢体无力。

3. 混合型：脊神经和脑神经均有损害。

4. 脊髓-周围神经型和脑干-周围神经型：除多发脊神经和脑神经损害外，尚有脊髓和脑干受损表现。

(三) 实验室检查

脑脊液检查：呈蛋白-细胞分离现象，脑脊液蛋白含量明显增高，可达5000mg/L，而细胞数正常。

(四) 特殊检查

1. 电生理学检查：早期运动神经传导速度可正常，脱髓鞘发生后，传导速度显著减慢。

2. 心电图：可有窦性心动过缓、ST段下降、T波低平、QT间期延长等改变。

根据病前1～4周有感染病史、急性或亚急性起病、四肢对称弛缓性瘫痪及脑神经损害表现,脑脊液呈蛋白-细胞分离现象,以及运动神经传导速度减慢等,可确立诊断。

【鉴别诊断】

1. 周期性麻痹:①四肢瘫痪为近端重、远端轻,下肢重、上肢轻,无感觉障碍;②血清钾低;③脑脊液正常;④补钾治疗有效。

2. 全身型重症肌无力:①起病慢,晨轻暮重;②疲劳试验和新斯的明试验阳性;③脑脊液正常。

3. 低钾软病:①有食用粗制生棉油史;②有上述周期性麻痹的特点;③有多饮、多尿、口渴、恶心等棉酚中毒症状。

4. 急性脊髓炎:上升性脊髓炎也有四肢瘫痪,但伴有明显传导束性感觉障碍;而 GBS 可无感觉障碍,或仅有四肢末端感觉障碍;急性脊髓炎多有尿潴留。

【治疗】

(一) 一般治疗

加强支持治疗,对不能进食者应经鼻胃管进食高蛋白、高维生素食物。

(二) 药物治疗

1. 肾上腺皮质激素:重症患者选用静脉制剂。①地塞米松每天 10 ~ 30mg,静脉滴注,1 ~ 2 周后改为口服,0.75mg,一日 3 次。②氢化可的松 200 ~ 300mg/d,静脉滴注,1 ~ 2 周后改为泼尼松口服。应逐渐减量,直至停药。轻症患者可用泼尼松 60 ~ 80mg/d,早晨顿服,连续用 7 ~ 10 天后逐渐减量(2.5mg/d),用 4 周。

2. 促肾上腺皮质激素(ACTH):20 ~ 25U/d,静脉滴注,1 ~ 2 周后改口服,连续用 4 周,逐渐减量至停药。

3. 其他免疫抑制剂:①环磷酰胺(cyclophosphamide)200mg +10% 葡萄糖溶液 40ml+维生素 B_6 100mg,静脉推注,每天一次或隔天一次,20 次为一疗程;副作用多,如脱发、肝损害、骨髓抑制、出血性膀胱炎等,严重时应停药。②硫唑嘌呤(azathioprine,imuran,依木兰)100 ~ 150mg/d,分三次口服,疗程视疗效和副作用而定,注意复查外周血象。

4. 免疫球蛋白:0.4g/(kg·d),连续用5天,疗效与血浆交换相当。

5. 抗感染:①青霉素800万~1000万单位/日,或哌拉西林钠(piperacillin sodium)8~12g/d,静脉滴注。②必要时可选用头孢菌素类,如头孢氧哌酮钠(cefoperazonesodium,cefobid,先锋必)2~4g/d,静脉滴注。

6. 神经营养药物:维生素 B_1 100mg,维生素 B_{12} 500μg,肌内注射,每日1~2次,连续用2~3周。

(三)特殊治疗

1. 呼吸肌麻痹的抢救:保持呼吸道通畅,密切观察呼吸困难程度、肺活量及血气分析。有呼吸肌麻痹、呼吸困难影响换气功能或有严重肺部感染者应尽早行气管切开术。目前主张尽早应用呼吸机,适应证为:潮气量<150~200ml,肺活量<20~25ml/kg,血氧饱和度<85%,动脉血氧分压<60mmHg(8.0kPa),二氧化碳分压>50mmHg(6.67kPa)。一般采用正压同步辅助呼吸方式。

2. 血浆交换疗法:成人每次清除1000~1500ml血浆,每周1~2次,一般做3~5次。

【预后】

85%患者可基本恢复,少数遗留后遗症,3%~8%死于肺炎、成人呼吸吸窘迫综合征或心力衰竭等。有后遗症者应积极进行康复治疗。

(李树生)

八、重症肌无力

重症肌无力(myasthenia gravis,MG)是以神经-肌肉传递障碍为特征的一种获得性自身免疫性疾病。临床特征为部分或全身骨骼肌易于疲劳。患病率为4.3/10万~6.4/10万,我国南方发病率较高,女性多于男性,有两个发病高峰年龄,其一为

20～40岁，以女性多见，其二为40～60岁，以男性多见，多合并胸腺瘤。

【病因】

目前认为MG是由于在某种病因下机体内产生了乙酰胆碱受体(AChR)抗体，在补体参与下和AChR发生免疫应答，破坏了大量的AChR，导致突触后膜传递障碍而产生肌无力。MG的发病还可能与遗传因素有关。

【病理】

肌细胞变化不明显，有时可见灶性坏死，肌纤维和小血管周围可见淋巴细胞浸润；电镜下可见神经-肌肉接头处突触后膜皱褶减少，突触间隙加宽。胸腺淋巴滤泡增生，生发中心增多，部分合并胸腺瘤。

【诊断】

(一) 临床表现

1. 发病多有感染、精神创伤、疲劳、妊娠和分娩等诱因。

2. 临床特点：某些受累骨骼肌异常地易疲劳，有上午轻、下午重、活动后加重、休息后减轻的特点。

3. 全身肌肉均可受累，常见首发症状为眼外肌无力，上睑下垂，眼球活动受限，两侧可先后或同时患病；其他有咀嚼肌和咽喉肌受累引起的咀嚼、吞咽困难，饮水呛咳，说话无力。面肌受累则表情缺乏、闭目。胸锁乳突肌和斜方肌受累出现转头和耸肩无力。四肢肌肉受累则以近端为重。呼吸肌受累出现呼吸困难，是患者死亡的主要原因。心肌病变可引起突然死亡。

(二) 临床分型

临床常用Osserman分型。

Ⅰ 眼肌型：病变限于眼外肌，出现上睑下垂和复视，可自行缓解，预后良好。

ⅡA. 轻度全身型：四肢肌群轻度受累，常伴眼外肌无力，而咀嚼、吞咽和呼吸多不受累。

ⅡB. 中度全身型：四肢肌群中度受累，复视、上睑下垂，多有咀嚼、吞咽、构音和呼吸困难。

Ⅲ 重症激进型：发病急，进展快，多在6个月达高峰，常出现球部肌肉瘫痪和呼吸肌麻痹，疗效差，死亡率高。

Ⅳ 迟发重症型：起病隐袭，进展缓慢，从ⅡA或ⅡB发展而来，2～3年后转为此型，出现呼吸肌麻痹，常合并胸腺瘤，预后差。

Ⅴ 伴肌萎缩型：起病半年后即出现肌萎缩者。

（三）重症肌无力危象

1. 肌无力危象：患者因胆碱酯酶抑制剂用量不足或突然停药而出现呼吸肌麻痹，腾喜龙试验阳性。

2. 胆碱能危象：由于抗胆碱酯酶药物过量引起，患者肌无力症状加重，出现毒蕈碱样和烟碱样中毒反应，如瞳孔缩小、汗多、唾液和气管分泌物多，以及肌束颤动等。腾喜龙试验使呼吸困难加重。

3. 反拗危象：药物剂量未变，但突然失效，腾喜龙试验无效，用胆碱酯酶抑制剂不能减轻或控制危象。

（四）实验室检查

AChR抗体滴度测定：80% MG病例血中AChR抗体滴度明显增高，对MG的诊断具有特征性意义。

（五）特殊检查

一部分患者合并胸腺肥大或胸腺瘤，可通过X线胸断层摄影、CT扫描或MRI加以诊断。

（六）诊断方法

根据此病主要侵犯骨骼肌、症状呈晨轻暮重及活动后加重的特点，一般不难诊断，并可通过以下检查进一步确诊。

1. 疲劳试验（Jolly试验）：使受累肌肉重复活动后症状加重，如咀嚼肌受累者使其重复咀嚼动作30次以上则无力加重而不能咀嚼则为阳性，可帮助诊断。

2. 腾喜龙（tensilon）试验：腾喜龙10mg用注射用水稀释至10ml，静脉注射2ml时症状无变化则将其余8ml注入，症状迅速缓解则为阳性，持续10分钟左右又恢复原状。

3. 新斯的明(neostigmine)试验:将甲基硫酸新斯的明0.5~1mg肌内注射,20分钟后症状明显减轻则为阳性,可持续2小时左右。为对抗新斯的明的毒蕈碱样反应可同时肌内注射阿托品(atropine)0.5mg。

4. 神经重复频率刺激检查:要在停用新斯的明17小时后进行。典型改变为低频和高频重复刺激尺神经、面神经和腋神经,持续肌动作电位波幅递减,递减10%以上为阳性。

【鉴别诊断】

1. Lambert-Eaton综合征:肌无力以四肢骨骼肌为主,下肢重于上肢;肌无力时短暂用力收缩后肌力反而增强,持续收缩后又出现无力;自主神经失常,表现为唾液、泪液和汗液减少;神经高频重复刺激波幅增高达200%以上为阳性;血清AChR抗体正常。

2. 肉毒杆菌中毒:多有肉毒杆菌中毒的流行病学病史,表现为骨骼肌瘫痪。

【治疗】

(一)一般治疗

对重症肌无力和肌无力危象患者应加强护理,保持呼吸道通畅,预防各种感染,保持高热量、高维生素摄入。

(二)药物治疗

1. 胆碱酯酶抑制剂

(1) 溴化新斯的明(neostigmine bromide):成人15~30mg,3次/天,一天不超过12片;10~20分钟起效,30~60分钟作用达高峰,维持2~4小时。

(2) 溴化吡啶新斯的明(pyridostigmine bromide):对延髓支配的肌肉无力效果较好,每次60~120mg,3~4次/天,20~30分钟起效,维持3~6小时。

(3) 美斯的明(ambenomium chloridum,酶抑宁):可用于对上述两种药物不能耐受者,支气管分泌物较少,5~10mg,3~4次/天;20~30分钟起作用,维持4~6小时。

(4) 甲基硫酸新斯的明(neostigmine = prostigmine = 普鲁斯

的明):用于有吞咽困难及有肌无力危象的患者,1～1.5mg,肌内注射,同时肌内注射阿托品 0.5mg,可维持 30～60 分钟。不可静脉注射。

2. 肾上腺皮质激素

(1) 适应证:①眼肌型肌无力;②延髓肌型和全身型重症肌无力;③胸腺切除术前后;④重症肌无力危象,应从小剂量开始逐渐增加,必要时应行气管切开以保证呼吸。

(2) 用法:用法很多,这里介绍两种。

1) 地塞米松中剂量冲击,泼尼松(prednisone,强的松)小剂量维持疗法:适应于延髓肌型、全身型和肌无力危象患者。给予地塞米松(dexamethasone)10mg 静脉滴注,1 次/天,用 2～3 周后,改为 5mg 静脉滴注,1 次/天,用 1～2 周。停用后口服泼尼松 20mg,早晨顿服,用 1～3 个月后减为 15mg,用半年至一年,逐渐减为 5mg 维持一年停药。开始静脉给药期间应加用足量抗生素,如青霉素 800 万～1000 万单位,静脉滴注,7～10 天,或先锋类静脉滴注;或根据药敏试验选择用药,并同时应用胆碱酯酶抑制剂。

2) 泼尼松中剂量冲击和小剂量维持疗法:一般用于门诊,适用于眼肌型及比较轻的延髓肌型、全身型重症肌无力患者。成人泼尼松 60mg,早晨顿服,用 2～3 周后,减为 40mg,用 2～3 周,继以 30mg 用 4 周,20mg 连服 1～3 个月,15mg 服 6～12 个月,然后逐渐减为 5mg 维持一年后停药。服用泼尼松应同时补充钾,如 10% 氯化钾(potassium chloride)10ml,1～3 次/天。对延髓肌型和全身型患者同时应用胆碱酯酶抑制剂,有感染者也应加用抗生素。

3. 免疫抑制剂:可选用环磷酰胺(cyclophosphamide)100mg 口服,2～3 次/天,连用 20 天,总量 4000mg;或者硫唑嘌呤(azathioprine)50～100mg 口服,2 次/天。应随时复查血象,白细胞 $<3\times10^9/L$ 应停用上述药物,同时对肝、肾功能应进行监测。

(三) 特殊治疗

1. 胸腺摘除:对有胸腺增生的患者疗效好。适用于 30～

40 岁的女性患者，病程在 5 年以内。应在肌无力症状充分缓解 2~3 个月后进行手术。

2. 放射治疗：对不宜行胸腺摘除术的患者可行深部钴-60 放射治疗。

3. 血浆置换疗法：有条件时可采用，可迅速清除血中 AChR 抗体，获得快速显著疗效。成人每次清除 1000~1500ml 血浆，每周 1~2 次，一般做 3~5 次。

【重症肌无力危象的抢救】

1. 分辨危象类型：①胆碱酯酶抑制剂使用的剂量和时间；②有无毒蕈碱样和烟碱样毒副作用；③有困难时应作腾喜龙试验，方法见前述。

2. 药物治疗

(1) 肌无力危象：立即应用足量的胆碱酯酶抑制剂，用新斯的明(neostigmine) 1~1.5mg，肌内注射，同时肌内注射阿托品 0.5mg，或新斯的明 1mg+阿托品 0.5mg+生理盐水 20ml，缓慢静脉注射，也可用新斯的明 2~4mg+阿托品 1~2mg+5% 葡萄糖溶液 500ml 缓慢静脉滴注维持疗效。

(2) 胆碱能危象：立即暂停用新斯的明，肌内注射阿托品 0.5~1mg。

(3) 控制感染：感染，特别是肺部感染是重症肌无力危象的常见诱因，应使用足量抗生素治疗（见前述），忌用多黏菌素、磺胺类、氨基糖苷类、四环素族及林可霉素等。

(4) 肾上腺皮质激素：地塞米松 5mg/d 静脉滴注，以后增至 10mg/d。同时用足量抗生素。

(5) 大剂量丙种球蛋白：每天用丙种球蛋白 6~10g，静脉滴注，用 5 天。

3. 气管切开：注射新斯的明后呼吸功能无好转或仍频发危象者，应尽早做气管切开，进行正压辅助呼吸，是抢救的重要措施。

4. 血浆交换疗法：见上述。

【预后】

重症肌无力一般预后良好，肌无力危象患者预后较差，如治疗不及时,患者多死于感染和呼吸衰竭等。

（李树生）

九、周期性麻痹

周期性麻痹(periodic paralysis)是以反复发作的肢体弛缓性瘫痪为特征的一组疾病。按发作时血清钾浓度可分为低钾性、高钾性和正常血钾性周期性麻痹三种类型,以低钾性最常见。

【病因】

在国内,低钾性周期性麻痹大多为散发病例,部分病例并发于甲状腺功能亢进,极少数有家族史;而在国外,低钾性周期性麻痹多有明显家族史,为常染色体显性遗传性疾病,仅少部分为散发病例。高血钾性和正常血钾性周期性麻痹均为极少见的常染色体显性遗传性疾病。

【发病机制】

本病发病机制尚未完全阐明。一般认为钾离子代谢异常与本病发作有关。

常见的低钾性周期性麻痹多于饱餐、剧烈运动、酗酒后睡眠时发作。此时钾离子随葡萄糖代谢大量转移至横纹肌细胞内,引起膜的去极化和对电刺激无反应,从而使肌肉处于瘫痪状态。

【诊断】

（一）低钾性周期性麻痹

1. 临床表现

(1) 症状:好发于青壮年,男性多于女性,常因饱餐、酗酒、剧烈运动后于夜间睡眠或晨起时发病。主要表现为肌肉无力及肢体对称性弛缓性瘫痪,下肢重、上肢轻,近端重、远端轻。一般从下肢开始,特别是股四头肌,表现为站立不稳、无力,或行走困难。以后随低钾进行性加重,下肢出现瘫痪,躯干、上肢肌力也逐渐减弱,严重时累及呼吸肌,出现呼吸困难,但很少累及脑神经所支配的肌肉。发作前可有肢体疼痛、口渴、多汗、潮红等。每次发作持续数小时至数日，以后逐渐恢复，恢复时往往瘫痪最早的肌肉先恢复。发作间歇期长短因人而异，一般数周或数月一次，也有数年一次乃至终身只发作一次。

（2）体征：主要为神经系统体征，可见肢体弛缓性瘫痪，腱反射减弱或消失，感觉正常。

2. 实验室检查：发作时，血清钾浓度低于3.5mmol/L，严重时低于2mmol/L。

3. 特殊检查

（1）心电图检查：呈典型低钾改变，PR间期、QT间期延长，ST段下移，T波低平或倒置，U波明显而高大或TU融合。

（2）肌电图检查：瘫痪肌肉对电刺激反应低或无反应。

（二）高钾性周期性麻痹

本病较少见，常在童年发病，男性多见，因剧烈运动后休息、寒冷、服用钾盐、螺内酯（安体舒通）而诱发。临床表现与低钾性周期性麻痹相似，但持续时间短，一般不超过1小时，常伴有肌肉痉挛和肌肉强直。发作时血清钾浓度高于5.5mmol/L心电图呈高钾改变，T波高而尖，基底部窄，QT间期缩短，QRS波增宽。

（三）正常血钾性周期性麻痹

本型极罕见，略。

根据反复发作的四肢弛缓性瘫痪，结合发作时血清钾浓度及心电图改变，诊断不难。

【鉴别诊断】

低钾性周期性麻痹应与以下疾病相鉴别。

1. 急性感染性多发性神经根炎：起病急，四肢弛缓性瘫痪持续时间长，伴有末梢型感觉障碍，且常累及脑神经，脑脊液检查呈蛋白细胞分离。无低血钾及低钾性心电图改变。

2. 急性脊髓炎：本病为四肢中枢性瘫痪，尽管瘫痪肢体早期可呈弛缓性，但随病情发展，可出现病理反射、肌张力增高、腱反射亢进、括约肌功能障碍（如大小便失禁）及传导束型感觉障碍。无血清钾降低。

3. 瘫痪型棉酚中毒：瘫痪特点与低钾性周期性麻痹相似。但本病系农村棉产区散发流行，有食用粗制生棉油史，有明显的棉酚中毒症状，如口渴、多饮、恶心、呕吐、腹痛等；因细胞内外钾均减少，故低血钾症状重，可出现间质性心肌炎及呼吸肌麻痹。

4. 原发性醛固酮增多症：虽有反复发作的肢体瘫痪和血钾降低，但伴有高血压、高血钠、碱中毒、多尿、尿钾排出增多及血浆醛固酮增高等特点。

5. 肾小管性酸中毒：虽有肌肉瘫痪和低血钾，但患者常有肌痛、骨痛、尿路结石、血钙和血磷降低、血 pH 降低、尿液呈反常性碱性等特点。

6. Liddle 综合征：虽有严重低钾血症和肢体瘫痪，但伴有家族史、高血压、血浆肾素及醛固酮水平降低。

【治疗】

（一）低钾性周期性麻痹

1. 发作期：立即给予 10% 氯化钾口服，每次 20～30ml，3～4 次/天，直至病情好转后再减量和停药。一般情况下，应避免静脉补钾，尤其不宜用葡萄糖溶液稀释钾剂。病情特别严重者，血清钾在 2.5mmol/L 以下时可静脉补钾，10% 氯化钾 30ml 加入生理盐水 1000ml 中缓慢静脉滴注，症状缓解后改口服维持。补钾时，应密切注意血钾和心电图变化。

2. 间歇期：平时进食低钠、高钾、低糖饮食，避免过饱、酗酒、剧烈运动等诱因。发作频繁者，可服用乙酰唑胺（acetazolamide）0.25g，3 次/天，和（或）螺内酯（spironalactone）20～40mg，3～4 次/天，以预防发作。

（二）高钾性周期性麻痹

1. 发作期：给予 10% 葡萄糖酸钙 10～20ml，缓慢静脉推注；亦可采用胰岛素 10～20U 加入 10% 葡萄糖溶液 500～1000ml 内静脉滴注。

2. 间歇期：平时进食高钠、低钾、高糖饮食。避免过度疲劳、寒冷、饥饿等诱因。发作时口服乙酰唑胺 0.25g，3 次/天，和（或）氢氯噻嗪（hydrochlorothiazide）25mg，2～3 次/天，以预防发作。

（三）正常血钾性周期性麻痹

1. 发作期：可给予大剂量生理盐水或高渗盐水静脉滴注，使每日补充的氯化钠量达 10～15g。

2. 间歇期：平时进食高钠、高糖饮食。发作频繁者，亦可口服乙酰唑胺和（或）氟氢可的松（fludrocortisone），每日 0.1mg，以预防发作。

有甲状腺功能亢进者应同时治疗。

（周代星）

十、化脓性脑膜炎

化脓性脑膜炎（purulent meningitis）简称化脑，是由多种细菌引起的中枢神经系统感染性疾病。临床上以高热、头痛、呕吐、意识障碍为主要表现，发病急，病情凶险。

【病因】

脑膜炎双球菌、流感杆菌、肺炎链球菌是化脓性脑膜炎的常见致病菌，其次为大肠杆菌及其他革兰阴性杆菌（如肺炎杆菌、绿脓杆菌、变形杆菌、不动杆菌等）、葡萄球菌、利斯特菌、厌氧菌等。

【发病机制与病理】

病原菌侵入中枢神经系统的途径有①血源性：发生于菌血症或败血症后；②细菌从邻近部位进入软脑膜，如开放性颅脑损伤、颅底骨折后的脑膜炎等，细菌由创伤处侵入脑膜；经邻近感染灶侵入，如中耳炎、筛窦炎。早期病变为软脑膜充血、少量渗出及灶性小出血点，以后有大量纤维素渗出及中性粒细胞浸润，可迅速造成粘连和包裹性积脓，当脑脊液循环梗阻时，脑室扩张甚至脑室积水或积脓，或并发脑膜下积液、积脓、脑脓肿、脑神经损害，从而继发颅内压增高，亦可侵犯脑实质形成脑膜脑炎。

【诊断】

（一）临床表现

1. 急性感染中毒或败血症表现：突起畏寒、高热、头痛、呕吐、嗜睡、谵妄甚至昏迷。

2. 脑膜刺激表现：弥漫性剧烈头痛、颈项强直和头后仰，Kernig 征、Brudzinski 征阳性。

3. 颅内高压表现：主要有头痛、恶心、呕吐、视物模糊、眼底视乳头水肿，亦可有头晕、缓脉、血压升高、抽搐和意识障碍。

4. 脑神经受累表现：以眼球运动障碍（如斜眼）、耳聋常见，其次为视力减退、面神经麻痹等。

5. 大脑皮质刺激或局灶性脑实质损害表现：如癫痫发作、偏瘫、偏盲、失语和感觉障碍等。

（二）实验室检查

1. 血象：白细胞总数明显增高达 $10\times10^9\sim20\times10^9$/L，其中半数中性粒细胞多在 95% 以上。

2. 脑脊液：外观混浊或呈脓样、有时含块状物，压力增高 > 1.96kPa，白细胞数显著升高，常在 $1\times10^9\sim10\times10^9$/L，以中性粒细胞为主，蛋白含量明显增加，糖及氯化物明显降低。

3. 细菌学检查

（1）涂片：脑脊液离心沉淀涂片染色检查细菌，其阳性率较培养高，可作早期诊断。

（2）培养：治疗前取脑脊液、血液作细菌培养，同时作药敏试验，以指导治疗。

根据以上病史、临床表现及实验室检查即可诊断化脑，涂片、培养阳性是确诊依据。

【鉴别诊断】

1. 病毒性脑炎：见下节病毒性脑膜炎和脑炎。

2. 结核性脑膜炎：二者脑膜刺激征均明显，脑脊液检查蛋白明显增高、糖和氯化物明显降低，但结脑①起病较缓，意识障碍发生较晚；②CSF 细胞数多在 $100\sim500/mm^3$ 以淋巴细胞为主；③脑脊液涂片及培养无化脓性致病菌。

【治疗】

（一）一般治疗

补充液体和电解质，昏迷者应加强护理，吸痰，防止吸入性肺炎。

（二）病原治疗

1. 抗菌药物应用原则：①尽可能选择易于透过血脑屏障的抗生素如第三代头孢菌素：头孢噻肟、头孢三嗪等；②CSF 中的抗菌药物浓度要达到有效杀菌浓度；③宜间歇静脉注射给药，初次给药剂量应较大。

2. 病原菌未明确前可先用大剂量青霉素（1200 万 U～2000 万 U/d）和氯霉素（2g/d）联合，分次静脉滴注，亦可根据原发病和可能入侵的途径估计病原菌，以选择有效抗菌药物。

3. 肺炎链球菌脑膜炎：首选青霉素，耐药菌选用头孢噻肟或头孢三嗪。

4. 流感杆菌脑膜炎：首选氨苄青霉素，耐药菌改用或加用氯霉素，二者均耐药时宜选用头孢三嗪或头孢噻肟。

5. 肠道革兰阴性菌脑膜炎：宜选用头孢噻肟或头孢三嗪，经济条件差者亦可选用氧哌嗪青霉素和氨基糖苷类联合，耐药者可选用喹诺酮类如环丙沙星等。

6. 绿脓杆菌脑膜炎：可用头孢他啶（ceftazidine）或加氨基糖苷类，亦可用哌拉西林钠（piperacillin sodium）加氨基糖苷类或喹诺酮类。

7. 金葡菌脑膜炎：可用苯唑西林钠（oxacillin sodium）或氯唑西林钠（cloxaci-llin sodium），耐药者可选用万古霉素。

8. 链球菌脑膜炎：首选青霉素或氨苄青霉素，或第三代头孢菌素或氯霉素。

9. 利斯特菌脑膜炎：选用青霉素或氨苄青霉素、复方新诺明。

10. 疗程：7～14 天，革兰阴性杆菌脑膜炎 3 周，对某些 CSF 培养细菌转阴延迟者 4～6 周。

（三）对症治疗

参见第七篇第十一章。

（钟　强）

十一、病毒性脑膜炎和脑炎

病毒性脑膜炎和脑炎(viral meningitis and encephalitis)是由多种病毒引起的脑膜和(或)脑实质炎症性疾病的总称。临床常急起发病,以发热、头痛、呕吐、意识障碍、脑膜刺激征或瘫痪为主要表现,可为病毒性疾病的中枢并发症。本病常首诊于急诊,及时准确的诊断和处理与患者预后密切相关。

【病因】

引起脑炎综合征的病毒有流行性乙型脑炎病毒(见传染病章)、森林脑炎病毒、脊髓灰质炎病毒、柯萨奇病毒、埃可病毒,肠道病毒 71 型、单纯疱疹病毒、淋巴细胞脉络丛脑膜炎病毒、狂犬病毒、巨细胞病毒(CMV)、EB(Epstein-Barr)病毒、流行性腮腺炎病毒、流感病毒、腺病毒 7a 等。

引起脑膜炎综合征的病毒有脊髓灰质炎病毒、柯萨奇病毒、埃可病毒和肠道病毒 71 型、单纯疱疹病毒、淋巴细胞脉络丛脑膜炎病毒、流行性腮腺炎病毒等。

【发病机制与病理】

病毒从咽部或肠道等途径侵入,在局部黏膜或淋巴组织中繁殖后入血引起病毒血症,小部分可随血流至中枢神经系统引起病变。不同病毒株组织亲嗜性不同,临床表现各异。病毒可直接损害神经组织,干扰神经细胞代谢,引起脱髓鞘改变,亦可因感染后的变态反应引起神经细胞及血管病变。病理改变以充血、水肿、软化、坏死和胶质增生为主,病变常较广泛。

【诊断】

(一) 临床表现

1. 无菌性脑膜炎综合征的临床表现

(1) 症状:急性起病,发热,多在 38℃ 以上,伴有明显的头痛、呕吐、轻度意识障碍,昏迷少见。

(2) 体征:颈有抵抗,克氏征阳性。

2. 脑炎综合征的临床表现

(1) 症状:除发热、头痛、呕吐外,可有精神异常,出现昏睡、谵妄、昏迷、惊厥。

（2）体征：可有脑膜刺激征、锥体束征、轻偏瘫或脑神经障碍征，眼底视乳头水肿，严重者可发生脑疝，部分患者有局部性或全身性癫痫发作。

（二）实验室检查

1. 血象：白细胞计数多正常或偏低，乙脑和森林脑炎则升高。

2. 脑脊液：外观清亮，压力轻度增高，白细胞数多在 $0.05\times10^9\sim0.5\times10^9$/L，早期以中性粒细胞为主，以后单核细胞增多，蛋白定量正常或稍高，糖定量正常或略高。

3. 血清免疫学检查：恢复期血清中特异性抗体效价较急性期 4 倍升高者有诊断价值。近年多用 ELISA 及免疫荧光法检测各种病毒性特异性 IgM 抗体或特异性抗原，有助于早期诊断。

4. 病原学检查：从脑脊液中分离出病毒可确诊，如检测到病毒 DNA 亦可作为早期诊断的依据。

5. 头部 CT 检查：可发现脑膜炎、脑水肿、脑软化灶等。

根据脑膜炎、脑炎综合征的表现及有关实验室检查，可明确诊断，病因不明者可能是病毒或其他感染后的变态反应或可能为多发性硬化的初次发病，归为非特异性脑炎。

【鉴别诊断】

1. 化脓性脑膜炎早期：CSF 无化脓性改变，糖和氯化物无明显减少。可与病毒性脑膜炎和脑炎相混淆，但化脑者：①外周血白细胞增高；②CSF 涂片和培养可阳性；③定时复查脑脊液可有化脑的典型改变。

2. 结核性脑膜炎早期：CSF 糖和氯化物无明显降低难与病毒性者区别，但结脑患者：①起病较缓，意识障碍发生较晚（多在起病 1 周后）；②脑膜刺激征明显；③CSF 蛋白定量增高明显，几天后复查糖和氯化物明显降低。

3. 急性中毒性脑病：①出现在一些急性严重感染性疾病过程中；②CSF 检查正常；③症状多在 24 小时内消失。

【治疗】

(一) 对症治疗

这是主要治疗方法,主要是对高热、抽搐、脑水肿及呼吸衰竭的治疗,具体措施参阅第七篇第十一章十一。

(二) 抗病毒治疗

目前尚缺乏有效的抗病毒药物。

1. 阿糖腺苷(adenosine arabinoside,Ara-A):用于治疗单纯疱疹病毒脑炎患者,10mg/kg,加到5%葡萄糖液1000ml中静脉滴注,10日为一疗程。注意骨髓抑制及肝功能损害。

2. 无环鸟苷(acyclovir):用于治疗单纯疱疹病毒性脑炎,10mg/(kg·次),加到10%葡萄糖液250~500ml中静脉滴注,8小时一次,连用14~21天。

3. 森林脑炎患者初期可给予恢复期患者血清每日20~40ml肌内注射,直至体温下降至38.5℃以下为止。

4. 其他:干扰素、转移因子、免疫球蛋白等,可提高患者对病毒的抵抗力。

(三) 并发细菌感染的治疗

对昏迷患者进行血、尿、咽拭标本培养及药敏试验,根据药敏试验选用有效抗生素。

(钟 强)

第八章　水电解质失衡

正常情况下,人体内水、电解质处于一种动态平衡状态,这种动态平衡的维持主要通过机体内在的调节功能得以完成,当机体的这种调节功能因疾病或其他因素的影响而遭到破坏时,则可出现水和电解质的平衡失调。

一、高渗性脱水

高渗性脱水(hypertonic dehydration)又称为原发性脱水,以失水多于失钠、血清 Na^+ 浓度>145mmol/L、血浆渗透压>310mmol/L(310mOsm/L)为主要特征。

【病因】

(一) 水摄入不足

主要见于口腔、咽、食管疾患导致饮水困难、昏迷及其他危重患者给水不足者。沙漠干旱地区、海上失事等因淡水供应不足或断绝时亦可发生。

(二) 水分丢失过多

1. 经肾脏丢失:中枢性尿崩症及肾性尿崩症排出大量的低渗尿、应用大量渗透性利尿剂、糖尿病非酮症酸中毒时因高血糖引起渗透性利尿、昏迷患者长期鼻饲高蛋白饮食引起渗透性利尿。

2. 经皮肤丢失:高热或高温伴高湿环境大量出汗,严重烧伤暴露疗法时丢失大量水分。

3. 经气道丢失:高热、代谢性酸中毒、脑外伤、气管切开及慢性呼吸道感染等引起过度通气时,导致水分从呼吸道大量丢失。

4. 经消化道丢失:严重呕吐、腹泻、胃肠持续减压及肠瘘均可引胃肠道分泌液大量丢失。

【病理生理】

因失水多于失钠,细胞外液呈高渗状态,下丘脑口渴中枢受刺激,患者出现口渴感;细胞外液的高渗状态还可刺激下丘脑及垂体后叶分泌和释放抗利尿激素(ADH),使肾小管对水的再吸收增加、尿量减少、尿比重增加,同时使细胞外液容量和渗透压得到一定的程度的恢复。若失水继续存在,则血容量减少,引起醛固酮分泌增加,使肾小管对水、钠重吸收增加,尿钠排出减少,导致钠潴留,使细胞外液渗透压进一步增高;另外,由于细胞外液容量减少及渗透压增高,使细胞液中的水分转移至细胞外,造成细胞内脱水,引起细胞功能障碍,尤其是脑细胞严重脱水导致中枢神经系统功能障碍。

【诊断】

(一) 临床表现

根据失水程度,将高渗性脱水分为三度。

1. 轻度脱水:失水量占体重的2%~4%。除口渴外,无其他症状。

2. 中度脱水:失水量占体重的4%~6%。极度口渴、乏力,眼窝明显凹陷,唇舌干燥,皮肤弹性差,心率加快,尿少,尿比重增高。

3. 重度脱水:失水量占体重6%以上。除有上述症状外,可出现烦躁、谵妄、昏迷、休克、少尿甚至无尿,严重时出现急性肾衰竭。

(二) 实验室检查

①血常规:红细胞计数、血红蛋白、血细胞比容轻度升高。②尿常规:尿比重升高(>1.025)。③血清 Na^+ 升高>145mmol/L,血浆渗透压>310mmol/L。

根据病史、临床上出现口渴、尿少及血钠、血浆渗透压升高、尿比重升高,可诊断高渗性脱水。

【治疗】

1. 积极治疗原发病。

2. 补液:原则上补充低渗液体。轻度失水者,口服补液;若患者不能口服或中、重度脱水者，则需静脉补液。估计已丧失的液体量有以下两种方式：①根据失水程度，按体重百分比的丧失来估计。每丧失体重的 1%，补液 400～500ml。②根据血 Na^+ 浓度计算。水缺失量(L)= 0.5×现有体重(kg)×(血 Na^+ 测定值/140-1)。初期补充 5% 葡萄糖溶液，待血 Na^+、尿比重降低后，可补充 5% 葡萄糖生理盐水。若血浆渗透压升高明显或血 Na^+>150mmol/L，早期可使用 0.45% 氯化钠溶液，但要防止发生溶血。补液速度原则上先快后慢，第一日补给 1/2 或 2/3，其余第二日补完。同时应加上每日生理需要量 2000ml 及额外丢失液体。若同时有缺钾需纠正时，应在尿量超过 40ml/h 后方可补钾。

二、低渗性脱水

低渗性脱水(hypotonic dehydration)又称继发性脱水，以失钠多于失水、血浆渗透压<280mmol/L 为主要特征。

【病因】

1. 在治疗高渗性或等渗性脱水过程中补充水过多。

2. 胃肠道消化液持续丢失，如反复呕吐、腹泻、胆胰瘘及长期胃肠引流、补液不足或仅补充水分。

3. 大面积烧伤大量渗液后补钠不足。

4. 大量应用利尿剂而未注意补钠。

5. 急性肾衰竭多尿期、失盐性肾炎、肾小管性酸中毒、Addison 病等肾脏排钠增多，只补充水分。

【病理生理】

由于细胞外液呈低渗状态，使抗利尿激素(ADH)分泌和释放减少，肾小管对水重吸收减少，尿量增加，一方面使细胞外液低渗状状态得到一定程度的恢复，另一方面使细胞外液容量减少。若细胞外液低渗状态得不到纠正，则细胞外液向细胞内转移，使细胞外液容量进一步减少。当细胞外液容量减少至一定程度时，导致循环血量减少，因此，患者易出现休克，又称“低钠性休克”。血容量减少刺激容量感受器致 ADH 分泌增加，使肾小管对水的重吸收增多，此时，患者由多尿转为少尿；同时肾素-醛固酮系统被激活，使肾小管对钠重吸收增加，并伴有氯和水重吸收增加，故尿钠、氯含量减少，乃至缺如。

【诊断】

（一）临床表现

根据缺钠程度，临床上可将低渗性脱水分为三度。

1. 轻度缺钠：每千克体重缺钠 0.5g，血 Na^+<135mmol/L。患者感乏力、头昏、手足麻木，但无口渴感。尿量正常或稍多、尿比重低。

2. 中度缺钠：每千克体重缺钠 0.5 ~ 0.75g，血 Na^+<130mmol/L。除上述症状外，还有厌食、恶心、呕吐、视物模糊、站立性晕倒、脉搏细弱、血压下降、尿少。尿中几乎不含 Na^+ 和 Cl^-。

3. 重度缺钠：每千克体重缺钠 0.75 ~ 1.25g，血 Na^+<120mmol/L。除上述中度缺钠症状外，还有肌肉痉挛性抽搐、表情淡漠、木僵乃至昏迷。常伴有严重休克、少尿或无尿。血尿素氮升高。

（二）实验室检查

1. 血常规：红细胞计数、血红蛋白、血细胞比容明显增高。

2. 尿液检查：尿 Na^+ 和 Cl^- 明显减少乃至缺如，尿比重<1.010。

3. 血 Na^+<135mmol/L，血浆渗透压<280mmol/L。

根据病史，临床上出现乏力、恶心、呕吐、厌食及血 Na^+、血浆渗透压降低，血细胞比容增高，尿 Na^+减少，可确诊。

【治疗】

1. 积极治疗原发病。

2. 补液：原则上补充等渗或高渗盐水，纠正体液低渗状态，同时补充血容量。补钠量按以下两种方法计算：①按临床缺钠程度计算；②公式计算法：补 Na^+量(mmol/L)=(血 Na^+正常值－血 Na^+测定值)×体重(kg)×0.6。再按 17mmol/L Na^+ 相当于 1g NaCl 折算。一般临床上先补给总量的 1/3 或 1/2，再加上每日 NaCl 需要算 4.5g，其余的钠可在第二日补给。细胞外液丢失量可按 HCT 计算：细胞外液缺失量（L）= 0.2×现有体重×（HCT 测定值/HCT 正常值－1）。轻度和中度缺钠者可按临床缺钠程度补充液体量，可选用等渗盐水或 5% 葡萄糖生理盐水。重度缺钠者已出现休克时，应快速补充晶体溶液和胶体溶液，以补充血容量，改善微循环，提高血压。接着静脉给予 3% 氯化钠溶液 400～500ml，纠正血钠过低，以提高血浆渗透压；然后根据计算所得的补钠量再予以调整，结合病情决定是否需要继续补充高渗盐水或改用等渗盐水。补液时还需补充每日生理需要量 2000ml。

缺钠伴有代谢性酸中毒时，宜在补充血容量和钠盐的基础上予以纠正。缺钠往往伴有缺钾，在尿量达 40ml/h 后，应及时补充钾盐。

三、等渗性脱水

等渗性脱水（isotonic dehydration）又称为混合性脱水，以水和钠按其在血浆中的正常比例丢失、血 Na^+ 维持在 135～145mmol/L、血浆渗透压维持在 280～310mmol/L 为特征。该型脱水多见于外科患者。

【病因】

1. 消化液的急性丢失：如大量呕吐、腹泻、急性肠梗阻、弥漫性腹膜炎、肠瘘等。
2. 大面积烧伤早期大量渗液。
3. 反复多次抽放胸水、腹水。

【病理生理】

由于水、钠的急性丢失，造成细胞外液迅速减少、肾脏血流量减少，引起肾素-醛固酮系统兴奋，醛固酮分泌增加，从而导致肾远曲小管对钠的重吸收增加，伴随水的重吸收增加，使细胞外液量代偿性增加。因血浆渗透压变化不大，初期细胞内液容量变化不大。但当细胞外液大量丢失时，细胞内液逐渐转移到细胞外，以维持血容量，以致引起细胞内缺水；同时，细胞外液容量明显减少可引起血压下降、休克乃至急性肾衰竭。

【诊断】

（一）临床表现

患者可兼有缺水症状（口渴、尿少）和缺钠症状（厌食、恶心、呕吐、乏力等）。当体液在短期内迅速丢失达体重的5%（相当于丧失细胞外液的25%）时，患者可出现脉搏细速、肢端湿冷、血压下降等症状；当体液丢失达体重6%～7%时（相当于丧失细胞外液的30%～35%），休克的表现更严重，常伴发代谢性酸中毒。若患者大量丢失胃液，可引起低氯低钾性碱中毒。

（二）实验室检查

1. 血常规：红细胞计数、血红蛋白及血细胞比容增高。

2. 尿液检查：尿钠减少或正常。

3. 血钠、血浆渗透压在正常范围。

4. 血气分析：可有代谢性酸中毒或碱中毒。

根据病史并临床上兼有缺水、缺钠症状以及血钠、血浆渗透压正常可确诊。

【治疗】

1. 积极治疗原发病。

2. 补液：原则上补充平衡盐或等渗盐水。注意生理盐水中含Cl^-量为154mmol/L，明显高于血Cl^-含量（103mmol/L），大量输注时有导致高氯性酸中毒的危险。因此，补液量较大时，应选用平衡盐。所丢失液体量可按临床缺水、缺钠程度来估计，或按血细胞比容来估计。补液时，还需补给当日的液体需要量及钠需要量。对已有周围循环衰竭者，除快速补充等渗盐水和平衡盐外，还需补充胶体溶液。补液速度宜先快后慢，开始4～8小时内输入补液量的1/3～1/2，其余部分在24～48小时内输完，并应随时注意心、肺、肾功能。补充血容量的同时，应及时纠正伴有的酸碱平衡失调及低钾血症。

四、急性水中毒

急性水中毒（acute water intoxication）指在病理和（或）人为

治疗因素的作用下，患者在短期内摄入水总量使血浆渗透压降低、循环血容量增多及细胞内水过多。

【病因】

只有在抗利尿激素(ADH)过多、肾功能不全或肾上腺皮质功能减退的情况下，摄入水过多或补液过量时，才可发生急性水中毒。

(一) ADH 过多

1. 某些恶性肿瘤及肺部疾患(如肺癌、结核、结节病等)合成和分泌异源性 ADH 或类 AHD 活性的物质。

2. 剧痛、大手术、创伤、休克、失血、颅脑外伤、中枢神经系统疾病、强烈精神刺激、急性卟啉症及某些药物(如吗啡、氯贝、三环类抗忧郁药、长春新碱、环磷酰胺等)均可刺激下丘脑分泌 ADH。

3. ADH 用量过多：尿崩症患者在治疗过程中使用 ADH 量过多且未控制水的摄入。

(二) 肾脏排水功能不足

急性肾衰竭少尿期、慢性肾功能不全终末期及严重心力衰竭时，因肾脏排水功能减退，而未控制水的摄入均可引起急性水中毒。

(三) 内分泌异常

主要有甲状腺功能减退和肾上腺皮质功能减退、低钠性脱水治疗不当、大量补充不含钠盐的溶液。

【病理生理】

急性水中毒时，细胞外液量增大，血 Na^+ 浓度降低，渗透压下降，水向细胞内转移，引起细胞内、外的渗透压降低，血容量增加。细胞内水过多，导致细胞代谢和功能障碍。同时，细胞外液量的增大抑制了醛固酮的分泌，使远曲小管对 Na^+ 的重吸收减少，Na^+ 从尿中排出增多，因而血 Na^+ 浓度更低。

【诊断】

(一) 临床表现

起病急。由于脑水肿和颅内压增高，脑部症状出现最早且突出，可产生头痛、呕吐、失语、精神失常、定向障碍、嗜睡、躁动、抽搐、惊厥、谵妄、昏迷等一系列神经精神症状；严重时可因脑疝形成而致呼吸、心搏停止。

另外，因细胞外液量增加，可出现多尿、水肿、气急、心悸、血压升高，严重时可发生急性左心衰竭、肺水肿。

（二）实验室检查

（1）血常规：红细胞计数、血红蛋白和血细胞比容、红细胞平均血红蛋白浓度降低，红细胞平均体积增加。

（2）尿液检查：尿比重低，尿钠增多。

（3）血浆渗透压、血 Na^+ 明显降低，血 K^+、血 Cl^- 亦降低。

根据病史、临床表现、血浆渗透压和血 Na^+ 明显降低、红细胞平均体积增加、血细胞比容降低，一般可明确诊断。

【鉴别诊断】

主要与低渗性脱水相鉴别。不同点在于低渗性脱水因细胞外液减少，循环血量不足，易发生休克、尿少或无尿。红细胞计数、血红蛋白及血细胞比容均明显增高，尿钠减少，乃至缺如；而急性水中毒无休克表现，血压甚至升高，尿量多，红细胞计数、血红蛋白及血细胞比容均降低，尿钠增多。

【治疗】

1. 积极治疗原发病。

2. 严格控制入水量，停止水的摄入。

3. 使用速效利尿剂，增加水的排出。宜选用袢利尿剂如呋塞米，有肾功能不全者，可加大剂量。

4. 纠正细胞内、外的低渗状态。常用 5% 氯化钠溶液，一般剂量为 5～10ml/kg 体重，先给予 100ml 于 1 小时内缓慢静脉滴注，以后根据病情再决定继续用量。

5. 处理并发症：对合并脑水肿者可选用 20% 甘露醇 250ml 静脉快速滴注；肺水肿时可选用毛花苷 C(西地兰)0.2～0.4mg 静脉推注。呋塞米 20～40mg 静脉推注；惊厥者，可给予 10% 葡萄糖酸钙溶液 10～20ml，静脉推注，低钾者酌情补钾。

6. 透析治疗：适用于病情急而严重的患者。

五、低钾血症

低钾血症(hypokalemia)指血清钾低于3.5mmol/L。

【病因】

1. 钾摄入不足:见于长期禁食而补钾不足或未补钾者。

2. 钾丢失或排出过多

(1) 长期大量呕吐、腹泻、胃肠引流等消化道失钾。

(2) 使用排钾性利尿剂、急性肾衰竭多尿期、肾小管酸中毒、失钾性肾炎、Bartter 综合征、Liddle 综合征等经肾脏失钾。

(3) 各种伴盐皮质激素过多的疾病:如原发性或继发性醛固酮增多症、皮质醇增多症、肾动脉狭窄及肾素瘤等尿钾排出过多。

3. 钾在体内分布异常:即血清钾向胞内转移,见于家族性低钾周期性瘫痪、应用大剂量胰岛素及葡萄糖溶液静脉滴注、急性碱中毒、棉酚中毒及儿茶酚胺分泌增加等。此时,血钾虽降低,但体内总钾并不减少。

【诊断】

(一) 临床表现

轻度低钾可无任何症状。当血 K^+<3mmol/L 时,即可出现症状。因低钾血症对机体有多方面影响,所以症状十分复杂。

1. 神经肌肉系统症状:最早表现为肌肉软弱无力;当血 K^+<2.5mmol/L 时,可出现肢体松弛性瘫痪,腱反射迟钝或消失,严重时因膈肌、呼吸肌麻痹而出现呼吸困难。

2. 消化系统症状:食欲缺乏、纳差、恶心、呕吐、腹胀,严重时肠麻痹。

3. 循环系统症状:因低钾引起心肌兴奋性、自律性增高,传导性降低,可出现各种心律失常、传导阻滞,严重时出现心室颤动、心脏停搏。

4. 泌尿系统症状:慢性失钾可影响肾小管功能,对抗利尿激素不敏感,导致肾脏浓缩功能障碍,出现多饮、多尿、夜尿增多,严重时出现蛋白尿和颗粒管型。

5. 中枢神经系统症状：轻者神志淡漠、精神萎靡；重者出现嗜睡、昏迷。

6. 对酸碱平衡的影响：低钾时，细胞内 K^+ 移至细胞外，细胞外 H^+ 移入细胞内，细胞内液 H^+ 浓度增加，而细胞外 H^+ 浓度降低，出现细胞内酸中毒和细胞外碱中毒并存。此外，因肾小管上皮细胞内缺钾，故排 K^+ 减少而排 H^+ 增多，出现代谢性碱中毒，同时排出反常性酸性尿。

（二）实验室检查

1. 血 K^+<3 5mmol/L。

2. 尿钾检查：尿钾<20mmol/L，多提示胃肠道失钾；尿钾>20mmol/L，多提示肾脏失钾。

3. 心电图：典型改变为 T 波低平、倒置，U 波出现或 TU 融合，ST 段下降，QT 间期延长。

根据病史、临床表现、血 K^+ 浓度<3. 5mmol/L 及典型心电图改变，可明确诊断。

【治疗】

1. 积极治疗原发病。

2. 给予含钾丰富的食物。

3. 补钾：轻度低钾者可口服 10% 氯化钾溶液 10～20ml，3 次/日，也可服用氯化钾肠溶片 1～2g，3 次/日。重度缺钾或不能口服补钾者，需静脉补钾。10% 氯化钾溶液 15～30ml 加入 5%～10% 葡萄糖溶液 1000ml（20～40mmol/L）静脉滴注。补钾速度不得超过 20mmol/h，切忌静脉推注。一般每日补钾 3～6g，重度缺钾者可每日补钾 9～12 g。

4. 补钾时要注意尿量，24 小时排尿量超过 700ml 或每小时尿量超过 30ml，补钾是安全的；一般持续补 4～6 天，细胞内外钾才达到平衡，重者 10～20 天才能纠正；对难治性低钾血症要同时纠正碱中毒、低镁血症、低钙血症。

六、高钾血症

高钾血症（hyperkalemia）指血清钾浓度超过 5. 5mmol/L。

【病因】

（一）钾摄入过多

见于补钾过量、输大量库血、应用大量含钾药物等。

（二）肾脏排钾减少

1. 急、慢性肾衰竭伴少尿或无尿，为临床最常见最重要原因。

2. 长期应用保钾利尿剂及血管紧张素转换酶抑制剂。

3. 致盐皮质激素减少的疾病，如肾上腺皮质功能减退症、双侧肾上腺切除等影响肾远曲小管排钾。

4. 系统性红斑狼疮、淀粉样变、先天排钾缺陷等疾病，肾小管对醛固酮缺乏反应而致钾潴留。

（三）细胞内钾释出或外移

见于重症溶血、大面积烧伤、创伤、中毒性感染、缺氧、休克、急性酸中毒、高钾性周期性瘫痪等。

【诊断】

（一）临床表现

1. 神经肌肉症状：血钾轻度增高，仅有四肢乏力、手足感觉异常、肌肉酸痛。当血清钾>7.0mmol/L时，可出现松弛性瘫痪，先累及躯干，后波及四肢，最后累及呼吸肌，出现呼吸困难。

2. 心血管症状：血钾增高主要使心肌的应激性下降，当血钾>7.0mmol/L时，可出现心率缓慢、传导阻滞等心律失常。严重时出现心室颤动、心脏停搏，其症状常与肾衰竭症状同时存在。

（二）实验室检查

1. 血清钾>5.5mmol/L。

2. 心电图：早期改变为T波高尖，基底变窄；当血清钾>8.0mmol/L时，P波消失，QRS波增宽，QT间期延长，严重时出现房室传导阻滞、心室颤动。

根据病史、临床表现、血钾>5.5mmol/L及心电图改变，一般可确诊。

【鉴别诊断】

1. 标本有溶血、重度血小板或白细胞增多，均可使血清钾测定结果升高，造成所谓“假性高钾血症”。

2. 碱中毒常掩盖高钾血症和心电图改变，高镁血症可产生类似高钾的心电图改变，判断时要予以注意。

【治疗】

（一）治疗原则

1. 立即停止钾盐摄入。

2. 积极防治心律失常。

3. 迅速降低血钾浓度。

4. 及时处理原发病，改善肾功能。

（二）具体措施

1. 对抗心律失常：常用钙剂拮抗钾的作用，可立即给予10% 葡萄糖酸钙溶液 20ml 用 50% 葡萄糖溶液等量稀释后，静脉推注，必要时可重复使用。

2. 降低血钾浓度

（1）促进钾进入细胞内：①用 11.2% 乳酸钠溶液 60 ~ 100ml，或 5% 碳酸氢钠溶液 100 ~ 200ml 静脉推注。②25% ~ 50% 葡萄糖溶液 100ml 或 10% 葡萄糖溶液 500ml，按每 3 ~ 4g 葡萄糖用 1U 胰岛素加入溶液中静脉缓慢注射或滴注。

（2）促进排钾：①常用聚苯乙烯磺酸钠交换树脂 10 ~ 20g，口服，一日 2 ~ 3 次；或 40g 加入 25% 山梨醇液 100 ~ 200ml 中保留灌肠。可单独或并用 25% 山梨醇液口服，一次 20ml，一日 2 ~ 3 次。②给予高钠饮食及排钾利尿剂，促进肾脏排钾。③病情严重且血钾呈进行性高者，可行血液透析。

七、低 钠 血 症

低钠血症（hyponatremia）指血清钠<135mmol/L，仅反映钠在血浆中浓度降低，并不一定表示体内总钠量的丢失，总体钠可以正常甚至稍有增加。低钠血症可分为三类：①缺钠性低钠血症；②稀释性低钠血症；③消耗性低钠血症。

【病因与发病机制】

1. 缺钠性低钠血症:主要在丢失体液时,失钠多于失水,即低渗性脱水;慢性肾上腺皮质功能低下、严格控制钠盐摄入亦可发生。

2. 稀释性低钠血症:水钠在体内潴留,但水较钠潴留更多,多见于肝硬化失代偿期、肾病综合征、慢性充血性心力衰竭及ADH分泌过多等。

3. 消耗性低钠血症:又称特发性低钠血症,多见于肺结核、恶性肿瘤、肝硬化等消耗性疾病。这种低钠血症提示患者预后恶劣,发病机制尚不清楚。

【诊断】

缺钠性低钠血症和稀释性低钠血症参阅前文的低渗性脱水和水中毒,消耗性低钠血症低钠程度较轻,除原发病表现外无其他症状。

【治疗】

由于低钠血症病情各异,并无统一的治疗方案,但必须遵循以下原则:

1. 治疗应以神经系统损害为依据,而不是以血钠的绝对值为依据,无症状低钠血症患者,不论血钠水平多低,均不应输注高渗液体。但急性低钠血症患者,即使血钠降低并不十分严重,如已出现神经系统症状也需积极治疗。

2. 低钠血症的纠正速度切忌过快。

3. 治疗原发病为主。缺钠性低钠血症和稀释性低钠血症的治疗参阅本章二与四;消耗性低钠血症主要是治疗原发病。

八、高钠血症

高钠血症(hypernatremia)指血清钠>148mmol/L,机体内总钠量可增多、正常或减少。

【病因与发病机制】

1. 浓缩性高钠血症:因自由水或低溶质水的丢失,失水多于失钠所致。各种原因引起的高渗性脱水是引起高钠血症的主要原因。

2. 储钠性高钠血症：原发性醛固酮增多症、肝硬化腹水、肾病综合征和心、肾功能不全时补钠过多等。

【诊断】

高钠血症使细胞外液呈高渗状态，造成细胞内失水。由于脑细胞失水，所以本症主要表现为神经系统症状，如神志恍惚、易激动或可淡漠、肌张力增高、抽搐、昏迷及至死亡。浓缩性高钠血症主要为失水，伴有钠轻度丢失，高钠血症常为失水表现所掩盖。

【治疗】

浓缩性高钠血症的治疗主要是补充水分，具体措施参阅本章一。但在纠正高渗状态时，速度不宜过快，应在48小时内逐步步恢复，以免导致脑水肿。储钠性高钠血症主要是治疗原发病因，限制钠盐摄入，使用排钠型利尿剂，严重时行血液透析治疗。

九、低镁血症

低镁血症（hypomagnesemia）指血清镁浓度低于0.7mmol/L。

【病因】

1. 摄入不足：长期禁食、厌食及长期静脉脉营养未注意镁的补充。

2. 镁丢失过多：①大部分小肠切除、肠瘘、胆瘘、慢性腹泻、长期胃肠引流等引起胃肠道丢失镁。②某些肾脏疾患如慢性肾盂肾炎、慢性胃小球肾炎、Bartter综合征均可影响肾小管对镁的再吸收，使肾脏丢失镁。③长期应用呋塞米、噻嗪类、洋地黄及胰岛素等药物引起镁从肾脏排除。

3. 镁离子分布异常：如急性坏死性胰腺炎、甲状旁腺切除术后、糖尿病酮症酸中毒等疾病可引起大量细胞外镁离子向细胞内转移，导致血镁过低。

【诊断】

（一）临床表现

低镁血症引起神经肌肉系统及心血管系统应激性增强。

1. 神经肌肉症状:常出现精神紧张、记忆力下降、肌肉震颤、手足抽搐,严重时出现谵妄、神志不清、惊厥、癫痫样发作乃至昏迷。

2. 心血管系统:多表现为心律失常,严重者出现心室颤动乃至心脏停搏。低镁血症患者易产生洋地黄中毒。

(二)实验室检查

1. 血清镁<0.7mmol/L。

2. 心电图与低钾血症相似。

根据病史、临床表现及血清镁低于0.7mmol/L可做出诊断。值得注意的是,低镁、低钙、低钾血症三者关系密切,常合并存在,某些低钾、低钙血症患者,在补充钾盐、钙剂后若症状不缓解时,应怀疑有低镁血症。

【治疗】

1. 积极治疗原发病。

2. 补镁:采用25%硫酸镁溶液5~10ml加入5%~10%葡萄糖溶液500ml中缓慢静脉滴注;出现抽搐时,可加大硫酸镁剂量为10~20ml,加入500ml葡萄糖溶液中缓慢静脉滴注,速度不宜过快,以免发生急性镁中毒和心脏停搏。一般经上述治疗症状可迅速好转,但需要补镁2~3日才能使症状完全消失。完全纠正低镁血症需时较长,在症状解除后,仍应继续每日补镁1~3周。

有肾功能受损时补镁要谨慎,并定期测定血清镁浓度。

十、高镁血症

高镁血症(hypermagnesenlia)指血清镁高于1.2mmol/L。

【病因】

1. 急性或慢性肾衰竭伴少尿或无尿时,补镁不当;注射硫酸镁过快或剂量过大。

2. 大面积烧伤、外科应激状态、严重脱水等。

3. 肾上腺皮质功能减退、甲状腺功能减退时,肾小管对镁重吸收增加。

【诊断】

（一）临床表现

血清镁浓度>2mmol/L时，才会出现镁过量的症状和体征。主要表现有疲倦、乏力、腱反射消失和血压下降、肌无力甚至瘫痪等。当血镁>3mmol/L时，心脏传导功能发生障碍，心电图显示PR间期延长、QRS增宽和T波升高、室内传导阻滞，血镁5mmol/L时出现谵妄、昏迷、呼吸抑制乃至心脏停搏。

（二）实验室检查

1. 血清镁>1.2mmol/L。

2. 心电图：类似于高钾血症的心电图改变。

根据有肾衰竭或补镁过多病史、临床表现、血镁>1.2mmol/L可明确诊断。

【治疗】

1. 积极治疗原发病，尽量改善肾功能，纠正脱水和酸中毒并停止补镁。

2. 紧急时，缓慢静脉注射10%葡萄糖酸钙10～20ml，以拮抗镁对心脏和肌肉的抑制作用。

3. 血镁升高明显伴严重肾衰竭时，宜尽早行血液透析治疗。

十一、低钙血症

低钙血症（hypocalcemia）指血清钙低于2.2mmol/L。

【病因】

1. 多见于甲状旁腺功能减退症、低镁血症、慢性肾衰竭、急性碱中毒、急坏死性胰腺炎等。

2. 慢性腹泻、肠瘘、胰瘘、小肠吸收不良综合征、维生素D缺乏及危重病患者长期胃肠外营养而补钙不足。

【诊断】

主要临床表现为神经肌肉系统兴奋性增强所致的症状和体征，可出现易激动、指（趾）端及口唇周围麻木或针刺感、手足及面部肌肉痉挛、腱反射亢进；当血钙低于2mmol/L时，出现手足抽搐、肌肉和腹部绞痛。

【治疗】

1. 积极治疗原发病。

2. 出现手足抽搐时,可用10%葡萄糖酸钙溶液10~20ml缓慢静脉注射,必要时可于4~6小时后重复使用。严重者可给予苯巴比妥钠100ml或地西泮10mg肌内注射。若合并低镁血症者,可给予25%硫酸镁溶液5~10ml加入葡萄糖溶液中静脉滴注。若同时存在碱中毒,需同时纠正。

3. 甲状旁腺功能减退症需长期补钙时可服用葡萄糖酸钙,每日6~12g,分次口服,同时补充维生素D。

十二、高钙血症

高钙血症(hypercalcemia)指血清钙高于2.7mmol/L。

【病因】

1. 甲状旁腺激素分泌过多:常见于原发性甲状旁腺功能亢进症。

2. 某些恶性肿瘤:如乳癌、肾癌、肺癌、转移性骨癌、多发性骨髓瘤等分泌甲状旁腺素相关多肽,促进血钙升高。

3. 其他:如结节病、肾上腺皮质功能减退症、维生素D中毒、长期应用噻嗪类利尿剂等。

【诊断】

1. 临床表现:早期可出现记忆减退、嗜睡、倦怠、四肢肌肉无力、骨痛、食欲缺乏、腹胀、恶心、呕吐;随着血钙浓度进一步升高,出现幻觉、狂躁、昏迷。若长期高钙血症可引起血管钙化、肾实质钙化、尿路结石,同时影响肾小管浓缩功能,出现多尿、夜尿、口渴。

2. 实验室检查:血清钙>2.7mmol/L。

【治疗】

1. 积极治疗原发病。

2. 重度高钙血症常伴有脱水,宜静脉给予大量生理盐水扩充细胞外液、增加尿量,同时给予呋塞米20~40mg静脉推注,增加尿钙排出。

3. 对于维生素 D 中毒、肾上腺皮质功能减退症、结节病、多发性骨髓瘤并发高钙血症，可用大剂量肾上腺皮质激素如泼尼松 60 ~ 80mg 或氢化可的松 300 ~ 400mg，减少钙自骨细胞向外转移。

4. 对严重肾衰竭者宜行血液透析治疗，以降低血钙。

（周代星）

第九章　酸碱平衡失调

正常人血浆 pH 保持在 7.35～7.45，机体主要依靠体内缓冲系统、肺脏及肾脏的调节来维持 pH 的相对稳定，即酸碱平衡。但临床上常因某些疾病或病理变化而发生酸碱平衡失调。原发性酸碱平衡失调有代谢性酸中毒、代谢性碱中毒、呼吸性酸中毒和呼吸性碱中毒四种。不论发生哪种酸碱平衡失调，机体都有继发性代偿反应来减轻酸碱紊乱，使 pH 恢复至正常范围，以维持内环境的稳定。根据代偿程度，酸碱平衡失调可分为失代偿期和代偿期，临床上所见的酸碱平衡失调往往病因复杂、机制不一，因此所见酸碱平衡失调常常并不单纯，可以出现两种或两种以上的原发性酸碱平衡失调同时存在的情况，称为混合型酸碱平衡失调。

临床上常用来诊断酸碱平衡失调的指标：

1. 血液 pH：正常人血液 pH 为 7.35～7.45，血液 pH 变化只能表示有无失代偿性酸中毒或碱中毒，不能鉴别代谢性或呼吸性酸或碱中毒。

2. 二氧化碳分压（$PaCO_2$）：$PaCO_2$ 是反映呼吸性酸碱中毒的重要指标，正常动脉血 $PaCO_2$ 为 35～45mmHg。高于正常反映二氧化碳潴留，为呼吸性酸中毒，亦见于代谢性碱中毒代偿期；低于正常反映二氧化碳排出过多，为呼吸性碱中毒，亦见于代谢性酸中毒代偿期。

3. 血浆二氧化碳结合力（CO_2CP）：正常值为 23～32mmol/L。CO_2CP 降低时，可能是代谢性酸中毒或代偿后的呼吸性碱中毒；CO_2CP 增高时，可能是代谢性碱中毒或代偿后的呼吸性酸中毒。

4. 标准碳酸氢盐（standard bicarbonate，SB）与实际碳酸氢盐（actual carbonate，AB）：正常值为 22～26mmol/L，为代谢性酸

碱平衡失调的指标。SB 降低提示代谢性酸中毒;SB 增高提示代谢性碱中毒。AB 受呼吸和代谢两方面的影响,AB 与 SB 的差值反映呼吸因素对酸碱平衡的影响。健康人 AB=SB; AB>SB,表明 CO_2潴留;AB<SB,表明 CO_2 排出过多。

5. 缓冲碱(buffer base,BB):正常值为46~52mmol/L,为反映代谢性酸碱平衡失调的指标。BB 降低提示代谢性酸中毒;BB 升高提示代谢性碱中毒。

6. 碱剩余(base excess,BE):BE 的正常值为0±3mmol/L,为反映代谢性酸碱平衡失调的指标。正值为碱过剩,表明缓冲碱增加,见于代谢性碱中毒;负值为碱不足,表明缓冲碱减少,见于代谢性酸中毒。

7. 阴离子间隙(anion gap,AG):AG=(Na^++K^+)-(Cl^-+HCO_3^-),AG 的正常值为 8~16mmol/L,AG>16mmol/L 可判断是否有 AG 增大的代谢性酸中毒。

一、代谢性酸中毒

代谢性酸中毒是由于体内酸性物质生产过多和排出障碍,或由于体内 HCO_3^-丢失过多使血浆 HCO_3^- 减少所致。

【病因】

根据 AG 是否增大分为 AG 正常的代谢性酸中毒和 AG 增大的代谢性酸中毒。

(一) AG 正常的代谢性酸中毒

1. HCO_3^- 丢失过多:见于腹泻、肠瘘、胆瘘和胰瘘及输尿管乙状结肠吻合术后,长期应用碳酸酐酶抑制剂(如乙酰唑胺)也可引起 HCO_3^- 的丢失。

2. 肾小管泌 H^+功能失常,但肾小球滤过功能正常,造成 HCO_3^- 再吸收或(和)尿液酸化的障碍。见于远曲肾小管性酸中毒(泌 H^+功能障碍)和近曲肾小管性酸中毒(HCO_3^- 再吸收障碍)。

3. 液体中加入盐酸或其前体:因治疗需要,应用氯化铵、盐酸精氨酸或盐酸过多或大量生理盐水,以致血 Cl^-增多,HCO_3^-

减少，引起酸中毒。

（二）AG 增大的代谢性酸中毒

1. 体内有机酸形成过多：休克、抽搐、心搏骤停、严重贫血、剧烈运动等组织缺血、缺氧、碳水化合物氧化不全等，产生大量丙酮酸和乳酸，发生乳酸性酸中毒。在糖尿病或长期不能进食时，体内脂肪分解过多，可形成大量酮体积聚，引起酮症酸中毒。

2. 肾功能不全：急、慢肾功能不全时，不能将内生性 H^+ 排出而致其积聚在体内。

3. 某些药物或毒物中毒：见于水杨酸类、甲醇、甘油、副醛中毒。

【病理生理】

代谢性酸中毒时血浆中[H^+]升高，HCO_3^- 与 H^+ 结合产生 H_2CO_3，后者离解出的 CO_2，使 $PaCO_2$ 增高，机体很快出现呼吸代偿反应。增高的 $PaCO_2$ 刺激呼吸中枢，呼吸加深加快，加速呼出 CO_2，使 $PaCO_2$ 降低，[HCO_3^-]/[H_2CO_3]的比值重新接近 20∶1 而保持 pH 在正常范围。此即为代偿性代谢性酸中毒。与此同时，肾小管上皮细胞中的碳酸酐酶和谷氨酰酶活性开始增高，增加 H^+ 和 NH_3 的生成。H^+ 与 Na^+ 交换、H^+ 与 NH_3 形成 NH_4^+，使 H^+ 的排出增加和 $NaHCO_3$ 的再吸收增加。代偿是有限度的，如果超过了机体所能代偿的程度，酸中毒将进一步加剧。

【诊断】

（一）临床表现

轻者常被原发病的症状所掩盖。重者有疲乏、眩晕、嗜睡、昏迷，最突出的表现是呼吸深而快。糖尿病酮症酸中毒呼气中带有酮味。体检可见面部潮红、心率加快、血压降低、对称性肌张力减退、腱反射减弱或消失。伴有严重缺水时，皮肤黏膜干燥。代谢性酸中毒可降低心肌收缩力和周围血管对儿茶酚胺的敏感性，患者容易发生心律不齐、急性肾功能不全和休克。

（二）实验室检查

1. 血 pH：代偿期的 pH 在正常范围；失代偿期的 pH

<7.35。

2. 血[HCO_3^-]降低,<22mmol/L。

3. AB、SB、BB 均降低,BE 负值。

4. CO_2CP:除外呼吸性碱中毒时,CO_2CP 降低。

5. 血糖、血酮、尿糖、尿酮:糖尿病酮症酸中毒时,血糖明显增高,>16.7mmol/L,血酮>15mmol/L;尿糖、尿酮呈强阳性。

6. 血乳酸:乳酸性酸中毒时,血乳酸>3mmol/L。

7. 电解质:可有血钾升高。

8. 血尿素氮、肌酐:因肾功能不全引起酸中毒时,血尿素氮、肌酐升高。

9. AG:可正常或增大。

根据患者有严重腹泻、肠瘘或输尿管乙状结肠吻合术等的病史,又有深而快的呼吸,即应怀疑有代谢性酸中毒。血气分析可以明确诊断,并可了解代偿情况和酸中毒的严重程度,失代偿时,血液 pH 和[HCO_3^-]明显下降,$PaCO_2$ 正常;部分代偿时,血液 pH、[HCO_3^-]和 $PaCO_2$ 均有一定程度的降低。若除外原发性呼吸因素,CO_2CP 也可确定诊断和大致判定酸中毒的程度。轻度:CO_2CP>15mmol/L;中度:CO_2CP 15～8mmol/L;重度:CO_2CP<8mmol/L。

【治疗】

1. 治疗原发病。

2. 积极补液。

3. 碱性药物的应用:当 CO_2CP>15mmol/L,只要病因被消除和辅以补液纠正缺水,常可自行纠正,一般不需应用碱剂治疗。当 CO_2CP<15mmol/L 时,应迅速静脉给予碱性溶液,可选用 5% 碳酸氢钠,按 2～2.5ml/kg;或选用 11.2% 乳酸钠溶液,按 1～1.5ml/kg 计算,稀释 5 倍量,静脉滴注;忌钠盐者,可选用 3.63% 的氨丁三醇(trometaol,THAM),按 4～6ml/kg 计算,等量稀释后静脉滴注。亦可根据 CO_2CP 测定值计算所需碱性药物的量。

5% $NaHCO_3$ 量(ml)=[CO_2CP 正常值−CO_2CP 测定值](mmol/L)×体重(kg)×0.3×2

11.2%乳酸钠量(ml)= CO_2CP 正常值 $-CO_2CP$ 测定值](mmol/L)×体重(kg)×0.2×2

以上两公式按细胞外液的二倍计算。

3.63% TH AM 量(ml)=[CO_2CP 正常值 $-CO_2CP$ 测定值](mmol/L)×体重(kg)×2

以上公式按总体液量占体重60%计算。

一般先给予计算量的1/3~1/2,然后根据临床症状改善情况及实验室检查结果决定是否给予剩余量的全部或部分,纠正酸中毒的速度不宜过快,一般以使血pH纠正至7.20为宜。给予碳酸氢钠时,不宜过快使血浆[HCO_3^-]超过14~16mmol/L,以免发生低钙,产生手足抽搐;同时,用量不宜过大,以免导致血浆渗透压过高及心脏负荷加重。乳酸钠不宜在组织缺氧、肝功能不良及乳酸酸中毒时应用。THAM不宜大量使用,以免发生低血糖、低血压、低钙、呼吸抑制,同时要避免外溢。

4. 纠正代谢性酸中毒后应注意补钾、补钙。

二、代谢性碱中毒

代谢性碱中毒(metabolic alkalosis)是由于酸丢失过多或碱摄入过多,使血浆[HCO_3^-]原发性增加所致。

【病因】

1. 酸性胃液丢失过多:常见于严重呕吐、幽门梗阻、长期胃肠减压。

2. 钾缺乏。

3. 碱性药物摄入过多:见于代谢性酸中毒时补充碱性药物过量和消化性溃疡长期服用可吸收碱性药物。

4. 某些利尿剂的作用:如呋塞米和依他尼酸可抑制近曲肾小管对 Na^+ 和 Cl^- 的重吸收,而不影响 Na^+-H^+ 交换,使排 Cl^- 多于排 Na^+,同时 K^+ 排出增多引起低氯性碱中毒。

5. 某些疾病:如肾素瘤、原发性醛固酮增多症、皮质醇增多症、肾动脉狭窄、Bartter综合征,因尿 Cl^- 排出增多,引起低氯性碱中毒,这种碱中毒不能为补充 Cl^- 而纠正。甲状旁腺功能减退症因甲状旁腺分泌不足,使肾小管对 $NaHCO_3$ 的重吸收增加,亦可引起代谢性碱中毒。

【病理生理】

代谢性碱中毒时,因细胞外液 HCO_3^- 增加,H^+减少,使呼吸中枢受抑制,呼吸变慢变浅,肺泡通气减少,CO_2 潴留使 $PaCO_2$ 升高,从而起一定的代偿作用。同时肾小管上皮细胞中碳酸酐酶和谷氨酰胺酶活性降低,H^+ 和 NH_3 分泌减少,$NaHCO_3$ 再吸收减少,HCO_3^- 从尿液排出增加,尿液呈碱性,从而亦起一定的代偿作用。但缺钾性碱中毒时,因肾小管上皮细胞排 H^+增多,而尿液呈反常性酸性尿。如果以上代偿调节能使[HCO_3^-]/[H_2CO_3]比值接近于 20/1,维持 pH 在正常范围,即为代偿性代谢性碱中毒。当超过机体代偿限度时,即引起失代偿性代谢性碱中毒。

代谢性碱中毒可引起中枢神经系统兴奋、神经肌肉应激性增强、氧合血红蛋白解离曲线左移,氧合血红蛋白不易释出氧、导致组织缺氧、脑缺氧时,则出现神经精神症状。此外,代谢性碱中毒可引起低钾或加重低钾血症。

【诊断】

(一) 临床表现

呼吸浅慢,因神经肌肉应激性增强,出现口周、手足麻木、面部及四肢肌肉小抽动以及手足抽搐,主要系游离钙减少所致。血钾降低时,可有四肢软瘫、腹胀。严重时,因脑组织缺氧而出现头昏、烦躁、谵妄、嗜睡乃至昏迷等症状。

(二) 实验室检查

1. 血 pH 代偿期,pH 正常;失代偿期 pH>4. 5。
2. 血[HCO_3^-]>32mmol/L。
3. SB、BB 增大,BE 正值增大。
4. CO_2CP 除外呼吸性酸中毒时,CO_2CP 增高。
5. 电解质可有血钾、钙、氯降低,血钠增高。
6. 尿液检查

(1) 尿液呈酸性,提示低钾性碱中毒。

(2) 因呕吐、胃肠引流引起者,尿 Cl^-<10mmol/L。

(3) 皮质醇增多症、原发性醛固酮增多症、Bartter 综合征、严重缺钾引起者,尿 Cl^->20mmol/L。

(4) 利尿剂引起者,早期尿 Cl^->10mmol/L,晚期 Cl^-<10mmol/L。

病史、临床表现对诊断有一定的价值,但确诊有赖于实验室检查。

【治疗】

1. 积极治疗原发病。

2. 轻度及中度代谢性碱中毒只需补充足够的生理盐水,同时补充氯化钾,即可纠正。

3. 重症者,除上述措施外,能口服氯化铵者,可给予 1~2g,分 3~4 次口服。不能口服者,可采用 0.1mol 的盐酸溶液静脉滴注。以细胞外液为纠正对象,所需盐酸的量按血清 Cl^- 的测定值计算:所需 0.1mol 盐酸量(ml)=[血氯正常值-血氯测定值](mmol/L)×体重(kg)×2。一般在第 1 日给予计算值的一半,以后根据血 Cl^-、Na^+ 及 CO_2CP 等,确定余量的需要与否,亦可采用氯化铵,按每千克体重用 2% 氯化铵 1ml 能降低 CO_2CP 约 0.45mmol/L 计算,得出应给予的氯化铵量,以 5% 葡萄糖稀释成 0.9% 等渗溶液,分 2~3 次静脉滴入,肝功能不良者禁用。

4. 因碱中毒合并低钙血症而出现手足抽搐时,可用 10% 葡萄糖酸钙 20ml 缓慢静脉注射。

三、呼吸性酸中毒

呼吸性酸中毒(respiratory acidosis)是由于肺通气、弥散及肺循环功能障碍,不能充分排出体内生成的 CO_2,使血液 $PaCO_2$ 增高而引起的高碳酸血症。

【病因】

1. 呼吸中枢抑制:见于全身麻醉过深、镇静剂过量、中枢神经系统感染、肿瘤、外伤、急性脑血管病等。

2. 呼吸神经和肌肉功能缺陷:见于急性脊髓灰质炎、急性感染性多发性神经根炎、高位脊髓损伤、重症肌无力、低钾血症、家族性周期性瘫痪等。

3. 肺部疾病：见于慢性阻塞性肺气肿、哮喘、肺间质疾病、肺水肿、急性呼吸窘迫综合征、肺栓塞等。

4. 气道阻塞：见于喉头水肿、异物阻塞、溺水窒息。

5. 胸廓疾病：见于胸廓畸形、脊柱弯曲畸形、胸膜增厚、胸腔积液、气胸等。

【病理生理】

急性呼吸性酸中毒时，机体主要通过细胞内外离子交换和细胞内缓冲机制进行代偿。CO_2 潴留使血浆[HCO_3^-]不断升高。H_2CO_3 离解为 H^+ 和 HCO_3^-。H^+ 与细胞内 K^+ 交换，进入胞内的 H^+ 被细胞内蛋白质及 Na_2HPO_4 缓冲；血浆 CO_2 还可弥散进入红细胞，在碳酸酐酶作用下生成 H_2CO_3，后者再离解为 H^+、HCO_3^-，H^+ 与血红蛋白结合，生成的 HCO_3^- 则自红细胞进入血浆，与血浆 Cl^- 交换。急性呼吸性酸中毒常为失代偿性。慢性呼吸性酸中毒时，机体主要通过肾脏泌 NH_3、泌 H^+ 和对 $NaHCO_3$ 的重吸收增加发挥代偿作用。

【诊断】

（一）临床表现

1. 急性呼吸性酸中毒：常因中枢抑制或呼吸道阻塞所致，产生急性缺氧和 CO_2 潴留，表现为呼吸急促、呼吸困难、发绀及明显神经系统症状，如头痛、视物模糊、烦躁不安；严重时呼吸不规则、血压下降、脑水肿、脑疝甚至呼吸停止；或因酸中毒、高钾血症引起心脏停搏。

2. 慢性呼吸性酸中毒：常见于慢性阻塞性肺部疾患。临床表现多被原发病症状所掩盖，因慢性缺 O_2 及 CO_2 潴留，可有乏力、头痛、失眠；严重时出现嗜睡、昏迷、震颤、抽搐，可有视乳头水肿。

（二）实验室检查

1. 急性呼吸性酸中毒：血 pH 明显降低，可<7.0。$PaCO_2$ 增高，常>45mmHg。CO_2CP 正常。

2. 慢性呼吸性酸中毒：血 pH 下降不明显。$PaCO_2$ 增高，常 >45mmHg。CO_2CP：无代谢性碱中毒时 CO_2CP 升高。AB>SB。

急性呼吸性酸中毒常可根据病史、临床表现（如呼吸困难、发绀、烦躁不安等）及短期内 pH 迅速下降而确诊；慢性呼吸性酸中毒的确诊有赖于实验室检查。

【治疗】

1. 急性呼吸性酸中毒：宜尽快去除病因，保持呼吸道通畅，改善通气功能。必要时可行气管插管或气管切开，使用呼吸机，以排出 CO_2，并适当给氧。呼吸中枢受抑者，可给予呼吸兴奋剂。病情严重者，可酌情给予 THAM；若合并高钾血症和心搏骤停，可给予碳酸氢钠，并实施心肺复苏。

2. 慢性呼吸性酸中毒：其关键在于积极治疗原发病。在保持呼吸道通畅的前提下，改善肺泡的通气功能，并适当低流量给氧。

四、呼吸性碱中毒

呼吸性碱中毒（respiratory alkalosis）是由于肺通气过度，排出过多的 CO_2，使血液 $PaCO_2$ 下降、H_2CO_3 减少所致。

【病因】

1. 中枢神经系统疾病：如脑肿瘤、脑膜炎、脑炎、脑血管意外、颅脑外伤时发生通气过度。

2. 精神性通气过度：见于癔症发作时。

3. 水杨酸盐或副醛中毒：水杨酸及副醛直接兴奋呼吸中枢引起过度通气。

4. 肺部疾病：如肺炎、支气管哮喘、肺栓塞、肺水肿、气胸等通过反射机制引起过度通气。

5. 代谢旺盛：见于发热、甲状腺功能亢进症和重度贫血。

6. 人工呼吸持续时间过长且呼吸过频过深。

7. 其他高温环境、高原缺氧，可兴奋呼吸中枢，引起过度通气。

【病理生理】

$PaCO_2$ 降低，早期可抑制呼吸中枢，使呼吸变慢、变浅，CO_2

排出减少，血液中 H_2CO_3 代偿性增高，但这种代偿作用维持时间不长。随后，肾脏逐渐发挥代偿作用，肾小管上皮细胞泌 H^+ 和 NH_3 减少，$NaHCO_3$ 的重吸收减少，血液中[HCO_3^-]降低，使[HCO_3^-]/[H_2CO_3]比值接近于正常，pH 维持在正常范围。病情严重时可出现失代偿性呼吸性碱中毒。

【诊断】

1. 临床表现：先有头晕、胸闷、呼吸浅慢，继而因神经肌肉兴奋性增高出现口唇、四肢麻木，重者出现手足抽搐。低 CO_2 血症可引起脑血管痉挛，加之碱中毒时，氧合血红蛋白离解降低，引起脑组织缺氧，从而使患者出现精神神经症状，如意识障碍、惊厥、谵妄等。

2. 实验室检查血气分析表现为：①血 pH 增高；②$PaCO_2 < 35mmHg$；③CO_2CP 降低，代谢性酸中毒除外；④SB>AB。

根据有各种导致肺通气过度的病因、临床表现和实验室检查可确诊。

【治疗】

1. 轻者可随原发病的治疗而逐渐恢复。

2. 重者除治疗原发病外，可用纸袋罩住口鼻呼吸，增加呼吸道死腔，提高 $PaCO_2$；亦可用含 5% CO_2 的氧气吸入。若病情危重，pH>7.65，可采用药物阻断自主呼吸，然后予以气管插管进行辅助呼吸，控制呼吸频率，减少潮气量，但治疗过程中须密切监测 $PaCO_2$ 及 pH。

3. 对发生手足抽搐者，可给予 10% 葡萄糖酸钙溶液 10～20ml 缓慢静脉注射。

五、混合性酸碱平衡紊乱

混合性酸碱平衡紊乱是指同时发生两个或两个以上代谢性或呼吸性酸碱平衡紊乱的临床情况。根据同时合并酸碱平衡紊乱的性质，可有相加性混合性酸碱平衡失常、抵消性混合性酸碱平衡失常以及多重性酸碱平衡失常。

（一）相加性混合性酸碱平衡失常

1. 呼酸+代酸：表现为 $PaCO_2$ 轻度升高和血浆[HCO_3^-]降

低或 $PaCO_2$ 中度升高和血浆[HCO_3^-]轻度降低即可引起明显酸血症。

常见于心搏、呼吸停止、循环衰竭、慢性肺部疾病合并心衰并应用利尿药或氯化铵时。缺乏这些临床情况,应警惕药物或毒物过量中毒、严重磷酸盐缺乏。

(1) 实验室检查:pH 明显降低;$PaCO_2$ 升高、正常或降低,以前两者多见;[HCO_3^-]降低、正常或升高,以前两者多见;血 K^+ 升高,血 Cl^- 降低、正常或升高,以降低和正常多见;血 Na^+ 正常或降低;AG 升高,$PaCO_2$ 降低。

(2) 处理:根据不同原因采取不同措施,主要措施是改善通气和应用碱性药物。一般主张 pH<7.15 时可静脉补充碳酸氢钠。但肾性酸中毒患者合并严重低钾血症时不能立即静脉输注碳酸氢钠,否则可使血清钾进一步降低。药物中毒者以紧急血液灌流透析或血液透析。根据病情可行气管内插管,改善通气。此外,应积极处理呼酸和代酸时的高钾血症。①心搏呼吸停止:纠正此种患者呼酸和代酸的主要措施是迅速进行心肺复苏(CPR)、改善通气和组织灌注。通气不良患者应用碳酸氢钠治疗无效,反而增加 CO_2 潴留,加重病情。此外,应用碳酸氢钠能增加 CPR 患者恢复期代碱的危险。②心衰和肺水肿:肺水肿时,肺顺应性降低导致缺氧,继而刺激呼吸引起呼碱。如果气道塌陷、通气/血流比例失调和呼吸肌疲劳则降低有效通气,发生呼酸。虽然 CO_2 潴留患者禁用吗啡,但是合并肺水肿者应用吗啡可以减轻 CO_2 潴留。

2. 呼碱+代碱:表现为 pH 明显升高,即使血浆[HCO_3^-]和 $PaCO_2$ 轻度升高也可引起严重碱血症,提示预后不良。呼碱可使脑血管收缩,代碱可加剧该作用,导致严重脑组织缺氧;而且碱中毒引起氧离曲线左移,加重组织缺氧,肌肉兴奋性增强,呼吸中枢对缺氧的敏感性降低,心律失常的易患性增加。

常发生于严重创伤、$NaHCO_3$ 或乳酸钠应用过量、术后机械通气的危重症患者、胃肠减压、大量输血(含枸橼酸盐)者、原发性低碳酸血症伴慢性肝脏病者。

(1) 实验室检查:pH 明显升高;$PaCO_2$ 降低、正常或升高;PaO_2 降低;血 K^+降低,血 Cl^-降低或正常,血 Na^+降低或正常;AG 正常或轻度升高。

(2) 处理:碱血症影响脑和外周血流动力学,增加危重患者病死率。代碱能防止进一步呼碱,而过度通气又能缓解代碱。代碱患者常合并低钾、低镁和低钙血症,治疗代碱应予扩容、补充 Cl^-和 K^+,应用呼吸机者防止 CO_2 排出过多。自主性过度通气者应积极纠正病因,控制呼碱。此种患者常合并严重低钾,应注意补充。

(二) 抵消性混合性酸碱平衡失常

1. 呼酸+代碱:是临床常见酸碱平衡失常之一,常见于慢性支气管炎或肺气肿应用利尿药治疗者、ARDS、严重低钾患者。

(1) 实验室检查:pH 正常或升高;$PaCO_2$ 明显升高;血 K^+、Cl^-降低。

(2) 处理:pH 正常或接近正常很难确定哪一种酸碱平衡失常是主要的。代碱合并呼酸时由于 HCO_3^- 增多、抑制呼吸,加重 CO_2 潴留,此时纠正代碱可以改善高碳酸血症。应用乙酰唑胺可逆转代碱,不能耐受利尿药患者可适当扩容,伴有低钾血症患者应补充氯化钾,严重 CO_2 潴留者可应用机械通气。

2. 呼碱+代酸:常见于危重患者,病死率较高。常见于发热、低血压、G^-细菌脓毒血症、肺水肿、低氧血症或机械通气引起 $PaCO_2$ 降低;代酸主要是乳酸或肾性酸中毒,乳酸酸中毒时发生呼碱可能为中枢神经细胞参与乳酸生成和代谢的结果。水杨酸中毒是此种混合性酸碱平衡失常的另一种常见原因。

(1) 实验室检查:pH 可以正常,$PaCO_2$ 明显降低。

(2) 处理:治疗关键是积极治疗原发病。无须过多给予碳酸氢钠来纠正 pH,应用反而加重碱血症。

3. 代酸+代碱:通常相继出现。常见于酮症酸中毒或高乳酸的酒精性肝病患者,呕吐、应用利尿药、尿毒症性酸中毒、糖尿病酮症酸中毒或其他代酸同时伴有长期呕吐、胃管引流患者；此外，心肺复苏和糖尿病酮症酸中毒治疗时应用碱性药物过量可出现此种混合性酸碱平衡失常。如果 AG 增加明显超过血 HCO_3^- 减低时，应怀疑此种混合性酸碱平衡失常，多见于肾衰伴呕吐的患者。

（1）实验室检查：pH 正常；HCO_3^- 降低；AG 明显升高；AG 升高与 HCO_3^- 降低不成比例；血 Cl^- 明显降低。

（2）处理：积极治疗原发病。根据酸或碱中毒哪种为主而定。

4. 呼酸+呼碱：呼酸和呼碱的出现有一定的时间差异，常见于晚期慢阻肺患者严重 CO_2 潴留，由于治疗引起 $PaCO_2$ 突然降低。$PaCO_2$ 降低可以抵消酸血症，但 $PaCO_2$ 急剧降低引起明显碱血症。此种混合性酸碱平衡失常可称为高碳酸血症后代碱。

（1）实验室检查：pH 增高；$PaCO_2$ 正常或升高；HCO_3^- 增加；AG 正常。

（2）处理：此种联合常系慢性呼吸功能不全合并感染所致。治疗目的是改善通气功能，必要时应用呼吸机辅助呼吸降低 $PaCO_2$，同时控制感染、纠正促发因素。

（三）多重性酸碱平衡失常

临床不常见，多为两种代谢性酸碱平衡失常合并一种呼吸性酸碱平衡失常。常见于慢阻肺患者并代酸（缺氧、低血压或脓毒症）和代碱（应用利尿药），心肺复苏后碱性药应用过量引起代碱、代酸和呼酸。此外，严重心衰患者过度通气出现呼碱，同时应用利尿剂引起代碱，组织灌注不足合并代酸。临床上很少见两种呼吸性酸碱平衡失常合并代谢性酸碱平衡失常，主要见于慢阻肺患者机械通气引起 $PaCO_2$ 急剧降低合并代酸或代碱。临床上四重酸碱平衡失常极罕见。实验室检查多变，可表现严重酸血症或碱血症。

（1）代酸+代碱+呼酸：常表现为血 pH 正常或下降，$PaCO_2$ 升高；HCO_3^- 升高、正常或降低，AG 升高（AG> HCO_3^-），血 K^+ 正常或升高，血 Cl^- 降低或正常，血 Na^+ 降低或正常，$PaCO_2$ 下降。

(2) 高 AG 代酸+代碱+呼碱：常表现为 pH 升高或正常，$PaCO_2$ 降低，HCO_3^- 降低、正常或升高，以前两者多见，血 K^+ 降低，血 Cl^- 升高或正常，血 Na^+ 降低或正常，AG 升高，$PaCO_2$ 下降。

(3) 处理：治疗多重性酸碱平衡失常的关键是了解每种酸碱平衡失常的原因，同时处理多种酸碱平衡失常，但应考虑到治疗一种酸碱平衡失常会影响另一种酸碱平衡失常，因此应严密监测 pH，避免因治疗一种酸碱平衡失常而加重其他酸碱平衡失常。

(周代星)

第十章　物理因素所致急诊

一、中　　暑

中暑(heat stroke)是由高温环境引起体温调节中枢功能障碍、汗腺功能衰竭和(或)水、电解质丢失过多而发生的中枢神经系统和(或)心血管系统功能障碍为主要表现的急性疾病。根据病情轻重分先兆中暑、轻症中暑、重症中暑,后者根据发病机制和临床表现的不同又分热射病、热痉挛、热衰竭三大类型。

【病因】

凡可致机体热负荷增加和(或)散热功能障碍的因素均可引起中暑。

1. 气象因素:高气温、高湿度、高辐射强度、低气压、低风速。

2. 非气象因素:①劳动强度越大、劳动时间越长、代谢热越多而无足够防暑降温措施。②老年、体弱、疲劳、肥胖、饮酒、饥饿、脱水、失盐者。③穿不透气或紧身衣裤伴发热者。④患有高血压病、冠心病、肺心病、糖尿病、甲亢、先天性汗腺缺乏或广泛皮肤烧伤或损伤者。⑤服用阿托品类抗胆碱能药物影响汗腺分泌者,均可成为中暑的基础因素或诱因。

【病理生理】

高温对人体全身各系统均可产生影响。

1. 中枢神经系统:高温起抑制作用,初期注意力不集中、反应不敏捷,肌力低下、动作的准确性和协调性差,重者谵妄、狂躁、昏迷。

2. 心血管系统:早期皮肤血管扩张,血液重新分配,心排血量增加,心脏负荷加重。严重者心功能减退,甚至心力衰竭。

3. 水、电解质紊乱:大量出汗易发生失水和失盐。

4. 消化系统：高温时消化道血液减少，胃蠕动减弱，胃液分泌减少，引起食欲缺乏。由于大量饮水和出汗，使大量氯离子丢失，胃液酸度降低，引起消化不良等胃肠功能紊乱。严重者血清中转氨酶升高。

5. 泌尿系统：出汗多使心排血量降低、肾血流量减少和肾小球滤过率下降，尿液浓缩，出现蛋白尿及细胞管型尿，甚至发生急性肾功能衰竭。

【诊断】

（一）先兆中暑

在高温或高温高湿、通风不良的环境下劳动或居住，渐感乏力、头昏、注意力不集中、胸闷、心悸、恶心、大汗、肢体发麻，体温正常或低热。转移至阴凉通风处，稍加休息即可恢复。

（二）轻症中暑

除上述症状外，体温在 38℃以上，有早期呼吸、循环衰竭症状，如面色潮红或苍白、恶心、呕吐、大汗、表情淡漠或躁动不安、皮肤湿冷且弹性差、脉细弱，血压偏低、心率快。

（三）重症中暑

1. 热射病（中暑高热）：主要由于在高温环境下劳动（居住），机体代谢产的热与环境通过对流、辐射的获得热，远远大于机体的蒸发散热，引起机体蓄热，体温不断升高，可达 42℃以上，致使下丘脑体温调节中枢功能发生障碍。

（1）临床表现：高热、无汗和意识障碍。患者常在高温环境下劳动数小时或老年、体弱者在家里因热适应能力低下，多在炎热夏季第一个热浪高峰中发生。体温可高达 40 ~ 42℃或以上，患者由狂躁、恍惚、谵妄到昏迷、手足抽搐、皮肤干且灼热，呼吸急、瞳孔缩小、大小便失禁，可有脑膜刺激征或出现休克、心力衰竭、肺水肿、脑水肿、急性肾衰竭、MODS 等表现，是中暑中最严重的一型，病死率较高。

（2）实验室检查：血白细胞总数及分类中性粒细胞升高，尿蛋白阳性、管型尿；血清转氨酶升高，血清低钠、低钾，pH 下降，可有血尿素氮升高。心电图提示有心律失常和（或）ST-T

改变。可有凝血机制障碍。

2. 热痉挛(中暑痉挛)

(1) 临床表现：高温下体力劳动、大量出汗后，体内钠、氯过量丢失致突发腹壁及或肠平滑肌痉挛性剧痛，尤以腓肠肌痉挛性疼痛更为明显，呈对称性、发作性，患者神志清醒、体温不高。

(2) 实验室检查：血钠低，血氯低，肌酸尿。

3. 热衰竭(中暑衰竭)

(1) 临床表现：对尚未能适应高温作业的新工人，以及对热适应能力低的老年、体弱多病者、产妇容易发生。患者体内常无过多热蓄积，故无高热，而有头痛、头昏、胸闷、心悸、恶心呕吐、口渴、脸色苍白、皮肤湿冷、大汗淋漓、血压低，常有晕厥，重者循环衰竭。

(2) 实验室检查：有血液浓缩和低钠、低钾血症。

热射病、热痉挛、热衰竭三大类型症状常不同程度地混合存在，有轻有重。

在炎热高温季节或高温、高湿通风不良环境下劳动、生活，突然出现上述典型症状及实验室检查结果，在排除其他常见病后，诊断不难，对老年、体弱多病者，夏季第一个热浪高峰发病容易，更应当注意本病，以防误诊。

【鉴别诊断】

1. 中毒性细菌性痢疾：亦多发在夏季，突发高热惊厥甚至呼吸循环衰竭，在尚无脓血便排出时，主要鉴别方法是作肛拭子涂片镜检，可见大量脓细胞及巨噬细胞可与之鉴别。

2. 化脓性脑脊髓膜炎或流行性乙型脑炎：发病亦多在夏秋季，突发高热、头痛、惊厥、昏迷、脑膜刺激征，通过腰穿行脑脊液常规检查及培养，不难鉴别。中暑者脑脊液正常、脑膜刺激征为阴性。前两者均有典型脑脊液改变。

3. 低血糖昏迷、糖尿病酮症酸中毒昏迷或高渗性昏迷：急查血糖及尿酮体即可鉴别。

4. 败血症高热昏迷：多有几天病史，很少突发高热即昏迷，应寻找原发感染病灶及血培养以鉴别之。

5. 肝昏迷、尿毒症昏迷：一般均有肝、肾基础病史。

6. 热痉挛：以腹部痉挛性疼痛为首发症状者，应注意与急腹症鉴别。热痉挛是在高温下大量出汗后发生，补充液体及氯化钠和注射钙剂后很快缓解恢复；而急腹症则应待进一步检查才能明确诊断。

【治疗】

（一）先兆中暑

迅速将患者转移到阴凉通风处，饮用含盐清凉饮料，休息即可恢复。

（二）轻度中暑

除同先兆中暑处理外，对疑有早期循环衰竭倾向者，酌情经静脉滴注适量糖盐水后可较快恢复。

（三）重症中暑

1. 立即给氧并予心电监测。

2. 迅速降温：①采用电子冰毯、冰帽进行全身及头部降温。②4℃葡萄糖生理盐水 1000～2000ml 静脉滴注，开始滴注速度应稍慢 30～40 滴/分，持续 5～10 分钟，使心内血温不会因滴注冰冷盐水后产生较大温差而诱发心律失常。待缓慢滴注 5～10 分钟，使心肌逐步适应低温后再适当增快速度。但不能过快过多，以免发生急性肺水肿。③乙醇溶液擦浴：用 30%～50% 乙醇溶液作全身皮肤擦浴，边擦边按摩使皮肤血管扩张、血循环加速，同时使用电风扇，可加速皮肤散热。④药物降温法：地塞米松 10～20mg 静脉注射，既能改善机体反应性，又有助于降温，并能预防肺水肿，对轻度脑水肿尚有脱水作用；必要时予人工冬眠：氯丙嗪 8mg+哌替啶 25mg+异丙嗪 8mg，从 Murphy 管内滴入，1 小时无反应可重复 1 次。注意血压、呼吸，血压过低者不用氯丙嗪。

无论何种降温方法，只要待体温降至肛温 38℃左右即可考虑终止降温，但要防止体温再度上升。降温时，血压应维持收缩压在 90mmHg 以上，以免发生虚脱，注意有无心律失常。

3. 对症支持治疗

（1）保持呼吸道通畅，保证供氧，必要时行人工机械通气。

(2) 维持水、电解质、酸碱平衡。

(3) 注意心功能,必要时使用少量毛花苷 C(西地兰)1/3～1/2 常规量(0.133～0.2mg),静脉注射。

(4) 对昏迷者可用纳洛酮、醒脑静促醒。

(5) 防治急性肾衰竭,必要时做血液透析。

(6) 防治脑水肿。

(7) 预防感染。

(8) 预防 MODS、DIC 发生,争取早期治疗。

(9) 营养支持。

4. 一般支持治疗

(1) 中暑衰竭的治疗:失水为主要矛盾时,应重点补充血容量,可给 5% 葡萄糖生理盐水或血浆,如失钠较多,适当多补充氯化钠,必要时使用小剂量升压药。

(2) 中暑痉挛的治疗:主要为钠丢失过多,故要重点补钠,5% 葡萄糖生理盐水 1000～2000ml,肌痉挛重时可静注 10% 葡萄糖酸钙 10～20ml。

(周代星)

二、晕 动 病

晕动病(motion sickness)是指因汽车、轮船或飞机在运动中产生的颠簸、摇摆或旋转等加速运动而使人产生的前庭自主神经功能障碍性疾病。临床表现为眩晕、心悸、恶心、呕吐等。由于运输工具不同,可分别称为晕车病、晕船病、晕机病。

【发病机制】

前庭器官中的椭圆囊及半规管是控制平衡的器官,当其受到上下波动、左右摇摆及旋转运动刺激时,产生强烈的神经冲动,由前庭神经传到前庭神经核,再传到小脑和下丘脑,从而引起血压下降、恶心、呕吐、眼球震颤及全身肌张力改变等。

【诊断】

本病常在乘车、船、飞机数分钟至数小时后发病。先感上腹不适、疲乏、眩晕，而后出现恶心、呕吐、头痛、流涎、面色苍白、眼球震颤等；严重者出冷汗、血压下降、心动过缓或过速、呼吸深而慢，呕吐严重者可引起失水和电解质紊乱。停止运动或减速后数十分钟和几小时内症状缓解。重复运动或加速运动后，症状又可出现。

【治疗】

1. 发病时，宜闭目仰卧。坐位时，头部紧靠在固定的椅背或物体上，闭目休息。

2. 药物治疗常联合应用抗组胺类和抗胆碱类药物，如苯海拉明25～50mg，3次/日，东莨菪碱0.2～0.6mg，3次/日。必要时可酌情给予镇静剂地西泮2.5～5mg，1～2次/日，止吐剂甲氧氯普胺10mg，3次/日。

3. 呕吐严重者，出现水及电解质平衡失调时，应及时补充平衡液及电解质予以纠正。

【预防】

1. 易患本病者平时宜加强锻炼，增强前庭神经的适应性。

2. 旅行前适当进食，于1小时前先服用东莨菪碱0.6mg或苯海拉明25mg，以预防本病的发生，同时保持镇静及车船内空气流通。

（周代星）

三、急性高原病

高原病(high altitude sickness)是由海拔高度在3000米以上的高原环境引起的疾病。根据发病急缓分为急性高原病和慢性高原病。本节主要讨论急性高原病。

【病因】

高原环境空气稀薄、氧分压低、大气压低是引起急性高原病的主要原因。另外，过度疲劳、精神紧张、寒冷、营养不良、心肺疾病均可促发或加重本病。

【病理生理】

高原环境对人的影响主要是缺氧。急性缺氧可刺激颈动脉体和主动脉体化学感受器,引起反射性呼吸加深加快、使肺通气增加,以提高肺泡和动脉血氧分压。但过度通气,可引起呼吸性碱中毒。急性缺氧还可引起心率加快、体内血液重新分配,心、脑血管扩张,血流量增加,而皮肤、肾脏血管收缩、血流量减少,以保证生命器官的血液供应。脑血管扩张、血流量增加可引起脑皮质兴奋性增高。严重而持久急性缺氧可引起①肺血管收缩,肺泡上皮细胞损伤及毛细血管通透性增加,导致肺动脉高压和肺水肿;②心肌受损,导致心肌收缩力下降;③脑细胞能量代谢障碍,使脑细胞膜钠泵功能障碍,出现脑水肿、颅内高压,甚至脑疝形成。

【诊断】

(一)临床表现

根据不同的病理生理过程,可将急性高原病分为三型。

1. 急性高原反应:初入海拔3000米以上地区,大多数人都可在数小时后出现高原反应症状,主要为头痛、头昏、心悸、气短、胸闷、疲乏、恶心、呕吐、食欲下降、失眠、多梦。体检可有心率加快,口唇轻度发绀及面部轻度水肿。1~2周内症状可自行消失。

2. 高原肺水肿:发病率为3%。多数在进入海拔4000米以上地区后1~3小时内发病,先出现严重的急性高原反应,而后出现咳嗽、咳粉红色泡沫痰、呼吸困难、胸痛、发绀、烦躁。体检有端坐呼吸、双肺听诊可闻及湿性啰音、肺动脉瓣区第二音亢进或分裂,心率加快。

3. 高原脑水肿:发病率较低,但起病急,病死率高。多见于快速进入海拔4000米以上地区者。除急性高原反应外,因严重缺氧导致脑水肿而产生神经精神症状,如剧烈头痛、呕吐、步态不稳、烦躁、谵妄、嗜睡,严重者出现抽搐、昏迷。体检可有心率加快、心律失常、呼吸不规则、腱反射亢进、瞳孔大小不等、病理反射阳性,眼底可见视乳头水肿、点状或片状出血。

（二）实验室检查

1. 血常规：可有红细胞计数、白细胞计数及分类的增加。

2. 血气分析：PaO_2 降低，$PaCO_2$ 正常或偏低。

（三）特殊检查

1. 心电图：可显示窦性心动过速，P 波高尖，R_{aVR} 波增高，V_3 呈 Rs 或 RS 型，T 波倒置，ST 段下移，电轴右偏。

2. 胸部 X 线检查：急性高原肺水肿早期双肺中野肺纹理增强，呈毛玻璃样改变；晚期双肺肺门周围及肺野出现絮状或片状阴影。

根据有近期进入高原史、症状随海拔高度的增加而加重、转移至低海拔地区而缓解、氧疗有效，可诊断本病。

【鉴别诊断】

1. 急性左心衰竭并肺水肿：无高原反应的前驱症状，有原发心脏病史、诱发心力衰竭因素及心脏病体征，氧疗效果欠佳，而使用血管扩张剂、快速利尿剂、强心苷治疗有效。

2. 伴昏迷的其他疾病：偏瘫时应考虑脑血管意外；发热者应考虑颅内感染疾病；头颈部受伤者，应考虑颅脑外伤；有肺、肝、肾衰竭时应考虑相关疾病。

【治疗】

应争取早期发现，对危重患者给予就地抢救，吸入高流量氧，若运输条件好，可边救治边向低海拔地区转送。

1. 急性高原反应轻者无需治疗，1～2 周内即可适应。症状严重者，给予对症处理，如吸氧、镇痛，口服乙酰唑胺 0.25g，2 次/日，或泼尼松 5～10mg，1 次/日，以增强机体对缺氧耐受性。

2. 高原肺水肿：①立即卧位休息。②吸入高流量氧（6～8L/min）。③静脉注射呋塞米 20～40mg，氨茶碱 0.25g 溶于 50% 葡萄糖 20ml 中缓慢静脉注射，以缓解支气管痉挛，降低肺动脉压。④静脉注射地塞米松 10～20mg，减少肺毛细血管渗出。病情稳定后，再转入平原地区治疗。

3. 高原脑水肿：加大氧流量，同时应用地塞米松、20% 甘露醇、呋塞米、高渗葡萄糖以减轻脑水肿。对昏迷伴呼吸受抑者，可给予呼吸兴奋剂：尼可刹米、洛贝林。

（周代星）

四、急性减压病

急性减压病（acute decompression sickness）是指人体在高气压环境下停留一段时间后，在转向正常气压时，因减压过快，气压幅度降低过大，使体内多余的氮由组织释放出来，在组织和血液中形成气泡而导致的全身性疾病。

【病因】

高气压作业后减压不当或减压过快是发病的基本原因。本病主要发生于从事潜水作业、沉箱作业、隧道作业、加压舱内高压作业及飞行人员自地面迅速飞向8000米高空时，座舱密闭性发生故障等情况。

【发病机制】

当人体由高气压环境逐步转向正常气压时，体内多余的氮便由组织中释放而进入血液，并经肺泡逐渐缓慢地排出体外，无不良后果。当减压过速，超过外界总气压过多时，就无法继续维持溶解状态，于是在几秒至几分钟内游离为气相，以气泡形式聚积于组织和血液中；减压越快，产生气泡越速，聚积量也越多。氮气多形成于含脂质多而血流量少的部位，如肌腱、关节、韧带、内耳淋巴、皮下、脊髓白质等。氮气泡聚集于血管壁外，可直接挤压、撕裂周围组织和血管，引起局部缺血，并刺激神经末梢；氮气泡在血管内形成气栓，阻塞血液循环。另外，由于气泡的表面活性作用，引起血小板聚集、解体，释放组胺、5-羟色胺等生物活性物质，这些生物活性物质继而引起一系列病理生理变化。因此，气泡的这些作用使减压病的临床表现多样化和复杂化。

【诊断】

（一）病史

有潜水作业、沉箱作业、特殊的高空飞行史，且未遵守减压规定，并出现氮气泡压迫或血管栓塞症状和体征者，均应考虑为减压病。

（二）临床表现

1. 皮肤症状：最多见且常最早发生，表现为皮肤瘙痒，伴有烧灼感、蚁走感、出汗等，多见于腹、背、胸、大腿等皮下脂肪较多的部位。若气泡阻塞或挤压皮肤血管时，可见缺血的苍白皮肤与淤血的青紫色皮肤共存，而呈大理石样斑纹。严重时可见皮下气肿或皮肤出血。

2. 肌肉关节痛：是急性减压病中常见的典型表现，主要见于四肢大关节。轻者劳累后酸痛，重者可呈剧烈而难以忍受的刺痛、凿痛、刀割痛、撕裂样痛、搏动痛等。局部体检无红肿及压痛，这种肌肉关节痛采用止痛剂治疗无效。

3. 神经系统：脊髓容易受损害，尤其是供血较少的下胸段，可出现截瘫、四肢感觉及运动功能障碍、尿潴留或排尿排便失禁。若脑部血管被气泡栓塞，可产生头痛、眩晕、呕吐、偏瘫，严重时出现昏迷。

4. 循环系统：血循环中有较多的气体栓塞时，可引起心功能障碍，严重时因微循环栓塞、毛细血管通透性增加、血浆渗出，导致低血容量休克，或因气泡栓塞冠状动脉而出现猝死。

5. 呼吸系统：大量气泡在肺小动脉及毛细血管内发生栓塞时，可引起肺梗死或肺水肿。

6. 消化系统：气泡栓塞胃肠系膜及大网膜血管时，可引起剧烈腹痛、恶心、呕吐等。

卫生部将急性减压病分为轻、中、重三级。

轻度：表现为皮肤症状，如瘙痒、丘疹、大理石样斑纹、皮下出血、水肿等。

中度：主要发生于四肢大关节及其附近的肌肉、关节痛。

重度：凡出现神经系统、循环系统、呼吸系统和消化系统障碍之一者。

【治疗】

（一）加压治疗

加压治疗是本病特效的病因治疗，该疗法可使绝大多数急性减压病得以根治。出现急性减压病时应尽早行加压治疗，以免时间过久,气泡造成组织不可逆损伤。发病24小时内治疗最为有效,间隔时间越短效果越好,但即使超过24小时,仍应进行加压治疗。加压治疗要求压力足、时间够、减压慢、一次治疗成功。

具体方法:将患者送入加压舱内,舱压从常压升至治疗所需的最高压,维持足够的时间,使气泡充分压小,并溶解于体液中,经血液循环带至肺脏。然后进入缓慢的减压阶段,使溶解的氮气从肺泡排出。治疗所需的气压高低取决于①病情:重度患者压力可高达606kPa,必要时可提高至808kPa。②治疗反应:即症状体征的好转情况。③高气压作业时的工作气压:轻、中度急性减压病应在高气压下停留30～60分钟,重度者要停留90～120分钟。减压时间要比高气压作业后的安全减压时间长得多。治疗结束出舱后患者宜在加压舱旁留观6～24小时,无异常时方可离开。复发者应立即再次行加压治疗。

（二）辅助治疗

主要针对严重的减压病患者。

1. 乙醇疗法可提高氮气的溶解度,起到消泡作用,同时还可扩张血管、加快血流,促进氮气的排出。急性减压病患者发病后迅速饮50°白酒100～150ml,约2小时后患者的肌肉关节疼痛症状可逐步缓解。

2. 吸氧可促进氮气的排出,并缩短加压时间。

3. 补充血容量,改善循环:对严重急性减压病患者,尤其是合并低血容量休克者,应尽早在加压舱时静脉滴注生理盐水和低分子右旋糖酐,既能扩张血容量,又能抑制血小板聚集。必要时可输血浆。

4. 抗凝:口服小剂量阿司匹林40～80mg,可抑制血小板聚集、防止血管内凝血。

5. 血管扩张剂可选用氨茶碱、地巴唑,增加组织内血流量,并促进氮气排出。

6. 维持血管通透性:肾上腺皮质激素可促进血管通透性的恢复,减少血浆渗出,缓解脑和脊髓水肿。

（周代星）

五、急性放射病

急性放射病(acute radiation sickness)是指人体在短期内接受大剂量(1Gy 以上)电离辐射引起的全身性疾病。

【病因与发病机制】

电离辐射是急性放射病的致病因素。电离辐射包括电磁辐射和离子辐射,它们作用于人体后,使体内生物大分子、水、氧发生激发、电离、产生活性氧自由基和羟自由基,引起膜脂质过氧化,导致膜结构损伤;DNA 和染色体结构改变,导致基因突变和染色体畸变;蛋白质结构改变,影响酶的活性。生物大分子的破坏影响细胞和组织器官的结构和功能。体内不断分裂增殖的造血细胞、生殖细胞、淋巴细胞、肠黏膜细胞、血管内皮细胞对辐射敏感,易造成骨髓造血功能障碍、生殖功能受抑、免疫功能低下、肠黏膜坏死脱落、血管损伤,从而造成一系列复杂的急性辐射症候群。超大剂量辐射还可引起脑组织损伤。

【诊断】

(一) 病史

有受电离辐射照射史。

(二) 临床表现

急性放射病分为骨髓型、肠型、脑型 3 种类型,其病程具有明显的阶段性。典型骨髓型急性放射病的临床经过分为 4 个阶段即初期、假愈期、极期、恢复期。

1. 骨髓型急性放射病

(1) 轻度:①照射剂量为 1Gy。②症状少而轻,部分患者在射照后头几天出现头昏、恶心、食欲下降,造血系统损伤轻,无感染、出血。白细胞总数>3.0×10^9/L。照后 1 ~ 2 个月内恢复正常。

(2) 中度:照射剂量为 2 ~ 4Gy,症状明显,分期清楚,初期于照后 2 ~ 3 小时出现乏力、头昏、恶心、呕吐。3 ~ 4 天后进入假愈期,持续 3 ~ 4 周。极期出现高热、感染、皮肤黏膜出血、脱发。外周血细胞呈进行性下降,白细胞总数最低值 1.0×10^9 ~

$3.0\times10^9/L$,照后 2 日内淋巴细胞绝对值≤$0.9\times10^9/L$。2 个月左右进入恢复期。

(3) 重度:①照射剂量 4 ~ 6Gy。②症状明显,分期清楚,初期除有头昏、乏力、恶心外,于照后 1 小时出现严重呕吐、腹泻。假愈期 2 ~ 3 周。极期出现严重呕吐、高热、明显皮肤黏膜出血、继发感染。外周血细胞急剧下降,白细胞总数最低值 0.2×10^9 ~ $1.0\times10^9/L$,照后 2 日淋巴细胞绝对值≤$0.6\times10^9/L$。患者常因严重感染、出血而死亡。

(4) 极重度:①照射剂量 6 ~ 10Gy。②症状出现早而严重,病程短,分期不明显。初期于照后 1 小时即出现严重呕吐、腹泻,可为血便或水样便。照后 15 天进入极期,可出现频繁呕吐、腹泻、高热、感染、出血、水电解质紊乱、休克。外周血细胞早期即急剧下降,白细胞总数最低值<$0.2\times10^9/L$,照后 2 日内淋巴细胞绝对值≤$0.3\times10^9/L$。病死率极高,患者常死于严重感染和出血。少数存活者残留造血功能障碍和免疫功能低下,生殖功能丧失。

2. 肠型急性放射病:受照射剂量为 10 ~ 50Gy,基本病变为肠黏膜坏死脱落。起病急,病程短,症状重,分期不明显,死亡早。初期受照射后 30 分钟即出现频繁呕吐、腹泻、腹痛、水电解质严重紊乱、休克。假愈期不明显,5 天左右进入极期,呕吐、腹泻加重,呈血水样便,有时可见脱落的肠黏膜组织,可并发肠麻痹、肠套叠。外周血细胞极度减少,早期即降至 $0.2\times10^9/L$,照后 2 日内淋巴细胞绝对值<$0.3\times10^9/L$。患者于 2 ~ 3 周内常因失水、休克而死亡。

3. 脑型急性放射病:受照射剂量大于 50Gy,基本病变为脑组织损伤。病情发展迅速,病程短,1 ~ 3 天即进入极期,出现频繁呕吐、腹泻、腹痛、休克、共济失调、定向障碍、肌肉震颤、抽搐、昏迷。患者生存机会极少,常因循环衰竭、脑水肿而死亡。

(三) 实验室检查

1. 外周血象:白细胞计数和淋巴细胞绝对值对分型、分度和估计辐射剂量有意义。

2. 外周血淋巴细胞染色体畸变分析，是估计辐射剂量的可靠早期指标。

3. 血、尿、粪、痰液及口腔、鼻腔、皮肤污染物放射性分析。

诊断必须根据受辐射照射史、临床表现、照射剂量的估计及实验室检查加以综合判断，尽早进行分型和分度，以确定诊断和估计预后。

【治疗】

首先尽快使患者尽快脱离放射源现场，然后实施救治。对于不同的放射病有不同的治疗手段。

骨髓型放射病的治疗

（一）治疗原则

1. 以造血损伤为中心进行综合治疗

（1）减轻和延缓造血器官损伤的发展，促进损伤的恢复。

（2）防治由造血损伤引起感染和出血等并发症。另外，由于放射病的损伤涉及全身各器官，所以仍以综合治疗为主，达到保持机体内环境的平衡，安全渡过极期。

2. 分度、分期治疗

（1）轻度放射病在平时可短期住院观察，对症治疗。

（2）中度以上放射病都需住院治疗，但中度的早期治疗可简化，重度和极重度不仅应立即住院治疗，而且要抓紧早期的预防性治疗措施，做到所谓“狠抓早期、主攻造血、着眼极期”，有利于提高治愈率。

（3）初期：主要针对初期症状对症治疗，并根据病变特点采取减轻损伤的措施。

1）保持患者安静休息和情绪稳定。

2）早期给抗放药。

3）镇静、止吐等对症治疗，如给予地西泮、甲氧氯普胺等。

4）有眼结合膜充血、皮肤潮红等症状者，给予苯海拉明、异丙嗪等脱敏药。

5）改善微循环。

6）重度以上患者早期给肠道灭菌药，并做好消毒隔离。

7）严重的极重度患者早期进行造血干细胞移植。

（4）假愈期：重点是保护造血功能、预防感染和预防出血。

1）加强护理，注意观察病情变化。鼓励患者多进食，给高热量、高蛋白、高维生素并易消化的食物，极重度患者可用静脉保留导管补充营养。

2）保护造血功能，延缓和减轻造血损伤。可口服多种维生素，重度患者可少量输血。

3）预防感染和预防出血。

4）需移植造血干细胞的极重度患者，若初期未进行，进入本期后应尽早移植。

（5）极期：抗感染和抗出血是这一期治疗的关键问题，同时要采取有力的支持治疗，供应充分营养，保持水电解质平衡，纠正酸中毒，促进造血功能恢复。

1）患者绝对卧床休息，控制输液速度，防止加重肺水肿，注意观察病情变化。

2）抗感染、抗出血。

3）促进造血功能恢复，给维生素 B_4、B_6、B_{12} 及叶酸和 DNA 制剂，可应用造血因子以及补益和调理气血的中药。

4）在供应充分营养（包括静脉补给）的同时，根据需要补充钾离子和碱性药物，同时可给予辅酶 A、ATP 等能量合剂。

（6）恢复期：主要防止病情反复，治疗遗留病变。

1）加强护理，防止患者过劳，预防感冒和再感染，注意营养摄入和观察各种并发症的发生。

2）继续促进造血功能恢复，贫血患者可给铁剂、服用补益和调理气血的中药，或少量输血。

3）有消化不良等症状者，予对症处理。

4）临床恢复期过后，患者应继续休息、调养一段时间，脱离射线工作。经体检鉴定后，可恢复适当的工作。

（二）主要治疗措施

1. 早期给予抗放药：抗放药是指在照射前给药和照射后早期给药都可减轻放射病的一类药物，对中、重度放射病效果较好。

2. 改善微循环：照射后早期微循环障碍可加重组织细胞损伤，尤其是重度以上放射病更为明显。可于照射后最初3天静脉滴注低分子右旋糖酐，每天500～1000ml，加入适量地塞米松和复方丹参注射液。

3. 防治感染：防治感染在治疗中占有非常重要的位置。

（1）入院清洁处理：洗浴或用1∶5000洗必泰溶液药浴。

（2）消毒隔离：病室经常用紫外线消毒和消毒液擦拭，重度以上患者应住入层流洁净病房。

（3）注意皮肤黏膜卫生：要经常洗浴或擦浴，加强口腔护理，禁用牙刷，常用消毒液含漱。每次餐后都要用消毒液漱口和用含消毒液的棉球擦拭口腔，生殖器和肛门每天药浴。

（4）应用肠道灭菌药：可口服黄连素、复方新诺明、新霉素、庆大霉素等，减轻肠道感染。由于抑制了肠细菌，应适当补充维生素 B_4、B_2。

（5）全身应用抗菌药：这是控制感染的重要措施，用量宜大，以静脉给药为主，并应根据血液或咽拭子培养和细菌药敏试验结果及时调整药物种类，注意用药时防止毒副反应。

（6）其他：增强患者机体免疫功能、注意局部感染灶的防治、防治二重感染、注意间质性肺炎的防治等。

4. 防治出血

（1）补充血小板和促进血小板生成：给严重出血的患者输注新鲜血小板是目前最有效的抗出血措施。

（2）改善血管功能：在假愈期即可开始应用改善和强化毛细血管功能的药物，如安络血（肾上腺素缩氨脲）、5-羟色胺、维生素C。

（3）纠正凝血障碍：可用6-氨基己酸（EACA）、维生素K等。

5. 其他：输血及血液有形成分，如白细胞、血小板等，输血时要注意输注速度，避免加重肺水肿和脑水肿，可进行骨髓、胚胎肝和外周血的移植。

肠型放射病的治疗

肠型放射病多在1～2周死于脱水、酸中毒、败血症、中毒性休克等。因此,首先应针对肠道损伤采取综合对症治疗,以纠正水电解质酸碱平衡紊乱为主并及早行胎肝或骨髓移植;待渡过肠型死亡期后,重点便是治疗造血障碍。

脑型放射病治疗

脑型放射病多死于1~2天内。急救的要点包括抗脑水肿、镇静、止痉、抗休克和综合对症治疗,但患者生存机会极少。

【预后】

接受2~4Gy辐射、未经治疗者病死率约为50%,而经综合治疗后,生存的机会增大。接受5~15Gy辐射者,即使采用综合治疗,其病死率仍高,受15Gy以上辐射者病死率几乎100%。

(周代星)

六、电 击 伤

电击伤(electrical injury)是由于人体直接触及电源或高压电(包括雷击)通过空气或其他导电介质传递电流通过人体引起的组织损伤和功能障碍,严重者可出现昏迷、心室纤颤、瞳孔扩大、呼吸心跳停止而死亡。

【发病机制】

电流引起机体损伤的程度与其种类、频率高低、电压高低、电流大小、接触部位阻抗等因素有关。交流电引起的电击伤较直流电严重。低压低频交流电(220V,50~60Hz)容易诱发心室颤动;高压电流(1000V以上)可引起延髓中枢损害,导致心跳、呼吸停止。人体组织的电阻各不相同,主要取决于其含水量。血液、神经、肌肉电阻最小,腱鞘、脂肪次之,骨骼、皮肤电阻最大。决定通过人体电流强度的是皮肤电阻的大小,正常皮肤电阻因潮湿而降低,使正常情况下造成轻度电击伤的电流流经潮湿皮肤时,可造成致命性电击伤。当电流刚接触皮肤时,皮肤的电阻阻碍了电流进入体内,同时,电能转变为热能,使该处的皮肤被电灼伤,甚至凝固坏死,皮肤的电阻亦因此而降低,使得进入人体的电流增加,并沿体内电阻最小的血液、神经、肌肉组织行进,造成血管壁破坏、神经组织变性坏死、肌肉收缩乃至发生凝固性坏死。血管壁破坏引起血栓形成,导致组织缺血。肌肉组织被电击后,局部水肿压迫血管,使远端组织发生缺血、坏死。因此,电击伤的特点是组织破坏范围较初次视诊所见者要大。

【诊断】

（一）病史

有带电作业或意外触电或雷击史。

（二）临床表现

1. 全身表现:轻度电击伤者出现惊慌、呆滞、面色苍白、心悸、四肢软弱、接触部位肌肉收缩等;中度电击伤者可出现短暂昏迷、呼吸浅快、心动过速等;重度电击伤者出现抽搐、昏迷、心室颤动、心跳和呼吸停止。有些患者遭受电击后,立即进入"假死状态",即心跳和呼吸处于极微弱状态,因此要认真鉴别,不可轻易放弃抢救。

2. 局部表现:主要为电烧伤,常伴有大量组织坏死。

3. 并发症:大量组织损伤引起血浆肌红蛋白增高、高钾血症及急性肾衰竭。肌肉强直性收缩引起骨折和四肢关节脱位。

电烧伤部位继发感染。电击所致继发性外伤,如高处跌落时引起头、胸、腹部外伤和大血管出血及四肢、脊柱骨折。电击后神经系统损害包括周围神经病变、横断性脊髓损害、视力障碍、耳聋等。

（三）实验室检查

1. 血常规:重度电击伤者血细胞比容升高。

2. 尿常规:严重电击伤时,尿肌红蛋白阳性。

3. 血 pH:pH 降低,呈代谢性酸中毒。

4. 血生化:大量肌肉损伤时,血清肌酸磷酸激酶及其同功酶活性、肌红蛋白升高。

（四）特殊检查

心电图:可出现心动过速、传导阻滞、房性和室性期前收缩、严重时出现心室颤动。

【治疗】

（一）现场急救

1. 立即切断电源或用木棍、竹竿及其他绝缘体使患者尽快脱离电源。

2. 对神志清醒伴乏力、头昏等轻度电击伤者，宜卧床休息，并及时送往医院观察。

3. 对呼吸、心搏停止者，应立即进行徒手心肺复苏，有条件者行气管插管。对此类患者，应坚持长时间抢救，不可轻易放弃，并及时转送医院进行进一步抢救，转送途中徒手心肺复苏术不能中断。

（二）进一步抢救

1. 送往医院后按心肺脑复苏常规进行高级心肺脑复苏与进一步支持治疗。

2. 复苏过程中发现其他严重外伤时，应及时给予适当处理。

3. 电烧伤创面局部清创，如有深部组织坏死，宜及早手术探查并清除坏死组织。同时注射破伤风抗毒血清预防破伤风，给予抗生素预防感染。

4. 电烧伤致肢体远端发生缺血坏死时，应进行筋膜松解术，减轻电伤部位周围压力，改善肢体远端血液循环；对需要截肢者，必须严格掌握手术适应证。

（周代星）

七、淹　　溺

淹溺(drowning)是指人体淹没在水中，呼吸道为水、污泥、杂草等物所堵塞，同时大量水被吸入肺内引起窒息而缺氧，导致机体发生一系列病理生理变化的一种状态，严重时造成呼吸心跳停止。

【病理生理】

溺水时，由于水堵塞呼吸道和肺泡，阻碍气体交换，从而引起缺氧、二氧化碳潴留及代谢性酸中毒。淡水淹溺时，大量低渗淡水经肺泡渗入血管，引起血液稀释、血容量增加和溶血，同时血钠、钙、氯降低。血容量增加引起心力衰竭和肺水肿；溶血引起高钾血症及急性肾衰竭。海水淹溺时高渗海水可通过肺泡将水吸出，引起血液浓缩及血容量减少，电解质扩散到肺毛细血管内导致血钾、钠、钙、镁增高，引起肺水肿。高钙血症还可导致心律失常，甚至心脏停搏。此外，高镁血症也可抑制中枢和周围神经，导致横纹肌收缩力减弱、血管扩张和血压降低。

【诊断】

（一）病史

有溺水史。

（二）临床表现

1. 因窒息、缺氧，患者出现面色青紫、肿胀、双眼充血，口腔、鼻腔和气管内充满泡沫、污泥，因胃内积水引起上腹隆起。

2. 呼吸微弱，双肺满布湿啰音，严重者呼吸停止。

3. 心跳微弱，可出现心律不齐及各种心律失常，严重者心跳停止。

4. 复苏过程中可出现心力衰竭、肺水肿，存活 12 小时以上者，可继发肺部感染，48～72 小时内可出现脑水肿、呼吸窘迫综合征、溶血性贫血、急性肾衰竭等并发症。

（三）实验室检查

1. 动脉血气分析：显示明显低氧血症和代谢性酸中毒。

2. 电解质：淡水淹溺时，血钠、血钾、血氯、血钙降低；发生溶血时，血钾增高。海水淹溺时，血钠、血氯、血钾增高。

（四）特殊检查

1. 胸部 X 线：轻者双侧肺门阴影增大、加深，肺间质纹理增粗，肺野出现大小不等的絮状渗出和炎性改变；重者双侧弥漫性肺水肿。

2. 心电图：可出现心律不齐及各种心律失常。

【治疗】

（一）现场急救

1. 保持呼吸道通畅：以最快速度将患者从水中救起后，松开裤带。立即撬开口腔,清除口腔污泥、杂草及取出义齿,以保持呼吸道通畅。

2. 倒水:迅速倒出呼吸道及胃内积水,可选用以下三种方法尽快将呼吸道及胃内积水倒出,但时间不宜过长,1 分钟即够。

(1) 急救者取半跪位,将溺水者的腹部放在膝盖上,头部向下,并用手按压背部。

(2) 双手叉抱溺水者的腰部,使背部向上、头部下垂摇晃患者。

(3) 抱住溺水者的双腿,将腹部放在急救者的肩上,快速奔跑,使积水倒出。

3. 人工呼吸:在溺水者被救起后,如呼吸已停止,应在保持呼吸道通畅的条件下、完成倒水动作后立即进行口对口人工呼吸,这是现场急救的关键措施。

4. 胸外心脏按压:如果心搏停止,则在人工呼吸的同时进行胸外心脏按压。

上述急救措施即使对处于临床死亡阶段的淹溺者仍可能有效,不可轻易放弃,同时应积极为进一步救治创造条件。

(二) 进一步救治

1. 纠正低氧血症:经短时间抢救呼吸不能恢复者,应尽早行气管插管,以人工气囊挤压或人工呼吸机进行辅助呼吸与吸氧,纠正低氧血症,同时给予呼吸兴奋剂。

2. 建立有效的血液循环:在心搏未恢复前,应坚持行胸外心脏按压,同时可根据具体情况行除颤。

3. 纠正酸中毒和电解质失调:溺水后因缺氧常导致代谢性酸中毒,可先静脉滴注 5% 碳酸氢钠 100 ~ 200ml,再按血气测定结果予以调整。有电解质紊乱者,应给予对症处理。

4. 支持治疗:加强营养,给予足够的热量和蛋白质。淡水淹溺者,在应用利尿剂的同时可输全血及红细胞;海水淹溺者,应输血浆和等渗液体纠正血容量不足及血液浓缩。

5. 纠正心律失常:出现心律失常时,可选用合适的抗心律失常药加以纠正。

6. 并发症的防治：应用抗生素，防治继发肺部感染。有心力衰竭和肺水肿时，应限制输液量，吸入通过50%乙醇的氧气，应用快速利尿剂及强心剂，如呋塞米20～40mg静脉注射，2分钟内推完，毛花苷C 0.2～0.4mg缓慢静脉注射；亦可应用吗啡、氨茶碱及血管扩张剂。出现溶血、脑水肿、呼吸窘迫综合征时，可应用糖皮质激素。出现急性肾衰竭时，应及时给予对症处理。

（周代星）

第十一章　传染病急诊

一、流行性感冒

流行性感冒(influenza)简称流感,是由流感病毒引起的急性呼吸道传染病,具有高度传染性,可在人群中引起流行,主要通过飞沫传播。临床特征为起病急骤,以发热、乏力、全身肌肉酸痛等全身中毒症状为主而呼吸道症状较轻。

【病原学】

流感病毒分甲、乙、丙三型,其中甲型经常发生抗原变异而有不同亚型,常呈暴发或小流行,可引起大流行或世界性大流行;乙型只有变种变异,呈暴发或小流行。

【发病机制与病理】

流感病毒在呼吸道纤毛柱状上皮细胞内复制、释出,再侵入其他柱状上皮细胞引起变性、坏死与脱落。病变主要在上、中呼吸道,以气管黏膜为主,其基底细胞正常,5 日后再生,2 周后病变恢复。流感病毒肺炎时肺呈暗红色与水肿,气管、支气管内有血性分泌物,黏膜充血,如继发细菌性肺炎则有大量脓细胞与病原菌。

【诊断】

(一) 流行病学

当时当地有流感流行,在同一地区有大量病例短时同时出现,发病前 1 ~ 2 天有与患者接触史。

(二) 临床表现

1. 典型流感:畏寒、高热、显著乏力、腰背酸痛、头痛、胸痛,多无鼻塞、流涕,可伴腹泻,有颜面潮红、眼结合膜充血、肺部干啰音。发热 1 ~ 2 日达高峰,3 ~ 4 日退热。

2. 轻型流感:发病急但发热不高,全身及呼吸道症状较轻。

3. 肺炎型:主要见于老年、婴幼儿或原有较严重慢性疾病基础及接受免疫抑制剂治疗者。初有典型流感症状,1 ~2 日内病情迅速加重,出现高热、气促、发绀、衰竭、双肺满布湿啰音。

(三) 并发症

并发症有细菌性上呼吸道感染、气管炎或支气管炎、细菌性肺炎。

(四) 实验室检查

1. 病毒分离:于起病 3 日内咽部含漱液或棉拭子接种鸡胚或组织培养,可分离出流感病毒。

2. 快速诊断:行鼻甲黏膜印片或荧光抗体技术检查,可检出流感病毒抗原,如应用单克隆抗体检测抗原则能鉴别甲、乙、丙型流感。

3. 血清学检查:取发病初期和 2 ~4 周后双份血清,进行血凝抑制试验和补体结合试验,如有 4 倍以上效价增高为阳性。

4. X 线检查:有剧咳、双肺湿啰音者可行胸部 X 线检查。肺炎型可见双肺弥漫性结节性阴影。

【鉴别诊断】

(一) 普通感冒

1. 起病较缓慢,全身症状较轻但上呼吸道症状明显,而流感流行快,短期内有较多患者,并且全身症状重而上呼吸道症状轻。

2. 病毒分离及血清学检查可明确诊断。

(二) 钩端螺旋体病

流行于夏秋季(6 ~10 月),有近期参加过收割水稻或接触钩体污染疫水史,有腓肠肌疼痛与压痛,严重者有肺出血、黄疸、肾损害、脑膜脑炎等与流感不同。

【治疗】

1. 一般治疗:卧床休息,多饮水,高热时用流质或半流质饮食,早期隔离至热退 24 小时后。

2. 对症治疗:解热止痛、止咳祛痰,输液,补充维生素 C 2. 0g/d。

3. 抗病毒治疗

(1) 金刚烷胺(amantadine):可阻断病毒吸附于宿主细胞,抑制病毒复制,只对甲型流感病毒有效。成人200mg/d,疗程3~4天。

(2) 奥司他韦(oseltamivir):能特异性抑制甲、乙型流感病毒的神经氨酸酶,从而抑制病毒的释放,减少病毒传播。应及早服用,成人75mg,每日2次,连用5天。

4. 防治继发细菌感染:可选用抗生素治疗。

【预防】

1. 控制传染源:流感流行期间应及早对患者进行呼吸道隔离和早期治疗,隔离1周或至主要症状消失。

2. 切断传播途径:流感流行期间注意少集会、少集体活动,必要时戴口罩,避免劳累。

3. 保护易感人群:接种疫苗。

(钟　强)

二、流行性脑脊髓膜炎

流行性脑脊髓膜炎(epidemic cerebrospinal meningitis)简称流脑,是由脑膜炎奈瑟菌引起经呼吸道传播的化脓性脑膜炎。多见于冬春季,呈流行性,主要临床表现有发热、头痛、呕吐、皮肤黏膜瘀点或瘀斑、颈项强直等脑膜刺激征,脑脊液呈化脓性改变。通常分普通型、暴发型及轻型和慢性败血症型。

【病原学】

脑膜炎奈瑟菌属革兰阴性球菌,根据其表面特异性多糖抗原之不同,可分为A、B、C、D、X、Y、Z等13个血清群,90%以上病例由A、B、C三群引起,在我国引起发病及流行者仍以A群为主,占90%以上,B及C型为散发菌株。

【发病机制】

病原体自鼻咽部侵入人体后是否发病取决于细菌数量、毒力及机体免疫力,当机体免疫力低下或细菌毒力较强时,细菌可从鼻咽部黏膜进入血液循环引起短暂菌血症，少数患者发展为败血症，继而进入脑脊髓膜引起化脓性炎症。致病机制主要为细菌的侵袭力和脂多糖内毒素及与内毒素有关的变态反应（Ⅲ型）。在败血症期，细菌常侵袭血管内壁，引起血管内皮损害，血管壁有炎症、坏死和血栓形成，血管周围有出血、细胞浸润，出现瘀点或瘀斑。暴发型败血症则由于脑膜炎球菌脂多糖内毒素引起微循环障碍和休克，继而导致 DIC，脑膜脑炎期主要侵犯软脑膜和蛛网膜，暴发型脑膜脑炎则主要侵犯脑实质。

【诊断】

（一）流行病学

冬春季节，当地有本病发生及流行。

（二）临床表现

潜伏期 1～10 日，一般为 2～3 日。

1. 普通型：占 90% 左右。

（1）上呼吸道感染期：可有低热、咽痛、鼻塞、咳嗽等，亦可无症状。

（2）败血症期：突起寒战高热，体温 39～40℃，伴头痛、食欲减退及神志淡漠等。约 70%～90% 患者出现皮肤黏膜瘀点或瘀斑，直径大小 1～2mm 至 1～2cm，病情严重者瘀斑可迅速扩大，中央可呈紫黑色坏死或大疱。少数患者有脾肿大，多持续 1～2 日进入脑膜炎期。

（3）脑膜炎期：剧烈头痛、频繁呕吐、烦躁不安甚至谵妄、昏迷、抽搐，除皮肤黏膜瘀点瘀斑外，脑膜刺激征阳性（颈项强直、克氏征及布氏征阳性），通常 2～5 日内进入恢复期，1～3 周痊愈。

2. 暴发型：起病急骤，病情凶险，如不及时抢救治疗常于 24 小时内死亡。

（1）暴发型败血症：起病急，有高热、头痛、呕吐，严重者体温不升，可有不同程度意识障碍，全身皮肤黏膜广泛瘀点、瘀斑，可迅速扩大融合成片伴中央坏死。

休克是本型的主要表现，面色苍白，四肢厥冷、发绀，脉搏细数，血压下降，脉压缩小，甚至血压测不出，尿量减少或无尿，脑膜刺激征大多缺如,易并发 DIC。

(2) 脑膜脑炎型:脑实质损害症状明显,患者迅速进入昏迷,反复惊厥,锥体束征阳性,血压升高,瞳孔忽大忽小,视神经乳头水肿。部分患者发展为脑疝,常见的有枕骨大孔疝,表现为昏迷加深,瞳孔散大或缩小、边缘不整齐,肌张力增高,上肢多内旋,下肢呈伸展性强直,呼吸不规则,抽泣样、点头样呼吸,或呼吸暂停或潮式呼吸等呼吸衰竭表现,呼吸随时可突然停止;亦可有天幕裂孔疝,压迫脑干及动眼神经,使同侧瞳孔扩大、光反应消失、眼球固定或外展,对侧肢体瘫痪、昏迷;患者常因呼吸衰竭而死亡。

(3) 混合型:兼有以上两型的临床表现,常同时或先后出现,病情极严重,死亡率极高。

(三) 实验室检查

1. 血象:白细胞计数增高,多在 $20\times10^9/L$ 以上,中性粒细胞占 80%~90%;老年流脑患者可能不升高。

2. 脑脊液检查:压力增高,外观混浊或脓样,白细胞计数明显升高,在 $1000\times10^6/L$ 以上,以中性粒细胞为主。蛋白质含量显著增高,糖及氯化物明显减低。若临床有脑膜炎的表现,而早期脑脊液检查正常,应于 12~24 小时后复查,经抗菌药物治疗后,脑脊液改变可不典型。

3. 细菌学检查

(1) 涂片:①用针刺破皮肤瘀点,挤出少量组织液或血液涂片革兰染色镜检,可见脑膜炎双球菌,阳性率达 80% 以上;②脑脊液离心沉淀后涂片革兰染色镜检阳性率为 60%~70%。

(2) 细菌培养:取血液或脑脊液培养,必须在应用抗菌药物之前进行,宜多次及时送检,但阳性率较低。

4. 血清免疫学检测:为流脑快速诊断方法,尤其对已用抗菌药物治疗和(或)细菌学检查阴性者。

(1) 特异性抗原:有利于早期诊断,且敏感性高、特异性强。常用方法有对流免疫电泳、乳胶凝集试验,菌体协同凝集试验,反向间接血凝试验,酶联免疫吸附试验等,阳性率均在 80% 以上。

(2) 特异性抗体:敏感性和特异性均较特异性抗原差,但固相放射免疫分析法可定量检测 A 群脑膜炎球菌特异性抗体,阳性率可高达 90%。

【鉴别诊断】

1. 一般化脓性脑膜炎:均有发热、头痛、呕吐、脑膜刺激征阳性,血 WBC 增高,脑脊液为脓性,与流脑不同点有:①侵入途径不同,肺炎球菌脑膜炎多继发于中耳炎、肺炎、颅脑外伤;金葡菌脑膜炎多继发于皮肤感染或败血症;革兰阴性杆菌脑膜炎多继发于颅脑手术后;②无明显季节性,散发;③无皮肤黏膜瘀点、瘀斑;④脑脊液涂片检查多为革兰阳性球菌或革兰阴性杆菌,很容易鉴别。

2. 流行性乙型脑炎:①见于夏秋季,季节性强;②以脑实质损害表现为主;无皮肤瘀点,休克罕见;③脑脊液澄清,白细胞多在 $50\times10^6 \sim 500\times10^6$/L,糖及蛋白量正常或稍增高,氯化物正常。免疫学检查如特异性 IgM 抗体可作早期诊断,也易鉴别。

3. 蛛网膜下腔出血:剧烈头痛,脑膜刺激征阳性,但无中毒症状,无皮肤黏膜瘀点、瘀斑,脑脊液血性,CT 及脑血管造影可发现蛛网下膜出血、脑血管畸形改变。

【治疗】

(一) 普通型

1. 一般治疗:就地隔离治疗,加强护理,预防并发症,补充足够液体量,维持水、电解质平衡。颅内高压时给予 20% 甘露醇 1 ~ 2g/kg,快速静脉滴注,根据病情 4 ~ 6 小时一次,注意其对肾脏的损害。

2. 病原治疗:尽早、足量应用细菌敏感并能透过血脑屏障的抗菌药物。可选用以下药物:

(1) 青霉素 G(penicillin G):不易透过血脑屏障,但脑膜炎时如加大药物剂量则在脑脊液中能达到治疗有效浓度,尤其对败血症患者疗效较好。成人 20 万 ~ 40 万 U/kg,分次加入 5% 葡萄糖溶液中静脉滴注,疗程 5 ~ 7 天。

(2) 头孢菌素:第三代头孢菌素对脑膜炎球菌抗菌活性强,易透过血脑屏障且毒性低。头孢噻肟:成人 2.0g 静脉滴注,每6小时一次;头孢曲松:2.0～4.0g静脉滴注,每12小时一次,疗程为7天。

(3)氯霉素:亦有较好疗效,成人2～3g/d,但须注意其对骨髓造血功能的抑制作用。

3. 对症治疗:高热时用物理降温及药物退热,有颅内压升高者,用20%甘露醇1～2g/kg静脉推注或快速静脉滴注,每4～6小时一次。

(二)暴发型

1. 败血症休克型

(1)尽早应用有效抗生素:可联合用药,用法同前。

(2)迅速纠正休克:参见感染性休克章。

(3)肾上腺皮质激素的应用:氢化可的松100～500mg/d或地塞米松10～20mg/d,疗程一般不超过3天。

(4)DIC治疗:(参见DIC章)肝素剂量0.5～1mg/kg,以后4～6小时可重复一次,病情好转即停药。应用肝素时应监测凝血时间,维持在正常值的2.5～3倍为宜。

2. 脑膜脑炎型

(1)尽早应用有效抗菌药物(同休克型)

(2)脱水及防止脑疝:用法同前述。

(3)肾上腺皮质激素:常用地塞米松10～20mg,分1～2次静脉注射。

(4)呼吸衰竭的治疗:脱水同时予以冰帽等头部降温、吸氧、吸痰,防治脑水肿和呼吸道堵塞,对呼吸衰竭者根据情况使用呼吸机治疗。

(5)对高热惊厥者应早期镇静止痉或采用亚冬眠疗法,配合物理降温治疗。

(钟 强)

三、急性细菌性痢疾

急性细菌性痢疾(acute bacillary dysentary)简称急性菌痢,

指由痢疾杆菌引起的肠道传染病,又称志贺菌病。主要临床表现有腹痛、腹泻、里急后重和黏液脓血便,可伴有发热及全身毒血症症状,严重者可有休克和(或)中毒性脑病。本病多见于夏秋季,但一年四季均可发病。

【病原学】

痢疾杆菌包括痢疾志贺菌、福氏志贺菌、鲍氏志贺菌和宋内志贺菌4群,我国以福氏志贺菌群为主要流行菌群,其次为宋内志贺菌群。近年来少数地区有痢疾志贺菌群流行。各群痢疾杆菌均可产生内毒素,其中痢疾志贺菌还可产生外毒素,具有神经毒、细胞毒和肠毒素作用。

【发病机制】

痢疾杆菌进入消化道,正常情况下有胃酸、肠道菌群产生的短链脂肪酸、过氧化氢、大肠杆菌毒等以及肠黏膜产生的分泌型IgA对痢疾杆菌具有杀灭或拮抗作用,从而阻止痢疾杆菌对黏膜上皮细胞的吸附和侵袭。只有当细菌量大、致病力强和(或)因过度疲劳、暴饮暴食等致人体全身或肠道局部防御功能下降时,痢疾杆菌易侵入肠黏膜,在上皮细胞和固有层中繁殖,引起肠黏膜炎症反应和固有层小血管循环障碍,使上皮细胞变性、坏死脱落和溃疡,产生腹痛、腹泻、脓血便,直肠括约肌受激惹出现里急后重,内毒素可致全身发热。若机体对内毒素产生强烈过敏反应可导致微循环障碍、DIC、重要器官功能障碍、脑水肿和脑疝。

【诊断】

(一)流行病学

夏秋季多发,多有进食不洁食物史。

(二)临床表现

潜伏期1~2日(数小时至7天)。

1. 普通型(典型):起病急骤,高热可伴畏寒、寒战,继之腹痛、腹泻和里急后重,大便每日10至数十次,初为稀便,后为黏液脓血便,量少,左下腹压痛,肠鸣音亢进。

2. 轻型:全身毒血症症状和肠道症状均较轻,大便每日数次,为糊状或稀水样带少量黏液便,可伴呕吐,无发热或低热,无明显里急后重。

3. 中毒型:儿童多见,起病急骤,病情凶险,有高热、抽搐、昏迷而肠道症状较轻甚至开始无腹痛、腹泻。临床可分为以下三型:①休克型,主要表现为感染性休克,有血压下降或测不出,脉细速,四肢厥冷及发绀,甚至伴不同程度意识障碍。②脑型,以严重脑部症状为主,表现为烦躁不安、呕吐、嗜睡、抽搐、昏迷。脑疝时,瞳孔不等大,光反应迟钝或消失,呼吸衰竭。③混合型,具有以上两型之表现,是最为凶险的一型。

(三)实验室检查

1. 血象:白细胞总数轻至中度升高,中性粒细胞增高。

2. 大便检查:多为黏液脓血便,镜检有大量脓细胞和红细胞,如有巨噬细胞更有助于诊断。

3. 大便细菌培养:可检出致病菌,药敏试验可指导临床合理选用抗生素治疗。

根据夏秋季节有进食不洁食物或与菌痢患者接触史及典型临床表现,结合大便镜检不难诊断,确诊则有赖于粪便培养出痢疾杆菌。对怀疑中毒型菌痢应及时用直肠拭子或盐水灌肠取便送检。

【鉴别诊断】

1. 阿米巴痢疾:本病起病较缓慢,少有毒血症症状,腹痛、里急后重感较轻,腹痛多在右侧,典型者大便呈暗红色果酱样,有腥臭。大便镜检:白细胞少,红细胞多,有夏科-雷登晶体,可找到溶组织阿米巴滋养体。乙状结肠镜检:肠黏膜大多正常,有散在溃疡。

2. 细菌性食物中毒(胃肠型):①有集体进食同一食物及在同一潜伏期内集体发病病史。②有恶心、呕吐、腹痛、腹泻等急性胃肠炎表现,稀水便或脓血便,里急后重感少见。③从患者呕吐物、粪便及可疑食物中检查出同一病原菌可确诊。

3. 流行性乙型脑炎:急性菌痢(脑型)与本病临床表现相似,均发生于夏秋季,应予鉴别。本病发病相对缓慢,以意识障碍为主,脑脊液检查除压力增高外尚有白细胞轻度增高,脑特异性 IgM 阳性,直肠拭子、盐水灌肠取便镜检及培养阴性。

【治疗】

（一）一般治疗

1. 隔离与休息:应予胃肠道隔离至症状消失、大便培养连续两次阴性,应卧床休息。

2. 饮食:予流质或半流质饮食,忌食多渣、多油或有刺激性的食物。

3. 支持治疗:有失水现象者可口服补液盐,如因呕吐不能口服者予以生理盐水或 5% 糖盐水静脉滴注、补钾,以保持水、电解质平衡。有酸中毒者酌情给予碱性液体。

（二）病原治疗

1. 喹诺酮类药物:诺氟沙星(norfloxacim)每次 0.2～0.4g,4 次/天,口服。环丙沙星(ciprofloxacin)0.5,2 次/天,其他喹诺酮类有左氧氟沙星、加替沙星等可选用,病情重或不能口服者亦可静脉滴注,孕妇不宜使用,儿童慎用。

2. 复方磺胺甲噁唑(SMZ-TMP)2 片,2 次/天,严重肾病、对磺胺过敏及血白细胞减少者忌用。

3. 其他抗生素:有匹米西林和头孢曲松等对耐药菌株有效。

4. 小檗碱(黄连素):有引起减少肠道分泌的作用,故在抗生素使用的同时使用,0.2～0.4g,每日 3 次,7 天为一疗程。

（三）对症治疗

1. 对高热者使用退热药物及物理降温,剧烈腹痛者可用解痉药物如阿托品、654-2 或颠茄合剂,但对高热、毒血症、黏液脓血便者应慎用,以免因抑制汗腺分泌、增加心率、延缓排毒而加重病情。

2. 高热不退伴反复惊厥:可用亚冬眠疗法,氯丙嗪及异丙嗪各 1～2mg/kg 肌内注射,配合物理降温,保持体温在 37℃左右,亦可用地西泮(安定)、水合氯醛、苯巴比妥钠止痉。对休克型:①补充血容量、纠正酸中毒,快速滴注低分子右旋糖酐、平衡盐、葡萄糖盐水或 5% 碳酸氢钠溶液 3～5ml/kg;②改善微循环障碍：山莨菪碱 10～20mg/次，重者 10～20 分钟 1 次，轻者 30～60 分钟 1 次，如血压仍不回升亦可用 250ml 液体中加间羟胺 20mg、多巴胺 40mg 静脉滴注；③有心力衰竭者，可予西地兰 0.2～0.4mg 静注；④短期应用激素治疗如地塞米松 10mg 静脉注射。

3. 脑水肿：①可用 20% 甘露醇 1～2g/kg 快速静脉注射，6～8 小时一次；②肾上腺皮质激素应用；③防治呼吸衰竭，吸氧，保持呼吸道通畅，必要时予以气管插管并使用呼吸机治疗。

【预防】

1. 及时隔离并彻底治疗患者。

2. 做好三管一灭（管尿、管粪、管理饮食及消灭苍蝇），注意个人卫生。

（钟　强）

四、急性阿米巴痢疾

肠阿米巴病（intestinal amebiasis）是溶组织阿米巴引起的肠道感染，主要病变部位在近端结肠和盲肠，典型表现为腹泻、黏液血便等痢疾症状，故又称为阿米巴痢疾。

【病原学】

溶组织阿米巴有滋养体和包囊两种形态。包囊是原虫的感染型，滋养体是寄生形式，寄生于结肠腔或肠壁内，以二分裂法繁殖，其中小滋养体一般不侵犯肠壁称肠腔型滋养体，大滋养体，是其致病型，从破坏的组织中摄取养料，又称组织型滋养体。通常包囊被吞食后在回肠下部和盲肠去包囊成为小滋养体，小滋养体随食物残渣向结肠远段运送，由于肠内环境改变，逐渐形成包囊，随粪便排出，当肠蠕动快时，粪便中亦可见小滋养体。当宿主机体抵抗力下降或肠壁受损时，小滋养体借伪足的机械运动和酶的水解作用侵入肠壁组织形成大滋养体而致病。

【病理】

基本病变是组织溶解性坏死，其好发部位依次为盲肠、升结肠、直肠、乙状结肠、其余结肠、阑尾和回肠末端。典型病变是口小底大的烧瓶样溃疡,溃疡内充满棕黄色坏死物质,内含溶解的组织碎片、黏液和滋养体,溃疡之间的黏膜大多完好,但滋养体可沿肠长轴向两侧扩展,使病灶相连,形成许多窦道相通的蜂窝状病变,甚至大片黏膜坏死脱落。当继发细菌感染时,可见大量中性粒细胞浸润呈急性炎症改变。一般溃疡基底为黏膜肌层,可深及肌层,甚至穿破浆膜层,因系渐进性发展,少有急性穿孔,腐蚀血管时可引起大出血。

【诊断】

（一）临床表现

1. 普通型:起病缓慢,无发热或低热,腹痛、腹泻,大便每日10次左右,可有里急后重。大便量中等,粪质较多,混有黏液及血液,呈暗红色或紫红色果酱样、腥臭,亦可仅有稀散或水样便、腥臭。可呈间歇性反复发作。

体征有腹部压痛,以右下腹为著,偶有肝肿大、压痛。

2. 暴发型:多见于体弱、营养不良、孕妇或服用激素者。半数以上起病急骤,有高热、极度衰竭,大便每日15次以上以致失禁,呈黏液血性或血水样、奇臭,伴腹痛、呕吐、里急后重。体检:腹胀,弥漫性腹部明显压痛,有不同程度失水,甚至虚脱、休克,易并发肠出血、肠穿孔,如不及时抢救可于1~2周内死亡。

（二）并发症

1. 肠道并发症:常见的有肠出血、肠穿孔、阑尾炎、结肠肉芽肿等。

2. 肠外并发症:以阿米巴肝脓肿最常见,其他有:①肺胸膜阿米巴病;②心包阿米巴病;③脑阿米巴病;④阿米巴腹膜炎;⑤泌尿生殖道阿米巴病;⑥皮肤阿米巴病等。

（三）实验室检查

1. 粪便检查:(30分钟内送检)肉眼观粪便呈暗红色果酱样,有特殊腥臭,粪质较多,含血及黏液。镜检有大量黏液和少量白细胞,可见夏科-雷登结晶和活动的吞噬红细胞的滋养体。

2. 血清学检查:病程超过1周者,可用对流免疫电泳或

ELISA 法检测抗体。

3. 纤维结肠镜检查:约 2/3 有症状病例中有大小不等的散在溃疡,中心区有渗出,边缘略突出,可见红晕,溃疡间黏膜正常,溃疡边缘部分涂片及活检可找到滋养体。

根据以上临床表现肠阿米巴病诊断不难,确诊有赖于找到病原体,同时应重视暴发型病例,注意有无肠道或肠外并发症。

【鉴别诊断】

1. 细菌性痢疾:见本章三。

2. 血吸虫病:有疫水接触史,肝脾肿大,血嗜酸粒细胞增高,大便孵化阳性,大便或肠黏膜活检找到血吸虫卵可资鉴别。

【治疗】

(一) 一般治疗

应卧床休息,肠道隔离至症状消失或大便连续 3 次找不到滋养体或包囊。进食流质、半流质或少渣食物,暴发型给予补液、输血及对症治疗。

(二) 病原治疗

1. 治疗原则:采用组织内杀阿米巴药,同时加用肠腔内杀虫剂,疗程结束后随访粪便检查,每月 1 次,连续 3 次,阳性者应予复治。轻者可口服给药,重者或暴发型应静脉内给药,或合并抗生素治疗。

2. 常用药物:硝基咪唑类对阿米巴滋养体有较强的杀灭作用,对肠内、外病变均有作用。甲硝唑(metronidazole,灭滴灵)口服 0.4 ~ 0.8g,3 次/天,10 天为一疗程,静脉用药以 15mg/kg 开始,以后以 7.5mg/kg,每 6 ~ 8 小时重复。孕妇(尤其早孕)和哺乳期妇女忌用,服药期间忌饮酒。替硝唑(tirlidazole)2g/d,一次口服,疗程 5 天,重型阿米巴病可静脉滴注。奥硝唑(ornidazole)0.5g 口服,每日 2 次,10 天为一疗程。

3. 二氯特尼:又名康酯酰胺(furamide)是目前最有效的杀包囊药物,口服 0.5g,每日 3 次,10 天为一疗程。

4. 抗菌药物:通过抑制肠道共生菌而影响阿米巴的生长繁殖,尤其在合并细菌感染时效果好。可选用喹诺酮类抗菌药物。

（三）并发症的治疗

合并细菌感染时加用抗生素治疗。大量肠出血者可输血。肠穿孔、腹膜炎等应在甲硝唑和广谱抗生素治疗下进行手术治疗。

【预防】

1. 加强饮食卫生管理，检查和治疗从事饮食业的排包囊者及慢性患者。

2. 养成良好的个人饮食卫生习惯，饭前洗手，饮水须煮沸，不吃生菜。

（钟　强）

五、阿米巴肝脓肿

阿米巴肝脓肿（amebiasis lirer abscess）由肠道阿米巴感染，经门静脉侵入肝脏并形成脓肿。

【病因及机制】

阿米巴肝脓肿发生于阿米巴感染或阿米巴痢疾过程中。暴饮暴食足以引起肠道炎症，易于使阿米巴感染变为活动；疟疾、饮酒以及其他足以使机体抵抗力降低或肝脏受伤等情况下，都是诱发阿米巴肝脓肿的原因。

结肠与肝脏有密切的解剖学上的关系，不论当时有无痢疾症状，肠壁上的滋养体借其侵袭作用形成结肠溃疡而窜入门静脉系统，肝脏首当其冲。因此，门静脉为阿米巴侵入肝脏的首要途径；其次为滋养体透过肠壁直接从接触面的肝脏侵入。若原虫较多，即引起肝脏充血、小静脉及其周围组织发炎，为肝炎期或化脓前期，继而栓塞形成。原虫的溶组织和分裂作用造成局部肝组织坏死而形成脓肿。

【诊断】

（一）临床表现

本病的发展过程一般比较缓慢，一般有阿米巴痢疾史或慢性腹泻病史，发病可在肠阿米巴发病后数周至数年后，有的甚至长达数十年。在过去史中，约有60%以上的患者有脓血大便等痢疾病史可查。

1. 发热：大多数起病缓慢，持续发热，体温在38～39℃，以弛张热或间歇热居多。每次发作前可有发冷或寒战，发热后则大汗淋漓，类似疟疾。在肝脓肿的后期，体温可正常或仅为低热。如继发细菌感染时，高热可达40℃以上。

2. 食欲不振和虚弱：患者常有食欲不振、腹胀、恶心、呕吐甚至腹泻及痢疾等症状，体重减轻、肢体乏力、消瘦和精神不振亦常见。

3. 贫血和黄疸：贫血常见，但黄疸并不多见，约10%～20%的患者可见轻度黄疸。黄疸的出现可能与肝脓肿压迫胆道或肝细胞受损有关。

4. 肝区疼痛：局部症状以肝区疼痛为主，常为持续性疼痛、胀痛，偶有刺痛或剧烈疼痛，疼痛可随深呼吸、咳嗽以及体位移动而加剧；也可因脓肿所在部位而异，当病变在右膈顶部时，疼痛可放射到右肩胛部或右腰背等处；如病变位于肝下部，则可出现上腹正中或右上腹疼痛。

5. 局部水肿和压痛：较大的脓肿可出现右下腹、上腹部膨隆，肋间隙饱满，局部皮肤水肿，局部压痛或叩击痛明显。右上腹可有压痛，腹壁肌肉紧张，肝区叩击痛明显。

6. 肝肿大：肝脏往往呈弥漫性肿大，常在右肋缘下扪及，肝下缘钝圆有充实感，质中，触痛明显。

（二）实验室检查

1. 白细胞计数：急性期白细胞计数增加，慢性期白细胞计数正常或减低。

2. 粪便检查：约1/3患者粪便中可找到阿米巴包囊、阿米巴滋养体。

3. 脓液检查：棕褐色脓液，无臭味，有时可找到阿米巴滋养体。

4. 补体结合试验：包括间接血凝法、补体固定法、琼脂扩散法等，阳性率可达90%～98%，若血清试验阴性，即可排除阿米巴肝脓肿的诊断。

（三）特殊检查

1. X线检查：①胸片或透视患侧膈肌升高、运动受限，胸膜反应或少量积液，肺底有云雾状阴影等，膈肌局限性隆起阴影，可见肝脏肿大阴影。②钡餐检查：左肝脓肿可见胃小弯受压与胃体左移现象。

2. 超声检查：B型超声波可显示肝内液平段，可确定脓肿部位、数量和大小。

3. CT检查：可见肝内低密度病灶。

4. 纤维结肠镜检：约70%的患者有黏膜溃疡之发现，镜检可找到阿米巴原虫。

5. 肝脏穿刺：在B超或CT引导下行肝脏穿刺时，如能抽出典型的巧克力色或果酱色黏稠无臭味的脓液则诊断即可确定。

6. 试验治疗：肝内未发现有占位病灶，或已证实肝内有小的占位病变，B超未见液平者，在症状疑似本病或穿刺未抽得脓液时，可试用抗阿米巴药物作试验性治疗，如治疗后体温下降、肝脏肿块缩小，诊断即可确立。

【鉴别诊断】

1. 细菌性肝脓肿：继发于胆道感染或机体化脓性疾病，病情急骤，严重者全身脓毒症状明显，有寒战、高热，白细胞计数及中性粒细胞明显增加，血细菌培养可阳性，粪便检查无异常。脓液呈黄白色，涂片和培养可发现细菌，抗阿米巴药物治疗无效，脓肿较小为多发性。

2. 右膈下脓肿：常多为上腹部术后，或化脓性腹膜炎致右膈下的继发感染，表现寒战、高热，向右肩部放射性疼痛，深呼吸或咳嗽加重，局部触痛，右下胸部叩击痛，X线检查见右膈肌升高、运动受限，有时可见气液面，B型超声波检查发现液平段。

3. 胆道感染：多有右上腹疼痛，有时寒战、发热、恶心、呕吐，可出现黄疸，胆囊区压痛，肝脏无明显压痛。X线检查膈肌不升高，运动不受限，B型超声波检查示肝区无液平段，但胆囊肿大。

4. 原发性肝癌：有发热、消瘦、右上腹痛和肝脏肿大，患者一般年龄较大,恶病质出现较早,肝质坚硬、增大迅速,可触到肝表面高低不平,可出现黄疸和腹水。

【治疗】

(一)一般治疗

注意卧床休息,加强营养,注意纠正水电解质失调,可少量多次输血,以增强机体抵抗力。

(二)药物治疗

1. 抗阿米巴药物治疗

(1) 甲硝唑 0.6 ~0.8g,口服 3 次/天,10 天为一疗程。

(2) 氯喹啉 0.3g,2 次/天,两天后改 0.3g,1 次/天,20 天为一疗程。

(3) 吐根素 0.3g,2 次/天,6 天为一疗程。重者 12 天为一疗程。

2. 抗生素治疗:有混合性感染时应选用抗生素治疗,如青霉素、氨苄青霉素加氨基糖苷类抗生素或头孢类抗生素等药物。

3. 肝脓肿穿刺排脓:最好采用套管针穿刺闭式引流,以防继发性细菌感染。

4. 手术治疗:应在连续硬膜外或全麻下行肝脓肿切开引流,把脓液吸净,放置闭式引流。

适应证:①巨大或表浅脓肿;②脓肿已穿破胸或腹腔或邻近器官;③脓肿位于肝左外叶,有穿破心包的危险;④脓肿伴继发细菌感染,经综合治疗不能控制者;⑤经穿刺抽脓及抗阿米巴药物治疗仍高热未退或脓肿未缩小者。

5. 对症治疗:对高热者应采用物理或药物降温;疼痛时给予止痛、镇静药物,出现并发症应积极进行治疗。

(廖忆刘)

六、伤 寒

伤寒(typhoid fever)是由伤寒杆菌引起的急性肠道传染

病。典型临床表现为持续发热、表情淡漠、相对缓脉、玫瑰疹、肝脾肿大、白细胞减少及消化道症状，以夏秋季多见。

【病原学】

伤寒杆菌属沙门菌属中的D群革兰染色阴性杆菌，菌体裂解时释放内毒素对本病的发生发展起重要作用。本菌具有菌体"O"抗原、鞭毛"H"抗原和表面"Vi"抗原，均能产生相应抗体，"O"及"H"抗原性较强，可用于血清凝集试验辅助本病诊断。

【发病机制与病理】

伤寒杆菌进入消化道未被胃酸杀灭时则进入小肠并侵入肠黏膜，经淋巴管进入回肠集合淋巴结与孤立淋巴滤泡及肠系膜淋巴结中生长繁殖，再由胸导管进入血流引起短暂的菌血症，此阶段临床无症状，属潜伏期；伤寒杆菌随血流进入肝、脾、胆囊、骨髓等组织后继续大量繁殖，再次进入血流引起第二次菌血症并释放内毒素产生典型表现，相当于病程的第1~2周，此期血培养常阳性，骨髓培养阳性率最高，持续时间长；病程第2~3周，伤寒杆菌继续随血流播散全身，经胆管进入肠道随粪便排出，部分穿过小肠黏膜再度侵入肠壁淋巴组织，使原已致敏的肠道淋巴组织炎症反应加重，引起坏死、脱落形成溃疡，可引起肠出血、穿孔等并发症，亦可经肾脏排出，此时血、尿培养可获阳性；病程第4周即缓解期，人体体液免疫和细胞免疫功能增强，伤寒杆菌从血流和脏器中逐渐消失，病变逐渐愈合。伤寒的病理特点是全身单核巨噬细胞系统的增生性反应，以回肠下段的集合淋巴结与孤立淋巴滤泡的病变最具特征。

【诊断】

（一）流行病学资料

当地可有伤寒流行，有与患者接触史，多在夏秋季发病。

（二）临床表现

典型自然病程分四期。

1. 初期：病程第1周。起病大多缓慢，发热，常伴全身不适、乏力、食欲减退、体温呈阶梯形上升，于5~7天内达39~40℃。

2. 极期:病程第2~3周。

(1) 高热:多呈稽留热型,少数呈弛张热型或不规则热型,持续约10~14日。

(2) 消化系统:食欲不振、腹胀不适,腹泻或便秘,舌质红、苔厚腻(伤寒舌)。此期可发生肠出血、肠穿孔。

(3) 神经系统表现:精神恍惚、表情淡漠、呆滞、反应迟钝、听力减退,患者可有谵妄、昏迷、脑膜刺激征阳性。症状与病情轻重密切相关。

(4) 循环系统表现:有相对缓脉、重脉,亦可并发心肌炎。

(5) 肝脾肿大:病程第1周末少数有肝肿大,质软或伴压痛,中毒性肝炎时可有黄疸、肝功能异常,60%~80%有脾肿大。

(6) 皮疹:病程第7~13天可出现玫瑰疹(淡红色小斑丘疹)及水晶形汗疹(或称白痱)。

3. 缓解期:病程第3~4周。体温出现波动并开始下降,食欲好转,腹胀逐渐消失,脾肿大开始回缩,此期仍有可能发生肠出血、肠穿孔。

4. 恢复期:病程第4周末。体温正常,一般1个月左右完全恢复。

(三) 临床分型

1. 轻型:全身毒血症症状轻、病程短,1~2周内痊愈。常见于曾接种伤寒疫苗或发病早期接受有效抗菌治疗者或儿童病例,临床易误诊或漏诊。

2. 普通型:即典型伤寒。

3. 迁延型:起病与普通型相似,由于人体免疫功能低下,发热持续不退,可达5周至数月之久,常伴有慢性血吸虫病。

4. 暴发型:起病急、毒血症状严重,有畏寒、高热、中毒性脑病、心肌炎、肝炎、休克等,可并发DIC。

5. 老年伤寒:发热多不高,虚弱表现明显,易并发支气管肺炎和心力衰竭,持续胃肠功能紊乱,记忆力减退,病程迁延,恢复慢,死亡率较高。

1. 实验室检查

(1) 血常规:白细胞多在3×10^9~4×10^9/L,中性粒细胞或

少，嗜酸粒细胞减少或消失。

（2）尿常规：从病程第 2 周开始可有轻度蛋白尿或少量管型。

（3）粪便常规：腹泻患者大便可见少许白细胞。并发肠出血可出现潜血试验阳性或肉眼血便。

2. 细菌学检查

（1）血培养是确诊的依据。第 1～2 周阳性率高达 80%～90%，第 3 周约为 50%，第 4 周时常阴性。

（2）骨髓培养阳性率较血培养高，持续时间亦较长，适于已用抗菌药物治疗、血培养阴性者。

（3）粪便、尿培养：病程 3～4 周粪便培养阳性率较高；尿培养亦可获阳性结果。

（4）玫瑰疹刮取物培养亦可获阳性培养。

3. 免疫学检查：伤寒血清凝集试验（肥达反应）于病后 1 周左右出现抗体并逐渐增高，第 4 周阳性率可达 90%，效价高，可持续数月；少数患者抗体升高较迟，且效价较低；约 7.8%～10% 患者始终阴性。评价肥达反应结果应注意以下几点：①若只有"O"抗体上升而"H"抗体不升，可能是发病早期，若相反，可能是不久前患过伤寒或经伤寒菌苗预防接种所致的回忆反应；②早期应用有效抗菌药物，病原体清除早，抗体效价可不高；③沙门菌 D 群与 A 群有部分共同抗原，后者感染可产生"O"与"H"抗体的交叉反应；④某些疾病如急性血吸虫病、败血症、结核病等可出现假阳性。标准试剂检测，未经免疫者"O"1∶80 及"H"1∶160 以上可确定阳性，观察效价动态变化，若逐渐上升，价值较大。

（四）并发症

1. 肠出血：发生率 2.4%～15%，多见于病程第 2～3 周。

2. 肠穿孔：发生率 1.4%～4%，多见于病程第 2～3 周。

3. 中毒性心肌炎：发生率 3.5%～5%，见于病程第 2～3 周。

4. 中毒性肝炎：发生率为 40%～50%，见于病程 1～3 周。

5. 溶血性尿毒症综合征：国外报道有增加趋势，12.5%～

13.9%，见于病程1～3周，表现为溶血性贫血和肾功能障碍。

6. 其他：中毒性脑病、肺部感染、DIC等。

根据典型临床表现，外周血白细胞数减少、淋巴细胞比例相对增多、嗜酸粒细胞减少或消失、肥达试验阳性即可诊断。血和骨髓培养阳性有确诊意义。

【鉴别诊断】

1. 伤寒早期应与病毒感染、疟疾、钩体病、急性病毒性肝炎鉴别。

2. 伤寒极期应与败血症、粟粒性肺结核、结脑、恶性组织细胞病鉴别。

【治疗】

（一）一般治疗

1. 隔离：按消化道传染病隔离至症状消失后每隔3～7天送粪便培养连续2次阴性，排出物消毒，发热期卧床休息。

2. 饮食：给予高热量、高营养易消化饮食，多饮水，热退后2周恢复正常饮食。

3. 对症处理：高热时冰敷、酒精拭浴，不宜用大量退热药，有严重毒血症者在足量有效抗菌治疗基础上短程小剂量使用糖皮质激素，常用氢化可的松25～50mg，或地塞米松2～4mg，1次/天，疗程1～3天，对显著肠鼓或腹泻者慎用，腹胀时禁用新斯的明，便秘时禁用泻药。

（二）病原治疗

在获得伤寒药物敏感性试验的结果之前，经验治疗的首选药物推荐第三代喹诺酮类药物，儿童和孕妇伤寒患者首选应用第三代头孢菌素。取得药物敏感性试验的结果后决定是否进行治疗方案的调整。

1. 喹诺酮类：氧氟沙星0.2g，口服3次/天，疗程14天。重症患者0.2g，静脉滴注，每日2次，症状控制后改为口服，疗程14天；环丙沙星：每次0.5g，口服，2次/天，疗程14天。重症患者0.2g，静脉滴注，每日2次，症状控制后改为口服，疗程14天；左氧氟沙星0.2～0.4g，口服2～3次/天，疗程14天；重症患者，

0.6g 静脉滴注,1 次/天,症状控制后改为口服,疗程 14 天。其他有加替沙星等均有较好疗效。孕妇、儿童、哺乳期妇女禁用。

2. 头孢菌素类(第三代头孢菌素):头孢曲松(ceftriaxome)1～2g,每日 2 次,儿童每次 50mg/kg 静脉滴注,每日 2 次,疗程均为 14 天;头孢噻肟钠(cefotaxime Sodium)2g,每日 2 次,儿童每次 50mg/kg,静脉滴注,每日 2 次,疗程均为 14 天。其他有头孢他啶、头孢哌酮等均有较好疗效。

3. 氯霉素 25mg/(kg · d),分 2～4 次口服或静脉滴注,体温正常后剂量减半,疗程 14 天,新生儿、孕妇、肝功能明显损害者忌用。

4. 氨苄西林 2～6g/d,儿童 100～150mg/(kg · d),分 3～4 次口服或静脉滴注,疗程 14 天。

5. 复方新诺明 2 片,每日 2 次,儿童 SMZ 40～50mg/(kg · d),加 TMP10mg/(kg · d),疗程 14 天。

【预防】

(1) 及早隔离、治疗患者,以控制传染源。

(2) 加强粪便、水源和饮食卫生管理,养成良好的个人卫生和饮食卫生习惯。

(3) 口服伤寒减毒活菌苗如 Tyzla 株疫苗,有一定保护作用(保护效果可达 50%～96%)。

(钟　强)

七、副　伤　寒

副伤寒(paratyphoid fever)包括副伤寒甲、副伤寒乙和副伤寒丙三种,其病原菌分别为副伤寒甲、乙和丙杆菌。副伤寒的流行病学、病理变化、临床特点及防治措施均与伤寒相近。

【病理】

与伤寒相仿,但肠道病变较少而表浅,肠出血和肠穿孔均较少见。

【诊断】

1. 临床表现:与伤寒不易鉴别。但以下几点与伤寒不同:

①潜伏期短，一般为8～10日(2～15日)；②起病多较急，尤其是副伤寒乙和丙，常先有急性胃肠炎症状，2～3日后发热，而原有胃肠炎症状减轻；③弛张热型较多见，热程较短(副伤寒甲平均3周，副伤寒乙2周，副伤寒丙2～3周)；④玫瑰疹出现较早、较多、较大，颜色较深；⑤副伤寒甲较伤寒易复发；⑥副伤寒丙除伤寒型外，主要有败血症型以及胃肠炎型，易并发肺部感染、骨及关节的局限性化脓性病灶。

2. 实验室检查：血、骨髓、大便、脓液等细菌培养，培养出副伤寒甲、乙、丙杆菌即可确诊；血清凝集试验，抗副伤寒甲、乙、丙鞭毛抗原抗体阳性有辅助诊断价值，但副伤寒丙凝集效价较低，少数人始终阴性。

【治疗】

与伤寒相同。对并发化脓性病灶者，应加强抗菌治疗，形成脓肿者应进行外科手术治疗。

(钟　强)

八、细菌性食物中毒

细菌性食物中毒(bacterial food poisoning)是进食被细菌及其毒素污染的食物而引起的急性感染中毒性疾病，其特征为突然暴发、潜伏期短、常为集体发病、发病者均与毒性食物有明确关系等。临床上分胃肠型与神经型，本节讨论以急性胃肠炎为主要表现的胃肠型食物中毒。

【病原学】

常见细菌有沙门菌属(如鼠伤寒沙门菌、肠炎沙门菌、猪霍乱沙门菌等)、副溶血性弧菌(嗜盐菌)、大肠杆菌、变形杆菌、葡萄糖球菌及蜡样芽胞杆菌等。

【发病机制与病理】

污染细菌大量繁殖、产生大量毒素(肠毒素或内毒素等)是发生食物中毒的基本条件。其发病与细菌或其毒素污染的程度、进食量的多少、人体抵抗力的强弱有关。病理变化可有胃肠黏膜充血、水肿及上皮细胞变性、坏死、脱落并形成溃疡。变形杆菌能使蛋白质中的组氨酸脱羧产生组胺,引起过敏反应。

【诊断】

1. 流行病学:有进食可疑污染的食物史,如海产品、腌渍品(副溶血弧菌)、病猪牛肉(沙门菌)、蛋品(沙门菌)、隔日隔夜米饭及其他淀粉食品(腊样芽胞菌)、未消毒牛奶(金葡菌、空肠弯曲菌)等。

2. 临床表现:急性胃肠炎症状有腹痛、呕吐、腹泻。有中、上腹持续性或阵发性绞痛,呕吐物多为所进食物,腹泻每日数次至数十次,多为黄稀便、水样便或黏液便。吐泻严重者可出现口干、舌燥、眼眶下陷、皮肤弹性差等脱水表现,严重者血压下降、酸中毒,甚至休克。感染性食物中毒患者可有畏寒、发热、头痛、乏力等全身感染中毒症状,如沙门菌感染。鼠沙门菌食物中毒常呈爆发流行,粪便具腥臭味,可见脓血便,易致医院感染。葡萄球菌性食物中毒呕吐剧烈,呕吐物可呈胆汁性,或含血液及黏液。肠出血性大肠杆菌或副溶血性弧菌性食物中毒可出现血性腹泻。

3. 实验室检查:收集可疑食物、呕吐物或粪便等标本作细菌培养,可分离到同一病原菌。

根据流行病学资料及急性胃肠炎的临床表现和可疑污染的食物、呕吐物及粪便中分离出同一病原菌即可诊断。

【鉴别诊断】

(1) 非细菌性食物中毒,其病因为①化学性:如升汞、砷、铅等中毒;②生物性:毒蕈、毒鱼(河豚)等。患者有进食这类毒物史,潜伏期更短(数分钟至数小时),除胃肠炎表现外多有神经系统与肝肾功能损害的表现。可疑中毒食物、呕吐物或粪便可检出毒物。

(2) 急性细菌性痢疾见本章三。

(3) 霍乱:常先泻后吐、吐泻严重,呕吐常为喷射性或连续性,典型可见米泔水样呕吐物及大便。常无腹痛,患者迅速出现脱水和微循环衰竭,大便悬滴镜检或培养可检出霍乱弧菌,可与之鉴别。

【治疗】

1. 一般治疗:卧床休息,沙门菌食物中毒应床边隔离;进易消化的流质或半流质饮食。

2. 对症治疗:积极补充液体,保持水和电解质平衡,呕吐、腹痛者可予阿托品(atropine)0.5mg 或山莨菪碱(anisodumine)10mg 皮下或肌内注射,有酸中毒者适量给予 5% 碳酸氢钠或 11.2% 乳酸钠溶液。休克者按失液性休克处理。

3. 病原治疗:轻者可不用抗菌药物;重者根据病原菌选用抗菌药物,如沙门菌、副溶血弧菌可选用喹诺酮类抗菌药物。

【预防】

(1) 加强食品卫生管理。

(2) 动物性食品应煮熟煮透再吃。

(3) 隔夜剩菜、剩饭食用前应充分加热。

(4) 防止生熟食物交叉污染。

(5) 水产品宜用饱和盐水浸渍保存,食用前应用冷开水反复冲洗。

(钟 强)

九、霍　乱

霍乱(cholera)是由霍乱弧菌引起的烈性肠道传染病。本病发病急、传播快,曾发生过 7 次世界性大流行,属国际检疫传染病,在我国列为甲类传染病。临床表现轻重不一,典型病例表现为剧烈的腹泻和呕吐,引起脱水、肌肉痉挛,严重者导致周围循环衰竭和急性肾衰竭。

【病原学】

霍乱弧菌有两个生物型:古典生物型(classical biotype)和埃托生物型(El-Tor biotype),皆属于菌体抗原 1 群(O_1),近来新发现非 O_1 群新的血清型,定名为 O_{139}。

【发病机制与病理生理】

霍乱弧菌侵入小肠黏膜后大量繁殖,产生外毒素性质的霍乱肠毒素，当弧菌崩溃时还释放内毒素。以霍乱肠毒素为主的致病物质作用于小肠（主要为十二指肠和空肠）黏膜和肠腺上皮细胞，激活细胞环磷酸腺苷（cAMP），引起肠液过度分泌并超过肠管吸收能力，同时胃肠蠕动增加，出现剧烈水样腹泻及呕吐，丢失大量水分和电解质，引起脱水及微循环障碍、电解质紊乱，出现休克、低血钾综合征等。若长时间低血压或休克致肾缺血缺氧、组织缺钾，加上毒素作用可引起肾小管变性坏死致急性肾功衰。本病抢救不力极易死亡。

【诊断】

（一）临床表现

古典型以重型较多，轻型较少，埃托型则相反。典型患者多突然发病，病程可分三期。

1. 吐泻期：多数先有剧烈腹泻，后有呕吐。大便每日数次至数十次，重型患者粪便可从肛门直接流出。排便后有腹部轻快感，多无腹痛，无里急后重。大便初为稀便，后为水样便，甚至呈黄水或清水样，少数为“米泔水”样，轻者无呕吐。此期持续数小时至1～2天。

2. 脱水期：患者烦躁不安、口渴、少尿或无尿、声嘶，神志淡漠、眼窝深陷、皮肤皱缩并弹性差或消失、指纹皱瘪，酷似“洗衣工”手。血压下降、脉细数、呼吸增快，体表体温下降，腓肠肌、腹直肌痉挛，或肌张力减弱、麻痹，心律失常。此期一般持续数小时至2～3天。

3. 恢复期：脱水纠正后患者症状消失，逐渐恢复正常，约1/3患者有反应性发热，一般持续1～3日可自行消退。

（二）临床类型

1. 轻型：患者稍感不适，每日大便不超过10次，大便稀薄，有粪质，一般无呕吐及脱水表现。血压、脉搏正常。

2. 中型：有典型临床表现。

3. 重型：脱水达体重的8%以上，患者极度衰弱，呈休克状态，血压甚低或测不出，脉细速常无法扪及，无尿。

4. 暴发型：亦称“中毒型霍乱”或“干性霍乱”，起病急骤，不待泻吐出现即因循环衰竭而死亡。

（三）实验室检查

1. 血常规及生化检查：治疗前为血液浓缩改变，尿素氮、肌酐升高，而碳酸氢离子下降。

2. 粪便常规：水样便，有黏液，仅见少数白细胞。

3. 血清学检查：一般在发病第 5 天出现，主要用于流行病学的追溯诊断和粪便培养阴性的可疑患者的诊断。抗凝集素抗体双份血清滴度 4 倍以上升高有诊断意义。

4. 细菌学检查：①粪涂片革兰染色，可见革兰阴性稍弯曲弧菌。②粪悬滴检查：暗视野显微镜检可见穿梭状的弧菌，抗血清制动试验阳性。③细菌培养可培养出 O_1 霍乱弧菌或 O_{139} 霍乱弧菌。

有腹泻症状，粪便培养霍乱弧菌阳性，或在霍乱疫区、流行期间有典型表现，迅速出现严重脱水、循环衰竭和肌肉痉挛者，可诊断为霍乱。

【鉴别诊断】

1. 食物中毒（胃肠炎型）：本病有食用不洁食物或化学品接触史，常集体发病，先吐后泻，便前可有剧烈腹痛，粪便黄稀水样，较臭，循环衰竭较少见，根本区别是细菌学检查不同。

2. 病毒性肠炎：以人轮状病毒感染常见，是婴幼儿秋季腹泻的常见原因，常有呼吸道症状，粪细菌学检查阴性。

3. 急性细菌性痢疾：见本章三。

【治疗】

（一）一般治疗

严格隔离至症状消失 6 日后，大便培养致病菌，每日 1 次，连续 2 次阴性为止。休息，应继续进食。

（二）液体疗法

1. 静脉补液：是治疗本病的关键，原则是早期、迅速、足量，先盐后糖，先快后慢，纠酸补钙，见尿补钾。①补液量：按轻、中、重型 24 小时分别为 3000 ~ 4000ml、4000 ~ 8000ml、8000 ~ 12000ml。②补液成分：治疗开始可用生理盐水，待血压回升后改用 5 : 4 : 1 溶液，即每升含氯化钠 5g，碳酸氢钠 4g，氯化钾

1g,另加 50% 葡萄糖 20ml;或 3：2：1 液即 5% 葡萄糖 3 份,生理盐水 2 份,1.4% 碳酸氢钠溶液或 11.2% 乳酸钠溶液 1 份。③补液速度:脱水严重者先以 40～80ml/min 速度静脉推注,以后以 20～30ml/min 快速静脉滴注(约 2500～3500ml),待血压正常、脉搏有力后再减慢速度补足累计损失量。

2. 口服补液:霍乱患者肠道对葡萄糖的吸收能力无改变,而葡萄糖的吸收能增强水钠吸收,对轻、中型患者亦可口服补液。世界卫生组织推荐的配方为 1000ml 液体内含氯化钠 3.5g、碳酸氢钠 20g(或枸橼酸钠 20g)、氯化钾 1.5g、葡萄糖 20g(或蔗糖 40g),半量包装,临用时冲水口服。无脱水者 4 小时内口服补液 2000～3000ml,24 小时补液 4000～6000ml,重度脱水者口服补液应与静脉补液同时进行。

(三) 抗菌治疗(成人)

诺氟沙星(norfloxacin)每次 0.2g,3 次/天或环丙沙星(ciprofloxacin)每次 0.5g,2 次/天,复方磺胺甲噁唑(SMZ-TMP)每次 2 片,2 次/天,四环素(tetrocycline)每次 0.5g,4 次/天,可选其中一种连服 3 日,O_{139}对复方磺胺甲噁唑(SMZ-TMP)有不同程度耐药。

(四) 对症治疗

对中毒性休克者,补足液体同时可用氢化可的松 100～300mg 或地塞米松 10～20mg 静脉滴注及血管活性药物多巴胺(dopamine)、间羟胺(metaraminol)治疗;心力衰竭者应予镇静、利尿、扩管、强心等治疗。

【预防】

(1) 及时发现患者,划定疫源地及早管理,尽早隔离治疗患者,对密切接触者应严格检疫 5 天,并预防性用药。

(2) 对患者接触过的一切工具、用品以及排泄物均需严格消毒。

(3) 加强饮水消毒、食品管理和个人卫生。

(钟　强)

十、急性病毒性肝炎

急性病毒性肝炎(acute viral hepatitis)是由多种肝炎病毒引起的常见传染病,主要病变为肝脏炎症和坏死。临床主要表现为乏力、食欲减退、恶心、呕吐、肝肿大和肝功能损害,部分病例有发热和黄疸。急性肝炎患者大多在6个月内恢复或变为慢性。

【病原学】

目前已证实甲、乙、丙、丁、戊五型肝炎病毒是病毒性肝炎的致病因子。庚型肝炎病毒、输血传播病毒(TTV)和Sen病毒是否引起肝炎尚未有定论。丁型肝炎病毒是一种缺陷病毒,需HBsAg的存在才能复制,该病毒能导致病情加重和感染的慢性化。甲型和戊型主要经粪-口传播,表现为急性肝炎;乙型、丙型和丁型肝炎主要经体液或血液传播,易转为慢性。

【发病机制与病理】

发病机制复杂,与免疫病理有关。病理改变最常见和最早的是肝细胞呈球样变性,其次肝细胞嗜酸性变性、空泡样变性、灶性坏死与再生。汇管区炎性细胞浸润,主要为大单核细胞和淋巴细胞。急性重症肝炎则大量肝细胞坏死,肝脏体积缩小,网状纤维支架塌陷,残余肝细胞淤胆,镜下见肝细胞多数消失而无纤维组织增生,可见炎性细胞浸润。

【诊断】

(一)流行病学

甲肝多在秋冬季流行,起病前有进食未煮熟海产品如毛蚶、蛤蜊等史。乙肝则近期有肝炎接触史或半年内有输血或血制品及注射史等。

(二)临床表现

1. 急性黄疸型肝炎:典型临床经过分三期。

(1)黄疸前期:甲、戊型肝炎起病急,约80%患者有发热、畏寒。乙、丙、丁型肝炎起病相对较缓,仅少数有发热。主要症状有全身乏力、纳差、厌油、恶心、呕吐、腹胀、尿色加深、肝区痛等，一般持续5～7天。

（2）黄疸期：发热消退，自觉症状好转，但巩膜、皮肤黄染，并于1～3周内黄疸达高峰，皮肤瘙痒，心动过缓，肝肿大，肝区有压痛或叩痛，一般持续2～6周。

（3）恢复期：自觉症状减轻或消失，黄疸渐消退，肝、脾回缩，肝功能逐渐恢复正常，本期持续1～2个月。

2. 急性无黄疸型肝炎：大多起病缓，表现与黄疸前期相似，但常无发热，肝功能损害不如黄疸型显著，多见于乙型肝炎和丙型肝炎。急性戊型肝炎临床表现与甲肝相似，病情较重易发展为重症肝炎。

3. 急性重型肝炎（急性肝衰竭）：亦称暴发型肝炎，通常以急性黄疸型肝炎起病，因未适当休息、嗜酒、服用致肝损害药、合并感染等病情恶化，出现①黄疸迅速加深；②明显出血倾向；③肝萎缩、肝臭、肠鼓、腹水；④神经系统症状（肝性脑病）如烦躁、谵妄、嗜睡、昏迷等；⑤肝肾综合征。病程不超过3周。

（三）实验室检查

1. 肝功能检查：①血清酶测定包括ALT、AST、LDH、胆碱酯酶等，重型肝炎患者可出现ALT快速下降、胆红素不断升高的“胆酶分离”现象，提示肝细胞大量坏死。②血清蛋白：急性肝炎时，血清蛋白质和量可在正常范围内。③胆红素：是反映肝细胞损伤严重程度的重要指标。④凝血酶时间：比正常对照延长1倍以上提示肝损害严重，PTA<40%是诊断重型肝炎的重要依据。⑤血氨升高提示肝性脑病。⑥血糖：超过40%的重型肝炎患者有血糖降低。⑦血浆胆固醇主要在肝脏合成，肝细胞严重损伤时血浆胆固醇明显下降，胆固醇越低，预后越险恶。

2. 肝炎病毒标记物检测

（1）甲型肝炎：抗HAV IgM阳性提示存在HAV现症感染。

（2）乙型肝炎：血清免疫学标记物①HBsAg：阳性表明存在现症HBV感染。抗HBs阳性提示已产生对HBV的免疫力。②HBeAg：持续阳性表明存在HBV活动性复制，提示传染性较大。抗HBe持续阳性提示HBV复制处于低水平。③HBcAg：阳性意义同HBeAg。抗HBc阳性提示为过去感染，高滴度抗

HBc 阳性则提示 HBV 有活动性复制(低水平)。

(3) 丙型肝炎:抗 HCV 是有传染性的标记(恢复或治愈后仍持续存在),抗 HCV IgM 仅存在于急性期。

(4) 丁型肝炎:急性 HDV 感染时 HDAg 仅在血中出现数日,抗 HD IgM 持续时间也较短,协同感染 HBV 和 HDV 时,抗 HBc IgM 同时阳性,重叠感染 HBV+HDV 时,常表现为抗 HBc IgM 阴性,抗 HD IgM 和抗 HBc IgG 阳性。

(5) 戊型肝炎:抗 HEV IgM 及抗 HEV IgG 均可作为近期感染的标记。

根据临床表现和肝功能检查即可作出临床诊断,结合肝炎病毒标记物的检测即可作出肝炎病原学诊断。

【鉴别诊断】

1. 肝外阻塞性黄疸:①常有原发病的症状、体征如胆绞痛及肝脏、胆囊肿大,Murphy 征阳性;②黄疸明显而肝功能损害轻;③X 线或超声检查发现结石症或胆管扩张等可鉴别。

2. 其他病毒引起的肝炎:根据原发病的临床特点和血清学检查结果加以鉴别。

3. 感染中毒性肝损害:根据原发病的临床特点和实验室检查结果加以鉴别。

4. 药物性肝炎损害:多有用过引起肝损害药物史,如过量服用 INH 等。

【治疗】

1. 一般治疗:卧床休息,至症状明显减轻后逐渐增加活动量,以不感觉疲劳为限。血清胆红素<17.1μmol/L,ALT 在正常值 2 倍以下可出院再休息 2~3 个月。清淡饮食,补充维生素 B 和 C,急性重症肝炎应适当限制蛋白质。避免使用对肝脏有损害的药物。

2. 药物治疗:宜静脉给予葡萄糖液、维生素 C、葡醛内酯(glucarolactone)、门冬氨酸钾镁(potassium magnesium aspartate)及中药茵陈蒿汤加减退黄等。有条件者,对急性丙肝可用干扰素治疗,如天然类淋巴母细胞干扰素(mterferon)300 万 U 隔日皮下或肌内注射,同时加用利巴韦林(ribavirin)治疗。

3. 重症肝炎的治疗：见传染病分册。

【预防】

(1) 隔离患者，阳性携带者不得献血和从事饮食和托幼工作。

(2) 搞好卫生措施，加强个人卫生。

(3) 预防接种：如接种乙型肝炎疫苗等。

（钟　强）

十一、流行性乙型脑炎

流行性乙型脑炎(epidemic encephalitis B)简称乙脑，是由乙型脑炎病毒引起的、经蚊虫叮咬传播、以脑实质炎症为主要病变的中枢神经系统急性传染病。本病多见于夏、秋季，急起发病，以高热、意识障碍、惊厥、脑膜刺激征及病理反射为主要临床特征。

【病原学】

本病病原体为乙脑病毒，该病毒对温度、乙醚和酸等敏感，抗原性较稳定；感染人体后血中可产生补体结合抗体、中和抗体及血凝抑制抗体，有持久免疫力。

【发病机制与病理】

当机体防御功能减弱且乙脑病毒入侵量多、毒力强时，病毒可通过血脑屏障直接侵袭神经组织，或由于免疫性损伤致神经细胞变性、坏死，胶质细胞增生与炎性细胞浸润，血管壁破坏，产生附壁血栓，脑组织供血障碍和坏死。病变以大脑皮质、脑干及基底节最为明显，脑桥、小脑和延髓次之，脊髓最轻。

【诊断】

(一) 流行特征

本病呈季节性流行，我国北方地区集中在每年的7、8、9三个月；南方地区提早到6月份；10岁以下儿童多见，近年成人和老年人发病率相对增高。

(二) 临床表现

潜伏期10～14日，典型临床经过分三期。

1. 初期：病程 1～3 日，体温可在 39～40℃，伴头痛、呕吐和嗜睡，可有颈项强直及抽搐。

2. 极期：病程 4～10 日，表现为高热，常高达 40℃以上，表现为意识障碍、惊厥或抽搐，严重者可因延脑呼吸中枢病变、脑水肿、颅内高压、脑疝和低血钠脑病而出现中枢性呼吸衰竭，表现为呼吸不规则、双吸气、叹息样呼吸、呼吸暂停、潮式呼吸等，体检脑膜刺激征阳性，瞳孔对光反应迟钝、消失或散大，病理性锥体束征如巴氏征阳性，强直性瘫痪、偏瘫或全瘫等。此期死亡率高，或呈去大脑强直状态。

3. 恢复期：体温下降，一般于 2 周左右完全恢复。

4. 临床类型

(1) 轻型：体温在 38～39℃，神志清醒，无抽搐，有不同程度嗜睡，多在 1 周内恢复。

(2) 普通型：有乙脑典型临床经过。

(3) 重型：体温持续在 40℃以上，昏迷，反复或持续抽搐。浅反射消失，深反射先亢进后消失，有病理反射，常有定位症状和体征，恢复期少数有后遗症。

(4) 暴发型：高热或超高热，反复持续性强烈抽搐，深昏迷，有脑疝和中枢性呼吸衰竭等表现，多死于呼吸衰竭。

（三）实验室检查

1. 血象：白细胞总数常在 10×10^9～20×10^9/L，中性粒细胞在 80% 以上。

2. 脑脊液：无色透明，压力轻度增高，白细胞数多在 50～500/mm^3，个别可达 1000/mm^3 以上，早期分类以中性粒细胞为主，以后单核细胞增多，氯化物正常，糖正常或偏高。早期脑脊液可正常。

3. 血清学检查

(1) 补体结合试验：单份血清 1∶4 阳性，双份血清抗体效价升高 4 倍为阳性，一般在病程第 3～4 周出现，无早期诊断价值。

(2) 血凝抑制试验：双份血清效价呈 4 倍增高阳性，抗体出现较早，于第 2 周效价达高峰，持续时间长。

(3) 特异性 IgM 抗体测定:在感染后第 4 天即可出现,2～3 周内达高峰,血或脑脊液中 3 周内阳性率达 70%～90%。

(4) 特异性 IgG 抗体测定:恢复期抗体滴度高于急性期 4 倍以上有诊断价值。

4. 病原学检查

(1) 病毒分离:病程 1 周内死亡患者脑组织中可分离到乙脑病毒。

(2) 病毒抗原或核酸检测:检测乙脑病毒抗原或特异性核酸。

根据流行病学资料、上述主要症状和体征、脑脊液检查符合无菌性脑膜炎改变即可诊断,血清学检查、病毒抗原或核酸检测有助确诊。

【鉴别诊断】

(1) 中毒性菌痢见本章三。

(2) 化脓性脑膜炎:病情发展迅速,多在发病 1～2 日昏迷,皮肤黏膜常有瘀点,周围血象明显增高,中性粒细胞在 90% 以上,脑脊液混浊,白细胞增多,中性粒细胞占 90% 以上,涂片和培养可发现致病菌。

【治疗】

(一) 治疗原则

及时处理好高热、抽搐及呼吸衰竭是抢救的关键。

(二) 一般治疗

住院隔离,防蚊降温,室温控制在 25℃ 左右,适当补液,成人一般每日 1500～2000ml,保证水、电解质及营养供给。

(三) 对症治疗

1. 高热:①物理降温,冰敷额、枕部和体表大血管部位,酒精擦浴及冰盐水灌肠等;②药物退热:50% 安乃近滴鼻,阿司匹林 0.3g,口服或鼻饲,肛门置入双氯芬酸钠栓剂(diclotenac)25～50mg 等,注意防止过量退热药物致大汗而引起虚脱;③亚冬眠疗法:氯丙嗪(chlorpromazine)和异丙嗪(promethazine)各 0.5～1mg/(kg · 次)肌内注射,每 6 小时可重复,配合物理降温,使肛温保持在 38℃左右。

2. 惊厥或抽搐

(1) 去除病因：①脑水肿者给予 20% 甘露醇 1 ~ 2g/kg，快速静脉滴注或静脉推注(20 ~ 30 分钟内注完)，每 4 ~ 6 小时一次。可同时合用肾上腺皮质激素(如地塞米松 10mg)、呋塞米或与 50% 葡萄糖交替使用；②呼吸道被分泌物堵塞者应吸痰、吸氧，必要时气管切开；③高热抽搐者，应积极降温；④脑实质病变所致者，应予镇静剂。

(2) 镇静止痉：首选地西泮(diazepam)，成人 10 ~ 20mg 肌内注射或缓慢静脉注射，或 10% 水合氯醛(chloral hyolrate) 1 ~ 2g 鼻饲或灌肠，苯巴比妥钠(phenobarbital) 0. 1 ~ 0. 2g、异戊巴比妥(anuisodamine) 0. 2 ~ 0. 5g 肌内注射，必要时亦可 2 种药物合用，也可用亚冬眠疗法。

3. 呼吸衰竭：呼吸道梗阻和肺部感染是引起外周性呼吸衰竭的主要原因，故应定期翻身、加强引流、及时吸痰，痰液黏稠者可雾化吸入 α 糜蛋白酶 5mg 或适当用抗菌药物。选用敏感抗生素控制感染。对突发呼吸衰竭或呼吸停止，来不及作气管切开或上呼吸道梗阻可望短期内解除者应予气管插管，对于呼吸道梗阻短期(3 ~ 5 日)内无法解除，或需人工辅助通气者应行气管切开。已有中枢性呼吸衰竭者，可用呼吸兴奋剂：洛贝林(lobeline) 3 ~ 9mg/次，尼可刹米 0. 375 ~ 0. 75g/次，静脉注射或静脉滴注。脑水肿引起者除同时给予脱水外，另外可用东莨菪碱 0. 3 ~ 0. 5mg 或山莨菪碱静脉注射或静脉滴注，以改善微循环、减轻脑水肿并有兴奋呼吸中枢和解痉作用，每 15 ~ 30 分钟可重复使用。

【预防】

(1) 控制传染源：包括隔离患者、人畜居住分开、流行季节前给幼猪进行疫苗接种。

(2) 防蚊和灭蚊。

(3) 预防接种：地鼠肾灭活疫苗。接种对象为 10 岁以下儿童和从非流行区进入流行区人群，采用皮下注射 2 次，间隔 7 ~ 10 日，以后(进入流行区人群)每年加强注射 1 次，应在开始流行前1个月完成。

（钟　强）

十二、流行性出血热

流行性出血热(epidemic haemorrhagic fever,EHF)亦称肾综合征出血热,是流行性出血热病毒引起、经鼠传播的一种自然疫源性疾病,也是我国较常见的急性病毒性传染病。临床表现有发热、低血压休克、出血及肾脏损害。

【发病机制】

本病主要病理改变是出血性炎症。全身小血管及毛细血管损伤,血管内皮细胞肿胀、变性,管腔不规则扩张,血管周围有出血及血浆外渗。主要临床表现的发病机制如下:

（一）低血压及休克

1. 小血管壁损害,血浆大量外渗:致血液浓缩、血容量减少。

2. 小动脉扩张,外周阻力降低:毛细血管开放,微循环淤血,回心血量进一步减少致低血压休克。

（二）出血

1. 毛细血管壁脆性增加、管壁坏死引起出血。

2. 血小板减少:由于血小板在骨髓中生成受抑制,血小板变性和聚集,以及并发DIC,使血小板减少而引起出血。

（三）急性肾功能衰竭

1. 肾血管损害和肾小管上皮细胞变性、坏死。

2. 肾小球和肾小管基底膜上有免疫复合物(IC)沉着,肾小球基底膜孔增大,负电荷丢失;肾小管对蛋白质再吸收功能障碍,致蛋白漏出是蛋白尿生成的主要原因。

3. 血管通透性增加,血浆外渗,有效循环血量下降、血流量减少,致肾小管缺血,加重肾小管上皮细胞损害,导致肾功能衰竭。

（四）高血容量综合征

1. 少尿期的中后阶段尿量减少,血管壁病损恢复则外渗停止，外渗液体主要由淋巴系统回吸收入血循环，致血容量增多。

2. 心脏负荷增加导致心力衰竭。

（五）水肿

由于小血管扩张淤血、血管通透性增强、血浆外渗所致；此外，尿毒症时加重了血管通透性亦为原因之一。

【诊断】

（一）临床表现

1. 发热期：明显畏寒、发热，以弛张热及稽留热为多见，持续3～7天，并伴有全身中毒症状突出（头痛、腰痛、眼眶痛），恶心、呕吐、呃逆与腹痛，腹痛时伴有腹肌紧张和压痛、反跳痛。重症者嗜睡、烦躁及谵妄。颜面、结膜、颈部与上胸部明显充血、眼球结膜和眼睑水肿似酒醉貌。软腭、眼球结膜与皮肤有瘀点，腋下、胸部、背部及上肢皮肤瘀点呈搔痕样，还可有鼻出血、咯血、黑便等。

2. 低血压休克期：多见于病程4～6天，退热前后患者出现心慌、多汗、血压下降、脉压减小。轻者此期持续数小时，重者可长达8天，一般1～2天。

3. 少尿期：低血压期后，或与低血压期重叠，少尿期接踵而至，亦有从发热期直接进入少尿期者，也可发热、休克、少尿三期重叠。本期常出现在病程第6～8天。24小时尿量少于1000ml者为少尿倾向，少于400ml者为少尿，少于50ml者为无尿。此期患者可出现氮质血症、高容量症临床表现，如头痛、恶心、呕吐加重，血压升高、脉压增大、呼吸困难、咳泡沫样血痰等。此期患者还可出现内脏腔道出血，以消化道、腹腔、肺部及颅内出血较多见；尚可并发电解质紊乱及心力衰竭等。此期病死率较高。

4. 多尿期：多在第9～14天，一般持续7～14天，开始数日内部分患者氮质血症仍继续上升，临床症状反而加重，以后尿量继续增加，血尿素氮逐渐下降，症状好转。尿量一般4000～8000ml/d，亦有超过15000ml/d。

5. 恢复期：尿量减少至2000ml/d以下，精神及食欲好转，但仍存在衰弱无力、心悸、出汗、血压偏高等现象。

典型病例经过上述五期，约1～2个月。

（二）实验室检查

1. 血象：白细胞总数明显升高，多在15×10^9～30×10^9/L，少数可达50×10^9/L以上。可有异常淋巴细胞，发热和低血压期因血液浓缩可使细胞上升达6.0×10^{12}/L以上，血红蛋白大于150g/L，血小板常有不同程度降低，危重型可降至20×10^9/L以下。

2. 尿液：蛋白尿、血尿和管型尿，带有膜状物。

3. 血液生化

（1）尿素氮、肌肝、在低血压休克期开始增加，至少尿期与多尿期（开始时）达高峰，以后逐渐下降，如尿素氮升高，肌酐接近正常则为肾前性氮质血症。

（2）血钾在发热期及低血压休克期均有不同程度降低，在少尿期可有高血钾症，多尿期又降低。血钠、氯及钙在各期均见降低。

（3）二氧化碳结合力下降，在低血压休克期更明显。

4. 凝血功能检查：如有DIC，实验室检查可有相应的结果。

5. 免疫功能检查：细胞免疫功能检查在早期开始下降，在极期时最明显，以后逐渐恢复。IgM、IgG、IgA在各期中有不同程度升高。

6. 血清学检查：用间接免疫荧光法检测IgM或IgG抗体，病后第2天就能测出，第4和第5天的血清阳性可达89%，有早期特异性诊断价值。

（三）诊断

根据流行病学资料、临床特点及实验室检查可做出诊断，确诊有赖于血清学检查。诊断依据：

1. 流行病史：3天至2个月内到过疫区或经历其他可能被感染史。

2. 临床特点：有发热、皮肤出血点、尿蛋白阳性或异型淋巴细胞在7%以上。凡持续发热，加上临床特点后三项中任何一项并符合流行病史者,可初步诊为出血热。

3. 免疫学检查结果:凡有临床表现,同时血清特异性 IgM 阳性,或 IgG 两次有 4 倍以上升高者可确诊。

【鉴别诊断】

发热期应与流感、败血症、钩端螺旋体病等鉴别。低血压休克期应与败血症休克、暴发型流脑等鉴别;也应与急性肾炎、慢性肾盂肾炎所致肾功能不全相鉴别。

【治疗】

(一) 发热期

治疗原则为抗病毒、减轻外渗、改善中毒症状和预防 DIC。

1. 一般治疗:要卧床休息,给高热量、高维生素半流质饮食;呕吐不能进食者,应静脉补充足够的液体,常用等渗含钠液或葡萄糖盐水等,按每日的尿量加 1000ml 补充。

2. 对症治疗:高热以物理降温为主,呕吐可给甲氧氯普胺(metoclotramide,灭吐灵)10mg,肌内注射,或静脉滴注维生素 B_6。出血明显可给止血敏、维生素 K 和维生素 C 等。

3. 肾上腺皮质激素:用氢化可的松(hydrocortisone)100 ~ 200mg/d 或地塞米松(dexamethasone)5 ~ 10mg/d,静脉滴注,疗程 3 ~4 天,对降热、减轻中毒症状和改善病情有一定效果。

4. 抗病毒治疗:用三氮唑核苷(virazole,病毒唑)700 ~ 100mg 溶于葡萄糖液中静脉滴注,每天 1 次,疗程 3 ~4 天。

5. 中医中药治疗:用丹参注射液 24g 加入葡萄糖液中静脉滴注,1 ~2 次/天,疗程 3 ~4 天。

(二) 低血压休克期

治疗原则为积极补充血容量,注意纠正酸中毒和改善微循环。

1. 扩容:收缩压低于 13. 3kPa(100mmHg)或较其基础血压低 2. 67kPa(20mmHg)、脉压小于 3. 47kPa(26mmHg)应扩容。扩容选用右旋糖酐(每日输入量不超过 1000ml)、平衡盐液、新鲜血浆或白蛋白,不宜输血。发生休克时,首次 300ml 液体在 30 分钟内静脉推注,随即静脉快速滴入 1000ml,以后根据血压回升情况及血液浓缩改善程度,调整补液量及速度。

2. 纠正酸中毒:5% 碳酸氢钠(sodiun bicarbonate)每次 5ml/kg 或 11.2% 乳酸钠(sodium lactate)每次 3ml/kg,可提高二氧化碳结合力 10mmol/L(vol%);用量不宜过大,以防钠潴留。

3. 血管活性药物的应用:如血容量已基本补足,并经过强心、纠酸等处理后,血压仍不稳定时可选用多巴胺、间羟胺。

(三) 少尿期

治疗原则为"稳、促、导、透",即稳定机体内环境、促进利尿、导泻和透析治疗。

1. 一般治疗:给予高热量、低蛋白、高维生素和易消化的食物,补液量限制在出量加 500~600ml 内。尽量口服,限制钠盐,纠正酸中毒。

2. 利尿:呋塞米(furosemide),开始 20mg 静脉推注,可增到每次 100mg。4~6 小时 1 次,连用 2~3 次,如无效,即不再应用。

3. 导泻:甘露醇(mannital)粉 30g 或硫酸镁口服或大黄 30g 泡水服以及芒硝 15g 内服。可排出肠内容物及水分,延缓尿毒症发展及减少血容量。

4. 透析疗法:可根据条件选择应用结肠透析、腹膜透析及血液透析。透析指征:①少尿超过 5 天或尿闭 2 天以上,经各种利尿治疗无效;②血尿素氮高于 56.8mmol/L,有严重尿毒症表现者;③高血容量综合征,伴脑水肿、肺水肿及严重意识障碍者;④重度高血钾症及进行性酸中毒,用药物不能纠正者,尿素氮上升速度快,呈高分解状态者。

(四) 多尿期治疗

每日尿量超过 2000ml 为进入多尿期。本期治疗原则为调节水电解质平衡及防治感染。

(五) 恢复期治疗

加强营养,应休息 1~3 个月后逐渐恢复劳动。

(六) 并发症治疗

1. 消化道出血:针对病因治疗,如治疗 DIC 等。

2. 中枢神经系统并发症:如抽搐、脑水肿或颅内出血所致的颅内高压,可给予镇静或甘露醇脱水治疗等。

3. ARDS:如激素治疗、限制液体、机械通气治疗等。

4. 急性心衰(肺水肿):如控制液体、镇静、利尿、扩管、强心(西地兰)以及透析治疗等。

5. 自发性肾破裂:手术治疗。

【预后】

本病病死率10%左右,近年来已下降至5%以下,尿毒症、顽固性休克及并发重要脏器严重出血者预后不良。病愈后一般不留后遗症。

(钟 强)

十三、钩端螺旋体病

钩端螺旋体病(简称钩体病)(leptospirosis)是由各种不同型别的致病性钩端螺旋体引起的急性传染病,属自然疫源性疾病;鼠类和猪是主要传染源。本病的主要临床特征早期为钩端螺旋体败血症,中期为各脏器损伤和功能障碍,后期为各种免疫病理反应后发症,常因严重肝、肾、中枢神经系统损害和肺弥漫性出血而危及生命。

【诊断】

(一)临床表现

1. 流行病学史:流行地区、流行季节(主要于夏秋季),易感人群在2~21天内有疫水接触史,或被病畜排泄物污染史,多无全程钩体菌苗预防接种史。

2. 症状和体征

(1)早期(钩体败血症期):起病急骤,有寒战、发热(呈弛张热)、剧烈头痛、乏力、纳差、全身酸痛、肌痛(尤以腓肠肌最明显)、颜面充血(常见结膜显著充血),并可伴有不同程度的出血倾向和出血性皮疹。全身或局部淋巴结肿大,尤以腹股沟淋巴结肿大为主。

(2)中期(器官损伤期):起病后3~10天,为症状明显阶段。根据其表现可分以下临床类型：

1）流感伤寒型：临床经过类似流感或伤寒，始终无黄疸出现，临床表现亦较轻。

2）肺出血型：患者主要症状为咳嗽、咯血（甚至大量咯血）、气促、鼻翼扇动、发绀、面色苍白、脉细速，两肺部可有散在湿性啰音；X 线检查示肺部可见点状或片状密度增高阴影。

3）黄疸出血型：以黄疸和出血为主，常伴有肝脏明显肿大、压痛，肝功能异常，严重者可出现昏迷、谵妄等。

4）肾功能衰竭型：临床上以急性肾功能衰竭为主要表现，尿量减少，尿内出现蛋白、红细胞、管型，尿比重减低，严重者可致尿闭，产生尿毒症的一系列症状、体征和实验室检查的变化。

5）脑膜脑炎型：除一般症状外，患者可出现头痛、呕吐、脑膜刺激征，脑脊液中细胞数轻度增高，一般在 200×10^6/L 以下，以淋巴细胞为主，蛋白稍增高，糖及氯化物正常。

（3）后期（恢复期或后发症期）：少数患者退热后与恢复期再次出现症状和体征，主要包括后发热、眼后发症（葡萄膜炎、虹膜睫状体炎等）、反应性脑膜炎和闭塞性脑动脉炎。

（二）实验室检查

1. 常规检查：血白细胞总数和中性粒细胞轻度升高或正常，黄疸出血型可高达 60×10^9/L，中性粒细胞可占 80%～95%。

2. 脑脊液：脑脊液无色或透明，大约 90% 的脑膜炎型患者有脑脊液异常。约 70% 的标本中总细胞数 500×10^6/L 以下，有中性粒细胞。80% 患者蛋白在 0.5～1.1g/L。葡萄糖含量正常。

3. 血清免疫学检查

（1）凝集溶解试验：用活的钩体标准菌株作抗原，与患者血清混合后在显微镜下观察，如有特异性抗体存在，即可见到凝集现象，血清效价单份 1∶400 或双份血清 4 倍升高为阳性。

（2）酶联免疫吸附试验：特异性高，检出 IgM 抗体较早。

（3）补体结合试验：一般较凝集试验早出现阳性反应 1～2 天。

（4）间接红细胞溶解试验：新鲜绵羊红细胞用钩体抗原物质致敏后，在补体存在的条件下与含抗体的血清混合时发生溶血反应。该试验简单、快速、可靠，是国外常用于诊断钩体病的方法。反向血凝试验及乳胶凝集抑制试验适用于基层。

（5）单克隆抗体：已研制了数十株可用于钩体诊断的血清分型。

4. 病原体分离和分子生物学技术的应用：病原体分离和DNA 技术是一高敏感的早期诊断技术，有条件单位可以进行此检查。

5. 肺部 X 线检查：肺纹增多，散在性点片状阴影或小片融合。

确诊本病有赖于病原体检查和免疫血清学检查，尿培养阳性持续时间长。显微镜凝集试验双份血清效价 4 倍增长、单份效价 1 : 400 为阳性；补体结合试验单份 1 : 20 或双份 4 倍增加皆有助于确诊。反向血凝试验及胶乳集抑制试验适用于早期诊断。

【鉴别诊断】

1. 早期：需与上感、流感、疟疾、伤寒与副伤寒、败血症、流行性出血热和急性胃肠炎鉴别。

2. 肺出血型：需与肺结核、肺炎咯血鉴别。

3. 黄疸出血型：应与病毒性肝炎、传染性单核细胞增多症和急性溶血性黄疸相鉴别。

4. 肾功能衰竭型：需与急性肾炎、流行性出血热等鉴别。

5. 脑膜脑炎型：需与病毒性脑膜脑炎，特别是乙型脑炎和结核性脑膜炎相鉴别。

【治疗】

（一）一般治疗

1. 卧床休息，加强护理，发热期给予流质饮食，此后依病情调整。

2. 有烦躁不安、谵妄现象时，可酌给镇静剂；有周围循环衰竭出现时，应及时应用升压药。

3. 头痛和肌痛剧烈时，可酌用镇静剂；出血时用大量维生素 K、C 等，必要时可予输血。

4. 保持水和电解质的平衡，注意每日液体的出入量、尿量变化和血尿素氮及非蛋白氮的变化。

5. 发生肝脏、肾脏损害或有尿毒症现象时，参阅有关章节给予处理。

（二）病原治疗

1. 青霉素（penicillin）：早期应用有较好疗效，每日120万～160万U，分次肌内注射，疗程不少于1周。注意避免赫氏反应。

赫氏反应是一种青霉素治疗后加重反应，是大量钩体被青霉素杀灭后释放毒素所致，当青霉素剂量较大时容易发生，故青霉素宜首剂小剂量和分次给药。治疗为尽快给予镇静剂以及静脉滴注琥珀酸氢化可的松。

2. 对青霉素过敏者可选用庆大霉素，8万U肌内注射，每8小时一次，疗程7天。四环素0.5g，每6小时一次，口服，疗程5～7天。

【预防】

1. 病员应隔离治疗，其尿液应注意消毒。

2. 灭鼠，并加强对其他动物传染源（如犬、猪、牛、羊、猫等）的管理和检查。

3. 在流行地区可进行预防接种。

【预后】

与治疗早晚极为有关。起病2天内接受抗生素与相应对症治疗者，很少死亡，并很快恢复。如迁延至中、晚期则病死率增高。有肾功能衰竭、深度黄疸、肺大出血或昏迷、抽搐者，则预后不良。葡萄膜炎与脑内动脉栓塞者，可遗留眼部及神经系统后遗症。

（钟　强）

第八篇

急性中毒

第一章　急性中毒的诊治原则

某种物质进入人体后，在组织或器官内发生生物化学或生物物理作用，引起机体功能或结构损害，称为中毒。引起中毒的物质称为毒物，但毒物的概念是相对的，一般认为无毒的物质，如水、氧、维生素等，若进入机体的量过多、速度过快，对人体也可产生毒害作用；超过极量的药物对机体有毒性作用。临床一般把较小剂量就能危害人体的物质称为毒物。大量毒物在短时间内作用于人体发生的病变为急性中毒（acute poisoning）。

【病因】

1. 职业性中毒：在生产过程中，有些原料、中间产物、成品是有毒的。如果在生产、使用、运输过程中未遵守安全防护措施，与毒物密切接触即可发生中毒。

2. 生活性中毒：在误食、意外接触有毒物质、用药过量、自杀或他杀情况下，有过量毒物进入人体，都可引起中毒。

【中毒的机制】

毒物进入人体后，以原型或其代谢产物作用于靶器官，产生毒性作用。毒物种类繁多，作用不一，其作用机制主要有：①直接化学性损伤；②麻醉作用；③缺氧；④毒物抑制酶系统的活性；⑤干扰细胞膜或细胞器的生理功能；⑥干扰 DNA 及 RNA 的合成。

【诊断】

诊断中毒主要依据接触史和临床表现。毒物在体液中的存在以及毒物对人体的特殊影响可通过实验室检查加以证实。尽管毒物分析可提供可靠的诊断依据,但毒物种类繁多,难以一一进行毒物分析,且往往不能及时得出检验结果。如果一味依靠和等待检查结果,就会延误时间。因此,凡遇不明原因的昏迷等临床表现时,首先应考虑到中毒的可能性。

1. 病史:对生活性中毒,如怀疑有服毒的可能性,应了解患者的生活情况、精神和健康状态、经常服用的药物、身边有无药瓶、药袋。估计服药时间和剂量,家中有无炉火、烟囱以及当时同室其他人的情况。疑为食物中毒时,应调查同时进餐者有无类似症状。对职业中毒应询问工种、接触毒物的种类和时间、环境条件、防护措施以及工作中是否发生过事故等。总之,对任何中毒都应向患者、患者的同事、家属或现场目击者详细地了解发病现场情况,并寻找接触毒物的证据。

2. 临床表现:多数中毒并无特异性的临床表现。对于原因不明突然昏迷、发绀、呼吸困难、休克、尿闭的患者要考虑急性中毒的可能性。如有肯定的毒物接触史,结合临床表现就可立即确认。病史不明者,要根据主要症状迅速进行重点而必要的体格检查,注意意识状态、血压、呼吸及脉搏情况并给予紧急处理。待病情允许时再进行系统而又细致的补充检查。经过进一步寻找诊断依据,排除其他疾病的可能性以后,才能得出急性中毒的诊断。

3. 实验室检查:直接采集剩余毒物、药物、食物或其他含毒标本如呕吐物、胃内容物、血液、尿、粪便等可疑物品送检。一般应根据毒物的性质、侵入途径和体内过程的特点来决定采集的样品。例如,当考虑为巴比妥类、吩噻嗪药物中毒时,除采集剩余药品外,应采集患者胃内容物和尿液送检;如疑为氰化物、一氧化碳中毒,可采集新鲜血液等。如服毒时间不长,估计毒物未被完全吸收,可取胃内容物送检,如时间较长,则可采集尿液检测。临床上对中毒病例往往不易立即判断为何种毒物,故应尽可能广泛收集标本,以免遗漏。毒物检验是可靠的诊断依据之一。但毒物鉴别有时很复杂，有些鉴定方法可出现假阴性、假阳性结果，故不能把毒物检验作为诊断的唯一依据。

【鉴别诊断】

通过病史、临床表现、实验室检查结果及治疗经过，排除其他有相似症状的疾病。

【治疗】

治疗原则：①清除毒物、减少毒物吸收；②及时使用有效的解毒剂；③积极对症支持治疗，防治并发症。

急性中毒病情急、变化快，抢救应争分夺秒。凡一经诊断或考虑为中毒，应维持生命及避免毒物继续作用于机体。由于毒物种类繁多，特效解毒剂非常有限，因此应把维持各器官系统的功能放在首位，而不能单纯依赖解毒剂。

（一）清除毒物、减少毒物吸收

立即使患者脱离现场、呼吸新鲜空气，特别是气体毒物经呼吸道进入人体时更重要。除去污染毒物的衣服，并用清水洗拭接触毒物的皮肤、毛发及指甲缝等。皮肤接触腐蚀性毒物者，更应及时冲洗。经消化道中毒者，如果毒物属强酸、强碱类，则不应洗胃。强酸中毒者以服用氢氧化铝凝胶等弱碱性药物中和毒物，但忌用碳酸氢钠，因为这类溶液遇酸可形成碳酸，产生二氧化碳而使患者胃内胀气。强碱中毒者以服用食醋或5%乙酸等弱酸性药物中和毒物，但碳酸盐类中毒时忌用乙酸类。无论强酸或强碱类中毒者均可服用加水蛋清、牛奶或植物油200ml左右，此三种液体既可稀释毒物又可保护胃肠黏膜并防止胃肠道内毒物的进一步吸收。

1. 催吐：神志清楚者可行催吐，此法简单易行。让患者口服清水或盐水300～500ml，然后用手指或羽毛、压舌板刺激咽后壁或舌根诱发呕吐。如此反复多次，直到胃内容物全部呕出为止。昏迷、惊厥状态以及吞服腐蚀性毒物者禁用催吐。因为前两种情况下不易成功，且可能造成窒息或吸入性肺炎，对于后者可能引起食管、胃出血或穿孔。

2. 洗胃：应尽早进行，一般在服毒后6小时内洗胃有效。如服毒量大或餐后服毒，即使超过6小时仍要洗胃。对酒精中毒者,因其吸收快,最好于饮酒后2小时内洗胃。

(1)洗胃的方法:①一般均需插胃管,必须确保胃管插入胃内。②一般向胃管内注入一定空气,同时将听诊器放在患者的剑突下,如听到"咕噜"声,则证实胃管在胃内。

(2)洗胃液:中毒物未明或无相应解毒剂时,可采用25~27℃的清水或生理盐水,成人每次300~500ml,儿童每次10~20ml/kg,反复多次清洗,直到彻底清除胃内容物。一般成人需洗胃液量为5~10L。

3. 导泻的泻药(硫酸镁、硫酸钠和山梨醇)可促进胃内容物从肠道排泄。

(二)促进已吸收毒物的排出

1. 利尿:多数毒物可通过肾脏排泄,因此通过补液、使用利尿剂来增加尿量是加速毒物排泄的重要措施。具体方法为:①快速补充5%葡萄糖溶液和5%葡萄糖生理盐水,并同时静脉注射呋塞米。②改变尿pH可促使毒物由尿排出。如使用碳酸氢钠既可碱化尿液,还可增加弱酸性化合物如苯巴比妥钠和水杨酸盐离子化,使之不易经肾小管上皮细胞重吸收而随尿排出。③大量应用维生素C 8g/d,使体内酸化,尿pH<5,促使某些毒物排泄。但对急性肾功能衰竭者不宜利尿。用较强的利尿剂应注意防治水与电解质失衡。

2. 血液净化:①透析疗法适用于水溶性、不与蛋白或其他成分结合的毒物。②血液灌流:适用于脂溶性或与蛋白质结合的毒物。③换血疗法:先由患者的一侧静脉放血400ml左右,随即于另一侧静脉输入等量的同型血(最好有新鲜血),如此反复进行,以排出血中毒物。术中应注意认真核对血型及配血试验报告,并注意输血反应和过多输入枸橼酸钠抗凝剂对机体的影响。④血浆置换:利用血细胞分离计换出患者血浆的60%~70%并代以新鲜血浆,从而达到排出毒物的目的。

(三)及时使用有效的解毒剂

某些毒物有特效的解毒剂,但不少毒物无特殊解毒剂,使用解毒剂时一定要熟知忌宜,如阿托品宜用于有机磷、氨基甲酸酯类农药、拟胆碱药和锑剂等中毒,但禁用于五氯酚钠中毒;

(碘)解磷定宜用于有机磷中毒,却不能用于氨基甲酸酯类农药中毒;新斯的明可拮抗一般的抗胆碱药中毒,但不能用于治疗有机磷中毒治疗过程中所发生的阿托品过量中毒;镁中毒可用钙剂拮抗,但钙中毒用镁盐却无效。此外,使用剂量要适当,如阿托品用于有机磷中毒要大剂量,对于氨基甲酸酯类农药中毒则用小到中等量。亚甲蓝用于氰化物中毒应用大剂量(10mg/kg),对于高铁血红蛋白血症则用小剂量(1～2mg/kg),既要注意足量,又要防止过量而造成解毒药中毒。

(四)积极对症支持治疗,防治并发症

对症支持治疗是抢救急性中毒的重要组成部分,很多急性中毒没有特效解毒剂,主要靠对症治疗帮助患者渡过难关。对有特效解毒剂治疗的中毒者除使用解毒剂外也应注意对症治疗,要保护受毒物影响的脏器功能,使毒物对身体的影响以及毒物在体内代谢和排泄的过程中引起的并发症对身体的危害降到最低,最终使患者渡过急性期。

危重病患者往往会出现昏迷、中枢抑制、脑水肿、抽搐、呼吸衰竭、肺水肿、心力衰竭、心律失常、休克、消化道出血、急性肝功能损害、急性肾功能衰竭等,对重症患者应加强监护,注意患者生命体征的变化,积极维护器官功能,预防和治疗并发症。

还应注意迟发性毒效应,某些毒物有迟发效应,当患者症状缓解后仍有时能出现后续严重症状,甚至是突然死亡,如有机磷中毒可在症状缓解后数天内突然出现“中间综合征”,如不及时发现和处理,患者可死于呼吸肌麻痹、呼吸衰竭。

(周代星)

第二章 急性农药中毒

一、急性有机磷农药中毒

有机磷农药目前在我国仍为广泛应用的一类高效杀虫剂。这类农药品种较多，根据其毒性大小分为剧毒类、高毒类、中度毒类及低毒类。生产和使用过程中违反操作规程或防护不当可引起中毒，生活中因误服、自服或污染食物也可引起中毒。

【毒理】

有机磷与体内的胆碱酯酶的酶解部分结合成磷酰化胆碱酯酶。后者比较稳定，无分解乙酰胆碱能力，导致乙酰胆碱在体内的大量蓄积，使中枢神经和胆碱能神经先过度兴奋，继而迅速转入抑制和衰竭，从而出现一系列的中毒症状。

【诊断】

（一）中毒史

患者接触或吞服过有机磷农药。

（二）蒜臭气味

从患者的胃内容物、呼吸道分泌物、皮肤及衣服等嗅到有机磷农药的特殊蒜臭味。

（三）临床表现

1. 毒蕈碱样症状：出现早，主要是副交感神经兴奋所致，表现为平滑肌痉挛及腺体分泌增加。出现恶心、呕吐、腹痛、腹泻、多汗、流涕、流涎、排尿排便失禁、瞳孔缩小、支气管痉挛和分泌增加、肺水肿。

2. 烟碱样症状：乙酰胆碱在横纹肌神经肌肉接头处过度蓄积和刺激，使面、眼睑、舌、四肢和全身横纹肌纤维束发生颤动，甚至全身肌肉强直性痉挛，而后发生肌力减退和瘫痪，继而出现呼吸肌麻痹。

3. 中枢神经系统症状：出现头昏、头痛、乏力、烦躁不安、抽搐和昏迷。

4. 特殊表现：①乐果和马拉硫磷口服中毒在急救好转后，可在数日至1周后突然再次昏迷，甚至出现肺水肿或突然死亡，可能与毒物的再吸收或停药过早有关。②迟发性脑病：在重度中毒症状消失后2～3周出现。主要累及四肢末端，出现下肢瘫痪和四肢肌肉萎缩等症状，可能与有机磷杀虫药抑制神经靶酯酶并使其老化所致。③中间综合征：在急性中毒好转后和迟发性脑病发生前，即在中毒后24～96小时发生，少数患者可突然死亡，称为"中间综合征"。这与胆碱酯酶长期受抑制，影响神经肌肉接头处突触后的功能有关，表现为肌肉无力，严重时引起呼吸肌麻痹。

急性中毒可为三级：①轻度中毒多有头昏、头痛、恶心、呕吐、腹痛、视力模糊、瞳孔缩小、无力。②中度中毒：除上述症状外，还有肌纤维颤动、瞳孔明显缩小、流涎、腹泻、意识清楚。③重度中毒：除上述表现外，还出现昏迷、脑水肿、肺水肿、呼吸肌麻痹。

（四）实验室检查

1. 全血胆碱酯酶活力测定：正常人血胆碱酯酶活力为100%，轻度中毒时，胆碱酯酶活力降至50%～70%，中度中毒时30%～50%，重度中毒时30%以下。

2. 尿中有机磷杀虫药分解产物测定：有机磷农药中毒时可分解生成一些物质从尿中排出，如美曲膦酯（敌百虫）中毒时尿中可出现三氯乙醇，检测其含量有助于有机磷农药中毒的诊断。

【鉴别诊断】

注意与急性胃肠炎、中暑、脑炎等鉴别。

【治疗】

（一）迅速清除毒物

经皮肤接触中毒者应脱离现场，脱除一切污染衣服。用微温肥皂水淋浇或清洗体表，特别应注意头皮、指甲、腋窝及外阴等容易藏毒处。经口服中毒者,应立即用清水、生理盐水、2%碳酸氢钠(敌百虫禁用)或1∶5000高锰酸钾(对硫磷禁用)反复洗胃,直至洗出液清亮无农药气味为止。如情况紧急而洗胃确实困难者,如饱餐后服毒,可迅速剖腹胃造口术洗胃。洗胃后可给予50%硫酸镁50ml导泻。

（二）血液灌流

应尽早行血液灌流。

（三）特殊解毒剂的应用

使用原则上应早期、足量、反复及联合给药。

1. 抗胆碱药

(1) 阿托品:能阻断乙酰胆碱受体作用,故可对抗乙酰胆碱对副交感神经和中枢神经系统的抑制作用,消除和缓解毒蕈碱样症状和中枢神经系统症状,但对恢复胆碱酯酶活力没有作用。

1) 使用原则:应早期、足量及反复给药。首次剂量宜大,间隔时间先短后长,根据轻、中、重型,注意边用药边观察,遵循个体化原则,直到毒蕈碱样症状明显好转或患者出现阿托品化,随后逐渐减量维持,切不要突然中断用药,注意防止"反跳"。

2) 阿托品化指标:瞳孔较前扩大、口干、皮肤干燥和颜面潮红、肺部湿啰音消失及心率加快等。

3) 用法

A. 轻度中毒:1～2mg皮下注射或口服,每1～2小时1次,达阿托品化后改为0.5～1mg,每4～6小时1次。

B. 中度中毒:2～4mg静脉注射,每15～30分钟1次,达阿托品化后减为1～2mg,每2～4小时1次。

C. 重度中毒:首剂10～20mg静脉注射,随后10～15分钟1次,达阿托品化后逐渐减为2～5mg,1～2小时1次。

目前因阿托品过量而中毒者并不鲜见,因此,在用阿托品时既要注意达到阿托品化,又要警惕和防止阿托品中毒。

(2) 长托宁(盐酸戊乙奎醚注射液):是一种合成的新型抗胆碱能药物,半衰期长,其主要特点是对M受体作用具有选择性,选择性作用于 M_1、M_3 胆碱受体,而对 M_2 胆碱受体无明显作用,同时长托宁对 N_1、N_2 受体均有作用,因此能有效消除和缓解毒蕈碱样症状和中枢神经系统症状,而且不易出现心跳过快,不良反应较少。

1)轻度中毒:长托宁 1~2mg,肌内注射,每日 1 次。

2)中度中毒:2~4mg,肌内注射,每日 2 次。

3)重度中毒:4~6mg,肌内注射,每日 2 次。

2. 胆碱酯酶复能剂:胆碱酯酶复能剂对缓解烟碱样症状作用较为明显,常用的药物有解磷定和碘解磷定。中毒超过 2~3 天,因被抑制的胆碱酯酶已"老化",不能复能,故胆碱酯酶复能剂疗效不佳,不宜过量重复使用。

(1)氯磷定

1)轻度中毒:首剂 0.5~1.0g,稀释后缓慢静脉注射。需要时 2 小时后 0.5g 重复 1 次。

2)中度中毒:首剂 1.0~1.5g,稀释后缓慢静脉注射。随后每 2 小时 1 次,每次 1.0g,共 3 次。

3)重度中毒:首剂 1.5~2.0g,稀释后静脉缓慢注射,随后每小时静脉滴注 1.0g,6 小时后如病情显著好转、全血胆碱酯酶活力恢复至 60% 以上,可停药观察。

(2)碘解磷定

1)轻度中毒:首剂 0.4g,稀释后缓慢静脉注射,需要时 2 小时后重复 1 次。

2)中度中毒:首剂 0.8~1.2g,稀释后缓慢静脉注射,随后每 2 小时 1 次,每次用 0.4~0.8g,共 3 次。

3)重度中毒:首剂 1.2~1.6g,稀释后缓慢静脉注射,随后每小时静脉滴注 0.4g,6 小时后病情显著好转、全血胆碱酯酶活力恢复至 60% 以上,可停药观察。

3. 对症治疗:急性有机磷农药中毒患者主要死因是肺水肿、呼吸肌麻痹、呼吸中枢衰竭、休克、急性脑水肿、心搏骤停。因此,对症治疗应重点维持正常心肺功能、保持呼吸道通畅。出现中间综合征和(或)呼吸衰竭时,应立即吸氧、吸痰,及时行气管插管进行机械呼吸。有肺水肿者,使用阿托品或长托宁的同时可给予糖皮质激素、呋塞米、毛花苷 C。出现休克时，使用升压药。出现脑水肿时，使用脱水剂和糖皮质激素，同时维持水和电解质、酸碱平衡，给予抗生素防治感染，危重患者可输新鲜血浆治疗，以促进血中毒素排出及胆碱脂酶活力恢复。

（周代星）

二、拟除虫菊酯杀虫剂中毒

拟除虫菊酯是一类模拟天然除虫菊酯化学结构而人工合成的化合物。目前国内常用的有溴氰菊酯（敌杀死）、氰戊菊酯（速灭杀丁）、氯氰菊酯、二氯苯醚菊酯等，接触、自服、误服可中毒。

【毒理】

拟除虫菊酯类杀虫剂对机体的毒性主要作用于中枢神经系统的锥体外系统、小脑、脊髓和周围神经。目前认为该类杀虫剂可选择性地减慢神经细胞膜钠离子通道闸门的关闭，致使钠离子通道保持开放、去极化期延长，周围神经出现重复的动作电位，使肌肉持续收缩，最终由兴奋转为抑制。

本类杀虫剂对局部有明显的刺激作用，可导致接触性皮炎及过敏反应。

【诊断】

1. 短期内接触较大量拟除虫菊酯类农药，如生产、分装及喷洒本类农药，误服或服毒。

2. 皮肤黏膜反应：接触后，首先出现面部等局部皮肤和黏膜刺激症状，如烧灼感、刺痒、红斑、粟粒样红色丘疹、出汗、畏光、流泪。皮疹一般在停止接触 24 小时后消失。

3. 急性中毒分为三级①轻度：头昏、头痛、恶心、呕吐、食欲缺乏、全身乏力、心慌、视力模糊。②中度：症状加重，出现嗜睡、视力模糊、四肢肌肉震颤、胸闷、心律失常和肺部干啰音。③重度：除上述表现以外，尚有昏迷、四肢抽搐、角弓反张、呼吸困难、发绀和肺水肿。

【治疗】

1. 清除毒物污染皮肤宜用清水或肥皂水清洗,药物溅入眼中应立即用清水冲洗。对口服中毒者应用2%碳酸氢钠洗胃。

2. 对症治疗:由于缺乏特效的解毒剂,故以对症为主。镇静可用地西泮10~20mg或苯巴比妥钠100mg肌内注射,以防治肌肉震颤、抽搐。保持呼吸道通畅、吸氧、维持水及电解质平衡。肺水肿时可用0.5~1mg阿托品肌内注射,脑水肿时应给予甘露醇脱水。

(周代星)

三、氨基甲酸酯类杀虫剂中毒

氨基甲酸酯类杀虫剂具有高效、作用快、对昆虫选择性强、对人畜毒性低等特点。目前常用的有西维因、呋喃丹、速天威、叶蝉散、异索威、腈叉威等。

【病因】

生产性中毒很少见,主要为自服或误服。

【发病机制】

氨基甲酸酯类杀虫剂的立体结构式与乙酰胆碱相似,可与胆碱酯酶的阴离子部位和酯解部位结合,形成可逆性的复合物,即氨基甲酰化胆碱酯酶,使其失去水解乙酰胆碱的活力,引起乙酰胆碱蓄积,刺激胆碱能神经兴奋,引发相应的临床表现。但氨基甲酰化胆碱酯酶易水解,使胆碱酯酶活性恢复较快。

【诊断】

1. 有接触、使用或误服该类药物史。口服中毒可在10~30分钟出现中毒症状。

2. 轻度中毒:头痛、头晕、乏力、视力模糊、恶心、呕吐、流涎、多汗、食欲不振和瞳孔缩小。中度中毒:除上述症状加重外,尚有肌纤维颤动。重度中毒:昏迷、肺水肿、呼吸衰竭、心肌及肝、肾功能损害。皮肤接触者可有局部潮红、风疹块、瘙痒等接触性皮炎表现。

3. 实验室检查：血液中胆碱酯酶活力降低，一般在中毒4小时后血胆碱酯酶活力可恢复到50%以上。

【鉴别诊断】

需要与有机磷杀虫剂中毒、急性胃肠炎、中暑及乙型脑炎鉴别。

【治疗】

1. 清除毒物用肥皂水或2%碳酸氢钠清洗污染皮肤。口服中毒者，用2%碳酸氢钠溶液洗胃，然后注入50%硫酸镁50ml导泻。

2. 解毒用阿托品，轻度中毒1～2mg，中度中毒5mg，重度中毒10mg，肌内注射或静脉注射，可重复注射。胆碱酯酶复活剂对氨基甲酸酯杀虫药引起的胆碱酯酶抑制无复活作用，且可出现不良反应，故禁用。

（周代星）

第三章　药物中毒

一、镇静、催眠药中毒

服用镇静药、催眠药过多,可导致昏迷、呼吸抑制及循环系统的症状。镇静药、催眠药种类较多,有巴比妥类、苯二氮䓬类等。

【毒理】

大量镇静、催眠药可引起毒性反应,毒理作用主要为抑制中枢神经系统。

【诊断】

(一)临床表现

1. 病史:询问患者的精神状况,身体状况及用药情况,问明药名、剂量及服用药物的时间。

2. 中枢神经系统:镇静、催眠药的毒性作用,取决于药物的种类及用量。轻度中毒仅有嗜睡、中度中毒浅昏迷、重度中毒出现深昏迷。

3. 呼吸系统镇静、催眠药对呼吸中枢有抑制作用,表现为呼吸浅而慢,严重时可发生呼吸骤停。

4. 循环系统:重症镇静、催眠药中毒者因血管运动中枢受抑制,可出现心率加快、四肢冰冷、脉细弱、血压下降等循环衰竭表现,尤其氯丙嗪类中毒更容易发生血压下降。

(二)实验室检查

体液药物检测:采取患者的血液、胃内容物、尿液作催眠药、镇静药定性定量检查。

【治疗】

1. 清除未吸收的毒物可酌情采用催吐、洗胃及导泻。

2. 活性炭的应用:成人首剂 50~100g,用 2 倍水制或混悬液经口服或胃管中注入,4～6小时后再用20～60g。应用活性炭治疗的同时给予泻剂,防止便秘,有利于药物的排出。

3. 碱化尿液:静脉注射碳酸氢钠溶液,碱化尿液,肾小管内非离子化巴比妥可转换成较易透过膜的离子型,从而增加排泄。

4. 血液净化:血液灌流清除血液中巴比妥类、苯二氮䓬类药药物效果好。

5. 保持呼吸道通畅,呼吸抑制者吸氧,必要时气管插管、人工呼吸。

6. 血压下降者可输液补充血容量以及使用多巴胺。

7. 呼吸明显抑制时可使用尼可刹米0.375～0.75mg静脉注射或静脉滴注。

8. 对昏迷者可给予纳洛酮。

(周代星)

二、三环类抗抑郁药中毒

三环类抗抑郁药包括多塞平、丙咪嗪、阿米替林及普罗替林等,主要用于对抗情绪低落和忧郁。过量服用可导致中毒。

【毒理】

抗忧郁药主要作用于间脑(特别是下丘脑)及边缘系统,在这个被称为"情绪中枢"的部位,发挥调整作用。三环类抗抑郁药能阻止生物胺回收,产生抗抑郁作用,并有抗胆碱作用。

【诊断】

1. 有过量误服该类药物史。

2. 临床表现:①过量服用该类药物可出现一些不良反应,如狂躁、自主神经失调及锥体外系症状。②因该类药物有较强的抗胆碱作用,在中毒陷入昏迷前可出现兴奋激动、体温过高、癫痫样发作或惊厥。③心血管毒性作用包括血压先升高后降低、心肌损害、心律失常乃至心脏停搏。④心律失常以室上性多见,由于本类药物有奎尼丁样作用,有时可发生传导阻滞、室性早搏、室性心动过速甚至室性颤动。

3. 特殊检查心电图可发现房早、房颤、窦性心动过缓、房室传导阻滞、室性期前收缩、室性心动过速及室颤等。

【治疗】

1. 洗胃:因该类药物有抗胆碱作用,所以本类药物在胃内排空延迟、在肠内吸收也缓慢,即使口服已在4小时以上,仍应争取洗胃灌肠以排毒,可用活性炭洗胃。

2. 血液灌流:该类药高度与蛋白质结合,而且水溶性差,因而利尿及血液透析的排毒效果不理想,宜行血液灌流清除血液中的药物。

3. 抗心律失常:参见第七篇第二章八。

4. 维持血压:可用去甲肾上腺素等收缩血管药物。

5. 控制惊厥可用苯妥英钠,但应慎用地西泮及巴比妥类药物。因后两者有中枢神经和呼吸的抑制作用。

(周代星)

三、吩噻嗪类抗精神病药物中毒

吩噻嗪类抗精神病药物包括氯丙嗪、甲硫达嗪(硫利达嗪)、奋乃静及三氟拉嗪等,主要用于抗焦虑、幻觉及病理性思维等精神症状。

【毒理】

本类药物既可抑制中枢神经系统多巴胺受体,减少邻苯二酚胺的生成,还可抑制脑干血管运动和呕吐反射,阻断α肾上腺素能受体及抗组胺、抗胆碱作用。

【诊断】

1. 过量误服该类药物史。

2. 临床表现:当一次剂量达2~4g时,可出现急性中毒反应。最常见的为锥体外系反应,包括:①帕金森综合征。②静坐不能。③急性张力障碍反应如斜颈、吞咽困难、牙关紧闭等。因有抗胆碱作用,可出现心动过速、体温升高、肠蠕动减慢;阻

断 α 肾上腺素能受体可导致血管扩张及血压下降。由于本类药物有奎尼丁样作用及抑制作用,中毒患者有心律不齐,PR 及 QT 间期延长,ST 及 T 波改变。大剂量中毒后有昏迷、呼吸抑制,但极少发生抽搐。

3. 实验室检查体液药物检测:可采取患者的血液、胃内容物、尿液作定性定量检查。

【治疗】

1. 洗胃:本类药物在胃内排空缓慢,因此在服药后数小时内洗胃对清除药物仍有作用,可用活性炭洗胃。

2. 血液灌流:该类药高度与蛋白质结合,而且水溶性差,因而利尿及血液透析的排毒效果不理想,宜行血液灌流清除血液中的药物。

3. 对症支持治疗:该类药无特效解毒剂,中枢神经系统抑制严重时,可用苯丙胺。出现昏迷时,可用盐酸哌醋甲酯,即利他林 40～100mg 肌内注射,可重复应用直至清醒。出现帕金森综合征可用盐酸苯海索(安坦)、丁溴东莨菪碱。出现肌肉痉挛和张力障碍,可用苯海拉明 25～50mg 口服或 20～40mg 肌内注射。

4. 积极补充血容量,提高血压。

5. 纠正心律不齐:以利多卡因最为适当。

(周代星)

四、新型毒品中毒

所谓新型毒品是相对鸦片、海洛因等传统毒品而言,主要指人工化学合成的致幻剂、兴奋剂类毒品,是由国际禁毒公约和我国法律法规所规定管制的、直接作用于人的中枢神经系统,使人兴奋或抑制,连续使用能使人产生依赖性的精神药品(毒品),常见的有苯丙胺类及其苯丙胺类衍生物如甲基苯丙胺(MA,俗称冰毒)、亚甲基二氧甲基苯丙胺(MDMA,俗称摇头丸),以及可卡因、咖啡因、氯胺酮(俗称 K 粉)等。本节重点介绍苯丙胺类毒品和K粉中毒。

苯丙胺类兴奋剂中毒

苯丙胺类物质是一组具有类似化学结构的中枢神经系统兴奋剂,包括苯丙胺、甲基苯丙胺、亚甲基二氧甲基苯丙胺及其他一些精神兴奋剂。20世纪90年代末以来,苯丙胺类中枢兴奋剂滥用增长势头迅猛,已超过海洛因、可卡因等传统毒品,呈全球蔓延之势,尤其是冰毒和摇头丸滥用日趋严重,因中毒致死的情况时有发生。

【发病机制】

苯丙胺类兴奋剂属拟交感胺类中枢兴奋剂,可以选择性作用于脑干以上的中枢神经系统部位,提高大脑皮质兴奋性,增强中枢神经系统活动。其作用机制是通过刺激中枢和外周的神经末梢释放单胺类神经递质多巴胺和去甲肾上腺素,并阻断递质的再摄取,使突触间隙多巴胺和去甲肾上腺素含量上升而发挥作用。正常情况下单胺类神经递质可通过单胺氧化酶的作用产生一系列产物由尿中排除。苯丙胺类可抑制单胺氧化酶活性,使去甲肾上腺素和多巴胺的代谢受到抑制,血中浓度增高,导致脑内多巴胺和去甲肾上腺素积聚,从而产生神经和精神效应。苯丙胺类兴奋剂容易通过血脑屏障,口服、静脉注射、吸烟式均能进入脑内发挥强烈的中枢兴奋作用。

【诊断】

1. 病史:有明确吸食此类毒品的病史。

2. 临床表现

急性中毒:常为吸食过量或企图自杀所致。临床表现为中枢神经和交感神经过度兴奋的症状。轻度中毒表现为兴奋、躁动、血压升高、脉搏加快、出汗、口渴、呼吸困难、震颤、反射亢进、头痛等;中度中毒表现为错乱、谵妄、幻听、幻视、被害妄想等精神症状;重度中毒可出现胸痛、心律失常、循环衰竭、代谢性酸中毒、DIC、高热、昏迷甚至死亡。

慢性中毒:比急性中毒更常见。通常以重度的神经精神症状为特征,而且还可出现明显的暴力、伤人和杀人等犯罪倾向。

冰毒引起的精神异常可分为四类:分裂样精神病、躁狂-抑郁状态、分裂-躁狂抑郁混合、病态人格样状态。除上述精神异常外,冰毒还可引起性格改变:表现为无为、漫不经心、轻浮、粗暴、威胁言行或孩童样性格等。

根据吸食史及临床表现,一般不难作出苯丙胺类中毒的临床诊断,必要时可测定血、尿中苯丙胺类及其代谢产物加以确诊。

【治疗】

1. 终止毒物的吸收,加速毒物的排泄 如系口服所致,可行催吐、洗胃、灌服活性炭及导泻等措施,必要时行血液灌流,以清除血中毒物。

2. 对症治疗:无特效解毒剂,主要为对症治疗,防治并发症。①保持呼吸道通畅:及时清除口、鼻腔内分泌物及呕吐物,对频发抽搐、呼吸困难者,应及时行气管插管以防窒息,必要时行机械通气。②对昏迷者,可用纳洛酮。③急性中毒者常出现高热、代谢性酸中毒和肌痉挛症状,应足量补液,维持水电解质平衡,碱化尿液,利尿,以促进毒物排泄。④恶性高热者除物理降温外,应用肌肉松弛剂是控制高体温的有效方法,可静脉注射硫喷妥钠 100 ~ 200mg 或琥珀酰胆碱 50 ~ 100mg,必要时可重复,但要注意呼吸和肌肉松弛的情况。⑤苯丙胺类常导致冠脉痉挛,可采用硝酸酯类药物;高血压危象可用硝普钠 25 ~ 50mg 静脉泵入。⑥心力衰竭者可采用洋地黄制剂,禁用磷酸二酯酶抑制剂;发生全身血管痉挛时,可静脉注射酚妥拉明 5 ~ 10mg。⑦兴奋躁动、行为紊乱,可使用多巴胺受体阻滞剂;如氟哌啶醇 10 ~ 20mg 静脉滴注,或地西泮 10mg 静脉注射。

K 粉中毒

K 粉是近年来逐步兴起的新型毒品,也是娱乐场所的常用毒品。K 粉鼻吸或溶于饮料饮用,能兴奋心血管,吸收过量会导致死亡。吸食者在 K 粉作用下会疯狂摇头,造成心力衰竭、呼吸衰竭,若过量或长期吸食,对心、肺、神经系统均可造成致命损伤。氯胺酮起效迅速,吸入少量 30 秒后可致人昏迷,清醒后也不记起所发生的事,因而有人把氯胺酮又称为

"迷奸药"。

【发病机制】

氯胺酮是苯环己哌啶的衍生物，属N-甲基-D-天门冬氨酸(NMDA)受体拮抗剂，拮抗皮质的传导，同时又能兴奋脑干边缘系统，引起意识模糊、短暂性记忆缺失及满意的镇痛效应，但意识并不完全消失，常有梦幻、肌张力增加、血压上升，呈浅睡眠状态，对周围环境的刺激反应迟钝，感觉与环境分离，处于一种意识和感觉分离状态，此状态称为"分离性麻醉"。

【诊断】

1. 病史：有此类毒品明确的吸食史。

2. 临床表现：氯胺酮的毒性呈剂量依赖性，其中毒的表现包括以下几个方面：①神经系统：表现为幻觉、错觉、分离状态或分裂症状，尖叫、兴奋、烦躁不安、定向障碍、认知障碍、易激惹行为、呕吐、流涎、谵妄、肌张力增高和颤抖等。部分人可出现复视、暂时失明持续可达15～30分钟。这些毒副作用可发生于给药期，甚至在恢复期，有时这些不愉快的精神反应在几天或几周后仍可再现。②心血管系统：氯胺酮可增加主动脉压、提升心率和心脏指数，还可增加脑血流和颅内压以及眼压。因此，有心血管疾病、严重高血压或脑出血、青光眼患者服用氯胺酮非常危险。③消化系统：因氯胺酮有拟交感神经作用，麻醉状态下唾液和胃液均可分泌旺盛，麻醉过程中咽反射不消失，常吞进大量气体和液体，造成急性胃扩张、胃黏膜出血，出现恶心、呕吐、腹胀、胃出血等。④呼吸系统：主要表现为呼吸抑制、呼吸暂停、喉痉挛、支气管痉挛、哮喘等。⑤变态反应：主要表现为急性荨麻疹、眼结膜水肿、喉水肿、休克等，故有药物过敏史者易发生过敏性休克。

根据吸食史及临床表现，一般不难作出K粉中毒的临床表现。

【治疗】

与苯丙胺类中毒的治疗基本相同。

(周代星)

第四章　工业性毒物中毒

一、急性一氧化碳中毒

急性一氧化碳(CO)中毒,俗称煤气中毒,是CO经呼吸道吸入所致。

【病因】

一氧化碳是含碳物质燃烧不完全时的产物,工业上,炼钢、炼铁、炼焦;化学工业合成氧、甲醇等都要接触CO。生活过程中,在通气不良的室内烧煤取暖,或使用燃气加热器淋浴都可发生CO中毒。

【发病机制】

CO经呼吸道吸入体内后,85%与血液中红细胞的血红蛋白结合,形成稳定的碳氧血红蛋白,其结合力为氧合血红蛋白的240倍,使血红蛋白失去携氧能力,造成急性血液性缺氧。CO还能与细胞中细胞色素氧化酶的铁离子结合,使细胞呼吸受到抑制,导致细胞内缺氧从而导致机体各器官损害,功能障碍,尤以中枢神经系统受损最明显,脑内三磷腺苷在无氧情况下迅速耗尽,钠泵运转不灵,钠离子蓄积于细胞内而诱发脑细胞内水肿。缺氧使血管内皮细胞发生肿胀而造成脑血管循环障碍。缺氧时,无氧化谢增加,酸性产物在颅内蓄积,使血管通透性增加而产生脑细胞间质水肿。

【诊断】

1. 有一氧化碳接触史。

2. 临床表现:轻度中毒:患者有头晕、头痛、无力、恶心、呕吐、嗜睡、意识模糊,血液碳氧血红蛋白浓度为10%～30%;中度中毒:患者昏迷,对疼痛刺激尚有反应,瞳孔对光反射和角膜反射迟钝、腱反射减弱,呼吸浅快和血压下降。血液碳氧血红蛋白浓度为30%~50%;重度中毒:深昏迷,各种反射消失。血液碳氧血红蛋白浓度高于50%。

【鉴别诊断】

注意与脑血管意外、脑炎、糖尿病、尿毒症等进行鉴别诊断。

【治疗】

1. 纠正缺氧,立即脱离现场至空气新鲜处,新鲜空气中一氧化碳分压低,有利于患者血中一氧化碳释出。给氧、氧流量6~8升/分,必要时人工呼吸机正压给氧。高压氧舱治疗能增加血液中溶解氧,提高动脉血氧分压,使毛细血管内的氧容易向细胞内弥散,可迅速纠正组织缺氧,缩短病程,降低病死率,减少迟发性脑病的发生。

2. 防治脑水肿、脑损害,脱水剂可用20%甘露醇250ml静脉注射,每8~12小时可重复1次。必要时,可用呋塞米,也可用地塞米松10~30mg静脉滴注,以利缓解脑水肿。如有抽搐,可用地西泮10~20mg静脉注射。还可应用能量合剂、1,6二磷酸果糖及大量维生素C改善脑细胞代谢。昏迷者可用纳洛酮促醒。

3. 防治并发症,保持呼吸通畅,必要时行气管切开。有感染者应早期应用抗生素。

(周代星)

二、苯 中 毒

苯为无色透明、具有芳香气味的挥发性液体。易溶于乙醇、丙醇、汽油等有机溶剂,微溶于水。

【毒理】

苯主要经呼吸道吸入,偶从消化道进入人体内引起中毒。吸入的苯约43%以原形从呼吸道排出,吸收后主要蓄积在脑、脊髓、肝等脂肪组织中,主要在肝脏转化被氧化成酚类代谢产物。目前认为苯中毒由苯的代谢产物酚类等引起,主要造成神经系统、造血系统及呼吸道损害,可引起脑水肿、肺水肿、全身广泛出血及呼吸肌麻痹。

【诊断】

1. 有短期内吸入高浓度苯蒸气的接触史或口服中毒史。

2. 临床表现：轻者可有兴奋、颜面潮红、头晕、头痛、恶心、呕吐。重者神志不清、昏迷、血压降低、脉细弱、呼吸困难、发绀、瞳孔散大、对光反射迟钝、抽搐，甚至呼吸循环衰竭而死亡。

3. 实验室检查

(1) 周围血早期白细胞增高，随后白细胞总数可降低，中性粒细胞减少，血小板数亦可下降。

(2) 尿中酚类增高（正常值为 10mg/L），尿葡萄糖醛酸明显增高（正常值为 0.7～1.4g/24 小时）。

【治疗】

1. 迅速脱离有毒环境，脱去污染衣服，用肥皂水清洗受污染的皮肤，保温。

2. 葡醛内酯 100～200mg 肌内注射或静脉注射，亦可静脉滴注。可与苯的代谢产物酚类结合而达到解毒目的。亦可用维生素 C 3g 加入葡萄糖液中静脉滴注，1 次/日。

3. 注意防治中毒性脑水肿，对头痛、呕吐、意识模糊者，可用 20% 甘露醇 250ml 每 6～8 小时静脉滴注 1 次，氢化可的松 200mg 或地塞米松 10mg 静脉滴注。

4. 忌用肾上腺素，以免诱发室颤。慎用吗啡及呼吸中枢抑制剂。

三、苯胺、硝基苯类中毒

苯环上的氢原子被氨基或硝基取代即成为苯胺或硝基苯类化合物。它们的共同特点是挥发性低、带特殊气味，易溶于脂肪、乙醇、乙醚、三氯甲烷（氯仿）等有机溶剂。

【毒理】

苯胺和硝基可通过呼吸道吸入蒸气或粉尘及皮肤接触吸收引起中毒。口服中毒者极少。

苯胺和硝基苯的代谢产物苯胲、苯醌可将血红蛋白的二价铁氧化三价铁，引起高铁血红蛋白血症，造成组织缺氧。苯胺、硝基苯可使红细胞内出现变性珠蛋白小体导致溶血，出现溶血性贫血，并与神秘系统类脂作用造成神经细胞脂肪性变，损害中枢神经系统。此外，还可损害肝肾功能。

【诊断】

1. 有短期内皮肤或吸入浓度苯胺或硝基苯的接触史。

2. 临床表现急性中毒以高铁血红蛋白血症和神经系统症状为主要表现，头痛、头昏、耳鸣、乏力、嗜睡、手指麻木、口唇、指甲等呈蓝色。如继续加重则胸闷、心悸、呼吸困难、步态不稳等。严重时昏迷、惊厥、瞳孔散大、光反射消失、心律失常、休克、肝大、肾功能受损。

3. 血液中高铁血红蛋白含量增加，并可检出变性珠蛋白小体。尿液硝基酚定性试验阳性。

【治疗】

1. 皮肤接触中毒者应脱去污染衣物，先用75%乙醇洗涤皮肤，后以大量清水（忌用热水，以免血管扩张增加吸收）冲洗，亦可用肥皂水，清水冲洗。口服中毒者可用清水、肥皂水或5% $NaHCO_3$ 溶液洗胃。

2. 吸氧，必要时应用呼吸兴奋剂。

3. 治疗高铁血红蛋白血症，轻度者给予1%亚甲蓝溶液1～2mg/kg加入25%葡萄糖液20～40ml缓慢静脉注射，维生素C 0.5～1.0g加入50%葡萄糖溶液20ml静脉注射。中度和重度者用亚甲蓝2～3mg/kg稀释后静脉注射。现时给予维生素C 2～3g静脉滴注。

4. 严重溶血者可输新鲜血液或行换血疗法，给予氢化可的松或地塞米松。

5. 保护肝肾功能，用葡醛内酯0.1～0.2g，3次/日或200mg肌内注射，1次/日。给予能量合剂，使用复合维生素，中毒初期即口服或静脉滴注碳酸氢钠，碱化尿液，同时酌用利尿剂。

（周代星）

四、急性亚硝酸盐中毒

食用含过量亚硝酸盐或硝酸盐的食品，如用硝酸盐加工的香肠及未腌透的腌菜、变质的蔬菜；也有人误将工业用盐（亚硝酸盐）当作食用盐食用引起急性亚硝酸盐中毒。

亚硝酸盐与红细胞中的血红蛋白作用，使其中的二价铁氧化成三价铁而生成高铁血红蛋白，红细胞丧失输送氧的能力，造成组织缺氧，出现青紫等一系列中毒症状。

【诊断】

1. 中毒史有食用含有亚硝酸盐的食物，如新鲜腌制的咸菜或误将工业盐（亚硝酸盐）当食盐食用史。

2. 临床表现头晕、头痛、口唇黏膜及发绀、恶心、呕吐、腹痛、腹泻、胸闷、心悸、严重者昏迷、惊厥、休克、心律失常。

3. 实验室检查：①静脉采血呈巧克力色，能以氧气或在空气中摇动15分钟后不变为鲜红色，表明有高铁血红蛋白的存在。②血液进行高铁血红蛋白定性试验，结果阳性。③红细胞内出现Heinz小体。

【治疗】

1. 立即吸氧。

2. 立即催吐、温水洗胃、导泻。

3. 解毒剂，用亚甲蓝1～2mg/kg，加入25%葡萄糖液20～40ml中静脉注射，必要时2小时后重复给药1次。维生素C为还原剂，有助于将高铁血红蛋白还原为血红蛋白蛋白。将维生素C 1～2g加入10%葡萄糖液500ml中静脉滴注。

4. 对症治疗，根据病情处理。

（周代星）

五、急性乙醇中毒

一次大量饮酒可引起乙醇（酒精）中毒。

【毒理】

乙醇经胃肠道迅速吸收分布于全身各组织，其中脑组织含量较高，中毒时乙醇对中枢神经系统具有先兴奋后抑制作用，大剂量可致呼吸中枢麻醉和心脏抑制。

【诊断】

1. 发病前有酗酒史，就诊时呼气有酒味，即可确诊。

2. 急性中毒的临床表现可分三期。

(1) 兴奋期：头痛、兴奋、健谈、饶舌、情绪不稳定、易激怒、行为粗鲁。有时沉默寡言，常有呕吐、呕吐物和呼气中均有乙醇气味。

(2) 共济失调期：行动笨拙、言语含糊不清、视力模糊、步态不稳、出现共济失调。

(3) 昏睡期：昏睡、瞳孔可散大，心跳加快、血压下降、躁动、排尿排便失禁、呼吸缓慢而有鼾声，严重时出现昏迷，可因延髓呼吸中枢和血管运动中枢极量抑制而发生呼吸循环衰竭。

3. 取血、尿、呕吐物测定酒精含量。

昏迷时注意排除是否合并有镇静、催眠药中毒、一氧化碳中毒、脑血管意外、颅脑外伤等。

【治疗】

1. 轻度中毒者无需特殊治疗，应卧床休息，加强观察。

2. 急性重型中毒在 2 小时内，可用清水洗胃，超过 2 小时就不必洗胃。

3. 昏迷患者注意维持生命功能。①维持气道通畅，吸氧，必要时气管插管，人工呼吸。②注意体温、血压、脉搏，心电监护心律失常。③维持水、电解质及酸碱平衡。

4. 纳洛酮：有解除 β 内啡肽对中枢的抑制作用，以促苏醒和抗休克，常用量 0.4～1.2mg 静脉注射或静脉滴注。

5. 10% 葡萄糖溶液 500ml 加维生素 C，10% 氯化钾 10ml 静脉滴注，果糖能加速乙醇的代谢，可用 50～100ml 静脉注射或静脉滴注。

（周代星）

六、急性甲醇中毒

甲醇为易燃、挥发性液体，气味和乙醇相似，易溶于水及多种有机溶剂。可经呼吸道、胃肠道和皮肤黏膜吸收而致中毒。主要为误服甲醇或饮用含甲醇的酒而中毒。

【毒理】

甲醇进入机体后，经醇脱氢酶及甲醛脱氢酶等作用，先氧化成甲醛，继而成为甲酸，抑制某些氧化酶系统，导致需氧代谢障碍，体内乳酸及其他有机酸蓄积引起酸中毒。甲醇、甲醛及甲酸对中枢神经系统有强烈的毒性作用，尤其对视神经和视网膜具有特殊的选择作用，并可引起肺水肿、脑水肿、肝及肾损害。

成人口服 5～10ml 可引起严重中毒，致死量为 30ml。

【诊断】

1. 有接触甲醇作业或误服史。

2. 临床表现：轻度中毒：头痛、头晕、兴奋、失眠、视物模糊、恶心、呕吐；中度中毒：主要表现为神经系统及眼部功能障碍、患者神志模糊、共济失调、眼珠疼痛、羞明、闪光感、视力减退、甚至失眠。重度中毒：剧烈头痛、眩晕、谵妄、双目失眠、面色苍白、唇绀、肢端青紫，可很快进入休克、昏迷状态，最后出现呼吸肌麻痹。

3. 实验室检查：血中甲醇、甲醛含量增加，尿中甲酸含量增加。亦可作胃内容物毒物鉴定。

【治疗】

1. 口服中毒 2 小时以内立即催吐，然后用 2% 碳酸氢钠溶液洗胃，随后导泻。

2. 5% 碳酸氢钠溶液 125～250ml 静脉滴注，最好依据血浆二氧化碳结合力决定用量。

3. 乙醇可阻断甲醇的代谢，故宜尽早应用，成人用含 5% 乙醇的葡萄糖或糖盐水 500～1000ml 静脉滴注，以每小时输入纯乙醇 10ml 为宜，或口服 50% 白酒 30ml，以后每小时半量口服共4天,患者有明显抑制者应禁用。

4. 血液灌流,能较快排出体内毒物,宜早用。

5. 激素可减轻脑水肿和视神经损害,可用地塞米松20~30mg或氢化可的松200~300mg静脉滴注。

6. 对症疗法,烦躁不安时用地西泮10~20mg静脉注射,脑水肿时用20%甘露醇125ml静脉注射,以及维持呼吸循环功能。

(周代星)

七、氰化物中毒

氰化物为含有氰离子(CN^-)的化合物。常见的有氢氰酸、氰化钠、氰化钾、氯化氰、溴化氰、丙腈、丙烯腈、乙腈、异氰酸甲酯、甲苯二异氰酸酯、铁氰化物、丙酮氰醇等。

氰化物可经呼吸道、消化道及皮肤进入人体内。释放出氰离子,对氧化酶、乳酸脱氢酶,脱酸酶等多种酶起抑制作用。尤其是能与迅速与氧化型细胞色素氧化酶的三价铁结合,形成氰化高铁型细胞色素氧化酶,从而抑制了细胞色素化酶的活性,使其失去传递电子的作用,因而导致组织内细胞呼吸抑制。此时,血液中虽有足够的氧,但不能为组织细胞利用,所以静脉血含氧量高而呈鲜红色,但较长时间呼吸抑制,也可能出现发绀。

【诊断】

1. 患者有接触或误食氰化物史。

2. 临床表现:急性中毒按照病情发展可分为四期:①前驱期:吸入高浓度氰化物后,眼、咽喉及上呼吸道刺激性不适,呼吸增快。如经口进入,口咽灼热、麻木、流涎、恶心、呕吐等。同时伴有头痛、头晕、胸闷、乏力、排便急迫感。②呼吸困难期:胸部紧迫感,血压升高、心悸、心律不齐,瞳孔先缩小后散大、眼球突出,视听力减退、恐怖感、意识模糊乃至昏迷,皮肤、黏膜呈鲜红色。③痉挛期:出现阵发性或强直性惊厥、角弓反张、排尿排便失禁、大汗、呼吸表浅、体温下降。④麻痹期:全身肌肉松弛、瞳孔散大、感觉及各种反射消失，最后呼吸、心跳停止。

3. 毒物分析：取中毒者呼气、胃内容物及现场空气样品检测氰化物含量。患者血浆氰化物含量升高，正常值为0～0.014mg%。

【治疗】

1. 立即脱离中毒现场，脱去污染衣物，注意保暖。口服中毒者，先用1：2000高锰酸钾溶液，或5%～10%硫代硫酸钠溶液洗胃。

2. 立即打开亚硝酸异戊酯安瓿1～2支，放在手帕中折断，吸入15～30秒，使血红蛋白转变为高铁血红蛋白以夺取已与细胞色素氧化酶结合的氰离子，恢复细胞色素氧化酶的活性。亦可用3%亚硝酸钠10～20ml，加入10%葡萄糖溶液20ml，缓慢静脉注射。注射时注意血压变化。或用亚甲蓝10mg/kg静脉注射，其作用机制同上。

3. 用25%硫代硫酸钠25～50ml静脉注射。本药可与氰化物结合生成低毒的硫氰酸盐，经肾排出。

4. 依地酸二钴5～15ml/kg，加入15%葡萄糖溶液40ml内静脉注射，必要时可重复。钴化合物可直接与氰离子结合，形成无毒的氰钴酸盐，从尿中排出，从而使细胞色素氧化酶复活。但钴的毒性大。

5. 葡萄糖能与氰结合，生成无毒稳定的氰醇化合物，但作用缓慢，往往难以达到治疗效果。

6. 对症治疗，预防并发症。

（周代星）

第五章　其他毒物中毒

其他毒物中毒见表 8-5-1 ~ 表 8-5-5。

表 8-5-1　常见急性农药中毒的诊断和治疗

农药种类	毒理	诊断	治疗
有机氯，包括六六六、DDT 等	主要损害大脑运动中枢及小脑、心、肾、肝	1. 接触或者误服史 2. 神经系统损害为主的中毒表现，如头昏、头痛、恶心、呕吐、共济失调、抽搐等 3. 呕吐物、胃内容物及尿中可测出有机氯农药及其代谢产物	1. 用肥皂或清水彻底清洗皮肤。口服中毒者，立即催吐、洗胃、导泻 2. 对症处理：惊厥者，用地西泮 10 ~ 20mg 静脉注射，或苯巴比妥钠 0.1 ~ 0.2g，肌内注射
有机汞，包括氯化乙基汞、磷酸乙基汞、乙酸苯汞等	Hg^{2+} 与体内各种巯基酶结合，使之失去活性，Hg^{2+} 抑制肾小管的功能，导致	1. 接触或者误服史 2. 神经、消化系统症状，皮肤黏膜损伤等 3. 尿汞含量升高	1. 清洁皮肤、洗胃（注意穿孔）、导泻 2. 解毒剂：二巯基丙磺酸钠 5mg/kg/次，肌内注射，第一日 3 ~ 4 次，第二日 2 ~ 3 次，第 3 ~ 7 日，1 ~ 2 次/日，7 天为一疗程。本品使汞失去

续表

农药种类	毒理	诊断	治疗
	心、脑、肝、肾功能损害		活性,加速其排泄。二巯基丁二酸钠,每次1 ~ 2g,用生理盐水或5%葡萄糖液配成5% ~ 10%的溶液,缓慢静脉注射。每日用量不超过3g,用至症状缓解。本药能与汞离子结合,生成毒性低的硫醇化合物
有机氮杀虫剂,主要有杀虫脒、杀螨脒等	引起高铁血红蛋白血症和出血性膀胱炎。杀虫脒有麻醉作用,可抑制心肌收缩及血管运动中枢,导致血压下降	1. 接触史或误服史 2. 临床表现:以嗜睡、发绀和出血性膀胱炎为特点 3. 还可出现休克、心肌受损、恶心、呕吐等症状	1. 清洗毒物、洗胃、导泻 2. 解毒剂:发绀者用亚甲蓝1 ~ 2mg/kg体重静脉注射,无发绀的轻度高铁血红蛋白血症可用大剂量维生素C和葡萄糖治疗 3. 对症治疗:对出血性膀胱炎患者可用碳酸氢钠碱化尿液
有机氟(氟乙酸钠、氟乙酰胺、氟乐灵)	破坏三羧酸循环,使枸橼酸积聚,丙酮酸代谢受阻,妨碍了正常的氧化磷酸化过程	1. 毒物接触史 2. 早期以神经系统和消化系统表现为主:头昏、头痛、乏力、肢体抽搐、恶心、呕吐、腹痛 3. 后期出现心血管系统症状:	1. 清除毒物:清洗皮肤、洗胃、导泻。洗胃后应给予蛋清或牛奶口服 2. 解毒剂:①乙酰胺(解氟灵),首剂5 ~ 10g,肌内注射,以后每次2.5 ~ 5.0g,肌内注射,2 ~ 4次/日,维持5 ~ 7天;②甘油乙酸酯,

续表

农药种类	毒理	诊断	治疗
		血压下降、心血衰竭、心律失常 4. 血氟、尿氟含量升高	100ml 溶于 500ml 水中，分次饮用，或 6～30ml 肌内注射，必要时 1 小时后可重复使用 3. 对症处理
有机胂杀菌剂：福美胂、胂铁铵、月桂胂、甲基硫胂、四基胂锌等	中毒原理同砷中毒	1. 毒物接触史 2. 临床表现：主要为呼吸道及神经系统症状，口服中毒者多以急性胃肠炎症状为主 3. 胃内容物及接触残留物可检出含砷毒物	1. 催吐、洗胃、导泻。用生理盐水、温水、1% 硫代硫酸钠溶液或 1% 碳酸氢钠溶液洗胃 2. 解毒剂：二巯基丙醇，3～5mg/kg/次，肌内注射，第 1、2 天每 4 小时 1 次，第 3 天每 6 小时 1 次，以后逐渐减量。此，还可使用二巯基丙磺酸钠和二巯基丁二酸。 3. 对症处理
有机硫杀菌剂：代森锌、代森钠、代森铵、福美特、福美双等	主要影响组织细胞的氧化还原系统、使细胞的正常代谢发生障碍。主要损害神经系统	1. 毒物接触史 2. 临床表现：接触性皮炎，眼、鼻、咽喉刺激症状，口服中毒者出现恶心、呕吐、腹痛、腹泻等，口服后可引起神经系统症状：头昏、头痛、乏力，重者出现先兴奋后抑制的中枢神经系统征象	1. 终止接触毒物和清除未被吸收的毒物 2. 对症处理，改善呼吸和循环功能，防治水电解质、酸碱平衡紊乱

续表

农药种类	毒理	诊断	治疗
有机锡杀菌剂：三苯基乙酸锡、三苯基氢氧化锡、螨完锡等	有机锡为剧烈的神经毒物，可抑制脑细胞线粒体的氧化磷酸化过程，使5-羟色胺合成和正常代谢发生障碍	1. 毒物接触史 2. 头痛、呕吐、抽搐、谵妄、肢体瘫痪、视盘水肿及视网膜水肿	1. 皮肤接触史，用可的松软膏，眼部可用可的松眼药水滴眼，口服者立即催吐（螨完锡中毒者不宜催吐）、洗胃、导泻 2. 脑水肿时用甘露醇进行脱水和利尿，亦可使用地塞米松、能量合剂及高渗葡萄糖溶液
铜制剂杀菌剂：硫酸铜，波尔多液、碳酸铜等	铜吸收入血后，引起血管损害，对中枢神经系统有先兴奋后抑制作用，并可抑制6-磷酸葡萄糖脱氢酶和谷苷肽还原酶的活性，造成溶血，对肝、肾有损害	1. 毒物接触史 2. 临床表现：口腔有金属味、口、咽部溃疡、恶心、呕吐、呕吐物呈蓝色，腹痛、腹泻，粪便呈蓝色。严重者可呕血、出现肝肾功能损害、头昏、头痛、心衰、休克等	1. 口服中毒者，立即口服0.5%～1%亚铁氰化钾20ml，再用5%～10%硫代硫酸钠溶液洗胃。洗胃后服用牛奶、蛋清以保护胃黏膜 2. 驱铜治疗：依地酸钙钠成人每日1g，配成0.25%～0.5%溶液静脉滴注，5天一疗程。二巯基丙酸钠，首次2g，用20ml注射用水稀释后静脉注射，以后每次1g，每4～8小时1次，3～5日一疗程 3. 对症处理

续表

农药种类	毒理	诊断	治疗
有机磷杀菌剂：稻瘟净、异稻瘟净、克瘟散、乙磷铝	参见有机磷农药中毒	参见有机磷农药中毒	参见有机磷农药中毒
有机酸类除草剂：2,4滴、2,4,5涕、2甲2氯等	这类化合物可刺激机体胆碱能神经，抑制肾上腺皮质激素的合成及某些酶的活性	1. 毒物接触史 2. 口服中毒者可出现口腔及上腹部烧灼感、呕吐、消化道出血、肌肉压痛、皮肤潮红、体温升高 3. 化验：蛋白尿、血糖、血清乳酸脱氢酶及氨酶升高	1. 口服中毒者用碱性溶液或肥皂水洗胃 2. 用碳酸氢钠静脉滴注，碱化尿液，缓解血红蛋白尿及肌红蛋白尿 3. 抽搐时用镇静剂，心律失常时用利多卡因等药物
季胺类除草剂：百草枯、矮壮素、双枯等	这类物质主要在肺组织中蓄积，造成肺水肿、出血、肺泡表面透明膜形成及肺泡间隔纤维增生，影响气体交换	皮肤接触处可发生红肿、水疱。口服者可出现呕吐、腹泻。可有咯血、肺水肿、发绀、呼吸困难、严重时可发生呼吸功能衰竭	1. 用1%皂土溶液洗胃 2. 吸氧，必要时使用人工呼吸机 3. 早期使用糖皮质激素，大量维生素C、E、B_1 4. 还可采用血液灌流、透析疗法

续表

农药种类	毒理	诊断	治疗
酰胺类除草剂：主要有敌蜱	敌蜱在体内分解产生3,4二氯苯胺，后者可使正铁血红蛋白变成高铁血红蛋白，导致组织缺氧。二氯苯胺还可导致溶血	主要表现有头晕、恶心、发绀，严重时可出现肺水肿、黄疸	1. 洗胃、导泻、吸氧 2. 静脉注射亚甲蓝，1～2mg/(kg·次)
五氯酚和五氯酚钠	本品使氧化磷酸化脱偶联，产生的热量不能以三磷腺苷的形式储存起来，而以热的形式散失。导致组织细胞代谢亢进，氧化过程加快，产热增加	1. 接触史：主要因皮肤接触或误服而中毒 2. 临床表现：先兴奋，继而乏力、大汗淋漓，体温升高，可达40～41℃，严重者可因高热，烦躁不安，全身肌肉痉挛，循环呼吸功能衰竭而死亡	1. 立即用2%～4%碳酸氢钠溶液或肥皂水反复清洗皮肤及洗胃 2. 降温：可用冰水、冰袋或酒精擦浴等物理降温法。亦可给予氯丙嗪和异丙嗪各25～50mg，肌内注射或静脉滴注 3. 禁用巴比妥类和阿托品类药物 4. 支持疗法

表 8-5-2　常用灭鼠药中毒的诊断和治疗

毒物	毒理	诊断	治疗
磷化锌	口服后与胃酸反应生成氯化锌和磷化氢，腐蚀胃黏膜，引起溃疡和出血，磷化氢对细胞内呼吸有抑制作用。抑制神经、呼吸、循环系统以及肝脏功能	1. 毒物接触史 2. 临床表现：恶心、呕吐、腹痛、腹泻、头痛、乏力、抽搐、惊厥、休克、昏迷、肺水肿、呼吸衰竭	1. 口服中毒者用 0.5% 硫酸铜或 1 ∶ 2000 高锰酸钾溶液洗胃 2. 对症处理 3. 可给予糖皮质激素 4. 禁用氯磷定、解磷定等肟类胆碱酯酶复能剂，以免增加锌的毒性
灭鼠灵（华法林）、乱鼠	本品干扰肝脏对维生素 K 的利用，抑制凝血因子Ⅱ、Ⅶ、Ⅸ、Ⅹ，影响凝血酶原合成，使凝血时间延长。此外，代谢产物苄叉丙酮有破坏毛细血管壁的作用	1. 误服灭鼠灵和乱鼠史 2. 头昏、恶心、呕吐 3. 出血现象 4. 凝血时间延长	1. 口服中毒者，用 0.02% 高锰酸钾溶液洗胃 2. 解毒药：维生素 K_1 10 ~ 20mg，肌内注射或静脉注射，严重者用 60 ~ 80mg 静脉滴注 3. 用糖皮质激素和维生素 C

表 8-5-3　工业性毒物中毒

毒物	毒理	诊断	治疗
氨	主要经呼吸道吸入,刺激呼吸道,导致黏膜充血、水肿、分泌物增多	眼、鼻、咽喉部有辛辣感、流泪、咳嗽、呼吸困难,肺水肿。气道坏死组织脱落,可堵塞气管、支气管	1. 立即脱离有毒环境 2. 吸氧、用糖皮质激素、解除支气管痉挛
硫化物:主要包括硫化氢、硫化钠、二硫化碳等	硫化物进入体内后,硫离子有直接细胞毒作用,选择性地与细胞色素氧化酶结合,破坏该酶的电子传递,从而抑制细胞呼吸。硫化氢可通过直接作用,损害中枢神经系统	眼痛、呼吸道刺激症状、咳嗽、咯血、胸痛、呼吸困难、发绀。中枢神经系统症状主要表现为头痛、嗜睡、昏迷、惊厥。还可出现低血压、心率加快以及心律失常。严重者可当场出现呼吸心搏骤停	1. 脱离有毒环境 2. 硫化物中毒后迅速肌内注射 10% 4-二甲氨基苯酚(4-DMAP)2ml。DMAP 为快速高铁血红蛋白还原剂 3. 对症处理:吸氧、给予能量合剂、抗感染、镇静等
氟乙酰胺(敌蚜胺、1081)氟乙酸钠(氟醋酸钠)	进入体内后,脱去氨基转化为氟乙酸,与三磷腺苷和辅酶 A 作用,生成	1. 接触史 2. 中枢神经系统障碍恶心、呕吐、抽搐昏迷、排	1. 口服者用 1∶5000 高锰酸钾溶液洗胃,蛋清液保护消化道黏膜 2. 解毒剂:乙酰胺 2.5g 每 6~8 小时肌内注射

续表

毒物	毒理	诊断	治疗
	氟枸橼酸，抑制乌头酸酶，中断正常的三羧酸循环	尿排便失禁瞳孔缩小 3. 心血管系统障碍：休克、心律失常、心力衰竭	1次，5～7天 3. 对症处理：治疗脑水肿、抽搐、呼吸衰竭
安妥	安妥对黏膜有刺激，主要损害肺毛细血管，增加通透性，引起肺水肿、胸膜炎。也可引起肝、肾损害	1. 安妥误服史 2. 呼吸困难、发绀、肺水肿 3. 肝大、黄疸、血尿、蛋白尿	1. 1：2000高锰酸钾溶液洗胃 2. 用半胱氨酸，100mg/kg肌内注射 3. 对症处理；如吸氧及防治肺水肿
氮氧化合物：主要有氧化亚氮（笑气）、一氧化氮（氧化亚氮）、二氧化氮、三氧化氮、四氧化二氮及五氧化二氮等，总称氮酸雾	吸入肺内与水作用生成硝酸和亚硝酸，刺激和腐蚀肺组织，使肺泡和肺毛细血管通透性增加，导致肺水肿。硝酸和亚硝酸被吸收入血后，形成硝酸盐和亚硝酸盐，扩张血管，致使血压下降，并与血红蛋白作用生成高铁血红蛋白血症	1. 有接触氮氧化合物的作业史 2. 临床表现：咳嗽、咳粉红色泡沫痰、气急、乏力、肺部布满湿啰音。部分患者出现明显的高铁血红蛋白血症 3. 实验室检查：血内高铁血红蛋白含量增加。胸片可见肺部片状阴影	1. 脱离现场，吸氧 2. 有呼吸道症状时雾化吸入2%～4%碳酸氢钠液，用糖皮质激素及支气管解痉剂。泡沫痰多者可通过50%乙醇吸氧 3. 高铁血红蛋白血症时，用维生素C 2～3g稀释后静脉滴注或亚甲蓝50mg静脉注射

续表

毒物	毒理	诊断	治疗
二氧化碳	高浓度二氧化碳对呼吸中枢有刺激和麻醉作用。此外,还可影响机体的酸碱平衡,出现呼吸性酸中毒	1. 有接触和吸入高浓度二氧化碳的病史 2. 临床表现:头昏、头痛、胸闷、乏力、呼吸困难。严重者迅速昏迷,呼吸中枢麻痹,呼吸、心跳停止而死亡	1. 立即将中毒者搬离中毒现场,呼吸新鲜空气,及时吸氧。必要时高压氧治疗 2. 对症、支持疗法
光气,别名:碳酰氯	进入肺泡与水反应生成盐酸和二氧化碳。引起化学性肺炎和肺气肿。光气听 C=O 基团能与蛋白质和酶结合阻断代谢过程	1. 高浓度光气吸入史 2. 临床表现:流泪、畏光、呛咳、咽干、气短、头痛、头昏、乏力、胸闷、严重时出现肺水肿和休克症状,甚至迅速窒息而死亡	1. 迅速脱离现场、吸氧 2. 防治肺水肿 3. 对症处理
氯气	经呼吸道吸入后,与水发生反应,生成氯化氢和新生态氧,前者刺激腐	1. 有氯气接触史 2. 临床表现:眼、鼻、咽喉刺激症状。中、重度	1. 迅速脱离现场,吸氧 2. 保持呼道通畅,有喉炎、支气管痉挛者,立即静脉给予氨茶碱和地塞米松

续表

毒物	毒理	诊断	治疗
	蚀呼吸道黏膜，导致肺炎、肺水肿。初生态氧对组织有强烈的氧化作用，并在氧化过程中产生臭氧，对细胞原浆产生毒性作用。高浓度氯吸入还可直接刺激迷走神经，致反射性心脏停搏	中毒者，有剧咳、咯血、呼吸困难、胸痛、胸闷、头昏、头痛。高浓度吸收氯气可迅速出现呼吸、心脏停搏 3. X线检查可有化学性肺炎和中毒性肺水肿征象	3. 防治中毒性肺水肿
强酸：浓硫酸、浓硝酸、浓盐酸、强碱（氢氧化钠）浓氨水	强酸、强碱主要经消化道、皮肤进入人体使蛋白质凝固组织坏死。直接引起皮肤黏膜溃烂、胃肠穿孔。吸收后可导致肝、肾损害	口服中毒后立即感口、咽、食管剧烈烧灼样疼痛，口腔、咽部充血、糜烂、吞咽困难，恶心、呕吐、腹痛、腹泻，严重者可因胃穿孔而出现化学性腹膜炎。强酸、强碱吸收后可发生严重的酸、碱中毒	1. 皮肤接触者，以大量清水冲洗 2. 口服中毒者避免洗胃。饮牛奶、蛋清、氢氧化铝凝胶 3. 镇痛、输液、防治食管、胃穿孔及腹膜炎

续表

毒物	毒理	诊断	治疗
铅及化合物：一氧化铅、二氧化铅、四氧化二铅、氯化铅等	铅在体内易与蛋白质的巯基结合，抑制含巯基的酶，使细胞代谢障碍，导致脑、肝、肾功能障碍。此外，铅还可抑制血红蛋白的合成，并有溶血作用	1. 临床表现：患者口中有金属味，恶心、呕吐、腹绞痛、腹泻、排黑粪（含硫化铅）、肝大、黄疸、贫血、血红蛋白尿、头昏、失眠、嗜睡、惊厥、抽搐、昏迷 2. 血铅、尿铅升高	1. 口服中毒者，催吐、洗胃、导泻 2. 解毒剂：依地酸二钠钙，1g/d 加入 5%～10% 葡萄糖 500ml 内静脉滴注，或加入 20～40ml 液体内静脉注射，1 次/日，3 日为一疗程，间隔 3～4 日重复使用。二乙烯三胺五乙酸（促排灵；喷替酸钙钠）0.5～1.0 溶于生理盐水 250ml 静脉滴注，3 日为一疗程。此外，还可使用二巯基丁二酸钠、青霉胺、碳酸氢钠、葡萄糖酸钙解毒 3. 对症处理
汞及其化合物：硫化汞、氯化汞、氧化汞、水银粉等	由呼吸道吸入汞蒸气，主要引起慢性中毒消化道极少吸收汞，但汞化合物则可经皮肤、消化道迅速吸收，汞主要与蛋白质和酶的巯基结合形	1. 有汞接触史 2. 临床表现：消化道有恶心、呕吐、腹痛、腹泻；泌尿系统有尿少、蛋白尿；呼吸系统有咳嗽、胸闷、呼吸困难；神经系	1. 吸入中毒者应脱离有毒环境 2. 口服中毒者，用 2% 碳酸氢钠溶液洗胃，然后用蛋清、牛奶灌胃 3. 解毒剂：用 5% 二巯丙磺钠或二巯丁二钠溶液 5ml，肌内注射，1 次/日，驱汞 4. 对症处理：如碱化尿液，急性肾衰竭时及时

续表

毒物	毒理	诊断	治疗
	成硫醇盐,致细胞代谢障碍	统有头昏、头痛、乏力、抽搐等症状。检查可见齿龈炎、口腔炎、可能有龈汞线 3. 血和尿汞检查	血液透析
钡及其化合物:氯化钡、硝酸钡、氢氧化钡等	金属钡一般无毒,但可溶性钡盐,是一种肌肉性剧毒物,可刺激心肌,胃骼肌及平滑肌,使之先过度兴奋,而后抑制,导致低血钾综合征后应,引起四肢松弛性瘫痪、心肌受累、呼吸肌及平滑肌麻痹	1. 毒物接触史 2. 临床表现:进行性肌肉麻痹:由下肢肌向臂部肌、上肢肌、头颈肌发展,最好至呼吸肌受累。心血管系统:阵发性心动过速、期前收缩、心房颤动、心室扑动和颤动 3. 辅助检查:心电图可有各种心律失常及低钾表现,血钾低	1. 口服者,用温水或50%硫酸钠洗胃,然后再服硫酸钠20~30g,使残留的毒物形成不溶性的硫酸钡排出体外 2. 根据血钾变化补钾 3. 1%硫酸钠500~1000ml静脉滴注,连用3~4日 4. 保护心脏、抗心律失常

续表

毒物	毒理	诊断	治疗
镉及其化合物:氯化镉、硫酸镉、硝酸镉等	镉化合物都有一定毒性,蓄积可引起肺炎、肺水肿、肺气肿、胃肠炎、肝、肾损害、骨骼脱钙、贫血、睾丸萎缩等多系统损害	1. 有吸入高浓度镉化合物史 2. 呼吸系统:咽干、咳嗽、胸部不适、呼吸困难、发绀、肺部可闻及干、湿啰音。X线胸片显示斑片状阴影,符合化学性肺炎或肺水肿改变 3. 误服者以恶心、呕吐、腹痛、腹泻等胃肠道症状为主 4. 检测血、尿镉增高	1. 吸入者立即脱离现场,吸氧 2. 误服者洗胃、导泻 3. 解毒剂:用依地酸二钠钙、二巯基丙磺酸钠等驱镉 4. 对症处理:注意防治肺水肿
砷及其化合物:三氧化二砷(砒霜)、二硫化二砷(雄黄)、三硫	砷是一种原浆毒,在体内可与含巯基酶结合,使其失去活性,导致细胞的氧化过程障碍,损害	1. 砷毒接触史 2. 临床表现:主要表现为呼吸道及神经系统症状。口服砷中毒,临床	1. 口服中毒者,催吐,用1%碳酸氢钠溶液洗胃,随后口服氢氧化铁(用12%硫酸亚铁与20%氧化镁混悬液等量用前配制)5~10ml,5~10分钟1次,直到呕吐停止。再以

续表

毒物	毒理	诊断	治疗
化二砷（雌黄）及砷化氢等	损害神经系统和心、肝、肾功能。砷对染色体、毛细血管有直接损害。砷化氢可导致严重的溶血，引起贫血和肾脏损害	表现似急性胃肠炎。吸入砷化氢后出现贫血、黄疸、血尿、蛋白尿、甚至急性肾衰竭 3. 尿砷升高	50% 硫酸镁 30ml 导泻 2. 解毒剂：可用二巯基丙醇、二巯基丙磺酸钠或二巯基丁二酸钠 3. 对症处理 4. 砷化氢中毒者，多饮水、利尿、输血、用地塞米松，早期不宜驱砷治疗
氯仿又名三氯甲烷	本品对神经系统有麻醉作用，可抑制呼吸及血管运动中枢。对心、肝亦有损害	1. 毒物接触史 2. 中枢系统先兴奋后抑制表现。呼吸、循环衰竭	1. 脱离中毒现场，吸氧，必要时人工呼吸 2. 口服中毒者，用 1% 碳酸氢钠洗胃 3. 对症处理
四氯化碳	对肝、肾有严重损害，对中枢神经系统有麻醉作用，还可刺激呼吸道产生肺水肿	1. 接触史 2. 头昏、头痛、步态不稳、甚至昏迷，可有肝大、黄疸、肾功能损害、肺水肿及呼吸衰竭	1. 口服中毒都用 2% 碳酸氢钠洗胃 2. 解毒：半胱氨酸 20mg 肌内注射，2 次/日 3. 对症处理：注意防治肝、肾功能损害

续表

毒物	毒理	诊断	治疗
氟利昂	主要为麻醉作用，对心、脑有损害	1. 接触史 2. 呼吸道刺激症状、意识障碍、心律失常	吸氧、对症处理，慎用肾上腺素类药物
甲醛，其40%水溶液称福尔马林	对眼、呼吸道有强烈的刺激作用，可引起肺水肿，对于皮肤黏膜有原浆毒作用，可引起组织坏死，对中枢神经系统有麻醉作用	呼吸道刺激症状，呼吸困难，肺水肿。神经症状：眩晕、步态不稳、惊厥、昏迷。消化道：口服后直接损作品、咽、胃、肠引起溃疡、疼痛等	1. 吸入中毒者立即脱离有毒环境，吸氧、2%碳酸氢钠雾化吸入 2. 口服中毒者，用适量活性炭洗胃，或口服牛奶、蛋清以保护胃黏膜 3. 对症治疗
乙酸异戊酯，又名香蕉水	对眼、呼吸道有刺激作用，吸收后可引起中枢神经系统抑制	眼痛不适、流泪、咳嗽。头昏、头痛、意识模糊	误服者，洗胃、导泻，忌油脂、乙醇。对症治疗
甲酚（又称煤酚、来苏儿）	甲酚为细胞原浆毒，对皮肤黏膜有强烈的腐蚀作用，对机体各类细胞均有直接损害	接触者皮肤灼痛、充血、水肿。口服致消化道腐蚀，出现腹痛、腹泻等症状。吸收后可出现全	1. 用温水加活性炭洗胃，或用牛奶、蛋清洗胃，洗胃动作要轻柔 2. 输液、利尿促进排毒 3. 对症治疗

续表

毒物	毒理	诊断	治疗
		身症状：神志、呼吸改变，肝、肾受损	
萘(卫生球)	本品对皮肤、黏膜有刺激作用，吸收后主要引起溶血、神经系统及肝肾损害	接触或口服中毒者有接触性皮炎或消化道病症继而出现黄疸、溶血性贫血、肝脏肿大、肝区疼痛、血尿、蛋白尿、甚至抽搐、昏迷	1. 口服中毒者，用2%碳酸氢钠溶液洗胃 2. 急性溶血的治疗：用糖皮质激素，小量多次输血 3. 对症治疗
汽油、煤油	吸收后，能溶解脂肪和类脂，故对神经细胞损害较大	吸入呼吸道可发生支气管炎、化学性肺炎。吸收后出现头昏、头痛、烦躁、嗜睡、昏迷	1. 吸入性中毒者，迅速脱离有毒环境，吸氧 2. 口服中毒者，喝牛奶、蛋清 3. 对症治疗：注意吸入性肺炎及脑水肿的处理
	沥青中的酚、苯等有毒物质对神经系统、肝、肾有损害。其烟雾、粉尘对呼吸道、皮肤有刺激作用	全身症状：头昏、头痛、乏力、恶心、呕吐、腹痛、腹泻、咳嗽、呼吸急促。皮肤刺痒、灼痛、发红、红斑	1. 脱去污染衣物，用60%乙醇溶液擦洗皮肤，然后用2%碳酸氢钠溶液冲洗 2. 用抗组胺药物，钙剂及维生素C

表 8-5-4　药物中毒

中毒药物	毒理	诊断	治疗
水杨酸类：阿司匹林、抗炎松、水杨酸钠等	过量服用引起中毒。毒性作用广泛，对中枢神经系统的作用是先兴奋，后抑制，刺激呼吸中枢，产生过度换气，出现呼吸性碱中毒及代谢性酸中毒。直接作用于血管平滑肌，使血管扩张，抑制血管运动中枢，引起循环衰竭。抑制凝血每一个的合成，导致出血。对胃黏膜强烈刺激，可引起溃疡、出血	1. 有过量服用本类药物史 2. 临床表现：恶心、呕吐、出汗、面红。呼吸过快引起呼吸碱中毒。随后出现代谢性酸碱中毒。严重者昏迷、休克、呼吸、循环衰竭。凝血酶原生成减少、出血 3. 实验室检查：二氧化碳结合力下降，血尿、蛋白尿	1. 用 1%～2% 碳酸氢钠溶液洗胃 2. 碱化尿液：输碳酸氢钠溶液 3. 对症处理：注意水、电解质酸碱平衡紊乱，出血时，止血，输血。必要时血液灌流/透析
咖啡因	过量咖啡因使中枢神经系统兴奋、引起惊厥	1. 有误服大量咖啡因史 2. 临床表现：恶心、呕吐、头昏、头痛、肌肉震颤、惊厥、昏迷	1. 洗胃、导泻 2. 镇静：地西泮 10mg 静脉注射或用苯妥因钠 0.1 肌内注射 3. 对症治疗

续表

中毒药物	毒理	诊断	治疗
阿片类。含20多种生物碱，主要制剂有阿片、吗啡、可待因	药物进入人体与阿片受体结合，抑制大脑皮质高级中枢、延髓呼吸中枢、血管运动中枢等，其致死原因主要为呼吸衰竭	1. 有过量使用阿片类药物史 2. 临床表现：头昏、恶心、呕吐、无力、呼吸浅慢、发绀、瞳孔缩小、晚期散大、昏睡、昏迷、最终死于呼吸衰竭	1. 口服中毒者，用1∶5000高锰酸钾溶液洗胃，随后给50%硫酸钠50ml导泻 2. 吗啡拮抗剂：纳洛酮0.4～0.8mg静脉注射 3. 对症治疗
普鲁卡因	中毒量普鲁卡因使中枢神经系统先兴奋后抑制，并使小动脉扩张，血压下降	恶心、呕吐、面色苍白、胸闷、呼吸困难、血压下降、抽搐、昏迷等表现	对症治疗：镇静、抗休克，维持正常呼吸功能
阿托品类药物：阿托品、颠茄、莨菪碱、东莨菪碱	本类药品中毒对中枢神经系统先兴奋后抑制，阻断胆碱能神经中M-胆碱受体，拮抗乙酰胆碱的毒蕈碱样作用，抑制迷走神经	1. 有过量使用阿托品类药物史 2. 临床表现：口渴、面色潮红、皮肤干燥、瞳孔散大、神志模糊、狂躁不安、抽搐、昏迷和尿潴留等	1. 口服中毒者，催吐、洗胃、导泻 2. 解毒剂：水杨酸毒扁豆碱，1～2mg皮下注射，根据病情每15、30、45或60分钟1次 3. 对症治疗：降温、镇静、维持呼吸功能等

续表

中毒药物	毒理	诊断	治疗
洋地黄类药物	洋地黄可抑制心肌细胞膜上的钠钾 ATP 酶，使钠的外流和钾的内流减少，造成细胞内低钾。洋地黄类还延长房室结不应期，减慢传导，导致部分或完全性房室传导阻滞，并使心肝异位节律点兴奋性增高，引起快速性心律失常。洋地黄可以兴奋延髓催吐化学感受器，引起胃肠道反应。洋地黄可导致色视	1. 过量用洋地黄类药物史 2. 临床表现：①胃肠道：畏食、恶心、呕吐等。②心脏：可能是最早且唯一的表现。可出现各种类型的心律失常，如室性期前收缩、二联律、房室传导阻滞、非阵发性结性心动过速、室性心动过速、心室颤动。③视物异常：黄视、绿视、复视以及视力减退。④精神、神经症状：头晕、头痛、失眠、记忆力减退等	1. 立即停用洋地黄类药物，同时停用排钾利尿剂 2. 治疗心律失常。①补钾、补镁：口服 10% 氯化钾 10～20ml，3 次/日。或 10% 氯化钾 10ml 和 25% 硫酸镁 10ml 加入 250ml 液体内滴注。②苯妥英钠或利多卡因，两者对快速性室性心律失常及室早均有效。苯妥英钠 100～150mg 静脉推注，继而静脉滴注 1～2mg/min。利多卡因 50～100mg 静脉推注，然后 1～4mg/min 静脉滴注。③阿托品，心动过缓时用 0.5mg 肌内注射或 0.5mg～1mg 加入 250～500ml 液体内静脉滴注 3. 应用洋地黄特异抗体
硝普钠	硝普钠在体内分解析出氰化物离子，与红细胞高铁血红蛋白结合形成氰化高铁	当输入速度过快、浓度过高时，出现低血压、头昏、恶心、呕吐、乏力、定向力差、	1. 立即停药 2. 输液以促进药物及其代谢产物的排泄 3. 对症治疗如镇静、防治肾功能衰竭

续表

中毒药物	毒理	诊断	治疗
	血红蛋白,抑制细胞色素氧化酶活力,影响细胞氧化还原反应	心动过速、精神错乱、精神病样行为、惊厥及急性肾衰竭表现	
钙离子拮抗剂:硝苯地平、维拉帕米、地尔硫䓬、尼群地平等	钙离子拮抗抑制钙离子内流,剂量过大时,抑制心肌收缩及房室传导,扩张血管,而出现传导阻滞,血压下降。但硝苯地平(心痛定)、尼群地平对房室传导的作用很弱,反而能出现心动过速	急性中毒时主要表现为头昏、恶心、呕吐、心动过缓或心动过速、心衰、血压下降以及休克	1. 立即停药口服者洗胃 2. 静脉给予钙剂和升压药(多巴胺等) 3. 房室传导阻滞者给予阿托品或异丙肾上腺素静脉滴注
β受体阻断剂:如普萘洛尔、美托洛尔、阿替	阻断肾上腺能神经对心脏β_1受体的支配,使心肌收缩力减弱,心率减慢,血压下降,诱发或加重心力衰竭。还可出现房室传导阻	过量用药后出现恶心、呕吐、头昏、乏力、嗜睡、胸闷、喘气、发绀、心悸。心电图示心动过缓或房室传导阻滞	1. 口服者,立即催吐、洗胃、导泻 2. 心动过缓者,给予阿托品或异丙肾上腺素静脉滴注 3. 休克、心力衰竭:可给予强心剂(不用负性频率药物,如洋地黄)和升压药

续表

中毒药物	毒理	诊断	治疗
洛尔等	滞。某些药物,如普萘洛尔(心得安)选择性不强,同时阻滞 β_1 和 β_2 受体,使 β_2 受体占优势的支气管平滑肌收缩,诱发或加重支气管哮喘		
氨茶碱	该药主要兴奋中枢神经系统,如血管运动中枢、呼吸中枢及神经中枢	头痛、恶心、情绪激动、烦躁不安、失眠、惊厥、心悸、血压下降、甚至心室颤动、心脏停搏	1. 口服中毒洗胃 2. 惊厥:应用镇静剂,地西泮 10 ~ 20mg 静脉注射 3. 输液、利尿、防治脑水肿 4. 治疗过程中,禁用肾上腺素、麻黄碱、呼吸兴奋剂等,以免增加氨茶碱的毒性
异烟肼(又称雷米封)	本品的毒性作用主要影响中枢神经系统及周围神经系统。异烟肼与维生素 B_6 化学结构相似,在体内代谢中竞争同一酶系,取代或转移脑组织中的维生素 B_6	1. 误服或注入大量异烟肼史 2. 临床表现:头痛、眩晕、恶心、呕吐、视物模糊、言语不清、嗜睡、昏迷、抽搐惊厥、休克、少尿等	1. 误服者催吐、洗胃、导泻 2. 应用维生素 B_6 100mg/kg,先静脉注射 5.0g,3 ~ 5 分钟注完,10 ~ 15 分钟重复 1 次,直至抽搐停止 3. 对症治疗

表 8-5-5　动物性、植物性毒物中毒

毒物	毒理	诊断	治疗
河豚毒	河豚毒素为神经性毒素，具有箭毒样作用，可阻断中枢及周围神经轴索去极化过程，引起神经肌肉接头非去极化阻滞	今后 0.5～2 小时内发病，出现恶心、呕吐、腹痛、腹泻、口唇、舌尖及肢端麻木、四肢发麻、全身乏力、肌肉软瘫，共济失调、腱反射消失、昏迷、休克、呼吸肌麻痹	1. 排泄：输液、利尿 2. 肌肉麻痹：可用 0.1% 士的宁 2ml 肌内注射，也可用地塞米松，以减轻中毒反应 3. 呼吸麻痹：吸氧、人工呼吸
鱼胆酸	鱼胆的主要毒性成分是胆酸、鹅去氧胆酸及鹅牛磺胆酸等，它们具有细胞毒作用及组胺类致敏作用。主要损害肝、肾、可导致急性肾衰竭	1. 有食用鱼胆史 2. 临床表现：恶心呕吐、腹痛、腹泻、肝区痛、肝肿大、黄疸、少尿、浮肿、急性肾衰竭。部分患者出现四肢远端麻木、下肢周围神经瘫痪、抽搐、昏迷、心动过速、心力衰竭	1. 洗胃 2. 保护肝、肾功能 3. 急性肾功能衰竭时应迟早作血液透析或腹膜透析 4. 应用糖皮质激素，减轻机体对毒素的反应
蟾蜍毒素	蟾蜍毒液，含有蟾蜍二烯、醇化合物、儿茶酚胺类及吲哚烷基胺类化合物，其主要作用类似强心苷、儿	1. 有服用含蟾毒中成药或食用蟾蜍史 2. 临床表现：流涎、恶心、呕吐、腹痛、腹泻、头昏、头痛、口唇	1. 催吐、洗胃、导泻 2. 大量补液、促进毒物排泄，同时给予大量维生素 C、维生素 B 3. 对心律失常者，用阿托品 0.5～1mg

续表

毒物	毒理	诊断	治疗
	茶酚胺及胆碱样作用	及四肢发麻、心悸、各种心律失常，如窦缓、房室传导阻滞、室速、室颤、呼吸困难、最终死于呼吸、循环衰竭	肌肉或静脉注射，2～6小时1次，可解除迷走神经兴奋对心脏的作用 4. 对症治疗
毒蕈又称毒蘑菇，目前我国已知毒蘑菇近100种：如白毒伞、毒伞、鳞柄白毒伞、秋生盔孢伞、鹿花菌等	毒蕈中主要毒素有以下几类：①胃肠毒素：蘑菇酸、胍啶，是引起胃肠炎症状的毒素；②肝脏毒素：毒肽、毒伞肽、主要作用于肝脏，同时对心、脑、肾、胃肠道亦有损害作用。③神经毒素：毒蝇碱、异恶唑类衍生物、蟾蜍毒、光盖伞毒和致幻素主要作用于神经系统，引起神经、精神症状。④溶血毒素：鹿花菌素能引起溶血	1. 蕈类食用史 2. 临床表现：①胃肠类型：恶心、呕吐、腹痛、腹泻、水样便。可伴有水电解质失衡及周围循环衰竭。②肝损害型：初期为胃肠炎期。经过1～3天假愈期，轻者好转，严重者出现黄疸、肝大、急性重型肝炎、肝功能异常、肝昏迷。③神经精神型：除胃肠症状外，还出现幻听、幻觉、谵妄、抽搐、精神错乱等。④溶血型：首先出现胃肠症状，随后出现黄疸、肝区痛、肝脾大、贫血、血红蛋白尿等	1. 催吐、洗胃 2. 出现副交感神经兴奋症状，给予阿托品0.5～1mg皮下或静脉注射，每0.5～6小时1次，直至瞳孔散大、心率增加、症状缓解 3. 巯基络合剂：二巯基丙磺酸钠：5mg/kg肌内注射，2次/日，以后逐渐减量，一般用5～7日，二巯基丁二酸钠，首次1～2g以注射用水10～20ml稀释后静脉注射，以后每小时1次，每次1g，共4～5次 4. 对症治疗

续表

毒物	毒理	诊断	治疗
乌头、附子、雪上一枝蒿	致毒主要成分为乌头碱，乌头碱主要作用于神经系统，使其先兴奋后抑制，乌头碱还可以直接作用于心肌，导致心律失常	1. 服务乌头碱类药物史 2. 临床表现：口舌及四肢麻木，有紧束感，肌肉强直、抽搐，随后出现流涎、恶心、呕吐、腹痛、心悸、气急 3. 心电图：心动过缓、室上性或室性期前收缩、房室传导阻滞、室传心动过速，室颤等	1. 催吐、洗胃、导泻 2. 心律失常：首选阿托品 0.5 ~ 1mg 皮下或肌内注射，必要时静脉推注或滴注。还可酌用利多卡因、苯妥英钠或溴苄铵等 3. 对症治疗：吸氧、人工呼吸等

（周代星）

第九篇

重症监测与操作技术

第一章 心电监护

一、心电监护

心电监护是指对被监护者进行持续不断的心电图监测。自从1962年Day首先建立冠心病监护病房(CCU),对急性心肌梗死(AMI)进行持续心电监护以来,监护技术发展很快,目前已成为抢救AMI必不可少的监测手段。在过去,这是由技术员轮班注视示波器来完成的。随着电子技术的发展,监护仪器也不断更新,现今的CCU主要依靠复杂的电子设备进行检测、记忆并记录某些心律失常、心率的变化等,并可立即报警。监护内容也日趋完善,除了AMI,还对急性心肌缺血,不稳定型心绞痛以及严重心律失常等进行监护。由于心电监护的不断改进与完善,提高了对AMI和严重心律失常的疗效,改善了其预后,使住院病死率明显下降。

【心电监护的目的】

1. 发现致命性与潜在致命性心律失常。

2. 发现可能影响血流动力学的心律失常。

3. 及时进行心肺复苏、直流电复律或除颤、心脏电起搏或抗心律失常药物治疗,中止和预防发作。

【心电监护装置】

床边和中央监护台的图像显示装置。

1. 自动和按指令打印出心电图的自动节律的记录仪。

2. 心率报警系统，一般心率上限为 110 次/分，下限为 50 次/分。

3. 导线。

4. 电极。

【心电监护导联】

在危重病人（如急性心肌梗死或严重心律失常）需长时间连续观察心电变化时，常安置监护导联，作为判断病情的重要依据。Goldberger 认为一个理想的监护导联，应类似常规 12 导心电图中的某一导联，并能清楚地显示 P-QRS-T 波群。但任何心电监护导联都不能取代常规 12 导联心电图，因为它们无法提供与常规 12 导联心电图相对应的一些重要参数及诊断标准。胸导联信号比高，引出信号大，肌电干扰小，不影响四肢活动，极化电位低，并且较稳定，电极可长时间留置。一般情况下心电监护电极安放于胸部。

1. 常用的胸导联

(1) CM_5 导联：正极放在左锁骨中线第 4 肋间或第 5 肋间，负极置于胸骨右缘第 2 肋间，地线放于右锁骨中线第 4 肋间。

(2) CM_1 导联：正极置于胸骨右缘第 4 肋间，负极置于胸骨左缘第 2 肋间，地线放于右锁骨中线第 4 肋间。

(3) 改进的 CM_5 导联：正极同 CM_5 导联，负极置于右锁骨中线中点下部，地线同 CM_5 导联。

(4) 改进的 CM_1 导联：正极与地线同 CM_1 导联，负极置于左锁骨中线中点下部。

目前监测急性心肌梗死、心绞痛多选用 CM_5 导联，监测心律失常多选用 CM_1 导联，电极颜色多已正规化：黄色为正极；红色为负极；黑色为地线。

2. 常用的改良心电监护导联的特点

(1) MCL_1 导联：其特点是它与 V_1 导联结构类似，P 波显示清晰，有助于鉴别室上性或室性心律失常，并易显示右束支传导阻滞图形，且可鉴别室性心律失常是来源于右室还是左室。因其远离左胸,不影响冠心病监护及除颤和复律时的听诊。

(2) MCL_{5or6} 导联:其突出优点是它与 V_6 导联相似,能辨明室性异位搏动的起源,由于其正极的位置不利于听诊和直流电击除颤,仅在确定室性异位搏动的起源时使用。

(3) BBL:其特点是该导联的电轴与正常P波电轴基本上平行,它记录到的P波形态与Ⅱ导联相似,用于鉴别窦性心律尤为合适。

(4) S_5 导联:S_5 导联为反映心房波最好的导联之一,对于了解心房活动的机制很有用处。由于电极远离心前区,不会影响听诊及直流电击除颤。

(5) 四角五电极导联:此导联的电极位置近似对应于12导联心电图,它的每一个导联均与心电图导联相对应,有利于从不同角度监护心律失常。但导联连接复杂,操作不便。

(6) 起搏监测导联:其优点是安装起搏器时或之后均可使用该导联(表9-1-1)。

表9-1-1 几种常用改良心电监护导联的连接方法

监护导联	左手(正极)	右手(负极)	右脚(地线)	左脚 胸 V_1
MCL_1	胸骨右缘第4肋间	左锁骨下外1/4处	右锁骨下外1/4处	
MCL_{5or6}	左腋前线第5或第6肋间	左锁骨下外1/4处	右锁骨下外1/4处	
BBL	左腋前线第5或第6肋间	胸骨右缘第1肋间	右腋前线第5或第6肋间	
S_5	胸骨右缘第5肋间	胸骨柄上端或胸骨右缘第1肋间	右腋前线肋缘处	

续表

监护导联	左手(正极)	右手(负极)	右脚(地线)	左脚	胸 V_1
四角五电极	左肩	右肩	右腋前线肋缘处	左腋前线肋缘处	胸骨旁线右第4肋间
起搏监测	左腋前线肋缘处	右腋前线肋缘处	正、负极连线中点		

【心电监护的注意事项】

1. 电极多置于前胸,但尽量不放在左下胸部,以备紧急抢救时作心内注射,胸外按压及电击除颤安放电极之用。

2. 心电监护录得的心电图,主要是显示有否心律失常,而不易做图形分析,特别是 ST 段的偏移、QRS 波的形态等,因为监护导联和常规导联有较大的差异。

【心电监护的要点】

1. 定时观察记录心率及心律。

2. 观察是否有 P 波,P 波的形态,其高度和宽度。

3. P 波后是否有 QRS 波,各波形态。

4. 测量 PR 间期,QRS 间期是否在正常范围内。

5. 测量 PP 或 RR 间期是否规则,若不规则,分析是间断出现还是持久性的。

6. 观察 T 波是否正常。

7. 注意有无异常波形出现。

动态心电图(dynamic electrocardiogram,DCG)又称活动性心电图,是一种在日常生活和工作状态下,利用 Holter 记录技术长时间连续监测记录心脏活动的诊断技术,记录时间多为 24 小时,也可达 72 小时或几天。本技术系 N. J. Holter 于 1957 年所倡导,于 1961 年应用于临床,因而临床也常称为 Holter 监测(Holter monitoring)。目前本技术已成为诊断心律失常、心肌缺血及心源性晕厥等的一种重要方法。

【适应证】

1. 心律失常的监测:观察心律失常发生的规律、类型、频率、持续时间、严重程度,以及安静与活动状态下的表现特点等。

2. 预测心脏性猝死的危险因素:鉴别晕厥的原因是由于严重心律失常还是左心室流出道梗阻所致。

3. ST-T 的变化与移位:用于心绞痛、心肌缺血的诊断、评价,明确各种状态下心肌缺血的诊断及无痛性心肌缺血的发生规律等。

4. 药物疗效的评价:例如抗心律失常药与抗心绞痛治疗药物的作用效果及评价等。

5. 康复指导:用于急性心肌梗死患者的康复指导,运动能力的限制,以及工作负荷的恢复评价等。

6. 心脏起搏器类型的选择,功能与管理评价等:选择植入起搏器的适应证,评定起搏器功能,观察起搏器引起的心律失常。

【DCG 导联】

1. 电极:现在多采用一次性的"银-氯化银"电极,它的主要特点是导电性能好,黏附力强且不易脱落,对皮肤无刺激性。皮肤与电极之间的偶联类似于在心脏和记录器之间增加了一个电阻和电容附加环路。如果阻抗过高就可能使心电信号衰减,并引起基线波动,信噪比降低以及有效记录时程缩短。因此,电极质量是影响 DCG 信号质量的重要因素,应引起重视。

2. 导联线:连接电极与记录器的导联线为塑料金属屏蔽导线。与皮肤电极连通的导线端常设计有金属扣,可以很方便地与电极板相连。

3. 导联的选择:由于 DCG 是长时间、动态的心电图记录,不宜采用常规的心电图导联。DCG 记录均采用双极导联,可同时记录 2 个导联或 3 个导联同步心电信号。

目前尚无研究证实哪一类导联为优。实际上导联的选择应根据检查目的而定,尽管 DCG 导联的类型较多,但常用导联的种类和连接方法见表 9-1-2。

表 9-1-2　DCG 常见导联

导联	正极	负极	地线
CMV_1	胸骨右缘第 4 肋间	左锁骨下凹 1/3 处	右锁骨下凹 1/3 处
CMV_3	心电图 V_1 处	同上	同上
CMV_5	心电图 V_5 处	右锁骨下凹外 1/3 处	同上
CM_{aVF}	左腋前线第 9～10 肋间	左锁骨下凹外 1/3 处	同上

【DCG 分析内容】

1. 心率:监测期间的基本心律,24 小时心搏总数,平均心率,最高与最低心率及发生的时间。

2. 节律:各种异常心律的类型,快速和(或)缓慢性心律失常,异常心搏总数,频率,持续时间,形态特征及与症状、日常活动和昼夜的关系。

3. ST 段:监测各导联 ST 段有无改变及改变的形态、程度、持续时间、频率及与心率变化、症状的关系。

4. 其他:DCG 分析完毕后应选择和打印代表性的正常和异常(各种不同类型心律失常,ST-T 改变,QT 期间异常)的实时心电图片段,作为 DCG 诊断的依据。

如为起搏器患者,报告中还应包括起搏器功能评价分析。分析报告最后应做出此次 DCG 监测的诊断结论。

【临床价值】

1. 病人症状的评估:如果病人主诉的某些一过性的症状,提示与心源性疾病有关,那么对这类病人进行 DCG 监测是一种必要的检查手段。DCG 常可以提供比较准确的诊断,特别是病人的症状与所记录的异常心电图有必然联系时,即可明确病人症状的性质和原因。DCG 监测是确诊这类病人首选的诊断方法,其敏感性等于或高于其他检查方法。

2. 无症状心肌缺血的诊断和评价:近年来,DCG 对 ST 段变化的检测方法已有很大改进,如增加导联数以了解较为广泛的心壁供血情况;分段数字分析以判定 ST 段下降形态、幅度;

记录并计算ST段下移的总时间、总面积，并已注意到睡眠呼吸暂停综合征发生时出现的，以及心率过快、体位改变所造成的假阳性改变，使DCG诊断心肌缺血技术进一步成熟。

1974年Gettes等首先报道了无痛性心肌缺血综合征，并一直成为研究的热点之一，尤其是与心脏性猝死的关系。该综合征现称为无症状心肌缺血，也称为无痛性心肌缺血或隐匿性心肌缺血。DCG是发现无症状心肌缺血最重要的手段。

无症状心肌缺血的定义为：有客观证据的心肌缺血，但并无各种类型的心绞痛或其他有关症状的临床现象。Cohn将无症状心肌缺血病人分为三类：

(1) 完全无症状心肌缺血而因冠心病猝死者。

(2) 心肌梗死后有无症状心肌缺血发作者。

(3) 有心绞痛同时伴有无症状心肌缺血者。

由于DCG诊断无症状心肌缺血需依赖于ST段的精确定量和定性分析，因此对记录ST段的精确性应给予特别重视。

目前已认识到，胸痛不是心肌缺血的敏感指标，对心绞痛患者而言，无症状缺血性ST-T改变的发生率远高于心绞痛发作。在临床上，治疗不仅应针对有症状性心肌缺血，而且也要控制无症状性心肌缺血，即“总缺血负荷”的概念。

3. 心律失常的诊断与评价：许多患者的心律失常无规律可循，常为一过性、间歇性，有的只在夜间出现，可无症状，常规心电图难以捕捉。由于DCG监测的时间较长，故能提高各型心律失常，特别是易于在夜间入睡后发生的各种心律失常的检出率。临床上经常遇到患者诉心悸、头晕等与心律失常有关的症状，而心脏听诊或常规ECG检查未见异常。但若用DCG监测24小时，就可能检出偶发的期前收缩，阵发的快速性心动过速、间歇出现的传导障碍以及心动过缓等各种心律失常。

DCG对心律失常可做出准确的定性和定量分析，它不仅可确定心律失常的有无、种类和数量，而且可确定心律失常的起始时间以及与日常生活和自觉症状之间的关系，还可以了解不同心脏病心律失常发作的特点。由于DCG记录时间较长，可以了解心律失常发作前后的情况，因此对某些常规心电图无法明确诊断的心律失常，DCG 有助于鉴别诊断。

4. 在评价治疗方法中的价值

(1) 心脏起搏器功能评价：在许多情况下，植入人体的心脏起搏器可出现间断失灵，如起搏器可将肌肉收缩(肌电位)误认为心室激动而造成假阳性感知，电池耗竭引起的间断性起搏等。对这类情况 DCG 监测是提供确诊的最佳方法。

DCG 监测正逐渐成为检查植入型起搏器病人的一种常规方法。特别是在评价双腔、可程控多功能起搏器的特性和功能方面更是不可缺少的检测手段。对于间断性的起搏和感知障碍，DCG 监测可以提供非常有价值的信息。不过目前 DCG 软件在分析判断起搏器功能以及起搏器感知障碍方面仍存在误判率高的情况，在识别起搏器信号(特别是双极脉冲信号)或(和)心室反应方面还有很多问题，这些有待进一步改进。

(2) 抗心律失常药物的疗效和药效的评价：DCG 评价抗室性心律失常药物疗效可采用 ESVEN 标准，即患者治疗前后自身对照，达到以下标准才能判断治疗有效：

1) 室性期前收缩减少≥70%。

2) 成对室性期前收缩减少≥80%。

3) 短阵室速减少≥90%，15 次以上室速及运动时≥5 次的室速完全消失。

抗心律失常药物治疗经 DCG 复查，若室早增加数倍以上或出现新的快速心律失常抑或由非持续性室速转为持续性室速，出现明显的房室阻滞及 Q-T 间期延长等，应注意药物的致心律失常作用。

(3) 抗心绞痛药物疗效的评价：对于评价变异性心绞痛的治疗效果，DCG 监测是一种理想的方法。DCG 还可发现变异型心绞痛患者除了疼痛发作外，还有无痛性 ST 段抬高发作。当使用某种抗心绞痛药物，如钙离子拮抗剂不完全有效时，可仅表现为有无痛性缺血发作持续存在，故需重复进行 DCG 检查，以评价疗效或确定是否需要增加药物剂量或更换药物。

5. 判断心脏疾病预后的价值:DCG 可检测到心脏病患者有否心律失常的发生,认为在大部分心脏病患者中如出现严重的心律失常,常提示预后不良。有发生猝死的可能。如 AMI 后出现复杂的心律失常,对预后有预测价值,特别是非持续性室速是发生心脏性猝死的独立预测指标。

(解翠红)

二、血流动力学监测

随着急诊医学的发展和各种监护病房的建立,血流动力学监测也越来越普及,通过对周围动脉压、中心静脉压、肺动脉压、肺楔嵌压、心排血量(心脏指数)和周围血管阻力进行监测,对危重病的诊断和治疗提供越来越重要的帮助,大大降低了死亡率。

(一) 常用监测标及其临床意义

1. 周围动脉压:周围动脉压监测包括间接和直接测压两种,前者为用袖带测压,随着各种监护仪的发展已被广泛使用。动脉穿刺导管直接测压法现一般只用于休克和围手术期,如心脏手术或体外循环等时的血压监测,其选择的动脉多是桡动脉。

动脉血压监测一般包括收缩压,舒张压和平均动脉压[平均动脉压=舒张压+1/3(收缩压-舒张压)]。动脉血压结合其他指标,用于估价左心室泵功能和重要脏器的灌注状态。如冠状动脉血流量(Q)=灌注压(P)/冠脉血管阻力(R),当阻力恒定时则取决于灌注压,即主动脉内压力,当平均动脉压低于10.0kPa(75mmhg)时,冠脉供血急剧下降。

2. 中心静脉压(CVP):中心静脉压监测一般通过深静插管至上下腔静脉或通过漂浮导管(Swan-Ganz 导管)测得。其正常值为0.39~1.18kPa(4~12cmH_2O 柱)。CVP 只反映右心室压力、右心房充盈压及右心室功能,它与左心室舒张末期压力(LVEDP)相关性差。

CVP 对血容量估计及输液、输血的监测有一定价值,但

CVP 的绝对值并不反映血管内容量,连续的 CVP 监测对低血容量患者的扩容治疗有帮助。CVP 过低反映血容量不足或静脉回流障碍;CVP 明显增高反映输液、输血过多或心功能不全;CVP 超过 1.57kPa(16cmH_2O)应暂停输液。

3. 肺动脉压(PAP)及肺楔嵌压(PCWP):PAP 及 PCWP 均采用漂浮导管测得,是血流动力学监测的重要指标。

左心室功能判断的重要指标是 LVEDP,在无二尖瓣狭窄时,LVEDP 与左心房平均压(MLAP)接近,因此 PCWP 可间接反映 LVEDP 水平,反映左室前负荷。

(1) PAP 的临床意义。PAP 的正常值为 2.4 ~ 4.0/0.8 ~ 1.6kPa(18 ~ 30/6 ~ 12mmHg),平均 1.9 ~ 2.4kPa(14 ~ 18mmHg)。PAP 增高见于以下几种情况:①引起左心房压力增高的疾病:二尖瓣狭窄、高血压或冠心病所致左心衰竭。②左向右分流的先天性心脏病:如房间隔缺损,室间隔缺损,动脉导管未闭等。③慢性阻塞性肺部疾病:如阻塞性肺气肿。④肺血管疾病:原发性肺动脉高压。

肺动脉压过低见于右心室流出道狭窄和肺动脉瓣狭窄。

(2) PCWP 的临床意义:PCWP 正常为 0.7 ~ 1.6kPa(5 ~ 12mmHg),PCWP 超过 2.4kPa(18mmHg)出现肺间质或肺泡水肿,反映左心功能不全。PCWP 与肺淤血水肿的关系见表 9-1-3。

表 9-1-3 肺楔嵌压与肺淤血水肿程度的关系

PCWP	肺部变化
<2.4kPa(18mmHg)	大致正常
2.40 ~ 3.20kPa(18 ~ 25mmHg)	轻-中度肺淤血
3.33 ~ 4.0kPa(25 ~ 30mmHg)	重度肺淤血
>4.0kPa(30mmHg)	肺水肿

4. 心排血量(CO)及心脏指数(CI):心排血量(CO)= 每搏输出量(L)×心率(/min)换算成心脏指数(CI)正常值为 2.4 ~

4.0L/(min·m^2),CI 低于 2.5L/(min·m^2)提示有心功能不全,当 CI 小于 1.8L/(min·m^2)且伴有周围循环障碍时,为心源性休克的表现。

5. 体循环总阻力:体循环总阻力是反映心脏后负荷的重要指标,主要取决于周围小动脉阻力。其正常值为 900~1500dgn. s. cm-5;其计算公式为:

体循环总阻力=[平均动脉压-中心静脉压(mmHg)]/[CO(L/min)×80]

体循环总阻力增加见于高血压和休克状态时的小动脉痉挛状态。

（二）血流动力学监测的临床应用

血流动力学各项指标的监测对及时判断心功能状态提供重要依据,同时指导我们进行合理治疗。下面介绍几种常见危重患者血流动力学指标改变及其治疗。

1. 血流动力学分型及其治疗:早在 1976 年 Forrester 研究了血流动力学指标 PCWP 与肺淤血程度的相关性,以及 CI 与重要脏器如心、脑、肾灌注的相关性后提出将血流动力学分为四种类型,并给以不同的治疗,现已被广泛采用,见表 9-1-4。

表 9-1-4　血流动力学分型及其治疗

CI(L/min·m^2)

	Ⅰ型：无肺淤血及组织灌注不足 治疗：镇静、继续监测 病死率：3%	Ⅲ型：有肺淤血、水肿、组织灌注正常 治疗：以利尿、扩管治疗为主、注意血压 病死率：9%
2.2	Ⅲ型：无肺淤血、水肿组织灌注不足 治疗：扩容 病死率：23%	Ⅳ型：有肺淤血、水肿、组织灌注不足 治疗：正性肌力药物、扩管(血压正常) 病死率：51%
	2.4(18)	KCWP[kPa(mmHg)]

2. 急性心肌梗死:急性心肌梗死是左心室泵功能衰竭的

重要原因，血流动力学监测对早期发现左心功能不全和进行及时治疗，可提供重要帮助，Ferrester 根据血流动力学监测提出以下不同分型治疗方案（表9-1-5）。

另外对不典型右心室梗死患者，血流动力学监测对其诊断可提供重要依据。这时右房压（RAP）、CVP 右心室舒张末期压力（RVEDP）增高，可超过 1.3kPa（10mmHg），若 RVEDP > PCWP，且 CI<2.2L/（min · m^2）常提示右心室梗死，其治疗以扩容为主；如 RAP 及右室压（RVP）增高，且 PCWP 增高伴低血压，则说明全心衰，且以左心衰竭为主，治疗应以减轻心脏前后负荷为主，补液量应控制。

3. 各型休克的鉴别诊断：血流动力学监测对各种休克的诊断也可提供重要依据，并指导治疗。

表 9-1-5 急性心肌梗死血流动力学分型及治疗

分型	PCWP [kPa(mmHg)]	CI(L/min · m^2)	治疗原则
左室功能正常（54%）	<2.40(18)	2.8 ~3.5	续观察
左室功能亢进（5%）	<1.86(14)	>3.5	β 阻滞剂
低血容量（5%）	<0.80(6)	<2.4	补充血容量
左室功能不全（25%）	>3.0(22)	无前向衰竭 >2.8 有前向衰竭 <2.4	利尿、扩张血管、洋地黄、血管扩张剂、多巴胺、硝普钠及 IABP
心源性休克（11%）	>1.46(11)	<2.0	

（1）各型休克血流动力学监测变化见表9-1-6。

表 9-1-6 不同类型休克的血流动力学特征

休克类型	AP	HR	CO	CVP	PCWP	周围血管阻力
心源性	↓	↑	↓	-↑	↑	↑ ↓
感染性	↓	↑	早期正常或↑晚期↓	-↑↓	↓	早期↑晚期↓
低血容量性	↓	↑	↓	↓	↓	—

注：↑为增加；↓为降低；-为正常。

(2) 休克的治疗

1) 如 CVP<0.59kPa($6cmH_2O$)多提示血容量不足，可给予低分子右旋糖酐 100ml，在 10～20 分钟内输入，如 CVP 增加<0.20kPa($2cmH_2O$)，可每 20 分钟重复一次，直至休克症状改善，或 CVP>1.47kPa(15mmHg)，或输入总量已达 750～1000ml。补液过程中 PCWP 应低于 2.4kPa(18mmHg)，以免发生肺水肿。

2) 如 CI 在 2.2L/(min·m^2)左右，外周阻力增加，有末梢灌注不足表现，可适当应用血管扩张剂，或与多胺合用；如同时 PCWP<2.0～2.4kPa(115～18mmHg)，则在应用血管扩张剂的基础上要适当补充血容量。

3) 如 PCWP 正常，而 CI<2.0L/(min·m^2)，可用多巴胺加硝普钠治疗，有条件还可用主动脉内气囊反搏术(IABP)治疗。如 PCWP>2.4kPa(18mmHg)，在血压正常时可适当加用利尿剂和正性肌力药物治疗。

4. 围术期监护(如冠状动脉搭桥术、换瓣术、先心病手术)：在心脏直视手术和有心脏疾病患者的其他型手术的术中和术后监护，可及时发现和处理各种危象，降低患者死亡率。

5. 用于各种药物的疗效评价和科研工作：如各种心血管系统药物，特别是扩管和强心药物的血流动力学效应可通过血流动力学指标的监测来完成,各种科研工作也常利用这一技术。

（李树生）

三、呼吸功能监测

呼吸功能监测对指导呼吸衰竭的治疗、评价疗效和预后十分重要。其监测指标主要包括三方面:通气功能、氧合功能和呼吸动力的监测。

【通气功能监测】

1. 潮气量(Vt)

(1) 定义:平静呼吸时,每次吸入或呼出的气体量。

(2) 正常值:平均 400～500ml。

(3) 意义:Vt 下降反映通气不足,见于呼吸中枢抑制、肺和胸膜及呼吸肌病变、气道梗阻等。Vt 上升提示过度通气,见于疼痛、感染、酸中毒、低氧血症等。

2. 呼吸频率(RR)

(1) 定义:每分钟的呼吸次数。

(2) 正常值:12～20 次/分。

(3) 意义:RR 越快,死腔通气(Vd)越大,呼吸做功越明显。当 RR>35 次/分,可因呼吸做功显著增加而导致呼吸衰竭。

3. 每分通气量(Ve)

(1) 定义:静息时每分钟呼出或吸入气体总量。即 Ve=Vt×RR。

(2) 正常值:男性 6～8L/min;女性 5～6L/min。

(3) 意义:正常通气储备较大,不易出现异常。Ve>10L/min 提示过度通气,呼吸做功显著增加,可能发生呼吸衰竭;Ve<4L/min 提示通气不足,不能将 CO_2 充分排出,易致呼吸性酸中毒和低氧血症。

4. 生理死腔/潮气量(Vd/Vt)

(1) 定义:死腔量指潮气量中未直接参加交换的气体量,

常用 Vd/Vt 表示死腔量的大小,反映通气效率。

(2) 计算公式:Vd/Vt=($PaCO_2$-$ETCO_2$)/$PaCO_2$

(3) 参照值:0.2~0.3。

(4) 意义:Vd/Vt 升高表示死腔通气增大,代偿性增加 Vt 或 RR,结果使呼吸做功增加。Vd/Vt>0.6 时,肺泡通气效率很低,可能发生呼吸衰竭,如已行机械通气,撤机十分困难。Vd/Vt>0.7 时,往往提示预后不良。

5. 动脉血二氧化碳分压($PaCO_2$)

(1) 定义:物理溶解于血中的 CO_2 的分压。

(2) 正常值:35~45mmHg。

(3) 意义:是直接反映通气状态的指标。通气不足、气道梗阻时 $PaCO_2$ 增高;过度通气时 $PaCO_2$ 降低。

6. 呼气末二氧化碳($ETCO_2$)

(1) 定义:呼气末气体中 CO_2 的分压。由于 CO_2 的弥散能力较强,肺泡 CO_2 分压($PACO_2$)与 $PaCO_2$ 基本相等,故测定 $ETCO_2$ 可反映通气功能。

(2) 正常值:30~40mmHg。

(3) 意义:$ETCO_2$ 升高的原因包括:①CO_2 产生增加,如发热、甲亢危象、儿茶酚胺释放增加等;②CO_2 排出障碍,如呼吸中枢抑制、呼吸肌麻痹、神经肌肉疾病、COPD 等引起通气不足;③腹腔镜检查或手术时腹腔内 CO_2 充气可引起 $ETCO_2$ 突然升高。$ETCO_2$ 降低的原因包括:①各种疾病引起的过度通气;②各种原因引起的肺血流灌注显著减少,如肺栓塞;③CO_2 产生减少,如低温、麻醉等;④呼吸机连接管脱落、呼吸回路漏气、气管导管误入食管内、气管导管堵塞均可使 $ETCO_2$ 突然降低。

7. 肺泡通气量(VA)

(1) 定义:吸气时进入肺泡的有效通气量,VA=(Ve-Vd)×RR。

(2) 参考值:静息时男性 2.0~2.5L/min;女性 4.2L/min。

(3) 意义:反映肺疾病呼吸功能损害程度。VA 下降可出现缺氧和 CO_2 潴留。VA 增加可出现呼吸性碱中毒。维持一定

$PaCO_2$ 所需 VA 的计算公式为：目前 VA×（目前 $PaCO_2$/所需 $PaCO_2$）。

8. 其他

(1) 用力肺活量（FVC），一秒用力呼气量（$FEV_{1.0}$），一秒率（$FEV_{1.0}$/FVC），最大通气量（MVV）等，反映通气功能损害性质和程度，用于检查清醒能合作的患者。如 FVC<10ml/kg，则提示通气不足，需机械通气治疗。

(2) 通气储备百分比，气速指数（AVI）

通气储备百分比=（MMV－Ve）/MVV。通气储备百分比<86%为通气功能不佳；<70%为通气功能严重损害。

AVI=实测 MVV 占预计的百分数/实测肺活量占预计的百分数。限制性通气障碍时 AVI>1；阻塞性通气障碍时 AVI<1。

【氧合功能监测】

1. 动脉血氧分压（PaO_2）

(1) 定义：动脉血中物理溶解的氧产生的张力。

(2) 正常值：吸空气时为 80～100mmHg，与年龄有关，20岁以上者其正常参考值范围为 PaO_2=100.1－0.323×年龄（岁）±5mmHg。

(3) 意义：反映机体氧合状态，对缺氧的判断有重大意义。PaO_2 低于正常为低氧血症，见于吸入氧浓度过低、通气不足、肺泡气体交换障碍、通气/血流比失调、肺内分流增加等。

2. 动脉血氧饱和度（SaO_2）

(1) 定义：动脉血中血红蛋白实际结合的氧含量与标准条件下应当结合的氧容量之比。

(2) 正常值：吸空气时为 96%～98%。

(3) 意义：反映血红蛋白的氧合程度及其缓冲能力，与 PaO_2 及 pH 有关。

3. 改良呼吸指数（MRI）

(1) 定义：动脉氧分压（mmHg）与吸入氧浓度（FiO_2）之比。

(2) 正常值：>350。

(3) 意义：MRI<350 提示氧合不良。MRI 持续下降<200，

可诊断 ARDS。

4. 肺泡-动脉血氧分压差（$P_{A-a}DO_2$）

（1）定义：肺泡氧分压（PA02）与动脉氧分压（PaO_2）之差，是衡量肺弥散能力及肺内分流量的重要参数。

（2）正常值：吸空气时为 5～10mmHg；吸纯氧时为 40～50mmHg。

（3）意义：反映氧交换效率。在固定氧浓度下连续监测，可反映病情变化。低氧血症时 $P_{A-a}DO_2$ 正常，提示通气不足；$P_{A-a}DO_2$ 为 25～35mmHg，提示 V/Q 失调；$P_{A-a}DO_2$>50mmHg 提示有肺内分流。$P_{A-a}DO_2$ 每增加 16mmHg，相当于肺内分流增加 1%。如 $P_{A-a}DO_2$>350mmHg，相当于肺内分流 20%，常见于严重呼吸衰竭。

5. 肺内分流（Qs/Qt）

（1）定义：流经肺泡未经气体交换的血流量。

（2）正常值：<5%。

（3）意义：Qs/Qt 增加可导致缺氧。常见于右向左分流的先天性心脏病、肺血管瘘、血管性肺瘤等解剖分流，急性压迫性肺不张、阻塞性肺不张、ARDS 等毛细血管分流以及通气不足、气体分布不匀等效应性分流。

6. 氧输送（DO_2）

（1）定义：心脏每分钟向外周组织输送的氧量。

（2）测定和计算方法：测定心排血量（CO）和动脉血氧含量（CaO_2），$DO_2 = CO \times CaO_2$

（3）正常值：700～1400ml/min（平均 1000ml/min）。

（4）意义：①增加 CO、Hb，提高氧合程度均可增加 DO_2，但最有效的是增加 CO；②在 DO_2 依赖时，增加 DO_2 可促进机体代谢。

7. 氧耗量（VO_2）

（1）定义：机体代谢所消耗的氧量。

（2）计算方法：$VO_2 = CO \times (CaO_2 - CvO_2)$。

（3）正常值：200～350ml/min，或 3.5ml/(kg·min)。

（4）意义：VO_2 可反映组织灌注状态和细胞代谢功能。当

DO_2 不足、组织灌注不良或机体代谢率降低时，VO_2 降低；组织代谢率增加时，VO_2 增加。

【呼吸动力监测】

1. 最大吸气压（MIP），最大呼气压（MEP）

（1）定义：呼吸肌所能产生的最大吸气和呼气的压力。

（2）正常值：MIP-75～130cmH_2O；MEP 200cmH_2O。

（3）意义：MIP 反映呼吸肌储备力，<-40cmH_2O 提示肌力不足，不能撤离呼吸机。MEP 反映患者咳嗽能力，<150cmH_2O 提示咳嗽能力减退。

2. 胸肺顺应性（CT）

（1）定义：单位压力变化时肺容积变化或阻止肺扩张所需要的力量。分为静态顺应性（肺胸顺应性）和动态顺应性（反映肺胸弹性和气道阻力状态）。

（2）计算方法：静态 CT＝Vt/（平台压－PEEP）；动态 CT＝Vt/（PIP－PEEP）×60－100。

（3）正常值：0.072～0.11L/cmH_2O。

（4）意义：CT 降低见于 ARDS、肺纤维化、肺水肿等；CT 增加见于肺气肿、COPD。静-动态顺应性差增大反映气道阻力增大。

3. 气道阻力（Raw）

（1）定义：直接反映气道阻塞情况。

（2）计算方法：Raw＝（大气压－肺泡压）/气流速度；应用呼吸机时 Raw＝PIP/气流速度。

（3）正常值：1～3cmH_2O/（L·S）

（4）意义：Raw 增高见于气道痉挛、分泌物阻塞等及各种病因所致的肺顺应性下降。

（占成业）

四、血气监测

血气分析（blood gas analysis）是指通过测定血中氧、二氧化碳及酸碱度相关参数，判断组织的氧合和代谢状态，指导呼吸机的合理调节;与呼吸监测相结合,判断呼吸功能状态。血气分析一般取动脉血,必要时可测混合静脉血气。这里介绍动脉血气分析。

【测定项目及意义】

1. 酸碱度(pH 或 CH)

(1) 定义:pH 是动脉血中氢离子活性的负对数,即 log1/[H^+]。也可直接用[H^+]表示,即 CH。

(2) 正常值:pH 7.35~7.45(CH 45.5~34.7)。

(3) 意义:是血液酸碱度的指标。pH<7.35 或 CH>45.5 为失代偿酸中毒;pH>7.45 或 CH<34.7 为失代偿碱中毒。pH 为7.35~7.45(CH 45.5~34.7)可有三种情况:①无酸碱失衡;②虽有酸碱失衡,但处于代偿;③酸碱失衡互相抵消。酸碱失衡的病因可为呼吸性或代谢性。其类型可为单纯性,也可以是混合性。人体能耐受最低 pH 为6.90,最高 pH 为7.70,超出此范围必须立即抢救。

2. 动脉血氧分压(PaO_2):见呼吸功能监测。

3. 动脉血二氧化碳分压($PaCO_2$):见呼吸功能监测。

4. 动脉血氧饱和度(SaO_2):见呼吸功能监测。

5. 实际碳酸氢盐(AB),标准碳酸氢盐(SB)。

(1) 定义:AB 指隔绝空气的标本中所含 HCO_3^- 的实际含量。SB 指在标准状态下,即血温 37℃、SaO_2 100%、$PaCO_2$ 40mmHg 时,血中 HCO_3^- 的含量。

(2) 正常值:均为(25±3)mmol/L。

(3) 意义:①AB 受代谢和呼吸因素的双重影响。AB 下降为代谢性酸中毒或呼吸性碱中毒代偿;AB 增高为代谢性碱中毒或呼吸性酸中毒代偿;AB 正常应具体分析,可无酸碱失衡,亦可为呼吸性酸碱失衡合并代谢性酸碱失衡。②SB 排除了呼吸因素的影响,升高提示代谢性碱中毒;降低提示代谢性酸中毒。正常情况下 AB=SB。AB>SB 提示 CO_2 潴留,高碳酸血症;AB<SB 提示过度通气,CO_2 呼出过多。

6. 剩余碱(BE)

(1) 定义:指在标准状态下(与 SB 相同),用酸或碱将 1L

全血滴定至 pH7.40 所需要的酸或碱的 mmol 数。

(2) 正常值:(0±3) mmol/L

(3) 意义:代谢性酸碱失衡的重要指标。BE 的正值增大提示代谢性碱中毒;负值增大提示代谢性酸中毒。BE 临床意义与 SB 完全相同,用作酸碱平衡诊断时可任选其一。

7. 缓冲碱(BB)

(1) 定义:指血中具有缓冲作用的碱性物质的总和,包括血浆和红细胞内 HCO_3、Hb、血浆蛋白、有机与无机磷酸盐。

(2) 正常值:(50±5) mmol/L

(3) 意义:反映代谢性因素的重要指标,呼吸性因素对其影响甚小,意义与 SB 基本相同。

8. 阴离子间隙(AG)

(1) 定义:血浆中未测定的阴离子(UA)和未定阳离子(UC)之差。

(2) 计算公式:$AG = UA - UC = Na^+ - Cl^- - HCO_3$。

(3) 正常值:(12±2) mmol/L。

(4) 意义:①区分 AG 增大的代谢性酸中毒与 AG 正常的代谢性酸中毒;②结合 HCO_3^- 诊断混合性酸碱失衡。

9. 动脉血氧含量(CaO_2)

(1) 定义:单位容积的动脉血中所含氧的总量,包括与 Hb 结合的氧和物理溶解的氧。

(2) 计算公式:$CaO_2 = 0.0031 \times PaO_2(mmHg) + 1.34 \times Hb(g/dl) \times SaO_2$。

(3) 正常值:160 ~ 210ml/L。

(4) 意义:①CaO_2 是反映动脉血携氧量的综合性指标,取决于 PaO_2、Hb、SaO_2,心、肺功能受损及贫血均可使 CaO_2 下降;②结合混合静脉血氧含量(CvO_2)可估计组织氧利用情况,即组织氧利用(ml/L) = CaO_2(ml/L) − CvO_2(ml/L);③通过测定 CaO_2、CvO_2、右房血 CO_2 等,可判断先天性心脏左向右分流及分流大小。

【血气分析在机械通气中的作用】

1. 治疗前行血气分析,判断是否需要呼吸机治疗。呼吸机治疗过程中应密切监测血气，一般 1～2 次/日，以判断治疗效果，指导呼吸机参数调节。而且，调节呼吸机参数后以及撤机前后均应监测血气。

2. 举例

(1) PaO_2↓，$PaCO_2$↑，$P_{A-a}O_2$ 正常，常提示肺泡通气降低，需应用呼吸机改善通气。

(2) PaO_2↓，$PaCO_2$↑，$P_{A-a}O_2$ 增大，常见于通气/血流失调，治疗的重点应放在氧疗，必要时考虑呼吸机治疗。

(3) PaO_2↓，$PaCO_2$↓或正常，$P_{A-a}O_2$ 明显增大，见于肺内右向左分流增加，应及早采用氧疗和呼吸机治疗，并应警惕 ARDS。

【血气分析与酸碱平衡】

1. 常见酸碱失衡类型及表现(表 9-1-7，仅供参考)

表 9-1-7 常见酸碱失衡类型及表现

	pH	$PaCO_2$	HCO_3^-	SB(BE)	K^+	Na^+	Cl^-	Ca^{2+}
代谢性酸中毒	↓	-/↓	↓	↓	↑	↓/-	↑	-
代谢性碱中毒	↑	-/↑	↑	↑	↓	↓/-	-	-
呼吸性酸中毒	↓	↑	-/↑	-/↑	↑	-	-	-
呼吸性碱中毒	↑	↓	-/↓	-/↓	↓	-	↓/-	↓
呼酸+代酸	↓↓	↑	↓/-	↓	↑	↓/-	-	-
呼酸+代碱	-/↑	↑	↑↑	↑↑	↓/-	-	↑	↓
呼碱+代碱	↑↑	↓	-/↑	↑	↓	-	↓	↓
呼碱+代酸	-/↓	↓	↓↓	↓↓	↑/-	-	-	-

注：-为正常-；↑为增加；↓为减少。

2. 诊断酸碱失衡的步骤

(1) 根据病史、血气分析、电解质测定等综合分析。

(2) 根据 pH、$PaCO_2$、HCO_3^- 等判断酸碱失衡的基本类型。明确酸中毒或碱中毒，呼吸性或代谢性，原发变化或继发变化等。

(3) 判断酸碱失衡的代偿程度(表 9-1-8)。pH 正常提示酸碱失衡在代偿范围;pH 异常提示酸碱平衡失代偿。根据代偿预计公式判断酸碱失衡为单纯性或混合性。超过预计值为混合性酸碱失衡。

表 9-1-8 酸碱失衡的代偿程度

酸碱失衡类型	原发反应	代偿反应	预计值代偿公式
代谢性酸中毒	HCO_3^- ↓	$PaCO_2$ ↓	$\Delta PaCO_2 = \Delta HCO_3^- \times 1.2$
代谢性碱中毒	HCO_3^- ↑	$PaCO_2$ ↑	$\Delta PaCO_2 = \Delta HCO_3^- \times 0.3$
急性呼吸性酸中毒	$PaCO_2$ ↑	HCO_3^- ↑	$\Delta HCO_3^- = \Delta PaCO_2 \times 0.2$
慢性呼吸性酸中毒	$PaCO_2$ ↑	HCO_3^- ↑	$\Delta HCO_3^- = \Delta PaCO_2 \times 0.25$
急性呼吸性碱中毒	$PaCO_2$ ↓	HCO_3^- ↓	$\Delta HCO_3^- = \Delta PaCO_2 \times 0.2$

注:△为变化值;↑为增加;↓为减少。

(4) 结合电解质测定结果,计算阴离子间隙(AG),判断三重酸碱失衡(TABD)。如呼酸型 TABD 时 $PaCO_2$、AG、HCO_3^- 均增高,但 HCO_3^- 超过呼吸性酸中毒最大代偿范围,与 AG 增高不呈比例,多见于肺心病;呼碱型 TABD 时 $PaCO_2$、HCO_3^- 均降低,但 HCO_3^- 低于呼吸性碱中毒最大代偿范围,AG 明显增高,多见于肝病、感染性休克、严重创伤并发 ARDS 等。

(占成业)

第二章 诊疗技术

一、静脉切开术

【适应证】

1. 休克患者周围表浅静脉塌陷,穿刺未成功。

2. 病情危重、严重创伤、重大手术必须快速补液输血。

3. 昏迷躁动或小儿不合作,穿刺难固定。

4. 静脉穿刺不成功(如肥胖、较长时间静脉注射、血管闭塞)。

5. 施行某些特殊检查如心导管检查、中心静脉压测定等。

【禁忌证】

静脉周围皮肤有炎症或有静脉炎、已有血栓形成或有出血倾向者,凝血机制障碍患者,如血友病、血管性血友病。

【术前准备】

无菌静脉切开包、清洁盘及常规消毒用品,局麻药如0.5%利多卡因溶液及输液器材。

【操作方法】

1. 首先选择静脉:一般选择内踝的大隐静脉。

2. 消毒皮肤:在内踝处用10%碘复或3%活力碘进行消毒,铺洞巾用0.5%利多卡因溶液在内踝上前进行局部麻醉,横行切开皮肤,长约1.5~2cm,用止血钳钝性分开皮肤找到静脉,并游离部分。

3. 结扎和剪开静脉:将游离的静脉用一号丝结扎远端并牵引,用剪刀向近端方剪一"V"形小口,将充满液体的硅胶管向近端方向从小口插入,再用一号丝线把静脉与硅胶管一起结扎,防止胶管滑脱,剪去残留的丝线。

4. 缝合伤口,固定胶管:把切开的皮肤间断缝合,并留一缝线绕胶管打结固定，再用纱布敷盖。将输液瓶连同输液管与硅胶管接通，液体即可输入。

【并发症及护理】

静脉炎：静脉切开常并发静脉炎，应每天更换输液瓶，最好隔天用10%碘伏消毒皮肤切口，入静脉胶管不宜留置时间太长，一般3～5天。发生静脉炎应及时拔除，并局部热敷或理疗。

【注意事项】

1. 切开皮肤时，不宜切太深，否则切断静脉。

2. 剪静脉管壁时，剪口不宜太大，否则易剪断管壁。

3. 静脉切开导管插入静脉前，应用无菌生理盐水冲洗干净，并充满液体，以防空气窜入。

4. 注意无菌技术，慎防感染。导管留置时间一般不超过3天，如系硅胶管，留置时间可稍长。如无禁忌，可每日定时用小剂量肝素溶液冲洗导管。若发生静脉炎，应立即拔管。

（郑国寿）

二、锁骨下静脉穿刺术

经锁骨下静脉穿刺（subclavian vein punctura）是将导管插入上腔静脉或右心，进行血流动力学监测、抽取静脉血、输注高渗或有刺激性的液体、提供静脉全营养治疗以及施行右心导管诊断治疗的操作技术。

【适应证】

1. 危重患者及心血管外科手术中，手术后需中心静脉压监测者。

2. 心血管疾病危重症需进行血流动力学监测者。

3. 需要长期静脉给药或输液者。

4. 需要快速建立静脉通道，补充液体或血液、血浆等。

5. 某些心脏疾病需行右心导管检查以明确诊断或治疗者。

6. 静脉高营养治疗者。

【术前准备】

穿刺点及周围备皮，备肝素盐水(1U/ml)。清洁盘，小切开包，穿刺针，导引钢丝，扩张管，深静脉留置导管。

【操作步骤】

1. 平仰卧去枕，头转向穿刺对侧，必要时肩后垫高，头低位15°~30°。

2. 常规消毒铺巾，穿刺点局麻。

3. 经锁骨中点下方3cm的一点，指向胸骨上切迹的中点，用装有肝素盐水2ml的注射器接穿刺针穿刺。

4. 把针保持在水平位，注射器内保持负压下向前推进穿刺针。

5. 进入锁骨下静脉的标志是突然有血进入注射器内，再把穿刺针推进2~3mm，如能自由抽出血液，则把针的外套管保持在适当位置不动，退出内针，放入内导管推送入上腔静脉或放入导引钢丝预先测定的位置，然后拔出穿刺针外套管。

6. 行心导管诊断治疗：操作时可经导丝引入血管扩张器和导管鞘。

7. 穿刺点周围以纱布覆盖并固定。

【并发症防治】

1. 锁骨下动脉损伤：有动脉血自导管口喷射出，应迅速拔出穿刺针，局部加压5~10分钟后，换对侧进行穿刺。

2. 气胸：多由于刺入太深或穿刺角度太大所至，应根据气胸情况处治。

3. 感染：消毒不严或穿刺点感染或导管留置时间过长时可引起感染，应加强无菌操作或拔去导管。

(郑国寿)

三、中心静脉压测定术

【适应证】

1. 危重患者手术时，既可快速输血，又能协助了解是低血容量休克，还是心功能不全。

2. 抢救休克时，确定输血、输液量是否适当，防止循环超负荷的危险。

3. 当患者血压正常而伴有无尿或少尿时，应考虑，是血容量不足，还是肾功能衰竭，以避免输血，补液的盲目性。

【操作方法】

1. 备好无菌静脉导管，中心静脉压测定装置，包括玻璃测压管，三通接头开关，输液器，穿刺针或静脉切开包，肝素生理盐水溶液（肝素 2.5U/ml 生理盐水）。

2. 可选择颈静脉，或肘内静脉，腹股沟大隐静脉，锁骨下静脉作为静脉穿刺或切开的血管。选择好静脉后，常规消毒铺巾，在局麻下，将装满肝素生理盐水溶液的注射器与静脉穿刺针连接后，进行静脉穿刺，成功后，插入注入肝素生理盐水溶液的静脉导管，并到达预定深度，（不同部位的静脉插入深度不一，颈静脉锁骨下静脉为 10～15cm，肘部静脉腹股沟大隐静脉插至上、下腔静与脉右心房交界处，约 35～45cm）接上通开关，分别再与输液管，测压管接通，转动开关，使输液器与静脉导管相通，输液器的液体即可经静脉导管输入。

3. 测中心静脉压将测压管与量尺固定在输液架上，使量尺刻度的“0”与患者右心房在同一水平，转动三通开关则输液管与测压管相通，让液体充满测压管后关闭，再转动三通开关，使测压管与静脉导管相通，即可进行测压。当测压管液平面逐渐下降至不再下降时，液平面所在量尺刻度数为此时的中心静脉压的值。测毕，转动开关，使输液管与静脉导管相通，维持静脉输液。

【注意事项】

1. 测中心静脉压时，无论患者体位如何改变，量尺刻度的“0”，必须与右心房保持同一水平。

2. 中心静脉压正常为 6～10cmH_2O。若 6cmH_2O 以下，表示血容量不足，应积极补液。若中心静脉压在 8～12cmH_2O，可适量补液。但必须严密注意中心静脉压的变化。若中心静脉压超过 15cmH_2O，输液应填或暂停补液。

四、气管内插管术

气管内插管(endotracheal intubation)是急诊科在抢救危重患者时常用的方法,对保持气道通畅和实施有效机械通气至关重要。

【适应证】

1. 心跳呼吸骤停。
2. 急性呼吸道梗阻。
3. 各种呼吸衰竭。
4. 头面部严重创伤。
5. 保证气道分泌物及时清除。
6. 咽喉部保护性反射减低时防止发生误吸。

【禁忌证】

1. 急性上呼吸道感染,可引起感染扩散。
2. 喉头黏膜下血肿或严重出血性疾病(如血友病),可引起严重出血。
3. 主动脉瘤侵犯或压迫气管壁,插管有使其破裂的危险。
4. 已有张力性气胸。

【插管前准备】

1. 对插管的必要性和危险性应向家属交代清楚。
2. 器械准备包括喉镜、喷雾器、牙垫、气管导管(套囊是否破裂或偏心)、管芯、持管钳,还有胶布、吸引器等。
3. 不同年龄导管型号的选择,见表9-2-1。

表9-2-1 不同年龄患者导管型号的选择及插入深度

年龄	导管内径(mm)	法制单位(F)	导管插入的深度(cm)
早产儿	2.5	10~12	10
足月儿	3.0	12~14	11
≤6个月	3.5	16	11
≤1岁	4.0	18	12
2岁	4.5	20	13

续表

年龄	导管内径(mm)	法制单位(F)	导管插入的深度(cm)
4 岁	5.0	22	14
6 岁	5.5	24	15 ~ 16
8 岁	6.0	26	16 ~ 17
10 岁	6.5	28	17 ~ 18
12 岁	7.0	30	18 ~ 20
≥14 岁	7.5 ~ 9.0	32 ~ 42	20 ~ 24

4. 常规检查患者口腔有无有无松动牙齿、义齿、异物等。

【操作步骤】

1. 经口腔明视插管法

(1) 患者处仰卧位,先用右手持喉镜,从口腔右边放入,将舌推向左侧,见到悬雍垂后换成左手持镜,将镜片移向中部,待镜片进入舌根与会厌沟部后,向上向前提起喉镜,舌根与会厌抬高暴露声门。

(2) 左手保持喉镜位置,右手持导管,使其斜面朝向左侧面,轻轻转动导管使其由两声带间滑入,导管气囊进入声带下方后,取出喉镜,注意维持导管位置。当声门暴露不满意时可利用管芯使导管尖端向上扬起以利其进入,导管进入声门约 1cm 时应及时抽出管芯;或由他人协助将患者喉结下压以暴露声门。

(3) 放置牙垫,取出咽喉镜,给气管套囊充气(注意有无漏气),然后听诊双肺,确认导管位置后用胶布固定导管和牙垫,连接呼吸器进行人工呼吸。

2. 经鼻腔明视气管插管术:重症患者如呼吸衰竭短时无法纠正,估计导管放置时间在 72 小时以上者可考虑使用经鼻气管插管。其优点是导管易于固定,刺激性小,患者易耐受,面部咬肌可活动,咽喉及口腔分泌物易清除;但也有易引起鼻黏膜损伤和出血等缺点。方法如下:

(1) 插管前先用麻黄素和液状石蜡滴鼻,导管选择应比口腔插管时小2F,用弹性好,较柔软的塑料导管。

(2) 适当应用诱导麻醉(常用的麻醉药有2.5%硫喷妥钠、安定、氯胺酮等),但麻醉不宜太深,一般不用肌松剂,使患者保持自主呼吸。

(3) 先将气管导管经鼻腔送至咽喉部。

(4) 明视下暴露声门,一手将导管尖端缓慢送入声门,或用导管钳将其送入声门,确认导管在气管内后,将其固定,接呼吸机辅助呼吸。

(5) 如插入后患者无法耐受,可适当加深麻醉,以免引起呛咳。

【气管插管的并发症】

1. 咽喉疼痛,声嘶。

2. 喉炎及喉头水肿,重者可用抗炎、激素和高渗葡萄糖治疗,发生呼吸道梗阻时应做紧急气管切开。

3. 牙齿脱落。

4. 颈部皮下或纵隔气肿,其原因与管芯或喉镜插入过深,以及企气管导管套囊长期压迫有关。

5. 呼吸道梗阻,与下列因素有关:①喉痉挛;②导管过细,致缺氧和二氧化碳蓄积;③导管扭折,或因痰和血痂堵塞;④导管插入过深;⑤导管滑脱。呼吸道梗阻一旦发生应及时查明原因,并处理。

6. 肺炎及支气管炎。

7. 肺不张。

(李树生)

五、气管切开术

【适应证】

1. 各种原因引起上呼吸道梗阻。

2. 各种原因引起的昏迷。

3. 颈喉部损伤、手术、烧伤可能喉头水肿。

4. 严重破伤风伴喉及呼吸肌痉挛。

5. 气管、支气管大出血。

【手术方法】

1. 仰卧位，肩部背后垫枕使头后仰。

2. 用10%碘伏常规消毒（或3%碘酒及酒精）皮肤，用0.5%利多卡因溶液或1%普鲁卡因进行局部麻醉，从甲状腺软骨下缘垂直向下至胸骨上切迹，纵行切开皮肤，皮下组织，用拉钩向两侧牵引开，见气管前筋膜。若气管前有甲状腺峡部或胸腺，则向上或向下牵引，显露气管，在2～3或3～4气管环，用柳叶刀在气管环正中刺一小口，然后用钝头刀伸入气管内，自下向上挑开两个气管环，用气管扩张器伸入并扩大气管切口，将适当大小套管插入，取出管芯，吸出分泌物，插入内套管将套管用系带固定颈前，伤口较长，可上下缝合1～2针，在套管下置纱布敷盖。

【注意事项】

1. 皮肤切口不适过小，手术必须保持颈前正中线上，不可偏离中线。

2. 加强术后护理，套管表面应消毒湿纱布两层敷盖，防止污染气道，保持气管通畅，定时清洗内套管，并煮沸消毒。

3. 注意伤口有无出血，皮下气肿等。

4. 及时吸出分泌物，定时向套管内滴入药液，预防感染。

5. 拔管前先堵塞套管1～2天，观察通气良好可拔管，伤口数天可愈。

（白祥军）

六、呼吸机的临床应用

呼吸机（respirator）是临床用于代替、控制、辅助患者肺通气的一系列机械装置，确切称为通气机（ventilator）。呼吸机治疗（机械通气）是治疗呼吸衰竭重要而有效的方法，可达到增加通气量,减少呼吸功耗,纠正呼吸衰竭的目的。

【机械通气的目的】

纠正急性呼吸性酸中毒、低氧血症,缓解呼吸肌疲劳,防止肺不张,为使用镇静和肌松剂保驾,稳定胸壁。

【机械通气的适应证和指征】

1. 机械通气的适应证

(1) 严重通气不足:如慢性阻塞性肺疾病导致的呼吸衰竭、危重症哮喘、外伤、感染、安眠药或镇静药中毒、特发性中枢性肺泡通气不足、多发性肌炎、重症肌无力、有机磷中毒等神经肌肉疾病的呼吸肌麻痹等。

(2) 严重换气障碍:如严重肺部感染、ARDS 等。

(3) 减少呼吸功耗:如胸、心、腹、神经外科手术后;严重胸部创伤及外科手术常规麻醉和术后管理需要等。

(4) 心肺复苏。

2. 机械通气指征

(1) 临床指征:经积极治疗后病情恶化;意识障碍;呼吸形式严重异常,如呼吸频率>35~40 次/分或<6~8 次/分,或呼吸节律异常,或自主呼吸微弱或消失。

(2) 血气指征:血气分析提示严重通气和(或)氧合障碍:PaO_2<50mmHg,尤其是充分氧疗后仍<50mmHg;$PaCO_2$ 进行性升高,pH 动态下降。

(3) 其他呼吸生理指标:肺活量(VC)<10~15ml/kg;$P_{(A-a)}O_2$>50mmHg(FiO_2=0.21 时)或 $P_{(A-a)}O_2$>300mmHg(FiO_2=1.0 时);最大吸气压(PIP)<20cmH_2O;生理无效腔/潮气量>60%;肺内分流(Qs/Qt)>15%。

3. 常见疾病机械通气的参考适应证

(1) 神经肌肉疾病致呼吸动力不足泵衰竭,PIP<20cmH_2O,或 VC<15ml/kg,或呼吸频率>30~40 次/分,应考虑机械通气;VC<10ml/kg,或 $PaCO_2$>45mmHg 需尽快机械通气。

(2) 镇静剂等中毒所致的中枢抑制,吸氧后 PaO_2 改善不理想,或呼吸频率>30~40 次/分,或咳嗽反射减弱无力咳痰,应考虑建立人工气道,进行机械通气。

(3) 危重症支气管哮喘发生高碳酸血症, $PaCO_2$ > 45mmHg,药物治疗无反应,需紧急气管插管机械通气。

(4) ARDS 发展快,病情凶险。一旦诊断明确,吸氧后低氧血症仍继续发展,应尽早机械通气,并常加用呼气末正压(PEEP)。

(5) COPD 者慢性呼吸衰竭急性加重,合理氧疗后,PaO_2仍<50mmHg,可考虑机械通气;pH<7.20~7.25,呼吸频率>30~40 次/分,或呼吸抑制,神志障碍,需应用机械通气。

(6) 开胸手术、脓毒症、休克、严重外伤等,有发生呼吸衰竭可能时,治疗原发疾病同时,可预防性应用机械通气。

【机械通气的禁忌证】

在出现致命性通气和氧合障碍时,机械通气无绝对禁忌证。

相对禁忌证包括:

1. 气胸、血气胸、纵隔气肿等,未放置引流管。
2. 低血容量性休克未及时补充血容量。
3. 大咯血或气道堵塞而堵塞物未清除。
4. 肺大疱、肺囊肿。
5. 气管-食管瘘。

临床是否应用机械通气,应根据具体情况,基础疾病及发展趋势等综合考虑。

【机械通气的基本类型】

1. 根据吸气向呼气的切换方式可分为"定容"型通气和"定压"型通气

(1) 定容型通气:呼吸机以预设通气容量来管理通气,即呼吸机送气达预设容量后停止送气,依靠肺、胸廓的弹性回缩力被动呼气。常见的定容通气模式有容量控制通气(VCV)、容量辅助-控制通气(V-ACV)、间歇指令通气(IMV)和同步间歇指令通气(SIMV)等,统称为容量预置型通气(volume preset ventilation,VPV)。VPV 能保证潮气量的恒定,从而保障分钟通气量;VPV 的吸气流速波形为恒流波形,即方波,不能和患者的吸气需要相配合,尤其是存在自主吸气的患者,这种人-机的不协调增加镇静剂和肌松剂的需要,并消耗很高的吸气功,从而诱发呼吸肌疲劳和呼吸困难;当肺顺应性较差或气道阻力增加时,产生过高的气道压,易致呼吸机相关性肺损伤(VILI)。

(2) 定压型通气:以气道压力来管理通气,当吸气达预设压力水平时,吸气停止,转换为呼气,故定压型通气时,气道压力是设定的独立参数,而通气容量和流速是从属变化的,与呼吸系统顺应性和气道阻力相关。常见的定压型通气模式有压力控制通气(PCV)、压力辅助控制通气(P-ACV)、压力控制-同步间歇指令通气(PC-SIMV)、压力支持通气(PSV)等,统称为压力预置型通气(pressure preset ventilation, PPV)。PPV 时潮气量随肺顺应性和气道阻力而改变,气道压力一般不会超过预置水平,利于限制过高的肺泡压和预防 VILI;利于人机同步,减少使用镇静剂和肌松剂,保留自主呼吸;流速多为减速波,肺泡在吸气早期即充盈,利于肺内气体交换。

2. 根据开始吸气的机制分为控制通气和辅助通气

(1) 控制通气(Controlled Ventilation, CV):呼吸机完全代替患者的自主呼吸,呼吸频率、潮气量、吸呼比、吸气流速完全由呼吸机控制,呼吸机提供全部的呼吸功。CV 适用于严重呼吸抑制或伴呼吸暂停的患者,如麻醉、中枢神经系统功能障碍、神经肌肉疾病、药物过量等情况。CV 时如潮气量、呼吸频率等参数设置不当,可造成通气不足或过度通气;应用镇静剂或肌松剂可能将导致低心排、低血压、分泌物廓清障碍等;容易产生人机对抗;长时间应用 CV 将导致呼吸肌萎缩或呼吸机依赖。故应用 CV 时应明确治疗目标和治疗终点,对于一般的急性或慢性呼吸衰竭,只要患者情况允许就尽可能采用“部分通气支持”,而不是 CV。

(2) 辅助通气(Assisted Ventilation, AV)依靠患者的吸气努力触发或开启呼吸机吸气活瓣实现通气,当存在自主呼吸时,气道内轻微的压力降低或少量气流触发呼吸机,按预设的潮气量(定容)或吸气压力(定压)将气体输送给患者,呼吸功由患者和呼吸机共同完成。AV 适用于呼吸中枢驱动稳定的患者,患者的自主呼吸易与呼吸机同步,通气时可减少或避免应用镇静剂，保留自主呼吸，避免呼吸肌萎缩，有利于改善机械通气对血流动力学的不利影响，有利于撤机过程。

【机械通气的常用模式】

1. 间歇正压通气（intermittent positive pressure ventilation，IPPV）：IPPV 是一个基本送气方式，又分为控制型通气、辅助型通气和辅助-控制型通气。

（1）控制型通气：见上。

（2）辅助型通气：见上。

（3）辅助-控制型通气（assist-control ventilation，ACV）辅助通气（AV）和控制通气（CV）两种通气模式的结合，当患者自主呼吸频率低于预置频率或无力使气道压力降低或产生少量气流触发呼吸机送气时，呼吸机即以预置的潮气量及通气频率进行正压通气，即 CV；当患者的吸气用力可触发呼吸机时，通气以高于预置频率的任何频率进行，即 AV。也就是触发时为辅助通气，无触发时为控制通气。ACV 为重症患者机械通气的常用模式，可提供与自主呼吸基本同步的通气，但当患者不能触发呼吸机时，CV 可确保最小的指令分钟通气量，以保证自主呼吸不稳定患者的通气安全。

2. 同步间歇指令通气（synchronized intermittent mandatory ventilation，SIMV）：自主呼吸与控制通气相结合的呼吸模式，在触发窗内患者可触发和自主呼吸同步的指令正压通气，在两次指令通气周期之间允许患者自主呼吸，指令呼吸可以预设容量（容量控制 SIMV）或预设压力（压力控制 SIMV）的形式来进行。特点：①通过设定 IMV 的频率和潮气量能确保最低分钟量；②SIMV 能与患者的自主呼吸相配合，减少人机对抗，减少正压通气的血流动力学负效应，防止潜在的并发症，如气压伤等；③通过改变预设 IMV 频率改变呼吸支持的水平，即从完全支持到部分支持，可用于长期带机者的撤机；④由于能应用较多的呼吸肌群，故可减轻呼吸肌萎缩；⑤不适当的参数设置（如低流速）增加呼吸功，导致呼吸肌过度疲劳或过度通气导致呼吸性碱中毒，COPD 者出现动态过度肺膨胀。

3. 压力支持通气（pressure support ventilation，PSV）：属于

部分通气支持模式,是患者触发、压力目标、流量切换的一种机械通气模式,即患者触发通气并控制呼吸频率及潮气量,当气道压力达到预设的压力支持水平,且吸气流速低于阈值水平时,由吸气相切换到呼气相。特点:①设定水平适当时少有人机对抗,可有效减轻呼吸功,增加患者吸气努力的有效性;②对血流动力学影响较小,包括心脏术后患者;③5～8cmH_2O 的 PSV 可克服气管内导管和呼吸机回路的阻力,可应用于撤机过程;④PSV 潮气量由呼吸系统的顺应性和阻力决定,当呼吸系统力学改变引起潮气量改变时应及时调整支持水平,对严重而不稳定的呼吸衰竭患者或有支气管痉挛及分泌物较多的患者应谨慎选用;⑤呼吸中枢驱动功能障碍患者也可导致每分通气量的变化,甚至呼吸暂停而窒息,PSV 时需设置背景通气。

4. 呼气末正压通气(positive end expiratory pressure,PEEP):在呼气末施加一定正压,使气道及肺泡内压保持高于大气压水平,功能残气量增加,防止呼气末时小气道或肺泡闭陷,并减少间质水肿。PEEP 能影响静脉回流降低心排血量,可使颅压升高加重脑水肿,引起肠道及肝脏淤血,同时可增加气道平均压。最佳 PEEP 是指对循环无不良影响而达到最大肺顺应性、最小肺内分流(<10%),最低吸氧浓度(<50%)时的最小 PEEP。目前推荐以静态肺 P-V 曲线低位转折点压力+2cmH_2O 作为最佳 PEEP。此模式必须配合其他呼吸模式共同使用,主要用于低氧血症、肺不张等情况。

5. 持续气道正压通气(continuous positive airway pressure,CPAP):在自主呼吸条件下,整个呼吸周期内(吸气及呼气期间)气道均保持正压,患者完成全部的呼吸功,是呼气末正压(PEEP)在自主呼吸条件下的特殊技术。特点:①具有 PEEP 的各种优点和作用,如增加肺泡内压和功能残气量,增加氧合,防止气道和肺泡的萎陷,改善肺顺应性,降低呼吸功,对抗内源性 PEEP;②CPAP 压力过高可增加气道峰压和平均气道压,减少回心血量和肝肾等重要脏器的血流灌注等。

6. 双水平气道正压通气(biphasic positive airway pressure,BiPAP):自主呼吸时,交替给予两种不同水平的气道正压,高压力水平（Phigh）和低压力水平（Plow）之间定时切换，且其高压时间、低压时间、高压水平、低压水平各自独立可调，利用从Phigh切换至Plow时功能残气量（FRC）的减少，增加呼出气量，改善肺泡通气。特点：①BiPAP通气时气道压力在高压水平与低压水平之间周期转换，每个压力水平，双向压力的时间比均独立可调，若Phigh与Plow时间不同，可变化为反比BiPAP或气道压力释放通气（APRV）；②BiPAP通气时患者的自主呼吸少受干扰和抑制，尤其两个压力时相持续时间较长时，应用BiPAP比CPAP对增加患者的氧合具有更明显的作用；③BiPAP通气时控制通气向自主呼吸过度，不用变更通气模式直至脱机。

【通气参数的设置和调整】

现代呼吸机可调参数很多，但基本的只有7～8个。若基本参数调节适当，可适应90%患者的治疗需要。

1. 潮气量（Vt）一般为7～10ml/kg，目前多主张开始时选用较小潮气量。ARDS患者可选择5～7ml/kg。

2. 通气频率（RR）：根据通气模式、死腔/潮气量比、目标PCO_2水平及自主呼吸强度等决定，原则上成人通常设定为12～20次/分钟。

3. 吸/呼时间比（I/E）：定时型呼吸机可直接调节。定容型由潮气量、频率和吸气流速而定。一般I/E为1∶1.5～3。有时预置吸气暂停或吸气后屏气时间，以利气体交换，此时I/E=（吸气时间+暂停时间）/呼气时间。限制性通气障碍I/E取1∶1.5，配合较快频率；阻塞性通气障碍取1∶2～2.5，配合慢频率。

4. 吸气压（PIP）：定压型通气吸气压可直接设定，定容型通气吸气压取决于潮气量大小。呼吸机输入气压成人为20～30cmH_2O，一般不宜超过40cmH_2O。

5. 吸气流速（IFR）：可直接调节的，也可通过Vt、I/E、RR调节。可调范围4～130L/min。成人常用40～80L/min（平均60L/min）。

6. 吸氧浓度（FiO_2）：低浓度24～28%（<30%）用于COPD

者;高浓度>60%用于急性严重缺氧,时间不宜超过24小时,以防氧中毒。

7. 呼气末正压(PEEP):一般在5~20cmH$_2$O范围内调节,在保证适当PaO_2的前提下尽量选用低水平,目前推荐以静态肺P-V曲线低位转折点压力+2cmH$_2$O来确定PEEP。

8. 触发灵敏度:一般情况下,压力触发常为-0.5~-1.5cmH$_2$O,流速触发常为2~5L/min,适当的触发灵敏度设置将使患者更舒适,促进人机协调。若触发敏感度过高,会引起与患者用力无关的自动触发;若设置触发敏感度过低,将显著增加患者的吸气负荷,消耗额外呼吸功。

【机械通气的其他模式】

1. 高频振荡通气(HFOV):目前所有高频通气中频率最高的一种,可达15~17Hz。由于频率高,每次潮气量接近或小于解剖死腔。HFOV通气时呼气相系统呈负压,将气体抽吸出体外,保证了二氧化碳的排出,侧枝气流供应使气体可充分湿化。HFOV通过提高肺容积、减少吸呼相的压差、降低肺泡压(仅为常规正压通气的1/5~1/15)、避免高浓度吸氧等机制改善氧合及减少肺损伤,是目前先进的高频通气技术。

(1)应用指征:主要用于重症ARDS患者,如FiO_2>0.6时PaO_2/FiO_2<200持续24小时以上,且平均气道压(MAP)>20cmH$_2$O,或PEEP>15cmH$_2$O。

(2)参数设置:① MAP:初始设置高于常规通气MAP λ2~4cmH$_2$O,之后根据氧合和血流动力学调节,最高不超过45cmH$_2$O;②FiO_2:与MAP配合,尽量使FiO_2 λ<60%;③压力变化幅度(ΔP):初始设置为50~70cmH$_2$O,之后根据$PaCO_2$或胸廓振荡幅度调节;④频率:初始设置3~6Hz;⑤吸气时间占呼吸周期(I/E):33%~50%,增加I/E有助于降低$PaCO_2$和改善氧合;⑥侧枝气流:40~60L/min。

2. 成比例辅助通气(proportional assist ventilation,PAV):一种同步部分通气支持,呼吸机送气与患者用力成比例,PAV的目标是让患者舒适地获得由自身任意支配的呼吸形式和通气水平。参数设置包括流速辅助(FA)、容量辅助(VA)、持续气道正压(CPAP)。

【机械通气应用步骤】

1. 气道连接

(1) 鼻面罩:用于神志清楚且合作者或短期间断用呼吸机者。

(2) 气管插管:用于昏迷及不能有效通气者。

(3) 气管切开插入导管:用于长时机械通气者。

2. 预置呼吸机参数(以无基础肺疾病的成人为例)

(1) Vt:8ml/kg。

(2) RR:12~20次/分;每分通气量(Ve)6~10L。

(3) I/E:1∶2~3;PIP<30cmH_2O。

(4) FiO_2:40~60%。

(5) 为送入气体提供温化、湿化。

(6) 报警上下限:根据具体情况设置Vt、RR、Ve、FiO_2、PIP等参数的报警上下限。

3. 患者处置

(1) 必要的镇静,观察自主呼吸对呼吸机的触发情况及Ve。

(2) 监护机械通气对循环、胃膨胀的影响。

(3) 定期(2~4小时)检查血气,改变通气条件后及时复查。

(4) 根据PaO_2调节Ve。

(5) 根据PaO_2调节FiO_2和PEEP水平。

(6) 基础护理与治疗:定期观察、翻身、清洁口腔;检查肺呼吸音和肺扩张度,警惕插管过深,分泌物聚积及气胸等;评估意识状态,确定是否需要使用镇静剂。

(7) X线胸片:最初至少每2天一次,观察插管位置、肺泡萎陷或实变、胸水等。

【机械通气的管理】

(1) 密切临床观察:呼吸、体温、脉搏、血压、呼吸动度、肺呼吸音、皮肤颜色和湿度、尿量、神志情况等。

(2) 观察呼吸机运转情况、通气指标:包括呼出气量、有效潮气量、通气频率、气道压、吸气阻力、顺应性、呼吸功等。

(3) 监测血气、血尿常规、血生化、痰培养、血培养、X线胸片、心电活动等。

(4) 注意气道湿化,定时吸痰。

(5) 气管插管或气管切开的护理。

(6) 注意呼吸机及其管道的定时清洁和消毒,病室通风和消毒。

【呼吸机撤离的条件和方法】

1. 撤机条件

(1) 导致机械通气的病因好转或去除。

(2) 神志恢复,自主排痰能力增强。

(3) 自主呼吸能力恢复:呼吸频率<35次/分,自主潮气量>400ml,VC>15ml/kg,PIP>20cmH_2O。

(4) 氧合状况好转:PaO_2>50mmHg,PaO_2/FiO_2>150~200mmHg(PEEP≤5~8cmH_2O,FiO_2≤0.4~0.5),$PaCO_2$无明显增高,pH≥7.25。

(5) 血流动力学稳定:无显著的低血压[不需要血管活性药的治疗或只需要小剂量的血管活性药物,如多巴胺或多巴酚丁胺<5~10μg/(kg·min)]。

2. 撤机方法

(1) 做好患者思想工作,利用SIMV、PSV或经T形管呼吸法,进行自主呼吸锻炼,逐渐减少呼吸机辅助通气频率及压力,直至停用。

(2) 自主呼吸试验(SBT):符合撤机条件者先进行3分钟SBT,SBT期间应密切观察患者生命体征,若不能耐受,应立即停止试验,转为机械通气。若3分钟SBT通过,继续自主呼吸30~120分钟,如能够耐受则考虑撤机。

(3) SBT期间出现下列情况应中止试验,转为机械通气:①呼吸频率/潮气量(L)>105;②呼吸频率>35次/分或<8次/分;③自主潮气量<4ml/kg;④心率>140次/分或变化幅度>20%,或有新发的心律失常;⑤SaO_2<90%。

(4) 撤机后仍需观察患者呼吸是否费力,咳痰是否有力,并复查血气。若自主通气稳定,动脉血气理想,可行拔管。

【机械通气并发症及处理】

1. 呼吸机及管道并发症

(1) 插管过深:进入主支气管,单侧呼吸音减低。应稍许拔出气管插管并重新固定。

(2) 呼吸机管道脱离:多有吸气压低限报警或呼出气量低限报警。应重新连接固定呼吸机与插管。

(3) 气囊漏气:呼出气量低限报警或呼气末 CO_2 降低,气囊测压下降。气囊应重新充气,破损时应更换。应急时可暂增加通气或改为压力控制通气。

(4) 管腔内阻塞:PIP 高限报警。应清除管腔内阻塞物。

(5) 气管溃疡、坏死、出血及穿孔:是气囊压迫的结果。插管时避免损伤气道,气囊定时放气,使用低压气囊可以预防。

(6) 吸入气湿化不足:分泌物黏稠。应调整湿化器温度、水量,定时检修。

(7) 呼气阀粘在闭合位:PIP 高限报警,并有心动过速。应立即移开呼吸机,检修呼气阀。

(8) 触发灵敏度过高使呼吸增快:PIP 降低,呼气频率高限报警。应降低触发灵敏度。

2. 患者并发症

(1) 通气过度:通气量高限报警或 $PaCO_2$ 降低,呼吸性碱中毒。应降低预置通气量。

(2) 通气不足:呼气末 CO_2 或 $PaCO_2$ 增高,诱发呼吸性酸中毒。应增加预置通气量。

(3) 人机对抗:自主呼吸与机械通气不同步,PIP 高限报警。可短时增加通气量,改变通气方式,酌情使用镇静剂。

(4) 肺不张:局部呼吸音减低,X 线胸片可见肺不张。应体位引流,加强抗感染,必要时纤支镜冲洗及吸引。

(5) 呼吸机相关肺炎:机械通气 48 小时后出现肺部感染,临床及 X 线有相应表现。应予抗感染和排痰治疗,并防止食管返流和交叉感染,如有可能尽早撤离呼吸机。

(6) 低血压、休克:原有心血管功能异常及老年人易发生。

表现为面色苍白、四肢湿冷、脉搏细数、血压下降、神志障碍、尿量减少。应降低通气量和(或)吸/呼比,补充血容量,必要时应用多巴胺等血管活性药物。

(7) 气压伤:①张力性气胸:气管向健侧移位,患侧呼吸音减低或消失,叩诊呈鼓音,胸片可证实。应行胸腔闭式引流排气;②纵隔气肿、心包积气、气腹、后腹膜积气及血管空气栓塞、ARDS 等:有相应临床表现和辅助检查异常。应减少通气压力和潮气量,并根据临床情况予以紧急处理。

(8) 其他:水肿、腹胀、黄疸、胃出血、氧中毒等。应予以相应处理。

(占成业)

七、心脏直流电复律

心脏直流电复律(cardioversion)是用高能电脉冲经胸壁或直接作用心脏,治疗多种快速心律失常,使之转为窦性心律的一种有效的方法。

【适应证】

1. 用于心室颤动和扑动。首选非同步直流电复律。

2. 心房颤动和扑动,室上速或室性心动过速,合并预激综合征的异位快速心律失常等,在药物治疗无效或有严重血流动力学障碍时采用同步直流电复律。

【禁忌证】

1. 洋地黄中毒性心律失常和(或)低钾血症引起的心律失常(室颤除外)。

2. 心房颤动伴高度或完全性房室传导阻滞。

3. 病窦综合征。

4. 复律后不具备长期药物维持治疗者或药物维持治疗下反复发生心房颤动者。

5. 近 3 个月有栓塞史者。

6. 心脏明显增大者。

7. 风湿性心脏病风湿活动者。

8. 器质性心脏病心力衰竭未纠正者。

9. 持续性心房颤动伴缓慢心室率者。

【操作方法】

（一）非同步直流电复律(除颤)

1. 胸外心脏电除颤

(1) 两电极板涂导电糊或用温生理盐水纱布包裹,分别放于心尖部和胸骨右缘2~3肋间,两电极相距10cm,避免两极间因盐水或导电糊而短路。

(2) 打开除颤器电源开关,选择"非同步"按钮。

(3) 按充电钮,充电能量至200J或300J。

(4) 按"放电"电钮,此时患者躯体抽动一下说明已放电。

(5) 放电后立即观察患者心电图,观察除颤是否成功,并决定是否需要再次电除颤。

2. 胸内心脏除颤:此方法用于开胸手术中的心室扑动和心室颤动,消毒心电极板用消毒盐水纱布包扎后,分别置于心脏前后,充电、放电等操作与胸外心脏电除颤相同,所用能量一般为60J。

（二）同步直流电复律

1. 使用洋地黄类药物的房颤患者,停用洋地黄至少1天。

2. 复律前1天给奎尼丁0.2g,每6小时1次。服药目的是建立体内奎尼丁浓度,防止复律后心律失常再发。

3. 术前1天测血清钾,必要时补钾,手术当天晨禁食,术前1~2小时服少量镇静剂,术前半小时高流量吸氧。术前建立静脉通路,准备好复苏设备。将病人置于硬板床上,不与周围金属接触。术前描记12导联心电图供对照。

4. 选择R波较高的导联进行观察,测试同步性能,将电钮放在"同步"位置,则放电同步信号应在R波降支的上1/3处。除颤电极板的放置位置和方法同前。

5. 缓慢静脉注射地西泮0.3~0.5mg/kg或氯胺酮0.5~1mg/kg麻醉至睫毛反射开始消失的深度。

6. 电极板放置方法同非同步直流电复律,根据不同的心律失常类型选用不同的能量(房颤200J,房扑50~100J,室上速100J,室速100J)。

7. 按同步放电揿钮放电。

8. 若未转复窦性心律可增加功率,再次复律。

9. 若转复宜密切观察生命体征直到病人清醒。

10. 有栓塞史者,术前后宜抗凝治疗2周。

【并发症及处理】

1. 心律失常:最常见并发症,常为一过性心律失常,缓慢性心律失常发生率最多,常为窦性心动过缓,窦性停搏和房室传导阻滞,房性心律失常也不可见,多为房性早搏,短阵房性心动过速,室性心律失常少见,但极具威胁应高度警惕。

2. 低血压:多见于高能电击后,若血压下降不明显,全身状况好,则不必处理,密切观察数小时可恢复,若持续显著降低则静脉滴注升压药。

3. 急性肺水肿:多发生于复律后1~3小时,应及早给予强心、利尿治疗。

4. 栓塞:多发生于转复后,严重程度因栓塞部位不同而异,发生后应积极予抗凝,溶栓等治疗,对有高度发生栓塞可能性者,要预防性治疗。

5. 心肌损害:多见于高能电击,可有心肌酶谱升高及心电图ST-T改变,一过性,一般1周内恢复正常。

6. 皮肤灼伤:常见并发症,一般不需特殊处理,必要时可给外用药膏。

(祝 伟)

八、临时人工心脏起搏

人工心脏起搏器(artificial cardiac pacing)是通过人工心脏起搏器,以特定频率的脉冲电流,经过导线和电极刺激心脏,代替心脏起搏点引起心脏搏动的治疗和诊断方法。临时人工心脏起搏是一种临时措施,非永久性心脏起搏,脉冲发生器置于体外,放置时间不到两周,当完成诊断,治疗目的后即可撤出电极。

【适应证】

（一）预防

1. 心脏起搏或传导系统有功能不全,近期将要接受大手术及麻醉者。

2. 永久性心脏起搏器植入前反复发作阿-斯综合征者。

3. 永久性起搏器更换时的过渡期。

（二）诊断

作为某些临床诊断及电生理检查的辅助手段。

1. 预激综合征类型。

2. 窦房结功能。

3. 房室结功能。

4. 折返性心律失常。

5. 抗心律失常药物效果。

（三）适应证

1. Ⅲ°房室传导阻滞,严重窦房结功能障碍等原因反复发作阿-斯综合征危及生命者。

2. 急性下壁或广泛前壁心肌梗死时出现严重缓慢型心律失常者。

3. 洋地黄中毒,电解质紊乱致严重缓慢型心律失常者。

4. 心脏外科手术后发生传导阻滞致心动过缓而引起血流动力学紊乱者。

【分类】

根据起搏途径可分为:①经胸壁起搏法。②经食管心房起搏。③经静脉心内膜起搏。④经胸壁心脏穿刺起搏法。

【操作方法】

1. 经胸壁起搏法:是将两枚盘状电极分别紧贴心前区(阳极)和左侧背后(阴极),脉冲宽度 20 ~ 40 毫秒,起搏电流 40 ~ 200mA。此法适用急诊科抢救心脏停搏的患者,简单方便。

2. 经食管心房起搏:电极导管经鼻腔插入食管中、下部心房水平,脉冲发生器置于体外,其脉宽多为 1.5 ~ 5.0 毫秒。当电极导管到达心房后部时,食管导联心电图 P 波呈正负双向。多用于诊断,临床电生理检查。

3. 经静脉心内膜起搏:可选用大隐静脉、肘静脉、贵要静脉、颈外静脉、颈内静脉或锁骨下静脉施术,此法为目前安全、最可靠的心腔起搏方法。在 X 线透视下或在床边盲目插入电极导管至右室心尖部嵌入肌小梁中接触心内膜,将胸导联与起搏导管(阴极)相连,记录心腔心电图,如 QRS 波呈 rS,且 ST 段抬高 20~30mm,说明导管位置合适。

4. 经胸壁心脏穿刺起搏法:带芯的穿刺针,于胸骨左缘外 1~2cm 第 4 肋间,刺过胸壁和心壁至右心腔,拔出芯,将双极心内膜电极经针腔置入心内膜,连接体外携带式起搏器起搏。此法仅作急诊抢救用。

【并发症及故障】

1. 手术并发症:①手术部位出血。②手术部位感染。③术中出现严重室性心律失常。

2. 起搏器起搏故障:①感知障碍。②起搏障碍。③导线断裂。④电极移位。⑤心肌穿孔。

(祝 伟)

九、洗 胃 术

对于口服中毒者,洗胃术是清除毒物、防止其吸收的主要方法之一。毒物进入人体后应尽早洗胃,大量中毒者,可不受时间的限制,即使超过 6 小时也应洗胃。

【适应证】

1. 服毒病人。
2. 需留取胃液标本送毒物分析者,首选胃管洗胃。
3. 治疗完全或不完全性幽门梗阻。
4. 急、慢性胃扩张。

【禁忌证】

1. 口服腐蚀性毒物,如洗胃,可引起食管及胃穿孔。
2. 吞服石油制品,如汽油、煤油者。

3. 中毒所致抽搐未控制前。

4. 有食管静脉曲张、主动脉瘤、上消化道出血及严重心脏疾患病史者。

【操作步骤】

1. 神志清醒病人,向其说明洗胃意义,帮助患者消除紧张和不安。

2. 用液状石蜡涂擦胃管前端。术者站在患者的右方,让病人头部向后,对昏迷病人宜用扩口器或缠有纱布的压舌板,使口张开。胃管进入口腔后,嘱清醒患者吞咽唾液,一边吞咽一边插管。插管中如病人出现刺激性咳嗽、呼吸困难,说明已插入气管,应立即退出重插。

3. 当胃管已插入50cm,如能抽出胃内容物,或从胃管注入空气时在上腹部用听诊器听到气过水声,则证实胃管已进入胃内。

4. 将胃管固定于鼻翼。

【洗胃方法】

在胃管插入后,可分别作胃管洗胃术、灌流洗胃术和电动洗胃机洗胃术。

(1) 胃管洗胃法:先插入带漏斗的粗胃管或普通胃管,然后用注射器将胃内容物抽尽,并留取标本以供分析用。经胃管注入洗胃液300～500ml,儿童减量,过多易将毒物驱入肠中,且易致误吸。注入洗胃液后立即放低漏斗或胃管后端,利用虹吸原理将胃内液体引出,如此反复进行,直至胃内流出的灌注液清澈无味为止。洗毕后可从胃管内注入活性炭或泻剂,拔出胃管。

(2) 灌流洗胃法:插入胃管后先用注射器抽出胃内液体。用一个三通管,放在低于病床的平面,一端与装洗胃液的输液瓶相连,一端与胃管相接,另一端连接橡皮管用作排出胃内容物的通道。用注射器将胃内液抽尽后将连接输液瓶管道上的夹子放松,这样经胃管流入洗胃液300～500ml,夹紧夹子,放松排出管道夹子,胃内液由虹吸原理引流至污物桶。如此反复清洗,直至流出液澄清无味为止。

(3) 电动洗胃机洗胃法：国内电动洗胃机产品较多，其工作方式，有自控和手控两种，前者由洗胃机自动控制灌入洗胃液量，灌入300~500ml洗胃液后，自动将胃内液用负压吸引排出至负压瓶内，后者用手拨旋钮至注入部位，待向胃内灌注液体300~500ml后，将旋钮拨至排出部位，以负压吸出胃内液体。如此反复进行。电动洗胃机应经常检查，保持良好的工作状态。注意自控的灌入量与实际注入量是否相符，以免灌入量过多。还要调节好正负压，负压过大，胃管触及胃壁，易致出血。储液瓶内的橡皮垫圈要保持完整无缺，以保证瓶内正负压力。

【注意事项】

1. 术前应取下义齿，昏迷病人插入胃管后应侧卧位，以免引起吸入性肺炎。

2. 危重病人洗胃时，注意保持呼吸道通畅，有的应作心电监护，及早开放静脉通道，以便及时用药。

3. 务必证实胃管确实插入胃内后方行灌洗。

4. 第一次抽出或洗出之胃内容物应留作检查或毒物分析。

5. 昏迷病人注入灌洗液不宜过多，每次不超过300ml，以免液体自胃反流入气管。洗出液中有较多鲜血时应停止洗胃。

6. 严重的急性口服中毒，如插管洗胃确有困难，可采用剖腹胃造口洗胃术。

（周代星）

十、三腔管填压术（三腔二囊管压迫止血术）

【适应证】

门脉高压症引起食管下段或胃底静脉曲张破裂出血，伴有黄疸、腹水或肝功能障碍不能耐受手术治疗。

【禁忌证】

1. 合并食管狭窄者，三腔两囊管无法通过。

2. 患者已处于全身衰竭。

【术前准备】

1. 备消毒三腔二囊管一根及液状石蜡。

2. 检查三腔管是否完好，食管气囊和胃气囊的气体量，充气是否均匀，有无漏气，气囊弹性是否良好，胃管是否通畅。

【操作方法】

1. 润滑三腔二囊管插管前排完囊内气体，涂消毒液状石蜡，将管的头部从鼻处或口腔缓缓插入，插至咽部嘱患者吞咽，使三腔管到达胃内，长约60cm，并能抽到胃液。

2. 囊内充气：用50ml注射器向胃囊内注入200ml气体，并夹住末端，再将三腔管往外牵拉，直至感到有阻力，表明胃气囊已压迫胃底静脉，用滑车悬吊0.5kg重物体持续牵引，持续压迫，并避免三腔管入胃内而达不到止血目的，可向胃内注入冷盐水。如出血停止，不必向食管气囊注入气体。若继续出血，再向食管气囊注入气体100～150ml，并夹管，以压迫食管下段静脉，达到止血目的。

【并发症及处理】

1. 压迫性黏膜坏死由于气囊充气太多或气囊压迫时间太长，压迫局部黏膜缺血性坏死。为避免此并发症的发生，关键在于食管气囊气体限在150ml之内，胃气囊充气限制在200ml之内，否则压力太大。即使两气囊充气量正常，但局部压迫时间不应超过12～24小时，否则仍将产生压迫性黏膜坏死。一旦并发症发生，应及时放气拔除三腔二囊管，用止血和保护黏膜药物治疗。

2. 窒息：插三腔二囊管过程中，可因呕吐或气囊滑脱引起气囊阻塞喉部发生窒息。此时必须立即抽气拔管。

【注意事项】

1. 使用三腔管一般24～72小时可达到止血。若仍未止血应延长压迫止血时间。

2. 气囊压迫止血不宜过长，应每隔12～24小时放气一次，并解牵引，每间隔30分钟再充气。

3. 出血停止后，先放食管气囊的气体，观察24小时，仍不出血，将气囊气体放完，嘱患者服液状石蜡20ml后，缓缓拔出三腔二囊管。

4. 气囊内的气体不能过多,否则易引起压迫性黏膜坏死。但也不能太少,否则达不到止血目的。

5. 放置三腔管期间,应加强口腔护理,及时吸出口腔分泌物,防止误吸。

（白祥军）

十一、输血和输血反应

输血(transfusion)是把供血者的血液输给患者以纠正患者的失血或血液成分的减少或缺乏,实际上是一种替代疗法,是急诊抢救大量失血或严重缺血患者的重要措施。因输入的血液成分不同分为输全血和成分输血。

【全血输注】

全血包括新鲜血液即当天采取或采取24小时内血液不经过库存,血细胞及凝血因子等血液有效成分几乎不被破坏;库存血即采集的血液中加入枸橼酸、枸橼酸钠、葡萄糖(ACD)保养液,在4～6℃温度保存,是一种备用血液,期限为21天,凝血因子Ⅱ、Ⅴ、Ⅶ、Ⅷ、血小板保存率降低。

1. 适应证:①急性失血如创伤、内出血、手术出血,尤其是血容量减少>20%出现低血压或休克时;②严重贫血,全血细胞减少症如急性溶血性贫血或某些出血性疾病(输新鲜血液补充凝血因子);③体外循环和血液透析者(补充血小板);④败血症,严重感染时少量多次输新鲜血以增加抗体;⑤一氧化碳、酚中毒等。

2. 禁忌证:①血型不合或对血浆中某种成分发生过敏反应者;②各种免疫性疾病如PNH者,以免加重溶血;③尿毒症透析前,有高钾血症及酸中毒者禁用库存血。

【成分输血】

成分输血包括红细胞、粒细胞、血小板及血浆中不同成分的输入,其优点是治疗针对性强,可提高疗效,减少输全血时不必要血液成分输入带来的不良反应和并发症；减少输血量，从而降低心脏负荷；节约血源，减轻患者负担；另外血液成分制剂比全血稳定性好，便于保存和运输。

（一）输红细胞

包括①浓缩红细胞，血细胞比容 70%～80%，含血浆量少，抗凝剂量小；②少白细胞的红细胞悬液，此制品减少白细胞 50%，减少血小板 60%；③红细胞悬液，是分离血浆后的红细胞加代血浆制成的悬液，其中洗涤红细胞去除了绝大部分血浆、白细胞和血小板，并去除了红细胞破坏所释放的血钾和抗凝剂；④冰冻红细胞，为红细胞悬液加红细胞保护剂于-85～65℃保存制成，能保持稀有血型，可用于自身输血。

适应证包括各种贫血，尤其是伴有心衰，高血钾者宜选用洗涤红细胞（自身免疫性溶血性贫血宜选用洗涤红细胞，器官移植等患者宜选用少白细胞的红细胞）。

（二）输白细胞

适用于严重粒细胞减少或粒细胞缺乏症合并感染时，一次输注至少需 1×10^{10} 个白细胞，连续 4～6 天，可能有效。

（三）输血小板

适用于血小板明显减少（$<20\times10^9/L$）或功能障碍，出血倾向明显或有颅内出血危险者。成人每日 1×10U/kg，连续 3～4 天。已产生血小板抗体或证实为无效血小板输注，即血小板 1 小时回升值低于 30%，18～24 小时低于 20% 或血小板存活期<2 天者忌用。

（四）输血浆成分

1. 鲜血浆：指在采血后 6 小时内分离者含有全部凝血因子及多量血小板。

2. 新鲜冰冻血浆：采血后 6 小时内分离出的血浆在-30℃冰冻可保存一年，其凝血因子活性约损失 15%。

3. 抗血友病球蛋白 含原始浆内 50% 的因子Ⅷ、wVF、纤维蛋白原和因子ⅩⅢ。

4. 凝血酶原复合物：含因子Ⅱ、Ⅶ、Ⅸ及Ⅹ。

5. 纤维蛋白原:约含60%纤维蛋白原。

6. 白蛋白:含量为5%和20%,分为纯白蛋白、无盐白蛋白及血浆蛋白成分。

7. 免疫球蛋白:主要含IgG,其次为IgA和IgM,其中特异性免疫球蛋白含大量特异性抗体,如抗HBs,抗破伤风、抗狂犬、麻疹等免疫球蛋白。

用于补充血容量,提高血浆胶体渗透压和纠正低蛋白血症。治疗一些凝血因子缺乏引起的出血性疾病,对非O型血患者,一次输注量超400ml时要用同型血或AB型血供者血浆。

【输血反应】

输血反应主要包括:

1. 发热反应。
2. 过敏反应。
3. 溶血反应。
4. 细菌污染输血反应。
5. 传播疾病。
6. 其他输血反应如高血钾、低血钙反应。
7. 输血相关性肺损伤。

(一) 发热反应

1. 临床表现:常发生在输血到15~20分钟或输血后数小时,有畏寒,发热,伴头痛、出汗、恶心、呕吐、心慌,持续1~2小时后体温开始下降,数小时后恢复正常。

2. 治疗

(1) 停止输血,密切观察。

(2) 对症处理 如异丙嗪25mg或哌替啶25mg肌内注射。口服复方阿司匹林0.25等,必要时可予氢化可的松100mg静脉滴注。

(二) 溶血反应

1. 临床表现:轻度溶血时有发热,尿茶色或轻度黄疸,血红蛋白稍下降;重度溶血则有畏寒,寒战、发热,心悸、胸痛、腰背痛、呼吸困难、血压下降,尿呈酱油色甚至出现少尿、无尿、发生急性肾衰竭。

2. 治疗

(1) 立即终止输血。

(2) 低血压休克者 立即皮下注射肾上腺素0.3～0.5mg，低分子右旋糖酐250ml静脉滴注扩容，地塞米松10mg静脉滴注，5%碳酸氢钠100ml静脉滴注，血压仍低者可予多巴胺(dopamine) 100mg于250ml液体中静脉滴注，维持收缩压在100mmHg左右。

(3) 利尿，20%甘露醇250ml或呋塞米(速尿)20～100mg静注。

(4) 发生急性肾功衰时，限制输液量，量出而入，严重者尽快透析治疗(血液透析或腹膜透析)。

(三) 过敏反应

主要表现为荨麻疹，颜面部血管神经性水肿，喉头痉挛，支气管哮喘，过敏性休克等。处理：抗组胺药异丙嗪25mg肌内注射及地塞米松10mg静注，严重者立即皮下或肌内注射肾上腺素(1∶1000)0.5～1ml皮下注射及抗休克治疗，必要时行气管切开等处理。

(钟　强)

十二、胸腔闭式引流术

【适应证】

1. 创伤性气胸、血胸经胸腔穿刺抽吸不能改善呼吸循环症状。

2. 急性自发性气胸肺压缩30%以上或胸闷气短症状明显。

3. 脓胸(早期脓胸、小儿脓胸、不宜反复穿刺抽脓、脓胸并支气管胸膜瘘或食管瘘)。

4. 胸腔内手术后为引流液、气体。

【禁忌证】

1. 结核性脓胸。

2. 癌性胸腔积液。

【术前准备】

1. 备粗细合适的消毒胸腔引流管一根和密封瓶一个,使用前注入无菌生理盐水200ml。

2. 消毒切开包一个。

3. 备局麻药物。

【操作要点】

1. 体位:急性气胸或血气胸,尤其是张力性气胸多取半卧位,也可取坐位。让患者坐稳而舒适。

2. 引流部位:胸腔内液体引流,常规在腋中、后线第7、8肋间。引流气体时则在患侧锁骨中线第二肋间。

3. 常规消毒:用10%碘伏(或3%碘酒和75%酒精)消毒手术野的皮肤,铺巾。

4. 麻醉切口:术者戴无菌手套,用0.5%利多卡因水溶液(lidocaine)或1%普鲁卡因(procaine)在切口肋缘上进行局部麻醉,横行皮肤切口长约2cm,深达肌层,然后用血管钳刺破胸膜,将一根剪有侧孔的胸腔引流管从切口插入胸腔内4~5cm。远端胶管应用止血钳夹住。

5. 缝合皮肤切口:将引流管远端置于无菌水密封瓶的水中,并打开止血钳,使胸腔与密封瓶相通,再用缝线固定引流管,缝合切口,周围用凡士林纱布敷盖,再用无菌纱布包扎。

【并发症及处理】

1. 脓胸:多因胸腔闭式引流消毒不彻底或因不注意无菌操作,导致胸腔感染。为避免此种并发症的发生,最主要的是手术过程中的无菌操作。发生胸腔感染应及抗生素治疗,保持引流通畅,嘱患者多作深大呼吸,使胸腔积液尽快排净,还可进行大型超短波理疗。

2. 气胸:多因操作不慎引起。因将胸腔引流管从切口插入胸腔时,引流管必须用止血钳夹住,否则,由于胸腔负压,使气体经引流管进入胸腔引起气胸。还可因密封瓶倒置玻璃管露出水面,气体进入胸腔或因更换密封瓶时未夹管引起。发生气胸时必须立即夹管。密封瓶增加无菌水使之平面超过玻璃管,再打开夹管,使气体排出。

【注意事项】

1. 插入胸腔内的胶管不宜过深划或过浅,开有侧孔的一段应置入胸腔内不超过2.5cm。固定要牢靠,以防滑脱。

2. 脓腔引流时,应从脓腔的最低部位插管,以利充分引流。

3. 经常检查引流管是否通畅,鼓励患者多做深呼吸、咳嗽,吹气球,以利肺扩张。

4. 每天应更换闭式引流瓶,更换时必须夹管,防止气体进入胸腔,并记录引流量。

5. 胸腔内手术后的闭式引流,一般48小时拔除,血、气胸的闭式引流,待血气排完、肺膨胀即可拔管。脓腔闭式引流,待24小时的脓液排出量少于10ml,残腔消失方可拔除。

(白祥军)

十三、心包穿刺术

心包穿刺术(pericardial paracentesis)是临床常用的诊疗技术之一。

【适应证】

1. 抽取积液进行常规化验,细菌学或细胞学检查,以助病因诊断。

2. 大量积液有心脏压塞征时,穿刺放液作对症治疗用。

3. 向心包腔内注射药物。

【穿刺方法】

1. 体位:半卧位。

2. 麻醉:2%利多卡因穿刺点麻醉。

3. 穿刺点

(1) 在左侧第5肋间锁骨中线外,心浊音界内1~2cm左右,沿第6肋骨上缘向背部稍向正中线刺入,此部位为最常见选用点。有条件应进行超声波定位。

(2) 于剑突与左肋弓所形成的角内作穿刺点,穿刺针与胸壁成300角,向上稍向左进入心包腔下部与后部,从此穿刺点进针，不通过胸膜，当左侧胸膜增厚或积液时，选择此途径穿刺较合适。

4. 操作步骤(以1穿刺点为例)

(1) 按常规作局部皮肤消毒后，铺盖孔巾固定。

(2) 抽取2%利多卡因溶液2ml，注射用水稀释成3ml在穿刺点先从皮内注射少许使成直径0.8cm的皮丘，然后沿穿刺方向进针，经皮下、胸壁肌肉层、胸膜壁渐注入利多卡因逐层局麻。

(3) 再取穿针沿局麻部位穿刺进针，当感到进针阻力消失时，勿再深入(一般刺入约3～4cm即达心包腔)，若感心脏搏动撞及针尖时，应将针头退出少许，助手用血管钳在穿刺针与胸壁接触处夹住穿刺针，钳子贴紧胸壁固定，勿使穿刺针再刺入或脱出。

(4) 术者将注射器套于穿刺针尾部橡皮管上，放松橡皮管上的血管钳，抽吸积液。当注射器抽满液体准备取下针筒时，应先用血管钳夹住橡皮管，以防空气进入心包腔。

(5) 抽液完毕，拨出穿刺针，用碘酊涂擦穿刺针眼，盖无菌纱布固定即可。然后令患者平卧，复查血压、心率。

【注意事项】

1. 穿刺前应向患者说明穿刺目的、及安全性，以消除患者紧张顾虑情绪，争取合作。

2. 有条件先作超声检查，协助确定穿刺点部位及进针方向与深度。

3. 焦虑患者给予镇静剂，必要时肌内注射阿托品0.5mg(青光眼、心动过速者勿用)，以防穿刺时发生迷走反射，引起心动过缓或休克。

4. 穿刺前术者应复习穿刺操作步骤及注意事项。

5. 首次操作者必须有经验的医师在旁指导。

6. 穿刺前应先为患者测量血压、心率、穿刺过程中密切注意患者自我感觉，面色、呼吸和脉搏血压。如有咳嗽、心慌、面色苍白、脉细速、血压下降，应立即将针拔出，让患者平卧，对症处理。

7. 穿刺针如刺入心肌，针会随心脏搏动而摆动，这时应将针缓慢适当退出，当摆动停止并能抽出积液即可。若穿刺过深进入心腔，不但针有摆动，且抽出的为鲜血，这时亦当将针退出心肌壁，进入心包腔抽出积液。

8. 第一次抽液不应超过 100ml，以后每次不应超过 300～500ml。

（李树生）

十四、胸腔穿刺术

【适应证】

1. 检查胸腔积液的性质或作细菌、细胞学检查，协助病因诊断。

2. 治疗：①抽液或排气减压；②胸腔内给药治疗。

【方法】

（一）排液法

1. 体位：面向椅背坐位，两前臂交叉置椅背上，头伏于前臂；不能坐起者也可取半卧位，患侧前臂上举抱于枕部。

2. 穿刺部位：为叩诊实音处，一般取肩胛线或腋后线第 7～8 肋间，腋中线第 6～7 肋间或腋前线第 5 肋间或采用 B 超定位，包裹性积液需进行 B 超定位。

3. 操作方法

（1）常规消毒皮肤、戴无菌手套、铺消毒孔巾。

（2）麻醉：用 2% 利多卡因（Lidocaine）局麻，先在穿刺点的肋骨上缘打一皮丘，然后自皮肤至胸膜逐层进行浸润麻醉。

（3）穿刺方法：术者以左手食指与中指固定穿刺部位皮肤，右手持穿刺针沿麻醉处缓慢刺入（针座后胶管用血管钳夹住），穿过壁层胸膜后（有落空感时），将针尾连上注射器并松开尾部血管钳试抽液，穿刺成功后用持针器固定穿刺针，由助手抽液，用无菌试管留取标本送检，如常规、生化、细菌培养+药敏等，检查瘤细胞至少需 100ml 立即送检以免细胞自溶。每次抽吸完成后均用血管钳夹闭胶管并记录排液量。④术毕拔出穿刺针，消毒皮肤并覆盖无菌纱布，稍用力压迫片刻，胶布固定后静卧休息。

（二）排气法

1. 患者取坐位或半卧位，消毒皮肤、麻醉同前。

2. 穿刺点选择患侧锁骨中线第二肋间或腋前线第4～5肋间。

3. 排气方法：①注射器抽气；②人工气胸箱测压排气；③胸腔闭式引流。

【注意事项】

1. 穿刺应在穿刺点的下一肋骨的上缘进行，以免损伤肋间神经、血管。

2. 抽液（气）首次不超过600ml，以后每次不超过1000ml或以患者耐受程度为限，以免胸腔减压过剧造成纵隔摆动。

3. 手术全过程应嘱患者勿移动体位，勿用力咳嗽或深吸气以免刺伤肺脏，保持胸腔全封闭状态以免发生气胸。

4. 手术过程中，密切观察病情变化如发现患者有头晕、面色苍白、出汗、心悸、胸部压迫感或剧痛、昏厥或连续性咳嗽、气短、咯泡沫痰等（胸膜过敏反应）应停止抽液并皮下注射0.1%肾上腺素0.3～0.5ml或其他对症处理。

5. 如为张力气胸等，病情需要持续引流者，应进行闭式胸膜腔引流术，以使肺部复张。

（钟　强）

十五、腹腔穿刺术

【适应证】

1. 腹水原因不明，或疑有内出血者，抽取腹水进行实验检查，协助诊断。

2. 大量腹水引起难以忍受的呼吸困难及腹胀者。

3. 需腹腔内注药（如重症急性胰腺炎时腹腔灌洗）或腹水浓缩再输入者。

【禁忌证】

1. 广泛腹膜粘连者。

2. 有肝性脑病先兆、包虫病及巨大卵巢囊肿者。

3. 大量腹水伴有严重电解质紊乱者禁忌大量放腹水。

4. 妊娠。

【操作要点】

1. 穿刺前排空膀胱,以免穿刺时损伤膀胱。

2. 穿刺时根据患者情况采取适当体位,如坐位、半坐卧位、平卧位、侧卧位,根据体位选择适宜穿刺点。

3. 测血压、脉搏、量腹围、检查腹部体征。

4. 大量放液后需束以多头腹带,以防腹压骤降,内脏血管扩张而引起休克。放液前后遵医嘱测体重、量腹围,以便观察病情变化。

5. 在操作过程中若感头晕、恶心、心悸、呼吸困难,应及时告知医护人员,以便及时处理。

【操作步骤】

1. 穿刺点选择:①脐与耻骨联合上缘间连线的中点上方1cm、偏左或右1~2cm,此处无重要器官,穿刺较安全。此处无重要脏器且容易愈合。②左下腹部穿刺点:脐与左髂前上棘连线的中1/3与外1/3交界处,此处可避免损伤腹壁下动脉,肠管较游离不易损伤。放腹水时通常选用左侧穿刺点,此处不易损伤腹壁动脉。③侧卧位穿刺点:脐平面与腋前线或腋中线交点处。此处穿刺多适于腹膜腔内少量积液的诊断性穿刺。

2. 消毒、铺巾:用碘伏在穿刺部位自内向外进行皮肤消毒,消毒范围直径约15cm,待碘伏晾干后,再重复消毒一次。戴无菌手套,打开腹穿包(助手),铺无菌孔巾,并用无菌敷料覆盖孔巾有孔部位。

3. 局部麻醉:术者核对麻药名称及药物浓度,以5ml注射器抽取麻药2ml,自皮肤至腹膜壁层以2%利多卡因作局部麻醉。麻醉皮肤局部应有皮丘,注药前应回抽,观察无血液、腹水后,方可推注麻醉药。

4. 穿刺:术者左手固定穿刺部皮肤,右手持针经麻醉处垂直刺入腹壁，待针锋抵抗感突然消失时，示针尖已穿过腹膜壁层，助手戴手套后，用消毒血管钳协助固定针头，术者抽取腹水，并留样送检。诊断性穿刺，可直接用 20ml 或 50ml 注射器及适当针头进行。大量放液时，可用 8 号或 9 号针头，并于针座接一橡皮管，以输液夹子调整速度，将腹水引入容器中记抽出液后量送化验检查。

5. 术后处理：抽液完毕，拔出穿刺针，穿刺点用碘伏消毒后，覆盖无菌纱布，稍用力压迫穿刺部位数分钟，用胶布固定，测量腹围、脉搏、血压，检查腹部体征。如无异常情况，送患者回病房．嘱患者卧床休息。观察术后反应。书写穿刺记录。

【注意事项】

1. 术中密切观察患者，如有头晕、心悸、恶心、气短、脉搏增快及面色苍白等，应立即停止操作，并进行适当处理。

2. 放液不宜过快、过多，肝硬化患者一次放液一般不超过 3000ml，过多放液可诱发肝性脑病和电解质紊乱。放液过程中要注意腹水的颜色变化。

3. 放腹水时若流出不畅，可将穿刺针稍作移动或稍变换体位。

4. 术后嘱患者平卧，并使穿刺孔位于上方以免腹水继续漏出；对腹水量较多者，为防止漏出，在穿刺时即应注意勿使自皮肤到腹膜壁层的针眼位于一条直线上，方法是当针尖通过皮肤到达皮下后，即在另一手协助下，稍向周围移动一下穿刺针头，尔后再向腹腔刺入。如遇穿刺孔继续有腹水渗漏时，可用蝶形胶布或火棉胶粘贴。大量放液后，需束以多头腹带，以防腹压骤降；内脏血管扩张引起血压下降或休克。

5. 严格无菌操作，以防止腹腔感染。

6. 放液前后均应测量腹围、脉搏、血压，检查腹部体征，以观察病情变化。

7. 腹水为血性者于取得标本后，应停止抽吸或放液。

8. 术后卧床休息 24 小时，以免引起穿刺伤口腹水外渗。

（周代星）

十六、腰椎穿刺术

【适应证】

1. 检查脑脊液:用于中枢神经系统感染性疾病的诊断与鉴别诊断。

2. 测定颅内压力和了解蛛网膜下腔是否阻塞等。

3. 用于腰椎麻醉。

4. 椎管内给药 如鞘内注射化疗药物治疗脑膜白血病。

【禁忌证】

1. 可疑颅高压、脑疝。

2. 可疑颅内占位病变。

3. 处于休克、衰竭、濒危状态的危重患者。

4. 穿刺部位有炎症。

5. 有严重的凝血功能障碍,如血友病患者等。

【穿刺方法及步骤】

1. 嘱患者侧卧于硬板床上,背部与床面垂直,头向前胸部屈曲,两手抱膝紧贴腹部,使躯干呈弓形;或由助手在术者对面用一手抱住患者头部,另一手挽住双下肢腘窝处并用力抱紧,使脊柱尽量后凸以增宽椎间隙,便于进针。

2. 确定穿刺点,以髂后上棘连线与后正中线的交会处为穿刺点,一般取第3~4腰椎棘突间隙,必要时也可在上一或下一腰椎间隙进行。

3. 常规消毒皮肤后戴无菌手套与盖上消毒洞巾,用2%利多卡因自皮肤到椎间韧带逐层作局部浸润麻醉。麻醉皮肤局部应有皮丘,注药前应回抽,观察无血液方可推注麻醉药。

4. 术者用左手固定穿刺点皮肤,右手持穿刺针以垂直脊柱的方向缓慢刺入,成人进针深度约为4~6cm,儿童则为2~4cm。当针头穿过韧带与硬脑膜时,可感到阻力突然消失并有落空感。此时可将针芯慢慢抽出(以防脑脊液迅速流出,造成脑疝),即可见脑脊液流出。

5. 在放液前先接上测压管测量压力。正常侧卧位脑脊液压力为0.67～1.65kPa(5.2～12.5mmHg)或40～50滴/分。若了解蛛网膜下腔有无阻塞,可做Queckenstedt试验。即在测定初压后,由助手先压迫一侧颈静脉约10s,然后再压另一侧,最后同时按压双侧颈静脉;正常时压迫颈静脉后,脑脊液压力立即迅速升高一倍左右,解除压迫后10～20s,迅速降至原来水平,称为梗阻试验阴性,示蛛网膜下腔通畅。若压迫颈静脉后,不能使脑脊液压力升高,则为梗阻试验阳性,示蛛网膜下腔完全阻塞;若施压后压力缓慢上升,放松后又缓慢下降,示有不完全阻塞。凡颅内压增高者禁行此试验。

6. 撤去测压管,收集脑脊液2～5ml送检;如需作培养时,应用无菌操作法留标本。

7. 术毕,将针芯插入后一起拔出穿刺针,覆盖消毒纱布,用胶布固定。

8. 术后患者去枕俯卧(如有困难则平卧)4～6小时,以免引起术后低颅压头痛。

【注意事项】

1. 严格掌握禁忌证,凡疑有颅内压升高者必须先做眼底检查,如有明显视乳头水肿或有脑疝先兆者,禁忌穿刺。凡患者处于休克、衰竭或濒危状态以及局部皮肤有炎症、颅后窝有占位性病变者均禁忌穿刺。

2. 穿刺时患者如出现呼吸、脉搏、面色异常等症状时,应立即停止操作,并作相应处理。

3. 鞘内给药时,应先放出等量脑脊液,然后再等量转换性注入药液。

(周代星)

十七、血液灌流术

血液灌流术(hemoperfusion)是血液净化技术的一种,使患者的动脉血流经体外的吸附装置,靠吸附作用清除血中外源性或内源性毒物,从而达到血液净化的作用,灌流后的血液再经导管从静脉流回体内。

【装置和技术】

（一）装置

血液灌流的回路与血液透析的回路相似。灌流器由吸附剂、微囊膜和灌流罐组成。常用的吸附剂有活性炭和树脂两种。

（二）技术要点

1. 血管通路：情况紧急时可采用直接穿刺动静脉、留置中心静脉插管或动静脉外瘘；需多次血液灌流或并用血流透析时，多采用动静脉内瘘。

2. 操作方法：将灌流器垂直固定，置于相当患者右心房水平，且动脉端向下，静脉端向上。将动脉管道连接灌流器的动脉端，静脉管道连接静脉端。回路灌填后进行肝素化，首次量为1～2mg/kg体重，以后每小时追加8～10mg。应根据试管法凝血时间调节肝素用量，灌流结束前用等量鱼精蛋白中和。血流量一般控制在100～200ml/min，如循环衰竭，血压过低致流速不佳者可用血泵推动灌流。灌流一般持续2～3小时。

术中应严密观察血压、呼吸、脉搏、体温等情况。

【适应证】

（一）药物过量和毒物中毒

一般认为，急性中毒出现下列情况时，应及时进行血液灌流：

1. 严重中毒导致低血压、低体温、低通气等，尽管经积极抢救，病情仍继续恶化。

2. 长时间昏迷伴有肺炎或慢性阻塞性肺病等。

3. 血药浓度已达或超过致死剂量。

4. 具有迟发毒性的毒物中毒或药物具有继续吸收可能的。

活性炭具有强大的吸附能力，所以血液灌流可清除多种药物和毒物，如有机磷、有机氯、毒蕈素、洋地黄类、安眠药、解热镇痛药、三环类抗抑郁药、奎尼丁类、茶碱、抗肿瘤药、抗结核药等。

在清除蛋白结合率高、脂溶性高的药物或毒物时，血液灌流优于血液透析，而对非脂溶性、伴酸中毒的药物中毒时血液灌流的解毒作用则不如血液透析。

（二）尿毒症

血液灌流能有效地清除肌酐、尿酸、酚、吲哚及多种中分子物质，但不能清除水分、尿素、磷、钾等。联合应用血液灌流与血液透析，可以取长补短，增强治疗效果，对尿毒症周围神经炎、尿毒症性心包炎等症状有明显的改善作用。

（三）肝性脑病

有作者应用血液灌流治疗肝昏迷，发现可提高存活率。但目前对于其疗效仍有较多争议。

（四）其他

可治疗某些感染性疾病、风湿病（如系统性红斑狼疮）、皮肤病（如牛皮癣）、甲状腺危象、精神分裂症等。

【并发症】

主要的合并症是血小板减少所引起的出血，其他还有低血压、热源反应、微血管栓塞、肝素副作用、心力衰竭等。

（冉　晓）

十八、血液透析

血液透析（hemodialysis，HD）是将患者的血液与透析液同时引入透析器半透膜两侧，通过扩散、对流、吸附、渗透、超滤等作用清除体内毒素和过多的水分，同时也可补充必需的物质。HD可替代正常肾脏的部分功能，是治疗急、慢性肾功能衰竭最有效的措施之一。

【装置和方法】

HD的装置包括透析器、透析液供给装置、自动监视装置三部分。透析膜是透析器的关键部分，可分为纤维素膜和聚合物膜两大类。

透析液必须用净化纯水配制，电解质、葡萄糖等成分，浓度与正常血浆相似，渗透压略高于血浆，pH 略偏碱性。

急诊透析时，多采用留置静脉插管、动静脉外分流（外瘘）、直接穿刺动静脉等建立临时血管通路。动静脉内分流（内瘘）是维持性 HD 时最常用的血管通路。

【适应证】

（一）急性肾功能衰竭

急性肾功能衰竭行 HD 时指征可适当放宽。

1. 心力衰竭、急性肺水肿。

2. 高钾血症，血钾>6.0mmol/L 或心电图提示高钾。

3. 高分解代谢状态，每日血钾升高>1～2mmol/L，血尿素氮升高>6mmol/L，血肌酐升高>177μmol/L，血碳酸氢盐下降>2mmol/L。

4. 无尿 2 天或少尿 2 天以上。

5. 血尿素氮>17.9mmol/L，血肌酐>442μmol/L。

（二）慢性肾功能衰竭

对于何时开始透析治疗，目前尚缺乏统一标准，尤其是对症状不明显者，可参考：

1. 内生肌酐清除率<10ml/min。

2. 血肌酐>707μmol/L，尿素氮>28.6mmol/L。

3. 高钾血症。

4. 代谢性酸中毒，CO_2 结合力<13mmol/L。

5. 水潴留、心力衰竭、尿毒症性心包炎等。

（三）急性药物、毒物中毒

（四）其他

如高尿酸血症、高胆红素血症、肝昏迷、牛皮癣等。

【相对禁忌证】

1. 低血压（收缩压<80mmHg）、休克。

2. 严重高血压（收缩压>200mmHg、舒张压>130mmHg）。

3. 严重出血。

4. 严重心力衰竭、心律失常。

5. 其他：如严重感染、脑血管意外等。

【并发症】

1. 失衡综合征：主要表现为神经系统症状，如头痛、恶心、呕吐、烦躁、震颤、嗜睡，甚至惊厥、昏迷等。

2. 首次使用综合征：主要是过敏现象。

3. 心血管系统并发症：如低血压、心力衰竭、心律失常、心绞痛等。

4. 贫血。

5. 透析性骨病。

6. 其他：如出血、急性溶血、发热、空气栓塞、透析性脑病、透析性周围神经病变等。

（冉　晓）

十九、腹膜透析

腹膜透析（peritoneal dialysis，PD）是利用腹膜作为透析膜，向腹腔内注入透析液，通过弥散和超滤作用清除机体代谢废物和过多的水分，同时由透析液中补充必要的物质，达到清除代谢废物和纠正水、电解质、酸碱平衡紊乱的目的。

【装置和方法】

（一）装置

PD 装置包括透析管、连接管、消毒装置、透析液及透析机。

1. 透析管：常用的有 Tenckhoff 管等，采用穿刺或切开等方法，将透析管一端植入腹腔，置于膀胱直肠窝或子宫直肠窝，另一端留于腹外。

2. 连接管：即指连接透析管与透析液的管路，现多用 Y 型管、O 型管。

3. 消毒装置：如紫外线消毒、B 型钛接头、聚烯吡酮碘海绵保护接头等。

4. 透析液：现有多种配方，均需符合下列条件：电解质成分、浓度与正常血浆相近；渗透压稍高于血浆；处方易于调整以适应不同病情;无致热原、无细菌、无内毒素。

5. 透析机:电脑设定程序,自动地进行透析治疗。某些 PD 方式需透析机完成。

(二) 方法

1. 间歇性腹膜透析(IPD):每次腹腔保留透析液 1 小时,每日交换 10 ~ 20 次。适用于 CAPD 的初始阶段。

2. 持续性非卧床腹膜透析(CAPD):每次注入透析液 1500 ~ 2000ml,腹腔保留 4 ~ 8 小时后放出,每日交换 4 次。主要用于慢性肾功能衰竭。

3. 持续性环式腹膜透析(CCPD):患者夜间休息时由透析机自动完成透析液交换 4 ~ 6 次,白天腹腔内放置 2000ml 透析液,患者可自由活动。

4. 夜间间歇腹膜透析(NIPD):由透析机完成,每晚交换透析液 8 ~ 10 次,白天腹腔内不保留透析液。

【适应证】

1. 急性肾功能衰竭指征同血液透析。

2. 慢性肾功能衰竭指征同血液透析。部分急、慢性肾功能衰竭患者,因出血倾向、急性心肌梗死、糖尿病等而无法耐受血液透析时,PD 尤为适用。

3. 急性药物、毒物中毒。

4. 严重的顽固性水、电解质、酸碱平衡紊乱。

5. 其他:如急性出血性胰腺炎、急性广泛性腹膜炎、肝性脑病、牛皮癣等。

【禁忌证】

PD 无绝对禁忌证,相对禁忌证包括:

1. 广泛腹腔内粘连。

2. 腹部皮肤广泛感染,无法植管。

3. 腹部新近手术。

4. 腹部有外科引流管。

5. 高度肠梗阻。

6. 腹腔内血管疾患。

7. 晚期妊娠、腹内巨大肿瘤、多囊肾等。

8. 腹部疝。

9. 呼吸功能不全。

10. 高分解代谢状态。

11. 长期不能摄入足量的热量及蛋白质。

【并发症】

1. 腹膜炎:PD 主要的并发症,包括细菌性、霉菌性、结核性、化学性腹膜炎等类型。

2. 腹痛。

3. 腹透液外漏。

4. 透析管功能障碍,引流不畅。

5. 腹膜超滤功能减退:腹膜炎反复发作,溶质清除功效下降,水超滤功能减退。

6. 丢失综合征:长期 PD 后,蛋白质、氨基酸、维生素及微量元素的丢失。

7. 水、电解质、酸碱平衡紊乱。

8. 其他:如高脂血症、肥胖、肺部感染、背痛、腹疝、心血管系统并发症等。

(冉 晓)

二十、脉搏指示连续心排血量测定

脉搏指示连续心排血量(pulse indicator continous cadiac output,PiCCO)是将经肺热稀释技术与动脉搏动曲线分析技术相结合,采用成熟的热稀释法测量单次心排血量,并通过分析动脉压力波型曲线下面积与心排血量存在的相关关系,获取个体化的每搏量(SV)、心排血量(CCO)和每搏量变异(SVV),以达到多数据联合应用监测血流动力学变化的目的。

PiCCO 原理和方法

(一) 原理

1. 经肺热稀释法(Transpulmonary Thermodilution, TPTD):早在 1897 年,Stewart 首先将人造指示剂直接注入血流,然后在

其下游测定其平均浓度和平均传输时间，计算出心排血量。后来 1966 年 Pearse 等在心肺实质容量测定中，进一步在临床上确定了从中心静脉同时注入温度染料两种指示剂，在股动脉除了测定心排血量，可计算出不透过血管壁的血管内染料容量（胸内心血管）和透过血管壁的温度容量。PiCCO 中单一温度热稀释心排血量技术就是由温度–染料双指示剂稀释心排血量测定技术发展而来。

与传统热稀释导管不同之处为 PiCCO 从中心静脉导管注射室温水或冰水，在大动脉（通常是主动脉）内测量温度-时间变化曲线（图 9-2-1），从热稀释曲线，测定出特定传输时间乘以心排血量，就可计算出特有的容量，这些特定的传输时间包括平均传输时间（MTt）和指数下斜时间（DSt）（图 9-2-2）。

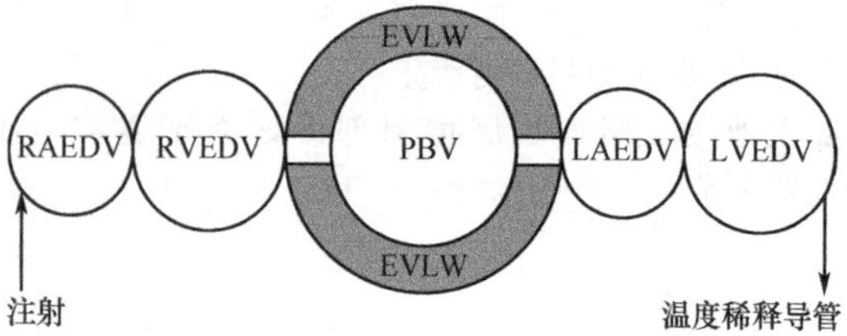

图 9-2-1　心血管系统混合腔室的示意图

注：RAEDV-右房舒张末期容积；RVEDV-右室舒张末期容积；PBV-肺血容量；EVLW-血管外肺水；LAEDV-左房舒张末期容积；LVEDV-左室舒张末期容积

平均传输时间容量（MTt volume）：把心肺当作相连的系列混合腔室，股动脉探测的稀释曲线，实际是由所有混合腔室产生的最长衰减曲线所形成的。其平均传输时间（MTt）与心排血量（CO）的乘积就是相应指示剂流经的容量，即注入点（中心静脉）和探测点（降主动脉）之间的全部容量。作为温度指示剂的这种全部胸内温度容量（ITTV），是由总舒末容量（GEDV）、肺血容量（PBV）、血管外肺水（EVLW）共同组成。

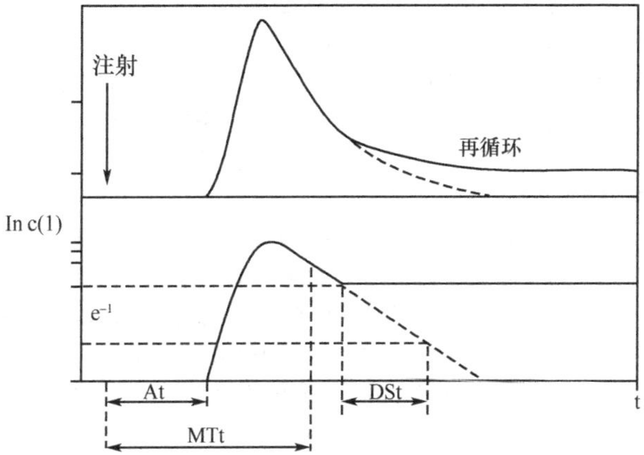

图 9-2-2 指示剂稀释曲线和时间取值图

注：In c(1)-浓度自然对数；At-显现时间；DSt-为指数曲线下斜时间；MTt-平均传输时间

$ITTV = MTt \times CO_{TDa} = GEDV + PBV + EVLW$

ITBV（胸内血容量）由左右心腔舒末容量和肺血容量组成，因此与心腔充盈量密切相关。ITBV = RAEDV + RVEDV + PBV + LAEDV + LVEDV

下斜时间容量(DSt volume)：DSt 与 CO 的乘积，等于一系列指示剂稀释混合腔内最大的单独混合容量(肺温度容量)。作为温度指示剂的这种肺温度容量(PTV)是由 PBV 和 EVLW 组成。一般将开始点定在最大温度反应的 75% 处，终点定在最大温度反应的 45% 处，两点之间(约 30%)的时间差被标为 DSt。

$PTV = DSt \times CO_{TDa} = PBV + EVLW$

$GEDV = ITTV - PTV$

$ITBV = 1.25 \times GEDV$

$EVLW = ITTV - ITBV$

2. 脉搏轮廓心排血量法(pulse contour method for cardiac output-COpc)：早在 1899 年，Frank 在著名的系统循环模型

中，就阐述了动脉压力波形计算心搏量的概念，随后几十年间出现了许多用动脉压力波形测定心搏量的计算公式，直到1983年，Wesseling提出心搏量同主动脉压力曲线的收缩面积成正比，对压力依赖于顺应性及其系统阻力，并做了压力、心率、年龄等影响因素校正后，该法才得到认可，并逐步应用于临床。

主动脉血流和主动脉末端（股动脉或其他大动脉）测定的压力之间的关系，是由主动脉顺应性函数所决定的，即主动脉顺应性函数具有同时测定的血压和血流（CO）共同特征。利用与连续动脉压同时测定的经肺温度稀释心排血量来校正脉波轮廓分析中的每个患者的主动脉顺应性函数（图9-2-3）。

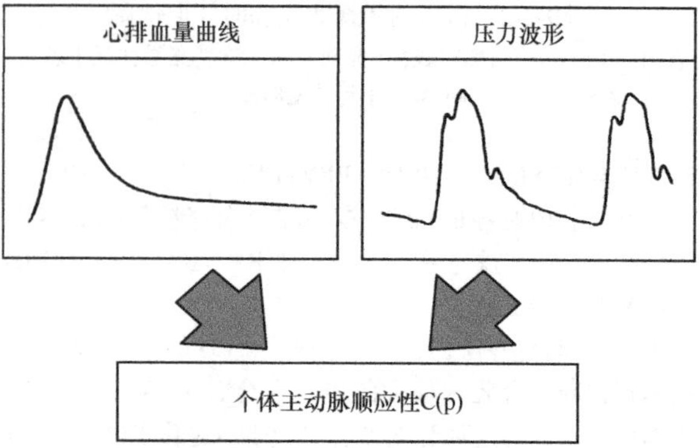

图9-2-3 主动脉顺应性与血压及血流的关系示意图

为了做到心排血量的连续校正，需要用温度稀释心排血量来确定一个校正系数（cal）、压力曲线收缩部分下的面积[P(t)/SVR]、主动脉顺应性C(p)和压力曲线波形[以压力变化速率(d*p*/d*t*)来表示]，计算它们的积分值（图9-2-4）。

（二）PiCCO导管和监测方法

PICCO监测仪需要首先放置中心静脉导管（颈内静脉或者锁骨下静脉置管），同时在患者的动脉（例如股动脉）放置一条

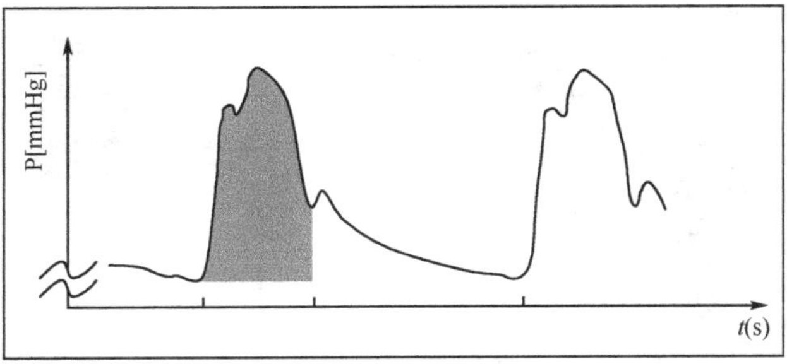

$$PCCO = cal \cdot HR \cdot \int_{收缩} \left(\frac{P(t)}{SVR} + C(p) \cdot \frac{dP}{dt} \right) dt$$

温稀校正值　心率　压力曲线下面积　顺应性　压力曲线波形

图 9-2-4　脉搏轮廓心排血量的校正公式

PiCCO 专用热稀释管。从中心静脉注入一定量的冰水(0 ~ 8℃),经过上腔静脉→右心腔→肺动脉→血管外肺水→肺静脉→左心房→左心室→升主动脉→腹主动脉→股动脉→动脉导管接收端;计算机将整个过程描绘成热稀释曲线,并自动分析,得出一基本参数;然后结合动脉导管测得的压力波形,得出一系列重要临床参数,通常需要完成三次温度稀释心排血量测定取平均值,减少误差(图 9-2-5)。

参数意义

PiCCO 将经肺热稀释技术与动脉搏动曲线分析技术相结合,运用这两种技术可以得到两套参数,这些参数可以有效指导临床进行血流动力学监测和容量管理(图 9-2-6)。

(一) 心排血量/心脏指数(CO/CI)

注一次冰水就可以显示出两者的精确数值,通常连续注射三次冰水,取三次数值的平均值来减少误差;以后常常需要每6 ~ 8 小时校正一次就可以连续显示。但是当患者病情变

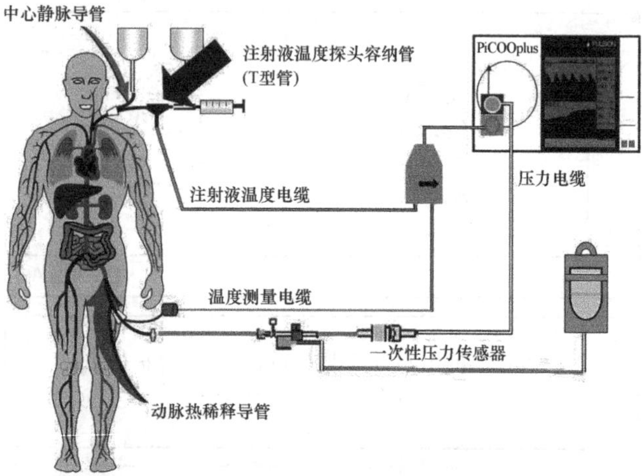

图 9-2-5 PiCCO 导管与仪器连接示意图

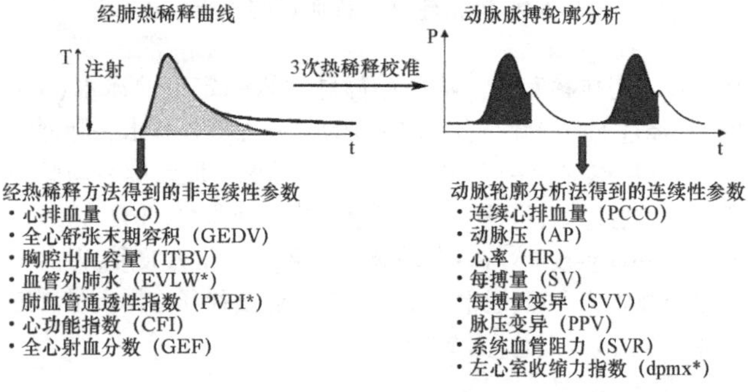

图 9-2-6 PiCCO 测量的参数

化时(容量复苏、使用了血管活性药物及其他诊疗手段后)，需要随时校正热稀释曲线，从而获得更准确的连续性的心排量(PCCO)。这里要说明的是，心脏指数(CI)是单位体表面积的心排血量(CO)。

（二）胸腔内总血容量(ITBV)

胸内血容量是指示剂稀释心排血量测定中左右心腔舒张

末期容量和肺血容量组成,即注入点到探测点之间胸部心肺血管腔内的血容量。大量研究证明 ITBV 是一项比 PAWP、RVEDP 和 CVP 更好的心脏前负荷指标。

ITBV=RAEDV+RVEDV+PBV+LAEDV+LVEDV

(三) 心脏舒张末总容积(global end diastolic volume,GEDV)

该参数较准确反映心脏前负荷的指标,可以不受呼吸和心脏功能的影响,较好的反映心脏的前负荷数值。GEDV 约占 ITBV 的 2/3 到 3/4,通常我们认为 ITBV 是 GEDV 的 1.25 倍。

ITBV=1.25×GEDV

GEDV=RAEDV+RVEDV+LAEDV+LVEDV

(四) 血管外肺水(EVLW)

肺的含水量是由肺血的含水量和血管外肺水量组成,EVLW 指的是分布于肺血管外的液体,该液体由血管滤出进入组织间隙的量,是目前监测肺水肿较好的量化指标。EVLW 升高会影响气体弥散和肺的功能,出现肺水肿的症状与体征。

PiCCO 通过以下公式来计算 EVLW:

$ITTV = MTt \times CO_{TDa} = GEDV + PBV + EVLW$

$PTV = DSt \times CO_{TDa} = PBV + EVLW$

GEDV=ITTV−PTV

ITBV=1.25×GEDV

EVLW=ITTV−ITBV

EVLW 是一项表示病情严重的指标。就 ICU 的 ARDS 患者死亡率与 EVLW 的关系问题,在 1990 年 Sturm JA 就曾指出:EVLW 增加的患者需要给予机械通气及特殊护理与治疗,只有能减少 EVLW 不降低内脏灌注的措施,才能增加患者存活机会。

(五) 肺血管通透性指数(PVPI)

当肺血管通透性增加已经引起肺水肿时,唯有 EVLW 床边数据能定量通透性损伤程度,肺血管通透性指数(PVPI)是指血管外肺水同胸内血容量之比(EVLW/ITBV)。

如果 EVLW 升高明显,同时 ITBV 正常,PVPI 会明显升高,表明是肺血管通透性增加(ARDS 等)引起的肺水肿;如果 EVLW 升高明显,同时 ITBV 也明显升高,PVPI 正常范围,表明是静水压升高(左心衰等)引起的肺水肿。而判断出这两种疾病状态对于临床治疗意义重大。

（六）每搏输出量变异率(SVV)

每搏量变异(SVV)是由正压通气引起左室搏出量发生周期性改变,可用来判断容量反应性。为了避免自主不规则呼吸引起心搏量周期性改变的不稳定,SVV 的测定需要患者充分镇静,呼吸机容量控制性通气。达到以上条件,SVV 就能比 CVP、PAWP、GEDV 等静态指标更能反映容量反应性。

SVV 指的是在控制性机械通气期间,最大的每搏量(SVmax)与最小的每搏量(SVmin)之差值与每搏量平均值(SVmean)相比获得的,计算公式为 SVV=(SVmax—SVmin)/SVmean×100%,其中 SVmean=(SVmax+SVmin)/2。根据此原理,还可以监测收缩压力变异(systolic pressure variation,SPV)和脉搏压力变异(pulse pressure variation,PPV)等指标,也具有与 SVV 相似的意义(图 9-2-7)。

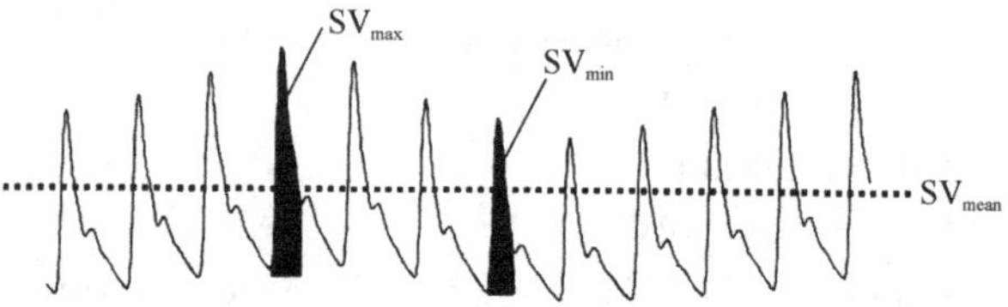

$$SVV=\frac{SV_{max}-SV_{min}}{SV_{mean}}$$

图 9-2-7　SVV 的计算原理

（七）PiCCO 血流动力/容量管理决策树

将 PiCCO 测量的各种参数相结合起来,可以有效指导临床患者的液体管理,准确而客观的掌握临床决策的时机,如何时增加容量、减少容量、使用血管活性药物等(图 9-2-8,表 9-2-2)。

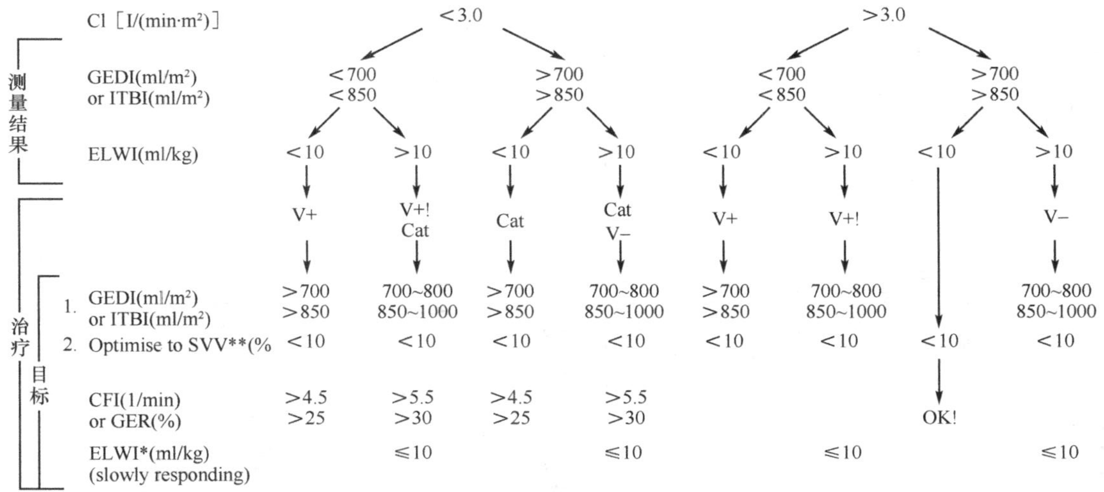

图9-2-8 PiCCO血流动力/容量管理决策树

注：V+=增加容量(!=慎重)　V-=减少容量　Cat=儿茶酚胺/心血管药物　**SVV只能用于没有心律失常的完全机械通气患者

表 9-2-2 PiCCO 血流动力学正常值参考范围

参数	正常范围	单位
CI	3.0 ~ 5.0	1/(min · m^2)
SVI	40 ~ 60	ml/m^2
SVRI	1200 ~ 1800	Dyn · s · cm^{-5} · m^2
MAP	70 ~ 90	mmHg
GEF	25 ~ 35	%
GEDVI	680 ~ 800	ml/m^2
ITBVI	850 ~ 1000	ml/m^2
SVV	≤10	%
EVLWI	3.0 ~ 7.0	ml/kg
PVPI	1.0 ~ 3.0	

适应证与禁忌证

(一) PiCCO 适应证

凡是需要心血管功能和循环容量状态监测的患者,诸如外科、内科、心脏、严重烧伤以及需要中心静脉和动脉插管监测的患者,均可采用 PiCCO。

1. 休克。
2. 急性呼吸窘迫综合征(ARDS)。
3. 急性心功能不全。
4. 肺动脉高压。
5. 心脏及腹部、骨科大手术。
6. 严重创伤。
7. 脏器移植手术。

(二) PiCCO 禁忌证

有些为相对禁忌证,例如股动脉插管受限的可考虑腋动脉或其他大动脉,下列情况有些是测定值的变差较大,也列入了其中。

1. 出血性疾病。
2. 主动脉瘤、大动脉炎。
3. 动脉狭窄、肢体有栓塞史。
4. 肺叶切除、肺栓塞、胸内巨大占位性病变。
5. 体外循环期间。
6. 体温或血压短时间变差过大。
7. 严重心律失常。
8. 严重气胸、心肺压缩性疾患。
9. 心腔肿瘤。
10. 心内分流。

（冉 晓）

二十一、经皮气管切开术

经皮气管切开术（percutaneous tracheostomy）是在 Seldinger 经皮穿刺置管术基础之上发展起来的一种新型气管切开术，具有快捷、简便、安全、创伤小等优点，已部分取代正规气管切开术。经皮气管切开术最常用的是导丝扩张钳法，所用器械为一次性 Portex 成套器械，内有手术刀片、穿刺套管针、注射器、导丝、扩张器、特制的尖端带孔的气管扩张钳及气管套管（图 9-2-9）。

适应证及禁忌证

（一）经皮气管切开的适应证

大致与普通气管切开相同。

1. 任何原因引起的呼吸道阻塞，包括喉阻塞及下呼吸道阻塞，气管插管困难的患者。

2. 高位颈椎损伤，特别是出现呼吸困难者，应及时行气管切开。

3. 有些头颈及颜面部大手术，为了防止血液流入下呼吸道，保持呼吸道通畅，须做预防性气管切开术。

4. 预计需要较长时间的有创机械通气治疗（超过 1 周）。

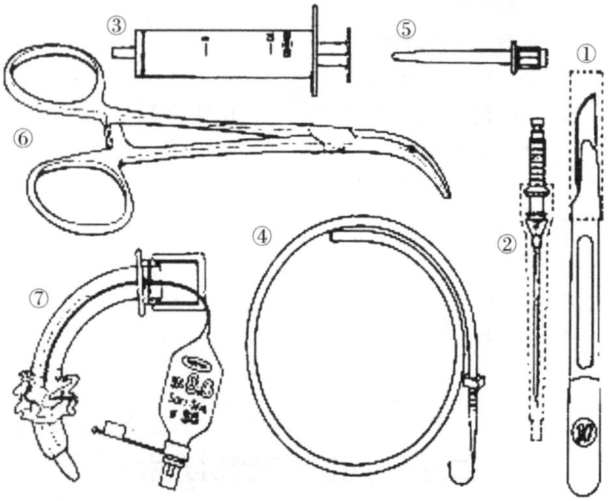

图 9-2-9 Portex 成套器械

（二）经皮气管切开的禁忌证

禁忌证基本同传统气管切开术，小儿禁用。

1. 绝对禁忌证：气管切开部位软组织存在严重感染；气管切开部位存在恶性肿瘤浸润；解剖标志难以辨别，难以扪及气管。

2. 相对禁忌证：甲状腺增生肥大；气管切开部位曾行手术（如甲状腺切除术等）；较严重的凝血功能障碍。

操作步骤

1. 检查经皮气管切开包中的器械，确认：合适型号的气管套管球囊没有破漏，管芯固定良好并且易于取出；导丝能顺利通过穿刺套管针、扩张器及扩张钳（图 9-2-9）。

2. 患者仰卧位，肩部垫高以使颈部处于过伸位，充分暴露颈部手术区。监测患者生命体征及血氧饱和度。仔细辨认患者颈部骨性标志（甲状软骨、环状软骨、胸骨上窝），推荐穿刺点为在第 1～2 或第 2～3 气管软骨间隙。若病人有气管插管，将气管插管尖端撤至声带以上。必要时在手术过程中使用纤维支气管镜以确认导丝及气管套管置入的位置。

3. 局部消毒，铺巾，2% 利多卡因浸润麻醉手术区。

4. 在预先选定的穿刺点（第 1 ~ 2 或第 2 ~ 3 气管软骨环间隙）做水平横行切口，长约 1.5 ~ 2cm。再次确认横行切口在颈部正中线上（图 9-2-10）。

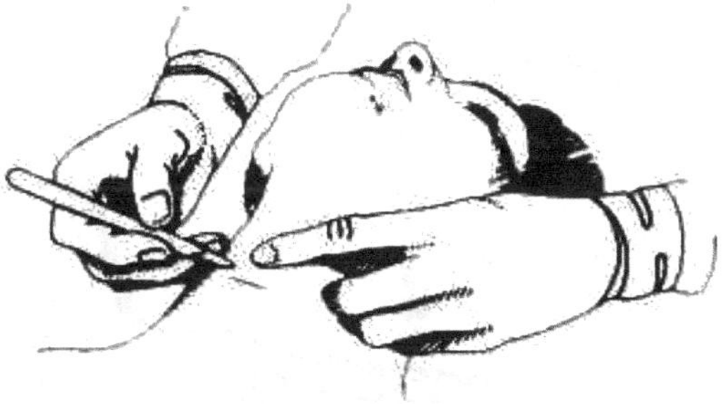

图 9-2-10 皮肤切口

5. 10ml 空针抽取少量生理盐水带有软套管的注射针头准备进针，注意针尖斜面朝向患者足端，以避免放置导丝时反向进入患者咽喉部。保持负压垂直进针，如果有大量空气或者痰液进入空针，表明穿刺进了气道内（图 9-2-11）。

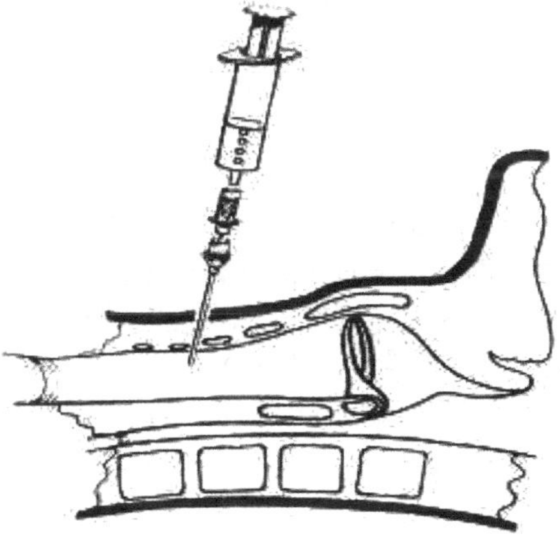

图 9-2-11 穿刺气管

6. 保持外边软套管不动,连带注射针头拔出注射空针,注意固定好患者气管及软套管,避免软套管脱出。再次使用空针回抽软套管确定套管在气管腔内。

7. 将导丝缓慢沿着软套管推进患者气管腔内,长度不少于10cm,以后操作过程中随时注意导丝的长度,避免导丝脱出气道。导丝置入气管腔内后拔出软套管(图9-2-12)。

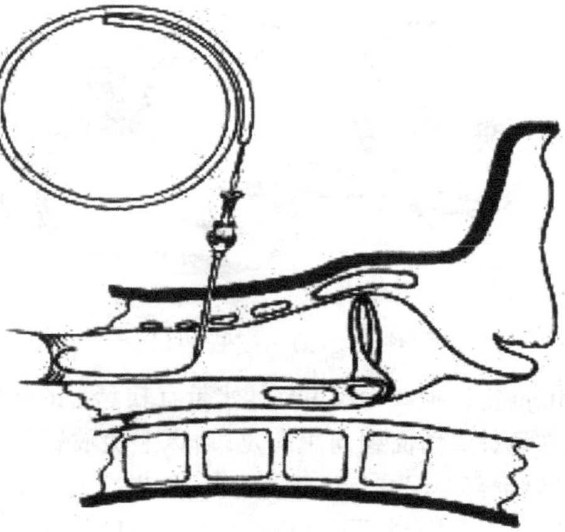

图9-2-12 经穿刺套管送入导丝

8. 沿导丝引导置入扩张器,充分扩张患者皮下软组织及气管前壁,扩张器尖端可以轻微偏向患者足端,扩张深度不要过深,避免损伤患者气管后壁或者将导丝弯曲,影响以后操作(图9-2-13)。

9. 沿合拢扩张钳尖端小孔穿入导丝,在导丝引导下将扩张钳尖端置入皮下,注意同置入气管套管的角度一致,缓慢打开扩张钳,适当扩张皮下软组织,可以分次扩张,直到扩张钳尖端可以顺利进入气管管腔内(图9-2-14)。

10. 再次将合拢的扩张钳尖端沿导丝置入气管管腔内,并沿气管纵向前进,逐渐打开扩张钳,分次充分扩张气管前壁(图9-2-15)。

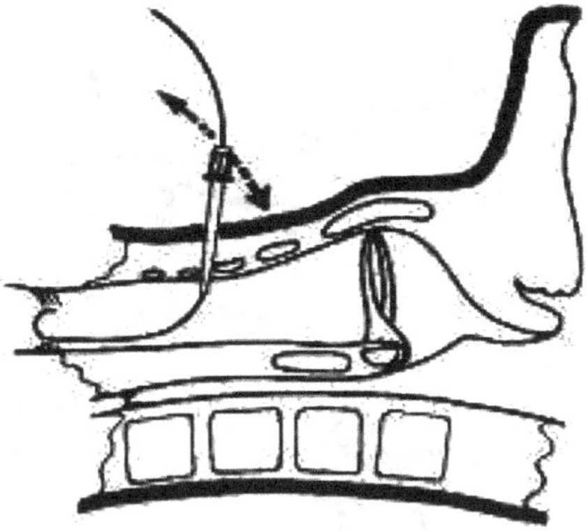

图 9-2-13 扩张器扩开气管前组织及气管前壁

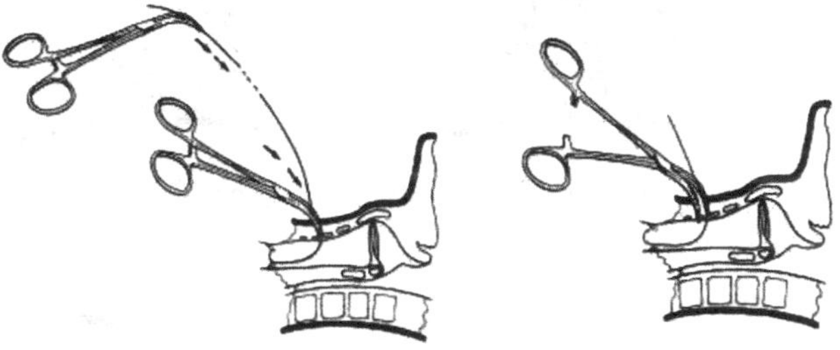

图 9-2-14 气管扩张钳扩张气管前组织

11. 将气管套管连同管芯经导丝引导置入气管。动作要轻柔,避免损伤气管套管的气囊,确定在气管管腔内后拔除管芯及导丝(图 9-2-16)。

12. 立即充分吸引气道内的分泌物及血型液体,确保呼吸道畅通。将气管套管气囊充气,妥善固定患者气管套管,避免脱管。

并发症及处理

1. 低氧血症:气管切开操作时间过长,出血血凝块阻塞气道等都可以出现严重低氧血症。在气管切开时最好有气管插

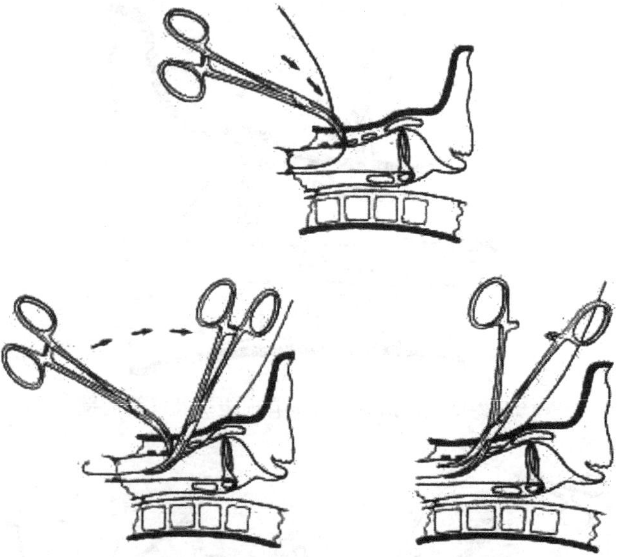

图 9-2-15　气管扩张钳扩张气管前壁

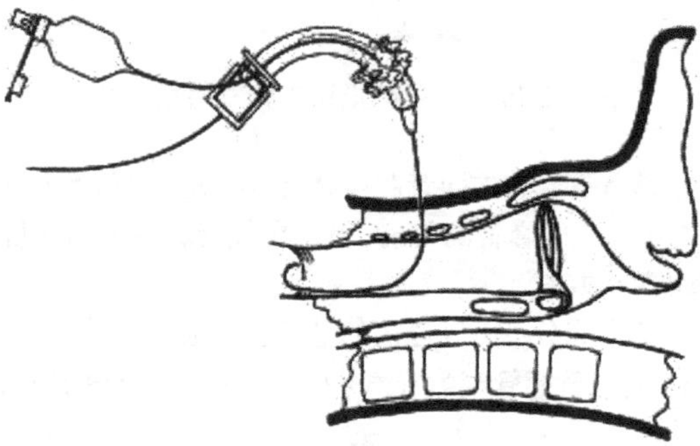

图 9-2-16　气管套管经导丝送入气管

管机械通气保证患者氧供,操作熟练,减少出血。

2. 出血:患者本身凝血功能障碍,气管切开时止血不彻底,或操作动作粗暴损伤气管壁均可造成出血增加。注意术前评估患者出血风险纠正凝血功能紊乱,术中动作轻柔熟练,彻底止血,必要时请外科协助止血处理。

3. 脱管:常因固定不牢所致,脱管是非常紧急而严重的情况,如不能及时处理将迅速发生窒息危及生命。在气管切开48小时内出现意外脱管,需要紧急再次经口气管插管且尖端超过气管切开部位。如果脱管发生在一周以后,窦道已经形成可以尝试沿窦道再次置入气管套管。

4. 皮下气肿及气胸:为气管切开术比较多见的并发症,气肿部位多发生于颈部,偶可延及胸及头部。需要密切观察病变范围,必要时请胸外科协助治疗。

5. 感染:亦为气管切开常见的并发症,包括患者肺部感染及颈部手术区感染。

6. 气管食管瘘、声门下肉芽肿、瘢痕和狭窄等晚期并发症。

(冉　晓)

二十二、体外膜肺氧合

体外膜肺氧合(extracorporeal membrane oxygenation, ECMO)是以体外循环系统为其基本设备,采用体外循环技术进行操作和管理的一种辅助手段。ECMO是将血液从体内引出到体外,经过膜肺氧合后再用泵将血灌入体内,可进行长时间的心肺支持。ECMO治疗期间,心脏和肺得到了充分休息,全身氧供和血流动力学处在相对稳定状态。此时膜式氧合器可以进行有效的二氧化碳排出和氧的摄取,驱动泵使血液周而复始地在体内流动,临床上主要用于急性心肺功能不全的支持,为心肺功能的恢复赢得宝贵时间。

ECMO概述

常规治疗对严重呼吸衰竭和心力衰竭的缺陷。

为了理解ECMO对呼吸循环支持的优越性就要先了解急性呼吸衰竭和急性心力衰竭的临床治疗特点。

急性呼吸窘迫综合征综合征(ARDS)是临床是常见的急性呼吸衰竭,一般指多种疾病或直接肺损伤所致的弥漫性肺损伤过程,以肺顺应性下降,肺容积缩小以及严重的通气/血流比例失调为病理生理特征,临床上表现为进行性低氧血症和呼吸窘迫。由于顽固的低氧血症难以通过常规氧疗等手段纠正,使得机械通气成为 ARDS 最基本的治疗。但是长期机械通气高呼气末正压通气(PEEP),高吸氧浓度,患者自身肺部低顺应性可能会使患者肺部功能趋于恶化。2002 年 JAMA 的一篇研究就已经证实,慢性阻塞性肺疾病、支气管哮喘、非 ARDS 的呼吸衰竭及 ARDS 引起的呼吸衰竭的患者随着机械通气时间的延长其存活率逐渐下降。

同样对于急性顽固性心力衰竭,药物治疗的效果很有限。大量使用血管活性药物来治疗心力衰竭,往往会产生很多新问题。比如心肌细胞的凋亡,加重心室重构,诱发更严重的心律失常,收缩或扩张血管后引起器官灌注障碍等。

临床上急性呼吸衰竭和心力衰竭的常规治疗都有一定的局限性,ECMO 应用的作用体现在它能客服上述方法的不足,使心肺得到了充分休息,为常规治疗下心肺功能恢复赢得时机,提高生存率,降低死亡率。

ECMO 与体外循环的区别:

ECMO 和体外循环有很大的不同,体外循环的目的主要是在心脏外科手术中为患者提供有效的呼吸循环支持,保证患者安全。而 ECMO 的目的为常规治疗效果不佳,心肺功能极差的患者提供一定的循环和呼吸支持,配合其他的治疗措施,等待心肺功能的恢复或者心肺移植供体的到来。它们的区别见表 9-2-3。

表 9-2-3 ECMO 与体外循环的区别

项目	体外循环	ECMO
设备	体外循环机>3 个泵 滚压泵 热交换水箱	生命支持系统 1 个泵 离心泵 恒温水箱
氧合器	开放式 PVC	密闭式 表面涂层

续表

项目	体外循环	ECMO
建立途径	开胸心脏插管	颈部及股动静脉血管穿刺置管
抗凝	常规肝素化	少量肝素抗凝
转流时间	短　数小时	长　数天至数周
目的	心脏外科手术	长时间支持心肺功能
人员	1人	团队合作
并发症	少	多
温度	低温	常温
成功率	高	低
费用	低	高
低点	手术室	ICU

ECMO 的类型

ECMO 的临床应用主要是各种原因引起的急性循环和(或)呼吸功能衰竭的辅助治疗,所以 ECMO 又被统称为体外生命支持体统(extracorporeal life support system, ECLS)。针对不同原因造成的心肺功能衰竭需要 ECMO 辅助的患者,可以灵活采用不同的辅助模式。按照引流和注入血液的血管类型,ECMO 有两种类型,从静脉系统引出又注入静脉为 VV-ECMO,从静脉系统引出动脉分支注入为 VA-ECMO。另外还有几种特殊形式的 ECMO,如 AV-ECMO 等,在临床工作中有时根据患者治疗需要,可能要联合应用两种类型的辅助模式。

VV-ECMO

(一) VV-ECMO 的适应证与禁忌证

VV-ECMO 辅助呼吸的基本适应证是:传统呼吸衰竭疗法无效的可逆性肺部疾病,在短期内(2~4 周)肺脏功能可以恢复的患者。

1. 适应证

(1) 新生儿肺部疾患引起的呼吸衰竭 胎粪吸入性肺炎综合征、透明膜肺病、先天性膈疝、新生儿顽固性肺动脉高压等。

(2) 各种原因导致的、急性的、内科治疗无效的严重ARDS。

2. VV-ECMO 辅助指征:ARDS 辅助指征。

(1) 快进入标准: FiO_2 为 1.0, PEEP ≥ $5cmH_2O$, PaO_2 ≤ 50mmHg 超过 2 小时;

(2) 慢进入标准: FiO_2 为 0.6, PEEP ≥ $5cmH_2O$, PaO_2 ≤ 50mmHg 超过 2 小时,最大限度的内科治疗超过 48 小时。

3. 禁忌证:当患者有以下任何一种情况出现时认为不适合进行 VV-ECMO 辅助。

(1) 不可恢复性中枢神经系统疾病。

(2) 严重慢性肺部疾病,短期内无法恢复。

(3) 终末期疾病(如终末期癌症)。

(4) 严重的免疫抑制性疾病。

(5) 多器官功能衰竭难以逆转。

(6) 由于肝素涂层管路的运用,抗凝禁忌性疾病已经不作为绝对禁忌证。

(7) 严重的出血性疾病(如颅内出血)。

(二) VV-ECMO 的类型和插管方式

1. VV-ECMO 的类型:根据插管和血流方式的不同,VV-ECMO 可以分为以下几种类型(表 9-2-4)。

表 9-2-4 VV-ECMO 的类型(根据血流方式来分)

Ⅰ. 连续血流
A. 两部位 VV:分别在两处静脉插单腔管
1. 颈内静脉引流,股静脉或大隐静脉回输
2. 股静脉或大隐静脉引流,颈内静脉回输
B. 一部位 VV:颈内静脉双腔插管完成血液引流及回输
Ⅱ. 潮式血流
A. 颈内静脉单腔管完成血液引流或回输

2. VV-ECMO 插管方式

(1) 连续血流两部位 VV-ECMO：目前临床上最常用的循环回路是经股静脉引流，再经颈内静脉回输至右心房，方法是儿童和成人严重呼吸衰竭的主要辅助模式。

(2) 连续血流一部位 VV-ECMO：小儿股静脉细小，股静脉置管引流量往往不足，因此设计出单根双腔管放置于颈内静脉，将血液从右心房引出，经过氧合器氧合后再通过灌注口回输到右心房远端，利用一根静脉置管就可以完成血液的引流和回输，类似于目前血液净化时使用的双腔深静脉置管。此种方式的 VV-ECMO 可以满足辅助流量在 120～150ml/(kg·min) 的要求(体重≤12kg 患儿)，是新生儿 VV-ECMO 辅助的主要模式。

(3) 潮式血流 ECMO：利用泵驱动血液以潮起潮落的形式双向流动，只需一根单腔管就可以实现。首先，患者体内血液引流至静脉储血室，然后泵驱动血液通过氧合器，当静脉引流管被钳闭后，氧合血通过动脉储血室回到患者体内。由于对患者血流动力学影响很大，与连续血流 ECMO 相比，潮式血流 ECMO 临床应用很少。

3. VV-ECMO 插管选择：见表 9-2-5。

表 9-2-5 VV-ECMO 插管选择

体重(kg)	2～5	10～20	20～30	30～50	>50
引流管(英寸)	1/4	3/8	3/8	1/2	1/2
滚压泵(英寸)	1/4	3/8～1/2	1/2	1/2	1/2
灌注插管(Fr)	12～15	16～19	17～21	19～21	21
引流插管(Fr)	12～15	14～19	17～21	19～23	21～23

VA-ECMO

(一) VA-ECMO 的适应证与禁忌证

与主动脉球囊反搏和心室辅助装置相比，VA-ECMO 进行辅助时有以下特点：适应于所有年龄段患者，包括新生儿及成人；在提供全心辅助的同时又可以进行呼吸辅助，可用于急性心肺功能同时衰竭的患者；操作简便快捷，无需开胸，外周血管插管，安装和撤离简单，操作时间短，更适合急诊情况下使用，以上特点使得 VA-ECMO 运用广泛。

1. 适应证

(1) 心脏术后心源性休克：有部分心脏手术后患者会出现术后不能脱离体外循环机，或脱机后出现药物和主动脉球囊反搏(IABP)辅助治疗仍然无效的低心排现象。这部分患者同时合并有肺部疾病时首选 VA-ECMO。

(2) 各种原因引起的心脏骤停或心源性休克 如心肌梗死、重症心肌炎、心脏介入治疗突发事件、等待心脏移植、长期慢性充血性心力衰竭患者急性失代偿等。

2. 辅助指征

(1) 心排指数(cardiac index, CI)<2L/(m^2 · min)持续 3 小时。

(2) 代谢性酸中毒：碱缺失(base deficit, BD)>5mmol/L 持续 3 小时。

(3) 低血压：新生儿平均动脉压<40mmHg，婴幼儿<50mmHg，儿童<60mmHg 持续 3 小时。

(4) 少尿：尿量<0.5ml/(kg · h)持续 3 小时。

(5) 心脏手术后脱机困难患者(心脏畸形已得到矫正)。

3. 禁忌证(相对禁忌证和绝对禁忌证)

(1) 慢性器官功能不全。

(2) 严重肺动脉高压。

(3) 肝功能衰竭、门脉高压、肝硬化。

(4) 年龄>70 岁为相对禁忌证。

(二) VA-ECMO 的类型和插管方式

1. VA-ECMO 的转流途径

(1) 周围静脉-动脉转流 将静脉插管从股静脉置入，插管向上延伸至右心房，引出静脉血在氧合器中氧合，经泵从股动脉注入体内。此种方式可以降低肺动脉压和心脏前负荷，但是缺点仍然存在,股动脉插管的位置一般较低,患者上半身及心脏、脑组织得不到充分的血流灌注。另外,肺循环血流骤然减少,使流经肺脏的血流淤滞,增加了肺部炎症及血栓形成的风险。

(2) 中心静脉-动脉转流:由于右颈部血管对插管有很强的耐受性,一般通过颈内静脉插管,经右心房将血流引流至氧合器中氧合,经泵通过颈动脉插管至主动脉弓输入体内。此种方式可以替代衰竭的心肺功能,适用于严重呼吸衰竭的患儿。不足之处在于血流多呈非搏动性,血流动力学不易稳定,而且插管及拔管操作很复杂,对一侧颈部血管结扎后会对脑部发育产生不良影响。

2. VA-ECMO 的插管选择:见表 9-2-6。

表 9-2-6 VA-ECMO 插管选择

体重(kg)	<2	2~5	5~10	10~20	20~35	35~70	>70
引流管(英寸)	1/4	1/4	1/4	3/8	3/8	1/2	1/2
滚压泵(英寸)	1/4	1/4	1/4~3/8	3/8~1/2	1/2	1/2	1/2
灌注插管(Fr)	8~10	8~14	16~20	17~21	17~21	19~21	21
引流插管(Fr)	8~10	10~16	12~17	17~19	21~23	23	23

ECMO 的物品与准备

ECMO 的装备大部分来自于体外循环的观念,其组成包括了驱动装置(血泵)、氧合器、动静脉导管及管路、空氧混合器、加热器,以及各种检测设备和附加装置。

(一) 驱动泵

目前应用在 ECMO 的驱动泵分为滚轴泵和离心泵。滚轴泵在低流量的流速准确且较少发生溶血,但必须要有压力控制泵流量,以免压力过大造成爆管,或过度负压而产生小气泡。

与滚轴泵相比,离心泵的特点是驱动一定量的血液所需的能量较小,在高流量时需要的机械能较少。通常不会产生过大的负压造成血液内小气泡的产生,也不会产生过大的正压造成爆管。但是在高转速时，流入量的突然减少会造成红细胞的破坏增多。

（二）氧合器

根据制造材质分为两大类：硅胶膜和中空纤维。其中中空纤维氧合器被应用在长期支持 ECMO 患者身上，正逐渐被 ECMO 团队所接受。中空纤维聚甲基戊烯无孔型氧合器的诞生是 ECMO 之气体交换装置的革命性变化，其优点是：易于预冲；纤维表面易于涂层以减少血液接触异物产生活化的发生；更小的表面积却能产生更好的气体交换作用；极低的通过阻力。

（三）插管及管道

ECMO 的管路是由 PVC 管组成，管路设计需要符合管路越短越好和表面涂层的这两个基本原则。ECMO 管路最常用的涂层是 Carmeda 涂层，肝素分子共价结合于 PVC 管路表面，而抗血栓结合位点与血液接触。

成人 ECMO 的插管目前越来越多采用经皮穿刺的方法，动脉置管除了采用经皮穿刺的方法，目前外科也可以采用直接血管切开的方法。动脉置管要注意密切观察远端肢体的供血情况，一般需要建立侧支循环避免远端缺血坏死。经皮穿刺静脉置管拔管时直接按压就可，而静脉切开需要拔管后修补结扎。动脉拔管较为复杂，经皮穿刺的动脉插管也可以直接按压，另外一种方法是静脉补片血管成形术。

（四）变温水箱

ECMO 运行时血液在管路中流动时接触的表面积很大，热量容易丢失。ECMO 的目标是常温水平下的体外循环。温度过高，机体氧耗增加，不利于内环境紊乱的纠正；温度太低，又容易发生凝血机制和血流动力学的紊乱，根据患者的病情一般保持体温在 35～37℃。ECMO 的早期温度可以稍低，以利于偿还氧债，缩短纠正内环境紊乱的时间。

（五）空氧混合器

提供设定流速及氧气百分比的气体给气体交换装置（氧合

器),气体流速大小会影响病患血液二氧化碳排除的程度,氧气百分比决定了氧合器供氧的大小。

(六)监测系统及其他辅助装置

包括了ECMO管路上血液血气分析与氧饱和度监测器、流量测定装置、ACT测定仪器、血液温度探测器、游离血红蛋白监测器等等。

ECMO的管理

ECMO是一种中短期的心肺支持过程,在ECMO的整个系统中,平稳合理的管理是辅助成功的重要保证。

(一) ECMO前的准备

制定ECMO支持方案前,首先要详细了解患者的病情,严格把握ECMO支持的适应证及禁忌证,避免巨大的人力物力浪费。根据患者的病情情况选择合适的ECMO模式。需要强调的是ECMO是一项系统而综合的复杂治疗技术,必须建立一支ECMO的团队紧密合作。ECMO团队成员包括了ICU医师、体外循环师、外科医师和ICU护士等人员组成。

(二) ECMO系统的建立

将ECMO管路无菌连接好后进行预充,预充液包括了晶体、胶体和血液。预充血液时,应在肝素化的同时补充钙剂,当血小板$<5\times10^9/L$时应预充血小板。首次肝素剂量100U/kg静脉注射后,再进行动静脉置管,插管不可太粗,能提供2~3L/min的流量即可,ACT>160秒方可开始运行ECMO。

(三) ECMO的抗凝管理

目前ECMO抗凝中最常使用的仍然是肝素,通过持续输注肝素维持全身的肝素化。对于非体外循环心脏手术后的患者,ECMO运行过程中一般维持ACT在150~200s,而有明显出血或者出血倾向的患者可以维持ACT适当较低水平(140~180s)。如果ECMO运行过程中血小板数目减少低于$30\times10^9/L$应该及时补充同时。密切注意监测凝血功能,必要时输注新鲜血浆及凝血因子。

(四) ECMO的流量管理

ECMO开始后应逐渐提升流量,并注意观察系统运行情况。VA-ECMO 的辅助流量可以达到心排量的 80%，VV-ECMO 支持呼吸功能，辅助流量可以比 VA-ECMO 高 20% ~50%。

（五）ECMO 的温度管理

根据患者的病情一般保持体温在 35 ~37℃。ECMO 的早期温度可以稍低，以利于偿还氧债，缩短纠正内环境紊乱的时间。为防止 ECMO 期间体温下降，可以在病床放置变温毯，也可以利用膜式氧合器中的血液变温装置保持体温。

（六）ECMO 的呼吸机管理

ECMO 仍然主张使用低条件的机械通气治疗。常用的通气条件是：呼吸频率 5 ~10 次/分，潮气量 7 ~10ml/kg，氧浓度<50%，气道峰压 20 ~25cmH_2O，定期膨肺，以免发生肺不张或肺炎。

（七）ECMO 的常规监测

包括了血气分析、血肝肾功能、血糖、血电解质的监测。另外超声心动图检查了解心脏功能恢复情况；X 线检查了解肺部功能恢复情况；游离血红蛋白监测了解溶血情况等。

（八）ECMO 运行中的营养支持

如果患者胃肠条件允许，可以考虑 ECMO 运行的早期就给予肠内营养。营养难以达标或者完全不能肠内营养时可以给予肠外营养，包括了蛋白质、糖类、维生素、电解质、微量元素等，但是要注意的是尽量避免静脉输注脂肪乳制剂。ECMO 运行过程中同时也要注重血糖的控制。

ECMO 的撤离

经过 ECMO 期间的有效支持，患者心肺功能逐渐恢复。通过对患者血流动力学、影像学、血气分析、水电解质和肝肾功能的综合评估，判断心肺功能脱离 ECMO 支持的可能性。如果患者血流动力学趋于稳定，影像学改善明显，血管活性药物用量逐渐减少，血气分析和水电解质趋于正常，就可以制定详细的撤机计划。

（一）ECMO 停机的指征

1. 常规监测：患者如果出现了以下情况就可以考虑试行

停止 ECMO:血流动力学参数恢复正常;动脉和混合静脉氧饱和度恢复正常;心电图正常;肺顺应性改善,气道压降低;胸部影像学改善;血气分析及水电解质趋于正常。

2. 对于 VA-ECMO:呼吸机参数下调至 FiO_2<50%,气道峰压<30cmH_2O,PEEP<8cmH_2O,稳定一段时间后逐渐将氧合器的吸氧浓度下降至空气水平(21%),辅助流量逐渐下降至 1L/min;当循环流量降至患者正常流量的 10% ~20% 左右时,患者仍然能够维持比较好的血流动力学及呼吸功能,可以考虑试行停止 ECMO。

3. 对于 VV-ECMO:通过降低流量最小至 40ml/(kg·min),和降低氧合器氧浓度的方法评价患者自体肺功能。加大呼吸机吸氧浓度,观察患者 PaO_2,如果患者随 FiO2 的提高 PaO_2 也迅速提高,证明患者肺功能良好。调低呼吸机参数状态下,ECMO 低流量下血气分析指标良好,关闭氧合器气源,观察 1 ~2 小时,患者血气分析指标可以接受,可考虑试停 ECMO。

4. 放弃原则:ECMO 支持期间,如果患者病情恶化出现了不可逆的器官损伤,或者严重的并发症不能处理时,应该果断停止 ECMO。

(二) ECMO 撤除的步骤

1. ECMO 辅助流量逐渐降低,氧合器的气体流量也逐渐下调,VV-ECMO 辅助流量减少至 40 ~ 50ml/(kg · min),VA-ECMO 辅助流量减少至 10 ~20ml/(kg·min)。

2. 稳定肺和心脏的功能,大部分气体交换由患者的肺脏完成。

3. 调整呼吸机参数和血管活性药物的用量,使血气分析及血流动力学保持稳定。

4. ECMO 停机之前体内适量追加肝素,维持一定的抗凝状态。

5. 如果稳定,可以停止 ECMO。

6. ECMO 终止 1 ~3 小时后需要继续观察患者恢复情况,如果病情稳定才可拔除插管,机器撤离。

7. 对于 VA-ECMO,试停机需要循序渐进,可以夹闭动静脉插管管路,同时开放动静脉管路间的短路维持ECMO系统循环,如果发生任何不利于循环和呼吸功能维持的迹象时需要立即重新恢复ECMO辅助。拔管前需要静脉注射肝素100U/kg,严格消毒铺单,一般先拔出静脉插管,再拔出动脉插管和下肢灌注插管,仔细清创修复血管,缝合皮肤伤口,覆盖无菌敷料。术后根据情况可以给予鱼精蛋白中和。

8. 对于VV-ECMO,同样停机后在无菌条件下拔出静脉管道,如果是经皮穿刺插管,注意压迫止血即可。如果是静脉切开置管,同样需要仔细清创修复血管,缝合皮肤伤口,覆盖无菌敷料。

无论是VA还是VV-ECMO,如果试停机成功并拔除动静脉插管后,可以将ECMO系统的动静脉管路连接起来维持ECMO自循环,保持无菌状态。如果患者需要二次辅助时,则仍然可以使用该套系统来支持,节省抢救时间及医疗资源。

ECMO的并发症

ECMO运行过程中,因大量人工装置的长时间介入、ECMO辅助对呼吸和循环系统的非生理性干预、患者本身病理生理状态及临床对原发疾病的治疗等众多因素,ECMO容易产生各种并发症。

(一) ECMO机械性相关并发症

1. 血栓形成:ECMO系统内的血栓形成是辅助过程中最常见的机械性相关并发症之一,血栓一旦形成会导致管路不通畅,辅助流量的急剧下降。导致ECMO系统丧失功能。同时也可以引起凝血因子大量消耗,导致严重的凝血功能紊乱。有时血栓循环进入患者体内会造成各种栓塞性疾病,危及患者生命。

血栓形成的原因多见于未能规范的进行抗凝和抗凝监测(ACT)。在减低辅助流量,或者由于插管原因造成血流量下降时,也是血栓形成的高发期。如果长时间使用非生物表面涂层的ECMO系统,同样也会明显增加血栓形成的发生率。

对于预防和处理血栓形成,要注意规范抗凝和抗凝监测;

维持 ECMO 系统内一定血流量,如果降低流量可以考虑适当加大抗凝;有条件尽量使用肝素涂层的 ECMO 系统;如果已经出现了严重血栓形成,需要及时更换 ECMO 装置。

2. 插管相关并发症:在建立和运行 ECMO 时,可因操作或者患者的原因发生插管相关并发症,往往这些并发症非常紧急,可以危及生命。

静脉插管位置的异常可以影响 ECMO 静脉引流量和辅助流量受限,动脉或者灌注插管维持的异常会使灌注阻力上升、局部血管损伤、辅助循环血流的异常分布等。插管后注意通过 X 线片或者 B 超了解插管位置是否合适。

ECMO 插管的松脱会导致严重的大出血、空气栓塞等紧急情况,随时会危及生命,应该严格预防。插管位置确认后,需要对插管进行可靠的固定,并密切观察灌注阻力和静脉引流量的变化。

插管处血管受损后需要进行重新插管,必要时改变插管位置,对原插管血管受损位置进行外科修复。ECMO 运行过程中如果出现了不明原因的血色素下降时,也要警惕插管局部出血。

3. 氧合器功能异常:氧合器功能异常主要表现为血浆渗漏、气体交换功能下降、血栓形成等。随着 ECMO 辅助时间的延长,氧合器功能异常甚至丧失功能是 ECMO 系统无法避免的并发症。

尽管氧合器的分类及制造工艺各有不同,但是都有一定的安全工作时限,尽量选用安全工作时限长的氧合器。而除了氧合器自身原因外,一些额外因素如高流量辅助、使用脂肪乳制剂、抗凝不良血栓形成都可以缩短氧合器的安全工作时限。ECMO 辅助过程中膜结构的异常,血液成分从血相渗入导致血浆或血液渗漏,同时导致气体交换功能下降;进一步可以使氧合器气体排出受阻和气相压力上升,可以使气体进入血相,引起空气栓塞的严重后果。

在 ECMO 管理过程中,需要密切观察氧合器的工作状态,对氧合器的有关参数定期记录及动态评价其变化,ECMO 过程中尽量避免使用脂肪乳制剂。如果发现氧合器功能严重异常时,应该考虑更换。

4. 其他机械性相关并发症:主要包括空气栓塞、血泵故障、热交换器故障、泵管破裂、管道破裂、连接脱开、插管及管道弯折等。

（二）ECMO 过程中患者发生的并发症

1. 出血:ECMO 过程中患者的出血时最常见的并发症之一,其原因包括了一下几方面:局部止血困难主要表现为 ECMO 血管插管处和外科手术后手术区的止血困难;ECMO 过程中需要进行不同程度的全身肝素化、大量人工装置的介入使血液与大量非生物表面接触、血流动力学的改变等都会使患者凝血功能发生异常;ECMO 过程中患者应激等原因可以引起消化道出血。

对于预防及处理出血,首先要避免 ECMO 运行中不必要的穿刺操作;对于明确出血部位,可以外科干预的出血,要及时加强外科止血;稳定 ECMO 运行中的凝血机制,加强凝血机制的保护,动态监测凝血功能变化,必要时补充血小板、新鲜血浆、凝血因子等血液成分,改善凝血功能。对于消化道出血,要注意控制抗凝、补充凝血因子、使用制酸剂,必要时局部加压止血。

2. 肾功能不全:肾功能不全是除出血外 ECMO 最常见的并发症,主要表现为血肌酐及尿素氮的进行性升高、尿量减少、酸碱电解质紊乱等。在 ECMO 过程中,随着灌注流量的增大,减弱了血流的搏动性,包括肾脏在内的组织灌注将受到不同程度的影响;当 ECMO 静脉引流不畅,也可影响肾脏有效血液循环;大量血管收缩药物的使用、毒性代谢产物的产生及药物损害都会导致肾功能不全。

为了预防 ECMO 过程中肾功能不全,首先要维持肾脏的血液循环和组织供氧,包括维持充足的循环流量、动脉血压和血液携氧;减轻 ECMO 过程中的肾损害,包括避免过多的血液破坏,避免使用肾毒性药物,积极控制原发疾病,监测并维持患者出入量的平衡。如果已经出现了肾功能不全,保守治疗效果较差时，可以考虑 ECMO 的同时进行持续性肾脏替代治疗(CRRT)。

3. 感染：ECMO 过程中出现感染并发症，主要表现为血液微生物培养阳性和临床表现为全身感染征象。如果感染得不到控制，多数会伴发多器官功能障碍，与患者预后密切相关。感染产生的原因包括血管插管、大量非生物表面、与血液循环的频繁接触、肺不张、肠源性感染等。

要做到预防和处理感染，包括以下方面：局部无菌操作；加强肺部护理；常规使用抗生素抗感染；改善患者全身状态及尽量缩短 ECMO 时间。

4. 其他并发症：除了以上并发症，中枢神经系统并发症、溶血、高胆红素血症、循环系统并发症、肺部并发症等也是 ECMO 运行中常见的并发症。

(冉 晓)

附　录

一、常用临床检验正常参考值

血液检验

（一）血液一般检查

红细胞计数(RBC)		男性 $(4.0\sim5.5)\times10^{12}/L$
		女性 $(3.5\sim5.0)\times10^{12}/L$
血红蛋白(Hb)		男性 120～160g/L
		女性 110～150g/L
白细胞计数(WBC)		成人$(4.0\sim10.0)\times10^{9}/L$
白细胞分类计数(DC)	百分比	绝对值
中性杆状核粒细胞(St)	1%～5%	$(0.04\sim0.5)\times10^{9}/L$

中性分叶核粒细胞(Sg)	50% ~70%	$(2\sim7)\times10^9/L$
嗜酸粒细胞(E)	0.5% ~5%	$(0.02\sim0.5)\times10^9/L$
嗜碱粒细胞(B)	0 ~1%	$(0\sim0.1)\times10^9/L$
淋巴细胞(L)	20% ~40%	$(0.8\sim4)\times10^9/L$
单核细胞(M)	3% ~8%	$(0.12\sim0.8)\times10^9/L$
血小板计数(PLT)	$(100\sim300)\times10^9/L$	

（二）红细胞的其他检查

网织红细胞计数	成人	0.005 ~0.015
	绝对值	$(24\sim84)\times10^9/L$
血细胞比容(HCT)		
	男性	0.40 ~0.50（40 ~50vol%）
	女性	0.37 ~0.48（37 ~48vol%）
平均红细胞容积(MCV)		82 ~95fl （$1L=10^{15}fl$）
平均红细胞血红蛋白量(MCH)		27 ~31pg （$1g=10^{15}pg$）
平均红细胞血红蛋白浓度(MCHC)		320 ~360g/L
红细胞平均直径(MCD)		6 ~9μm

（三）溶血性贫血的实验室检验

红细胞的半衰期($T_{1/2}$)		25 ~32 天

血浆游离血红蛋白　<0.05g/L

血清结合珠蛋白　0.7～1.5/L

红细胞渗透脆性试验　开始溶血　0.42%～0.46%（4.2～4.6g/L）NaCl 溶液

完全溶血　0.28%～0.34%（2.8～3.4g/L）NaCl 溶液

自身溶血试验及纠正试验　正常人红细胞经孵育 48 小时后，溶血度<3.5%，加葡萄糖和加 ATP 孵育，溶血明显纠正，溶血度约<1%。

酸溶血（Ham）试验　阴性

蔗糖水溶血试验　阴性

抗人球蛋白（Coombs）试验　直接、间接均阴性

冷溶血试验　阴性

（四）血液流变学检验

红细胞沉降率（ESR）　魏氏法：男性　0～15mm/1h 末

女性　0～20mm/1h 末

血液黏滞度

全血比黏度（ηb）	高切	低切
男性	（5.57±0.523）cp	（8.95±1.443）cp
女性	（5.11±0.511）cp	（8.02±1.005）cp

血浆比黏度（ηp）　1.76±0.105 cp

全血还原比黏度	16. 13±2. 11 cp

（五）止血凝血障碍的检验

血块退缩时间	凝固后 0. 5 ~1 小时开始退缩，24 小时内完全退缩
血块退缩度	正常为 40% ~50%
血小板黏附功能	
	黏附率　男性　0. 349±0. 0595
	女性　0. 394±0. 0519
血小板聚集功能	最大聚集率　0. 627±0. 161
β 血小板球蛋白(β-TG)	(36600±21000)U/L(血浆 ELA 法)
血小板第 4 因子(PE_4)	(6500±4300)U/L(血浆 ELA 法)
毛细血管抵抗力(脆性)试验(CRT)或束臂试验	Rumpel-Leede 法　正常<10 个新鲜出血点。
出血时间(BT)	Duke 法　1 ~3min，>4min 为异常
	Ivy 法　2 ~6min，>7min 为异常
凝血时间(CT)	4 ~12min(试管法)
血浆复钙时间(PRT)简称复钙时间(RCT)	1. 5 ~3min
活化部分凝血活酶时间(APTT)或	

白陶土部分凝血酶时间(KPTT)	30～45s(秒),>10s 为异常
简易凝血活酶生成试验(STGT)	
	孵育 12min,凝固时间<13s,大于 15s 为异常
血清凝血酶时间(PPT,PT)	11～13s(比对照延长<3s)
凝血酶凝固时间(TCT,TT)	16～18s(较对照延长<3s)
抗凝血酶Ⅲ测定(AT-Ⅲ)	
	AT-Ⅲ抗原量:成人血浆浓度为 272～329mg/L
	AT-Ⅲ活性:70%～130%
	AT-Ⅲ的抗凝血酶活性(酶学法):80%～120%
硫酸鱼精蛋白(3P)试验	阴性
乙醇凝胶试验(EGT)	阴性
FDP 和 D 二聚体测定	总 FDP:血清 0～8mg/L(尿液 0～0.1mg/L)
	D 二聚体 血清或血浆 0～1mg/L
纤溶酶-纤溶酶抑制复合物(PIC)测定	<1mg/L(0～0.8mg/L)(EIA 法)
纤溶酶原活性测定	酪蛋白水解法:6.8～12.8U
	色基质法:其活动度为 0.8～1.2(80%～120%)
纤维蛋白肽 A(FPA) RIA 法:<2μg	
凝血酶-抗凝血酶Ⅲ复合物(TAT)	2.1μg/L(1.2～5.4μg/L)

组织型纤溶酶原复合物(t-PA)	t-PA 抗原量:(4.0±1.8)μg/L t-PA 活性:(170±1.01)U/L
血栓调节素(TM)检查	TM 抗原量 (19.6±6.05)μg/L(血浆)(126±37)mg/24h 尿液
血浆 TXB_2	(216.9±8.6)ng/L

（六）肾功能检查

内生肌酐清除率(Ccr)	80～120ml/min
渗透溶质清除率(Cosm)	空腹时 2～3ml/min
自由水清除率	CH_2O=V(尿量 ml/min)-Cosm(ml/min) 正常-25～100ml/h
* 血清尿素氮	2.3～7.1mmol/L
全血肌酐	88.4～176.8μmol/L
* 血清或血浆肌酐(Cr)	男性 53～106μmol/L 女性 44～97μmol/L
血清尿酸测定	男性 268～488μmol/L 女性 178～387μmol/L
浓缩稀释试验	3h 尿比重 白天排尿量应占全日尿量的 2/3～3/4 其中必有一次尿比重>1.025;一次<1.003 昼夜尿比重试验(Mosenthal test) 24 小时尿量为 1000～2000ml,昼尿量与夜尿量的比为 3～4:1,12 小时夜尿量不应超过 750ml,尿液最高比重在 1.020 以

	上，最高比重与最低比重之差不应小于0.009	
酚红（PSP）排泌试验	成人酚红排泌量	15min0.28～0.51（平均0.35）
		30min0.13～0.24（平均0.17）
		60min0.09～0.17（平均0.12）
		120min0.03～0.10（0.06）
		总量0.63～0.84（平均0.70）
肾血流量测定	肾血浆流量（RPF）	600～800ml/min
	肾全血流量（RBF）	1200～1400ml/min
肾小球滤过分数（FF）0.18～0.22		
肾小管葡萄糖最大重吸收（TMG）试验		
	正常成人TMG平均值为	340±18.2mg/（min·1.73m^2）
		男性300～450mg/（min·1.73m^2）
		女性250～350mg/（min·1.73m^2）
肾小管对氨马尿酸最大排泄量试验（T_{MPAH}）		80.9±11.3mg/（min·1.73m^2）
氯化铵负荷试验	尿pH<5.3	
碳酸氢离子重吸收（碱负荷）试验		部分HCO_3^-排泄率≤1%
血浆二氧化碳结合力（CO_2 CP）		22～31mmol/L（50～70vol%）
血液	pH 7.36～7.45 平均7.40，	

[H^+]35 ~ 45mmol/L，均值 40mmol/L

HCO_3^-　22 ~ 27mmol/L，平均 24mmol/L

（七）肝功能及肝癌标志物检查

血清总蛋白（TP）	60 ~ 80g/L	
白蛋白（A）	40 ~ 55g/L	
球蛋白（G）	20 ~ 30g/L	
A/G	1.5 ~ 2.5：1	
血清蛋白电泳：	白蛋白	0.61 ~ 0.71（61% ~ 71%）
（醋酸纤维膜电泳法）	α_1 球蛋白	0.03 ~ 0.04（3% ~ 4%）
	α_2 球蛋白	0.06 ~ 0.1（6% ~ 10%）
	β 球蛋白	0.07 ~ 0.11（7% ~ 11%）
	γ 球蛋白	0.09 ~ 0.18（9% ~ 18%）
血清前白蛋白测定	100 ~ 400mg/L	
甲胎蛋白（AFP）测定	成人 25μg/L 以下，3 周 ~ 6 个月的小儿在 39μg/L 以下，LCA 非亲和性 AFP>70% 支持肝硬化，<70% 支持肝细胞癌诊断	
碱性胎儿蛋白（BFP）	7.4 ~ 11.5μg/L，均值 47.6μg/L	
癌胚抗原（CEA）	0 ~ 5μg/L（EIA 法）	
异常凝血酶原（APT）	<20μg/L	

血氨测定	
	离子交换树脂 Berthlot 显色法（血浆） 240～700ng/L
	Berthlot 直接显色法（全血） 1000～1500ng/L
总胆固醇	2.9～6.0mmol/L
胆固醇酯	2.34～3.38mmol/L
胆固醇酯:游离胆固醇	3:1
阻塞性脂蛋白-X（LP-X）	正常人血清 LP-X 阴性。
血清总胆红素（STB）	1.7～17.1μmol/L
结合胆红素	0～6.8μmol/L
非结合胆红素	1.7～10.2μmol/L
靛青绿滞留率（LCG）	15min 血内滞留率 0～10%
血清酶学检查	
ALT（GPT）	连续监测法 <35U/L（37℃）
AST（GOT）	连续监测法 <40U/L（37℃）
	Karmen 法 8～40 Karmen U
血中 HBV 标志物阳性的意义	
HBsAg	正在或曾经感染 HBV
抗 HBs	曾感染 HBV，HBV 中和抗体（HBV 清除）

IgG 型抗-HBc　　低效价　过去感染过 HBV

　　高效价　正在感染 HBV

IgM 型抗-HBc　　低效价　急性乙肝恢复期或慢性乙肝恶化期

　　高效价　急性乙肝

HBeAg　　血中 HBV 多,感染性强,是肝炎持续 HBV 复制的标志

抗 HBe　　血中 HBV 减少,感染性弱,但很少见于肝炎病例

HBV-DNA(HBV-DNAP)　　都是 HBV 在复制的表现

(低效价:1 倍稀释阳性,200 倍稀释为阴性)

碱性磷酸酶(ALP)　连续监测法　<270U/L(37℃)

　磷酸苯二钠法　30～130KingU/L 血清

　　儿童 50～280KingU/L

γ 谷氨酰转移酶(γ-GT)　连续监测法　男性 11～50U/L

　　女性 7～30U/L

　固定法　男性 3～17U/L

　　女性 2～13U/L

单胺氧化酶(MAO)　23～49U(中野法)

脯氨酰羟化酶(PH)　(39.5±11.87)μg/L,上限为 70μg/L

血清乳酸脱氢酶(LD)　150～450U/L(15～45U/dl)

血清乳酸脱氢酶同功酶测定(琼脂泳法)

含量 LD_1 (31.3±5.2)%

LD_2 (27.5±2.0)%

LD_3 (24.0±4.2)%

LD_4 (4.2±1.7)%

LD_5 (2.9±1.2)%

血清碱性磷酸酶同工酶 正常成人以 ALP_2 为主(约占全部活性的 90%),出现少量 ALP_3

免疫学检查

肥达试验(Vidal test)

"O"<1:80

"H"<1:160

"A"<1:80

"B"<1:80

"C"<1:80

"D"<1:80

伤寒乳胶凝集试验　阴性(或"O"<1:80,"H"<1:160)

伤寒酶联免疫(ELISA)试验　阴性(或 1:20 以下)

外-斐反应(Weil-Felix)　阴性(或<1:40)

布氏菌病血清反应	阴性（或 0～1∶40）
嗜异性凝集反应	阴性（或凝集价<1∶8）
冷凝集素试验	阴性（或效价<1∶10）
抗链球菌溶血素“O”（ASO）	<400U
梅毒未灭活血清反应素试验（USR）	阴性
艾滋病的血清学检查	
间接免疫荧光法	HIV 抗体阴性
病毒检查法 阴性	
补体 C3 （1. 14±0. 278）/L	
总补体活性 30000～40000CH_{50} U/L	
补体 C3 （0. 553±0. 109）g/L	
E-玫瑰花结形成试验（ERFT）	
活性花环形成细胞（EaRFC）试验	（3. 3±2. 6）%
稳定花环形成细胞（EsRFC）试验	（23. 6±3. 5）%
总花环形成细胞（EtRFC）试验	（64. 4±6. 7）%
T 淋巴细胞转化试验	（60. 1±7. 6）%
B 细胞 EA-RFC 花环试验、	

EAC-RFC 花环试验　8% ~12% ,M-RFC 花环试验　(8. 5±2. 8)%

细胞膜表面免疫球蛋白(SmIg)

SmIg 阳性细胞为 21%	SmIg6. 2；　SmIgG 7. 1%；SmIgM 8. 9%
	SmIgA2. 2%；SmIgD 6. 2%；SmIgE 0. 9%
CD3（T_3）细胞	(71. 5±6. 2)%
T_4/T_8	1. 66±0. 33(>1)，CD19　(15±5. 5)%
循环免疫复合物(CIC)	<0. 043±0. 02[(4. 4±2. 0)%]
	>0. 085(8. 5%)为 CIC 阳性
免疫球蛋白	IgG 7. 6 ~16. 6g/L
	IgA 0. 71 ~3. 35g/L
	IgM 0. 48 ~2. 12g/L
	IgD 0. 01 ~0. 04g/L
	IgE 0. 001 ~0. 009g/L
C 反应蛋白	<10mg/L 血清(免疫扩散法)
LE 细胞	阴性
类风湿因子 RF	阴性
抗核抗体(ANA)	免疫荧光法:定性阴性
	免疫荧光滴度法:<1 : 160

抗核双股 DNA(dsDNA)	阴性
抗 ENA 抗体(RNP,Sm)	阴性
抗 SS-A(RO)、J_{0-1}、Scl-70 和抗 SS-B(La,H)抗体	阴性
抗甲状腺球蛋白抗体(TG,TM)	阴性
抗平滑肌机体(SMA)和抗线粒体抗体(AMA)	阴性
临床常用生化检查	
血清钾(K^+)	3.5~5.1mmol/L
血清钠(Na^+)	136~151mmol/L
血清氯(Cl^-)	96~111mmol/L
血清钙(Ca^{2+})	2.1~2.6mmol/L
血清无机磷(P)	成人 0.97~1.61mmol/L(3~5mg/dl)
	儿童 1.29~1.94mmol/L(4~6mg/dl)
血清铁	14.3~26.9μmol/L
总铁结合力	男性 44.6~69.3μmol/L
	女性 35.5~76.8μmol/L
转铁蛋白	2~4/L(琼脂扩散法)
转铁蛋白饱和度	0.33~0.35
血清铁蛋白	男性 15~200

	女性 12 ~ 150
血清镁	0. 8 ~ 1. 2mmol/L
血清锌	7. 65 ~ 22. 95μmol/L
血清酮	11. 0 ~ 22. 0μmol/L
铜蓝蛋白	150 ~ 600mg/L
* 血清淀粉酶	20 ~ 115U/L
三酰甘油(TG)	0. 22 ~ 1. 21mmol/L(20 ~ 110mg/dl)
乳糜微粒(CM)	阴性
高密度脂蛋白(HDL)	0. 30 ~ 0. 40
低密度脂蛋白(LDL)	0. 50 ~ 0. 60
极低密度蛋白(VLDL)	0. 13 ~ 0. 25
Apo-A1	(1. 3±0. 16)g/L
Apo-B	(0. 82±0. 13)g/L
ApoA1/ApoB 比值	1. 0 ~ 2. 0
CK	36 ~ 188U/dl
CK-MB	<0. 05
血浆总皮质醇	上午 8 时　(442±276)nmol/L
	下午 4 时　(221±276)nmol/L

醛固酮	卧位(早晨6时)	27.7~138.5pmol/L
	立位(上午8时)	138.5~415pmol/L
	卧位(中午12时)	0~69.3pmol/L
TT_3		1.7~2.3nmol/L
* FT_3		6.0~11.4pmol/L
TT_4		65~156nmol/L
* FT_4		26~39pmol/L
TSH		2~10mU/L
$T_3(rT_3)$	0.2~0.8nmol/L	
* TG	6.0~44.4ng/ml,	TG-Ab<30%,TM-Ab<15%
血糖(BS)		Folin-吴法 4.5~6.7mmol/L(80~100mg/dl)
		邻甲苯胺法 3.9~6.2mmol/L (70~110mg/dl)
葡萄糖耐量试验(GTT)		120mg/dl
空腹血糖		<6.72mmol/L
服糖或馒头后		0.5~1 小时血糖上升达高峰 7.8~9.0mmol/L(140~160mg/dl)
		2 小时恢复空腹水平
静脉注射法血糖高峰出现于注射后		0.5 小时,11.2~14mmol/L(200~250mg/dl)
		1.5 小时后降至空腹水平以下

2 小时恢复注射前水平
各次尿糖均为阴性。

空腹血胰岛素　5 ~ 20mU/L
　C 肽　1. 0±0. 23mg/L
胰岛素(μU/ml)/血糖(mg/dl)　<0. 3
服糖后1 小时胰岛素及 C 肽均上升达高峰 C 肽可达　4. 4±0. 8mg/L
　3 小时后两者均降至空腹水平
药物浓度测定
　血清地高辛(digoxin)
　　治疗浓度　0. 6 ~ 2. 8nmol/L(0. 5 ~ 2. 2ng/ml)
　　中毒浓度　>3. 1/nmol/L(>2. 4ng/ml)
　血清乙醇(ethanol)
　　中毒浓度　轻中度 17 ~ 43mmol/L(80 ~ 120mg/dl)
　　重度 54 ~ 87mmol/L(250 ~ 400mg/dl)
　　极重度>87mmol/L(>400mg/dl)
　血清苯巴比妥(Barbiturates)　致死浓度　390μmol/L(9mg/dl)
　血清短效巴比妥：致死浓度　150μmol/L(35mg/dl)

尿液检查

尿量	1000～2000ml/24h
外观	淡黄色,透明
pH	6.5 左右(普通饮食条件下)
比重(SG)	1.015～1.025
尿蛋白定性	阴性
定量	20～80mg/24h
尿糖定性	阴性
定量	0.56～5.0mmol/24h
酮体	0.34～0.85mmol/24h (20～50mg/24h)(以丙酮计算)(血中:0.34～0.68mmol/L)
	定性 阴性
* 尿淀粉酶(AMY)	0～224U/L
含铁血黄素(Rous)试验	阴性
尿内胆红素	阴性
尿胆素定性试验	阴性
尿内尿胆原定量	0～6μmol/24h
定性	阴性或弱阳性反应

β_2微球蛋白(P_2 M)		100μg/L(血浆中 P_2 M 为 0.8～2.4mg/L)
尿免疫蛋白及补体(C3)成分		阴性
尿纤维蛋白降解产物(FDP)		阴性
尿钠		130～260mmol/24h(3～5g/24h)
溶菌酶		0～2mg/L
尿沉渣镜检:		
红细胞		0～偶见/HP
白细胞和脓细胞		≤5 个/HP
上皮细胞		少量扁平上皮细胞和移行上皮细胞
管形	细胞管型	无
	颗粒管型	无
	透明管型	0～偶见/LP
	蜡样管型	无
	脂肪管型	无
	肾衰竭管型	无
结晶体	酸性尿:	尿酸、草酸钙和尿酸盐类
	碱性尿:	三价磷酸盐、尿酸铵、磷酸钙和非晶形磷酸盐
病原体		无

尿沉渣计数	（Addis 计数）
	RBC<50 万/12h
	WBC<100 万/12h
	管型（透明）<5000/12h
1 小时细胞排泄测定	男性 RBC<3 万/h　WBC<7 万/h
	女性 RBC<4 万/h　WBC<14 万/h
中段尿细菌培养计数	10^6<菌落/L
尿内儿茶酚胺	定性：阴性
	定量：≤5μg/24h（以肾上腺素为标准）或≤180μg/24h（以去甲肾上腺素为标准）
3-甲氨基-4-羟苦杏仁酸（VMA）	定量：5.05～25.25μmol/24h（15mg/24h），
	最高不超过 10mg/24h
17 羟皮质类固醇（17-OH）	男性 13.8～41.4μmol/24h
	女性 11～27.6μmol/24h
17 酮类固醇（17-KS）	男性 34.7～69.4μmol/24h
	女性 17.5～52.5μmol/24h

粪便检查

量	100～300g/24h

粪色　　黄褐色

粪性状　　软泥样圆柱状

镜检　　WBC 0 ~ 偶见

RBC 无

巨噬细胞　无

肠黏膜上皮细胞　无

食物残渣　无定形细小颗粒，偶见淀粉颗粒和脂肪小滴等

隐性试验　　阴性

胆色素检查　　胆红素：阴性

粪胆素：阳性

粪胆原：阳性

脑脊液(CSF)检查

颜色　无色，水样

透明度　　清晰透明

凝结　　静置 24 小时不凝结

蛋白定性试验(Pandy test)　阴性

蛋白定量　　成人 0.15 ~ 4.5g/L

	儿童 0. 20 ~ 0. 40g/L
葡萄糖	成人 2. 5 ~ 4. 5mmol/L
	儿童 2. 8 ~ 4. 5mmol/L
氯化物	119 ~ 129mmol/L
细胞计数	成人 $10\times10^6 \sim 87\times10^6$/L
	儿童 $10\times10^6 \sim 107\times10^6$/L 主要为淋巴细胞
细菌	无

（注：带 * 为我院检验正常值）

（钟 强）

二、急诊科常用药物

抗感染类

药名	剂型	用法与用量
（一）青霉素类		
青霉素 G(penicillin G, PG)	80,160 万 U/vial(小瓶)	80 万 ~ 160 万 U im bid

		240 万 ~ 320 万 U iv bid
		480 万 ~ 1000 万 U iv drip qd
苯甲异噁唑青霉素钠(oxacillin,新青 I 号)	0. 5g/vial	0. 5 ~ 1. 0g im q6h
		4 ~ 6g iv drip qd
氯唑西林(邻氯青霉素钠)(cloxacillin)	0. 5g/vial	0. 5 ~ 1. 0g im q6h
		4 ~ 8g iv drip qd
双氯青霉素(dicloxacillin)	0. 5g/cap(胶囊)	0. 5g qid
氨苄西林(ampicillin,安必仙)	0. 25g/cap	0. 5g tid
	0. 5g/vial	6 ~ 12g iv drip qd
羟苄青霉素(carbenicillin)	0. 5,1g/vial	6 ~ 12g iv drip qd
用于铜绿假单胞菌		30 ~ 40g iv drip qd
阿莫西林(amoxicillin)	0. 25g/cap	0. 5g qid
哌拉西林(piperacillin)	0. 5g/vial	6 ~ 12g iv drip qd
(二)β-内酰胺酶抑制剂		
奥格门丁(augmentin,安灭菌;复方阿莫西林)	375mg/tab(片)	375 ~ 750mg qd ~ bid
	1. 2g/vial	3. 6 ~ 4. 8g iv dri qd
泰门汀(timentin)	3. 1g/vial	3. 6 ~ 4. 8g iv drip qd
舒他西林(优立新,unasyn)	375mg/tab	375mg bid ~ tid

	500mg/vial	3～12g iv drip qd
舒他西林(sultamicillin)	375mg/tab	375mg bid～tid
泰能(thienamycin,Tienam)	0.25,0.5,1.0g/vial	0.25～1.0g im,iv drip q6～12h 每6～12小时1次
(三) 头孢菌素(先锋霉素)类		
第一代		
头孢唑啉(cephazolin,先锋霉素Ⅴ号)	0.5g/vial	4～6g iv drip qd
头孢拉啶(cephradin,先锋霉素Ⅵ号)	0.25,0.5g/cap	0.25～0.5g qid
	0.5g/vial	4～8g iv drip qd
头孢氯氨苄(头孢克洛,cefaclor)	0.25g/cap	0.25～0.5g drip
第二代		
头孢呋肟(头孢呋辛,cefuroxine)	0.25g/tab	0.25g bid
	0.25,0.75,1.5g/vial	0.75～1.5g im,iv,q6h
头孢甲氯噻吩(头孢西丁,cefoxitin)	1g/vial	2～4g iv drip,qd～bid
第三代		
头孢氨噻肟钠(头孢噻肟钠,cefuroxime)	0.5～1.0g/vial	2～4g iv drip qd～bid
头孢氧哌唑钠(头孢哌酮钠 cefoperazone,cefobid,先锋必)	0.5,1,2g/vial	2～4g iv drip qd

头孢氨噻三嗪(头孢三嗪,ceftriaxone,罗氏芬,Rocephin;菌必治)	0. 25,0. 5g/vial	2 ~ 4g iv drip qd
(四) 氨基苷类		
庆大霉素(gentamycin)	40,80mg/amp(安瓿)	80mg im bid
	240 ~ 320mg	iv drip qd
卡那霉素(kanamycin)	0. 5g/vial	0. 5g im bid
阿米卡星(amikacin,丁胺卡那霉素)	0. 2g/amp	0. 2 ~ 0. 4g iv drip qd
妥布霉素(tobramycin)	40,80mg/amp	80mg im bid
		240mg iv drip qd
(五) 氯霉素类		
氯霉素(chloromycetin)	0. 25g/amp	0. 25 ~ 2. 0g iv drip qd
甲砜霉素(thiamphenicol)	1. 0g/amp	1. 0 ~ 1. 5g iv drip qd
(六) 大环内酯类		
麦迪霉素(medemycin)	0. 1g/tab	0. 2g qid
螺旋霉素(spiramycin)	0. 1,0. 2g/tab	0. 2g qid
交沙霉素(josamycin)	0. 2g/tab	0. 2 ~ 0. 4g qid
琥乙红霉素(erythromycin ethylsuccinat,利菌沙)	0. 125g/tab	0. 25 ~ 0. 5g tid ~ qid

罗红霉素(roxithromycin,罗力得)	0.15g/tab	0.15g bid
(七)吡酮酸-氟化喹诺酮类		
吡哌酸(pipemidic Acid,PPA)	0.25g/cap	0.5g tid
氟哌酸(norfloxacin,诺氟沙星,norxin,FPA)	0.1g/cap	0.2~0.3g tid~qid
氟嗪酸(ofloxacin,氧氟沙星,Tarivid,泰利必妥)	0.1g/tab	0.3~0.6g bid~tid
	0.2g/vial	0.2~0.4g iv drip qd
氟啶酸(enoxacin,flumark,依诺沙星)	0.1,0.2g/tab	0.2~0.4g bid~tid
环丙沙星(ciprofloxacin,ciprobay)	0.25g/tab	0.75g bid
(八)其他抗生素类		
洁霉素(jiemycin,林可霉素,lincomycin)	0.6g/amp	0.6~1.8g iv drip qd
磷霉素钙(phosphonomycin calcium)	0.25g/cap	0.5~1.0g qid
磷霉素钠(phosphonomycin sodium)	2.0g/vial	8~10g iv drip qd
甲硝唑(metronidazole,灭滴灵)	0.2g/tab	0.2~0.4g tid
	0.5g/bottle(瓶)	0.5g iv drip q8h
(九)呋喃类药		
呋喃唑酮(furazolidone,furoxone,痢特灵)	0.1g/tab	0.1g tid
呋喃妥因(呋喃咀啶,furadantin)	0.1g/tab	0.1g tid

(十) 磺胺类		
复方新诺明(SMZco)	tab co.	1 ~ 2/tab(片)bid
柳氮磺胺吡啶(SASP,sulfasalazin)	0. 25g/tab	2. 0g tid
5-氨基水杨酸(5-amino-salicylic acid,mesalamine,美沙拉明)	4. 0/60ml/bottle	60ml 灌肠,bid ~ qid
(十一) 抗真菌药		
克霉唑(clotrimazole,三苯甲咪唑)	0. 25,0. 5g/tab	30 ~ 60mg/(kg · d) tid
酮康唑(ketoconazole)	0. 2g/tab	0. 2g qd ~ bid
咪康唑(miconazole)	0. 2g/amp	0. 6 ~ 1. 8g iv drip qd
氟康唑(fluconazole)	50,150mg/cap	50 ~ 200mg qd
	100mg/bottle	0. 1 ~ 0. 2g iv drip qd
(十二) 抗病毒药		
吗啉胍(moroxydine,ABOB)	0. 1g/tab	0. 2 ~ 0. 3g tid
三氮唑核苷(病毒唑,virazole;利巴韦林)	100mg/tab	100 ~ 200mg tid
无环鸟苷(aciclovir,阿昔洛韦)	250mg/vial	5mg/kg iv drip q8h
板蓝根冲剂		1 ~ 2 包 tid
(十三) 抗疟药		
氯喹(chloroquine)	0. 25g/tab	首次 1. 0g,第 2,3 天各 0. 5g

伯氨喹(primaquine)	13.2mg/tab	26.4mg/d×14 天
青蒿素(artemisinin)	50mg/tab	0.5g qd ×3 天
	50,100mg/amp	第 1 天:0.2 im 第 2,3 天:0.1g im qd
(十四)抗阿米巴及滴虫药		
甲硝唑(metronidazole,灭滴灵)	0.2g/tab	治阿米巴病 0.4g tid×5 ~ 10 天 治滴虫病 0.2g tid×7 ~ 10 天
替硝唑(tinidazole)	0.5g/tab	1.0 ~ 2.0g 顿服
(十五)中成药		
小檗碱(berberine,coptis)	0.1g/tab	0.1 ~ 0.3g tid
三金片		5tab tid
双黄连	0.6g/vial	60mg/kg iv drip qd

中枢神经系统药物

(一)中枢兴奋剂		
尼可刹米(nikethamide,可拉明,coramine)	0.375,0.5g/amp	0.75 ~ 1.0g　iv drip qd
洛贝林(lobeline,山梗菜碱)	3,5mg/amp	3 ~ 10mg　iv drip qd
二甲弗林(dimefline,回苏灵)	8mg/amp	8 ~ 24mg iv,iv drip qd

苯丙胺(amphetamine)	5mg/tab	5～10mg bid～tid	
	10mg/amp	10～20mg	im，iv
乙胺硫脲(克脑迷,抗利痛,antirdon)	1.0g/vial	1.0g	iv drip qd
（二）镇痛药			
吗啡(morphine)	5,10mg/amp	5～10mg	hypo prn
吗啡控释片(美菲康)	30mg/tab	30～60mg	bid～tid
哌替啶(dolantin,度冷丁,pethidine)	50～100mg/amp	25～100mg	im prn
罂粟碱(paraverine)	30mg/tab	30～60mg	tid
	30mg/amp	30～60mg	im,iv drip
曲马朵(反胺苯环醇,tramadol)	50mg/tab	50mg	prn
	100mg/supp(栓)	100mg	prn
	50,100mg/amp	50～100mg	im prn
达宁(丙氧氨酚复方片,propoxyacetamolun)	tab. co	1～2tab	tid～qid
布桂嗪(强痛定)(bucinperazine)	30,60mg/tab	30～60mg	tid
	50mg/amp	50～100mg	im prn
罗通定(rotundine)	30,60mg/tab	60～120mg	qd～qid
	60mg/amp	60mg	im prn

(三) 镇静、催眠及抗惊厥药

苯巴比妥(phenobarbital,	15,30mg/tab	15～30mg	tid
鲁米那,luminal)	100mg/amp	100～200mg	im q4～6h
司可巴比妥(速可眠,seconal)	0.1g/cap	0.1～0.2g	hs(临睡时)
水合氯醛(chloral hydrate)	10% -sol(液)	20ml 灌肠	prn
	10% -sol	10ml	prn
三溴合剂(mixt tribomide)	mixt(合剂)	10ml	tid
导眠能(doriden,道力顿)	0.25g/tab	0.25～0.5g	hs
甲丙氨酯(眠尔通,miltown)	0.2g/tab	0.2～0.6g	hs
地西泮(valium)	2.5mg/tab	2.5～5.0mg	hs
	10mg/amp	10～20mg	im,iv prn
艾司唑仑(舒乐安定,surazepan,eurodin)	1mg/tab	2mg	hs

(四) 抗癫痫药

苯妥英钠(sodium phenytoin)	0.1g/tab	0.1g	tid
	0.25g/amp	0.25～0.5g	iv、iv drip
丙戊酸钠(sodium valproate)	0.2g/tab	0.2～0.4g	tid
苯巴比妥钠(luminal) 见镇静、催眠及抗惊厥药部分			
地西泮(valium)	10mg/amp	10～20mg	iv

		50～100mg	iv drip
氯硝西泮(clonazepam)	1mg/amp	1mg	im, iv
		4mg	iv drip
	0.5,2.0mg/tab	1～2mg	tid～qid
酰胺咪嗪(卡马西平,carbamazepine,)	0.1,0.2g/tab	0.1～0.2g	tid
勃氏合剂(mixt brodsky)	500ml/bottle	10ml	tid
(五) 麻醉药			
普鲁卡因(procaine)	0.25,0.5% ～20ml/amp		局麻用
	2% -2ml/amp		
利多卡因(lidocaine)	2% -10ml/amp	局麻用	
(六) 改善脑循环药物			
脑复康(吡拉西坦,piracetam)	0.4g/tab	0.4～0.8g	tid
维脑路通(曲克芦丁)	0.1g/tab	0.2g	tid
	0.1g/amp	0.4g	iv drip qd
都可喜(duxil)		1tab(片)	bid
脑活素(cerebrolysin)	5,10ml/amp	10～20ml	iv drip qd
脑益嗪(桂利嗪,stugeron)	25mg/tab	25mg	tid
	20mg/amp	20～40mg	iv qd

氟桂嗪(flunarizine,西比林,sibelium)	5mg/cap	5～10mg	qn
培他啶(倍他司汀,berahistine,抗眩啶)	4,6mg/tab	4～8mg	bid～tid
尼莫地平(nimodipine,nimotop)	20,30mg/tab	20～30mg	tid
眩晕停(地芬尼多,difenidol)	25mg/tab	25～50mg	tid
胞二磷胆碱(cytidine diphosphate choline, citicoline)	0.2,0.25g/amp	0.25～0.75g	im,iv drip
心脑灵(seniovita)	5mg/tab	10mg	tid
活脑灵(fonzylane,buflomedil hydrochloride)	50mg/amp	200mg	iv drip qd
爱维治(actovegin)	2,5,10ml/amp	5ml	iv qd
		25ml	iv drip qd
	200mg/tab	400mg	bid
素高捷疗(solcoseryl)	2,5,10ml/amp	10mg	iv,iv drip qd
前列腺素 E_1(prostaglandine E_1)	100μg/amp	100～200μg	iv drip qd

自主神经系统药物

(一) 拟胆碱药物

新斯的明(neostigmine)	15mg/tab	15mg	tid～qid
	0.5,1.0mg/amp	0.5～1.0mg	im,q4～6h

吡啶斯的明(pyridostigmine,mestinon,regonol)	60mg/tab	60mg	tid
依酚氯铵(艾宙酚,edrophonium,腾喜龙,tensilon)	100mg/amp	100mg	iv
加兰他敏(galanthamine)	5mg/tab	10mg	tid
	1,2.5,5mg/amp	0.5～5mg	im,qd～bid
氨甲酰胆碱(carbamy choline)	0.25mg/amp	0.25～0.5mg	im
醋柳宁(阿伯龙,ambenonium,美斯的明,ambestigmin)	5,10,25mg/tab	5～25mg	tid～qid

（二）抗胆碱药

阿托品(atropine)	5,10mg/tab	5～10mg	tid
	0.5,1.0mg/amp	0.5～1.0mg	im prn
山莨菪碱(anisodamine,654-2)	5,10mg/tab	5～10mg	tid
	5,10mg/amp	5～10mg	im, iv drip
东莨菪碱(scoplamine)	0.2mg/tab	0.2mg	tid
	0.5mg/amp	1.0mg	iv 10～20min 一次
颠茄(belladonna)	tab co	2tab(片)	tid
	mixt	10～20ml	tid
溴丙胺太林(普鲁苯辛,probanthine)	15mg/tab	15～30mg	tid

（三）拟肾上腺素药

去甲肾上腺素(noradrenaline)	1,2mg/amp	1～2mg	iv drip
异丙肾上腺素(isoprenaline,isuprel)	0.5,1.0mg/amp	0.5～1.0mg	iv drip
间羟胺(metaraminol)	10mg/amp	5～10mg	iv
		10～20mg	iv drip
甲氧胺(美速克新命,methoxamine,甲氧明)	20mg/amp	5～10mg	iv
		10～20mg	iv drip
肾上腺素(adrenaline)	0.5,1.0mg/amp	1.0mg	hypo，im
		0.1～1.0mg	iv
		4～8mg	iv drip
麻黄碱(ephedrine)	25mg/tab	25mg	bid～tid
	30mg/amp	15～30mg	im
多巴胺(dopamine)	20mg/amp	20mg	iv,
		iv drip(1～10μg/kg/min)	
多巴酚丁胺(dobutamine)	20mg/amp	20～40mg	iv drip
		(2.5～10μg/kg/min)	

（四）抗肾上腺素药

1. α受体阻滞剂

酚妥拉明(phentolamine,苄胺唑啉,立其丁,	10mg/amp	5mg	iv

regitine)		10 ~ 20mg	iv drip
麦角胺(ergotamine)	0.5,1.0mg/tab	1 ~ 2mg	prn
	0.25mg/amp	0.25 ~ 0.5mg	im prn
酚苄明(phenoxybenzamine,dibenzyline)	10mg/tab	10mg	qd
二氢麦角胺(dihydroergotamine,双氢麦角碱)	1mg/tab	1 ~ 2mg	prn
	1mg/amp	1mg	im prn

2. α_1受体阻滞剂

哌唑嗪(prazosin,minipress)	0.5,1,2,5mg/tab	1 ~ 2mg	tid(首剂0.5mg)
三甲唑嗪(trimazosin)	50mg/tab	0 ~ 100mg	bid ~ tid
妥拉苏明(tolazoline,妥拉唑啉)	25mg/tab	25 ~ 50mg	bid ~ tid
	25mg/amp	25mg	im prn

3. β受体阻滞剂:见循环系统药物部分

呼吸系统药物

(一)镇咳药

可待因(codeine)	15,30mg/tab	15 ~ 30mg	tid
美沙芬(dextromethorphan,romilar,右甲吗南)	15mg/tab	15 ~ 30mg	tid
咳快好(咳福乐,benproperine,cofrel,苯哌丙烷)	20mg/tab	20mg	tid
咳必清(喷托维林,toclase,carbetapentane)	25mg/tab	25mg	tid

联邦止咳露	100mg/bottle	10ml	tid

（二）祛痰药

氯化铵(ammonium chloride)	0. 3g/tab	0. 6g	tid
复方甘草合剂(mixt brown,棕色合剂)	mixt	10ml	tid
溴苄环己铵(bromhexine,bisolvon,必嗽平)	8mg/tab	16mg	tid
乙酰半胱氨酸(n-acetylcysteine,mucotitine 痰易净)	0. 5,1. 0g/bottle	配成 10% 溶液 1 ~ 3ml 雾化吸入	bid ~ tid
羟甲基半胱氨酸(化痰片)	0. 25g/tab	0. 5g	tid

（三）平喘药

1. 茶碱类

氨茶碱(aminophylline)	0. 1g/tab	0. 1 ~ 0. 2g	tid
	0. 25g/amp	0. 125 ~ 0. 25g	(稀释后)iv
		0. 25 ~ 0. 5g	iv drip
茶碱控释片(theophyllin modeste,舒弗美)	0. 1g/tab	0. 1 ~ 0. 2g	q12h

2. 糖皮质激素

地塞米松(dexamethasone,氟美松)	5mg/amp	5 ~ 10mg	iv,iv drip
氢化可的松(hydrocortisone,皮质醇,cortisol)	100mg/amp	琥珀酸酯制剂 100 ~ 200mg	iv drip

二丙酸倍氯米松(beclomethasone dipropionate, becotide, vanceril)	14mg/spray(喷雾剂)	0.1 ~ 0.2mg	吸入 tid ~ qid
安宁克通 A(kenacort-A)	40mg/amp	40 ~ 80mg	im 每月 1 次

3. β_2 受体兴奋剂

舒喘宁(沙丁氨醇, salbutamol, 柳丁氨醇, salbarent, albuterol)	20mg/spray	0.1 ~ 0.2mg	气雾吸入 prn
喘乐宁(ventolin)	20mg/spray	0.1 ~ 0.2mg	吸入 prn
息喘(saltanol)	20mg/spray	0.1 ~ 0.2mg	吸入 prn
博利康尼(bricanyl, 喘康速, 特布他林)	2.5mg/tab	2.5mg	bid
盐酸普鲁尔地鲁(procaterol HCl, meptin, 美喘清, 丙卡特罗)	25μg/tab	25 ~ 50μg	q12h

循环系统药物

（一）正性肌力药物

1. 强心苷类

地高辛(digoxin)	0.25mg/tab	0.125 ~ 0.25mg	qd ~ bid
毛花苷 C(西地兰, cedilanid)	0.4mg/amp	0.2 ~ 0.4mg	iv
毒毛花苷 K(strophanthin K)	0.25mg/amp	0.125 ~ 0.25mg	iv

2. 非强心苷类			
氨利酮(氨吡酮,amrinone,氨力农,inocor)	50mg/amp	0.5～1.0mg/kg	iv
		继以5～10μg/kg/min	iv drip q6h
多巴酚丁胺(dobutamine)	20mg/amp	20～40mg	iv drip
(二)扩血管药			
1. 直接作用的扩张血管药			
硝普钠(sodium nitroprusside)	50mg/amp	25～50mg	iv drip
肼苯哒嗪(肼屈嗪,hydralazine,apresoline)	10,25,50mg/tab	12.5～25mg	tid
地巴唑(dibazol)	10,20mg/tab	20mg	tid
2. α受体阻滞剂			
酚妥拉明 (见自主神经系统药物)			
压宁定(ebrantil)	30mg/tab	30～60mg	bid～tid
	25mg/amp	25～50mg	iv drip
哌唑嗪(见自主神经系统药物)			
妥拉苏明(见自主神经系统药物)			
3. 血管紧张素转换酶抑制剂(ACEI)			
卡托普利(巯甲丙脯酸,captopril,开博通,capoten)	12.5、25mg/tab	12.5～25mg	tid
复方开博通(capotenco,开富特)	tab co	1～2tab	tid

依那普利(苯丁酯脯酸,enalapril,悦宁定,renitac)	5,10,20mg/tab	5～20mg	qd
培普利(培朵普利,perindopril,雅施达,acertil)	4mg/tab	4mg	qd
贝那普利(benazepril,洛丁新,lotensin)	5,10mg/tab	5～10mg	qd
4. 钙拮抗剂	10mg/tab	10～20mg	tid
(硝苯地平,nifedipine,心痛定)		10mg 舌下含服	prn
硝苯地平控释片(adalat GITS,拜心通)		30mg/tab	30mg qd
尼群地平(nitrendipine)	10mg/tab	10mg	tid
尼卡地平(nicardipine)	20mg/tab	20mg	tid
尼卡地平缓释片(佩尔地平,perdipine)	20,40mg/cap	20～40mg	bid
氨氯地平(amlodipine,络活喜,norvasc)	5mg/tab	5mg	qd
地尔硫䓬(硫氮䓬酮,diltiazem,恬尔心,	30mg/tab	30～60mg	tid
合心爽,herbesser)	10mg/amp	10～20mg	iv,iv drip
维拉帕米(戊脉安,verapamil,异搏定,isoptin)	40mg/tab	40mg	qd～tid
	5mg/amp	5～10mg	iv

5. 硝酸酯类:见抗心肌缺血药部分

(三) 降压药

1. 中枢性交感神经抑制剂

氯压定(clonidine,可乐宁,可乐定)	0.075mg/tab	0.075～0.15mg	qd～tid

甲基多巴(methylodopa)	0.25g/tab	0.25g	qd ~ bid
2. 交感神经末梢抑制剂			
利血平(reserpine)	1mg/amp	1mg	im, iv
3. 直接作用的扩管药			
肼苯哒嗪(肼屈嗪,见扩血管药部分)			
4. 钙拮抗剂:见扩血管药部分			
5. 血管紧张素转换酶抑制剂:见扩血管药部分			
6. β受体阻滞剂			
普萘洛尔(propranolol,心得安,inderal)	10mg/tab	10mg	tid
	5mg/amp	1 ~ 5mg	iv drip
阿替洛尔(氨酰心安,atenolol)	25,50mg/tab	12.5 ~ 50mg	qd ~ bid
美托洛尔(甲氧乙心安,美多心安,metoprolol,倍他乐克,betaloc)	50mg,100mg/tab	12.5 ~ 25mg	qd ~ bid
比索洛尔(bisoprolol,康可,concor)	5mg/tab	2.5 ~ 5mg	qd
7. 利尿剂			
(1) 排钾类			
氢氯噻嗪(hydrochlorothiazide,双氢克尿塞,DHCT)	25mg/tab	25 ~ 50mg	qd ~ tid
呋塞米(呋喃苯胺酸,速尿,furosemide,lasix)	20mg/tab	20 ~ 40mg	qd ~ tid

	20mg/amp	20 ~ 200mg	iv, iv drip
(2) 保钾类			
氨氯吡咪(amiloride,阿米洛利;amiloride co,武都力)	2.5,5mg/tab	5 ~ 10mg	qd ~ bid
	tab. co	1 ~ 2tab(片)	qd ~ tid
螺内酯(安体舒通,antisterone,aldactone)	20mg/tab	20 ~ 40mg	tid
8. α受体阻滞剂:见扩血管药部分			
9. 其他			
硫酸镁(magnesium sulfate)	25% -10ml/amp	10ml	iv bid
		10 ~ 20ml	iv drip

(四) 抗心肌缺血药

1. 硝酸酯类

硝酸甘油(nitroglycerin,nitrogiycerol,glyceryl trinitrate)			
	①0.3,0.6mg/tab	0.3 ~ 0.6mg	舌下含化 prn
	②5mg/amp	5mg	iv drip qd ~ bid
	③patch(贴膜,nirroglycerin transdermal therapeutic system)	5,10mg/patch 5 ~ 10mg/24h	贴心前区 qd
	④永保心灵喷雾剂	0.4mg/次	喷雾 prn

	(nitrolinggual-pumpspray)48mg/vial		
硝酸异山梨醇酯(isosorbide dinitrate, 消心痛,isordil)	5,10mg/tab	10～20mg	tid～qid
		5～10mg	舌下含化 prn
缓释剂(易顺脉,isomack retard)	20,40mg/amp	20～40mg	bid
亚硝酸异戊酯(amyl nitrate)	0.2ml/amp	0.2ml	吸入 prn

2. 钙拮抗剂:见扩血管药部分

3. β受体阻滞剂:见降压药部分

（五）抗心律失常药

1. 抗快速心律失常药

（1）第Ⅰ类:膜抑制剂

Ⅰa 类

普鲁卡因胺(procainamide)	0.25g/tab	0.25～0.5g	tid
	100mg/amp	500mg	iv drip

Ⅰb 类

利多卡因(lidocaine,昔罗卡因,Xylocaine)	200,400mg/amp	50～100mg	iv
		200mg	im
		1～4mg/min	iv drip
苯妥英钠(sodium phenytoin)	0.05,0.1g/tab	0.1g	tid

	250mg/amp	125 ~ 250mg	iv
		250mg	iv drip
美西律(mexiletine,慢心律,脉律定)	50mg/tab	0.1 ~ 0.2	tid
Ⅰc 类			
普罗帕酮(丙苯酮,propafenone,rytmonorm,心律平)	50mg/tab	100 ~ 200mg	tid
	70mg/amp	70mg	iv
		210mg	iv drip
(2) Ⅱ类			
β受体阻滞剂:见降压药部分			
(3) Ⅲ类:延长动作电位时程药			
溴苄胺(bretylium)	100mg/tab	100mg	tid
	250mg/amp	250mg	iv
		250mg	iv drip
胺碘酮(乙胺碘呋酮,amiodarone,cordarone)	0.1,0.2g/tab	0.2g	qd ~ tid
	0.15/amp	150 ~ 300mg	iv drip
索他洛尔(sotalol,甲磺胺心定)	20mg/amp	20 ~ 60mg	iv
(4) Ⅳ类:钙拮抗剂			
见(二)扩血管药部分			

(5) 其他

三磷腺苷(adenosine triphoephate,ATP)	20mg/amp	10～15mg	iv(2～3 秒)

硫酸镁:见(三)降压药部分

强心苷:见(一)正性肌力药部分

2. 抗缓慢心律失常药

阿托品(atropine)	0.3mg/tab	0.3～0.6mg	q6h 次
	0.5,1,5mg/amp	0.5～1mg	iv
异丙肾上腺素(isoprenaline,isuprel)	1mg/amp	0.5～1mg (2～4μg/min)	iv drip

(六) 抗休克药

分别见本附录各部分

受体激动剂:包括去甲肾上腺素、肾上腺素、多巴胺、间羟胺、甲氧胺、多巴酚丁胺

受体阻滞剂:包括东莨菪碱

扩血管药:见本附录各部分

(七) 溶栓药

尿激酶(urokinase,UK,uronase)	1,10,50 万 U/amp	1～2 万 U/kg	iv drip(1 小时内用完)
链激酶(streptokinase,SK)	10,20,50 万 U/amp	50 万 U	iv

		60 万 U	iv drip
组织纤维蛋白溶酶原激活剂(t-PA)		100mg	iv drip

（八）利尿剂

见本附录降压药部分

消化系统药物

（一）溃疡病用药

1. H_2受体拮抗剂

西咪替丁(cimetidine,甲氰咪胍;泰胃美,tagamet)	0.2g/tab	0.2g	tid
	0.2g/tab	0.8～1.2g	iv drip qd
	0.4,0.8g/cap	0.8g	qn
雷尼替丁(ranitidine,呋喃硝胺,zantac)	0.5g/cap	0.45g	qn
	50mg/amp	150～300mg	iv drip
法莫替丁(fametidine,gaster,高舒达)	20mg/tab	20mg	bid
	20mg/vial	20～40mg	iv,iv drip qd

2. 胃泌素受体拮抗剂

丙谷胺(proglumid,gaotridine)	0.2g/tab	0.4g	tid
	0.4g/amp	0.4g	iv q6h

3. 质子泵抑制剂			
奥美拉唑(omeprazole,洛赛克;oake,奥克)	20mg/cap	20～40mg	qd
	40mg/vial	40～80mg	iv drip, qd
兰索拉唑(lansoprazole,ogast. lanzor)	30mg/cap	30mg	qd
4. 胃黏膜保护剂			
胶状次枸橼酸钠(CBS 迪乐冲剂,德诺片剂)	120mg/包,tab	120mg	qid
三钾二橼综合铋(TDB,De-Nol,得乐冲剂)	110mg/包,tab	110mg	qid
施维舒(selbex,替普瑞酮,teprenone)	50mg/cap	50mg	tid
5. 前列腺素			
甲基前列醇(米索前列醇,misoprostol;喜克溃,cytotec)PGE_1	200μg/tab	200μg	bid～qid
二氢前列醇(emprostol,胃前素,gardrin)PGE_2	30μg/tab	30μg	bid～qid
(二)助消化药			
胃蛋白酶(pepsin)	mixt(合剂)	10ml	tid
多酶片(polyenzyme)	tab. co.	2～3tab	tid
康必生(combizym)	tab. co.	1～2tab	tid
乳酶生(lactasum,biofermin,表飞鸣)	0. 3g/tab	0. 3～0. 9g	tid

(三) 止吐及胃动力药			
甲氧氯普胺(灭吐灵,胃复安,metoclotramide, paspertin)	5mg,10mg/tab	5 ~ 10mg	tid
	10mg/amp	10mg	im prn
多潘立酮(domperidone,哌双咪酮,motlam,吗丁啉)	1mg/tab	10mg	tid
西沙比利(cisapride,普瑞博思,prepulsid)	5mg/tab	5 ~ 10mg	tid
(四) 导泻药			
酚酞(phenolphthaleinum,果导)	0. 1g/tab	0. 1 ~ 0. 2g	hs
硫酸镁(magnesium sulfat,epsom sult)	50% sol	30 ~ 50ml	prn
番泻叶(cassia anguotiiolin)		1 ~ 3g	prn
开塞露	10 ~ 20ml/支	10 ~ 20ml	塞肛,prn
(五) 止泻药			
鞣酸蛋白(tannlbin)	0. 25,0. 5g/tab	1 ~ 2tab	tid
洛派丁胺(loperamide,imodium,易蒙停)	2mg/cap	2 ~ 4mg	q6h
思密达(smecta)	3. 0g/包	1 包	tid
(六) 肠道菌群调整药			
整肠生(地衣芽孢杆菌胶囊)	0. 25g/cap	0. 5g	tid

丽珠肠乐(含双歧杆菌活菌)	cap	1～2cap	bid
乐托尔(lacteol fort,乳酸菌胶囊)	50 亿个冻干菌	2cap	tid
(七) 利胆药			
曲匹布通(舒胆通,trepibutone,胆灵)	40mg/tab	40m	tid
苯丁氧丙醇(非布丙醇,febuprol,舒胆灵)	50mg/tab、cap	100～200mg	tid
利胆酸(cinametic acid,桂美酸)	0. 2g/tab	0. 2g	tid
肝胆能(galle-Donau)	tab	1～2 tab	tid
熊去氧胆酸(ursodeoxycholic acid,UDCA)	50mg/tab	50～100mg	tid
爱活胆通	cab	1～2cap	tid
(八) 护肝药			
葡(萄糖醛酸)内酯(glucurone,肝素乐)	0. 1g/tab	0. 2g	tid
肌苷(inosine,次黄嘌呤核苷)	0. 2g/tab	0. 2～0. 6g	tid
	0. 2g/amp	0. 2～0. 6g	iv drip qd.
联苯双酯(diphenyldicarboxylate,肝复康)	1. 5mg/pil(丸)	2. 5～15mg	tid
齐墩果酸(oleandic acid)	20mg/tab	20～40mg	tid
强力宁(potenlie ,SNMC,)	40mg/amp	80～100mg	iv drip qd
甘草酸二铵(甘利欣)	50mg/cap	150mg	tid

	50mg/amp	150mg	iv drip qd
（九）治疗肝性脑病药			
γ 氨酪酸(γ-Aminobutyric, GABA)	0. 25g/tab	1. 0g	tid ~ qid
	1. 0/amp	1 ~ 4g	iv drip qd
乙酰谷酰胺(acetylgluminum)	0. 25amp	0. 75g	iv drip qd
谷氨酸钾	31. 5% ~ 20ml/amp	60 ~ 80ml	iv drip qd ~ bid
谷氨酸钠(sodium glutamate)	28. 75% ~ 20ml/amp	60 ~ 80ml	iv drip, qd ~ bid
精氨酸(arginine)	25% ~ 20ml/amp	60 ~ 80ml	iv drip, gd ~ bid
支链氨基酸(肝醒)	250 ~ 500ml/bottle	250 ~ 500ml	iv drip, gd ~ bid
乳果糖(lactulose)	50% ~ 80%	10 ~ 50ml	tid
（十）胃肠道激素			
奥曲肽(sandostatin, 善得定; octreotide,	0. 05, 0. 1, 0. 5mg/amp	50 ~ 100μg	iv
生长抑素八肽)	0. 2mg/vial	50μg/h	iv drip
施他宁(stilamin, 生长抑素十四肽)	250μg/amp	250μg	iv
	3mg/amp	250μg/h	iv drip

泌尿系统药物

（一）利尿药

1. 排钾类

氢氯噻嗪(hgdrochlorothiazide,双氢克尿噻,DHCT)	25mg/tab	25～50mg	qd～tid
呋塞米(furosemide,速尿,lasix)	20mg/tab	20～40mg	qd～tid
	20ng/amp	20～200mg	iv drip,
利尿酸(ethacrynic acid,ekecrin)	25mg/tab	25mg	tid

2. 保钾类

螺内酯(antisterone,aldactone,安体舒通,spironolactone)	20mg/tab	20～40mg	tid
氨氯吡咪(amiloride,阿米洛利)	2. 5,5mg/tab	5～10mg	qd～bid
武都力(amiloride co)	tab. co.	1～2 tab	qd～tid

（二）脱水药

甘露醇溶液(mannitol)	20% 250ml/bottle	125～250ml	iv q4～6h
高渗葡萄糖溶液(hypertonie gouwze)	50% 20ml/amp	60～100ml	iv q4～6h

（三）尿毒症用药

肾必需氨基酸	250ml/bottle	100～150ml	iv drip

肾安干糖浆	14. 5g/powder(粉,散)	14. 5g/天	分三次口服
包醛氧化淀粉(CAO)	5. 0g/powder	5. 0	bid ~ tid
氧化淀粉(oxystarch)	1. 0g/powder	10	bid

血液系统用药

(一) 止血药

1. 促进凝血因子活性药

维生素 K_1(vit K_1, phytomenadione)	10mg/amp	10 ~ 20mg	im, iv qd ~ bid
维生素 K_3(vit K_3, 亚硫酸氢钠甲萘醌,	4mg/amp	4 ~ 8mg	tid
menadione sodium bisulfite)	4mg/tab	4 ~ 8mg	im, qd ~ bid
维生素 K_4(vitK_4, menadione diacetate)	2,4mg/tab	2 ~ 4mg	tid
酚磺乙胺(止血敏, dicynone)	0. 25g/tab, 0. 25g/amp	0. 25 ~ 0. 5g	iv
		4 ~ 6g	iv drip
鱼精蛋白(protamine)	50,100mg/amp	每 mg 中和 1mg (100U)肝素	iv, iv drip

2. 抗纤维蛋白溶解药

6-氨基己酸(6-aminocaproicacid acid, EACA)	0. 5g/tab	2. 0g	tid ~ qid
	1. 2g/amp	2 ~ 4g	iv drip

氨甲苯酸(止血芳酸,抗纤溶芳酸)	0.1g/amp	0.1~0.2g	iv
		0.4~0.6g	iv drip
止血环酸(tarnexamic acid,trans-AMCHA,凝血萘,抗血纤溶环酸)	0.1g/tab,0.25g/amp	0.25g	iv,iv drip, qd~bid
冻干纤维蛋白原(lyophilized fibrinogen)	1.5g/bottle	1.5g	iv drip
凝血酶(thrombin)		500,1000,2000,8000,U/vial	
	消化道止血	50~500U/ml,10~40ml 口服 q6h	
立止血(reptilase,batroxobin,巴曲酶,hemocoagulase)	1U/vial	1~2U/次	im ,hypo,iv

3. 作用于血管止血药

卡巴克络(安络血,carbazochrome saalicylate,adrenosin)	2.5,5.0mg/tab	5~10mg	tid
垂体后叶素(血管升压素,posterior pituitary,pituitrin,hypophysine)	5,10U/amp	5~20U	iv drip
去甲肾上腺素(nor-aorenaline)	10mg/amp,消化道止血,配成8mg/100ml 生理盐水溶液		
		30~50ml	口服 q4~6h
碱式硫酸铁(孟氏液,monsell'sol)	5,10ml/amp	配成5ml/100ml 生理盐水溶液	
	30~50ml	口服后用5% $NaHCO_3$	含漱

（二）抗凝药

1. 抑制纤维蛋白形成药

肝素(heparin)	5000(50mg),12500(100mg)/amp 剂量视病情定		im,iv drip

2. 抗血小板制剂

乙酰杨酸(acetylsalicylic acid,aspirin,阿司匹林)	25,40mg/tab	80～100mg	qd
噻氯匹啶(ticlipidine,抵克力得,ticlid)	250mg/tab	250mg	qd～bid

（三）溶栓药

尿激酶(urokinase,UK,uronase)	1,10,50 万 U/amp	1 万～2 万 U/kg	iv drip
组织纤维蛋白溶酶原激活剂(t-PA)		100mg	iv drip

内分泌系统及代谢疾病类药物

（一）肾上腺皮质激素类药

糖皮质激素

氢化可的松(hycrocortlsone)	20mg/tab	20～40mg	qd～tid
	25mg/amp(50% 醇制剂)	50～100mg	iv drip
	100mg/amp(琥珀酸酯制剂)	100～200mg	iv drip

泼尼松(cortisone,皮质素)	250mg/amp	25～125mg	im　qd
泼尼松龙(prednisolone，去氢氢化可的松)	5mg/tab	5～10mg	qd～tid
	25mg/amp,powder	25mg 关节腔注射	prn
甲泼尼龙(methylprednisolone,solu-medrol)	400,1000mg/amp	400～1000mg	iv drip
地塞米松(dexamethasone)	0.75mg/tab	0.75～1.5mg	qd～tid
	5mg/amp	5～10mg	iv drip

（二）胰岛素与口服降糖药

正规胰岛素(regular insmlin,RI)	400U/vial	hypo,im,iv	tid
精蛋白锌胰岛(protmine zinc insnlin,PII)	400,800U/vial	hypo,im	

1. 磺脲类

甲磺丁脲(aolbutamide,D860)	0.5g/tab	0.5～1.0g	bid～tid
格列苯脲(优降糖,glibenclamide)	2.5mg/tab	2.5～5.0mg	bid～tid
格列齐特(甲磺吡脲,达美康,diamicron)	80mg/tab	2.5～5.0mg	bid～tid
格列比嗪(吡磺环己脲,美吡达,minidiab)	5mg/tab	5～15mg	qd～tid
格列喹酮(gliguidon,糖适平,gourenorn)	30mg/tab	30～60mg	qd～tid

2. 双胍类

苯乙双胍(降糖灵,phenformin,DbI)	25,50mg/tab	20～50mg	bid～tid
二甲双胍(dimethylbiguanide,美迪康,metformin,立克糖)	0.25,0.5g/tab	0.25～0.5g	tid

（三）甲状腺素片与抗甲亢药

1. 甲状腺素			
甲状腺素片(thyroic)	40,60mg/tab	20～60mg	qd～tid
左甲状腺素钠(l-thyroxine sodicm,T_4)	25,50μg/tab	20～50μg	qd～tid
2. 硫脲类			
丙基硫氧嘧啶(propylthiouracil,PTU)	50、100mg/tab	50～100mg	qd～tid
甲基硫氧嘧啶(methylthiouracil,MTU)	50、100mg/tab	50～100mg	qd～tid
3. 咪唑类			
甲巯咪唑(他巴唑,tapazole)	5mg/tab	5～10mg	qd～tid
4. 碘及碘化物			
复方碘溶液(lugol's sol)	甲亢危象	30gtt(滴)	st
		10gtt	q6h
碘化物(sodium iodide)	甲亢危象	0.5～1.0g	iv drip

解热镇痛药

阿司匹林(acetylsalicylic aspirin 乙酰水杨酸)	0.3g/tab	解热：0.3～0.6g	tid
		抗风湿：1.0～1.5g	tid
对乙酰氨基酚(扑热息痛,paracetamol)	0.5g/tab	0.5g	tid

复方阿司匹林(APC)	0.5g/tab	0.5g	prn
吲哚美辛(indomethacin,消炎痛,indocin)	25mg/cap	25mg	bid ~ tid
布洛芬缓释剂(fenbid,芬必得)	0.3g/cap	0.3 ~ 0.6g	bid
双氯酚酸钠(diclofenac sodium,双氯灭痛)	25mg/tab	25mg	tid
	50mg/supp	50mg	bid,直肠给药
索米痛(去痛片,somiton)	0.5g/tab	0.5g	prn

抗变态反应药

苯海拉明(diphenhydramine)	25mg/tab	25mg	tid
	20mg/anp	20mg	im　qd ~ bid
异丙嗪(promethazine)	25mg/tab	25mg	tid
	25mg/amg	25mg	im, iv drip
氯苯那敏(扑尔敏;氨苯吡胺, chlorphenirami,chlirtrimeton)	4mg/tab	4mg	tid
赛庚啶(cyproheptadine,periactin)	2mg/tab	2 ~ 4mg	tid
阿司咪唑(息斯敏,astemizole)	10mg/tab	10mg	qd

调节水、电解质及酸碱平衡药

氯化钠(sodium chloride)	0.9% ~500ml/bottle		iv drip
复方氯化钠(ringers solution,林格液)	500ml/bottle		iv drip
平衡电解质液(balanced eoeetrolyte,平衡液)	500ml/bottle		iv drip
氯化钾(potassium choridc)	10% -10ml/amp	10ml	iv drip(稀释后用)
	10% -sol	10 ~20ml	qd ~ tid
硫酸镁(magnesmm srlfate)	25% -100ml	10 ~20ml	iv drip
氯化钙(calceum chloridc)	5% -10ml/amp	10 ~20ml	iv drip
葡萄糖酸钙(calcium gluconte)	10% -10ml/amp	10 ~20ml	iv drip
碳酸氢钠(sodium bicarbonate,SB,soda)	5%,10,20ml/amp	0.5ml/kg	提高 CO_2 CP
	250ml/bottle		iv、iv drip
乳酸钠(sodium lactate)	11.2% ~20ml/amp	1.3ml/kg	提高 CO_2 CP
1,6-二磷酸果糖(FDP,esafosfina)	5g/bottle	5 ~10g	iv drip qd ~ bid
低分子右旋糖酐(dextran 40)	10% -500ml/bottle	250 ~500ml	iv drip
羟乙基淀粉代血浆(706 代血浆)	6% -500ml/bottle	500 ~1000ml	iv drip

特殊解毒药

（一）金属中毒用药			
二巯基丁二钠	0.5，1.0g/amp	0.5g	im bid
		1～2g	iv drip qd
二巯丙醇（british anti-lewisite，BAL，dimercaprol）	0.1，0.2g/amp	0.1～0.2g	im qid
二巯基丙磺酸钠（sod，dimercaptosulfonate，unithol）	0.25g/amp	0.25g	im qd
青霉胺（二甲基半胱氨酸，panicillamine）	0.125g/tab	0.25～0.5g	tid
依地酸钙钠（calcium disodium edetate，	1.0g/amp	1.0g	iv drip bid
$CaNa_2$ EDTA，解铅乐）		0.25～0.5g	im bid
依地酸二钠（disodium edetate，NNa_2 EDTA）	1.0g/amp	1～3g	iv drip qd
去铁胺（deferoxamine）	50mg/amp	50mg	im q4h
（二）有机磷中毒用药			
阿托品（atropine）	10，50g/amp	10～50mg	iv、iv drip
解磷定（pyraloxime methiodidm PAM）	0.4g/amp	0.4～0.8g	iv
		0.4g/h	iv drip
氯解磷定（pyraloxime methylchloride，PAM-CI）	0.25，0.5g/amp	0.25～0.5g	im
		0.25～0.5g/h	iv drip

双复磷($toxogonin, DMO_4$)	0. 25g/amp	0. 125 ~ 0. 25g	im
		0. 25 ~ 0. 5g	iv
(三) 氰化物中毒用药			
亚硝酸钠(sodium nitrite)	0. 3/amp	0. 3 ~ 0. 5g	iv
亚硝酸异戊酯(amyl nitrate)	0. 2ml/amp	0. 2 ~ 0. 4ml/次，每分钟 1 次，直至静脉注射亚硝酸钠为止	吸入
硫代硫酸钠(sodium thioulfate)	5. 5% 10ml/amp	0. 50 ~ 2. 5g	iv
(四) 高铁血红蛋白血症类药			
亚甲蓝(methylene blue，美蓝)	0. 1% 2ml/amp	1 ~ 2mg/kg	iv
(五) 阿片类、乙醇中毒			
纳洛酮(naloxone，narean)	0. 4mg/amp	0. 4 ~ 0. 8mg	iv

（李树生）

三、抗菌药物的选择应用

微生物和疾病	首选药物	备用药物
革兰阳性球菌		
葡萄球菌		

不产酶株	青	头一、林可类
产酶株	抗葡萄球菌青霉素	同上
耐甲氧西林株	增磺+庆大、万古	万古+利、万古+庆大、环丙沙星
骨髓炎	克林霉素(氯林霉素)	环丙沙星
化脓性链球菌	青、氨苄	大环、头一、万古+林可
牛链球菌	青	头一、万古、林可
绿色链球菌	青+庆大	头一、万古、林可
粪链球菌		
心内膜炎等严重感染	氨苄+庆大　青+庆大	万古+庆大、林可
单纯性泌尿道感染	氨苄、阿莫西林	呋喃妥因、庆大
厌氧性链球菌(消化链球菌)	青	林可类、头一、大环
肺炎链球菌(肺炎球菌)	青	大环、头一、万古
革兰阴性球菌		
卡他球菌	增磺	大环、四、头孢、氨苄+舒
淋球菌	诺氟沙星	头二、大观霉素、氯苄+舒
脑膜炎球菌	青+SD	氯、头孢呋辛、头孢噻肟、头孢曲松
革兰阳性杆菌		
炭疽杆菌	青	大环、四

产气荚膜杆菌	青	林可类、甲硝唑、四
破伤风杆菌	青+TAT	四+TAT、甲硝唑+TAT
难辨梭状芽孢杆菌	万古	甲硝唑
白喉棒状杆菌	大环	青
棒状杆菌 JK 株	青+庆大	万古、大环
利斯特菌	氨苄、氨苄+庆大	增磺、四、大环
革兰阴性杆菌		
大肠埃希菌	庆大、头一	诺氟沙星、阿米卡星、哌拉西林、头二、氨苄+舒
痢疾杆菌	呋喃唑酮、诺氟沙星	大蒜素、利福平
伤寒杆菌	增磺、诺氟沙星	氨苄+舒
肠杆菌	增磺、庆大、诺氟沙星、丁胺	哌拉西林、头孢噻肟或其他头三
克雷白杆菌(肺炎杆菌)	庆大、四	头一、阿米卡星、哌拉西林、氧氟沙星、氨苄+舒
奇异变形杆菌	增磺、吡、庆大	头一、阿米卡星、哌拉西林、氨苄+舒
吲哚阳性变形杆菌	庆大、四	阿米卡星、哌拉西林、头三
普鲁威登菌	增磺、庆大、羧苄	阿米卡星、哌拉西林、头三

沙雷菌	庆大、增磺	阿米卡星、哌拉西林、头三
拟杆菌		
口咽部菌株	青	甲硝唑、林可类
消化道菌株	甲硝唑、林可类	哌拉西林、氨苄+舒
螺旋杆菌	大环、呋喃唑酮	四、庆大、诺氟沙星、小檗碱
流感嗜血杆菌		
脑膜炎	氨苄+氯	头孢呋辛、头孢噻肟
其他感染	氨苄、阿莫西林	增磺、四、头二或头三
阴道加德纳尔菌	甲硝唑	氨苄、其余同上
百日咳杆菌	大环	增磺、氨苄、口服头孢
布氏菌	四+庆大	增磺+庆大、利+庆大
肉芽肿荚膜杆菌	四	链
铜绿假单胞菌		
尿道感染	环丙沙星、庆大	羧苄、哌拉西林、妥布、阿米卡星、多黏类
其他感染	羧苄+庆大(或妥布)、环丙沙星	羧苄+阿米卡星、哌拉西林+庆大(或妥布、阿米卡星)、头三、多黏类
其他		

马鼻疽病	链+四	链+氯
类鼻疽病	增磺	四+氯、氯卡+那(或庆大、妥布)
洋葱假单胞菌	增磺	氯
土拉伦菌	链、庆大	四、丁胺、氯
梭杆菌	青	甲硝唑、林可类、氯
毛状菌(文生咽炎)	青	四、林可类
败血出血性巴斯德菌	青	四、头一
小螺菌	青	四、链
念珠状链杆菌	青	四、链
军团菌	大环	大环+利福平
气单胞菌	增磺	庆大、四
不动杆菌	庆大、增磺、多西环素	丁胺、米诺环素、羧苄、哌拉西林
枸橼酸杆菌	氧哌嗪、吡	丁胺、米诺环素、头三
耶森氏菌		
鼠疫耶森菌	链	四、氯、庆大
肠道耶森菌	增磺、庆大	妥布、阿米卡星、四、头三
霍乱弧菌	多西环素、环丙沙星	增磺
耐酸杆菌		

结核杆菌	异烟肼+链、异烟肼+利福平	乙胺丁醇、吡嗪酰胺、PAS、乙硫异烟胺、卷曲霉素
麻风杆菌	DDS、DDS+利福平必要时加氯法齐明	二乙酰氨苯砜、乙硫异烟胺、丙硫异烟胺
放线菌		
以色列放线菌(放线菌病)	青	四
奴卡菌	磺胺类增磺、米诺环素	磺胺+米诺环素、磺胺+大环、磺胺+氨苄阿米卡星、环丝氨酸
衣原体		
沙眼衣原体	四(局部,必要时口服)	磺胺(局部,必要时口服)
鹦鹉衣原体	四	氯
支原体		
肺炎支原体	大环、四	
立克次体	四	氯
螺旋体		
回归热螺旋体	四	青
钩端螺旋体	青	四

梅毒螺旋体	青	四、红
雅司螺旋体	青	四
病毒		
单纯疱疹		
角膜炎	外用：酞丁安、碘苷、阿糖胞苷	外用：环胞苷、三氮唑核苷、阿昔洛韦
其他感染	外用：阿糖胞苷	内服：三氮唑核苷、阿昔洛韦
流感 A-Ⅱ型	金刚烷胺	
带状疱疹、水痘	三氮唑核苷	阿昔洛韦

注：青：青霉素；增磺：增效磺胺；庆大：庆大霉素；林可：林可霉素类；万古：万古霉素类，国内用去甲万古霉素；利：利福平；大环：大环内酯类抗生素；头一：第一代头孢菌素；头二：第二代头孢菌素；头三：第三代头孢菌素；链：链霉素；氨苄：氨苄西林；四：四环素类；氯：氯霉素；吡：吡哌酸；妥布：妥布霉素；羧苄：羧苄西林；多黏类：多黏菌素类；红：红霉素；舒：舒巴坦。

（李树生）